Deutsche Übersetzung der
autorisierten englischen Ausgabe

Translated into German from
the authorized English text

Ins Deutsche übersetzte Werke von Mary Baker Eddy

Wissenschaft und Gesundheit mit Schlüssel zur Heiligen Schrift
Handbuch der Mutterkirche
Vermischte Schriften 1883–1896
Rückblick und Einblick
Die Einheit des Guten
Kanzel und Presse
Grundzüge der Göttlichen Wissenschaft
Nein und Ja
Die Christliche Wissenschaft im Gegensatz zum Pantheismus
Botschaft an die Mutterkirche für 1900
Botschaft an die Mutterkirche für 1901
Botschaft an die Mutterkirche für 1902
Christliches Heilen
Die allgemeine Anschauung der Menschen von Gott — Ihre Wirkung auf Gesundheit und Christentum
Die Erste Kirche Christi, Wissenschaftler, und Verschiedenes

Works of Mary Baker Eddy translated into German

Science and Health with Key to the Scriptures
Manual of The Mother Church
Miscellaneous Writings 1883–1896
Retrospection and Introspection
Unity of Good
Pulpit and Press
Rudimental Divine Science
No and Yes
Christian Science versus Pantheism
Message to The Mother Church for 1900
Message to The Mother Church for 1901
Message to The Mother Church for 1902
Christian Healing
The People's Idea of God — Its Effect on Health and Christianity
The First Church of Christ, Scientist, and Miscellany

Wissenschaft und Gesundheit

mit Schlüssel zur Heiligen Schrift

Science and Health
with Key to the Scriptures

von
MARY BAKER EDDY

Science and Health

with Key to the Scriptures

by
MARY BAKER EDDY

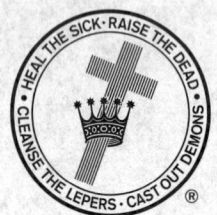

President of Massachusetts Metaphysical College and
Pastor Emeritus of The First Church of Christ, Scientist
Boston, Massachusetts

Published by The Christian Science Board of Directors

Distributed by The Christian Science Publishing Society
Boston, Massachusetts, United States of America

Wissenschaft und Gesundheit
mit Schlüssel zur Heiligen Schrift

von
MARY BAKER EDDY

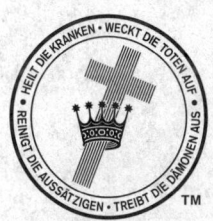

Präsidentin des Massachusetts Metaphysical College und
Pastorin Emerita der Ersten Kirche Christi, Wissenschaftler
Boston, Massachusetts

Herausgeber: Der Vorstand der Christlichen Wissenschaft

Vertrieb: Die Christlich-Wissenschaftliche Verlagsgesellschaft
Boston, Massachusetts, Vereinigte Staaten von Amerika

Das Design des Kreuz-und-Krone-Siegels und das Faksimile von Mary Baker Eddys Unterschrift sind in der Europäischen Union und in anderen Ländern eingetragene Schutzmarken. Inhaber: Der Vorstand der Christlichen Wissenschaft [The Christian Science Board of Directors]. Das Titelblatt-Design ist Eigentum des Vorstands der Christlichen Wissenschaft [The Christian Science Board of Directors] und darf bis auf wenige Ausnahmen nicht ohne Genehmigung reproduziert werden.

Um Informationen über die Wiederverwendung von Material, Titelbild oder anderen Abbildern von diesem Werk zu erhalten, schreiben Sie bitte an:

Permissions
The Christian Science Board of Directors
c/o Office of the Publisher's Agent, Mary Baker Eddy's Writings
210 Massachusetts Avenue
Boston, Massachusetts 02115 USA
E-Mail: permissions@csps.com

The design of the Cross and Crown seal and the facsimile signature of Mary Baker Eddy are trademarks owned by The Christian Science Board of Directors, and are registered in the European Union and in other countries. The cover design is the property of The Christian Science Board of Directors and, with limited exceptions, may not be reproduced without permission.

For information about reusing material, cover image, or other images from this work, please write to the address above.

ISBN: 978-0-87952-314-5 Paperback
ISBN: 978-0-87952-315-2 Hardcover
ISBN: 978-0-87952-380-0 Leder (leather)

Entered according to Act of Congress, in the year 1875, by
Mary Baker Glover
In the Office of the Librarian of Congress, at Washington

Copyright renewed, 1903, by Mary Baker G. Eddy
Copyright extended, 1917
Copyright 1890, by Mary Baker G. Eddy, renewed, 1918
Copyright 1894, by Mary Baker G. Eddy, renewed, 1922
Copyright 1901, by Mary Baker G. Eddy, renewed, 1929
Copyright 1906, by Mary Baker G. Eddy, renewed, 1934

German Edition © 1912, 1937, 1959, 1962, 1965, 1975, 1997, 2012
Renewed 1940, 1965, 1987, 1990, 1993, 2003
The Christian Science Board of Directors

Die Bibelzitate sind der NeueLuther Bibel entnommen.
© Alle Rechte bei La Buona Novella Inc. CH-8832 Wollerau
info@buonanovella.com

Alle Rechte vorbehalten

Gedruckt in den Vereinigten Staaten von Amerika 2013
Printed in the United States of America 2013

Ihr werdet die Wahrheit erkennen,
und die Wahrheit wird euch frei machen.
>   JOHANNES 8:32

An sich ist nichts weder gut noch böse;
das Denken macht es erst dazu.
>   SHAKESPEARE

O Du hast mein Gebet erhört;
>   Gesegnet hast Du mich!
>   Dies ist Deine heilige Verheißung:
Du bist hier und *überall*.
>   MARY BAKER G. EDDY

> Ye shall know the truth,
> and the truth shall make you free.
>>   JOHN viii. 32
>
> There is nothing either good or bad,
> but thinking makes it so.
>>   SHAKESPEARE
>
> Oh! Thou hast heard my prayer;
>>   And I am blest!
>>   This is Thy high behest: —
> Thou here, and *everywhere*.
>>   MARY BAKER G. EDDY

Note

In order to give the reader access to the original statement of Christian Science discovered by Mary Baker Eddy, the English text appears facing the translated text.

Science and Health with Key to the Scriptures was first translated into German in 1912. As a translation is used, ways to improve it naturally come to light. Building upon earlier efforts, this revision aims to hold as closely as possible to the original text and places the accurate expression of the metaphysical meaning above other considerations.

In her writings, Mrs. Eddy capitalizes the words that denote God. This means of emphasis in the English is expressed in the German text by using small capitals. This applies to the word God (GOTT) as well as to the seven synonyms for God: Mind (GEMÜT), Spirit (GEIST), Soul (SEELE), Principle (PRINZIP), Life (LEBEN), Truth (WAHRHEIT), Love (LIEBE).

In her use of the English word "science," Mrs. Eddy uses capitalization to differentiate between divine Science and the general view of science. Since all nouns are capitalized in the German language, this difference is not apparent in the German text. However, one may check the capitalization in the original English text on the facing pages to find the intended meaning.

The word "belief" does not easily translate into German with just one word. For this reason, "belief" is translated

Hinweis

Um den Leserinnen und Lesern Zugang zu der ursprünglichen Darstellung der von Mary Baker Eddy entdeckten Christlichen Wissenschaft zu geben, erscheint der englische Originaltext auf der gegenüberliegenden Seite der deutschen Übersetzung.

Wissenschaft und Gesundheit mit Schlüssel zur Heiligen Schrift erschien 1912 zum ersten Mal auf Deutsch. Im Laufe der Zeit zeigen sich ganz natürlich Möglichkeiten zur Verbesserung einer Übersetzung. Die vorliegende Überarbeitung baut auf früheren Bemühungen auf und ist bestrebt, sich so eng wie möglich an den Originaltext zu halten. Die korrekte Wiedergabe der metaphysischen Bedeutung hatte dabei Vorrang vor anderen Erwägungen.

Mary Baker Eddy benutzt in ihren Schriften große Anfangsbuchstaben für Wörter, die die Gottheit bezeichnen. Diese Art der Hervorhebung im Englischen ist im deutschen Text durch Kapitälchen gekennzeichnet. Das betrifft den Begriff GOTT sowie die sieben Synonyme für GOTT: GEMÜT, GEIST, SEELE, PRINZIP, LEBEN, WAHRHEIT, LIEBE.

Beim Gebrauch des englischen Wortes für „Wissenschaft" verwendet Mary Baker Eddy zwei verschiedene Schreibweisen — *Science* und *science* —, um zwischen göttlicher Wissenschaft (*Science*) und der allgemeinen Auffassung von Wissenschaft (*science*) zu unterscheiden. Dieser Unterschied ist im deutschen Text nicht erkennbar, da dort alle Substantive großgeschrieben werden. Daher wird den Lesern empfohlen, in Zweifelsfällen auf den jeweiligen englischen Originaltext auf der gegenüberliegenden Seite zu schauen.

Das Wort *belief* lässt sich auf Deutsch nicht so einfach durch ein einziges Wort wiedergeben. Deshalb ist *belief* je nach

Note

in various ways depending on the context, such as *Glaube, Annahme, Auffassung, Anschauung, Vorstellung* and *Überzeugung*.

Bible citations in the German text are generally taken from the NeueLuther Bibel, 2009. However, in instances where the meaning of verses in this German Bible differs from the King James Version quoted by Mrs. Eddy, the citations are translated directly from the English text or taken from an alternate German Bible translation. Occasionally, special capitalization is added to quotations from the Bible in order to reflect the emphasis given by the author in the original English text.

Zusammenhang unterschiedlich übersetzt worden, unter anderem mit *Glaube, Annahme, Auffassung, Anschauung, Vorstellung* und *Überzeugung*.

Die Bibelzitate im deutschen Text sind überwiegend der NeueLuther Bibel entnommen, Ausgabe von 2009. An den Stellen jedoch, an denen die Bedeutung der deutschen Bibel von der der englischen Bibelübersetzung abweicht, die Mary Baker Eddy benutzt hat (King-James-Bibel), sind die Zitate direkt aus dem Englischen übersetzt oder einer anderen deutschen Bibelübersetzung entnommen. Gelegentlich wird in Bibelzitaten zur Hervorhebung eines Wortes, das sich auf die Gottheit bezieht, Großschreibung verwendet, wie es die Autorin im englischen Originaltext gemacht hat.

Contents

	Preface	vii
1.	Prayer	1
2.	Atonement and Eucharist	18
3.	Marriage	56
4.	Christian Science versus Spiritualism	70
5.	Animal Magnetism Unmasked	100
6.	Science, Theology, Medicine	107
7.	Physiology	165
8.	Footsteps of Truth	201
9.	Creation	255
10.	Science of Being	268
11.	Some Objections Answered	341
12.	Christian Science Practice	362
13.	Teaching Christian Science	443
14.	Recapitulation	465

Key to the Scriptures

15.	Genesis	501
16.	The Apocalypse	558
17.	Glossary	579
18.	Fruitage (in German only)	600
	Alphabetized Glossary (in German only)	697

Inhalt

	Vorwort	vii
1.	Gebet	1
2.	Versöhnung und Abendmahl	18
3.	Die Ehe	56
4.	Christliche Wissenschaft versus Spiritismus	70
5.	Tierischer Magnetismus demaskiert	100
6.	Wissenschaft, Theologie, Medizin	107
7.	Physiologie	165
8.	Fußspuren der WAHRHEIT	201
9.	Die Schöpfung	255
10.	Die Wissenschaft des Seins	268
11.	Erwiderung auf einige Einwände	341
12.	Die Praxis der Christlichen Wissenschaft	362
13.	Das Lehren der Christlichen Wissenschaft	443
14.	Zusammenfassung	465

Schlüssel zur Heiligen Schrift

15.	Genesis	501
16.	Apokalypse	558
17.	Glossar	579
18.	Früchte	600
	Alphabetisches Verzeichnis	697

Preface

To those leaning on the sustaining infinite, to-day is big with blessings. The wakeful shepherd beholds the first faint morning beams, ere cometh the full radiance of a risen day. So shone the pale star to the prophet-shepherds; yet it traversed the night, and came where, in cradled obscurity, lay the Bethlehem babe, the human herald of Christ, Truth, who would make plain to benighted understanding the way of salvation through Christ Jesus, till across a night of error should dawn the morning beams and shine the guiding star of being. The Wisemen were led to behold and to follow this daystar of divine Science, lighting the way to eternal harmony.

The time for thinkers has come. Truth, independent of doctrines and time-honored systems, knocks at the portal of humanity. Contentment with the past and the cold conventionality of materialism are crumbling away. Ignorance of God is no longer the stepping-stone to faith. The only guarantee of obedience is a right apprehension of Him whom to know aright is Life eternal. Though empires fall, "the Lord shall reign forever."

A book introduces new thoughts, but it cannot make them speedily understood. It is the task of the sturdy pioneer to hew the tall oak and to cut the rough granite. Future ages must declare what the pioneer has accomplished.

Since the author's discovery of the might of Truth in

Vorwort

Für alle, die sich auf den erhaltenden Unendlichen verlassen, ist das Heute reich an Segnungen. Der wachsame Hirte erblickt die ersten Strahlen des aufdämmernden Morgens, bevor der volle Glanz des erstandenen Tages hereinbricht. So schien der blasse Stern den Prophetenhirten; doch er durchwanderte die Nacht und kam dahin, wo, behütet im Verborgenen, das Kindlein von Bethlehem lag, der menschliche Herold des Christus, der WAHRHEIT, der dem verdunkelten Verständnis den Weg der Erlösung durch Christus Jesus zeigen sollte, bis die Morgenstrahlen über der Nacht des Irrtums aufdämmern und der Leitstern des Seins leuchten würde. Die Weisen wurden so geführt, dass sie diesen Morgenstern der göttlichen Wissenschaft, der den Weg zur ewigen Harmonie erleuchtet, erblicken und ihm folgen konnten.

Die Zeit für Denker ist gekommen. Unabhängig von Glaubenslehren und altehrwürdigen Systemen pocht die WAHRHEIT an die Pforte der Menschheit. Zufriedenheit mit der Vergangenheit und die starre Konventionsgebundenheit des Materialismus sind im Zerfall begriffen. Unwissenheit über GOTT ist nicht mehr der Schrittstein zum Glauben. Die einzige Garantie für Gehorsam ist ein richtiges Verständnis von Ihm, den recht zu kennen ewiges LEBEN ist. Wenn auch Reiche untergehen, „der Herr wird König sein immer und ewig".

Ein Buch führt neue Gedanken ein, aber es kann nicht bewirken, dass sie schnell verstanden werden. Es ist die Aufgabe des unerschütterlichen Pioniers, die hohe Eiche zu fällen und den rauen Granit zu behauen. Zukünftige Generationen müssen verkünden, was der Pionier vollbracht hat.

Seitdem die Autorin die Macht der WAHRHEIT bei der

the treatment of disease as well as of sin, her system has been fully tested and has not been found wanting; but to reach the heights of Christian Science, man must live in obedience to its divine Principle. To develop the full might of this Science, the discords of corporeal sense must yield to the harmony of spiritual sense, even as the science of music corrects false tones and gives sweet concord to sound.

Theology and physics teach that both Spirit and matter are real and good, whereas the fact is that Spirit is good and real, and matter is Spirit's opposite. The question, What is Truth, is answered by demonstration, — by healing both disease and sin; and this demonstration shows that Christian healing confers the most health and makes the best men. On this basis Christian Science will have a fair fight. Sickness has been combated for centuries by doctors using material remedies; but the question arises, Is there less sickness because of these practitioners? A vigorous "No" is the response deducible from two connate facts, — the reputed longevity of the Antediluvians, and the rapid multiplication and increased violence of diseases since the flood.

In the author's work, RETROSPECTION AND INTROSPECTION, may be found a biographical sketch, narrating experiences which led her, in the year 1866, to the discovery of the system that she denominated Christian Science. As early as 1862 she began to write down and give to friends the results of her Scriptural study, for the Bible was her sole teacher; but these compositions were crude, — the first steps of a child in the newly discovered world of Spirit.

Behandlung sowohl von Krankheit als auch von Sünde entdeckt hat, ist ihr System vollständig erprobt worden und es hat sich nicht als mangelhaft erwiesen; um jedoch die Höhen der Christlichen Wissenschaft zu erreichen, muss der Mensch im Gehorsam gegen ihr göttliches PRINZIP leben. Um die ganze Macht dieser Wissenschaft zu entwickeln, müssen die Disharmonien des körperlichen Sinnes der Harmonie des geistigen Sinnes weichen, geradeso wie die Wissenschaft der Musik falsche Töne berichtigt und dem Klang liebliche Harmonie verleiht.

Theologie und Naturwissenschaften lehren, dass sowohl GEIST als auch Materie wirklich und gut sind, Tatsache hingegen ist, dass GEIST gut und wirklich ist und dass Materie das Gegenteil von GEIST ist. Die Frage „Was ist WAHRHEIT?" wird durch Demonstration beantwortet — durch das Heilen von beidem, Krankheit und Sünde; und diese Demonstration zeigt, dass christliches Heilen die beste Gesundheit verleiht und die besten Menschen hervorbringt. Auf dieser Grundlage wird die Christliche Wissenschaft einen gerechten Kampf führen können. Jahrhundertelang ist Krankheit von Ärzten durch Anwendung materieller Mittel bekämpft worden; aber es stellt sich die Frage: Gibt es durch diese Ärzte weniger Krankheiten? Ein kräftiges „Nein" ist die Antwort, die aus zwei miteinander verwandten Tatsachen abzuleiten ist: aus der allgemein angenommenen Langlebigkeit der Menschen vor der Sintflut und der schnellen Vermehrung und gesteigerten Heftigkeit der Krankheiten seit der Sintflut.

Das Werk der Autorin *Rückblick und Einblick* enthält eine biografische Skizze, die über Erfahrungen berichtet, die die Autorin 1866 zur Entdeckung des Systems führten, das sie Christliche Wissenschaft nannte. Bereits 1862 begann sie die Ergebnisse ihrer Studien der Heiligen Schrift aufzuschreiben und an Freunde weiterzugeben, denn die Bibel war ihr einziger Lehrer; aber diese Aufsätze waren unreif — die ersten Schritte eines Kindes in der neu entdeckten Welt des GEISTES.

She also began to jot down her thoughts on the main subject, but these jottings were only infantile lispings of Truth. A child drinks in the outward world through the eyes and rejoices in the draught. He is as sure of the world's existence as he is of his own; yet he cannot describe the world. He finds a few words, and with these he stammeringly attempts to convey his feeling. Later, the tongue voices the more definite thought, though still imperfectly.

So was it with the author. As a certain poet says of himself, she "lisped in numbers, for the numbers came." Certain essays written at that early date are still in circulation among her first pupils; but they are feeble attempts to state the Principle and practice of Christian healing, and are not complete nor satisfactory expositions of Truth. To-day, though rejoicing in some progress, she still finds herself a willing disciple at the heavenly gate, waiting for the Mind of Christ.

Her first pamphlet on Christian Science was copyrighted in 1870; but it did not appear in print until 1876, as she had learned that this Science must be demonstrated by healing, before a work on the subject could be profitably studied. From 1867 until 1875, copies were, however, in friendly circulation.

Before writing this work, SCIENCE AND HEALTH, she made copious notes of Scriptural exposition, which have never been published. This was during the years 1867 and 1868. These efforts show her comparative ignorance of the stupendous Life-problem up to that time, and the degrees by which she came at length to its solution; but she values them as a parent

Sie begann auch, ihre Gedanken über das Hauptthema zu notieren, aber diese Notizen waren nur ein kindliches Plappern über die WAHRHEIT. Ein Kind nimmt die Außenwelt durch die Augen in sich auf und fühlt sich durch den Eindruck beglückt. Es ist sich der Existenz der Welt ebenso sicher wie seiner eigenen; doch kann es die Welt nicht beschreiben. Es findet ein paar Wörter und mit diesen versucht es stammelnd, seine Gefühle mitzuteilen. Später äußert die Zunge den klareren Gedanken, wenn auch immer noch unvollkommen.

So erging es der Autorin. Wie ein gewisser Dichter von sich sagte, „plapperte" sie „in Versen, denn die Verse flossen [ihr] zu". Manche Abhandlungen aus jener frühen Zeit sind noch unter ihren ersten Schülern in Umlauf; aber sie sind zaghafte Versuche, das PRINZIP und die Praxis des christlichen Heilens darzulegen, und sie sind weder vollständige noch zufriedenstellende Darlegungen der WAHRHEIT. Obwohl sich die Autorin über manchen Fortschritt freuen konnte, steht sie heute noch als bereitwillige Jüngerin an der Pforte des Himmels und wartet auf das GEMÜT Christi.

Ihre erste Schrift über die Christliche Wissenschaft wurde 1870 urheberrechtlich geschützt; sie erschien aber erst 1876 im Druck, weil der Autorin klar geworden war, dass diese Wissenschaft erst durch Heilen demonstriert werden musste, bevor ein Werk über dieses Thema erfolgreich studiert werden konnte. Doch waren von 1867 bis 1875 einige Exemplare dieser Schrift bei Freunden in Umlauf.

Bevor sie dieses Werk *Wissenschaft und Gesundheit* schrieb, hatte sie unzählige Notizen von Bibelauslegungen gemacht, die nie veröffentlicht wurden. Das geschah in den Jahren 1867 und 1868. Diese Bemühungen zeigen, wie vergleichsweise unwissend sie bis dahin noch der überwältigenden Aufgabe des LEBENS gegenüberstand und wie sie schrittweise schließlich zu deren Lösung gelangte; aber sie schätzt diese Schritte, wie Eltern die Erinnerung an das

may treasure the memorials of a child's growth, and she would not have them changed.

The first edition of SCIENCE AND HEALTH was published in 1875. Various books on mental healing have since been issued, most of them incorrect in theory and filled with plagiarisms from SCIENCE AND HEALTH. They regard the human mind as a healing agent, whereas this mind is not a factor in the Principle of Christian Science. A few books, however, which are based on this book, are useful.

The author has not compromised conscience to suit the general drift of thought, but has bluntly and honestly given the text of Truth. She has made no effort to embellish, elaborate, or treat in full detail so infinite a theme. By thousands of well-authenticated cases of healing, she and her students have proved the worth of her teachings. These cases for the most part have been abandoned as hopeless by regular medical attendants. Few invalids will turn to God till all physical supports have failed, because there is so little faith in His disposition and power to heal disease.

The divine Principle of healing is proved in the personal experience of any sincere seeker of Truth. Its purpose is good, and its practice is safer and more potent than that of any other sanitary method. The unbiased Christian thought is soonest touched by Truth, and convinced of it. Only those quarrel with her method who do not understand her meaning, or discerning the truth, come not to the light lest their works be reproved. No intellectual proficiency is requisite in the learner, but sound morals are most desirable.

Heranwachsen ihres Kindes, und sie möchte diese nicht geändert wissen.

Die erste Ausgabe von *Wissenschaft und Gesundheit* wurde 1875 veröffentlicht. Seitdem sind verschiedene Bücher über mentales Heilen erschienen, die meisten davon unrichtig in der Theorie und voller Plagiate aus *Wissenschaft und Gesundheit*. Sie betrachten das menschliche Gemüt als eine heilende Kraft, wohingegen dieses Gemüt in dem PRINZIP der Christlichen Wissenschaft kein Faktor ist. Einige Bücher jedoch, die sich auf dieses Buch gründen, sind von Nutzen.

Die Autorin hat mit dem Gewissen keinen Kompromiss geschlossen, um sich der allgemeinen Richtung des Denkens anzupassen, sondern sie hat geradeheraus und ehrlich die Worte der WAHRHEIT aufgeschrieben. Sie hat nicht versucht, ein so unerschöpfliches Thema auszuschmücken, voll zu entwickeln oder bis in alle Einzelheiten zu behandeln. Durch Tausende wohlverbürgter Heilungen haben sie und ihre Schüler den Wert ihrer Lehren bewiesen. Diese Fälle waren zum größten Teil von ärztlicher Seite als hoffnungslos aufgegeben worden. Wenige Kranke wenden sich an GOTT, bevor alle physischen Hilfsmittel versagt haben, weil sie so wenig an Seine Bereitwilligkeit und Macht glauben, Krankheit zu heilen.

Das göttliche PRINZIP des Heilens wird in der persönlichen Erfahrung jedes aufrichtigen Suchers nach WAHRHEIT bewiesen. Der Zweck dieses PRINZIPS ist gut und seine Anwendung ist sicherer und wirksamer als die jeder anderen Heilmethode. Das unvoreingenommene christliche Denken wird am ehesten von WAHRHEIT berührt und von ihr überzeugt. Nur diejenigen hadern mit der Methode der Autorin, die ihren Gedankengang dahinter nicht verstehen, oder die zwar die Wahrheit erkennen, das Licht aber scheuen, damit ihre Werke nicht getadelt werden. Die Schüler benötigen kein intellektuelles Können, doch eine gesunde Moral ist höchst wünschenswert.

Many imagine that the phenomena of physical healing in Christian Science present only a phase of the action of the human mind, which action in some unexplained way results in the cure of disease. On the contrary, Christian Science rationally explains that all other pathological methods are the fruits of human faith in matter, — faith in the workings, not of Spirit, but of the fleshly mind which must yield to Science.

The physical healing of Christian Science results now, as in Jesus' time, from the operation of divine Principle, before which sin and disease lose their reality in human consciousness and disappear as naturally and as necessarily as darkness gives place to light and sin to reformation. Now, as then, these mighty works are not supernatural, but supremely natural. They are the sign of Immanuel, or "God with us," — a divine influence ever present in human consciousness and repeating itself, coming now as was promised aforetime,

> To preach deliverance to the captives [of sense],
> And recovering of sight to the blind,
> To set at liberty them that are bruised.

When God called the author to proclaim His Gospel to this age, there came also the charge to plant and water His vineyard.

The first school of Christian Science Mind-healing was started by the author with only one student in Lynn, Massachusetts, about the year 1867. In 1881, she opened the Massachusetts Metaphysical College in Boston, under the seal of the Commonwealth, a law relative to colleges having been passed, which enabled her to get this institution chartered for medical pur-

Viele meinen, dass die Phänomene des physischen Heilens in der Christlichen Wissenschaft nur eine Phase des Wirkens des menschlichen Gemüts sind, dessen Tätigkeit auf irgendeine unerklärliche Weise zur Heilung von Krankheit führt. Im Gegensatz dazu erklärt die Christliche Wissenschaft vernunftgemäß, dass alle anderen pathologischen Methoden die Früchte menschlichen Glaubens an Materie sind — eines Glaubens an das Wirken, nicht des GEISTES, sondern des fleischlichen Gemüts, das der Wissenschaft weichen muss.

Das physische Heilen durch die Christliche Wissenschaft ist heute, wie zur Zeit Jesu, das Ergebnis der Tätigkeit des göttlichen PRINZIPS, vor dem Sünde und Krankheit ihre Wirklichkeit im menschlichen Bewusstsein verlieren und so natürlich und unvermeidlich verschwinden, wie Dunkelheit dem Licht und Sünde der Umwandlung Raum gibt. Heute wie damals sind diese mächtigen Werke nicht übernatürlich, sondern im höchsten Grade natürlich. Sie sind das Zeichen des Immanuel oder „Gott mit uns" — ein göttlicher Einfluss, der im menschlichen Bewusstsein immer gegenwärtig ist und sich wiederholt, der heute kommt, wie schon vor langer Zeit verheißen wurde:

> Gefangenen [des Sinnes] Befreiung zu verkünden
> und den Blinden, dass sie wieder sehen,
> Zerschlagene in Freiheit zu entlassen.

Als GOTT die Autorin berief, diesem Zeitalter Sein Evangelium zu verkünden, wurde sie auch dazu berufen, Seinen Weinberg zu bepflanzen und zu begießen.

Die erste Schule für christlich-wissenschaftliches Heilen durch GEMÜT wurde von der Autorin mit nur einem Schüler um das Jahr 1867 in Lynn, Massachusetts, gegründet. 1881 eröffnete sie mit staatlicher Genehmigung das Massachusetts Metaphysical College in Boston (Lehrinstitut für Metaphysik in Boston, Massachusetts), da ein Gesetz zum Hochschulwesen verabschiedet worden war, das es ihr ermöglichte, für diese Einrichtung eine Zulassung für

poses. No charters were granted to Christian Scientists for such institutions after 1883, and up to that date, hers was the only College of this character which had been established in the United States, where Christian Science was first introduced.

During seven years over four thousand students were taught by the author in this College. Meanwhile she was pastor of the first established Church of Christ, Scientist; President of the first Christian Scientist Association, convening monthly; publisher of her own works; and (for a portion of this time) sole editor and publisher of the Christian Science Journal, the first periodical issued by Christian Scientists. She closed her College, October 29, 1889, in the height of its prosperity with a deep-lying conviction that the next two years of her life should be given to the preparation of the revision of SCIENCE AND HEALTH, which was published in 1891. She retained her charter, and as its President, reopened the College in 1899 as auxiliary to her church. Until June 10, 1907, she had never read this book throughout consecutively in order to elucidate her idealism.

In the spirit of Christ's charity, — as one who "hopeth all things, endureth all things," and is joyful to bear consolation to the sorrowing and healing to the sick, — she commits these pages to honest seekers for Truth.

MARY BAKER EDDY

medizinische Zwecke zu erhalten. Nach 1883 wurden Christlichen Wissenschaftlern keine Genehmigungen für derartige Einrichtungen mehr erteilt, und bis zu diesem Zeitpunkt war ihr College das einzige dieser Art in den Vereinigten Staaten, wo die Christliche Wissenschaft zuerst eingeführt worden war.

An diesem College wurden innerhalb von sieben Jahren mehr als viertausend Schüler von der Autorin unterrichtet. Gleichzeitig war sie Pastorin der Kirche Christi, Wissenschaftler, der ersten, die gegründet wurde; Präsidentin der ersten Vereinigung Christlicher Wissenschaftler, die sich monatlich versammelte; Herausgeberin ihrer eigenen Werke und (einen Teil dieser Zeit) die einzige Redakteurin und Herausgeberin des *Christian Science Journal*, der ersten von Christlichen Wissenschaftlern veröffentlichten Zeitschrift. Am 29. Oktober 1889 schloss sie ihr College, als es auf dem Höhepunkt seines Erfolgs stand, in der tiefen Überzeugung, dass die beiden nächsten Jahre ihres Lebens der Vorbereitung einer revidierten Ausgabe von *Wissenschaft und Gesundheit* gewidmet werden sollten, die 1891 veröffentlicht wurde. Sie behielt die Zulassung für das College und eröffnete es als dessen Präsidentin 1899 von Neuem als Zusatzeinrichtung zu ihrer Kirche. Bis zum 10. Juni 1907 hat sie dieses Buch nie im Zusammenhang durchgelesen, um ihren Idealismus zu verdeutlichen.

Im Geist der Liebe Christi — als eine, die „alles [hofft], ... alles [erduldet]" und freudig den Leidtragenden Trost spendet und den Kranken Heilung bringt — übergibt sie diese Seiten den ehrlichen Suchern nach WAHRHEIT.

MARY BAKER EDDY

Science and Health

Chapter 1

Prayer

For verily I say unto you,
That whosoever shall say unto this mountain,
Be thou removed, and be thou cast into the sea;
and shall not doubt in his heart, but shall believe that
those things which he saith shall come to pass;
he shall have whatsoever he saith.
Therefore I say unto you, What things soever ye desire
when ye pray, believe that ye receive them,
and ye shall have them.

Your Father knoweth what things ye have need of,
before ye ask Him. — CHRIST JESUS.

The prayer that reforms the sinner and heals the sick is an absolute faith that all things are possible to God, — a spiritual understanding of Him, an unselfed love. Regardless of what another may say or think on this subject, I speak from experience. Prayer, watching, and working, combined with self-immolation, are God's gracious means for accomplishing whatever has been successfully done for the Christianization and health of mankind.

Thoughts unspoken are not unknown to the divine Mind. Desire is prayer; and no loss can occur from trusting God with our desires, that they may be moulded and exalted before they take form in words and in deeds.

Kapitel 1

Gebet

Wahrlich, ich sage euch:
Wer zu diesem Berg sagt:
„Heb dich hoch und wirf dich ins Meer!"
und zweifelt nicht in seinem Herzen,
sondern glaubt, dass geschieht, was er sagt,
dann wird ihm geschehen, was immer er sagt.
Darum sage ich euch:
Alles, was ihr bittet in eurem Gebet, glaubt nur,
dass ihr es bekommt, dann werdet ihr es erhalten.

Euer Vater weiß, was ihr braucht,
bevor ihr Ihn darum bittet. — CHRISTUS JESUS.

Das Gebet, das die Sünder umwandelt und die Kranken heilt, ist ein absoluter Glaube, dass bei GOTT alle Dinge möglich sind — ein geistiges Verständnis von Ihm, eine selbstlose Liebe. Ungeachtet dessen, was ein anderer über dieses Thema sagen oder denken mag, ich spreche aus Erfahrung. Beten, Wachen und Arbeiten, verbunden mit Selbstaufopferung, sind GOTTES gnadenreiche Mittel zur Vollendung alles dessen, was erfolgreich für die Christianisierung und Gesundheit der Menschheit getan worden ist.

Unausgesprochene Gedanken sind dem göttlichen GEMÜT nicht unbekannt. Verlangen ist Gebet; und es kann uns kein Verlust daraus entstehen, GOTT unsere Wünsche anzuvertrauen, damit sie geformt und veredelt werden, bevor sie in Worten und Taten Gestalt annehmen.

What are the motives for prayer? Do we pray to make ourselves better or to benefit those who hear us, to enlighten the infinite or to be heard of men? Are we benefited by praying? Yes, the desire which goes forth hungering after righteousness is blessed of our Father, and it does not return unto us void.

Right motives

God is not moved by the breath of praise to do more than He has already done, nor can the infinite do less than bestow all good, since He is unchanging wisdom and Love. We can do more for ourselves by humble fervent petitions, but the All-loving does not grant them simply on the ground of lip-service, for He already knows all.

Deity unchangeable

Prayer cannot change the Science of being, but it tends to bring us into harmony with it. Goodness attains the demonstration of Truth. A request that God will save us is not all that is required. The mere habit of pleading with the divine Mind, as one pleads with a human being, perpetuates the belief in God as humanly circumscribed, — an error which impedes spiritual growth.

God is Love. Can we ask Him to be more? God is intelligence. Can we inform the infinite Mind of anything He does not already comprehend? Do we expect to change perfection? Shall we plead for more at the open fount, which is pouring forth more than we accept? The unspoken desire does bring us nearer the source of all existence and blessedness.

God's standard

Asking God to *be* God is a vain repetition. God is "the same yesterday, and to-day, and forever;" and

Was sind die Motive für Gebet? Beten wir, um selbst besser zu werden oder um denen zu nützen, die uns hören, um den Unendlichen zu erleuchten oder um von Menschen gehört zu werden? Nützt uns Beten etwas? Ja, das Verlangen, das hungernd nach Gerechtigkeit hinausgeht, wird von unserem Vater gesegnet, und es kommt nicht leer zu uns zurück.

Rechte Motive

GOTT wird durch den Hauch des Lobes nicht dazu bewegt mehr zu tun, als Er bereits getan hat, noch kann der Unendliche weniger tun, als alles Gute zu verleihen, da Er unwandelbare Weisheit und LIEBE ist. Durch demütige, innige Bitten können wir mehr für uns selbst tun, doch der All-Liebende erfüllt sie nicht einfach aufgrund von Lippenbekenntnissen, denn Er weiß schon alles.

Gottheit unwandelbar

Gebet kann die Wissenschaft des Seins nicht ändern, aber es dient dazu, uns mit ihr in Einklang zu bringen. Güte erreicht die Demonstration der WAHRHEIT. Die Bitte, dass GOTT uns erlösen möge, ist nicht alles, was erforderlich ist. Die bloße Gewohnheit, das göttliche GEMÜT anzuflehen, wie man ein menschliches Wesen anfleht, erhält den Glauben aufrecht, dass GOTT menschlich begrenzt sei — ein Irrtum, der das geistige Wachstum hindert.

GOTT ist LIEBE. Können wir Ihn bitten mehr zu sein? GOTT ist Intelligenz. Können wir dem unendlichen GEMÜT irgendetwas mitteilen, was Es nicht schon versteht? Meinen wir, die Vollkommenheit ändern zu können? Sollen wir an der offenen Quelle, aus der schon mehr herausströmt, als wir entgegennehmen, wirklich um noch mehr bitten? Es ist das unausgesprochene Verlangen, das uns dem Ursprung allen Daseins und aller Seligkeit näherbringt.

GOTTES Standard

GOTT bitten, GOTT zu *sein*, ist eine nutzlose Wiederholung. GOTT ist derselbe „gestern und heute und ... in Ewigkeit"; und

He who is immutably right will do right without being reminded of His province. The wisdom of man is not sufficient to warrant him in advising God.

Who would stand before a blackboard, and pray the principle of mathematics to solve the problem? The rule is already established, and it is our task to work out the solution. Shall we ask the divine Principle of all goodness to do His own work? His work is done, and we have only to avail ourselves of God's rule in order to receive His blessing, which enables us to work out our own salvation.

The spiritual mathematics

The Divine Being must be reflected by man, — else man is not the image and likeness of the patient, tender, and true, the One "altogether lovely;" but to understand God is the work of eternity, and demands absolute consecration of thought, energy, and desire.

How empty are our conceptions of Deity! We admit theoretically that God is good, omnipotent, omnipresent, infinite, and then we try to give information to this infinite Mind. We plead for unmerited pardon and for a liberal outpouring of benefactions. Are we really grateful for the good already received? Then we shall avail ourselves of the blessings we have, and thus be fitted to receive more. Gratitude is much more than a verbal expression of thanks. Action expresses more gratitude than speech.

Prayerful ingratitude

If we are ungrateful for Life, Truth, and Love, and yet return thanks to God for all blessings, we are insincere and incur the sharp censure our Master pronounces on hypocrites. In such a case, the only acceptable prayer is to put the finger on the lips and remember our blessings. While the heart is far from

Er, der unwandelbar recht ist, wird das Richtige tun, ohne dass Er an Seine Zuständigkeit erinnert wird. Die Weisheit des Menschen reicht nicht aus, ihn zu berechtigen, GOTT Ratschläge zu erteilen.

Wer würde sich vor eine Wandtafel stellen und das Prinzip der Mathematik bitten, das Problem zu lösen? Die Regel besteht bereits, und es ist unsere Aufgabe, die Lösung auszuarbeiten. Sollen wir das göttliche PRINZIP aller Güte bitten, Seine eigene Arbeit zu tun? Seine Arbeit ist getan und wir brauchen uns die Regel GOTTES nur zunutze zu machen, um Seinen Segen zu empfangen, der uns befähigt, unsere eigene Erlösung zu erarbeiten.

<small>Die geistige Mathematik</small>

Das Göttliche Wesen muss vom Menschen widergespiegelt werden — sonst ist der Mensch nicht das Bild und Gleichnis des Geduldigen, Gütigen und Wahren, des *Einen*, an dem „alles … liebenswert" ist; aber GOTT zu verstehen ist das Werk der Ewigkeit und erfordert absolute Hingabe des Denkens, der Energie und des Verlangens.

Wie leer sind doch unsere Vorstellungen von der Gottheit! In der Theorie geben wir zu, dass GOTT gut, allmächtig, allgegenwärtig, unendlich ist, und dann versuchen wir, dieses unendliche GEMÜT zu belehren. Wir flehen um unverdiente Vergebung und um reichliches Ausströmen von Segnungen. Sind wir wirklich dankbar für das Gute, das wir bereits empfangen haben? Dann werden wir uns die Segnungen, die wir haben, zunutze machen und dadurch in der Lage sein mehr entgegenzunehmen. Dankbarkeit ist weit mehr als ein Dank in Worten. Taten drücken mehr Dankbarkeit aus als Worte.

<small>Gebet ohne Dankbarkeit</small>

Wenn wir für LEBEN, WAHRHEIT und LIEBE undankbar sind und dennoch GOTT für alle Segnungen danken, sind wir unaufrichtig und ziehen uns den scharfen Tadel zu, den unser Meister den Heuchlern erteilt. In solch einem Fall ist das einzig annehmbare Gebet, den Finger auf die Lippen zu legen und uns an unsere Segnungen zu erinnern. Solange das Herz der göttlichen WAHRHEIT

divine Truth and Love, we cannot conceal the ingratitude of barren lives.

What we most need is the prayer of fervent desire for growth in grace, expressed in patience, meekness, love, and good deeds. To keep the commandments of our Master and follow his example, is our proper debt to him and the only worthy evidence of our gratitude for all that he has done. Outward worship is not of itself sufficient to express loyal and heartfelt gratitude, since he has said: "If ye love me, keep my commandments." *Efficacious petitions*

The habitual struggle to be always good is unceasing prayer. Its motives are made manifest in the blessings they bring, — blessings which, even if not acknowledged in audible words, attest our worthiness to be partakers of Love.

Simply asking that we may love God will never make us love Him; but the longing to be better and holier, expressed in daily watchfulness and in striving to assimilate more of the divine character, will mould and fashion us anew, until we awake in His likeness. We reach the Science of Christianity through demonstration of the divine nature; but in this wicked world goodness will "be evil spoken of," and patience must bring experience. *Watchfulness requisite*

Audible prayer can never do the works of spiritual understanding, which regenerates; but silent prayer, watchfulness, and devout obedience enable us to follow Jesus' example. Long prayers, superstition, and creeds clip the strong pinions of love, and clothe religion in human forms. Whatever mate- *Veritable devotion*

und LIEBE fern ist, können wir die Undankbarkeit eines unfruchtbaren Lebens nicht verbergen.

Was wir am dringendsten brauchen, ist das Gebet innigen Verlangens nach Wachstum in Gnade, das in Geduld, Sanftmut, Liebe und guten Werken zum Ausdruck kommt. Wir sind es unserem Meister schuldig, seine Gebote zu halten und seinem Beispiel zu folgen; das ist der einzig würdige Beweis unserer Dankbarkeit für alles, was er getan hat. Äußerliche Anbetung an sich ist nicht genug, um treue und im Herzen empfundene Dankbarkeit auszudrücken, denn er hat gesagt: „Wenn ihr mich liebt, dann haltet meine Gebote."

Wirksame Bitten

Das ständige Ringen, immer gut zu sein, ist Beten ohne Unterlass. Die Motive für solches Gebet werden in den Segnungen sichtbar, die sie bringen — in Segnungen, die auch ohne hörbare Worte bestätigen, dass wir würdig sind, an der LIEBE teilzuhaben.

Einfach darum bitten, GOTT zu lieben, wird nie bewirken, dass wir Ihn lieben; aber das Sehnen, besser und heiliger zu sein, das in täglicher Wachsamkeit und in dem Streben zum Ausdruck kommt, sich mehr dem göttlichen Charakter anzugleichen, wird uns formen und neu gestalten, bis wir in Seinem Gleichnis erwachen. Wir erreichen die Wissenschaft des Christentums durch die Demonstration der göttlichen Natur; aber in dieser schlechten Welt wird Güte „verlästert" werden, und Geduld muss Erfahrung bringen.

Wachsamkeit erforderlich

Hörbares Gebet kann niemals die Werke des geistigen Verständnisses vollbringen, durch das wir erneuert werden; aber stilles Gebet, Wachsamkeit und aufrichtiger Gehorsam befähigen uns, Jesu Beispiel zu folgen. Lange Gebete, Aberglaube und Glaubensbekenntnisse beschneiden die starken Schwingen der Liebe und kleiden Religion in menschliche Formen. Alles, was die Anbetung materialisiert, hindert das

Wahre Hingabe

rializes worship hinders man's spiritual growth and keeps him from demonstrating his power over error.

Sorrow for wrong-doing is but one step towards reform and the very easiest step. The next and great step required by wisdom is the test of our sincerity, — namely, reformation. To this end we are placed under the stress of circumstances. Temptation bids us repeat the offence, and woe comes in return for what is done. So it will ever be, till we learn that there is no discount in the law of justice and that we must pay "the uttermost farthing." The measure ye mete "shall be measured to you again," and it will be full "and running over."

Sorrow and reformation

Saints and sinners get their full award, but not always in this world. The followers of Christ drank his cup. Ingratitude and persecution filled it to the brim; but God pours the riches of His love into the understanding and affections, giving us strength according to our day. Sinners flourish "like a green bay tree;" but, looking farther, the Psalmist could see their end, — the destruction of sin through suffering.

Prayer is not to be used as a confessional to cancel sin. Such an error would impede true religion. Sin is forgiven only as it is destroyed by Christ, — Truth and Life. If prayer nourishes the belief that sin is cancelled, and that man is made better merely by praying, prayer is an evil. He grows worse who continues in sin because he fancies himself forgiven.

Cancellation of human sin

An apostle says that the Son of God [Christ] came to "destroy the *works* of the devil." We should follow our divine Exemplar, and seek the destruction of all evil works, error and disease included.

Diabolism destroyed

geistige Wachstum des Menschen und hält ihn davon ab, seine Macht über Irrtum zu beweisen.

Betrübtsein über unrechtes Handeln ist nur *ein* Schritt zur Besserung, und zwar der allerleichteste. Der nächste und bedeutende Schritt, den die Weisheit fordert, ist der Beweis unserer Aufrichtigkeit — nämlich Umwandlung. Zu diesem Zweck werden wir dem Druck der Umstände ausgesetzt. Die Versuchung reizt uns, das Vergehen zu wiederholen, und Leid trifft uns für das, was wir getan haben. So wird es immer sein, bis wir lernen, dass es im Gesetz der Gerechtigkeit keinen Nachlass gibt und dass wir den „letzten Heller" bezahlen müssen. Mit dem Maß, mit dem ihr messt, „wird man euch wieder messen", und es wird ein volles „und überfließendes Maß" sein.

Betrübtsein und Umwandlung

Heilige und Sünder erhalten, was sie verdient haben, aber nicht immer in dieser Welt. Die Nachfolger Christi tranken seinen Kelch. Undank und Verfolgung füllten ihn bis zum Rand; aber GOTT lässt die Reichtümer Seiner Liebe in das Verständnis und die Herzensneigungen strömen, und auf diese Weise gibt Er uns die notwendige Stärke für den Tag. Die Sünder grünen „wie eine mächtige Zeder"; doch der Psalmist, der weiter schaute, konnte ihr Ende voraussehen — nämlich die Zerstörung der Sünde durch Leiden.

Gebet darf nicht als Beichtstuhl zur Aufhebung der Sünde benutzt werden. Ein solcher Irrtum würde wahrer Religion hinderlich sein. Sünde ist nur vergeben, wenn sie durch Christus zerstört worden ist — durch WAHRHEIT und LEBEN. Wenn Gebet den Glauben nährt, dass Sünde aufgehoben und der Mensch besser werde, nur weil er betet, dann ist Gebet ein Übel. Wer weiter sündigt, weil er sich einbildet, ihm sei vergeben, mit dem wird es schlimmer werden.

Aufhebung menschlicher Sünde

Ein Apostel sagt, der Sohn GOTTES [Christus] sei gekommen, „um die *Werke* des Teufels zu zerstören". Wir sollten unserem göttlichen Beispielgeber folgen und danach streben, alle bösen Werke zu zerstören, Irrtum und Krankheit eingeschlossen.

Teufelswerk zerstört

We cannot escape the penalty due for sin. The Scriptures say, that if we deny Christ, "he also will deny us."

Pardon and amendment
Divine Love corrects and governs man. Men may pardon, but this divine Principle alone reforms the sinner. God is not separate from the wisdom He bestows. The talents He gives we must improve. Calling on Him to forgive our work badly done or left undone, implies the vain supposition that we have nothing to do but to ask pardon, and that afterwards we shall be free to repeat the offence.

To cause suffering as the result of sin, is the means of destroying sin. Every supposed pleasure in sin will furnish more than its equivalent of pain, until belief in material life and sin is destroyed. To reach heaven, the harmony of being, we must understand the divine Principle of being.

Mercy without partiality
"God is Love." More than this we cannot ask, higher we cannot look, farther we cannot go. To suppose that God forgives or punishes sin according as His mercy is sought or unsought, is to misunderstand Love and to make prayer the safety-valve for wrong-doing.

Divine severity
Jesus uncovered and rebuked sin before he cast it out. Of a sick woman he said that Satan had bound her, and to Peter he said, "Thou art an offence unto me." He came teaching and showing men how to destroy sin, sickness, and death. He said of the fruitless tree, "[It] is hewn down."

It is believed by many that a certain magistrate, who lived in the time of Jesus, left this record: "His rebuke is fearful." The strong language of our Master confirms this description.

Wir können der Strafe, die auf Sünde steht, nicht entrinnen. Die Heilige Schrift sagt: Wenn wir Christus verleugnen, „dann wird er uns auch verleugnen".

Die göttliche LIEBE korrigiert und regiert den Menschen. Die Menschen mögen verzeihen, aber allein dieses göttliche PRINZIP wandelt den Sünder um. GOTT ist nicht getrennt von der Weisheit, die Er verleiht. Die Talente, die Er gibt, müssen wir nutzen. Wenn wir für Arbeit, die wir schlecht oder gar nicht getan haben, Seine Vergebung erbitten, so lässt das auf die törichte Vermutung schließen, dass wir nur um Verzeihung zu bitten brauchen und es uns danach freisteht, das Vergehen zu wiederholen. Verzeihung und Besserung

Die Verursachung von Leiden als Folge von Sünde ist das Mittel, Sünde zu zerstören. Jedes vermeintliche Behagen an Sünde wird uns mehr als das gleiche Maß an Schmerz eintragen, bis der Glaube an materielles Leben und an Sünde zerstört ist. Um den Himmel, die Harmonie des Seins, zu erreichen, müssen wir das göttliche PRINZIP des Seins verstehen.

„Gott ist LIEBE." Mehr als das können wir nicht verlangen, höher können wir nicht schauen, weiter können wir nicht gehen. Anzunehmen, dass GOTT Sünde vergibt oder bestraft, je nachdem ob Seine Barmherzigkeit gesucht wird oder nicht, hieße LIEBE misszuverstehen und das Gebet zum Sicherheitsventil für unrechtes Handeln zu machen. Unparteiische Barmherzigkeit

Jesus deckte Sünde auf und tadelte sie, bevor er sie austrieb. Von einer kranken Frau sagte er, Satan habe sie gebunden, und zu Petrus sagte er: „Du bist mir ein Ärgernis." Er kam, um die Menschen zu lehren und ihnen zu zeigen, wie Sünde, Krankheit und Tod zerstört werden können. Über den Baum, der keine Früchte bringt, sagte er: „[Er] wird abgehauen." Göttliche Strenge

Es wird berichtet, dass ein bestimmter römischer Beamter aus der Zeit Jesu gesagt habe: „Sein Tadel ist furchtbar." Die kraftvolle Sprache unseres Meisters bestätigt diese Beschreibung.

The only civil sentence which he had for error was, "Get thee behind me, Satan." Still stronger evidence that Jesus' reproof was pointed and pungent is found in his own words, — showing the necessity for such forcible utterance, when he cast out devils and healed the sick and sinning. The relinquishment of error deprives material sense of its false claims.

Audible prayer is impressive; it gives momentary solemnity and elevation to thought. But does it produce any lasting benefit? Looking deeply into these things, we find that "a zeal ... not according to knowledge" gives occasion for reaction unfavorable to spiritual growth, sober resolve, and wholesome perception of God's requirements. The motives for verbal prayer may embrace too much love of applause to induce or encourage Christian sentiment. *Audible praying*

Physical sensation, not Soul, produces material ecstasy and emotion. If spiritual sense always guided men, there would grow out of ecstatic moments a higher experience and a better life with more devout self-abnegation and purity. A self-satisfied ventilation of fervent sentiments never makes a Christian. God is not influenced by man. The "divine ear" is not an auditory nerve. It is the all-hearing and all-knowing Mind, to whom each need of man is always known and by whom it will be supplied. *Emotional utterances*

The danger from prayer is that it may lead us into temptation. By it we may become involuntary hypocrites, uttering desires which are not real and consoling ourselves in the midst of sin with the recollection that we have prayed over it or mean to ask forgiveness at some later day. Hypocrisy is fatal to religion. *Danger from audible prayer*

Die einzige höfliche Äußerung, die er für Irrtum übrig hatte, war: „Geh weg von mir, Satan!"* Noch stärker bringen Jesu eigene Worte zum Ausdruck, wie scharf und schneidend sein Tadel war; sie lassen erkennen, dass es unerlässlich war, sich dieser energischen Ausdrucksweise zu bedienen, wenn er Dämonen austrieb und Kranke und Sündige heilte. Das Aufgeben des Irrtums beraubt den materiellen Sinn seiner falschen Ansprüche.

Hörbares Gebet ist eindrucksvoll; für den Augenblick stimmt es feierlich und erhebt das Denken. Aber bringt es einen bleibenden Gewinn? Wenn wir genauer darüber nachdenken, stellen wir fest, dass „Eifer ... , aber nicht mit Erkenntnis", eine Reaktion auslösen kann, die sich ungünstig auswirkt auf geistiges Wachstum, nüchterne Entschlossenheit und die heilsame Erkenntnis der Forderungen GOTTES. Die Motive für hörbares Gebet mögen zu viel Geltungsbedürfnis einschließen, als dass sie zu christlichem Empfinden anregen oder ermutigen könnten. Hörbares Beten

Nicht SEELE, sondern physisches Empfinden bringt materielle Ekstase und Rührung hervor. Wenn der geistige Sinn die Menschen immer leitete, dann würde aus ekstatischen Augenblicken eine höhere Erfahrung und ein besseres Leben mit hingebungsvoller Selbstverleugnung und Reinheit erwachsen. Eine selbstzufriedene Äußerung inbrünstiger Gefühle macht niemals einen Christen. GOTT wird nicht vom Menschen beeinflusst. Das „göttliche Ohr" ist kein Gehörnerv. Es ist das allhörende und allwissende GEMÜT, das immer jedes Bedürfnis des Menschen kennt und auch stillt. Gefühlsbetonte Äußerungen

Gebet birgt die Gefahr, uns womöglich in Versuchung zu führen. Wir könnten dadurch unabsichtlich zu Heuchlern werden, indem wir Wünsche äußern, die nicht echt sind, und uns inmitten von Sünde mit dem Gedanken trösten, dass wir darüber gebetet haben oder irgendwann später um Vergebung bitten wollen. Heuchelei ist verhängnisvoll für die Religion. Gefahr durch hörbares Gebet

* Luther-Bibel 1984

A wordy prayer may afford a quiet sense of self-justification, though it makes the sinner a hypocrite. We never need to despair of an honest heart; but there is little hope for those who come only spasmodically face to face with their wickedness and then seek to hide it. Their prayers are indexes which do not correspond with their character. They hold secret fellowship with sin, and such externals are spoken of by Jesus as "like unto whited sepulchres ... full ... of all uncleanness."

If a man, though apparently fervent and prayerful, is impure and therefore insincere, what must be the comment upon him? If he reached the loftiness of his prayer, there would be no occasion for comment. *Aspiration and love* If we feel the aspiration, humility, gratitude, and love which our words express, — this God accepts; and it is wise not to try to deceive ourselves or others, for "there is nothing covered that shall not be revealed." Professions and audible prayers are like charity in one respect, — they "cover the multitude of sins." Praying for humility with whatever fervency of expression does not always mean a desire for it. If we turn away from the poor, we are not ready to receive the reward of Him who blesses the poor. We confess to having a very wicked heart and ask that it may be laid bare before us, but do we not already know more of this heart than we are willing to have our neighbor see?

We should examine ourselves and learn what is the affection and purpose of the heart, for in this way only can we learn what we honestly are. If a *Searching the heart* friend informs us of a fault, do we listen patiently to the rebuke and credit what is said? Do we not

Ein wortreiches Gebet mag ein beruhigendes Gefühl von Selbstrechtfertigung hervorrufen, obwohl es den Sünder zum Heuchler macht. An einem ehrlichen Herzen brauchen wir niemals zu verzweifeln; doch wenig Hoffnung gibt es für jene, die ihrer Schlechtigkeit nur gelegentlich ins Auge sehen und sie dann zu verbergen suchen. Ihre Gebete bezeugen, dass diese nicht mit ihrem Charakter übereinstimmen. Sie stehen in heimlicher Gemeinschaft mit der Sünde, und von solchen Äußerlichkeiten sagt Jesus, sie seien „wie die übertünchten Gräber", gefüllt mit „aller Unreinheit".

Was soll man von einem Menschen halten, der zwar dem äußeren Anschein nach eifert und ständig betet, aber unrein und deshalb unaufrichtig ist? Wenn er die Höhe seines Gebets erreichte, gäbe es keinen Anlass zur Kritik. *Bestrebungen und Liebe* Wenn wir das Streben, die Demut, die Dankbarkeit und Liebe empfinden, die unsere Worte ausdrücken, dann erkennt GOTT das an; und es ist weise, nicht zu versuchen, uns selbst oder andere zu täuschen, denn „es ist nichts verborgen, was nicht offenbar wird". Bekenntnisse und hörbare Gebete gleichen in gewisser Hinsicht der Liebe — sie bedecken „eine Menge Sünden". Um Demut zu beten, mit welchen leidenschaftlichen Worten es auch sei, bedeutet nicht immer ein Verlangen nach Demut. Wenn wir uns von den Armen abwenden, sind wir nicht imstande, den Lohn von Ihm zu empfangen, der die Armen segnet. Wir bekennen, dass wir ein sehr böses Herz haben, und bitten, dass es vor uns aufgedeckt werde, aber wissen wir selbst nicht schon mehr von diesem Herzen, als wir unseren Nächsten sehen lassen wollen?

Wir sollten uns prüfen und herausfinden, was die Neigung und Absicht unseres Herzens ist, denn nur auf diese Weise können wir verstehen lernen, wie wir wirklich sind. Wenn uns ein Freund auf einen Fehler aufmerksam macht, *Das Herz prüfen* hören wir dann seinem Tadel geduldig zu und glauben seinen Worten? Danken wir nicht vielmehr dafür, dass wir nicht sind

rather give thanks that we are "not as other men"? During many years the author has been most grateful for merited rebuke. The wrong lies in unmerited censure, — in the falsehood which does no one any good.

The test of all prayer lies in the answer to these questions: Do we love our neighbor better because of this asking? Do we pursue the old selfishness, satisfied with having prayed for something better, though we give no evidence of the sincerity of our requests by living consistently with our prayer? If selfishness has given place to kindness, we shall regard our neighbor unselfishly, and bless them that curse us; but we shall never meet this great duty simply by asking that it may be done. There is a cross to be taken up before we can enjoy the fruition of our hope and faith.

Summit of aspiration

Dost thou "love the Lord thy God with all thy heart, and with all thy soul, and with all thy mind"? This command includes much, even the surrender of all merely material sensation, affection, and worship. This is the El Dorado of Christianity. It involves the Science of Life, and recognizes only the divine control of Spirit, in which Soul is our master, and material sense and human will have no place.

Practical religion

Are you willing to leave all for Christ, for Truth, and so be counted among sinners? No! Do you really desire to attain this point? No! Then why make long prayers about it and ask to be Christians, since you do not care to tread in the footsteps of our dear Master? If unwilling to follow his example, why pray with the lips that you may be partakers of his nature? Consistent prayer is the desire to do right.

The chalice sacrificial

„wie die andern Leute"? Viele Jahre lang ist die Autorin für verdienten Tadel äußerst dankbar gewesen. Das Unrecht liegt in unverdienter Kritik, in der Unwahrheit, die niemandem etwas nützt.

Jedes Gebet lässt sich anhand der Antworten auf folgende Fragen prüfen: Lieben wir unseren Nächsten mehr aufgrund dieser Bitte? Bleiben wir bei der alten Selbstsucht, zufrieden, dass wir um etwas Besseres gebetet haben, obwohl wir keinen Beweis für die Aufrichtigkeit unserer Bitten dadurch liefern, dass wir in Übereinstimmung mit unserem Gebet leben? Wenn Selbstsucht dem Wohlwollen gewichen ist, werden wir unseren Nächsten selbstlos betrachten und die segnen, die uns fluchen; aber wir werden dieser großen Pflicht niemals gerecht, wenn wir einfach nur um deren Erfüllung bitten. Wir müssen ein Kreuz auf uns nehmen, bevor wir uns an den Früchten unserer Hoffnung und unseres Glaubens erfreuen können. *Gipfel des Strebens*

Liebst du „den Herrn, deinen Gott, ... von ganzem Herzen, von ganzer Seele und von ganzem Gemüt"? Dieses Gebot schließt vieles ein, nämlich das Aufgeben aller rein materiellen Empfindung, Neigung und Anbetung. Das ist das Eldorado des Christentums. Es schließt die Wissenschaft des LEBENS mit ein und erkennt nur die göttliche Herrschaft des GEISTES an, in welcher SEELE unser Meister ist und in der materieller Sinn und menschlicher Wille keinen Platz haben. *Praktische Religion*

Seid ihr willens, alles für Christus, für WAHRHEIT, zu verlassen und so für einen Sünder gehalten zu werden? Nein! Wollt ihr diesen Punkt wirklich erreichen? Nein! Warum dann lange Gebete machen und bitten, Christen zu sein, wenn euch doch nichts daran liegt, in die Fußstapfen unseres lieben Meisters zu treten? Wenn ihr nicht bereit seid, seinem Beispiel zu folgen, warum betet ihr dann mit den Lippen, dass ihr seiner Natur teilhaftig werdet? Das konsequente Gebet ist das Verlangen recht zu tun. *Der Opferkelch*

Prayer means that we desire to walk and will walk in the light so far as we receive it, even though with bleeding footsteps, and that waiting patiently on the Lord, we will leave our real desires to be rewarded by Him.

The world must grow to the spiritual understanding of prayer. If good enough to profit by Jesus' cup of earthly sorrows, God will sustain us under these sorrows. Until we are thus divinely qualified and are willing to drink his cup, millions of vain repetitions will never pour into prayer the unction of Spirit in demonstration of power and "with signs following." Christian Science reveals a necessity for overcoming the world, the flesh, and evil, and thus destroying all error.

Seeking is not sufficient. It is striving that enables us to enter. Spiritual attainments open the door to a higher understanding of the divine Life.

One of the forms of worship in Thibet is to carry a praying-machine through the streets, and stop at the doors to earn a penny by grinding out a prayer. But the advance guard of progress has paid for the privilege of prayer the price of persecution.

Perfunctory prayers

Experience teaches us that we do not always receive the blessings we ask for in prayer. There is some misapprehension of the source and means of all goodness and blessedness, or we should certainly receive that for which we ask. The Scriptures say: "Ye ask, and receive not, because ye ask amiss, that ye may consume it upon your lusts." That which we desire and for which we ask, it is not always best for us to receive. In this case infinite Love will not grant the request. Do you ask wisdom to be merciful and not to punish sin? Then "ye ask amiss."

Asking amiss

Beten bedeutet, dass wir danach verlangen im Licht zu wandeln und es dann auch wirklich tun, so weit wir das Licht empfangen, sei es auch mit blutenden Füßen, und dass wir in geduldigem Warten auf den Herrn Ihm unsere wirklichen Wünsche anvertrauen, damit Er sie erfülle.

Die Welt muss zum geistigen Verständnis von Gebet heranwachsen. Wenn wir gut genug sind, aus Jesu Kelch irdischer Trübsal Nutzen zu ziehen, dann wird GOTT uns in dieser Trübsal erhalten. Bis wir auf diese Weise göttlich qualifiziert und auch bereit sind, Jesu Kelch zu trinken, werden Millionen leerer Wiederholungen dem Gebet niemals die Salbung des GEISTES verleihen, welche uns die Demonstration der Macht und die „mitfolgenden Zeichen" bringt. Die Christliche Wissenschaft zeigt, dass es notwendig ist, die Welt, das Fleisch und das Böse zu überwinden und so allen Irrtum zu zerstören.

Suchen ist nicht genug. Ringen befähigt uns hineinzukommen. Geistige Errungenschaften öffnen die Tür zu einem höheren Verständnis des göttlichen LEBENS.

In Tibet wird bei einer Form der Anbetung eine Gebetsmühle durch die Straßen getragen und an den Türen haltgemacht, um für das Herunterleiern eines Gebets eine Münze zu erhalten. Aber der Vorkämpfer des Fortschritts hat für das Vorrecht des Betens den Preis der Verfolgung gezahlt. *Oberflächliche Gebete*

Die Erfahrung lehrt uns, dass wir nicht immer die Segnungen empfangen, um die wir im Gebet bitten. Es herrschen falsche Vorstellungen über den Ursprung und die Mittel aller Güte und allen Segens; sonst würden wir sicherlich das erhalten, worum wir bitten. Die Heilige Schrift sagt: „Ihr bittet und empfangt nichts, weil ihr verkehrt bittet, nämlich damit ihr's für eure Gelüste vergeuden könnt."* Es ist nicht immer das Beste für uns, das zu erhalten, was wir uns wünschen und worum wir bitten. In diesem Fall wird die unendliche LIEBE die Bitte nicht gewähren. Bittet ihr die Weisheit, barmherzig zu sein und Sünde nicht zu bestrafen? Dann bittet ihr „verkehrt"*. *Verkehrtes Bitten*

* Nach der King-James-Bibel

Without punishment, sin would multiply. Jesus' prayer, "Forgive us our debts," specified also the terms of forgiveness. When forgiving the adulterous woman he said, "Go, and sin no more."

A magistrate sometimes remits the penalty, but this may be no moral benefit to the criminal, and at best, it only saves the criminal from one form of punishment. The moral law, which has the right to acquit or condemn, always demands restitution before mortals can "go up higher." Broken law brings penalty in order to compel this progress.

Remission of penalty

Mere legal pardon (and there is no other, for divine Principle never pardons our sins or mistakes till they are corrected) leaves the offender free to repeat the offence, if indeed, he has not already suffered sufficiently from vice to make him turn from it with loathing. Truth bestows no pardon upon error, but wipes it out in the most effectual manner. Jesus suffered for our sins, not to annul the divine sentence for an individual's sin, but because sin brings inevitable suffering.

Truth annihilates error

Petitions bring to mortals only the results of mortals' own faith. We know that a desire for holiness is requisite in order to gain holiness; but if we desire holiness above all else, we shall sacrifice everything for it. We must be willing to do this, that we may walk securely in the only practical road to holiness. Prayer cannot change the unalterable Truth, nor can prayer alone give us an understanding of Truth; but prayer, coupled with a fervent habitual desire to know and do the will of God, will bring us into all Truth. Such a desire has little need of audible expression. It is best expressed in thought and in life.

Desire for holiness

Ohne Strafe würde sich Sünde vermehren. Jesu Gebet „Vergib uns unsere Schuld" nennt auch die Bedingungen für Vergebung. Als er der Ehebrecherin vergab, sagte er: „Geh hin und sündige nicht mehr."

Ein Richter erlässt manchmal die Strafe, aber das mag für den Verbrecher nicht von moralischem Nutzen sein und bewahrt ihn bestenfalls nur vor einer bestimmten Form der Strafe. Das moralische Gesetz, das berechtigt ist freizusprechen oder zu verurteilen, fordert immer ein Wiedergutmachen, bevor die Sterblichen „höher steigen"* können. Ein Verstoß gegen das Gesetz bringt Strafe mit sich, um diesen Fortschritt zu erzwingen.

Straferlass

Eine rein juristische Begnadigung (und es gibt keine andere, denn das göttliche PRINZIP vergibt unsere Sünden oder Fehler niemals, bis sie berichtigt sind) stellt es dem Täter frei, das Vergehen zu wiederholen, falls er nicht durch das Laster schon genug gelitten hat, um sich mit Abscheu davon abzuwenden. WAHRHEIT gewährt dem Irrtum keine Vergebung, sondern löscht ihn auf die wirksamste Weise aus. Jesus litt für unsere Sünden, nicht um das göttliche Urteil über die Sünde eines Einzelnen aufzuheben, sondern weil Sünde unvermeidlich Leiden verursacht.

WAHRHEIT vernichtet Irrtum

Bittgebete bringen den Sterblichen nur die Ergebnisse ihres eigenen Glaubens. Wir wissen, dass ein Verlangen nach Heiligkeit erforderlich ist, um Heiligkeit zu gewinnen; aber wenn wir Heiligkeit mehr als alles andere begehren, werden wir alles für sie opfern. Wir müssen dazu bereit sein, damit wir sicher den einzig praktischen Weg zur Heiligkeit beschreiten können. Gebet kann die unwandelbare WAHRHEIT nicht ändern, noch kann Gebet allein uns ein Verständnis von WAHRHEIT geben; aber Gebet, verbunden mit dem brennenden, ständigen Verlangen, den Willen GOTTES zu erkennen und zu tun, wird uns in alle WAHRHEIT leiten. Solch ein Verlangen braucht keinen hörbaren Ausdruck. Es drückt sich am besten im Denken und im Leben aus.

Verlangen nach Heiligkeit

* Nach der King-James-Bibel

"The prayer of faith shall save the sick," says the Scripture. What is this healing prayer? A mere request that God will heal the sick has no power to gain more of the divine presence than is always at hand. The beneficial effect of such prayer for the sick is on the human mind, making it act more powerfully on the body through a blind faith in God. This, however, is one belief casting out another, — a belief in the unknown casting out a belief in sickness. It is neither Science nor Truth which acts through blind belief, nor is it the human understanding of the divine healing Principle as manifested in Jesus, whose humble prayers were deep and conscientious protests of Truth, — of man's likeness to God and of man's unity with Truth and Love.

Prayer for the sick

Prayer to a corporeal God affects the sick like a drug, which has no efficacy of its own but borrows its power from human faith and belief. The drug does nothing, because it has no intelligence. It is a mortal belief, not divine Principle or Love, which causes a drug to be apparently either poisonous or sanative.

The common custom of praying for the recovery of the sick finds help in blind belief, whereas help should come from the enlightened understanding. Changes in belief may go on indefinitely, but they are the merchandise of human thought and not the outgrowth of divine Science.

Does Deity interpose in behalf of one worshipper, and not help another who offers the same measure of prayer? If the sick recover because they pray or are prayed for audibly, only petitioners (*per se* or by proxy) should get well. In divine Science, where prayers are mental, *all* may avail them-

Love impartial and universal

"Das Gebet des Glaubens wird den Kranken retten", sagt die Heilige Schrift. Was ist dieses heilende Gebet? Die bloße Bitte, dass GOTT die Kranken heilen möge, hat nicht die Macht, von der göttlichen Gegenwart mehr zu erlangen, als schon immer vorhanden ist. Ein solches Gebet für die Kranken hat eine wohltuende Wirkung auf das menschliche Gemüt und lässt dieses Gemüt durch einen blinden Glauben an GOTT kräftiger auf den Körper wirken. Dabei treibt jedoch ein Glaube den anderen aus — der Glaube an das Unbekannte treibt den Glauben an Krankheit aus. Weder Wissenschaft noch WAHRHEIT wirken durch blinden Glauben; auch nicht das menschliche Verständnis vom göttlichen heilenden PRINZIP, wie es sich in Jesus offenbarte, dessen demütige Gebete tiefe und gewissenhafte Bezeugungen der WAHRHEIT waren — Bezeugungen des Menschen als GOTTES „Bild" und der Einheit des Menschen mit WAHRHEIT und LIEBE.

Gebet für die Kranken

Das Beten zu einem körperlichen GOTT wirkt auf die Kranken wie ein Medikament, das keine eigene Wirkungskraft hat, sondern seine Macht vom menschlichen Glauben und von menschlichen Vorstellungen borgt. Das Medikament bewirkt nichts, weil es keine Intelligenz hat. Es ist ein sterblicher Glaube, nicht aber göttliches PRINZIP oder göttliche LIEBE, der ein Medikament giftig oder heilsam erscheinen lässt.

Der allgemeine Brauch, für die Genesung der Kranken zu beten, findet Hilfe im blinden Glauben, wohingegen die Hilfe aus dem erleuchteten Verständnis kommen sollte. Anschauungen mögen sich immer wieder ändern, aber sie sind die Produkte des menschlichen Denkens und nicht aus der göttlichen Wissenschaft hervorgegangen.

Greift die Gottheit zugunsten des einen Betenden ein und gewährt einem anderen, der ebenso viel betet, keine Hilfe? Wenn die Kranken gesund werden, weil sie hörbar beten oder weil hörbar für sie gebetet wird, dann dürften nur diese Hilfesuchenden gesund werden (sei es durch eigenes Gebet oder das Gebet anderer). In der göttlichen Wissenschaft, in der Gebete mental sind, können *alle* GOTT als gegenwärtige

LIEBE unparteiisch und universal

selves of God as "a very present help in trouble." Love is impartial and universal in its adaptation and bestowals. It is the open fount which cries, "Ho, every one that thirsteth, come ye to the waters."

In public prayer we often go beyond our convictions, beyond the honest standpoint of fervent desire. If we are not secretly yearning and openly striving for the accomplishment of all we ask, our prayers are "vain repetitions," such as the heathen use. If our petitions are sincere, we labor for what we ask; and our Father, who seeth in secret, will reward us openly. Can the mere public expression of our desires increase them? Do we gain the omnipotent ear sooner by words than by thoughts? Even if prayer is sincere, God knows our need before we tell Him or our fellow-beings about it. If we cherish the desire honestly and silently and humbly, God will bless it, and we shall incur less risk of overwhelming our real wishes with a torrent of words.

Public exaggerations

If we pray to God as a corporeal person, this will prevent us from relinquishing the human doubts and fears which attend such a belief, and so we cannot grasp the wonders wrought by infinite, incorporeal Love, to whom all things are possible. Because of human ignorance of the divine Principle, Love, the Father of all is represented as a corporeal creator; hence men recognize themselves as merely physical, and are ignorant of man as God's image or reflection and of man's eternal incorporeal existence. The world of error is ignorant of the world of Truth, — blind to the reality of man's existence, — for the world of sensation is not cognizant of life in Soul, not in body.

Corporeal ignorance

"Hilfe in den großen Nöten" für sich in Anspruch nehmen. LIEBE ist unparteiisch und universal in ihrer Anwendbarkeit und in ihren Gaben. Sie ist die offene Quelle, die ruft: „Wohlan, alle, die ihr durstig seid, kommt her zum Wasser!"

Beim öffentlichen Gebet gehen wir oft über unsere Überzeugungen, über den ehrlichen Standpunkt innigen Verlangens, hinaus. Wenn wir uns nicht im Stillen danach sehnen und offen nach der Verwirklichung dessen, worum wir bitten, streben, dann ist unser Beten „viel Plappern", wie es die Heiden tun. Wenn unsere Bitten aufrichtig sind, arbeiten wir mit ganzem Herzen für das, was wir erbitten, und unser Vater, der ins Verborgene sieht, wird uns öffentlich belohnen. Kann die bloße öffentliche Bekundung unserer Wünsche diese verstärken? Erreichen wir das Ohr des Allmächtigen eher durch Worte als durch Gedanken? Auch wenn das Gebet aufrichtig ist, weiß GOTT, was wir brauchen, bevor wir Ihm oder unseren Mitmenschen etwas davon sagen. Wenn wir unser Verlangen ehrlich und still und demütig hegen, wird es von GOTT gesegnet, und wir werden weniger Gefahr laufen, unsere wirklichen Wünsche in einem Schwall von Worten zu ertränken.

Öffentliche Übertreibungen

Wenn wir zu GOTT beten, als wäre Er eine körperliche Person, wird uns das hindern, die menschlichen Zweifel und Befürchtungen aufzugeben, die mit einem solchen Glauben zusammenhängen, und so können wir die Wunder nicht fassen, die die unendliche, unkörperliche LIEBE bewirkt, für die alle Dinge möglich sind. Infolge der menschlichen Unwissenheit über das göttliche PRINZIP, LIEBE, wird der Vater aller als ein körperlicher Schöpfer dargestellt; daher sehen sich die Menschen als rein physisch und wissen nichts vom Menschen als GOTTES Bild oder Widerspiegelung, und nichts von dem ewigen, unkörperlichen Dasein des Menschen. Die Welt des Irrtums weiß nichts von der Welt der WAHRHEIT — sie ist blind für die Wirklichkeit der menschlichen Existenz —, denn die Welt der sinnlichen Empfindungen kann das Leben nicht erkennen, das in SEELE ist, nicht im Körper.

Körperliche Unwissenheit

If we are sensibly with the body and regard omnipotence as a corporeal, material person, whose ear we would gain, we are not "absent from the body" and "present with the Lord" in the demonstration of Spirit. We cannot "serve two masters." To be "present with the Lord" is to have, not mere emotional ecstasy or faith, but the actual demonstration and understanding of Life as revealed in Christian Science. To be "with the Lord" is to be in obedience to the law of God, to be absolutely governed by divine Love, — by Spirit, not by matter.

Bodily presence

Become conscious for a single moment that Life and intelligence are purely spiritual, — neither in nor of matter, — and the body will then utter no complaints. If suffering from a belief in sickness, you will find yourself suddenly well. Sorrow is turned into joy when the body is controlled by spiritual Life, Truth, and Love. Hence the hope of the promise Jesus bestows: "He that believeth on me, the works that I do shall he do also; ... because I go unto my Father," — [because the Ego is absent from the body, and present with Truth and Love.] The Lord's Prayer is the prayer of Soul, not of material sense.

Spiritualized consciousness

Entirely separate from the belief and dream of material living, is the Life divine, revealing spiritual understanding and the consciousness of man's dominion over the whole earth. This understanding casts out error and heals the sick, and with it you can speak "as one having authority."

"When thou prayest, enter into thy closet, and, when thou hast shut thy door, pray to thy Father

Wenn wir uns im Körper daheim fühlen und die Allmacht für eine körperliche, materielle Person halten, bei der wir uns Gehör verschaffen wollen, dann sind wir nicht „aus dem Leib ausgezogen" und „daheim beim Herrn", bei der Demonstration des GEISTES. Wir können nicht „zwei Herren dienen". „Daheim zu sein beim Herrn" ist nicht bloße emotionale Ekstase oder ein emotionaler Glaube, sondern die tatsächliche Demonstration und das tatsächliche Verständnis von LEBEN, wie es in der Christlichen Wissenschaft offenbart ist. „Beim Herrn" zu sein bedeutet, dem Gesetz GOTTES gehorsam zu sein, absolut von der göttlichen LIEBE regiert zu werden — von GEIST, nicht von Materie. *Körperliche Gegenwart*

Werde dir einen einzigen Augenblick bewusst, dass LEBEN und Intelligenz rein geistig sind — weder in noch von der Materie —, und der Körper wird keine Beschwerden äußern. Wenn du an einem Glauben an Krankheit leidest, wirst du entdecken, dass du augenblicklich gesund bist. Leid wird in Freude verwandelt, wenn der Körper von geistigem LEBEN, von geistiger WAHRHEIT und LIEBE beherrscht wird. Daher die Hoffnung auf die Verheißung Jesu: „Wer an mich glaubt, der wird die Werke auch tun, die ich tue, ... denn ich gehe zum Vater" — [denn das Ego ist nicht im Körper, es ist daheim bei WAHRHEIT und LIEBE]. Das Gebet des Herrn ist das Gebet der SEELE, nicht des materiellen Sinnes. *Vergeistigtes Bewusstsein*

Gänzlich getrennt von der Vorstellung und dem Traum des materiellen Lebens ist das göttliche LEBEN, das geistiges Verständnis und das Bewusstsein von der Herrschaft des Menschen über die ganze Erde offenbart. Dieses Verständnis treibt Irrtum aus und heilt die Kranken, und mit ihm kannst du sprechen „wie jemand, der Vollmacht hat".

„Wenn du betest, so geh in dein Zimmer und schließ die Tür zu und bete zu deinem Vater im Verborgenen; und dein Vater,

which is in secret; and thy Father, which seeth in secret, shall reward thee openly."

So spake Jesus. The closet typifies the sanctuary of Spirit, the door of which shuts out sinful sense but lets in Truth, Life, and Love. Closed to error, it is open to Truth, and *vice versa*. The Father in secret is unseen to the physical senses, but He knows all things and rewards according to motives, not according to speech. To enter into the heart of prayer, the door of the erring senses must be closed. Lips must be mute and materialism silent, that man may have audience with Spirit, the divine Principle, Love, which destroys all error.

<small>Spiritual sanctuary</small>

In order to pray aright, we must enter into the closet and shut the door. We must close the lips and silence the material senses. In the quiet sanctuary of earnest longings, we must deny sin and plead God's allness. We must resolve to take up the cross, and go forth with honest hearts to work and watch for wisdom, Truth, and Love. We must "pray without ceasing." Such prayer is answered, in so far as we put our desires into practice. The Master's injunction is, that we pray in secret and let our lives attest our sincerity.

<small>Effectual invocation</small>

Christians rejoice in secret beauty and bounty, hidden from the world, but known to God. Self-forgetfulness, purity, and affection are constant prayers. Practice not profession, understanding not belief, gain the ear and right hand of omnipotence and they assuredly call down infinite blessings. Trustworthiness is the foundation of enlightened faith. Without a fitness for holiness, we cannot receive holiness.

<small>Trustworthy beneficence</small>

der ins Verborgene sieht, wird dich öffentlich belohnen."

So sprach Jesus. Das Zimmer symbolisiert das Heiligtum des GEISTES, dessen Tür den sündigen Sinn ausschließt, aber WAHRHEIT, LEBEN und LIEBE einlässt. Ist sie dem Irrtum verschlossen, steht sie der WAHRHEIT offen und umgekehrt. Der Vater im Verborgenen ist für die physischen Sinne unsichtbar; aber Er weiß alle Dinge und belohnt nach Motiven, nicht nach Worten. Um in das Herz des Gebets einzudringen, muss die Tür der irrenden Sinne geschlossen sein. Die Lippen müssen stumm sein und der Materialismus muss schweigen, damit der Mensch beim GEIST Gehör finde, bei dem göttlichen PRINZIP, LIEBE, das allen Irrtum zerstört.

Geistiges Heiligtum

Um recht zu beten, müssen wir in das Zimmer gehen und die Tür schließen. Wir müssen die Lippen schließen und die materiellen Sinne zum Schweigen bringen. In dem stillen Heiligtum ernsten Sehnens müssen wir Sünde verneinen und GOTTES Allheit geltend machen. Wir müssen uns entschließen, das Kreuz auf uns zu nehmen, und uns mit ehrlichem Herzen aufmachen, für Weisheit, WAHRHEIT und LIEBE zu arbeiten und zu wachen. Wir müssen „ohne Unterlass" beten. Solch ein Gebet wird in dem Maße erhört, wie wir unsere Wünsche in die Tat umsetzen. Der Meister verlangte ausdrücklich, dass wir im Verborgenen beten und unsere Aufrichtigkeit durch unser Leben beweisen.

Wirksames Gebet

Christen erfreuen sich stiller Schönheit und Fülle, verborgen vor der Welt, aber GOTT bekannt. Selbstvergessenheit, Reinheit und Warmherzigkeit sind ständiges Gebet. Betätigung, nicht Bekenntnis, Verständnis, nicht Annahme, erreichen das Ohr und die rechte Hand der Allmacht und rufen zweifellos unendliche Segnungen herab. Vertrauenswürdigkeit ist die Grundlage erleuchteten Glaubens. Ohne die Voraussetzungen für Heiligkeit können wir Heiligkeit nicht empfangen.

Zuverlässiges Gutestun

A great sacrifice of material things must precede this advanced spiritual understanding. The highest prayer is not one of faith merely; it is demonstration. Such prayer heals sickness, and must destroy sin and death. It distinguishes between Truth that is sinless and the falsity of sinful sense.

Loftiest adoration

Our Master taught his disciples one brief prayer, which we name after him the Lord's Prayer. Our Master said, "After this manner therefore pray ye," and then he gave that prayer which covers all human needs. There is indeed some doubt among Bible scholars, whether the last line is not an addition to the prayer by a later copyist; but this does not affect the meaning of the prayer itself.

The prayer of Jesus Christ

In the phrase, "Deliver us from evil," the original properly reads, "Deliver us from the evil one." This reading strengthens our scientific apprehension of the petition, for Christian Science teaches us that "the evil one," or one evil, is but another name for the first lie and all liars.

Only as we rise above all material sensuousness and sin, can we reach the heaven-born aspiration and spiritual consciousness, which is indicated in the Lord's Prayer and which instantaneously heals the sick.

Here let me give what I understand to be the spiritual sense of the Lord's Prayer:

Our Father which art in heaven,
 Our Father-Mother God, all-harmonious,

Hallowed be Thy name.
 Adorable One.

Thy kingdom come.
 Thy kingdom is come; Thou art ever-present.

Ein großes Opfer materieller Dinge muss diesem fortgeschrittenen geistigen Verständnis vorausgehen. Das höchste Gebet ist nicht einfach ein Gebet des Glaubens; es ist Demonstration. <small>Höchste Anbetung</small> Solch ein Gebet heilt Krankheit und muss Sünde und Tod zerstören. Es unterscheidet zwischen WAHRHEIT, die sündlos ist, und der Falschheit des sündigen Sinnes.

Unser Meister lehrte seine Jünger *ein* kurzes Gebet, das wir nach ihm das Gebet des Herrn nennen. Unser Meister sagte: „Darum sollt ihr so beten", und dann gab er das Gebet, das sich auf alle menschlichen Bedürfnisse erstreckt. <small>Das Gebet Jesu Christi</small> Tatsächlich gibt es unter den Bibelgelehrten gewisse Zweifel darüber, ob der letzte Satz dem Gebet nicht durch einen späteren Schreiber hinzugefügt worden ist; doch der Sinn des Gebets wird davon nicht berührt.

Was mit „Erlöse uns vom Bösen" wiedergegeben wird, lautet im Originaltext richtig: „Erlöse uns von dem Bösen." Diese Lesart bestärkt unsere wissenschaftliche Auffassung dieser Bitte, denn die Christliche Wissenschaft lehrt uns, dass „der Böse" oder das eine Böse nur ein anderer Name für die erste Lüge und alle Lügner ist.

Nur wenn wir uns über alle materielle Sinnlichkeit und Sünde erheben, können wir das vom Himmel stammende Streben und jenes geistige Bewusstsein erreichen, auf das im Gebet des Herrn hingewiesen wird und das die Kranken augenblicklich heilt.

Ich möchte hier wiedergeben, was für mich die geistige Bedeutung des Gebets des Herrn ist:

Unser Vater im Himmel!
Unser Vater-Mutter-GOTT, all-harmonisch.

Dein Name werde geheiligt.
Einzig Anbetungswürdiger.

Dein Reich komme.
Dein Reich ist gekommen; Du bist immer-gegenwärtig.

Thy will be done in earth, as it is in heaven.
>   *Enable us to know, — as in heaven, so on earth, — God is omnipotent, supreme.*

Give us this day our daily bread;
>   *Give us grace for to-day; feed the famished affections;*

And forgive us our debts, as we forgive our debtors.
>   *And Love is reflected in love;*

And lead us not into temptation, but deliver us from evil;
>   *And God leadeth us not into temptation, but delivereth us from sin, disease, and death.*

For Thine is the kingdom, and the power, and the glory, forever.
>   *For God is infinite, all-power, all Life, Truth, Love, over all, and All.*

1   Dein Wille geschehe auf Erden wie im Himmel.
        Befähige uns zu wissen, dass G{\sc ott} *— wie im Himmel so auf*
3   *Erden — allmächtig, allerhaben ist.*

    Unser tägliches Brot gib uns heute.
        Gib uns Gnade für heute; speise die hungernden Herzen.

6   Und vergib uns unsere Schuld, wie auch wir unseren Schuldigern
    vergeben.
        Und L{\sc iebe} *spiegelt sich in Liebe wider.*

9   Und führe uns nicht in Versuchung, sondern erlöse uns vom Bösen.
        Und G{\sc ott} *führt uns nicht in Versuchung, sondern erlöst uns*
        von Sünde, Krankheit und Tod.

12 Denn Dein ist das Reich und die Kraft und die Herrlichkeit in
    Ewigkeit.
        Denn G{\sc ott} *ist unendlich, die Allmacht, alles* L{\sc eben}*, alle*
15   W{\sc ahrheit}*, alle* L{\sc iebe}*, über allem und Alles.*

Chapter 2

Atonement and Eucharist

> *And they that are Christ's have crucified the flesh with the affections and lusts.* — PAUL.
>
> *For Christ sent me not to baptize, but to preach the gospel.* — PAUL.
>
> *For I say unto you, I will not drink of the fruit of the vine, until the kingdom of God shall come.* — JESUS.

Atonement is the exemplification of man's unity with God, whereby man reflects divine Truth, Life, and Love. Jesus of Nazareth taught and demonstrated man's oneness with the Father, and for this we owe him endless homage. His mission was both individual and collective. He did life's work aright not only in justice to himself, but in mercy to mortals, — to show them how to do theirs, but not to do it for them nor to relieve them of a single responsibility. Jesus acted boldly, against the accredited evidence of the senses, against Pharisaical creeds and practices, and he refuted all opponents with his healing power.

Divine oneness

The atonement of Christ reconciles man to God, not God to man; for the divine Principle of Christ is God, and how can God propitiate Himself? Christ is Truth, which reaches no higher than itself. The fountain can rise no higher than its source. Christ, Truth, could conciliate no nature above his own, derived

Human reconciliation

Kapitel 2

Versöhnung und Abendmahl

Die aber Christus angehören, die haben ihr Fleisch*
mit allen Leidenschaften und Begierden gekreuzigt. — Paulus.

Denn Christus hat mich nicht gesandt, um zu taufen,
sondern um das Evangelium zu predigen. — Paulus.

Denn ich sage euch:
Ich werde nicht vom Gewächs des Weinstocks trinken,
bis das Reich Gottes kommt. — Jesus.

Die Versöhnung ist die Veranschaulichung der Einheit des Menschen mit Gott, durch die der Mensch göttliche Wahrheit, göttliches Leben und göttliche Liebe widerspiegelt. Jesus von Nazareth lehrte und demonstrierte das Einssein des Menschen mit dem Vater, und dafür schulden wir ihm endlose Ehrfurcht. Seine Mission war beides, individuell und kollektiv. Er erfüllte sein Lebenswerk in der richtigen Weise, nicht nur, um sich selbst gerecht zu werden, sondern auch aus Erbarmen mit den Sterblichen — um ihnen zu zeigen, wie sie ihr eigenes Lebenswerk erfüllen können, jedoch nicht, um es für sie zu tun, noch um ihnen eine einzige Verantwortung abzunehmen. Jesus handelte unerschrocken, dem anerkannten Augenschein der Sinne entgegen, den Glaubenssätzen und Gebräuchen der Pharisäer zuwider, und er widerlegte alle Gegner durch seine heilende Kraft.

Göttliches Einssein

Die Versöhnung Christi versöhnt den Menschen mit Gott, nicht Gott mit dem Menschen; denn das göttliche Prinzip Christi ist Gott, und wie kann Gott sich mit sich selbst aussöhnen? Christus ist Wahrheit, die nicht über sich selbst hinausreicht. Die Fontäne kann nicht höher steigen als ihre Quelle. Christus, Wahrheit, konnte keine Wesenheit aussöhnen, welche

Menschliche Versöhnung

---
* Nach der King-James-Bibel

from the eternal Love. It was therefore Christ's purpose to reconcile man to God, not God to man. Love and Truth are not at war with God's image and likeness. Man cannot exceed divine Love, and so atone for himself. Even Christ cannot reconcile Truth to error, for Truth and error are irreconcilable. Jesus aided in reconciling man to God by giving man a truer sense of Love, the divine Principle of Jesus' teachings, and this truer sense of Love redeems man from the law of matter, sin, and death by the law of Spirit, — the law of divine Love.

The Master forbore not to speak the whole truth, declaring precisely what would destroy sickness, sin, and death, although his teaching set households at variance, and brought to material beliefs not peace, but a sword.

Every pang of repentance and suffering, every effort for reform, every good thought and deed, will help us to understand Jesus' atonement for sin and aid its efficacy; but if the sinner continues to pray and repent, sin and be sorry, he has little part in the atonement, — in the *at-one-ment* with God, — for he lacks the practical repentance, which reforms the heart and enables man to do the will of wisdom. Those who cannot demonstrate, at least in part, the divine Principle of the teachings and practice of our Master have no part in God. If living in disobedience to Him, we ought to feel no security, although God is good.

Efficacious repentance

Jesus urged the commandment, "Thou shalt have no other gods before me," which may be rendered: Thou shalt have no belief of Life as mortal; thou shalt not know evil, for there is one Life, —

Jesus' sinless career

über seiner eigenen stand, die der ewigen LIEBE entsprang. Deshalb war es Christi Absicht, den Menschen mit GOTT zu versöhnen, nicht GOTT mit dem Menschen. LIEBE und WAHRHEIT liegen nicht im Kampf mit GOTTES Bild und Gleichnis. Der Mensch kann die göttliche LIEBE nicht übertreffen und so für sich selbst die Versöhnung vollbringen. Selbst Christus kann WAHRHEIT nicht mit Irrtum versöhnen, denn WAHRHEIT und Irrtum sind unversöhnlich. Jesus half, den Menschen mit GOTT zu versöhnen, indem er dem Menschen einen wahreren Begriff von LIEBE, dem göttlichen PRINZIP der Lehren Jesu, gab, und dieser wahrere Begriff von LIEBE erlöst den Menschen von dem Gesetz der Materie, der Sünde und des Todes durch das Gesetz des GEISTES — das Gesetz der göttlichen LIEBE.

Der Meister unterließ es nicht, die volle Wahrheit auszusprechen, er erklärte genau, was Krankheit, Sünde und Tod zerstören würde, auch wenn seine Lehre Familien entzweite und den materiellen Überzeugungen nicht Frieden brachte, sondern das Schwert.

Jede Qual der Reue und des Leidens, jedes Bemühen um Besserung, jeder gute Gedanke und jede gute Tat wird uns helfen, Jesu Sühnopfer für Sünde zu verstehen und wirksamer zu machen; doch wenn der Sünder fortfährt zu beten und zu bereuen, zu sündigen und betrübt zu sein, dann hat er wenig Anteil an der Versöhnung — an dem *Einssein* mit GOTT —, denn ihm fehlt die praktische Reue, die das Herz umwandelt und den Menschen befähigt, den Willen der Weisheit zu tun. Wer das göttliche PRINZIP der Lehren und der Praxis unseres Meisters nicht wenigstens teilweise demonstrieren kann, hat keinen Teil an GOTT. Wenn wir in Ungehorsam gegen Ihn leben, sollten wir uns nicht in Sicherheit wiegen, auch wenn GOTT gut ist.

Wirksame Reue

Jesus bestand auf dem Gebot „Du sollst keine anderen Götter haben neben mir", das man so wiedergeben könnte: Du sollst keinen Glauben an LEBEN als etwas Sterbliches haben, du sollst das Böse nicht kennen, denn es gibt nur *ein* LEBEN,

Jesu sündlose Laufbahn

even God, good. He rendered "unto Cæsar the things which are Cæsar's; and unto God the things that are God's." He at last paid no homage to forms of doctrine or to theories of man, but acted and spake as he was moved, not by spirits but by Spirit.

To the ritualistic priest and hypocritical Pharisee Jesus said, "The publicans and the harlots go into the kingdom of God before you." Jesus' history made a new calendar, which we call the Christian era; but he established no ritualistic worship. He knew that men can be baptized, partake of the Eucharist, support the clergy, observe the Sabbath, make long prayers, and yet be sensual and sinful.

<small>Perfect example</small>

Jesus bore our infirmities; he knew the error of mortal belief, and "with his stripes [the rejection of error] we are healed." "Despised and rejected of men," returning blessing for cursing, he taught mortals the opposite of themselves, even the nature of God; and when error felt the power of Truth, the scourge and the cross awaited the great Teacher. Yet he swerved not, well knowing that to obey the divine order and trust God, saves retracing and traversing anew the path from sin to holiness.

<small>Behest of the cross</small>

Material belief is slow to acknowledge what the spiritual fact implies. The truth is the centre of all religion. It commands sure entrance into the realm of Love. St. Paul wrote, "Let us lay aside every weight, and the sin which doth so easily beset us, and let us run with patience the race that is set before us;" that is, let us put aside material self and sense, and seek the divine Principle and Science of all healing.

nämlich Gott, das Gute. Jesus gab „dem Kaiser, was dem Kaiser gehört, und Gott, was Gott gehört". Schließlich huldigte er nicht den verschiedenen Glaubenslehren oder Theorien der Menschen, sondern er handelte und sprach so, wie er vom Geist, nicht von Geistern, bewegt wurde.

Zu dem ritualistischen Priester und dem scheinheiligen Pharisäer sagte Jesus: „Die Zöllner und Huren werden euch vorangehen ins Himmelreich." Jesu Lebensgeschichte brachte eine neue Zeitrechnung, die wir die christliche Zeitrechnung nennen, aber er führte keine ritualistische Anbetung ein. Er wusste, dass die Menschen getauft werden können, am Abendmahl teilnehmen, die Geistlichen unterstützen, den Sabbat einhalten, lange Gebete verrichten und trotzdem sinnlich und sündig sein können.

Jesus trug unsere Schwachheit; er kannte den Irrtum des sterblichen Glaubens, „und durch seine Wunden [das Zurückweisen von Irrtum] sind wir geheilt". „Von den Menschen verachtet und abgelehnt"*, vergalt er Fluch mit Segen und lehrte die Sterblichen das Gegenteil ihrer selbst, nämlich die Natur Gottes; und als der Irrtum die Macht der Wahrheit spürte, erwarteten Geißel und Kreuz den großen Lehrer. Dennoch wich er nicht vom Weg ab, denn er wusste genau, dass Gehorsam gegen den göttlichen Auftrag und Vertrauen auf Gott davor bewahren, den Pfad von der Sünde zur Heiligkeit wieder zurückzugehen und ihn erneut zu durchwandern. Vollkommenes Beispiel

Der materielle Standpunkt gibt nur langsam das zu, was die geistige Tatsache in sich schließt. Die Wahrheit ist der Mittelpunkt aller Religion. Sie verfügt über den sicheren Zugang zum Reich der Liebe. Paulus schrieb: „Lasst auch uns ... alle Last und die Sünde ablegen, die uns immer umringt, und lasst uns mit Geduld in dem Kampf laufen, der uns verordnet ist", das heißt, lasst uns das materielle Selbst und den materiellen Sinn ablegen und nach dem göttlichen Prinzip und der göttlichen Wissenschaft allen Heilens streben. Das Geheiß des Kreuzes

* Nach der King-James-Bibel

If Truth is overcoming error in your daily walk and conversation, you can finally say, "I have fought a good fight ... I have kept the faith," be- *Moral victory* cause you are a better man. This is having our part in the at-one-ment with Truth and Love. Christians do not continue to labor and pray, expecting because of another's goodness, suffering, and triumph, that they shall reach his harmony and reward.

If the disciple is advancing spiritually, he is striving to enter in. He constantly turns away from material sense, and looks towards the imperishable things of Spirit. If honest, he will be in earnest from the start, and gain a little each day in the right direction, till at last he finishes his course with joy.

If my friends are going to Europe, while I am *en route* for California, we are not journeying together. We have separate time-tables to consult, *Inharmonious travellers* different routes to pursue. Our paths have diverged at the very outset, and we have little opportunity to help each other. On the contrary, if my friends pursue my course, we have the same railroad guides, and our mutual interests are identical; or, if I take up their line of travel, they help me on, and our companionship may continue.

Being in sympathy with matter, the worldly man is at the beck and call of error, and will be attracted thitherward. He is like a traveller going westward *Zigzag course* for a pleasure-trip. The company is alluring and the pleasures exciting. After following the sun for six days, he turns east on the seventh, satisfied if he can only imagine himself drifting in the right direction. By-and-by, ashamed of his zigzag course, he would borrow

Wenn WAHRHEIT den Irrtum in deinem Alltag und Lebenswandel überwindet, kannst du schließlich sagen: „Ich habe einen guten Kampf gekämpft, ... ich bin meinem Glauben treu geblieben"*, weil du ein besserer Mensch geworden bist.
So haben wir teil an dem Einssein mit WAHRHEIT und LIEBE.

Moralischer Sieg

Christen arbeiten und beten nicht länger in der Erwartung, dass sie durch die Güte, das Leiden und den Triumph eines anderen dessen Harmonie und Lohn erlangen werden.

Wenn der Jünger geistig vorankommt, trachtet er danach hineinzukommen. Er wendet sich beständig vom materiellen Sinn ab und schaut auf die unvergänglichen Dinge des GEISTES. Wenn er ehrlich ist, wird er es von Anfang an ernst nehmen und jeden Tag ein wenig in der richtigen Richtung vorankommen, bis er schließlich seinen Lauf mit Freude vollendet.

Wenn meine Freunde nach Europa fahren, während ich nach Kalifornien unterwegs bin, reisen wir nicht gemeinsam. Wir müssen unterschiedliche Fahrpläne heranziehen und verschiedene Reiserouten einschlagen. Unsere Wege haben sich von Anfang an getrennt und wir haben wenig Gelegenheit einander zu helfen. Wenn meine Freunde andererseits meinen Kurs einschlagen, benutzen wir die gleichen Fahrpläne und unsere Interessen stimmen überein; oder, wenn ich ihre Reiseroute einschlage, helfen sie mir weiter und unsere Gemeinschaft kann weiterhin bestehen.

Entgegengesetzt Reisende

Weil der weltliche Mensch mit der Materie sympathisiert, steht er dem Irrtum auf Abruf zur Verfügung und wird zu ihm hingezogen. Er gleicht einem Reisenden auf einer Vergnügungsfahrt nach Westen. Die Gesellschaft ist verlockend und die Vergnügungen sind aufregend. Nachdem er sechs Tage lang der Sonne gefolgt ist, wendet er sich am siebten Tag ostwärts, schon zufrieden, wenn er nur meint, in die richtige Richtung zu treiben. Früher oder später, beschämt über seinen Zickzackkurs, würde er

Zickzackkurs

* Nach der King-James-Bibel

the passport of some wiser pilgrim, thinking with the aid of this to find and follow the right road.

Vibrating like a pendulum between sin and the hope of forgiveness, — selfishness and sensuality causing constant retrogression, — our moral progress will be slow. Waking to Christ's demand, mortals experience suffering. This causes them, even as drowning men, to make vigorous efforts to save themselves; and through Christ's precious love these efforts are crowned with success.

<small>Moral retrogression</small>

"Work out your own salvation," is the demand of Life and Love, for to this end God worketh with you. "Occupy till I come!" Wait for your reward, and "be not weary in well doing." If your endeavors are beset by fearful odds, and you receive no present reward, go not back to error, nor become a sluggard in the race.

<small>Wait for reward</small>

When the smoke of battle clears away, you will discern the good you have done, and receive according to your deserving. Love is not hasty to deliver us from temptation, for Love means that we shall be tried and purified.

Final deliverance from error, whereby we rejoice in immortality, boundless freedom, and sinless sense, is not reached through paths of flowers nor by pinning one's faith without works to another's vicarious effort. Whosoever believeth that wrath is righteous or that divinity is appeased by human suffering, does not understand God.

<small>Deliverance not vicarious</small>

Justice requires reformation of the sinner. Mercy cancels the debt only when justice approves. Revenge is inadmissible. Wrath which is only appeased is not

sich gern den Pass eines weiseren Pilgers leihen, weil er meint, mit dieser Hilfe den richtigen Weg finden und verfolgen zu können.

Wenn wir wie ein Pendel zwischen Sünde und der Hoffnung auf Vergebung hin und her schwingen — während Selbstsucht und Sinnlichkeit ständig Rückschritte verursachen —, wird unser moralischer Fortschritt langsam sein. Wenn die Sterblichen zur Forderung Christi erwachen, machen sie Leiden durch. Das veranlasst sie, wie Ertrinkende kraftvolle Anstrengungen zu machen, um sich zu retten; und durch Christi kostbare Liebe werden diese Anstrengungen von Erfolg gekrönt.

Moralischer Rückschritt

„Erarbeitet euch eure eigene Erlösung"* ist die Forderung von LEBEN und LIEBE, denn zu diesem Zweck arbeitet GOTT mit euch. „Handelt ..., bis ich wiederkomme!" Wartet auf euren Lohn und „werdet nicht müde, Gutes zu tun". Wenn eure Bemühungen von furchterregendem Widerstand bedrängt werden und ihr gegenwärtig keinen Lohn erhaltet, so kehrt nicht zum Irrtum zurück und werdet auch nicht träge im Wettlauf.

Wartet auf den Lohn

Wenn der Dampf der Schlacht sich legt, werdet ihr das Gute erkennen, das ihr vollbracht habt, und das bekommen, was ihr verdient. LIEBE befreit uns nicht voreilig aus der Versuchung, denn LIEBE will, dass wir geprüft und geläutert werden.

Die endgültige Befreiung von Irrtum, durch die wir uns der Unsterblichkeit, der grenzenlosen Freiheit und des sündlosen Sinnes erfreuen, wird nicht auf Blumenpfaden erreicht noch dadurch, dass wir unseren Glauben ohne Werke an die stellvertretenden Bemühungen eines anderen heften. Wer glaubt, dass Zorn gerecht sei oder dass die Göttlichkeit durch menschliches Leiden besänftigt werde, der versteht GOTT nicht.

Keine stellvertretende Befreiung

Die Gerechtigkeit verlangt die Umwandlung des Sünders. Die Barmherzigkeit hebt die Schuld nur auf, wenn die Gerechtigkeit zustimmt. Rache ist unzulässig. Zorn, der nur beschwichtigt wird,

---

* Nach der King-James-Bibel

destroyed, but partially indulged. Wisdom and Love may require many sacrifices of self to save us from sin. One sacrifice, however great, is insufficient to pay the debt of sin. The atonement requires constant self-immolation on the sinner's part. That God's wrath should be vented upon His beloved Son, is divinely unnatural. Such a theory is man-made. The atonement is a hard problem in theology, but its scientific explanation is, that suffering is an error of sinful sense which Truth destroys, and that eventually both sin and suffering will fall at the feet of everlasting Love.

Justice and substitution

Rabbinical lore said: "He that taketh one doctrine, firm in faith, has the Holy Ghost dwelling in him." This preaching receives a strong rebuke in the Scripture, "Faith without works is dead." Faith, if it be mere belief, is as a pendulum swinging between nothing and something, having no fixity. Faith, advanced to spiritual understanding, is the evidence gained from Spirit, which rebukes sin of every kind and establishes the claims of God.

Doctrines and faith

In Hebrew, Greek, Latin, and English, *faith* and the words corresponding thereto have these two definitions, *trustfulness* and *trustworthiness*. One kind of faith trusts one's welfare to others. Another kind of faith understands divine Love and how to work out one's "own salvation, with fear and trembling." "Lord, I believe; help thou mine unbelief!" expresses the helplessness of a blind faith; whereas the injunction, "Believe ... and thou shalt be saved!" demands self-reliant trustworthiness, which includes spiritual understanding and confides all to God.

Self-reliance and confidence

The Hebrew verb *to believe* means also *to be firm* or

ist nicht zerstört, sondern wird noch teilweise gehegt. Weisheit und LIEBE mögen viele Opfer des eigenen Ich verlangen, um uns von Sünde zu erlösen. *Ein* Opfer, wie groß es auch sei, reicht nicht aus, um die Schuld der Sünde zu tilgen. Die Versöhnung fordert beständiges Opfern des Selbst von Seiten des Sünders. Dass GOTT Seinen Zorn an Seinem geliebten Sohn auslassen sollte, ist göttlich unnatürlich. Eine solche Theorie ist menschengemacht. Die Versöhnung ist ein schwieriges Problem in der Theologie, aber ihre wissenschaftliche Erklärung ist, dass Leiden ein Irrtum des sündigen Sinnes ist, den WAHRHEIT zerstört, und dass schließlich sowohl Sünde als auch Leiden zu Füßen der immerwährenden LIEBE niederfallen werden.

<small>Gerechtigkeit und Stellvertretung</small>

Die rabbinische Lehre sagte: „Wer eine einzige Lehre fest im Glauben annimmt, in dem wohnt der Heilige Geist." Diese Erklärung erhält einen strengen Verweis durch die Heilige Schrift: „Der Glaube ohne Werke [ist] tot." Wenn der Glaube nichts als Annahme ist, gleicht er einem Pendel, das zwischen nichts und etwas hin und her schwingt, ohne festen Halt. Der zum geistigen Verständnis fortgeschrittene Glaube ist der von GEIST gewonnene Beweis, der Sünde jeder Art tadelt und die Ansprüche GOTTES begründet.

<small>Lehrsätze und Glaube</small>

Im Hebräischen, Griechischen, Lateinischen und Englischen haben das Wort *Glaube* und die ihm entsprechenden Wörter diese zwei Bedeutungen: *Vertrauensseligkeit* und *Vertrauenswürdigkeit*. Bei der einen Art des Glaubens vertraut man sein Wohl anderen an. Die andere Art des Glaubens versteht die göttliche LIEBE und weiß, wie die eigene Erlösung „mit Furcht und Zittern" zu erarbeiten ist. „Ich glaube, Herr; hilf meinem Unglauben!" drückt die Hilflosigkeit eines blinden Glaubens aus, wohingegen das Gebot „Glaube ... , dann wirst du ... gerettet werden!" eigenständige Vertrauenswürdigkeit fordert, die geistiges Verständnis einschließt und alles GOTT anvertraut.

<small>Selbstvertrauen und Vertrauen</small>

Das hebräische Verb *glauben* bedeutet auch *fest sein* oder

to be constant. This certainly applies to Truth and Love understood and practised. Firmness in error will never save from sin, disease, and death.

Acquaintance with the original texts, and willingness to give up human beliefs (established by hierarchies, and instigated sometimes by the worst passions of men), open the way for Christian Science to be understood, and make the Bible the chart of life, where the buoys and healing currents of Truth are pointed out.

<small>Life's healing currents</small>

He to whom "the arm of the Lord" is revealed will believe our report, and rise into newness of life with regeneration. This is having part in the atonement; this is the understanding, in which Jesus suffered and triumphed. The time is not distant when the ordinary theological views of atonement will undergo a great change, — a change as radical as that which has come over popular opinions in regard to predestination and future punishment.

<small>Radical changes</small>

Does erudite theology regard the crucifixion of Jesus chiefly as providing a ready pardon for all sinners who ask for it and are willing to be forgiven? Does spiritualism find Jesus' death necessary only for the presentation, after death, of the material Jesus, as a proof that spirits can return to earth? Then we must differ from them both.

<small>Purpose of crucifixion</small>

The efficacy of the crucifixion lay in the practical affection and goodness it demonstrated for mankind. The truth had been lived among men; but until they saw that it enabled their Master to triumph over the grave, his own disciples could not admit such an event to be possible. After the resurrection, even the unbelieving Thomas was

beständig sein. Das bezieht sich zweifellos auf verstandene und praktizierte WAHRHEIT und LIEBE. Festigkeit im Irrtum wird niemals vor Sünde, Krankheit und Tod bewahren.

Die Kenntnis der Originaltexte und die Bereitschaft, menschliche Überzeugungen aufzugeben (die durch Priesterherrschaft begründet und mitunter durch die schlimmsten Leidenschaften der Menschen verursacht werden), öffnen den Weg zum Verständnis der Christlichen Wissenschaft und machen die Bibel zur Karte für das Leben, auf der die Bojen und die heilenden Ströme der WAHRHEIT verzeichnet sind. Die heilenden Ströme des Lebens

Derjenige, dem „der Arm des Herrn offenbart" ist, wird unserer Botschaft glauben und sich durch Erneuerung in ein neues Leben erheben. Das bedeutet an der Versöhnung teilzuhaben; das ist das Verständnis, in dem Jesus litt und siegte. Die Zeit ist nicht fern, in der die üblichen theologischen Ansichten über die Versöhnung eine große Veränderung durchmachen werden — eine ebenso radikale Veränderung, wie sie die weit verbreiteten Meinungen in Bezug auf Prädestination und zukünftige Strafe erfahren haben. Radikale Veränderungen

Betrachtet die Theologie Jesu Kreuzigung hauptsächlich so, dass sie Vergebung für alle Sünder bereithält, die darum bitten und willens sind, sich vergeben zu lassen? Hält der Spiritismus Jesu Tod nur für erforderlich, weil er durch das Erscheinen des materiellen Jesus nach dem Tod beweisen will, dass Geister zur Erde zurückkehren können? Dann müssen wir von beiden Auffassungen abweichen. Zweck der Kreuzigung

Die Wirksamkeit der Kreuzigung lag in der praktischen Liebe und Güte, die sie der Menschheit demonstrierte. Die Wahrheit war unter den Menschen gelebt worden; doch bis sie sahen, dass sie ihren Meister befähigte, über das Grab zu triumphieren, konnten nicht einmal seine eigenen Jünger zugeben, dass so etwas möglich ist. Nach der Auferstehung war sogar der ungläubige Thomas

forced to acknowledge how complete was the great proof of Truth and Love.

The spiritual essence of blood is sacrifice. The efficacy of Jesus' spiritual offering is infinitely greater than can be expressed by our sense of human blood. The material blood of Jesus was no more efficacious to cleanse from sin when it was shed upon "the accursed tree," than when it was flowing in his veins as he went daily about his Father's business. His true flesh and blood were his Life; and they truly eat his flesh and drink his blood, who partake of that divine Life.

True flesh and blood

Jesus taught the way of Life by demonstration, that we may understand how this divine Principle heals the sick, casts out error, and triumphs over death. Jesus presented the ideal of God better than could any man whose origin was less spiritual. By his obedience to God, he demonstrated more spiritually than all others the Principle of being. Hence the force of his admonition, "If ye love me, keep my commandments."

Effective triumph

Though demonstrating his control over sin and disease, the great Teacher by no means relieved others from giving the requisite proofs of their own piety. He worked for their guidance, that they might demonstrate this power as he did and understand its divine Principle. Implicit faith in the Teacher and all the emotional love we can bestow on him, will never alone make us imitators of him. We must go and do likewise, else we are not improving the great blessings which our Master worked and suffered to bestow upon us. The divinity of the Christ was made manifest in the humanity of Jesus.

gezwungen anzuerkennen, wie vollständig dieser große Beweis von WAHRHEIT und LIEBE war.

Die geistige Bedeutung von Blut ist Opfer. Die Wirksamkeit von Jesu geistigem Opfer ist unendlich viel größer, als durch unsere Auffassung von menschlichem Blut ausgedrückt werden kann. Das materielle Blut Jesu vermochte ebenso wenig von Sünde zu reinigen, als es am „unseligen Holz" vergossen wurde, wie zu der Zeit, als es in seinen Adern floss und er täglich in dem war, was seinem Vater gehört. Sein wahres Fleisch und Blut waren sein LEBEN; und diejenigen essen wirklich sein Fleisch und trinken sein Blut, die an diesem göttlichen LEBEN teilhaben.

Wahres Fleisch und Blut

Jesus lehrte den Weg des LEBENS durch Demonstration, damit wir verstehen können, wie dieses göttliche PRINZIP die Kranken heilt, Irrtum austreibt und über den Tod triumphiert. Jesus stellte das Ideal GOTTES besser dar, als irgendein Mensch es gekonnt hätte, dessen Ursprung weniger geistig war. Durch seinen Gehorsam gegenüber GOTT demonstrierte er auf geistigere Weise als alle anderen das PRINZIP des Seins. Daher die Kraft seiner Ermahnung: „Wenn ihr mich liebt, dann haltet meine Gebote!"

Wirksamer Triumph

Obwohl der große Lehrer seine Herrschaft über Sünde und Krankheit demonstrierte, befreite er andere keinesfalls davon, die erforderlichen Beweise ihrer eigenen Hingabe an GOTT zu liefern. Er wirkte, damit sie geführt würden und diese Macht ebenso wie er demonstrieren und ihr göttliches PRINZIP verstehen könnten. Bedingungsloser Glaube an den Lehrer und all die gefühlsbetonte Liebe, die wir ihm schenken können, werden uns an sich niemals zu seinen Nachahmern machen. Wir müssen hingehen und desgleichen tun, sonst nutzen wir die großen Segnungen nicht, die uns zu verleihen unser Meister wirkte und litt. Die Göttlichkeit des Christus wurde in der Menschlichkeit Jesu offenbar.

While we adore Jesus, and the heart overflows with gratitude for what he did for mortals, — treading alone his loving pathway up to the throne of glory, in speechless agony exploring the way for us, — yet Jesus spares us not one individual experience, if we follow his commands faithfully; and all have the cup of sorrowful effort to drink in proportion to their demonstration of his love, till all are redeemed through divine Love.

Individual experience

The Christ was the Spirit which Jesus implied in his own statements: "I am the way, the truth, and the life;" "I and my Father are one." This Christ, or divinity of the man Jesus, was his divine nature, the godliness which animated him. Divine Truth, Life, and Love gave Jesus authority over sin, sickness, and death. His mission was to reveal the Science of celestial being, to prove what God is and what He does for man.

Christ's demonstration

A musician demonstrates the beauty of the music he teaches in order to show the learner the way by practice as well as precept. Jesus' teaching and practice of Truth involved such a sacrifice as makes us admit its Principle to be Love. This was the precious import of our Master's sinless career and of his demonstration of power over death. He proved by his deeds that Christian Science destroys sickness, sin, and death.

Proof in practice

Our Master taught no mere theory, doctrine, or belief. It was the divine Principle of all real being which he taught and practised. His proof of Christianity was no form or system of religion and worship, but Christian Science, working out the harmony of Life and Love.

Wenn wir Jesus auch verehren und unser Herz überfließt von Dankbarkeit für das, was er für die Sterblichen getan hat — als er einsam den Pfad der Liebe hinauf zum Thron der Herrlichkeit schritt und in wortloser Qual den Weg für uns erforschte —, so erspart uns Jesus doch nicht eine einzige individuelle Erfahrung, wenn wir seinen Geboten treu folgen; und alle müssen den Kelch kummervoller Mühe entsprechend ihrer Demonstration seiner Liebe trinken, bis alle durch die göttliche LIEBE erlöst sind.

Individuelle Erfahrung

Der Christus war der GEIST, auf den Jesus durch seine eigenen Aussagen hinwies: „Ich bin der Weg und die Wahrheit und das Leben"; „Ich und der Vater sind eins." Dieser Christus oder diese Göttlichkeit des Menschen Jesus war seine göttliche Natur, die Verbundenheit mit GOTT, die ihn beseelte. Göttliche WAHRHEIT, göttliches LEBEN und göttliche LIEBE gaben Jesus Vollmacht über Sünde, Krankheit und Tod. Es war seine Mission, die Wissenschaft des himmlischen Seins zu offenbaren, zu beweisen, was GOTT ist und was Er für den Menschen tut.

Christi Demonstration

Ein Musiker demonstriert die Schönheit der Musik, die er lehrt, um dem Schüler den Weg sowohl durch Praxis wie durch Unterweisung zu zeigen. Jesu Lehre und Praxis der WAHRHEIT umfaßten ein solches Opfer, dass wir zugeben müssen, dass deren PRINZIP LIEBE ist. Hierin lag die kostbare Bedeutung der sündlosen Laufbahn unseres Meisters und seiner Demonstration der Macht über den Tod. Er bewies durch seine Taten, dass die Christliche Wissenschaft Krankheit, Sünde und Tod zerstört.

Beweis durch Praxis

Unser Meister lehrte keine bloße Theorie, Glaubenslehre oder Meinung. Es war das göttliche PRINZIP allen wirklichen Seins, das er lehrte und praktizierte. Sein Beweis des Christentums war weder eine Form noch ein System der Religion und Anbetung, sondern die Christliche Wissenschaft, die die Harmonie des

Jesus sent a message to John the Baptist, which was intended to prove beyond a question that the Christ had come: "Go your way, and tell John what things ye have seen and heard; how that the blind see, the lame walk, the lepers are cleansed, the deaf hear, the dead are raised, to the poor the gospel is preached." In other words: Tell John what the demonstration of divine power is, and he will at once perceive that God is the power in the Messianic work.

That Life is God, Jesus proved by his reappearance after the crucifixion in strict accordance with his scientific statement: "Destroy this temple [body], and in three days I [Spirit] will raise it up." *Living temple* It is as if he had said: The I — the Life, substance, and intelligence of the universe — is not in matter to be destroyed.

Jesus' parables explain Life as never mingling with sin and death. He laid the axe of Science at the root of material knowledge, that it might be ready to cut down the false doctrine of pantheism, — that God, or Life, is in or of matter.

Jesus sent forth seventy students at one time, but only eleven left a desirable historic record. Tradition credits him with two or three hundred other disciples *Recreant disciples* who have left no name. "Many are called, but few are chosen." They fell away from grace because they never truly understood their Master's instruction.

Why do those who profess to follow Christ reject the essential religion he came to establish? Jesus' persecutors made their strongest attack upon this very point. They endeavored to hold him at the mercy of matter and to kill him according to certain assumed material laws.

LEBENS und der LIEBE ausarbeitet. Jesus sandte Johannes dem Täufer eine Botschaft, die zweifelsfrei beweisen sollte, dass der Christus gekommen war: „Geht hin und sagt Johannes, was ihr gesehen und gehört habt: Die Blinden sehen, die Lahmen gehen, die Aussätzigen werden rein, die Tauben hören, die Toten stehen auf, den Armen wird das Evangelium gepredigt." Mit anderen Worten: Berichtet Johannes, was die Demonstration der göttlichen Kraft ist, und er wird sofort erkennen, dass GOTT die Kraft in dem messianischen Werk ist.

Dass LEBEN GOTT ist, bewies Jesus durch sein Wiedererscheinen nach der Kreuzigung in genauer Übereinstimmung mit seiner wissenschaftlichen Aussage: „Brecht diesen Tempel [Körper] ab, und in drei Tagen werde Ich [GEIST] ihn wieder aufbauen." Es ist, als hätte er gesagt: Das Ich — das LEBEN, die Substanz und die Intelligenz des Universums — befindet sich nicht in Materie und kann daher nicht zerstört werden.

<small>Lebendiger Tempel</small>

Jesu Gleichnisse erklären, dass LEBEN sich niemals mit Sünde und Tod vermischt. Er legte die Axt der Wissenschaft an die Wurzel des materiellen Wissens, bereit, die falsche Lehre des Pantheismus, dass GOTT oder LEBEN in oder von der Materie seien, zu fällen.

Jesus sandte einmal siebzig Jünger gleichzeitig aus, aber nur elf sind von der Geschichte zufriedenstellend erwähnt. Die Überlieferung schreibt ihm zwei- oder dreihundert weitere Jünger zu, die keinen Namen hinterlassen haben. „Viele sind berufen, aber wenige sind auserwählt." Sie fielen ab von der Gnade, weil sie ihres Meisters Lehre niemals wirklich verstanden hatten.

<small>Treulose Jünger</small>

Warum verwerfen diejenigen, die sich zur Nachfolge Christi bekennen, diese wesentliche Religion, die einzuführen er gekommen war? Jesu Verfolger griffen gerade diesen Punkt am schärfsten an. Sie trachteten danach, ihn im Griff der Materie zu halten und ihn aufgrund bestimmter mutmaßlicher materieller Gesetze zu töten.

The Pharisees claimed to know and to teach the divine will, but they only hindered the success of Jesus' mission. Even many of his students stood in his way. If the Master had not taken a student and taught the unseen verities of God, he would not have been crucified. The determination to hold Spirit in the grasp of matter is the persecutor of Truth and Love.

Help and hindrance

While respecting all that is good in the Church or out of it, one's consecration to Christ is more on the ground of demonstration than of profession. In conscience, we cannot hold to beliefs outgrown; and by understanding more of the divine Principle of the deathless Christ, we are enabled to heal the sick and to triumph over sin.

Neither the origin, the character, nor the work of Jesus was generally understood. Not a single component part of his nature did the material world measure aright. Even his righteousness and purity did not hinder men from saying: He is a glutton and a friend of the impure, and Beelzebub is his patron.

Misleading conceptions

Remember, thou Christian martyr, it is enough if thou art found worthy to unloose the sandals of thy Master's feet! To suppose that persecution for righteousness' sake belongs to the past, and that Christianity to-day is at peace with the world because it is honored by sects and societies, is to mistake the very nature of religion. Error repeats itself. The trials encountered by prophet, disciple, and apostle, "of whom the world was not worthy," await, in some form, every pioneer of truth.

Persecution prolonged

There is too much animal courage in society and not

Die Pharisäer behaupteten, den göttlichen Willen zu kennen und zu lehren, aber sie behinderten nur den Erfolg der Mission Jesu. Sogar viele seiner Jünger standen ihm im Weg. Hätte der Meister nie einen Schüler berufen und nicht die unsichtbaren Wahrheiten GOTTES gelehrt, wäre er nicht gekreuzigt worden. Die Entschlossenheit, GEIST im Griff der Materie zu halten, ist der Verfolger von WAHRHEIT und LIEBE. *Hilfe und Hindernis*

Wir respektieren alles Gute innerhalb oder außerhalb der Kirche, doch unsere Hingabe an Christus steht mehr auf dem Boden des Beweises als auf dem des Bekenntnisses. Wir können nicht guten Gewissens an Anschauungen festhalten, aus denen wir herausgewachsen sind; und durch unser wachsendes Verständnis vom göttlichen PRINZIP des unsterblichen Christus werden wir befähigt, die Kranken zu heilen und Sünde zu besiegen.

Weder Jesu Ursprung noch sein Charakter noch sein Wirken wurden allgemein verstanden. Nicht einen einzigen Aspekt seines Wesens hat die materielle Welt richtig beurteilt. Nicht einmal seine Rechtschaffenheit und Reinheit hinderten die Menschen daran zu sagen: Er ist ein Schlemmer und Freund der Unreinen, und Beelzebub ist sein Patron. *Irreführende Vorstellungen*

Denke daran, du christlicher Märtyrer, es ist genug, wenn man dich für würdig hält, deinem Meister die Schuhriemen zu lösen! Anzunehmen, dass Verfolgung um Gerechtigkeit willen der Vergangenheit angehört und dass das Christentum heute mit der Welt in Frieden lebt, weil es von Sekten und Gemeinschaften geehrt wird, hieße das eigentliche Wesen von Religion zu verkennen. Irrtum wiederholt sich. Die Prüfungen, denen Prophet, Jünger und Apostel ausgesetzt waren, „derer die Welt nicht wert war", erwarten in irgendeiner Form jeden Pionier der Wahrheit. *Anhaltende Verfolgung*

Es gibt zu viel tierischen Mut und nicht genug moralischen

sufficient moral courage. Christians must take up arms against error at home and abroad. They must grapple with sin in themselves and in others, and continue this warfare until they have finished their course. If they keep the faith, they will have the crown of rejoicing.

Christian warfare

Christian experience teaches faith in the right and disbelief in the wrong. It bids us work the more earnestly in times of persecution, because then our labor is more needed. Great is the reward of self-sacrifice, though we may never receive it in this world.

There is a tradition that Publius Lentulus wrote to the authorities at Rome: "The disciples of Jesus believe him the Son of God." Those instructed in Christian Science have reached the glorious perception that God is the only author of man. The Virgin-mother conceived this idea of God, and gave to her ideal the name of Jesus — that is, Joshua, or Saviour.

The Fatherhood of God

The illumination of Mary's spiritual sense put to silence material law and its order of generation, and brought forth her child by the revelation of Truth, demonstrating God as the Father of men. The Holy Ghost, or divine Spirit, overshadowed the pure sense of the Virgin-mother with the full recognition that being is Spirit. The Christ dwelt forever an idea in the bosom of God, the divine Principle of the man Jesus, and woman perceived this spiritual idea, though at first faintly developed.

Spiritual conception

Man as the offspring of God, as the idea of Spirit, is the immortal evidence that Spirit is harmonious and man eternal. Jesus was the offspring of Mary's self-

Mut in der Gesellschaft. Die Christen müssen daheim und draußen die Waffen gegen Irrtum erheben. Sie müssen mit der Sünde in sich und in anderen ringen und diesen Kampf fortsetzen, bis sie ihren Lauf vollendet haben. Wenn sie dem Glauben treu bleiben, werden sie die Freudenkrone empfangen. — *Christlicher Kampf*

Die christliche Erfahrung lehrt uns, an das Rechte zu glauben und dem Falschen keinen Glauben zu schenken. Sie bringt uns dazu, in Zeiten der Verfolgung ernsthafter zu arbeiten, weil unsere Anstrengungen dann nötiger sind. Groß ist der Lohn für Selbstaufopferung, wenngleich wir ihn in dieser Welt vielleicht niemals erhalten mögen.

Einer Überlieferung zufolge schrieb Publius Lentulus an die Behörden in Rom: „Die Jünger Jesu halten ihn für den Sohn Gottes." Diejenigen, die in der Christlichen Wissenschaft unterrichtet sind, haben die herrliche Wahrnehmung erlangt, dass GOTT der einzige Urheber des Menschen ist. Die Jungfrau-Mutter empfing diese Idee GOTTES und gab ihrem Ideal den Namen Jesus — das heißt Josua oder Erlöser. — *Die Vaterschaft GOTTES*

Die Erleuchtung von Marias geistigem Sinn brachte das materielle Gesetz und seine Ordnung der Zeugung zum Schweigen, gebar ihr Kind durch die Offenbarung der WAHRHEIT und demonstrierte dadurch, dass GOTT der Vater der Menschen ist. Der Heilige Geist, oder der göttliche GEIST, überschattete den reinen Sinn der Jungfrau-Mutter mit der vollen Erkenntnis, dass das Sein GEIST ist. Der Christus existierte von aller Ewigkeit her als Idee im Schoße GOTTES, des göttlichen PRINZIPS des Menschen Jesus, und die Frau nahm diese geistige Idee wahr, wenn auch zuerst nur schwach ausgeprägt. — *Geistige Empfängnis*

Der Mensch als das Kind GOTTES, als die Idee des GEISTES, ist der unsterbliche Beweis dafür, dass GEIST harmonisch und der Mensch ewig ist. Jesus war der Abkömmling von Marias bewusster

conscious communion with God. Hence he could give a more spiritual idea of life than other men, and could demonstrate the Science of Love — his Father or divine Principle.

Born of a woman, Jesus' advent in the flesh partook partly of Mary's earthly condition, although he was endowed with the Christ, the divine Spirit, without measure. This accounts for his struggles in Gethsemane and on Calvary, and this enabled him to be the mediator, or *way-shower,* between God and men. Had his origin and birth been wholly apart from mortal usage, Jesus would not have been appreciable to mortal mind as "the way."

<small>Jesus the way-shower</small>

Rabbi and priest taught the Mosaic law, which said: "An eye for an eye," and "Whoso sheddeth man's blood, by man shall his blood be shed." Not so did Jesus, the new executor for God, present the divine law of Love, which blesses even those that curse it.

As the individual ideal of Truth, Christ Jesus came to rebuke rabbinical error and all sin, sickness, and death, — to point out the way of Truth and Life. This ideal was demonstrated throughout the whole earthly career of Jesus, showing the difference between the offspring of Soul and of material sense, of Truth and of error.

<small>Rebukes helpful</small>

If we have triumphed sufficiently over the errors of material sense to allow Soul to hold the control, we shall loathe sin and rebuke it under every mask. Only in this way can we bless our enemies, though they may not so construe our words. We cannot choose for ourselves, but must work out our salvation in the way Jesus taught. In meekness and might, he was found

Gemeinschaft mit GOTT. Daher konnte er eine geistigere Idee vom Leben vermitteln als andere Menschen und konnte die Wissenschaft der LIEBE demonstrieren — seinen Vater oder das göttliche PRINZIP.

Von einer Frau geboren, teilte Jesus bei seinem Erscheinen im Fleisch in gewissem Grade die irdische Natur Marias, obwohl er uneingeschränkt mit dem Christus, dem göttlichen GEIST, ausgestattet war. Das erklärt sein Ringen in Gethsemane und auf Golgatha, und das befähigte ihn, der Mittler oder *Wegweiser* zwischen GOTT und den Menschen zu sein. Wären sein Ursprung und seine Geburt völlig vom gewohnten sterblichen Vorgang abgewichen, dann wäre das sterbliche Gemüt nicht fähig gewesen, Jesus als den „Weg" zu würdigen.

<small>Jesus der Wegweiser</small>

Rabbiner und Priester lehrten das mosaische Gesetz, das sagte: „Auge um Auge" und: „Wer Menschenblut vergießt, dessen Blut soll auch durch Menschen vergossen werden." Nicht so veranschaulichte Jesus, der neue Vollstrecker GOTTES, das göttliche Gesetz der LIEBE, das selbst die segnet, die ihm fluchen.

Als das individuelle Ideal der WAHRHEIT kam Christus Jesus, um rabbinischen Irrtum und alle Sünde, Krankheit und Tod zurechtzuweisen — um den Weg der WAHRHEIT und des LEBENS zu zeigen. Dieses Ideal wurde während der ganzen irdischen Laufbahn Jesu demonstriert; es zeigte den Unterschied zwischen dem Sprössling der SEELE und dem des materiellen Sinnes, dem Sprössling der WAHRHEIT und dem des Irrtums.

<small>Zurechtweisungen hilfreich</small>

Wenn wir über die Irrtümer des materiellen Sinnes so weit gesiegt haben, dass wir SEELE die Herrschaft überlassen, dann werden wir Sünde verabscheuen und sie unter jeder Maske tadeln. Nur auf diese Weise können wir unsere Feinde segnen, obwohl sie unsere Worte nicht so auffassen mögen. Wir können es uns nicht selbst aussuchen, sondern müssen unsere Erlösung auf die Weise erarbeiten, die Jesus lehrte. In Sanftmut und Macht sah man ihn

preaching the gospel to the poor. Pride and fear are unfit to bear the standard of Truth, and God will never place it in such hands.

Jesus acknowledged no ties of the flesh. He said: "Call no man your father upon the earth: for one is your Father, which is in heaven." Again he asked: "Who is my mother, and who are my brethren," implying that it is they who do the will of his Father. We have no record of his calling any man by the name of *father*. He recognized Spirit, God, as the only creator, and therefore as the Father of all.

Fleshly ties temporal

First in the list of Christian duties, he taught his followers the healing power of Truth and Love. He attached no importance to dead ceremonies. It is the living Christ, the practical Truth, which makes Jesus "the resurrection and the life" to all who follow him in deed. Obeying his precious precepts, — following his demonstration so far as we apprehend it, — we drink of his cup, partake of his bread, are baptized with his purity; and at last we shall rest, sit down with him, in a full understanding of the divine Principle which triumphs over death. For what says Paul? "As often as ye eat this bread, and drink this cup, ye do show the Lord's death till he come."

Healing primary

Referring to the materiality of the age, Jesus said: "The hour cometh, and now is, when the true worshippers shall worship the Father in spirit and in truth." Again, foreseeing the persecution which would attend the Science of Spirit, Jesus said: "They shall put you out of the synagogues; yea, the time cometh, that whosoever killeth you will think that he doeth God service; and these things will they

Painful prospect

den Armen das Evangelium predigen. Stolz und Furcht sind nicht geeignet, das Banner der WAHRHEIT zu tragen, und GOTT wird es niemals in solche Hände geben.

Jesus erkannte keine fleischlichen Bindungen an. Er sagte: „Ihr sollt niemanden ‚Vater' nennen auf Erden; denn einer ist euer Vater, der im Himmel ist." Er fragte auch: „Wer ist meine Mutter, und wer sind meine Brüder?", womit er meinte, dass es diejenigen sind, die den Willen seines Vaters tun. Es wird uns nicht berichtet, dass er irgendeinen Menschen *Vater* nannte. Er erkannte GEIST, GOTT, als einzigen Schöpfer und damit als den Vater aller an.

Fleischliche Bindungen zeitlich

Als erste auf der Liste christlicher Pflichten lehrte er seine Nachfolger die heilende Kraft der WAHRHEIT und LIEBE. Toten Zeremonien maß er keine Bedeutung bei. Es ist der lebendige Christus, die praktische WAHRHEIT, die Jesus für alle, die ihm mit der Tat nachfolgen, zur „Auferstehung" und zum „Leben" macht. Wenn wir seinen kostbaren Geboten gehorchen — seiner Demonstration folgen, so weit wir sie verstehen —, trinken wir von seinem Kelch, haben teil an seinem Brot, werden mit seiner Reinheit getauft; und schließlich werden wir ausruhen, mit ihm niedersitzen im vollen Verständnis des göttlichen PRINZIPS, das über den Tod triumphiert. Denn was sagt Paulus? „Sooft ihr dieses Brot esst und diesen Kelch trinkt, verkündet ihr den Tod des Herrn, bis er kommt."

Heilen an erster Stelle

Jesus wies auf die Materialität seiner Zeit hin, als er sagte: „Aber es kommt die Stunde und ist schon jetzt, da die wahren Anbeter den Vater im Geist und in der Wahrheit anbeten werden." Dann wieder sagte Jesus, weil er die Verfolgung voraussah, die die Wissenschaft des GEISTES erfahren würde: „Sie werden euch aus der Synagoge ausschließen. Es kommt sogar die Zeit, dass jeder, der euch tötet, meint, er tue Gott einen Dienst damit. Und das werden sie euch

Schmerzliche Aussicht

do unto you, because they have not known the Father nor me."

In ancient Rome a soldier was required to swear allegiance to his general. The Latin word for this oath was *sacramentum,* and our English word *sacrament* is derived from it. Among the Jews it was an ancient custom for the master of a feast to pass each guest a cup of wine. But the Eucharist does not commemorate a Roman soldier's oath, nor was the wine, used on convivial occasions and in Jewish rites, the cup of our Lord. The cup shows forth his bitter experience, — the cup which he prayed might pass from him, though he bowed in holy submission to the divine decree.

Sacred sacrament

"As they were eating, Jesus took bread, and blessed it and brake it, and gave it to the disciples, and said, Take, eat; this is my body. And he took the cup, and gave thanks, and gave it to them saying, Drink ye all of it."

The true sense is spiritually lost, if the sacrament is confined to the use of bread and wine. The disciples had eaten, yet Jesus prayed and gave them bread. This would have been foolish in a literal sense; but in its spiritual signification, it was natural and beautiful. Jesus prayed; he withdrew from the material senses to refresh his heart with brighter, with spiritual views.

Spiritual refreshment

The Passover, which Jesus ate with his disciples in the month Nisan on the night before his crucifixion, was a mournful occasion, a sad supper taken at the close of day, in the twilight of a glorious career with shadows fast falling around; and

Jesus' sad repast

deshalb antun, weil sie weder meinen Vater noch mich erkannt haben."

Im alten Rom musste ein Soldat seinem General die Treue schwören. Das lateinische Wort für diesen Schwur war *sacramentum* und unser Wort *Sakrament* ist davon abgeleitet. Bei den Juden war es ein alter Brauch, dass der Gastgeber jedem Gast einen Becher Wein reichte. Aber das Abendmahl soll nicht an den Eid eines römischen Soldaten erinnern noch war der Wein, der bei festlichen Gelegenheiten und bei jüdischen Riten verwendet wurde, der Kelch unseres Herrn. Der Kelch weist auf seine bittere Erfahrung hin — diesen Kelch meinte Jesus, als er betete, er möge an ihm vorübergehen, obwohl er sich in heiliger Ergebung der göttlichen Bestimmung beugte.

<small>Heiliges Sakrament</small>

„Als sie aber aßen, nahm Jesus das Brot, segnete es und brach es und gab es den Jüngern und sagte: ‚Nehmt, esst; das ist mein Leib.' Und er nahm den Kelch und dankte, gab ihnen den und sagte: ‚Trinkt alle daraus.' "

Der wahre Sinn des Abendmahls geht geistig verloren, wenn es auf den Gebrauch von Brot und Wein beschränkt wird. Die Jünger hatten gegessen und doch betete Jesus und gab ihnen Brot. Das wäre im buchstäblichen Sinn töricht gewesen, aber in seiner geistigen Bedeutung war es natürlich und schön. Jesus betete; er wandte sich von den materiellen Sinnen ab, um sein Herz mit klareren, mit geistigen Ausblicken zu erfrischen.

<small>Geistige Erfrischung</small>

Das Passahmahl, das Jesus mit seinen Jüngern im Monat Nisan am Abend vor seiner Kreuzigung aß, war ein trauervoller Anlass, ein trauriges Mahl, am Ende des Tages eingenommen, im Zwielicht einer glorreichen Laufbahn mit schnell sich herabsenkenden Schatten; und dieses Abendmahl

<small>Jesu trauriges Mahl</small>

this supper closed forever Jesus' ritualism or concessions to matter.

His followers, sorrowful and silent, anticipating the hour of their Master's betrayal, partook of the heavenly manna, which of old had fed in the wilderness the persecuted followers of Truth. Their bread indeed came down from heaven. It was the great truth of spiritual being, healing the sick and casting out error. Their Master had explained it all before, and now this bread was feeding and sustaining them. They had borne this bread from house to house, *breaking* (explaining) it to others, and now it comforted themselves.

Heavenly supplies

For this truth of spiritual being, their Master was about to suffer violence and drain to the dregs his cup of sorrow. He must leave them. With the great glory of an everlasting victory overshadowing him, he gave thanks and said, "Drink ye all of it."

When the human element in him struggled with the divine, our great Teacher said: "Not my will, but Thine, be done!" — that is, Let not the flesh, but the Spirit, be represented in me. This is the new understanding of spiritual Love. It gives all for Christ, or Truth. It blesses its enemies, heals the sick, casts out error, raises the dead from trespasses and sins, and preaches the gospel to the poor, the meek in heart.

The holy struggle

Christians, are you drinking his cup? Have you shared the blood of the New Covenant, the persecutions which attend a new and higher understanding of God? If not, can you then say that you have commemorated Jesus in his cup? Are all who eat bread and drink wine in memory of Jesus willing

Incisive questions

beendete für immer Jesu Ritualismus oder seine Zugeständnisse an Materie.

Seine Anhänger, die betrübt und schweigend die Stunde des Verrats an ihrem Meister vorausahnten, nahmen an dem himmlischen Manna teil, das schon damals in der Wüste die verfolgten Anhänger der WAHRHEIT gespeist hatte. Ihr Brot kam tatsächlich vom Himmel herab. Es war die große Wahrheit des geistigen Seins, die die Kranken heilt und Irrtum austreibt. Ihr Meister hatte ihnen das alles vorher erklärt; und jetzt speiste und stärkte sie dieses Brot. Sie hatten dieses Brot von Haus zu Haus getragen, es anderen *gebrochen* (erklärt), und nun tröstete es sie selbst.

Himmlische Versorgung

Für diese Wahrheit des geistigen Seins sollte ihr Meister Gewalt leiden und seinen Kelch der Trübsal bis zur Neige leeren. Er musste sie verlassen. Überschattet von der großen Herrlichkeit eines immerwährenden Sieges sagte er Dank und sprach: „Trinkt alle daraus."

Als das menschliche Element in ihm mit dem göttlichen rang, sagte unser großer Lehrer: „Nicht mein, sondern Dein Wille geschehe!", das heißt, lass nicht das Fleisch, sondern den GEIST in mir verkörpert sein. Das ist das neue Verständnis von geistiger LIEBE. Es gibt alles für Christus, oder WAHRHEIT, hin. Es segnet seine Feinde, heilt die Kranken, treibt Irrtum aus, lässt die Toten aus Übertretungen und Sünden auferstehen und predigt den Armen das Evangelium, denen, die in ihrem Herzen sanftmütig sind.

Heiliges Ringen

Christen, trinkt ihr seinen Kelch? Habt ihr teil an dem Blut des neuen Bundes, an den Verfolgungen, die ein neues und höheres Verständnis von GOTT begleiten? Wenn nicht, könnt ihr dann sagen, dass ihr Jesu Andenken mit seinem Kelch gefeiert habt? Sind alle, die zur Erinnerung an Jesus Brot essen und Wein trinken, willens, wirklich seinen Kelch zu trinken,

Einschneidende Fragen

truly to drink his cup, take his cross, and leave all for the Christ-principle? Then why ascribe this inspiration to a dead rite, instead of showing, by casting out error and making the body "holy, acceptable unto God," that Truth has come to the understanding? If Christ, Truth, has come to us in demonstration, no other commemoration is requisite, for demonstration is Immanuel, or *God with us;* and if a friend be with us, why need we memorials of that friend?

If all who ever partook of the sacrament had really commemorated the sufferings of Jesus and drunk of his cup, they would have revolutionized the world. If all who seek his commemoration through material symbols will take up the cross, heal the sick, cast out evils, and preach Christ, or Truth, to the poor, — the receptive thought, — they will bring in the millennium. *Millennial glory*

Through all the disciples experienced, they became more spiritual and understood better what the Master had taught. His resurrection was also their resurrection. It helped them to raise themselves and others from spiritual dulness and blind belief in God into the perception of infinite possibilities. They needed this quickening, for soon their dear Master would rise again in the spiritual realm of reality, and ascend far above their apprehension. As the reward for his faithfulness, he would disappear to material sense in that change which has since been called the ascension. *Fellowship with Christ*

What a contrast between our Lord's last supper and his last spiritual breakfast with his disciples in the bright morning hours at the joyful meeting on the shore of the Galilean Sea! His gloom *The last breakfast*

sein Kreuz auf sich zu nehmen und alles für das Christus-Prinzip zu verlassen? Warum dann diese Inspiration einem toten Ritus zuschreiben, anstatt durch Austreiben von Irrtum und dadurch, dass man den Leib „heilig, Gott wohlgefällig" macht, zu zeigen, dass WAHRHEIT in das Verständnis gekommen ist? Wenn Christus, WAHRHEIT, in der Demonstration zu uns gekommen ist, so brauchen wir keine andere Gedenkfeier, denn Demonstration ist Immanuel oder *Gott mit uns;* und wenn ein Freund mit uns ist, wozu brauchen wir dann Erinnerungen an diesen Freund?

Wenn alle, die jemals am Abendmahl teilgenommen haben, sich wirklich die Leiden Jesu in Erinnerung gerufen und aus seinem Kelch getrunken hätten, sie hätten die Welt revolutioniert. Wenn alle, die sein Gedenken durch materielle Symbole feiern, wirklich das Kreuz auf sich nehmen, die Kranken heilen, die Übel austreiben und Christus oder WAHRHEIT den Armen — dem empfänglichen Denken — predigen, werden sie das Millennium einleiten. Herrlichkeit des Millenniums

Durch alles, was die Jünger erlebten, wurden sie geistiger und verstanden besser, was der Meister gelehrt hatte. Seine Auferstehung war auch ihre Auferstehung. Sie half ihnen, sich und andere aus geistiger Stumpfheit und blindem Glauben an GOTT zu der Wahrnehmung unendlicher Möglichkeiten zu erheben. Sie brauchten diesen Ansporn, denn bald würde sich ihr lieber Meister wieder in das geistige Reich der Wirklichkeit erheben und weit über ihr Auffassungsvermögen hinaus emporsteigen. Als Lohn für seine Treue würde er den materiellen Sinnen durch jene Verwandlung entschwinden, die seitdem die Himmelfahrt genannt wird. Gemeinschaft mit Christus

Welch ein Gegensatz zwischen dem letzten Abendmahl unseres Herrn und seinem letzten geistigen Morgenmahl mit seinen Jüngern in den hellen Morgenstunden bei der freudigen Begegnung am Ufer des Sees von Galiläa! Seine Betrübnis Das letzte Morgenmahl

had passed into glory, and his disciples' grief into repentance, — hearts chastened and pride rebuked. Convinced of the fruitlessness of their toil in the dark and wakened by their Master's voice, they changed their methods, turned away from material things, and cast their net on the right side. Discerning Christ, Truth, anew on the shore of time, they were enabled to rise somewhat from mortal sensuousness, or the burial of mind in matter, into newness of life as Spirit.

This spiritual meeting with our Lord in the dawn of a new light is the morning meal which Christian Scientists commemorate. They bow before Christ, Truth, to receive more of his reappearing and silently to commune with the divine Principle, Love. They celebrate their Lord's victory over death, his probation in the flesh after death, its exemplification of human probation, and his spiritual and final ascension above matter, or the flesh, when he rose out of material sight.

Our baptism is a purification from all error. Our church is built on the divine Principle, Love. We can unite with this church only as we are new-born of Spirit, as we reach the Life which is Truth and the Truth which is Life by bringing forth the fruits of Love, — casting out error and healing the sick. Our Eucharist is spiritual communion with the one God. Our bread, "which cometh down from heaven," is Truth. Our cup is the cross. Our wine the inspiration of Love, the draught our Master drank and commended to his followers.

Spiritual Eucharist

The design of Love is to reform the sinner. If the sinner's punishment here has been insufficient to reform him, the good man's heaven would be a hell to

war in Herrlichkeit übergegangen und der Kummer seiner Jünger in Reue — die Herzen waren geläutert und der Stolz zurechtgewiesen. Von der Nutzlosigkeit ihrer Bemühungen im Dunkeln überzeugt und durch die Stimme ihres Meisters erweckt, änderten sie ihre Methoden, wandten sich von den materiellen Dingen ab und warfen ihr Netz auf der rechten Seite aus. Indem sie Christus, WAHRHEIT, am Ufer der Zeit von Neuem wahrnahmen, wurden sie befähigt, sich etwas aus der sterblichen Sinnlichkeit oder aus dem Begrabensein des Gemüts in der Materie in ein neues Leben zu erheben, das GEIST ist.

Diese geistige Begegnung mit unserem Herrn im Aufdämmern eines neuen Lichts ist das Morgenmahl, das die Christlichen Wissenschaftler feiern. Sie verneigen sich vor Christus, WAHRHEIT, um mehr von seinem Wiedererscheinen zu empfangen und um sich schweigend mit dem göttlichen PRINZIP, LIEBE, zu vereinen. Sie feiern den Sieg ihres Herrn über den Tod, seine Bewährung im Fleisch nach dem Tod, deren Veranschaulichung der menschlichen Bewährung und seine geistige und endgültige Erhebung über die Materie oder das Fleisch, als er über die materielle Wahrnehmung emporstieg.

Unsere Taufe ist eine Reinigung von allem Irrtum. Unsere Kirche ist auf dem göttlichen PRINZIP, LIEBE, erbaut. Wir können uns mit dieser Kirche nur vereinen, wenn wir neu aus dem GEIST geboren werden, wenn wir das LEBEN erreichen, das WAHRHEIT ist, und die WAHRHEIT, die LEBEN ist, indem wir die Früchte der LIEBE hervorbringen — Irrtum austreiben und die Kranken heilen. Unser Abendmahl ist geistige Kommunion mit dem *einen* GOTT. Unser Brot, „das vom Himmel kommt", ist WAHRHEIT. Unser Kelch ist das Kreuz. Unser Wein ist die Inspiration der LIEBE, der Trank, den unser Meister trank und seinen Nachfolgern empfahl.

Geistiges Abendmahl

Es ist die Absicht der LIEBE, den Sünder umzuwandeln. Wenn die Bestrafung des Sünders hier nicht ausgereicht hat, um ihn umzuwandeln, dann wäre der Himmel des guten Menschen eine

the sinner. They, who know not purity and affection by experience, can never find bliss in the blessed company of Truth and Love simply through translation into another sphere. Divine Science reveals the necessity of sufficient suffering, either before or after death, to quench the love of sin. To remit the penalty due for sin, would be for Truth to pardon error. Escape from punishment is not in accordance with God's government, since justice is the handmaid of mercy.

Final purpose

Jesus endured the shame, that he might pour his dear-bought bounty into barren lives. What was his earthly reward? He was forsaken by all save John, the beloved disciple, and a few women who bowed in silent woe beneath the shadow of his cross. The earthly price of spirituality in a material age and the great moral distance between Christianity and sensualism preclude Christian Science from finding favor with the worldly-minded.

A selfish and limited mind may be unjust, but the unlimited and divine Mind is the immortal law of justice as well as of mercy. It is quite as impossible for sinners to receive their full punishment this side of the grave as for this world to bestow on the righteous their full reward. It is useless to suppose that the wicked can gloat over their offences to the last moment and then be suddenly pardoned and pushed into heaven, or that the hand of Love is satisfied with giving us only toil, sacrifice, cross-bearing, multiplied trials, and mockery of our motives in return for our efforts at well doing.

Righteous retribution

Religious history repeats itself in the suffering of the just for the unjust. Can God therefore overlook the law of righteousness which de-

Vicarious suffering

Hölle für den Sünder. Wer Reinheit und Zuneigung nicht aus Erfahrung kennt, kann niemals Seligkeit in der gesegneten Gemeinschaft mit WAHRHEIT und LIEBE einfach durch den Übergang in eine andere Sphäre finden. Die göttliche Wissenschaft offenbart die Notwendigkeit ausreichenden Leidens vor oder nach dem Tode, um die Liebe zur Sünde auszulöschen. Die der Sünde gebührende Strafe zu erlassen hieße, dass WAHRHEIT dem Irrtum vergibt. Der Strafe zu entrinnen, steht nicht in Einklang mit GOTTES Regierung, denn die Gerechtigkeit ist die Gehilfin der Barmherzigkeit.

Endgültiger Zweck

Jesus erduldete Schmach, um seine teuer erkaufte Gabe in unfruchtbare Menschenleben einfließen zu lassen. Was war sein irdischer Lohn? Er wurde von allen verlassen, außer von Johannes, dem Jünger, den Jesus lieb hatte, und einigen Frauen, die sich in stillem Schmerz im Schatten seines Kreuzes verneigten. Der irdische Preis für Geistigkeit in einem materiellen Zeitalter und die große moralische Distanz zwischen Christentum und Sinnlichkeit verhindern, dass die Christliche Wissenschaft bei den weltlich Gesinnten Anklang findet.

Ein selbstsüchtiges und begrenztes Gemüt mag ungerecht sein, aber das unbegrenzte und göttliche GEMÜT ist das unsterbliche Gesetz sowohl der Gerechtigkeit als auch der Barmherzigkeit. Es ist ebenso unmöglich, dass die Sünder diesseits des Grabes ihre volle Strafe erhalten, wie es unmöglich ist, dass diese Welt den Gerechten ihren vollen Lohn gewährt. Es ist unsinnig anzunehmen, dass die Übeltäter sich bis zum letzten Augenblick mit ihren Vergehen brüsten können und dann plötzlich begnadigt und in den Himmel geschoben werden oder dass sich die Hand der LIEBE damit zufriedengibt, uns als Entgelt für unsere Bemühungen, richtig zu handeln, nur Mühsal, Opfer, Kreuztragen, vermehrte Prüfungen und die Verspottung unserer Motive zuteil werden zu lassen.

Gerechte Vergeltung

Die Geschichte der Religionen wiederholt sich im Leiden der Gerechten für die Ungerechten. Kann GOTT daher das Gesetz der Gerechtigkeit übersehen, das den falschen

Stellvertretendes Leiden

stroys the belief called sin? Does not Science show that sin brings suffering as much to-day as yesterday? They who sin must suffer. "With what measure ye mete, it shall be measured to you again."

History is full of records of suffering. "The blood of the martyrs is the seed of the Church." Mortals try in vain to slay Truth with the steel or the stake, but error falls only before the sword of Spirit. *Martyrs inevitable* Martyrs are the human links which connect one stage with another in the history of religion. They are earth's luminaries, which serve to cleanse and rarefy the atmosphere of material sense and to permeate humanity with purer ideals. Consciousness of right-doing brings its own reward; but not amid the smoke of battle is merit seen and appreciated by lookers-on.

When will Jesus' professed followers learn to emulate him in *all* his ways and to imitate his mighty works? Those who procured the martyrdom of that righteous man would gladly have turned his sacred career into a mutilated doctrinal platform. *Complete emulation* May the Christians of to-day take up the more practical import of that career! It is possible, — yea, it is the duty and privilege of every child, man, and woman, — to follow in some degree the example of the Master by the demonstration of Truth and Life, of health and holiness. Christians claim to be his followers, but do they follow him in the way that he commanded? Hear these imperative commands: "Be ye therefore perfect, even as your Father which is in heaven is perfect!" "Go ye into all the world, and preach the gospel to every creature!" "*Heal the sick!*"

Why has this Christian demand so little inspiration

Glauben, Sünde genannt, zerstört? Zeigt die Wissenschaft nicht, dass Sünde heute ebenso wie gestern Leiden bringt? Wer sündigt, muss leiden. „Mit welchem Maß ihr messt, wird euch zugemessen werden."

Die Geschichte ist voll von Leidensberichten. „Das Blut der Märtyrer ist der Same der Kirche." Die Sterblichen versuchen vergeblich, die WAHRHEIT durch das Schwert oder den Scheiterhaufen zu vernichten, aber Irrtum fällt nur durch das Schwert des GEISTES. Märtyrer sind die menschlichen Bindeglieder, die die einzelnen Perioden der Religionsgeschichte miteinander verbinden. Sie sind die Leuchten der Erde, die dazu dienen, die Atmosphäre des materiellen Sinnes zu reinigen und zu vergeistigen und die Menschheit mit reineren Idealen zu durchdringen. Das Bewusstsein recht zu handeln bringt seinen eigenen Lohn; aber mitten im Dampf der Schlacht sehen und würdigen diejenigen, die sie beobachten, die Verdienste nicht.

Märtyrer unvermeidlich

Wann werden Jesu erklärte Nachfolger lernen, ihm auf *allen* seinen Wegen nachzustreben und seine mächtigen Werke nachzuahmen? Jene, die das Martyrium dieses gerechten Menschen bewirkten, hätten sein heiliges Lebenswerk gern zu einem verstümmelten dogmatischen Programm reduziert. Mögen die Christen von heute die praktischere Bedeutung dieses Lebenswerks aufgreifen! Es ist möglich — ja, es ist die Pflicht und das Vorrecht jedes Kindes, jedes Mannes und jeder Frau —, dem Beispiel des Meisters durch das Demonstrieren von WAHRHEIT und LEBEN, Gesundheit und Heiligkeit in einem gewissen Grade zu folgen. Die Christen erheben den Anspruch seine Nachfolger zu sein, aber folgen sie ihm so, wie er es gebot? Hört die folgenden gebieterischen Gebote: „Darum sollt ihr vollkommen sein, so wie euer Vater im Himmel vollkommen ist!" „Geht hin in die ganze Welt und predigt das Evangelium der ganzen Schöpfung!" *„Heilt die Kranken!"*

Es Jesus gleichtun

Warum hat diese christliche Forderung so wenig Inspiration,

to stir mankind to Christian effort? Because men are assured that this command was intended only for a particular period and for a select number of followers. This teaching is even more pernicious than the old doctrine of foreordination, — the election of a few to be saved, while the rest are damned; and so it will be considered, when the lethargy of mortals, produced by man-made doctrines, is broken by the demands of divine Science.

Jesus' teaching belittled

Jesus said: "These signs shall follow them that believe; ... they shall lay hands on the sick, and they shall recover." Who believes him? He was addressing his disciples, yet he did not say, "These signs shall follow *you*," but *them* — "them that believe" in all time to come. Here the word *hands* is used metaphorically, as in the text, "The right hand of the Lord is exalted." It expresses spiritual power; otherwise the healing could not have been done spiritually. At another time Jesus prayed, not for the twelve only, but for as many as should believe "through their word."

Jesus experienced few of the pleasures of the physical senses, but his sufferings were the fruits of other people's sins, not of his own. The eternal Christ, his spiritual selfhood, never suffered. Jesus mapped out the path for others. He unveiled the Christ, the spiritual idea of divine Love. To those buried in the belief of sin and self, living only for pleasure or the gratification of the senses, he said in substance: Having eyes ye see not, and having ears ye hear not; lest ye should understand and be converted, and I might heal you. He taught that the material senses shut out Truth and its healing power.

Material pleasures

die Menschheit zu christlichem Streben zu bewegen? Weil man versucht hat, die Menschen davon zu überzeugen, dass dieses Gebot nur für eine bestimmte Zeit und nur für eine auserwählte Anzahl von Nachfolgern gedacht war. Diese Lehre ist noch schädlicher als die alte Lehre von der Prädestination, nach der einige Erwählte erlöst werden, die Übrigen dagegen verdammt sind; und so wird diese Lehre bewertet werden, wenn die durch menschengemachte Lehren verursachte Lethargie der Sterblichen durch die Forderungen der göttlichen Wissenschaft gebrochen ist.

Jesu Lehren herabgewürdigt

Jesus sagte: „Die Zeichen aber, die denen folgen, die glauben, sind folgende: … auf die Kranken werden sie die Hände legen, und sie werden gesund werden." Wer glaubt ihm? Er wandte sich an seine Jünger, doch er sagte nicht: „Die Zeichen werden *euch* folgen", sondern *denen* — „denen … , die glauben", in allen kommenden Zeiten. Hier wird das Wort *Hände* metaphorisch gebraucht, so wie in der Bibelstelle: „Die rechte Hand des Herrn ist erhöht."* Es steht für geistige Kraft; sonst hätte das Heilen nicht geistig geschehen können. Ein anderes Mal betete Jesus nicht nur für die Zwölf, sondern für alle, die „durch ihr Wort" glauben würden.

Jesus erlebte wenige der Freuden der physischen Sinne, aber seine Leiden waren das Ergebnis der Sünden anderer, nicht seiner eigenen. Der ewige Christus, sein geistiges Selbst, litt niemals. Jesus zeichnete anderen den Weg vor. Er enthüllte den Christus, die geistige Idee der göttlichen LIEBE. All denen, die in dem Glauben an Sünde und Selbst begraben sind, die nur für das Vergnügen oder die Befriedigung der Sinne leben, sagte er im Wesentlichen: Ihr habt Augen und seht nicht und habt Ohren und hört nicht; damit ihr nicht versteht und euch bekehrt und ich euch heile. Er lehrte, dass die materiellen Sinne die WAHRHEIT und ihre heilende Kraft ausschließen.

Materielle Freuden

* Nach der King-James-Bibel

Meekly our Master met the mockery of his unrecognized grandeur. Such indignities as he received, his followers will endure until Christianity's last triumph. He won eternal honors. He overcame the world, the flesh, and all error, thus proving their nothingness. He wrought a full salvation from sin, sickness, and death. We need "Christ, and him crucified." We must have trials and self-denials, as well as joys and victories, until all error is destroyed.

Mockery of truth

The educated belief that Soul is in the body causes mortals to regard death as a friend, as a stepping-stone out of mortality into immortality and bliss. The Bible calls death an enemy, and Jesus overcame death and the grave instead of yielding to them. He was "the way." To him, therefore, death was not the threshold over which he must pass into living glory.

A belief suicidal

"*Now,*" cried the apostle, "is the accepted time; behold, *now* is the day of salvation," — meaning, not that now men must prepare for a future-world salvation, or safety, but that now is the time in which to experience that salvation in spirit and in life. Now is the time for so-called material pains and material pleasures to pass away, for both are unreal, because impossible in Science. To break this earthly spell, mortals must get the true idea and divine Principle of all that really exists and governs the universe harmoniously. This thought is apprehended slowly, and the interval before its attainment is attended with doubts and defeats as well as triumphs.

Present salvation

Who will stop the practice of sin so long as he believes in the pleasures of sin? When mortals once admit that

Sanftmütig begegnete unser Meister der Verspottung seiner unerkannten Größe. Solche Entwürdigungen, wie sie ihm zuteil wurden, werden seine Nachfolger ertragen müssen bis zum endgültigen Sieg des Christentums. Er gewann ewige Ehren. Er überwand die Welt, das Fleisch und allen Irrtum und bewies dadurch deren Nichts. Er errang die volle Erlösung von Sünde, Krankheit und Tod. Wir brauchen „Christus, und ihn als den Gekreuzigten". Wir müssen Prüfungen und Selbstverleugnungen ebenso wie Freuden und Siege haben, bis aller Irrtum zerstört ist.

Verspottung der Wahrheit

Der anerzogene Glaube, dass SEELE im Körper sei, lässt die Sterblichen den Tod als Freund betrachten, als Schrittstein von der Sterblichkeit zur Unsterblichkeit und Glückseligkeit. Die Bibel nennt den Tod einen Feind, und Jesus überwand den Tod und das Grab, statt sich ihnen zu ergeben. Er war „der Weg". Für ihn war daher der Tod nicht die Schwelle, über die er in die lebendige Herrlichkeit schreiten musste.

Ein selbstmörderischer Glaube

„Jetzt", rief der Apostel, „ist die angenehme Zeit! Sieh, *jetzt* ist der Tag des Heils!" — womit er nicht meinte, dass sich die Menschen jetzt auf das Heil oder die Sicherheit einer zukünftigen Welt vorbereiten sollten, sondern dass jetzt die Zeit sei, dieses Heil im Geist und im Leben zu erfahren. Jetzt ist die Zeit, in der sogenannte materielle Schmerzen und materielle Freuden vergehen müssen, denn beide sind unwirklich, weil in der Wissenschaft unmöglich. Um diesen irdischen Bann zu brechen, müssen die Sterblichen die wahre Idee und das göttliche PRINZIP alles dessen erlangen, was wirklich existiert und das Universum harmonisch regiert. Dieser Gedanke wird langsam verstanden, und die Zwischenzeit, bis er erfasst ist, ist sowohl von Zweifeln und Niederlagen als auch von Siegen begleitet.

Gegenwärtiges Heil

Wer wird aufhören zu sündigen, solange er an die Freuden der Sünde glaubt? Sobald die Sterblichen einmal zugeben, dass

evil confers no pleasure, they turn from it. Remove error from thought, and it will not appear in effect. The advanced thinker and devout Christian, perceiving the scope and tendency of Christian healing and its Science, will support them. Another will say: "Go thy way for this time; when I have a convenient season I will call for thee."

Sin and penalty

Divine Science adjusts the balance as Jesus adjusted it. Science removes the penalty only by first removing the sin which incurs the penalty. This is my sense of divine pardon, which I understand to mean God's method of destroying sin. If the saying is true, "While there's life there's hope," its opposite is also true, While there's sin there's doom. Another's suffering cannot lessen our own liability. Did the martyrdom of Savonarola make the crimes of his implacable enemies less criminal?

Was it just for Jesus to suffer? No; but it was inevitable, for not otherwise could he show us the way and the power of Truth. If a career so great and good as that of Jesus could not avert a felon's fate, lesser apostles of Truth may endure human brutality without murmuring, rejoicing to enter into fellowship with him through the triumphal arch of Truth and Love.

Suffering inevitable

Our heavenly Father, divine Love, demands that all men should follow the example of our Master and his apostles and not merely worship his personality. It is sad that the phrase *divine service* has come so generally to mean public worship instead of daily deeds.

Service and worship

The nature of Christianity is peaceful and blessed, but in order to enter into the kingdom, the anchor of

das Böse kein Vergnügen bereitet, wenden sie sich davon ab. Entferne den Irrtum aus dem Denken und er wird keine Wirkung haben. Der fortgeschrittene Denker und ernsthafte Christ, der die Reichweite und Richtung des christlichen Heilens und seiner Wissenschaft erkennt, wird diese unterstützen. Ein anderer wird vielleicht sagen: „Für diesmal geh; wenn ich gelegene Zeit habe, werde ich dich herrufen lassen."

Sünde und Strafe

Die göttliche Wissenschaft stellt das Gleichgewicht her, so wie Jesus es herstellte. Die Wissenschaft hebt die Strafe nur dadurch auf, dass sie erst die Sünde beseitigt, die diese Strafe hervorruft. Das ist meine Auffassung von der göttlichen Vergebung, die ich als GOTTES Methode zur Zerstörung der Sünde verstehe. Wenn das Sprichwort wahr ist „Solange es Leben gibt, gibt es Hoffnung", dann gilt auch sein Gegenteil: Solange es Sünde gibt, gibt es Verderben. Das Leiden eines anderen kann unsere eigene Verantwortung nicht verringern. Machte das Martyrium Savonarolas die Verbrechen seiner unerbittlichen Feinde weniger verbrecherisch?

War es gerecht, dass Jesus litt? Nein; aber es war unvermeidlich, denn auf keine andere Weise hätte er uns den Weg und die Macht der WAHRHEIT zeigen können. Wenn ein so großes und gutes Leben wie das Leben Jesu das Schicksal eines Verbrechers nicht abwenden konnte, dann sollten geringere Apostel der WAHRHEIT die menschliche Brutalität ertragen, ohne zu murren, und sich darüber freuen, dass sie durch den Triumphbogen der WAHRHEIT und LIEBE in die Gemeinschaft mit ihm eingehen werden.

Leiden unvermeidlich

Unser himmlischer Vater, die göttliche LIEBE, fordert, dass alle Menschen dem Beispiel unseres Meisters und seiner Apostel folgen und nicht nur seine Persönlichkeit anbeten. Es ist traurig, dass das Wort *Gottesdienst* so allgemein die Bedeutung öffentlicher Anbetung anstelle täglicher Taten angenommen hat.

Gottesdienst und Anbetung

Das Wesen des Christentums ist friedevoll und gesegnet, aber um in das Himmelreich zu kommen, muss der Anker der Hoffnung

hope must be cast beyond the veil of matter into the Shekinah into which Jesus has passed before us; and this advance beyond matter must come through the joys and triumphs of the righteous as well as through their sorrows and afflictions. Like our Master, we must depart from material sense into the spiritual sense of being.

Within the veil

The God-inspired walk calmly on though it be with bleeding footprints, and in the hereafter they will reap what they now sow. The pampered hypocrite may have a flowery pathway here, but he cannot forever break the Golden Rule and escape the penalty due.

The thorns and flowers

The proofs of Truth, Life, and Love, which Jesus gave by casting out error and healing the sick, completed his earthly mission; but in the Christian Church this demonstration of healing was early lost, about three centuries after the crucifixion. No ancient school of philosophy, *materia medica*, or scholastic theology ever taught or demonstrated the divine healing of absolute Science.

Healing early lost

Jesus foresaw the reception Christian Science would have before it was understood, but this foreknowledge hindered him not. He fulfilled his God-mission, and then sat down at the right hand of the Father. Persecuted from city to city, his apostles still went about doing good deeds, for which they were maligned and stoned. The truth taught by Jesus, the elders scoffed at. Why? Because it demanded more than they were willing to practise. It was enough for them to believe in a national Deity; but that belief, from their time to ours, has never made a disciple who could cast out evils and heal the sick.

Immortal achieval

jenseits des Vorhangs der Materie in das Allerheiligste ausgeworfen werden, in das Jesus vor uns eingetreten ist; und dieses Voranschreiten über die Materie hinaus muss sowohl durch die Freuden und Siege der Gerechten als auch durch ihr Leid und ihre Anfechtungen kommen. Wie unser Meister müssen wir uns von der materiellen Auffassung trennen und zur geistigen Auffassung des Seins gelangen.

Hinter dem Vorhang

Die GOTT-Inspirierten schreiten ruhig voran, sei es auch mit blutenden Füßen, und im Jenseits werden sie ernten, was sie jetzt säen. Der verwöhnte Heuchler mag hier auf einem blumenreichen Pfad wandeln, aber er kann nicht dauernd die goldene Regel brechen und der verdienten Strafe entgehen.

Dornen und Blumen

Die Beweise für WAHRHEIT, LEBEN und LIEBE, die Jesus durch das Austreiben von Irrtum und das Heilen der Kranken gab, erfüllten seine irdische Mission; doch in der christlichen Kirche ging diese Demonstration des Heilens früh verloren — etwa dreihundert Jahre nach der Kreuzigung. Keine der alten Schulen der Philosophie, Materia Medica oder scholastischen Theologie hat jemals das göttliche Heilen der absoluten Wissenschaft gelehrt oder demonstriert.

Das Heilen früh verloren

Jesus sah voraus, wie die Christliche Wissenschaft aufgenommen werden würde, bevor sie verstanden sein würde, aber diese Voraussicht hielt ihn nicht zurück. Er erfüllte seine göttliche Mission und setzte sich dann an die rechte Seite des Vaters. Obwohl sie von Stadt zu Stadt verfolgt wurden, taten seine Apostel weiterhin gute Werke, für die sie verleumdet und gesteinigt wurden. Die Wahrheit, die Jesus lehrte, wurde von den Ältesten verhöhnt. Warum? Weil sie von ihnen mehr verlangte, als sie bereit waren in die Tat umzusetzen. Es genügte ihnen an eine nationale Gottheit zu glauben; aber dieser Glaube hat seit jener Zeit bis zum heutigen Tag keinen Jünger hervorgebracht, der Übel austreiben und Kranke heilen konnte.

Unsterbliche Errungenschaft

Jesus' life proved, divinely and scientifically, that God is Love, whereas priest and rabbi affirmed God to be a mighty potentate, who loves and hates. The Jewish theology gave no hint of the unchanging love of God.

A belief in death

The universal belief in death is of no advantage. It cannot make Life or Truth apparent. Death will be found at length to be a mortal dream, which comes in darkness and disappears with the light.

Cruel desertion

The "man of sorrows" was in no peril from salary or popularity. Though entitled to the homage of the world and endorsed pre-eminently by the approval of God, his brief triumphal entry into Jerusalem was followed by the desertion of all save a few friends, who sadly followed him to the foot of the cross.

Death outdone

The resurrection of the great demonstrator of God's power was the proof of his final triumph over body and matter, and gave full evidence of divine Science, — evidence so important to mortals. The belief that man has existence or mind separate from God is a dying error. This error Jesus met with divine Science and proved its nothingness. Because of the wondrous glory which God bestowed on His anointed, temptation, sin, sickness, and death had no terror for Jesus. Let men think they had killed the body! Afterwards he would show it to them unchanged. This demonstrates that in Christian Science the true man is governed by God — by good, not evil — and is therefore not a mortal but an immortal. Jesus had taught his disciples the Science of this proof. He was here to enable them to test his still uncomprehended saying, "He that believeth on me, the works that I do shall he do also." They must understand more fully his Life-principle by casting

Jesu Leben bewies in göttlicher und wissenschaftlicher Weise, dass Gott Liebe ist, wohingegen Priester und Rabbiner behaupteten, dass Gott ein gewaltiger Machthaber sei, der liebt und hasst. Die jüdische Theologie enthielt keinen Hinweis auf die unveränderliche Liebe Gottes.

Der allgemeine Glaube an den Tod bringt keinen Nutzen. Er kann Leben oder Wahrheit nicht zum Vorschein bringen. Der Tod wird schließlich als ein sterblicher Traum erkannt werden, der in der Dunkelheit kommt und mit dem Licht verschwindet. *Ein Glaube an den Tod*

Für den Mann „voller Schmerzen" stellten Einkommen oder Popularität keine Gefahr dar. Obwohl ihm eigentlich die Ehrerbietung der Welt zustand und er in höchstem Grade durch die Anerkennung Gottes bestätigt war, verließen ihn nach seinem kurzen triumphalen Einzug in Jerusalem alle, bis auf einige wenige Freunde, die ihm traurig bis unter das Kreuz folgten. *Grausames Verlassen*

Die Auferstehung des großen Beweisführers der Macht Gottes war der Nachweis seines endgültigen Sieges über den Körper und die Materie und lieferte den vollständigen Beweis der göttlichen Wissenschaft — einen für die Sterblichen so wichtigen Beweis. Der Glaube, der Mensch habe ein von Gott getrenntes Dasein oder Gemüt, ist ein aussterbender Irrtum. Diesen Irrtum besiegte Jesus mit der göttlichen Wissenschaft und er bewies dessen Nichts. Dank der wunderbaren Herrlichkeit, die Gott Seinem Gesalbten verlieh, hatten Versuchung, Sünde, Krankheit und Tod keinen Schrecken für Jesus. Lasst die Menschen doch denken, sie hätten den Körper getötet! Hinterher würde er ihnen denselben unverändert vorzeigen. Das beweist, dass in der Christlichen Wissenschaft der wahre Mensch von Gott — vom Guten, nicht vom Bösen — regiert wird und dass er deshalb kein Sterblicher, sondern ein Unsterblicher ist. Jesus hatte seine Jünger die Wissenschaft dieses Beweises gelehrt. Er war hier, um sie zu befähigen, seine noch unverstandenen Worte zu prüfen: „Wer an mich glaubt, der wird die Werke auch tun, die ich tue." Sie mussten sein Lebens-Prinzip umfassender verstehen, indem sie Irrtum *Tod überwunden*

out error, healing the sick, and raising the dead, even as they did understand it after his bodily departure.

The magnitude of Jesus' work, his material disappearance before their eyes and his reappearance, all enabled the disciples to understand what Jesus had said. Heretofore they had only believed; now they understood. The advent of this understanding is what is meant by the descent of the Holy Ghost, — that influx of divine Science which so illuminated the Pentecostal Day and is now repeating its ancient history.

Pentecost repeated

Jesus' last proof was the highest, the most convincing, the most profitable to his students. The malignity of brutal persecutors, the treason and suicide of his betrayer, were overruled by divine Love to the glorification of the man and of the true idea of God, which Jesus' persecutors had mocked and tried to slay. The final demonstration of the truth which Jesus taught, and for which he was crucified, opened a new era for the world. Those who slew him to stay his influence perpetuated and extended it.

Convincing evidence

Jesus rose higher in demonstration because of the cup of bitterness he drank. Human law had condemned him, but he was demonstrating divine Science. Out of reach of the barbarity of his enemies, he was acting under spiritual law in defiance of matter and mortality, and that spiritual law sustained him. The divine must overcome the human at every point. The Science Jesus taught and lived must triumph over all material beliefs about life, substance, and intelligence, and the multitudinous errors growing from such beliefs.

Divine victory

Love must triumph over hate. Truth and Life must

austrieben, die Kranken heilten und die Toten auferweckten, so wie sie es schließlich verstanden, nachdem er körperlich von ihnen geschieden war.

Die Größe von Jesu Lebenswerk, sein materielles Verschwinden vor ihren Augen und sein Wiedererscheinen, all das befähigte die Jünger zu verstehen, was er gesagt hatte. Bis dahin hatten sie nur geglaubt; jetzt verstanden sie. Die Ankunft dieses Verständnisses ist das, was mit der Ausgießung des Heiligen Geistes gemeint ist — jenes Einströmen der göttlichen Wissenschaft, das den Pfingsttag so erleuchtete und heute das damalige Geschehen wiederholt. *Erneutes Pfingsten*

Jesu letzter Beweis war der höchste, der überzeugendste, der nützlichste für seine Schüler. Die Bösartigkeit brutaler Verfolger, der Verrat und der Selbstmord seines Verräters wurden durch die göttliche LIEBE aufgehoben, zur Verherrlichung des Menschen und der wahren Idee GOTTES, die Jesu Verfolger verspottet und zu töten versucht hatten. Die endgültige Demonstration der Wahrheit, die Jesus lehrte und für die er gekreuzigt wurde, eröffnete der Welt ein neues Zeitalter. Diejenigen, die ihn töteten, um seinen Einfluss aufzuhalten, verschafften diesem Fortdauer und Ausbreitung. *Überzeugender Beweis*

Jesus stieg in der Demonstration höher, weil er den bitteren Kelch trank. Das menschliche Gesetz hatte ihn verurteilt, aber er demonstrierte die göttliche Wissenschaft. Für die Unmenschlichkeit seiner Feinde unerreichbar, handelte er unter dem geistigen Gesetz, in Missachtung der Materie und der Sterblichkeit, und dieses geistige Gesetz erhielt ihn. Das Göttliche muss das Menschliche in jedem Punkt überwinden. Die Wissenschaft, die Jesus lehrte und lebte, muss über alle materiellen Anschauungen in Bezug auf Leben, Substanz und Intelligenz sowie über die vielfältigen Irrtümer siegen, die aus solchen Anschauungen entstehen. *Göttlicher Sieg*

LIEBE muss über Hass triumphieren. WAHRHEIT und LEBEN

seal the victory over error and death, before the thorns can be laid aside for a crown, the benediction follow, "Well done, good and faithful servant," and the supremacy of Spirit be demonstrated.

The lonely precincts of the tomb gave Jesus a refuge from his foes, a place in which to solve the great problem of being. His three days' work in the sepulchre set the seal of eternity on time. *Jesus in the tomb* He proved Life to be deathless and Love to be the master of hate. He met and mastered on the basis of Christian Science, the power of Mind over matter, all the claims of medicine, surgery, and hygiene.

He took no drugs to allay inflammation. He did not depend upon food or pure air to resuscitate wasted energies. He did not require the skill of a surgeon to heal the torn palms and bind up the wounded side and lacerated feet, that he might use those hands to remove the napkin and winding-sheet, and that he might employ his feet as before.

Could it be called supernatural for the God of nature to sustain Jesus in his proof of man's truly derived power? It was a method of surgery beyond material art, but it was not a supernatural act. On *The deific naturalism* the contrary, it was a divinely natural act, whereby divinity brought to humanity the understanding of the Christ-healing and revealed a method infinitely above that of human invention.

His disciples believed Jesus to be dead while he was hidden in the sepulchre, whereas he was alive, demonstrating within the narrow tomb the power of Spirit to overrule mortal, material sense. *Obstacles overcome* There were rock-ribbed walls in the way, and a great

müssen den Sieg über Irrtum und Tod besiegeln, bevor die Dornen gegen eine Krone ausgetauscht werden können und der Segen „Gut gemacht, du tüchtiger und treuer Knecht" folgen und die Oberhoheit des GEISTES demonstriert werden kann.

Die einsame Abgeschlossenheit des Grabes gab Jesus eine Zuflucht vor seinen Feinden, einen Ort, an dem er die große Aufgabe des Seins lösen konnte. Seine dreitägige Arbeit im Grab drückte der Zeit das Siegel der Ewigkeit auf. *Jesus im Grab*

Er bewies, dass LEBEN todlos und dass LIEBE der Meister über Hass ist. Er trat allen Ansprüchen der Medizin, der Chirurgie und der Gesundheitslehren entgegen und meisterte sie auf der Grundlage der Christlichen Wissenschaft, der Macht des GEMÜTS über die Materie.

Er nahm keine Medikamente, um Entzündungen zu lindern. Er war nicht von Nahrung oder frischer Luft abhängig, um verbrauchte Energien zu erneuern. Er benötigte nicht die Geschicklichkeit eines Chirurgen, um seine zerrissenen Hände zu heilen und die Wunde an seiner Seite und die verletzten Füße zu verbinden, damit er diese Hände benutzen konnte, um Schweiß- und Leichentuch zu entfernen, und damit er seine Füße wie zuvor gebrauchen konnte.

Kann man es übernatürlich nennen, wenn der GOTT der Natur Jesus dabei unterstützte, die dem Menschen wahrhaftig verliehene Macht zu beweisen? Es war eine Methode der Chirurgie, die über die materielle Fertigkeit hinausging, aber es war kein übernatürlicher Vorgang. Im Gegenteil, es war ein göttlich natürlicher Vorgang, durch den die Gottheit der Menschheit das Verständnis des Christus-Heilens brachte und eine Methode enthüllte, die alles, was Menschen erfinden können, unendlich weit übertrifft. *Göttlicher Naturalismus*

Seine Jünger hielten Jesus für tot, als er im Grab verborgen war, während er lebte und innerhalb des engen Grabes die Macht des GEISTES demonstrierte, die den sterblichen, materiellen Sinn außer Kraft setzt. Felswände waren im Weg und *Hindernisse überwunden*

stone must be rolled from the cave's mouth; but Jesus vanquished every material obstacle, overcame every law of matter, and stepped forth from his gloomy resting-place, crowned with the glory of a sublime success, an everlasting victory.

Our Master fully and finally demonstrated divine Science in his victory over death and the grave. Jesus' deed was for the enlightenment of men and for the salvation of the whole world from sin, sickness, and death. Paul writes: "For if, when we were enemies, we were reconciled to God by the [seeming] death of His Son, much more, being reconciled, we shall be saved by his life." Three days after his bodily burial he talked with his disciples. The persecutors had failed to hide immortal Truth and Love in a sepulchre.

Victory over the grave

Glory be to God, and peace to the struggling hearts! Christ hath rolled away the stone from the door of human hope and faith, and through the revelation and demonstration of life in God, hath elevated them to possible at-one-ment with the spiritual idea of man and his divine Principle, Love.

The stone rolled away

They who earliest saw Jesus after the resurrection and beheld the final proof of all that he had taught, misconstrued that event. Even his disciples at first called him a spirit, ghost, or spectre, for they believed his body to be dead. His reply was: "Spirit hath not flesh and bones, as ye see me have." The reappearing of Jesus was not the return of a spirit. He presented the same body that he had before his crucifixion, and so glorified the supremacy of Mind over matter.

After the resurrection

Jesus' students, not sufficiently advanced fully to un-

ein großer Stein musste vom Eingang des Grabes weggewälzt werden; aber Jesus bezwang jedes materielle Hindernis, überwand jedes Gesetz der Materie und schritt aus seiner düsteren Ruhestätte hervor, gekrönt mit der Herrlichkeit eines erhabenen Erfolges, eines immerwährenden Sieges.

Unser Meister demonstrierte die göttliche Wissenschaft vollständig und endgültig durch seinen Sieg über den Tod und das Grab. Jesu Tat geschah zur Erleuchtung der Menschen und zur Erlösung der ganzen Welt von Sünde, Krankheit und Tod. Paulus schreibt: „Denn wenn wir mit Gott versöhnt worden sind durch den [scheinbaren] Tod Seines Sohnes, als wir noch Feinde waren, wie viel mehr werden wir gerettet werden durch sein Leben, nachdem wir nun versöhnt sind." Drei Tage nachdem sein Körper begraben worden war, sprach er mit seinen Jüngern. Es war den Verfolgern nicht gelungen, die unsterbliche WAHRHEIT und LIEBE in einem Grab zu verbergen.

Sieg über das Grab

Ehre sei GOTT und Friede den ringenden Herzen! Christus hat den Stein von der Tür menschlichen Hoffens und Glaubens weggewälzt, und durch die Offenbarung und Demonstration des Lebens in GOTT hat er sie zu dem möglichen Einssein mit der geistigen Idee vom Menschen und seinem göttlichen PRINZIP, LIEBE, emporgehoben.

Den Stein hinweggewälzt

Die Ersten, die Jesus nach der Auferstehung sahen und den endgültigen Beweis alles dessen erlebten, was er gelehrt hatte, missdeuteten dieses Ereignis. Sogar seine Jünger nannten ihn zunächst einen Geist, ein Gespenst oder eine Erscheinung, denn sie glaubten, dass sein Körper tot sei. Seine Antwort war: „Ein Geist hat nicht Fleisch und Knochen, wie ihr seht, dass ich habe." Das Wiedererscheinen Jesu war nicht die Rückkehr eines Geistes. Er präsentierte denselben Körper, den er vor der Kreuzigung gehabt hatte, und verherrlichte so die Oberhoheit des GEMÜTS über die Materie.

Nach der Auferstehung

Jesu Schüler, die nicht genügend fortgeschritten waren, um den

derstand their Master's triumph, did not perform many wonderful works, until they saw him after his crucifixion and learned that he had not died. This convinced them of the truthfulness of all that he had taught.

In the walk to Emmaus, Jesus was known to his friends by the words, which made their hearts burn within them, and by the breaking of bread. The divine Spirit, which identified Jesus thus centuries ago, has spoken through the inspired Word and will speak through it in every age and clime. It is revealed to the receptive heart, and is again seen casting out evil and healing the sick. *Spiritual interpretation*

The Master said plainly that physique was not Spirit, and after his resurrection he proved to the physical senses that his body was not changed until he himself ascended, — or, in other words, rose even higher in the understanding of Spirit, God. To convince Thomas of this, Jesus caused him to examine the nail-prints and the spear-wound. *Corporeality and Spirit*

Jesus' unchanged physical condition after what seemed to be death was followed by his exaltation above all material conditions; and this exaltation explained his ascension, and revealed unmistakably a probationary and progressive state beyond the grave. Jesus was "the way;" that is, he marked the way for all men. In his final demonstration, called the ascension, which closed the earthly record of Jesus, he rose above the physical knowledge of his disciples, and the material senses saw him no more. *Spiritual ascension*

His students then received the Holy Ghost. By this is meant, that by all they had witnessed and suffered, they were roused to an enlarged understanding of divine Sci-

Triumph ihres Meisters völlig zu verstehen, vollbrachten nicht viele wunderbare Werke, bis sie ihn nach seiner Kreuzigung sahen und begriffen, dass er nicht gestorben war. Das überzeugte sie von der Wahrhaftigkeit alles dessen, was er gelehrt hatte.

Auf dem Weg nach Emmaus wurde Jesus von seinen Freunden an den Worten erkannt, bei denen ihr Herz brannte, und daran, wie er das Brot brach. Der göttliche GEIST, der Jesus vor vielen Jahrhunderten auf diese Weise identifizierte, hat durch das inspirierte Wort gesprochen und wird durch dieses zu allen Zeiten und in allen Teilen der Welt sprechen. Er wird dem empfänglichen Herzen offenbart und wir erleben wieder, dass er Übel austreibt und die Kranken heilt. *Geistige Auslegung*

Der Meister sagte deutlich, dass die Physis nicht GEIST ist, und nach seiner Auferstehung bewies er den physischen Sinnen, dass sein Körper sich nicht verändert hatte, bis er in den Himmel auffuhr — oder mit anderen Worten, bis er noch höher stieg im Verständnis von GEIST, GOTT. Um Thomas davon zu überzeugen, forderte Jesus ihn auf, die Nägelmale und die Speerwunde zu untersuchen. *Körperlichkeit und GEIST*

Dem unveränderten physischen Zustand Jesu nach dem, was der Tod zu sein schien, folgte seine Erhebung über alle materiellen Gegebenheiten; und diese Erhebung erklärte seine Himmelfahrt und offenbarte unmissverständlich einen Zustand der Bewährung und des Fortschritts jenseits des Grabes. Jesus war „der Weg"; das heißt, er zeichnete allen Menschen den Weg vor. Bei seiner endgültigen Demonstration, Himmelfahrt genannt, die den irdischen Bericht über Jesus abschloss, erhob er sich über die körperliche Wahrnehmung seiner Jünger und die materiellen Sinne sahen ihn nicht mehr. *Geistige Himmelfahrt*

Dann empfingen seine Schüler den Heiligen Geist. Damit ist gemeint, dass sie durch alles, was sie erlebt und erlitten hatten, zu einem erweiterten Verständnis der göttlichen Wissenschaft

ence, even to the spiritual interpretation and discernment of Jesus' teachings and demonstrations, which gave them a faint conception of the Life which is God. They no longer measured man by material sense. After gaining the true idea of their glorified Master, they became better healers, leaning no longer on matter, but on the divine Principle of their work. The influx of light was sudden. It was sometimes an overwhelming power as on the Day of Pentecost.

Pentecostal power

Judas conspired against Jesus. The world's ingratitude and hatred towards that just man effected his betrayal. The traitor's price was thirty pieces of silver and the smiles of the Pharisees. He chose his time, when the people were in doubt concerning Jesus' teachings.

The traitor's conspiracy

A period was approaching which would reveal the infinite distance between Judas and his Master. Judas Iscariot knew this. He knew that the great goodness of that Master placed a gulf between Jesus and his betrayer, and this spiritual distance inflamed Judas' envy. The greed for gold strengthened his ingratitude, and for a time quieted his remorse. He knew that the world generally loves a lie better than Truth; and so he plotted the betrayal of Jesus in order to raise himself in popular estimation. His dark plot fell to the ground, and the traitor fell with it.

The disciples' desertion of their Master in his last earthly struggle was punished; each one came to a violent death except St. John, of whose death we have no record.

During his night of gloom and glory in the garden, Jesus realized the utter error of a belief in any possi-

erweckt wurden, ja zur geistigen Auslegung und Erkenntnis der Lehren und Demonstrationen Jesu, was ihnen eine schwache Vorstellung von dem LEBEN gab, das GOTT ist. Sie beurteilten den Menschen nicht mehr nach dem materiellen Sinn. Nachdem sie die wahre Idee von ihrem verherrlichten Meister erlangt hatten, wurden sie bessere Heiler; sie stützten sich nicht länger auf Materie, sondern auf das göttliche PRINZIP ihrer Arbeit. Das Einströmen des Lichts geschah plötzlich. Manchmal war es eine überwältigende Kraft wie am Pfingsttag.

<small>Kraft der Pfingsten</small>

Judas verschwor sich gegen Jesus. Der Undank und der Hass der Welt gegen diesen Gerechten bewirkten seinen Verrat. Der Preis des Verräters waren dreißig Silberlinge und das Lächeln der Pharisäer. Er wählte einen Zeitpunkt, als das Volk über Jesu Lehren im Zweifel war.

<small>Verschwörung des Verräters</small>

Die Zeit rückte näher, die die unendliche Distanz zwischen Judas und seinem Meister aufdecken sollte. Judas Iskariot wusste das. Er wusste, dass die große Güte dieses Meisters eine Kluft zwischen Jesus und seinem Verräter auftat, und diese geistige Distanz entfachte Judas' Neid. Die Gier nach Gold vergrößerte seine Undankbarkeit und beruhigte für eine Weile seine Gewissensbisse. Er wusste, dass die Welt im Allgemeinen eine Lüge lieber hat als WAHRHEIT; und so plante er den Verrat an Jesus, um sein eigenes öffentliches Ansehen zu heben. Sein düsterer Plan misslang und mit ihm stürzte der Verräter.

Dass die Jünger ihren Meister in seinem letzten irdischen Kampf verließen, wurde bestraft; jeder von ihnen fand ein gewaltsames Ende, außer Johannes, über dessen Tod uns nichts berichtet wird.

In seiner Nacht der Trübsal und Herrlichkeit im Garten Gethsemane erkannte Jesus, wie völlig irrig es ist, an eine

ble material intelligence. The pangs of neglect and the staves of bigoted ignorance smote him sorely. His students slept. He said unto them: "Could ye not watch with me one hour?" Could they not watch with him who, waiting and struggling in voiceless agony, held uncomplaining guard over a world? There was no response to that human yearning, and so Jesus turned forever away from earth to heaven, from sense to Soul.

Gethsemane glorified

Remembering the sweat of agony which fell in holy benediction on the grass of Gethsemane, shall the humblest or mightiest disciple murmur when he drinks from the same cup, and think, or even wish, to escape the exalting ordeal of sin's revenge on its destroyer? Truth and Love bestow few palms until the consummation of a life-work.

Judas had the world's weapons. Jesus had not one of them, and chose not the world's means of defence. "He opened not his mouth." The great demonstrator of Truth and Love was silent before envy and hate. Peter would have smitten the enemies of his Master, but Jesus forbade him, thus rebuking resentment or animal courage. He said: "Put up thy sword."

Defensive weapons

Pale in the presence of his own momentous question, "What is Truth," Pilate was drawn into acquiescence with the demands of Jesus' enemies. Pilate was ignorant of the consequences of his awful decision against human rights and divine Love, knowing not that he was hastening the final demonstration of what life is and of what the true knowledge of God can do for man.

Pilate's question

etwaige materielle Intelligenz zu glauben. Die Qualen der Missachtung und die Keulenschläge bigotter Unwissenheit trafen ihn hart. Seine Schüler schliefen. Er sagte zu ihnen: „Konntet ihr denn nicht eine Stunde mit mir wachen?" Konnten sie nicht wachen mit ihm, der in stummer Qual harrte und rang und klaglos Wache hielt über einer Welt? Dieses menschliche Sehnen fand keine Erwiderung und so wandte sich Jesus für immer von der Erde dem Himmel zu, vom Sinn zur SEELE.

Gethsemane verherrlicht

Darf der demütigste oder der mächtigste Jünger, im Gedenken an den Angstschweiß, der in heiligem Segen auf das Gras von Gethsemane fiel, murren, wenn er von dem gleichen Kelch trinkt, und darf er daran denken oder gar wünschen, der läuternden Feuerprobe zu entgehen, mit der sich die Sünde an ihrem Zerstörer rächt? WAHRHEIT und LIEBE verleihen wenige Lorbeeren, bevor ein Lebenswerk vollendet ist.

Judas hatte weltliche Waffen. Jesus hatte nicht eine davon, und er wählte zur Verteidigung keine weltlichen Mittel. Er tat „seinen Mund nicht auf". Der große Beweisführer von WAHRHEIT und LIEBE schwieg gegenüber Neid und Hass. Petrus wollte die Feinde seines Meisters schlagen, aber Jesus verbot es ihm und tadelte so Feindseligkeit oder tierischen Mut. Er sagte: „Stecke dein Schwert in die Scheide."

Verteidigungswaffen

Pilatus, der angesichts seiner eigenen bedeutungsvollen Frage „Was ist WAHRHEIT?" erbleichte, ließ sich dazu verleiten, den Forderungen der Feinde Jesu nachzugeben. Pilatus war sich der Konsequenzen seiner schrecklichen Entscheidung gegen die Menschenrechte und gegen die göttliche LIEBE nicht bewusst; er ahnte nicht, dass er die endgültige Demonstration dessen beschleunigte, was Leben ist und was die wahre Kenntnis von GOTT für den Menschen tun kann.

Pilatus' Frage

The women at the cross could have answered Pilate's question. They knew what had inspired their devotion, winged their faith, opened the eyes of their understanding, healed the sick, cast out evil, and caused the disciples to say to their Master: "Even the devils are subject unto us through thy name."

Where were the seventy whom Jesus sent forth? Were all conspirators save eleven? Had they forgotten the great exponent of God? Had they so soon lost sight of his mighty works, his toils, privations, sacrifices, his divine patience, sublime courage, and unrequited affection? O, why did they not gratify his last human yearning with one sign of fidelity? *Students' ingratitude*

The meek demonstrator of good, the highest instructor and friend of man, met his earthly fate alone with God. No human eye was there to pity, no arm to save. Forsaken by all whom he had blessed, this faithful sentinel of God at the highest post of power, charged with the grandest trust of heaven, was ready to be transformed by the renewing of the infinite Spirit. He was to prove that the Christ is not subject to material conditions, but is above the reach of human wrath, and is able, through Truth, Life, and Love, to triumph over sin, sickness, death, and the grave. *Heaven's sentinel*

The priests and rabbis, before whom he had meekly walked, and those to whom he had given the highest proofs of divine power, mocked him on the cross, saying derisively, "He saved others; himself he cannot save." These scoffers, who turned "aside the right of a man before the face of the Most High," esteemed Jesus as "stricken, smitten of God." *Cruel contumely*

Die Frauen unter dem Kreuz hätten die Frage des Pilatus beantworten können. Sie wussten, was ihre Hingabe inspiriert, ihren Glauben beflügelt, was die Augen ihres Verständnisses geöffnet, die Kranken geheilt, die Übel ausgetrieben und die Jünger dazu veranlasst hatte, zu ihrem Meister zu sagen: „Auch die Dämonen sind uns untertan in deinem Namen."

Wo waren die siebzig, die Jesus ausgesandt hatte? Waren alle Verräter außer den elf? Hatten sie den großen Vertreter GOTTES vergessen? Hatten sie schon so schnell seine mächtigen Werke, seine Mühen, Entbehrungen und Opfer, seine göttliche Geduld, seinen erhabenen Mut und seine unerwiderte Liebe aus den Augen verloren? Ach, warum belohnten sie sein letztes menschliches Sehnen nicht mit einem einzigen Zeichen der Treue? *Undank der Schüler*

Der demütige Beweisführer des Guten, der höchste Lehrer und Freund des Menschen, begegnete seinem irdischen Schicksal allein mit GOTT. Kein menschliches Auge war da, das Mitleid zeigte, kein Arm, der Rettung brachte. Verlassen von allen, die er gesegnet hatte, stand dieser treue Wächter GOTTES auf der höchsten Stufe der Macht, mit der bedeutendsten Mission des Himmels betraut, und war bereit, durch den erneuernden, unendlichen GEIST umgewandelt zu werden. Er sollte beweisen, dass der Christus materiellen Bedingungen nicht unterworfen ist, sondern außerhalb der Reichweite menschlichen Zorns steht und fähig ist, durch WAHRHEIT, LEBEN und LIEBE über Sünde, Krankheit, Tod und das Grab zu triumphieren. *Der Wächter des Himmels*

Die Priester und Rabbiner, vor denen er in geduldiger Sanftmut gewandelt war, und diejenigen, denen er die höchsten Beweise göttlicher Macht geliefert hatte, verspotteten ihn am Kreuz, indem sie hämisch sagten: „Andern hat er geholfen, sich selber kann er nicht helfen!" Diese Spötter, die „das Recht eines Mannes ... vor dem Allerhöchsten" beugten, hielten Jesus für den, *Grausame Beschimpfung*

"He is brought as a lamb to the slaughter, and as a sheep before her shearers is dumb, so he openeth not his mouth." "Who shall declare his generation?" Who shall decide what truth and love are?

The last supreme moment of mockery, desertion, torture, added to an overwhelming sense of the magnitude of his work, wrung from Jesus' lips the awful cry, "My God, why hast Thou forsaken me?" *A cry of despair*

This despairing appeal, if made to a human parent, would impugn the justice and love of a father who could withhold a clear token of his presence to sustain and bless so faithful a son. The appeal of Jesus was made both to his divine Principle, the God who is Love, and to himself, Love's pure idea. Had Life, Truth, and Love forsaken him in his highest demonstration? This was a startling question. No! They must abide in him and he in them, or that hour would be shorn of its mighty blessing for the human race.

If his full recognition of eternal Life had for a moment given way before the evidence of the bodily senses, what would his accusers have said? Even what they did say, — that Jesus' teachings were false, and that all evidence of their correctness was destroyed by his death. But this saying could not make it so. *Divine Science misunderstood*

The burden of that hour was terrible beyond human conception. The distrust of mortal minds, disbelieving the purpose of his mission, was a million times sharper than the thorns which pierced his flesh. The real cross, which Jesus bore up the hill of grief, was the world's hatred of Truth and Love. Not the spear nor the material cross wrung from his faithful *The real pillory*

der „geplagt und von Gott geschlagen" ist. Er tat „seinen Mund nicht auf wie ein Lamm, das zur Schlachtbank geführt wird, und wie ein Schaf, das vor seinem Scherer verstummt". „Und sein Geschlecht — wer will es beschreiben?" Wer soll entscheiden, was Wahrheit und Liebe sind?

Der letzte äußerste Augenblick der Verspottung, des Verlassenseins und der Qual, der zu einem überwältigenden Gefühl von der Größe und dem Ausmaß seines Werkes hinzukam, entrang Jesu Lippen den furchtbaren Ruf „Mein Gott, warum hast Du mich verlassen?" Wäre dieser verzweifelte Ruf an einen menschlichen Vater gerichtet gewesen, so hätte er die Gerechtigkeit und Liebe eines Vaters infrage gestellt, der einem so treuen Sohn ein klares Zeichen seiner erhaltenden und segnenden Gegenwart vorenthalten konnte. Jesu Aufschrei richtete sich sowohl an sein göttliches PRINZIP, den GOTT, der LIEBE ist, als auch an sich selbst, die reine Idee der LIEBE. Hatten LEBEN, WAHRHEIT und LIEBE ihn bei seiner höchsten Demonstration im Stich gelassen? Das war eine erschreckende Frage. Nein! Sie mussten in ihm bleiben und er in ihnen, oder diese Stunde wäre ihres machtvollen Segens für das Menschengeschlecht beraubt worden.

Ein Ruf der Verzweiflung

Wenn seine volle Erkenntnis des ewigen LEBENS nur einen Augenblick dem Augenschein der körperlichen Sinne nachgegeben hätte, was hätten seine Ankläger gesagt? Genau das, was sie sagten: dass Jesu Lehren falsch seien und dass alle Beweise für deren Richtigkeit durch seinen Tod zerstört worden seien. Aber solche Reden konnten das nicht wahr machen.

Göttliche Wissenschaft missverstanden

Die Last dieser Stunde war schrecklicher als menschlich vorstellbar. Das Misstrauen der sterblichen Gemüter, die den Zweck seiner Mission anzweifelten, war millionenfach schärfer als die Dornen, die sein Fleisch durchbohrten. Das eigentliche Kreuz, das Jesus den Berg des Kummers hinauftrug, war der Hass der Welt auf WAHRHEIT und LIEBE. Weder der Speer noch das materielle Kreuz entrangen seinen treuen Lippen den

Der wirkliche Pranger

lips the plaintive cry, *"Eloi, Eloi, lama sabachthani?"* It was the possible loss of something more important than human life which moved him, — the possible misapprehension of the sublimest influence of his career. This dread added the drop of gall to his cup.

Jesus could have withdrawn himself from his enemies. He had power to lay down a human sense of life for his spiritual identity in the likeness of the divine; but he allowed men to attempt the destruction of the mortal body in order that he might furnish the proof of immortal life. Nothing could kill this Life of man. Jesus could give his temporal life into his enemies' hands; but when his earth-mission was accomplished, his spiritual life, indestructible and eternal, was found forever the same. He knew that matter had no life and that real Life is God; therefore he could no more be separated from his spiritual Life than God could be extinguished.

Life-power indestructible

His consummate example was for the salvation of us all, but only through doing the works which he did and taught others to do. His purpose in healing was not alone to restore health, but to demonstrate his divine Principle. He was inspired by God, by Truth and Love, in all that he said and did. The motives of his persecutors were pride, envy, cruelty, and vengeance, inflicted on the physical Jesus, but aimed at the divine Principle, Love, which rebuked their sensuality.

Example for our salvation

Jesus was unselfish. His spirituality separated him from sensuousness, and caused the selfish materialist to hate him; but it was this spirituality which enabled Jesus to heal the sick, cast out evil, and raise the dead.

klagenden Ausruf „*Eloi, Eloi, lama sabachthani?*". Was ihn bewegte, war der mögliche Verlust von etwas Wichtigerem als seinem menschlichen Leben — die Möglichkeit, dass der erhabenste Einfluss seines Lebensweges missverstanden werden könnte. Diese Furcht fügte seinem Kelch den Tropfen Galle hinzu.

Jesus hätte sich seinen Feinden entziehen können. Er hatte die Macht, einen menschlichen Begriff von Leben für seine geistige Identität im Gleichnis des Göttlichen aufzugeben; aber er ließ die Menschen den Versuch machen, den sterblichen Körper zu zerstören, damit er den Beweis des unsterblichen Lebens liefern konnte. Nichts vermochte dieses LEBEN des Menschen zu töten. Jesus konnte sein zeitliches Leben in die Hände seiner Feinde geben; aber als seine Erdenmission erfüllt war, wurde sein geistiges Leben, das unzerstörbar und ewig ist, als ewiglich dasselbe erkannt. Er wusste, dass Materie kein Leben hat und dass das wirkliche LEBEN GOTT ist; deshalb konnte er ebenso wenig von seinem geistigen LEBEN getrennt sein, wie GOTT ausgelöscht werden konnte.

<small>LEBENS-Kraft unzerstörbar</small>

Sein vollendetes Beispiel diente der Erlösung für uns alle, doch nur, wenn wir die Werke tun, die er tat und die zu tun er andere lehrte. Sein Ziel beim Heilen war nicht allein, Gesundheit wiederherzustellen, sondern sein göttliches PRINZIP zu demonstrieren. Bei allem, was er sagte und tat, war er von GOTT, von WAHRHEIT und LIEBE, inspiriert. Die Motive seiner Verfolger waren Stolz, Neid, Grausamkeit und Rache, die sie an dem physischen Jesus ausließen, die jedoch auf das göttliche PRINZIP, LIEBE, gerichtet waren, das ihre Sinnlichkeit zurechtwies.

<small>Vorbild für unsere Erlösung</small>

Jesus war selbstlos. Seine Geistigkeit trennte ihn von Sinnengebundenheit und veranlasste den selbstsüchtigen Materialisten, ihn zu hassen; aber gerade diese Geistigkeit befähigte Jesus, die Kranken zu heilen, Übel auszutreiben und die Toten aufzuerwecken.

From early boyhood he was about his "Father's business." His pursuits lay far apart from theirs. His master was Spirit; their master was matter. He served God; they served mammon. His affections were pure; theirs were carnal. His senses drank in the spiritual evidence of health, holiness, and life; their senses testified oppositely, and absorbed the material evidence of sin, sickness, and death.

Master's business

Their imperfections and impurity felt the ever-present rebuke of his perfection and purity. Hence the world's hatred of the just and perfect Jesus, and the prophet's foresight of the reception error would give him. "Despised and rejected of men," was Isaiah's graphic word concerning the coming Prince of Peace. Herod and Pilate laid aside old feuds in order to unite in putting to shame and death the best man that ever trod the globe. To-day, as of old, error and evil again make common cause against the exponents of truth.

Purity's rebuke

The "man of sorrows" best understood the nothingness of material life and intelligence and the mighty actuality of all-inclusive God, good. These were the two cardinal points of Mind-healing, or Christian Science, which armed him with Love. The highest earthly representative of God, speaking of human ability to reflect divine power, prophetically said to his disciples, speaking not for their day only but for all time: "He that believeth on me, the works that I do shall he do also;" and "These signs shall follow them that believe."

Saviour's prediction

The accusations of the Pharisees were as self-contradictory as their religion. The bigot, the debauchee, the hypocrite, called Jesus a glutton and a wine-bibber. They said: "He casteth out devils

Defamatory accusations

Seit früher Kindheit war er „in dem, was [seinem] Vater gehört". Sein Streben lag weit entfernt von ihrem. Sein Meister war GEIST; ihr Meister war die Materie. Er diente GOTT; sie dienten dem Mammon. Seine Neigungen waren rein; ihre waren fleischlich. Seine Sinne nahmen den geistigen Beweis von Gesundheit, Heiligkeit und Leben in sich auf; ihre Sinne bezeugten das Gegenteil und absorbierten den materiellen Augenschein von Sünde, Krankheit und Tod.

Des Meisters Tätigkeit

Ihre Unvollkommenheit und Unreinheit empfanden seine Vollkommenheit und Reinheit als einen immer-gegenwärtigen Vorwurf. Daher der Hass der Welt gegen den gerechten und vollkommenen Jesus und die Vorhersage des Propheten darüber, wie Irrtum ihn aufnehmen würde. „Von den Menschen verachtet und abgelehnt"* lauteten Jesajas anschauliche Worte für den kommenden Friedefürsten. Herodes und Pilatus begruben alte Fehden, um gemeinsam Schande und Tod über den besten Menschen zu bringen, der je auf Erden wandelte. Wie damals, so machen auch heute Irrtum und Böses wieder gemeinsame Sache gegen die Vertreter der Wahrheit.

Vorwurf durch Reinheit

Der Mann „voller Schmerzen" verstand am besten die Nichtigkeit des materiellen Lebens und der materiellen Intelligenz sowie die mächtige Tatsächlichkeit des alles-umfassenden GOTTES, des Guten. Das waren die zwei Kardinalpunkte des Heilens durch GEMÜT oder der Christlichen Wissenschaft, die ihn mit LIEBE ausrüsteten. Als er von der menschlichen Fähigkeit, göttliche Kraft widerzuspiegeln, sprach, sagte der höchste irdische Vertreter GOTTES prophetisch zu seinen Jüngern, und dabei sprach er nicht nur für ihre Zeit, sondern für alle Zeiten: „Wer an mich glaubt, der wird die Werke auch tun, die ich tue"; und „die Zeichen aber" werden „denen folgen, die glauben".

Die Vorhersage des Erlösers

Die Beschuldigungen der Pharisäer waren ebenso widersprüchlich wie ihre Religion. Die bigotten Menschen, die Lüstlinge, die Heuchler nannten Jesus einen Fresser und Weinsäufer. Sie sagten: „Er treibt die Dämonen aus durch Beelzebub"

Verleumderische Anschuldigungen

* Nach der King-James-Bibel

through Beelzebub," and is the "friend of publicans and sinners." The latter accusation was true, but not in their meaning. Jesus was no ascetic. He did not fast as did the Baptist's disciples; yet there never lived a man so far removed from appetites and passions as the Nazarene. He rebuked sinners pointedly and unflinchingly, because he was their friend; hence the cup he drank.

The reputation of Jesus was the very opposite of his character. Why? Because the divine Principle and practice of Jesus were misunderstood. He was at work in divine Science. His words and works were unknown to the world because above and contrary to the world's religious sense. Mortals believed in God as humanly mighty, rather than as divine, infinite Love. *Reputation and character*

The world could not interpret aright the discomfort which Jesus inspired and the spiritual blessings which might flow from such discomfort. Science shows the cause of the shock so often produced by the truth, — namely, that this shock arises from the great distance between the individual and Truth. Like Peter, we should weep over the warning, instead of denying the truth or mocking the lifelong sacrifice which goodness makes for the destruction of evil. *Inspiring discontent*

Jesus bore our sins in his body. He knew the mortal errors which constitute the material body, and could destroy those errors; but at the time when Jesus felt our infirmities, he had not conquered all the beliefs of the flesh or his sense of material life, nor had he risen to his final demonstration of spiritual power. *Bearing our sins*

Had he shared the sinful beliefs of others, he would

und ist „ein Freund der Zöllner und Sünder". Die letzte Anschuldigung stimmte, aber nicht in ihrem Sinne. Jesus war kein Asket. Er fastete nicht wie die Jünger des Täufers; doch niemals lebte ein Mensch, dem Begierden und Leidenschaften so fern lagen wie dem Nazarener. Er wies die Sünder scharf und unnachgiebig zurecht, weil er ihr Freund war — daher der Kelch, den er trank.

Jesu Ruf stand in direktem Gegensatz zu seinem Charakter. Warum? Weil das göttliche PRINZIP und die Praxis Jesu missverstanden wurden. Er arbeitete in der göttlichen Wissenschaft. Seine Worte und Werke waren der Welt unbekannt, weil sie über den religiösen Auffassungen der Welt standen und ihnen entgegengesetzt waren. Die Sterblichen glaubten eher an einen menschlich mächtigen GOTT als an die göttliche, unendliche LIEBE. *Ruf und Charakter*

Die Welt konnte das Unbehagen, das Jesus einflößte, und die geistigen Segnungen, die aus solchem Unbehagen entspringen mögen, nicht richtig deuten. Die Wissenschaft zeigt die Ursache der Erschütterung, die so oft durch die Wahrheit ausgelöst wird — nämlich, dass diese Erschütterung aus der großen Distanz zwischen dem Einzelnen und der WAHRHEIT entsteht. Wie Petrus sollten wir über die Warnung weinen, statt die Wahrheit zu leugnen oder über das lebenslange Opfer zu spotten, das die Güte für die Zerstörung des Bösen bringt. *Hervorrufen von Unzufriedenheit*

Jesus trug unsere Sünden an seinem Körper. Er kannte die sterblichen Irrtümer, die den materiellen Körper bilden, und er konnte diese Irrtümer zerstören; doch zu der Zeit, als Jesus unsere Schwächen fühlte, hatte er noch nicht alle falschen Vorstellungen, die mit dem Fleisch verbunden sind, oder seinen Begriff vom materiellen Leben besiegt noch hatte er sich zu seiner endgültigen Demonstration der geistigen Kraft erhoben. *Er trug unsere Sünden*

Hätte er die sündigen Anschauungen anderer geteilt, wäre er

have been less sensitive to those beliefs. Through the magnitude of his human life, he demonstrated the divine Life. Out of the amplitude of his pure affection, he defined Love. With the affluence of Truth, he vanquished error. The world acknowledged not his righteousness, seeing it not; but earth received the harmony his glorified example introduced.

Who is ready to follow his teaching and example? All must sooner or later plant themselves in Christ, the true idea of God. That he might liberally pour his dear-bought treasures into empty or sin-filled human storehouses, was the inspiration of Jesus' intense human sacrifice. In witness of his divine commission, he presented the proof that Life, Truth, and Love heal the sick and the sinning, and triumph over death through Mind, not matter. This was the highest proof he could have offered of divine Love. His hearers understood neither his words nor his works. They would not accept his meek interpretation of life nor follow his example.

Inspiration of sacrifice

His earthly cup of bitterness was drained to the dregs. There adhered to him only a few unpretentious friends, whose religion was something more than a name. It was so vital, that it enabled them to understand the Nazarene and to share the glory of eternal life. He said that those who followed him should drink of his cup, and history has confirmed the prediction.

Spiritual friendship

If that Godlike and glorified man were physically on earth to-day, would not some, who now profess to love him, reject him? Would they not deny him even the rights of humanity, if he enter-

Injustice to the Saviour

gegen diese Anschauungen weniger empfindlich gewesen. Durch die Größe seines menschlichen Lebens demonstrierte er das göttliche LEBEN. Aus der Fülle seiner reinen Neigungen definierte er LIEBE. Mit dem Reichtum der WAHRHEIT bezwang er Irrtum. Die Welt erkannte seine Rechtschaffenheit nicht an, denn sie sah sie nicht; aber die Erde empfing die Harmonie, die sein verherrlichtes Beispiel einführte.

Wer ist bereit seiner Lehre und seinem Beispiel zu folgen? Alle müssen sich früher oder später auf Christus, die wahre Idee GOTTES, gründen. Jesu Wunsch, seine teuer erkauften Schätze freigiebig in leere oder sündenerfüllte menschliche Schatzkammern hineinströmen zu lassen, war die Inspiration zu seinem großen menschlichen Opfer. Um seinen göttlichen Auftrag zu bezeugen, lieferte er den Beweis, dass LEBEN, WAHRHEIT und LIEBE durch GEMÜT, nicht durch Materie, die Kranken und die Sündigen heilen und über den Tod triumphieren. Das war der höchste Beweis, den er von der göttlichen LIEBE erbringen konnte. Seine Zuhörer verstanden weder seine Worte noch seine Werke. Sie waren weder bereit seine sanftmütige Auslegung vom Leben anzunehmen noch seinem Beispiel zu folgen.

Inspiration zum Opfer

Er leerte seinen irdischen Kelch der Bitternis bis zur Neige. Dabei hielten nur ein paar anspruchslose Freunde zu ihm, deren Religion mehr war als nur ein Name. Sie war in ihnen so lebendig, dass sie dadurch befähigt wurden, den Nazarener zu verstehen und an der Herrlichkeit des ewigen Lebens teilzuhaben. Er sagte, dass diejenigen, die ihm nachfolgten, aus seinem Kelch trinken würden, und die Geschichte hat diese Vorhersage bestätigt.

Geistige Freundschaft

Wenn dieser GOTT-ähnliche und verherrlichte Mensch heute körperlich auf Erden wäre, würden ihn nicht manche zurückweisen, die jetzt vorgeben ihn zu lieben? Würden sie ihm nicht sogar die Menschenrechte verweigern, wenn er irgendeine andere als ihre Auffassung vom Sein und von

Ungerechtigkeit gegen den Erlöser

tained any other sense of being and religion than theirs? The advancing century, from a deadened sense of the invisible God, to-day subjects to unchristian comment and usage the idea of Christian healing enjoined by Jesus; but this does not affect the invincible facts.

Perhaps the early Christian era did Jesus no more injustice than the later centuries have bestowed upon the healing Christ and spiritual idea of being. Now that the gospel of healing is again preached by the wayside, does not the pulpit sometimes scorn it? But that curative mission, which presents the Saviour in a clearer light than mere words can possibly do, cannot be left out of Christianity, although it is again ruled out of the synagogue.

Truth's immortal idea is sweeping down the centuries, gathering beneath its wings the sick and sinning. My weary hope tries to realize that happy day, when man shall recognize the Science of Christ and love his neighbor as himself, — when he shall realize God's omnipotence and the healing power of the divine Love in what it has done and is doing for mankind. The promises will be fulfilled. The time for the reappearing of the divine healing is throughout all time; and whosoever layeth his earthly all on the altar of divine Science, drinketh of Christ's cup now, and is endued with the spirit and power of Christian healing.

In the words of St. John: "He shall give you another Comforter, that he may abide with you *forever*." This Comforter I understand to be Divine Science.

Religion vertreten hätte? Aufgrund einer abgestumpften Auffassung von dem unsichtbaren GOTT unterwirft das fortschreitende Jahrhundert heute die Idee des christlichen Heilens, die Jesus uns zur Pflicht machte, unchristlicher Kritik und Behandlung; die unbesiegbaren Tatsachen berührt das jedoch nicht.

Vielleicht hat die Zeit des frühen Christentums Jesus nicht mehr Unrecht getan als spätere Jahrhunderte dem heilenden Christus und der geistigen Idee des Seins. Wird das Evangelium des Heilens nicht jetzt, da es wieder am Wege gepredigt wird, manchmal von der Kanzel herab verhöhnt? Aber diese heilende Mission, die den Erlöser in einem klareren Licht zeigt, als bloße Worte es je könnten, lässt sich nicht vom Christentum trennen, obwohl sie wieder aus der Synagoge ausgeschlossen wird.

Die unsterbliche Idee der WAHRHEIT durcheilt die Jahrhunderte und sammelt die Kranken und Sündigen unter ihre Flügel. Meine müde Hoffnung versucht sich den glücklichen Tag vorzustellen, an dem der Mensch die Wissenschaft des Christus erkennen und seinen Nächsten lieben wird wie sich selbst — an dem er GOTTES Allmacht und die heilende Kraft der göttlichen LIEBE in dem erkennt, was sie für die Menschheit getan hat und weiterhin tut. Die Verheißungen werden sich erfüllen. Die Zeit für das Wiedererscheinen des göttlichen Heilens erstreckt sich auf alle Zeiten; und wer immer sein irdisches All auf den Altar der göttlichen Wissenschaft legt, trinkt jetzt aus dem Kelch Christi und ist mit dem Geist und der Kraft des christlichen Heilens ausgerüstet.

Mit den Worten des Johannes: „Er wird euch einen andern Tröster geben, der *für immer* bei euch bleiben wird." Unter diesem Tröster verstehe ich die Göttliche Wissenschaft.

Chapter 3

Marriage

*What therefore God hath joined together,
let not man put asunder.*

*In the resurrection they neither marry,
nor are given in marriage,
but are as the angels of God in heaven.* — Jesus.

When our great Teacher came to him for baptism, John was astounded. Reading his thoughts, Jesus added: "Suffer it to be so now: for thus it becometh us to fulfil all righteousness." Jesus' concessions (in certain cases) to material methods were for the advancement of spiritual good.

Marriage is the legal and moral provision for generation among human kind. Until the spiritual creation is discerned intact, is apprehended and understood, and His kingdom is come as in the vision of the Apocalypse, — where the corporeal sense of creation was cast out, and its spiritual sense was revealed from heaven, — marriage will continue, subject to such moral regulations as will secure increasing virtue. *Marriage temporal*

Infidelity to the marriage covenant is the social scourge of all races, "the pestilence that walketh in darkness, … the destruction that wasteth at noonday." The commandment, "Thou shalt not commit adultery," is no less imperative than the one, "Thou shalt not kill." *Fidelity required*

Kapitel 3

Die Ehe

*Was nun Gott zusammengefügt hat,
das soll der Mensch nicht scheiden.*

*In der Auferstehung heiraten sie nicht
und werden nicht verheiratet,
sondern sie sind wie Engel Gottes im Himmel.* — Jesus.

Als unser großer Lehrer zu Johannes kam, um sich von ihm taufen zu lassen, war dieser erstaunt. Jesus, der seine Gedanken las, bemerkte dazu: „Lass es jetzt so sein! Denn so gebührt es uns, alle Gerechtigkeit zu erfüllen." Die Zugeständnisse, die Jesus (in gewissen Fällen) an materielle Methoden machte, dienten dazu, das geistig Gute zu fördern.

Die Ehe ist die gesetzliche und moralische Einrichtung für die Fortpflanzung der Menschen. Bis die geistige Schöpfung als intakt erkannt wird, bis sie erfasst und verstanden wird und bis Sein Reich gekommen ist wie in der Vision der Apokalypse — wo die körperliche Auffassung von der Schöpfung hinausgeworfen und deren geistige Auffassung vom Himmel offenbart wurde —, wird die Ehe fortbestehen und moralischen Regeln unterliegen, die ein Zunehmen der Tugend sicherstellen.

<small>Ehe ist zeitlich</small>

Untreue gegen den Ehebund ist die soziale Geißel aller Völker, die „Pest, die im Finstern schleicht", die „Seuche, die am Mittag wütet". Das Gebot „Du sollst nicht ehebrechen" ist nicht weniger gebieterisch als das Gebot „Du sollst nicht töten"*.

<small>Treue erforderlich</small>

* Nach der King-James-Bibel

Chastity is the cement of civilization and progress. Without it there is no stability in society, and without it one cannot attain the Science of Life.

Union of the masculine and feminine qualities constitutes completeness. The masculine mind reaches a higher tone through certain elements of the feminine, while the feminine mind gains courage and strength through masculine qualities. These different elements conjoin naturally with each other, and their true harmony is in spiritual oneness. Both sexes should be loving, pure, tender, and strong. The attraction between native qualities will be perpetual only as it is pure and true, bringing sweet seasons of renewal like the returning spring. *Mental elements*

Beauty, wealth, or fame is incompetent to meet the demands of the affections, and should never weigh against the better claims of intellect, goodness, and virtue. Happiness is spiritual, born of Truth and Love. It is unselfish; therefore it cannot exist alone, but requires all mankind to share it. *Affection's demands*

Human affection is not poured forth vainly, even though it meet no return. Love enriches the nature, enlarging, purifying, and elevating it. The wintry blasts of earth may uproot the flowers of affection, and scatter them to the winds; but this severance of fleshly ties serves to unite thought more closely to God, for Love supports the struggling heart until it ceases to sigh over the world and begins to unfold its wings for heaven. *Help and discipline*

Marriage is unblest or blest, according to the disappointments it involves or the hopes it fulfils. To happify

Reinheit ist der Zement der Zivilisation und des Fortschritts. Ohne sie gibt es keine Stabilität in der Gesellschaft und ohne sie kann man die Wissenschaft des Lebens nicht erlangen.

Die Vereinigung der männlichen und weiblichen Eigenschaften bildet Vollständigkeit. Das männliche Gemüt erlangt durch bestimmte Elemente des weiblichen Gemüts eine edlere Note, während das weibliche Gemüt durch männliche Eigenschaften Mut und Stärke gewinnt. Diese unterschiedlichen Elemente vereinigen sich ganz natürlich miteinander und ihre wahre Harmonie liegt in geistiger Einheit. Beide Geschlechter sollten liebevoll, rein, zärtlich und stark sein. Die Anziehung zwischen angeborenen Eigenschaften wird nur andauern, wenn sie rein und wahr ist und wie der wiederkehrende Frühling liebliche Zeiten der Erneuerung bringt. Mentale Elemente

Schönheit, Reichtum oder Ruhm sind unfähig, die Forderungen der Liebe zu erfüllen, und sie sollten niemals gegen die höheren Ansprüche des Intellekts, der Güte und der Tugend in die Waagschale geworfen werden. Glück ist geistig, aus Wahrheit und Liebe geboren. Es ist selbstlos; daher kann es nicht allein existieren, sondern verlangt, dass die ganze Menschheit daran teilhabe. Anforderungen der Zuneigung

Menschliche Herzenswärme wird nicht vergeblich ausgeströmt, selbst wenn sie keine Erwiderung findet. Liebe bereichert die menschliche Natur, erweitert, reinigt und erhebt sie. Die winterlichen Stürme der Erde können vielleicht die Blumen der Zuneigung entwurzeln und sie in alle Winde verstreuen; aber diese Trennung fleischlicher Bindungen dient dazu, die Gedanken inniger mit Gott zu vereinen, denn Liebe steht dem ringenden Herzen bei, bis es aufhört, über die Welt zu seufzen, und beginnt, seine Schwingen himmelwärts zu entfalten. Hilfe und Disziplin

Die Ehe ist unglücklich oder glücklich, je nach den Enttäuschungen, die sie enthält, oder den Hoffnungen, die sie erfüllt. Das

existence by constant intercourse with those adapted to elevate it, should be the motive of society. Unity of spirit gives new pinions to joy, or else joy's drooping wings trail in dust.

Ill-arranged notes produce discord. Tones of the human mind may be different, but they should be concordant in order to blend properly. Unselfish ambition, noble life-motives, and purity, — these constituents of thought, mingling, constitute individually and collectively true happiness, strength, and permanence. *Chord and discord*

There is moral freedom in Soul. Never contract the horizon of a worthy outlook by the selfish exaction of all another's time and thoughts. With additional joys, benevolence should grow more diffusive. The narrowness and jealousy, which would confine a wife or a husband forever within four walls, will not promote the sweet interchange of confidence and love; but on the other hand, a wandering desire for incessant amusement outside the home circle is a poor augury for the happiness of wedlock. Home is the dearest spot on earth, and it should be the centre, though not the boundary, of the affections. *Mutual freedom*

Said the peasant bride to her lover: "Two eat no more together than they eat separately." This is a hint that a wife ought not to court vulgar extravagance or stupid ease, because another supplies her wants. Wealth may obviate the necessity for toil or the chance for ill-nature in the marriage relation, but nothing can abolish the cares of marriage. *A useful suggestion*

"She that is married careth ... how she may please her husband," says the Bible; and this is the pleasantest

Dasein glücklich zu gestalten durch ständigen Umgang mit jenen, die geeignet sind, es zu erheben, sollte das Motiv der menschlichen Gesellschaft sein. Einigkeit im Geist gibt der Freude neue Schwingen, sonst schleifen die matten Flügel der Freude im Staub.

Falsch gesetzte Noten erzeugen Missklang. Die Töne des menschlichen Gemüts mögen unterschiedlich sein, aber sie sollten in Einklang miteinander stehen, damit sie richtig harmonieren. Selbstloses Streben, edle Lebensmotive und Reinheit — diese Bestandteile des Denkens bilden, wenn sie sich vereinigen, für den Einzelnen und für die Allgemeinheit wahres Glück, Stärke und Beständigkeit. *Zusammenklang und Missklang*

In der SEELE liegt moralische Freiheit. Enge niemals den Horizont einer edlen Lebenseinstellung dadurch ein, dass du selbstsüchtig die ganze Zeit und alle Gedanken eines anderen beanspruchst. Mit zusätzlichen Freuden sollte das Wohlwollen umfassender werden. Die Engherzigkeit und Eifersucht, die eine Ehefrau oder einen Ehemann dauernd auf die vier Wände beschränken möchten, werden den lieblichen Austausch von Vertrauen und Liebe nicht fördern; auf der anderen Seite jedoch ist das ruhelose Verlangen nach unablässigen Vergnügungen außerhalb des häuslichen Bereichs ein schlechtes Omen für das Glück der Ehe. Das Heim ist der liebste Fleck auf Erden und es sollte der Mittelpunkt, jedoch nicht die Grenze der Herzensneigungen sein. *Gegenseitige Freiheit*

Die Braut des Bauern sagte zu ihrem Geliebten: „Zwei essen gemeinsam nicht mehr als jeder allein." Das ist ein Hinweis darauf, dass eine Frau nicht oberflächlicher Extravaganz oder leerem Müßiggang verfallen sollte, nur weil ein anderer sie versorgt. Wohlstand mag in der Ehe der Notwendigkeit mühsamer Arbeit oder möglichen Missstimmungen vorbeugen, doch nichts kann die Verpflichtung aufheben in der Ehe füreinander zu sorgen. *Ein nützlicher Vorschlag*

„Die Verheiratete sorgt ... , wie sie ihren Mann erfreuen kann"*, sagt die Bibel; und das ist das Erfreulichste, was man tun kann.

* Nach der King-James-Bibel

thing to do. Matrimony should never be entered into without a full recognition of its enduring obligations on both sides. There should be the most tender solicitude for each other's happiness, and mutual attention and approbation should wait on all the years of married life.

Differing duties

Mutual compromises will often maintain a compact which might otherwise become unbearable. Man should not be required to participate in all the annoyances and cares of domestic economy, nor should woman be expected to understand political economy. Fulfilling the different demands of their united spheres, their sympathies should blend in sweet confidence and cheer, each partner sustaining the other,— thus hallowing the union of interests and affections, in which the heart finds peace and home.

Tender words and unselfish care in what promotes the welfare and happiness of your wife will prove more salutary in prolonging her health and smiles than stolid indifference or jealousy. Husbands, hear this and remember how slight a word or deed may renew the old trysting-times.

Trysting renewed

After marriage, it is too late to grumble over incompatibility of disposition. A mutual understanding should exist before this union and continue ever after, for deception is fatal to happiness.

The nuptial vow should never be annulled, so long as its moral obligations are kept intact; but the frequency of divorce shows that the sacredness of this relationship is losing its influence, and that fatal mistakes are undermining its foundations. Separation never should take place, and it never would, if both

Permanent obligation

Eine Ehe sollte niemals eingegangen werden, ohne dass beide Seiten ihre bleibenden Verpflichtungen voll anerkennen. Die zärtlichste Fürsorge für das Glück des anderen und gegenseitige Aufmerksamkeit und Anerkennung sollten alle Jahre des ehelichen Lebens begleiten. *Unterschiedliche Pflichten*

Gegenseitige Kompromisse erhalten oft einen Vertrag aufrecht, der sonst unerträglich werden könnte. Vom Mann sollte nicht verlangt werden, dass er alle Ärgernisse und Sorgen des Haushalts teilt, noch sollte man von der Frau erwarten, dass sie Volkswirtschaft versteht. In der Erfüllung der unterschiedlichen Anforderungen ihrer vereinten Wirkungskreise sollten sich ihre Sympathien in herzlichem Vertrauen und Ermutigung harmonisch verbinden, wobei jeder Partner den anderen stützt — sodass beide auf diese Weise die Vereinigung der Interessen und Neigungen heiligen, in der das Herz Frieden und Heimat findet.

Zärtliche Worte und selbstlose Fürsorge für das, was das Wohlergehen und Glück deiner Frau fördert, werden sich für die Erhaltung ihrer Gesundheit und ihres Lächelns als heilsamer erweisen als stumpfe Gleichgültigkeit oder Eifersucht. Ihr Ehemänner, hört darauf und bedenkt, wie sogar die kleinsten Worte oder Taten die ersten Zeiten der Liebe wieder aufleben lassen können. *Verliebtheit erneuert*

Nach der Eheschließung ist es zu spät, über die Unvereinbarkeit der Charaktere zu murren. Ein gegenseitiges Verstehen sollte da sein, bevor man sich so bindet, und danach immer weiterbestehen, denn Täuschung ist verhängnisvoll für das Glück.

Das Eheversprechen sollte niemals aufgehoben werden, solange seine moralischen Verpflichtungen unverletzt sind; aber die Häufigkeit der Ehescheidungen zeigt, dass die Heiligkeit dieser Beziehung ihren Einfluss verliert und dass verhängnisvolle Fehler ihre Grundlagen untergraben. Eine Trennung sollte niemals vorkommen und würde es auch nie, wenn *Dauernde Verpflichtung*

husband and wife were genuine Christian Scientists. Science inevitably lifts one's being higher in the scale of harmony and happiness.

Kindred tastes, motives, and aspirations are necessary to the formation of a happy and permanent companionship. The beautiful in character is also the good, welding indissolubly the links of affection. A mother's affection cannot be weaned from her child, because the mother-love includes purity and constancy, both of which are immortal. Therefore maternal affection lives on under whatever difficulties. *Permanent affection*

From the logic of events we learn that selfishness and impurity alone are fleeting, and that wisdom will ultimately put asunder what she hath not joined together.

Marriage should improve the human species, becoming a barrier against vice, a protection to woman, strength to man, and a centre for the affections. This, however, in a majority of cases, is not its present tendency, and why? Because the education of the higher nature is neglected, and other considerations, — passion, frivolous amusements, personal adornment, display, and pride, — occupy thought. *Centre for affections*

An ill-attuned ear calls discord harmony, not appreciating concord. So physical sense, not discerning the true happiness of being, places it on a false basis. Science will correct the discord, and teach us life's sweeter harmonies. *Spiritual concord*

Soul has infinite resources with which to bless mankind, and happiness would be more readily attained and would be more secure in our keeping, if sought in Soul. Higher enjoyments alone can satisfy the cravings of immortal

Mann und Frau echte Christliche Wissenschaftler wären. Die Wissenschaft hebt unser Sein unvermeidlich auf eine höhere Stufe der Harmonie und des Glücks.

Verwandte Geschmacksrichtungen, Motive und Bestrebungen sind zur Bildung einer glücklichen und dauerhaften Gemeinschaft notwendig. Das Schöne im Charakter ist auch das Gute; es schweißt das Band der Liebe unauflöslich zusammen. Die Liebe einer Mutter kann sich von ihrem Kind nicht abwenden, weil die Mutterliebe Reinheit und Beständigkeit einschließt, die beide unsterblich sind. Deshalb besteht die mütterliche Liebe weiter — unter welchen Schwierigkeiten auch immer.

<small>Dauerhafte Zuneigung</small>

Aus der Logik der Ereignisse lernen wir, dass allein Selbstsucht und Unreinheit vergänglich sind und dass Weisheit schließlich das scheiden wird, was sie nicht zusammengefügt hat.

Die Ehe sollte die Menschheit veredeln, indem sie eine Schranke gegen das Laster, ein Schutz für die Frau, Stärke für den Mann und ein Mittelpunkt für die Neigungen wird. Das jedoch ist in der Mehrzahl der Fälle nicht ihre gegenwärtige Tendenz, und warum? Weil die Erziehung der höheren Natur vernachlässigt wird und andere Interessen — Leidenschaften, leichtfertige Vergnügungen, Eitelkeit, Prunk und Stolz — die Gedanken beschäftigen.

<small>Mittelpunkt der Neigungen</small>

Ein unmusikalisches Ohr hält Missklang für Harmonie, weil es Wohlklang nicht zu schätzen weiß. So stellt der physische Sinn das Glück auf eine falsche Grundlage, weil er das wahre Glück des Seins nicht erkennt. Die Wissenschaft wird den Missklang berichtigen und uns die lieblicheren Harmonien des Lebens lehren.

<small>Geistige Harmonie</small>

SEELE hat unendliche Mittel, mit denen sie die Menschheit segnet, und das Glück würde schneller erlangt werden und sicherer in unserem Besitz bleiben, wenn wir es in der SEELE suchten. Höhere Freuden allein können das Sehnen des unsterblichen

man. We cannot circumscribe happiness within the limits of personal sense. The senses confer no real enjoyment.

The good in human affections must have ascendency over the evil and the spiritual over the animal, or happiness will never be won. The attainment of this celestial condition would improve our progeny, diminish crime, and give higher aims to ambition. Every valley of sin must be exalted, and every mountain of selfishness be brought low, that the highway of our God may be prepared in Science. The offspring of heavenly-minded parents inherit more intellect, better balanced minds, and sounder constitutions. *Ascendency of good*

If some fortuitous circumstance places promising children in the arms of gross parents, often these beautiful children early droop and die, like tropical flowers born amid Alpine snows. If perchance they live to become parents in their turn, they may reproduce in their own helpless little ones the grosser traits of their ancestors. What hope of happiness, what noble ambition, can inspire the child who inherits propensities that must either be overcome or reduce him to a loathsome wreck? *Propensities inherited*

Is not the propagation of the human species a greater responsibility, a more solemn charge, than the culture of your garden or the raising of stock to increase your flocks and herds? Nothing unworthy of perpetuity should be transmitted to children.

The formation of mortals must greatly improve to advance mankind. The scientific *morale* of marriage is spiritual unity. If the propagation of a higher human species is requisite to reach this goal, then its material con-

Menschen befriedigen. Wir können das Glück nicht innerhalb der Grenzen des persönlichen Sinnes definieren. Die Sinne gewähren keinen wirklichen Genuss.

Das Gute in den menschlichen Neigungen muss die Oberhand über das Böse haben und das Geistige über das Tierische, sonst wird das Glück niemals gewonnen werden. Das Erreichen dieses himmlischen Zustands würde unsere Nachkommen vervollkommnen, Verbrechen verringern und dem Streben höhere Ziele setzen. Jedes Tal der Sünde muss erhöht und jeder Berg der Selbstsucht erniedrigt werden, damit die ebene Bahn unseres GOTTES in der Wissenschaft bereitet werde. Die Nachkommen himmlisch gesinnter Eltern erben mehr Verstand, ausgeglichenere Gemüter und eine gesündere Konstitution.

Überlegenheit des Guten

Wenn ein zufälliger Umstand vielversprechende Kinder in die Arme grober Eltern legt, welken diese schönen Kinder oft früh dahin und sterben wie tropische Blumen, die mitten im Alpenschnee aufgehen. Wenn sie aber am Leben bleiben und selbst Eltern werden, dann bringen sie vielleicht in ihren eigenen hilflosen Kleinen die gröberen Züge ihrer Ahnen hervor. Welche Hoffnung auf Glück, welches edle Streben kann das Kind inspirieren, das Triebe erbt, die überwunden werden müssen, weil sie es sonst zu einem verabscheuungswürdigen Wrack degradieren?

Ererbte Triebe

Ist nicht die Fortpflanzung des Menschengeschlechts eine größere Verantwortung, eine ernstere Aufgabe, als die Pflege deines Gartens oder die Aufzucht von Jungtieren zur Vergrößerung deiner Herden? Nichts sollte an Kinder weitergegeben werden, was nicht erhaltenswert ist.

Die Entstehung der Sterblichen muss wesentlich veredelt werden, um den Fortschritt der Menschheit fördern zu können. Die wissenschaftliche Moral der Ehe ist geistige Einheit. Wenn die Fortpflanzung eines höheren Menschengeschlechts erforderlich ist, um dieses Ziel zu erreichen, dann können ihre materiellen

ditions can only be permitted for the purpose of generating. The fœtus must be kept mentally pure and the period of gestation have the sanctity of virginity.

The entire education of children should be such as to form habits of obedience to the moral and spiritual law, with which the child can meet and master the belief in so-called physical laws, a belief which breeds disease.

If parents create in their babes a desire for incessant amusement, to be always fed, rocked, tossed, or talked to, those parents should not, in after years, complain of their children's fretfulness or fri- *Inheritance heeded* volity, which the parents themselves have occasioned. Taking less "thought for your life, what ye shall eat, or what ye shall drink"; less thought "for your body what ye shall put on," will do much more for the health of the rising generation than you dream. Children should be allowed to remain children in knowledge, and should become men and women only through growth in the understanding of man's higher nature.

We must not attribute more and more intelligence to matter, but less and less, if we would be wise and healthy. The divine Mind, which forms the bud and blossom, will care for the human *The Mind creative* body, even as it clothes the lily; but let no mortal interfere with God's government by thrusting in the laws of erring, human concepts.

The higher nature of man is not governed by the lower; if it were, the order of wisdom would be reversed. Our false views of life hide eternal harmony, and produce the ills of which we complain. *Superior law of Soul* Because mortals believe in material laws and reject the Science of Mind, this does not make materiality first and

Bedingungen nur zum Zweck der Zeugung erlaubt sein. Der Fötus muss gedanklich rein gehalten werden, und in der Zeit der Schwangerschaft muss die Heiligkeit der Jungfräulichkeit bewahrt bleiben.

Die gesamte Erziehung der Kinder sollte darauf hinzielen, Gehorsam gegen das moralische und geistige Gesetz zur Gewohnheit zu machen; mit diesem Gesetz kann das Kind dem Glauben an sogenannte physische Gesetze entgegentreten und ihn meistern, einen Glauben, der Krankheit verursacht.

Wenn Eltern in ihren kleinen Kindern das Verlangen wecken, ständig unterhalten, gefüttert, gewiegt, geschaukelt oder angesprochen zu werden, dann sollten sich diese Eltern in späteren Jahren nicht über Reizbarkeit oder Leichtfertigkeit ihrer Kinder beklagen, die von den Eltern selbst verursacht wurden. Sorgt euch weniger „um euer Leben, was ihr essen und trinken werdet"; sorgt euch weniger „um euren Leib, was ihr anziehen werdet"; das wird viel mehr zur Gesundheit der heranwachsenden Generation beitragen, als ihr euch träumen lasst. Kinder sollten an Wissen Kinder bleiben dürfen, und nur durch das Wachstum im Verständnis von der höheren Natur des Menschen sollten sie zu Männern und Frauen heranwachsen. *Das Erbe beachtet*

Wenn wir weise und gesund sein wollen, dürfen wir der Materie nicht immer mehr, sondern müssen ihr immer weniger Intelligenz zugestehen. Das göttliche GEMÜT, das die Knospe und die Blüte bildet, wird für den menschlichen Körper sorgen, ebenso wie es die Lilie kleidet; aber kein Sterblicher soll sich in GOTTES Regierung einmischen, indem er mit Gesetzen irrender, menschlicher Begriffe dazwischentritt. *Das schöpferische GEMÜT*

Die höhere Natur des Menschen wird nicht durch die niedere beherrscht; wenn das zuträfe, würde die Ordnung der Weisheit umgekehrt werden. Unsere falschen Auffassungen vom Leben verbergen die ewige Harmonie und schaffen die Übel, über die wir uns beklagen. Nur weil die Sterblichen an materielle Gesetze glauben und die Wissenschaft des GEMÜTS ablehnen, rückt die Materialität nicht an die erste Stelle und *Das überlegene Gesetz der SEELE*

the superior law of Soul last. You would never think that flannel was better for warding off pulmonary disease than the controlling Mind, if you understood the Science of being.

In Science man is the offspring of Spirit. The beautiful, good, and pure constitute his ancestry. His origin is not, like that of mortals, in brute instinct, nor does he pass through material conditions prior to reaching intelligence. Spirit is his primitive and ultimate source of being; God is his Father, and Life is the law of his being. *Spiritual origin*

Civil law establishes very unfair differences between the rights of the two sexes. Christian Science furnishes no precedent for such injustice, and civilization mitigates it in some measure. Still, it is a marvel why usage should accord woman less rights than does either Christian Science or civilization. *The rights of woman*

Our laws are not impartial, to say the least, in their discrimination as to the person, property, and parental claims of the two sexes. If the elective franchise for women will remedy the evil without encouraging difficulties of greater magnitude, let us hope it will be granted. A feasible as well as rational means of improvement at present is the elevation of society in general and the achievement of a nobler race for legislation, — a race having higher aims and motives. *Unfair discrimination*

If a dissolute husband deserts his wife, certainly the wronged, and perchance impoverished, woman should be allowed to collect her own wages, enter into business agreements, hold real estate, deposit funds, and own her children free from interference.

das höhere Gesetz der SEELE an die letzte. Wenn du die Wissenschaft des Seins verstündest, würdest du niemals meinen, Flanell sei zum Schutz vor Lungenkrankheiten besser geeignet als das beherrschende GEMÜT.

In der Wissenschaft ist der Mensch der Sprössling des GEISTES. Das Schöne, das Gute und das Reine sind seine Ahnen. Sein Ursprung liegt nicht wie der der Sterblichen im tierischen Instinkt, noch geht er durch materielle Umstände hindurch, bevor er Intelligenz erlangt. GEIST ist seine ursprüngliche und endgültige Quelle des Seins; GOTT ist sein Vater, und LEBEN ist das Gesetz seines Seins.

<small>Geistiger Ursprung</small>

Das Zivilrecht macht sehr ungerechte Unterschiede zwischen den Rechten der beiden Geschlechter. Die Christliche Wissenschaft liefert keinen Präzedenzfall für derartige Ungerechtigkeit und die Zivilisation mildert sie in gewissem Grade. Nach wie vor ist es verwunderlich, warum der allgemeine Brauch der Frau weniger Rechte zugesteht, als die Christliche Wissenschaft oder die Zivilisation es tun.

<small>Die Rechte der Frau</small>

Unsere Gesetze sind, gelinde gesagt, nicht unparteiisch, denn sie machen zwischen den beiden Geschlechtern Unterschiede bei der Person, dem Besitzstand und dem elterlichen Sorgerecht. Sollte das Frauenwahlrecht dieses Übel beseitigen, ohne größere Schwierigkeiten heraufzubeschwören, dann wollen wir hoffen, dass es gewährt wird. Eine ebenso realisierbare wie vernünftige Verbesserungsmöglichkeit liegt gegenwärtig in der Anhebung des allgemeinen Niveaus der Gesellschaft und der Bildung eines edleren Menschengeschlechts für die Gesetzgebung — eines Menschengeschlechts mit höheren Zielen und Motiven.

<small>Ungerechte Unterschiede</small>

Wenn ein ausschweifender Ehemann seine Frau verlässt, dann sollte es der ungerecht behandelten und vielleicht verarmten Frau gewiss erlaubt sein, ihr eigenes Einkommen zu beziehen, Geschäftsverträge abzuschließen, Grundeigentum zu besitzen, Gelder anzulegen und das uneingeschränkte Sorgerecht für ihre Kinder zu haben.

Want of uniform justice is a crying evil caused by the selfishness and inhumanity of man. Our forefathers exercised their faith in the direction taught by the Apostle James, when he said: "Pure religion and undefiled before God and the Father, is this, To visit the fatherless and widows in their affliction, and to keep himself unspotted from the world."

Pride, envy, or jealousy seems on most occasions to be the master of ceremonies, ruling out primitive Christianity. When a man lends a helping hand to some noble woman, struggling alone with adversity, his wife should not say, "It is never well to interfere with your neighbor's business." A wife is sometimes debarred by a covetous domestic tyrant from giving the ready aid her sympathy and charity would afford. *Benevolence hindered*

Marriage should signify a union of hearts. Furthermore, the time cometh of which Jesus spake, when he declared that in the resurrection there should be no more marrying nor giving in marriage, but man would be as the angels. Then shall Soul rejoice in its own, in which passion has no part. Then white-robed purity will unite in one person masculine wisdom and feminine love, spiritual understanding and perpetual peace. *Progressive development*

Until it is learned that God is the Father of all, marriage will continue. Let not mortals permit a disregard of law which might lead to a worse state of society than now exists. Honesty and virtue ensure the stability of the marriage covenant. Spirit will ultimately claim its own, — all that really is, — and the voices of physical sense will be forever hushed.

Der Mangel an einheitlicher Gerechtigkeit ist ein schreiendes Übel, das durch Selbstsucht und Unmenschlichkeit der Menschen verursacht wird. Unsere Vorfahren praktizierten ihren Glauben so, wie es der Apostel Jakobus gelehrt hat, der sagte: „Ein reiner und unbefleckter Gottesdienst vor Gott, dem Vater, ist der: die Waisen und Witwen in ihrer Bedrängnis zu besuchen und sich von der Welt unbefleckt zu erhalten."

Stolz, Neid oder Eifersucht sind anscheinend bei den meisten Anlässen der Zeremonienmeister, der das ursprüngliche Christentum ausschließt. Wenn ein Mann einer redlichen Frau, die allein mit Schwierigkeiten kämpft, helfend zur Hand geht, dann sollte seine Frau nicht sagen: „Es ist niemals gut, sich in die Angelegenheiten anderer einzumischen." Eine Ehefrau wird manchmal von einem geizigen Haustyrannen daran gehindert, die schnelle Hilfe zu leisten, die ihr Mitgefühl und ihre Nächstenliebe gewähren würden. *Wohltätigkeit verhindert*

Die Ehe sollte eine Vereinigung der Herzen bedeuten. Überdies kommt die Zeit, von der Jesus sprach, als er erklärte, die Menschen würden in der Auferstehung weder heiraten noch verheiratet werden, sondern wie die Engel sein. Dann wird sich SEELE ihres eigenen Ausdrucks erfreuen, an dem die Leidenschaft keinen Anteil hat. Dann wird die weiß gekleidete Reinheit in *einer* Person männliche Weisheit und weibliche Liebe, geistiges Verständnis und dauerhaften Frieden vereinen. *Fortschreitende Entwicklung*

Bis verstanden worden ist, dass GOTT der Vater aller ist, wird die Ehe fortbestehen. Die Sterblichen sollten nicht zulassen, dass das Gesetz missachtet wird, denn das könnte zu einem schlimmeren Zustand der Gesellschaft führen, als er jetzt besteht. Ehrlichkeit und Tugend sichern die Stabilität des Ehebundes. GEIST wird schließlich das Seine — alles, was wirklich besteht — beanspruchen, und die Stimmen des physischen Sinnes werden für immer verstummen.

Experience should be the school of virtue, and human happiness should proceed from man's highest nature.

May Christ, Truth, be present at every bridal altar to turn the water into wine and to give to human life an inspiration by which man's spiritual and eternal existence may be discerned. *Blessing of Christ*

If the foundations of human affection are consistent with progress, they will be strong and enduring. Divorces should warn the age of some fundamental error in the marriage state. The union of the sexes suffers fearful discord. To gain Christian Science and its harmony, life should be more metaphysically regarded. *Righteous foundations*

The broadcast powers of evil so conspicuous to-day show themselves in the materialism and sensualism of the age, struggling against the advancing spiritual era. Beholding the world's lack of Christianity and the powerlessness of vows to make home happy, the human mind will at length demand a higher affection. *Powerless promises*

There will ensue a fermentation over this as over many other reforms, until we get at last the clear straining of truth, and impurity and error are left among the lees. The fermentation even of fluids is not pleasant. An unsettled, transitional stage is never desirable on its own account. Matrimony, which was once a fixed fact among us, must lose its present slippery footing, and man must find permanence and peace in a more spiritual adherence. *Transition and reform*

The mental chemicalization, which has brought conjugal infidelity to the surface, will assuredly throw off this evil, and marriage will become purer when the scum is gone.

Erfahrung sollte die Schule der Tugend sein und das menschliche Glück sollte aus der höchsten Natur des Menschen hervorgehen.

Möge Christus, WAHRHEIT, an jedem Traualtar anwesend sein, um das Wasser in Wein zu verwandeln und um dem menschlichen Leben eine Inspiration zu geben, durch die des Menschen geistiges und ewiges Dasein wahrgenommen werden kann.

<small>Der Segen Christi</small>

Wenn die Grundlagen der menschlichen Zuneigung mit Fortschritt in Einklang stehen, werden sie stark und dauerhaft sein. Ehescheidungen sollten unserer Zeit eine Warnung vor offensichtlichen Missständen in der Ehe sein. Die Vereinigung der Geschlechter erleidet furchtbare Disharmonie. Um die Christliche Wissenschaft und ihre Harmonie zu erlangen, sollte das Leben metaphysischer betrachtet werden.

<small>Gerechte Grundlagen</small>

Die weit verbreiteten Kräfte des Bösen, die heute so offensichtlich sind, zeigen sich im Materialismus und in der Sinnlichkeit dieser Zeit, die gegen das nahende geistige Zeitalter ankämpfen. Wenn das menschliche Gemüt den Mangel an Christlichkeit in der Welt und die Machtlosigkeit der Gelübde, ein Heim glücklich zu gestalten, wahrnimmt, wird es schließlich nach einer höheren Liebe verlangen.

<small>Wirkungslose Versprechen</small>

Aus dieser Reform, wie auch aus vielen anderen, wird sich eine Gärung ergeben, bis wir schließlich das klare Filtrat der Wahrheit erhalten und Unreinheit und Irrtum im Bodensatz zurückbleiben. Selbst die Gärung von Flüssigkeiten ist nicht angenehm. Ein unruhiges Übergangsstadium ist an sich niemals erstrebenswert. Die Ehe, die früher eine feste Tatsache bei uns war, muss ihren gegenwärtigen schlüpfrigen Grund verlieren, und der Mensch muss Beständigkeit und Frieden in einer größeren geistigen Treue finden.

<small>Übergang und Reform</small>

Die mentale Chemikalisation, die die eheliche Untreue an die Oberfläche gebracht hat, wird dieses Übel mit Sicherheit entfernen, und wenn der Schaum der Gärung verschwunden ist, wird die Ehe reiner werden.

Thou art right, immortal Shakespeare, great poet of humanity:

> Sweet are the uses of adversity;
> Which, like the toad, ugly and venomous,
> Wears yet a precious jewel in his head.

Trials teach mortals not to lean on a material staff, — a broken reed, which pierces the heart. We do not half remember this in the sunshine of joy and prosperity. Sorrow is salutary. Through great tribulation we enter the kingdom. Trials are proofs of God's care. Spiritual development germinates not from seed sown in the soil of material hopes, but when these decay, Love propagates anew the higher joys of Spirit, which have no taint of earth. Each successive stage of experience unfolds new views of divine goodness and love. *Salutary sorrow*

Amidst gratitude for conjugal felicity, it is well to remember how fleeting are human joys. Amidst conjugal infelicity, it is well to hope, pray, and wait patiently on divine wisdom to point out the path.

Husbands and wives should never separate if there is no Christian demand for it. It is better to await the logic of events than for a wife precipitately to leave her husband or for a husband to leave his wife. If one is better than the other, as must always be the case, the other pre-eminently needs good company. Socrates considered patience salutary under such circumstances, making his Xantippe a discipline for his philosophy. *Patience is wisdom*

Sorrow has its reward. It never leaves us where it found us. The furnace separates the gold from the dross that the precious metal may *The gold and dross*

Du hast recht, unsterblicher Shakespeare, du großer Dichter der Menschheit:

> Süß ist die Frucht der Widerwärtigkeit,
> die, gleich der Kröte, hässlich und voll Gift,
> ein köstliches Juwel im Haupte trägt.

Prüfungen lehren die Sterblichen, sich nicht auf einen materiellen Stab zu stützen — ein zerbrochenes Rohr, das das Herz durchbohrt. Im Sonnenschein der Freude und des Wohlergehens denken wir kaum daran. Leid ist heilsam. Durch große Trübsal kommen wir in das Reich GOTTES. Prüfungen sind Beweise von der Fürsorge GOTTES. Geistige Entwicklung keimt nicht aus dem Samen, der in den Boden materieller Hoffnungen gesät ist, sondern wenn diese vergehen, pflanzt LIEBE erneut die höheren Freuden des GEISTES fort, an denen kein Makel der Erde haftet. Jede weitere Stufe der Erfahrung entfaltet neue Aspekte göttlicher Güte und Liebe.

Heilsames Leid

Inmitten der Dankbarkeit für eheliches Glück sollte man daran denken, wie flüchtig menschliche Freuden sind. Inmitten ehelichen Unglücks sollte man hoffen, beten und geduldig darauf warten, dass die göttliche Weisheit den Weg zeigt.

Ehepaare sollten sich niemals trennen, wenn es keine christliche Notwendigkeit dafür gibt. Es ist besser, die Logik der Ereignisse abzuwarten, als dass eine Frau ihren Mann überstürzt verlässt oder ein Mann seine Frau. Wenn der eine besser ist als der andere, wie das immer der Fall sein muss, dann braucht der andere vor allem gute Gesellschaft. Sokrates betrachtete unter solchen Umständen die Geduld als heilsam, und er machte seine Xanthippe zum Lehrbeispiel für seine Philosophie.

Geduld ist Weisheit

Leid hat seinen Lohn. Es lässt uns niemals dort, wo es uns gefunden hat. Im Schmelzofen wird das Gold von der Schlacke getrennt, damit das Bild GOTTES in das

Gold und Schlacke

be graven with the image of God. The cup our Father hath given, shall we not drink it and learn the lessons He teaches?

When the ocean is stirred by a storm, then the clouds lower, the wind shrieks through the tightened shrouds, and the waves lift themselves into mountains. We ask the helmsman: "Do you know your course? Can you steer safely amid the storm?" He answers bravely, but even the dauntless seaman is not sure of his safety; nautical science is not equal to the Science of Mind. Yet, acting up to his highest understanding, firm at the post of duty, the mariner works on and awaits the issue. Thus should we deport ourselves on the seething ocean of sorrow. Hoping and working, one should stick to the wreck, until an irresistible propulsion precipitates his doom or sunshine gladdens the troubled sea.

Weathering the storm

The notion that animal natures can possibly give force to character is too absurd for consideration, when we remember that through spiritual ascendency our Lord and Master healed the sick, raised the dead, and commanded even the winds and waves to obey him. Grace and Truth are potent beyond all other means and methods.

Spiritual power

The lack of spiritual power in the limited demonstration of popular Christianity does not put to silence the labor of centuries. Spiritual, not corporeal, consciousness is needed. Man delivered from sin, disease, and death presents the true likeness or spiritual ideal.

Systems of religion and medicine treat of physical pains and pleasures, but Jesus rebuked the suffering from any such cause or effect. The epoch approaches when the

kostbare Metall eingraviert werde. Sollten wir nicht den Kelch, den uns unser Vater gereicht hat, trinken und die Lektionen lernen, die Er uns lehrt?

Wenn das Meer durch einen Sturm aufgewühlt wird, dann verdunkeln die Wolken drohend den Himmel, der Wind heult durch die straffen Wanten und die Wellen erheben sich zu Bergen. Wir fragen den Steuermann: „Kennst du deinen Kurs? Kannst du mitten im Sturm sicher steuern?" Er antwortet mutig, doch selbst der unerschrockene Seemann ist von seiner Sicherheit nicht überzeugt; die nautische Wissenschaft kommt der Wissenschaft des GEMÜTS nicht gleich. Dennoch arbeitet der Seemann weiter und erwartet den Ausgang, während er fest auf dem Posten der Pflicht steht und nach seinem höchsten Verständnis handelt. Ebenso sollten auch wir uns auf dem wogenden Meer des Leides verhalten. Hoffend und arbeitend sollte man am Wrack festhalten, bis ein übermächtiger Stoß den Untergang herbeiführt oder der Sonnenschein die aufgewühlte See glättet.

Den Sturm überstehen

Die Vorstellung, dass tierische Eigenschaften dem Charakter irgendwie Stärke geben könnten, ist zu absurd, um in Betracht gezogen zu werden, wenn wir bedenken, dass unser Herr und Meister durch geistige Überlegenheit die Kranken heilte, die Toten auferweckte und sogar dem Wind und den Wellen befahl ihm zu gehorchen. Gnade und WAHRHEIT sind mächtiger als alle anderen Mittel und Methoden.

Geistige Kraft

Der Mangel an geistiger Kraft in der begrenzten Demonstration des allgemeinen Christentums bringt die Arbeit der Jahrhunderte nicht zum Schweigen. Geistiges, nicht körperliches Bewusstsein wird benötigt. Der von Sünde, Krankheit und Tod befreite Mensch stellt das wahre Gleichnis oder das geistige Ideal dar.

Religiöse und medizinische Systeme befassen sich mit physischen Schmerzen und Freuden, aber Jesus wies Leiden aus solchen Ursachen oder Wirkungen zurück. Die Zeit rückt näher, in der

understanding of the truth of being will be the basis of true religion. At present mortals progress slowly for fear of being thought ridiculous. They are slaves to fashion, pride, and sense. Sometime we shall learn how Spirit, the great architect, has created men and women in Science. We ought to weary of the fleeting and false and to cherish nothing which hinders our highest selfhood.

Basis of true religion

Jealousy is the grave of affection. The presence of mistrust, where confidence is due, withers the flowers of Eden and scatters love's petals to decay. Be not in haste to take the vow "until death do us part." Consider its obligations, its responsibilities, its relations to your growth and to your influence on other lives.

I never knew more than one individual who believed in agamogenesis; she was unmarried, a lovely character, was suffering from incipient insanity, and a Christian Scientist cured her. I have named her case to individuals, when casting my bread upon the waters, and it may have caused the good to ponder and the evil to hatch their silly innuendoes and lies, since salutary causes sometimes incur these effects. The perpetuation of the floral species by bud or cell-division is evident, but I discredit the belief that agamogenesis applies to the human species.

Insanity and agamogenesis

Christian Science presents unfoldment, not accretion; it manifests no material growth from molecule to mind, but an impartation of the divine Mind to man and the universe. Proportionately as human generation ceases, the unbroken links of eternal, harmonious being will be spiritually discerned; and man,

God's creation intact

das Verständnis der Wahrheit des Seins die Grundlage wahrer Religion sein wird. Gegenwärtig machen die Sterblichen nur langsam Fortschritte, weil sie fürchten, für lächerlich gehalten zu werden. Sie sind Sklaven der Mode, des Stolzes und des Sinnes. Irgendwann werden wir erfahren, wie GEIST, der große Architekt, Männer und Frauen in der Wissenschaft erschaffen hat. Wir sollten des Flüchtigen und Falschen überdrüssig sein und nichts hegen, was unser höchstes Selbst hindert.

Grundlage wahrer Religion

Eifersucht ist das Grab der Zuneigung. Wenn Misstrauen besteht, wo Vertrauen angebracht wäre, welken die Blumen Edens und die Blütenblätter der Liebe werden zerstreut und vergehen. Leiste den Schwur „Bis dass der Tod uns scheide" nicht übereilt. Bedenke seine Verpflichtungen und die daraus folgende Verantwortung, seine Auswirkungen auf dein Wachstum und auf deinen Einfluss auf das Leben anderer.

Ich kannte nur eine einzige Person, die an ungeschlechtliche Fortpflanzung glaubte; sie war unverheiratet, ein liebenswerter Mensch, sie litt an beginnender Geisteskrankheit, und ein Christlicher Wissenschaftler heilte sie. Ich habe ihren Fall einigen Menschen gegenüber erwähnt, als ich mein Brot über das Wasser fahren ließ, und es mag die Guten zum Nachdenken und die Bösen zum Aushecken ihrer dummen Unterstellungen und Lügen veranlasst haben, denn heilsame Ursachen ziehen manchmal solche Auswirkungen nach sich. Die Fortpflanzung der Pflanzenarten durch Knospen oder Zellteilung ist offensichtlich, aber ich schenke der Auffassung keinen Glauben, dass ungeschlechtliche Fortpflanzung beim Menschengeschlecht möglich sei.

Geisteskrankheit und ungeschlechtliche Fortpflanzung

Die Christliche Wissenschaft stellt Entfaltung dar, nicht Zuwachs; sie bekundet kein materielles Wachstum vom Molekül zum Gemüt, sondern ein Sich-Mitteilen des göttlichen GEMÜTS an den Menschen und das Universum. In dem Verhältnis, wie die menschliche Fortpflanzung aufhört, werden die niemals unterbrochenen Verbindungen des ewigen, harmonischen Seins geistig erkannt werden; und der Mensch,

GOTTES Schöpfung unversehrt

not of the earth earthly but coexistent with God, will appear. The scientific fact that man and the universe are evolved from Spirit, and so are spiritual, is as fixed in divine Science as is the proof that mortals gain the sense of health only as they lose the sense of sin and disease. Mortals can never understand God's creation while believing that man is a creator. God's children already created will be cognized only as man finds the truth of being. Thus it is that the real, ideal man appears in proportion as the false and material disappears. No longer to marry or to be "given in marriage" neither closes man's continuity nor his sense of increasing number in God's infinite plan. Spiritually to understand that there is but one creator, God, unfolds all creation, confirms the Scriptures, brings the sweet assurance of no parting, no pain, and of man deathless and perfect and eternal.

If Christian Scientists educate their own offspring spiritually, they can educate others spiritually and not conflict with the scientific sense of God's creation. Some day the child will ask his parent: "Do you keep the First Commandment? Do you have one God and creator, or is man a creator?" If the father replies, "God creates man through man," the child may ask, "Do you teach that Spirit creates materially, or do you declare that Spirit is infinite, therefore matter is out of the question?" Jesus said, "The children of this world marry, and are given in marriage: But they which shall be accounted worthy to obtain that world, and the resurrection from the dead, neither marry, nor are given in marriage."

nicht der irdische von der Erde, sondern der zugleich mit GOTT bestehende, wird erscheinen. Die wissenschaftliche Tatsache, dass der Mensch und das Universum aus GEIST hervorgehen und deshalb geistig sind, steht in der göttlichen Wissenschaft ebenso fest, wie der Beweis dafür, dass die Sterblichen den Sinn für Gesundheit nur dann gewinnen, wenn sie den Sinn für Sünde und Krankheit verlieren. Die Sterblichen können GOTTES Schöpfung nicht verstehen, solange sie glauben, der Mensch sei ein Schöpfer. GOTTES schon erschaffene Kinder werden nur insoweit erkannt, wie der Mensch die Wahrheit des Seins findet. So kommt es, dass der wirkliche, ideale Mensch in dem Verhältnis erscheint, wie der falsche und materielle verschwindet. Nicht mehr „heiraten und nicht verheiratet werden"* beendet weder den Fortbestand des Menschen noch seinen Begriff von Vermehrung nach GOTTES unendlichem Plan. Geistig zu verstehen, dass es nur *einen* Schöpfer gibt, nämlich GOTT, entfaltet die ganze Schöpfung, bestätigt die Heilige Schrift, bringt die beglückende Gewissheit, dass es keine Trennung, keinen Schmerz gibt und dass der Mensch unvergänglich und vollkommen und ewig ist.

Wenn Christliche Wissenschaftler ihre eigenen Kinder geistig erziehen, dann können sie andere geistig erziehen, ohne mit der wissenschaftlichen Auffassung von der Schöpfung GOTTES in Konflikt zu geraten. Eines Tages wird das Kind seine Eltern fragen: „Hältst du das erste Gebot? Hast du *einen* GOTT und Schöpfer oder ist der Mensch ein Schöpfer?" Wenn der Vater antwortet: „GOTT schafft den Menschen durch den Menschen", könnte das Kind fragen: „Lehrst du, dass GEIST materiell erschafft, oder erklärst du, dass GEIST unendlich ist und dass daher die Materie keine Rolle spielt?" Jesus sagte: „Die Kinder dieser Welt heiraten und lassen sich heiraten; die aber würdig geachtet sind, jene Welt und die Auferstehung von den Toten zu erlangen, die werden weder heiraten noch sich heiraten lassen."

* Nach der King-James-Bibel

Chapter 4

Christian Science versus Spiritualism

And when they shall say unto you,
Seek unto them that have familiar spirits,
And unto wizards that peep and that mutter;
Should not a people seek unto their God? — Isaiah.

Verily, verily, I say unto you,
If a man keep my saying, he shall never see death.
Then said the Jews unto him,
Now we know that thou hast a devil. — John.

Mortal existence is an enigma. Every day is a mystery. The testimony of the corporeal senses cannot inform us what is real and what is delusive, but the revelations of Christian Science unlock the treasures of Truth. Whatever is false or sinful can never enter the atmosphere of Spirit. There is but one Spirit. Man is never God, but spiritual man, made in God's likeness, reflects God. In this scientific reflection the Ego and the Father are inseparable. The supposition that corporeal beings are spirits, or that there are good and evil spirits, is a mistake.

> The infinite one Spirit

The divine Mind maintains all identities, from a blade of grass to a star, as distinct and eternal. The questions are: What are God's identities? What is Soul? Does life or soul exist in the thing formed?

> Real and unreal identity

Kapitel 4

Christliche Wissenschaft versus Spiritismus

Wenn sie aber zu euch sagen:
„Ihr müsst die Wahrsager und Zeichendeuter befragen,
die flüstern und murmeln", so sagt:
„Soll ein Volk nicht seinen Gott befragen?" — JESAJA.

Wahrlich, wahrlich, ich sage euch:
Wenn jemand mein Wort hält,
dann wird er den Tod nicht sehen in Ewigkeit.
Da sagten die Juden zu ihm:
„Nun erkennen wir, dass du einen Dämon hast." — JOHANNES.

Die sterbliche Existenz ist ein Rätsel. Jeder Tag ist ein Mysterium. Das Zeugnis der körperlichen Sinne kann uns nichts darüber sagen, was wirklich und was trügerisch ist, aber die Offenbarungen der Christlichen Wissenschaft erschließen die Schätze der WAHRHEIT. Nichts, was falsch oder sündig ist, kann jemals in die Atmosphäre des GEISTES eindringen. Es gibt nur *einen* GEIST. Der Mensch ist niemals GOTT, aber der geistige Mensch, zu GOTTES Gleichnis erschaffen, spiegelt GOTT wider. In dieser wissenschaftlichen Widerspiegelung sind das Ego und der Vater untrennbar. Die Annahme, dass körperliche Wesen Geister sind oder dass es gute und böse Geister gibt, ist ein Fehler.

<small>Der unendliche einzige GEIST</small>

Das göttliche GEMÜT erhält alle Identitäten vom Grashalm bis zum Stern als deutlich erkennbar und ewig. Folgende Fragen ergeben sich: Was sind GOTTES Identitäten? Was ist SEELE? Gibt es Leben oder Seele in dem gestalteten Ding?

<small>Wirkliche und unwirkliche Identität</small>

Nothing is real and eternal,—nothing is Spirit,—but God and His idea. Evil has no reality. It is neither person, place, nor thing, but is simply a belief, an illusion of material sense.

The identity, or idea, of all reality continues forever; but Spirit, or the divine Principle of all, is not *in* Spirit's formations. Soul is synonymous with Spirit, God, the creative, governing, infinite Principle outside of finite form, which forms only reflect.

Close your eyes, and you may dream that you see a flower,—that you touch and smell it. Thus you learn that the flower is a product of the so-called mind, a formation of thought rather than of matter. Close your eyes again, and you may see landscapes, men, and women. Thus you learn that these also are images, which mortal mind holds and evolves and which simulate mind, life, and intelligence. From dreams also you learn that neither mortal mind nor matter is the image or likeness of God, and that immortal Mind is not in matter.

Dream-lessons

When the Science of Mind is understood, spiritualism will be found mainly erroneous, having no scientific basis nor origin, no proof nor power outside of human testimony. It is the offspring of the physical senses. There is no sensuality in Spirit. I never could believe in spiritualism.

Found wanting

The basis and structure of spiritualism are alike material and physical. Its spirits are so many corporealities, limited and finite in character and quality. Spiritualism therefore presupposes Spirit, which is ever infinite, to be a corporeal being, a finite form,—a theory contrary to Christian Science.

Nichts ist wirklich und ewig — nichts ist GEIST — außer GOTT und Seiner Idee. Das Böse hat keine Wirklichkeit. Es ist weder Person, Ort noch Ding, es ist einfach eine Annahme, eine Illusion des materiellen Sinnes.

Die Identität oder Idee aller Wirklichkeit besteht für immer; aber GEIST oder das göttliche PRINZIP von allem ist nicht *in* den Formationen des GEISTES. SEELE ist gleichbedeutend mit GEIST, GOTT, dem schöpferischen, regierenden, unendlichen PRINZIP, das außerhalb der endlichen Form ist und das die Formen nur widerspiegeln.

Schließ deine Augen und du träumst vielleicht, dass du eine Blume siehst, dass du sie berührst und riechst. Auf diese Weise erkennst du, dass die Blume eine Schöpfung des sogenannten Gemüts ist, eher ein Gebilde des Gedankens als der Materie. Schließ deine Augen noch einmal und du siehst vielleicht Landschaften, Männer und Frauen. Auf diese Weise erkennst du, dass diese ebenfalls Bilder sind, die das sterbliche Gemüt in sich birgt und entwickelt und die Gemüt, Leben und Intelligenz nachahmen. Aus Träumen lernst du auch, dass weder das sterbliche Gemüt noch die Materie das Bild oder Gleichnis GOTTES ist und dass das unsterbliche GEMÜT nicht in Materie ist.

Lektionen aus Träumen

Wenn die Wissenschaft des GEMÜTS verstanden wird, stellt man fest, dass Spiritismus im Wesentlichen irrig ist; er hat weder eine wissenschaftliche Grundlage noch einen wissenschaftlichen Ursprung; er ist außerhalb des menschlichen Zeugnisses ohne Beweis und ohne Macht. Er entspringt den physischen Sinnen. Es gibt keine Sinnlichkeit im GEIST. Ich habe niemals an Spiritismus glauben können.

Für mangelhaft befunden

Die Grundlage und Struktur des Spiritismus sind gleichermaßen materiell und physisch. Seine Geister sind lauter Körperlichkeiten, im Charakter und in der Qualität begrenzt und endlich. Spiritismus setzt daher voraus, dass GEIST, der immer unendlich ist, ein körperliches Wesen sei, eine endliche Form — eine Theorie, die der Christlichen Wissenschaft entgegengesetzt ist.

There is but one spiritual existence,—the Life of which corporeal sense can take no cognizance. The divine Principle of man speaks through immortal sense. If a material body—in other words, mortal, material sense—were permeated by Spirit, that body would disappear to mortal sense, would be deathless. A condition precedent to communion with Spirit is the gain of spiritual life.

So-called *spirits* are but corporeal communicators. As light destroys darkness and in the place of darkness all is light, so (in absolute Science) Soul, or God, is the only truth-giver to man. Truth destroys mortality, and brings to light immortality. Mortal belief (the material sense of life) and immortal Truth (the spiritual sense) are the tares and the wheat, which are not united by progress, but separated. Spirits obsolete

Perfection is not expressed through imperfection. Spirit is not made manifest through matter, the antipode of Spirit. Error is not a convenient sieve through which truth can be strained.

God, good, being ever present, it follows in divine logic that evil, the suppositional opposite of good, is never present. In Science, individual good derived from God, the infinite All-in-all, may flow from the departed to mortals; but evil is neither communicable nor scientific. A sinning, earthly mortal is not the reality of Life nor the medium through which truth passes to earth. The joy of intercourse becomes the jest of sin, when evil and suffering are communicable. Scientific phenomena

Not personal intercommunion but divine law is the communicator of truth, health, and harmony to earth and humanity. As readily can you mingle fire and frost as

Es gibt nur *ein* geistiges Dasein — das LEBEN, welches der körperliche Sinn nicht wahrnehmen kann. Das göttliche PRINZIP des Menschen spricht durch den unsterblichen Sinn. Wenn ein materieller Körper — mit anderen Worten, der sterbliche, materielle Sinn — von GEIST durchdrungen wäre, dann würde dieser Körper für den sterblichen Sinn verschwinden, er würde unsterblich sein. Eine Vorbedingung für die Gemeinschaft mit GEIST besteht darin, das geistige Leben zu erreichen.

Sogenannte *Geister* sind nur körperliche Übermittler. Wie Licht die Dunkelheit zerstört und anstelle der Dunkelheit alles Licht ist, so ist (in der absoluten Wissenschaft) SEELE oder GOTT der einzige Wahrheits-Übermittler für den Menschen. WAHRHEIT zerstört Sterblichkeit und bringt Unsterblichkeit ans Licht. Die sterbliche Anschauung (der materielle Begriff vom Leben) und die unsterbliche WAHRHEIT (der geistige Begriff) sind das Unkraut und der Weizen, die durch den Fortschritt nicht vereinigt, sondern getrennt werden.

<small>Geister veraltet</small>

Vollkommenheit wird nicht durch Unvollkommenheit ausgedrückt. GEIST manifestiert sich nicht durch Materie, die das Gegenteil von GEIST ist. Irrtum ist kein geeignetes Sieb, durch das man Wahrheit filtern könnte.

Da GOTT, das Gute, immer gegenwärtig ist, folgt in der göttlichen Logik daraus, dass das Böse, das angenommene Gegenteil des Guten, niemals gegenwärtig ist. In der Wissenschaft mag das individuelle Gute, das von GOTT, dem unendlichen Alles-in-allem, stammt, von den Verstorbenen zu den Sterblichen fließen; aber das Böse ist weder mitteilbar noch wissenschaftlich. Ein sündiger, irdischer Sterblicher ist nicht die Wirklichkeit des LEBENS noch das Medium, durch das die Wahrheit zur Erde kommt. Wenn Böses und Leiden mitteilbar wären, würde die Freude des Austauschs zum Possenspiel der Sünde werden. Nicht persönlicher Austausch, sondern das göttliche Gesetz ist der Übermittler von Wahrheit, Gesundheit und Harmonie für die Erde und die Menschheit. Du kannst geradeso gut Feuer und Eis mischen wie

<small>Wissenschaftliche Phänomene</small>

Spirit and matter. In either case, one does not support the other.

Spiritualism calls one person, living in this world, *material,* but another, who has died to-day a sinner and supposedly will return to earth to-morrow, it terms a *spirit.* The fact is that neither the one nor the other is infinite Spirit, for Spirit is God, and man is His likeness.

The belief that one man, as spirit, can control another man, as matter, upsets both the individuality and the Science of man, for man is image. God controls man, and God is the only Spirit. Any other control or attraction of so-called spirit is a mortal belief, which ought to be known by its fruit, — the repetition of evil. One government

If Spirit, or God, communed with mortals or controlled them through electricity or any other form of matter, the divine order and the Science of omnipotent, omnipresent Spirit would be destroyed.

The belief that material bodies return to dust, hereafter to rise up as spiritual bodies with material sensations and desires, is incorrect. Equally incorrect is the belief that spirit is confined in a finite, material body, from which it is freed by death, and that, when it is freed from the material body, spirit retains the sensations belonging to that body. Incorrect theories

It is a grave mistake to suppose that matter is any part of the reality of intelligent existence, or that Spirit and matter, intelligence and non-intelligence, can commune together. This error Science will destroy. The sensual cannot be made the mouthpiece of the spiritual, nor can the finite become the channel of the infinite. There is no communication between so- No mediumship

GEIST und Materie. In beiden Fällen unterstützt das eine nicht das andere.

Spiritismus nennt einen Menschen, der in dieser Welt lebt, *materiell*, aber einen anderen, der heute als Sünder gestorben ist und von dem angenommen wird, dass er morgen zur Erde zurückkehren wird, nennt er einen *Geist*. Tatsache ist, dass weder der eine noch der andere unendlicher GEIST ist, denn GEIST ist GOTT und der Mensch ist Sein Gleichnis.

Der Glaube, dass ein Mensch als Geist einen anderen Menschen als Materie beherrschen kann, stürzt sowohl die Individualität des Menschen als auch die Wissenschaft vom Menschen um, denn der Mensch ist Bild. GOTT beherrscht den Menschen und GOTT ist der einzige GEIST. Jede andere Herrschaft oder Anziehung durch einen sogenannten Geist ist ein sterblicher Glaube, den man an seinen Früchten erkennen sollte — an der Wiederholung des Bösen. *Eine Regierung*

Wenn GEIST oder GOTT mit den Sterblichen durch Elektrizität oder eine andere Form der Materie kommunizierte oder sie dadurch regierte, dann würde die göttliche Ordnung und die Wissenschaft des allmächtigen, allgegenwärtigen GEISTES zerstört werden.

Der Glaube, dass materielle Körper wieder zu Erde werden, um danach als geistige Körper mit materiellen Empfindungen und Begierden aufzuerstehen, ist falsch. Ebenso falsch ist der Glaube, dass Geist in einen endlichen, materiellen Körper eingeschlossen ist, von dem er durch den Tod befreit wird, und dass Geist, nachdem er von dem materiellen Körper befreit ist, die zu diesem Körper gehörenden Empfindungen beibehält. *Falsche Theorien*

Es ist ein gravierender Fehler anzunehmen, Materie sei ein Teil der Wirklichkeit des intelligenten Daseins, oder GEIST und Materie, Intelligenz und Nicht-Intelligenz könnten miteinander kommunizieren. Dieser Irrtum wird durch die Wissenschaft zerstört. Das Sinnliche kann nicht zum Sprachrohr des Geistigen gemacht werden noch kann das Endliche zum Kanal für das Unendliche werden. Es gibt keine Kommunikation zwischen dem sogenannten materiellen Dasein *Kein spiritistisches Medium*

called material existence and spiritual life which is not subject to death.

To be on communicable terms with Spirit, persons must be free from organic bodies; and their return to a material condition, after having once left it, would be as impossible as would be the restoration to its original condition of the acorn, already absorbed into a sprout which has risen above the soil. The seed which has germinated has a new form and state of existence. When here or hereafter the belief of life in matter is extinct, the error which has held the belief dissolves with the belief, and never returns to the old condition. No correspondence nor communion can exist between persons in such opposite dreams as the belief of having died and left a material body and the belief of still living in an organic, material body.

Opposing conditions

The caterpillar, transformed into a beautiful insect, is no longer a worm, nor does the insect return to fraternize with or control the worm. Such a backward transformation is impossible in Science. Darkness and light, infancy and manhood, sickness and health, are opposites, — different beliefs, which never blend. Who will say that infancy can utter the ideas of manhood, that darkness can represent light, that we are in Europe when we are in the opposite hemisphere? There is no bridge across the gulf which divides two such opposite conditions as the spiritual, or incorporeal, and the physical, or corporeal.

Bridgeless division

In Christian Science there is never a retrograde step, never a return to positions outgrown. The so-called dead and living cannot commune together, for they are in separate states of existence, or consciousness.

und dem geistigen Leben, das nicht dem Tod unterliegt.

Um mit GEIST in Verbindung stehen zu können, müssen die Menschen frei von organischen Körpern sein; und ihre Rückkehr zu einem materiellen Zustand, nachdem sie ihn einmal verlassen haben, wäre ebenso unmöglich für sie wie die Wiederherstellung des ursprünglichen Zustands einer Eichel, wenn sie schon in einen über die Erde hinausgewachsenen Keimling aufgegangen ist. Der Same, der gekeimt hat, hat eine neue Form und einen neuen Zustand der Existenz. Wenn hier oder hiernach der Glaube an Leben in der Materie erloschen ist, dann löst sich der Irrtum, der diesen Glauben aufrechterhalten hat, mit diesem Glauben auf und kehrt niemals zu dem alten Zustand zurück. Es kann weder einen Austausch von Mitteilungen noch eine Verbindung zwischen Personen geben, die sich in so entgegengesetzten Träumen befinden wie in dem Glauben, gestorben zu sein und einen materiellen Körper verlassen zu haben, und in dem Glauben, immer noch in einem organischen, materiellen Körper zu leben.

Gegensätzliche Zustände

Die Raupe, die sich in ein schönes Insekt verwandelt hat, ist keine Larve mehr und kehrt nicht mehr zurück, um sich mit der Larve zu verbrüdern oder um sie zu beherrschen. Eine solche Rückentwicklung ist in der Wissenschaft unmöglich. Dunkelheit und Licht, Kindheit und Erwachsensein, Krankheit und Gesundheit sind Gegensätze — unterschiedliche Vorstellungen, die sich niemals miteinander vermischen. Wer will behaupten, dass ein Kind die Ideen eines reifen Menschen äußern kann, dass Dunkelheit Licht darstellen kann, dass wir in Europa sind, während wir uns in der entgegengesetzten Hemisphäre aufhalten? Es führt keine Brücke über die Kluft, die zwei so gegensätzliche Zustände wie den geistigen oder unkörperlichen und den physischen oder körperlichen voneinander trennt.

Unüberbrückbare Trennung

In der Christlichen Wissenschaft gibt es niemals einen Rückschritt, niemals eine Rückkehr zu Standpunkten, denen man entwachsen ist. Die sogenannten Toten und die Lebenden können nicht miteinander kommunizieren, denn sie befinden sich in voneinander getrennten Daseins- oder Bewusstseinszuständen.

This simple truth lays bare the mistaken assumption that man dies as matter but comes to life as spirit. The so-called dead, in order to reappear to those still in the existence cognized by the physical senses, would need to be tangible and material, — to have a material investiture, — or the material senses could take no cognizance of the so-called dead.

Unscientific investiture

Spiritualism would transfer men from the spiritual sense of existence back into its material sense. This gross materialism is scientifically impossible, since to infinite Spirit there can be no matter.

Jesus said of Lazarus: "Our friend Lazarus sleepeth; but I go, that I may awake him out of sleep." Jesus restored Lazarus by the understanding that Lazarus had never died, not by an admission that his body had died and then lived again. Had Jesus believed that Lazarus had lived or died in his body, the Master would have stood on the same plane of belief as those who buried the body, and he could not have resuscitated it.

Raising the dead

When you can waken yourself or others out of the belief that all must die, you can then exercise Jesus' spiritual power to reproduce the presence of those who have thought they died, — but not otherwise.

There is one possible moment, when those living on the earth and those called dead, can commune together, and that is the moment previous to the transition, — the moment when the link between their opposite beliefs is being sundered. In the vestibule through which we pass from one dream to another dream, or when we awake from earth's sleep to the grand verities of Life, the departing may hear the glad welcome of those

Vision of the dying

Diese einfache Wahrheit stellt die irrige Vermutung bloß, dass der Mensch als Materie stirbt, aber als Geist lebendig wird. Die sogenannten Toten müssten greifbar und materiell sein — sie müssten ein materielles Gewand haben —, um denen wieder erscheinen zu können, die noch in dem Dasein sind, das von den physischen Sinnen wahrgenommen wird, sonst könnten die materiellen Sinne diese sogenannten Toten nicht erkennen.

Unwissenschaftliches Gewand

Spiritismus versetzt die Menschen aus der geistigen Daseinsauffassung in die materielle zurück. Dieser grobe Materialismus ist wissenschaftlich unmöglich, da es für den unendlichen GEIST keine Materie geben kann.

Jesus sagte über Lazarus: „Lazarus, unser Freund, ist eingeschlafen; aber ich gehe hin, ihn aufzuwecken." Jesus stellte Lazarus durch das Verständnis wieder her, dass Lazarus niemals gestorben war, nicht durch ein Zugeständnis, dass sein Körper gestorben war und dann wieder lebte. Hätte Jesus geglaubt, dass Lazarus in seinem Körper gelebt hatte oder in ihm gestorben war, hätte der Meister auf der gleichen Ebene der Anschauung gestanden wie diejenigen, die den Körper begraben hatten, und er hätte ihn nicht wiederbeleben können.

Auferwecken der Toten

Wenn du dich selbst oder andere aus dem Glauben erwecken kannst, dass alle sterben müssen, dann kannst du Jesu geistige Macht ausüben, die Gegenwart derer wieder hervorzubringen, die dachten, sie seien gestorben — doch sonst nicht.

Es gibt einen möglichen Augenblick, in dem die auf der Erde Lebenden und diejenigen, die man als tot bezeichnet, miteinander kommunizieren können, und das ist der Augenblick vor dem Übergang — der Augenblick, in dem die Verbindung zwischen ihren entgegengesetzten Vorstellungen unterbrochen wird. In dem Vorhof, durch den wir von einem Traum in den anderen übergehen, oder wenn wir aus dem Erdenschlaf zu den erhabenen Wahrheiten des LEBENS erwachen, mögen die Scheidenden das freudige Willkommen derer hören, die vor ihnen

Das Sehen der Sterbenden

who have gone before. The ones departing may whisper this vision, name the face that smiles on them and the hand which beckons them, as one at Niagara, with eyes open only to that wonder, forgets all else and breathes aloud his rapture.

When being is understood, Life will be recognized as neither material nor finite, but as infinite, — as God, universal good; and the belief that life, or mind, was ever in a finite form, or good in evil, will be destroyed. Then it will be understood that Spirit never entered matter and was therefore never raised from matter. When advanced to spiritual being and the understanding of God, man can no longer commune with matter; neither can he return to it, any more than a tree can return to its seed. Neither will man seem to be corporeal, but he will be an individual consciousness, characterized by the divine Spirit as idea, not matter.

Real Life is God

Suffering, sinning, dying beliefs are unreal. When divine Science is universally understood, they will have no power over man, for man is immortal and lives by divine authority.

The sinless joy, — the perfect harmony and immortality of Life, possessing unlimited divine beauty and goodness without a single bodily pleasure or pain, — constitutes the only veritable, indestructible man, whose being is spiritual. This state of existence is scientific and intact, — a perfection discernible only by those who have the final understanding of Christ in divine Science. Death can never hasten this state of existence, for death must be overcome, not submitted to, before immortality appears.

Immaterial pleasure

The recognition of Spirit and of infinity comes not

gegangen sind. Die Scheidenden mögen von dieser Vision flüstern, diejenigen mit Namen nennen, deren Antlitz sie anlächelt und deren Hand ihnen zuwinkt — wie einer, der angesichts der Niagarafälle nur offene Augen für dieses Wunder hat, alles andere vergisst und hörbar seine Begeisterung äußert.

Wenn das Sein verstanden ist, wird man erkennen, dass LEBEN weder materiell noch endlich ist, sondern unendlich — wie GOTT, das universale Gute; und der Glaube, dass Leben oder Gemüt jemals in einer endlichen Form oder Gutes im Bösen war, wird zerstört. Dann wird man verstehen, dass GEIST niemals in Materie einging und deshalb auch niemals aus Materie erweckt wurde. Wenn der Mensch zum geistigen Sein und zum Verständnis von GOTT vorgedrungen ist, kann er nicht mehr mit Materie in Verbindung treten; er kann ebenso wenig in sie zurückkehren wie ein Baum in seinen Samen. Auch wird der Mensch nicht körperlich zu sein scheinen, sondern er wird ein individuelles Bewusstsein sein, vom göttlichen GEIST als Idee, nicht als Materie, gekennzeichnet.

<small>Wirkliches LEBEN ist GOTT</small>

Die Vorstellungen von Leiden, Sündigen, Sterben sind unwirklich. Wenn die göttliche Wissenschaft allgemein verstanden wird, werden sie keine Macht über den Menschen haben, denn der Mensch ist unsterblich und lebt durch göttliche Autorität.

Die sündlose Freude — die vollkommene Harmonie und Unsterblichkeit des LEBENS, das unbegrenzte göttliche Schönheit und Güte besitzt, ohne eine einzige körperliche Freude oder einen einzigen körperlichen Schmerz — bildet den einzig wahren, unzerstörbaren Menschen, dessen Sein geistig ist. Dieser Daseinszustand ist wissenschaftlich und intakt — eine Vollkommenheit, die nur für jene erkennbar ist, die das endgültige Verständnis vom Christus in der göttlichen Wissenschaft haben. Der Tod kann diesen Daseinszustand niemals beschleunigen, denn man muss den Tod überwinden, nicht sich ihm fügen, bevor die Unsterblichkeit erscheint.

<small>Immaterielle Freude</small>

Das Erkennen des GEISTES und der Unendlichkeit kommt hier

suddenly here or hereafter. The pious Polycarp said: "I cannot turn at once from good to evil." Neither do other mortals accomplish the change from error to truth at a single bound.

Existence continues to be a belief of corporeal sense until the Science of being is reached. Error brings its own self-destruction both here and hereafter, for mortal mind creates its own physical conditions. Death will occur on the next plane of existence as on this, until the spiritual understanding of Life is reached. Then, and not until then, will it be demonstrated that "the second death hath no power." *Second death*

The period required for this dream of material life, embracing its so-called pleasures and pains, to vanish from consciousness, "knoweth no man ... neither the Son, but the Father." This period will be of longer or shorter duration according to the tenacity of error. Of what advantage, then, would it be to us, or to the departed, to prolong the material state and so prolong the illusion either of a soul inert or of a sinning, suffering sense, — a so-called mind fettered to matter. *A dream vanishing*

Even if communications from spirits to mortal consciousness were possible, such communications would grow beautifully less with every advanced stage of existence. The departed would gradually rise above ignorance and materiality, and Spiritualists would outgrow their beliefs in material spiritualism. Spiritism consigns the so-called dead to a state resembling that of blighted buds, — to a wretched purgatory, where the chances of the departed for improvement narrow into nothing and they return to their old standpoints of matter. *Progress and purgatory*

oder hiernach nicht plötzlich. Der fromme Polykarp sagte: „Ich kann mich nicht auf einmal vom Guten zum Bösen wenden." Ebenso wenig gelingt anderen Sterblichen der Wechsel vom Irrtum zur Wahrheit mit einem einzigen Sprung.

Das Dasein bleibt eine Vorstellung des körperlichen Sinnes, bis die Wissenschaft des Seins erreicht ist. Irrtum bringt sowohl hier als auch hiernach seine eigene Selbstzerstörung mit sich, denn das sterbliche Gemüt schafft seine eigenen physischen Zustände. Der Tod wird auf der nächsten wie auf dieser Daseinsebene vorkommen, bis das geistige Verständnis von LEBEN erreicht ist. Dann, und nicht eher, wird bewiesen werden, dass „der zweite Tod keine Macht" hat. Der zweite Tod

Wie lange es dauern wird, bis dieser Traum des materiellen Lebens mit allen seinen sogenannten Freuden und Leiden aus dem Bewusstsein verschwindet, weiß „niemand, ... auch der Sohn nicht, sondern allein der Vater". Diese Zeit wird je nach der Hartnäckigkeit des Irrtums von längerer oder kürzerer Dauer sein. Welchen Vorteil soll es dann für uns oder die Verstorbenen haben, den materiellen Zustand zu verlängern und damit auch die Illusion von einer trägen Seele oder von einem sündigen, leidenden Sinn — einem sogenannten Gemüt, das an Materie gefesselt ist. Ein Traum, der verschwindet

Selbst wenn Mitteilungen von Geistern an das sterbliche Bewusstsein möglich wären, würden derartige Mitteilungen doch mit jedem höheren Stadium des Daseins deutlich abnehmen. Die Verstorbenen würden sich allmählich über Unwissenheit und Materialität erheben, und die Spiritisten würden ihrem Glauben an materiellen Spiritismus entwachsen. Spiritismus weist den sogenannten Toten einen Zustand zu, der dem verkümmerter Knospen gleicht — einem elenden Fegefeuer, in dem die Chancen der Verstorbenen auf Besserung zunichtewerden und sie zu ihren alten Standpunkten der Materie zurückkehren. Fortschritt und Fegefeuer

The decaying flower, the blighted bud, the gnarled oak, the ferocious beast, — like the discords of disease, sin, and death, — are unnatural. They are the falsities of sense, the changing deflections of mortal mind; they are not the eternal realities of Mind.

Unnatural deflections

How unreasonable is the belief that we are wearing out life and hastening to death, and that at the same time we are communing with immortality! If the departed are in rapport with mortality, or matter, they are not spiritual, but must still be mortal, sinning, suffering, and dying. Then why look to them — even were communication possible — for proofs of immortality, and accept them as oracles? Communications gathered from ignorance are pernicious in tendency.

Absurd oracles

Spiritualism with its material accompaniments would destroy the supremacy of Spirit. If Spirit pervades all space, it needs no material method for the transmission of messages. Spirit needs no wires nor electricity in order to be omnipresent.

Spirit is not materially tangible. How then can it communicate with man through electric, material effects? How can the majesty and omnipotence of Spirit be lost? God is not in the medley where matter cares for matter, where spiritism makes many gods, and hypnotism and electricity are claimed to be the agents of God's government.

Spirit intangible

Spirit blesses man, but man cannot "tell whence it cometh." By it the sick are healed, the sorrowing are comforted, and the sinning are reformed. These are the effects of one universal God, the invisible good dwelling in eternal Science.

Die welkende Blume, die verkümmerte Knospe, die knorrige Eiche und das reißende Tier — ebenso wie die Disharmonien von Krankheit, Sünde und Tod — sind unnatürlich. Sie sind die Unwahrheiten des Sinnes, die wechselnden Abweichungen des sterblichen Gemüts; sie sind nicht die ewigen Wirklichkeiten des GEMÜTS.

<small>Unnatürliche Abweichungen</small>

Wie vernunftwidrig ist es zu glauben, dass wir das Leben verschleißen und dem Tod entgegeneilen und gleichzeitig mit der Unsterblichkeit in Verbindung stehen! Wenn die Verstorbenen in enger Verbindung mit Sterblichkeit oder Materie stehen, dann sind sie nicht geistig, sondern müssen immer noch sterblich, sündig, leidend und sterbend sein. Warum dann bei ihnen nach Beweisen für die Unsterblichkeit suchen und sie als Orakel akzeptieren — selbst wenn eine Kommunikation möglich wäre? Mitteilungen, die aus der Unwissenheit kommen, sind tendenziell schädlich.

<small>Absurde Orakel</small>

Spiritismus mit seinen materiellen Begleiterscheinungen versucht die Allerhabenheit des GEISTES zu zerstören. Wenn GEIST allen Raum durchdringt, braucht er kein materielles Verfahren für die Übermittlung von Botschaften. Um allgegenwärtig zu sein, braucht GEIST weder Drähte noch Elektrizität.

GEIST ist nicht materiell greifbar. Wie kann er sich dann dem Menschen durch elektrische, materielle Effekte mitteilen? Wo bliebe da die Majestät und Allmacht des GEISTES? GOTT ist nicht in dem Gemisch, in dem sich Materie um Materie kümmert, Spiritismus viele Götter erzeugt und in dem man behauptet, dass Hypnotismus und Elektrizität wirkende Kräfte der Regierung GOTTES sind.

<small>GEIST nicht greifbar</small>

GEIST segnet den Menschen, aber die Menschen wissen nicht, „woher er kommt". Durch GEIST werden die Kranken geheilt, die Leidenden getröstet und die Sündigen umgewandelt. Das sind die Wirkungen des *einen* universalen GOTTES, des unsichtbaren Guten, das der ewigen Wissenschaft innewohnt.

The act of describing disease — its symptoms, locality, and fatality — is not scientific. Warning people against death is an error that tends to frighten into death those who are ignorant of Life as God. Thousands of instances could be cited of health restored by changing the patient's thoughts regarding death.

Thought regarding death

A scientific mental method is more sanitary than the use of drugs, and such a mental method produces permanent health. Science must go over the whole ground, and dig up every seed of error's sowing. Spiritualism relies upon human beliefs and hypotheses. Christian Science removes these beliefs and hypotheses through the higher understanding of God, for Christian Science, resting on divine Principle, not on material personalities, in its revelation of immortality, introduces the harmony of being.

Fallacious hypotheses

Jesus cast out evil spirits, or false beliefs. The Apostle Paul bade men have the Mind that was in the Christ. Jesus did his own work by the one Spirit. He said: "My Father worketh hitherto, and I work." He never described disease, so far as can be learned from the Gospels, but he healed disease.

The unscientific practitioner says: "You are ill. Your brain is overtaxed, and you must rest. Your body is weak, and it must be strengthened. You have nervous prostration, and must be treated for it." Science objects to all this, contending for the rights of intelligence and asserting that Mind controls body and brain.

Mistaken methods

Mind-science teaches that mortals need "not be weary in well doing." It dissipates fatigue in doing good. Giving does not impoverish us in the service of our Maker, neither does withholding enrich us.

Divine strength

Krankheit zu beschreiben — ihre Symptome, ihre Stelle am Körper und ihre Tödlichkeit — ist nicht wissenschaftlich. Menschen vor dem Tod zu warnen ist ein Irrtum, der dazu führt, diejenigen zu Tode zu erschrecken, die nicht wissen, dass LEBEN GOTT ist. Tausende von Fällen könnten angeführt werden, in denen die Gesundheit dadurch wiederhergestellt wurde, dass sich die Gedanken des Patienten über den Tod änderten. *Gedanken über den Tod*

Eine wissenschaftliche mentale Methode dient der Gesundheit mehr als die Einnahme von Medikamenten, und eine solche mentale Methode führt zu bleibender Gesundheit. Die Wissenschaft muss über das gesamte Feld gehen und jedes Samenkorn, das der Irrtum gesät hat, ausgraben. Spiritismus stützt sich auf menschliche Vorstellungen und Hypothesen. Die Christliche Wissenschaft entfernt diese Vorstellungen und Hypothesen durch das höhere Verständnis von GOTT, denn die Christliche Wissenschaft, deren Offenbarung der Unsterblichkeit auf dem göttlichen PRINZIP und nicht auf materiellen Persönlichkeiten beruht, führt die Harmonie des Seins ein. *Irrige Hypothesen*

Jesus trieb böse Geister oder falsche Vorstellungen aus. Der Apostel Paulus gebot den Menschen das GEMÜT zu haben, das im Christus war. Jesus tat sein eigenes Werk durch den *einen* GEIST. Er sagte: „Mein Vater wirkt bis jetzt, und ich wirke auch." Er hat Krankheit niemals beschrieben, soweit es aus den Evangelien ersichtlich ist, sondern er hat Krankheit geheilt.

Der unwissenschaftliche Praktiker sagt: „Du bist krank. Dein Gehirn ist überanstrengt und du musst ruhen. Dein Körper ist schwach und braucht Stärkung. Du hast schwache Nerven und musst dagegen behandelt werden." Die Wissenschaft widerspricht all diesem, indem sie für die Rechte der Intelligenz eintritt und erklärt, dass GEMÜT Körper und Gehirn beherrscht. *Falsche Methoden*

Die Wissenschaft des GEMÜTs lehrt, dass die Sterblichen beim Gutestun „nicht müde werden" müssen. Sie vertreibt Müdigkeit durch Gutestun. Geben im Dienst unseres Schöpfers macht uns nicht arm, ebenso wenig bereichert uns Zurückhalten. *Göttliche Stärke*

We have strength in proportion to our apprehension of
the truth, and our strength is not lessened by giving
utterance to truth. A cup of coffee or tea is not the equal
of truth, whether for the inspiration of a sermon or for
the support of bodily endurance.

A communication purporting to come from the late
Theodore Parker reads as follows: "There never was,
and there never will be, an immortal spirit." *A denial of immortality*
Yet the very periodical containing this sen-
tence repeats weekly the assertion that spirit-communica-
tions are our only proofs of immortality.

I entertain no doubt of the humanity and philanthropy
of many Spiritualists, but I cannot coincide with their
views. It is mysticism which gives spiritual- *Mysticism unscientific*
ism its force. Science dispels mystery and
explains extraordinary phenomena; but Science never
removes phenomena from the domain of reason into the
realm of mysticism.

It should not seem mysterious that mind, without the
aid of hands, can move a table, when we already know
that it is mind-power which moves both table *Physical falsities*
and hand. Even planchette — the French toy
which years ago pleased so many people — attested the control of mortal mind over its substratum, called matter.

It is mortal mind which convulses its substratum, matter.
These movements arise from the volition of human belief,
but they are neither scientific nor rational. Mortal mind
produces table-tipping as certainly as table-setting, and
believes that this wonder emanates from spirits and electricity. This belief rests on the common conviction that
mind and matter cooperate both visibly and invisibly,
hence that matter is intelligent.

In dem Maße, wie wir die Wahrheit begreifen, finden wir Kraft, und diese Kraft wird nicht dadurch geringer, dass wir der Wahrheit Ausdruck verleihen. Eine Tasse Kaffee oder Tee kommt der Wahrheit nicht gleich, sei es zur Inspiration für eine Predigt oder zur Stärkung der körperlichen Ausdauer.

Eine angeblich von dem verstorbenen Theodore Parker stammende Mitteilung lautet: „Es gab niemals einen unsterblichen Geist und es wird niemals einen geben." Doch gerade die Zeitschrift, in der dieser Satz steht, wiederholt jede Woche die Behauptung, dass Mitteilungen von Geistern unsere einzigen Beweise für die Unsterblichkeit seien. *Ein Leugnen der Unsterblichkeit*

Ich hege keinen Zweifel an der Menschlichkeit und Menschenliebe vieler Spiritisten, aber ich kann mit ihren Ansichten nicht übereinstimmen. Es ist Mystizismus, der dem Spiritismus seine Kraft gibt. Die Wissenschaft löst Mysterien auf und erklärt ungewöhnliche Phänomene; aber die Wissenschaft verlegt die Phänomene niemals aus dem Bereich der Vernunft in das Reich des Mystizismus. *Mystizismus unwissenschaftlich*

Es sollte nicht mysteriös erscheinen, dass das Gemüt ohne die Hilfe der Hände einen Tisch bewegen kann, wenn wir doch schon wissen, dass es die Gemütskraft ist, die sowohl den Tisch als auch die Hand bewegt. Selbst Planchette — das französische Spiel, das vor einigen Jahren so vielen Leuten gefiel — bewies, dass das sterbliche Gemüt sein Substrat, das man Materie nennt, regiert. *Physikalische Unwahrheiten*

Es ist das sterbliche Gemüt, das sein Substrat, die Materie, in Zuckungen versetzt. Die Willenskraft der menschlichen Überzeugung verursacht diese Bewegungen, aber sie sind weder wissenschaftlich noch rational. Das sterbliche Gemüt bewirkt das Tischrücken ebenso sicher wie das Tischdecken und es glaubt, dass Geister und Elektrizität dieses Wunder vollbringen. Dieser Glaube beruht auf der allgemeinen Überzeugung, dass Gemüt und Materie sowohl sichtbar als auch unsichtbar zusammenwirken, die Materie daher also intelligent ist.

There is not so much evidence to prove intercommunication between the so-called dead and the living, as there is to show the sick that matter suffers and has sensation; yet this latter evidence is destroyed by Mind-science. If Spiritualists understood the Science of being, their belief in mediumship would vanish.

Poor post-mortem evidence

At the very best and on its own theories, spiritualism can only prove that certain individuals have a continued existence after death and maintain their affiliation with mortal flesh; but this fact affords no certainty of everlasting life. A man's assertion that he is immortal no more proves him to be so, than the opposite assertion, that he is mortal, would prove immortality a lie. Nor is the case improved when alleged spirits teach immortality. Life, Love, Truth, is the only proof of immortality.

No proof of immortality

Man in the likeness of God as revealed in Science cannot help being immortal. Though the grass seemeth to wither and the flower to fade, they reappear. Erase the figures which express number, silence the tones of music, give to the worms the body called man, and yet the producing, governing, divine Principle lives on, — in the case of man as truly as in the case of numbers and of music, — despite the so-called laws of matter, which define man as mortal. Though the inharmony resulting from material sense hides the harmony of Science, inharmony cannot destroy the divine Principle of Science. In Science, man's immortality depends upon that of God, good, and follows as a necessary consequence of the immortality of good.

Mind's manifestations immortal

That somebody, somewhere, must have known the deceased person, supposed to be the communicator, is

Es gibt kaum Beweise für die Interkommunikation zwischen den sogenannten Toten und den Lebenden, dafür aber umso mehr Beweise, die den Kranken zeigen sollen, dass die Materie leidet und Empfindung hat; doch diese letzteren Beweise werden durch die Wissenschaft des GEMÜTS zerstört. Wenn die Spiritisten die Wissenschaft des Seins verstehen würden, dann würde ihr Glaube an ein spiritistisches Medium verschwinden.

Dürftige Anhaltspunkte aus dem Jenseits

Im günstigsten Fall und seinen eigenen Theorien zufolge kann Spiritismus lediglich beweisen, dass gewisse Menschen ein fortgesetztes Dasein nach dem Tod haben und ihre Zugehörigkeit zum sterblichen Fleisch behalten; doch diese Tatsache bietet keine Gewissheit im Hinblick auf das ewige Leben. Die Behauptung eines Menschen, er sei unsterblich, beweist ebenso wenig, dass er unsterblich ist, wie die entgegengesetzte Behauptung, er sei sterblich, beweisen würde, dass Unsterblichkeit eine Lüge ist. Der Fall wird auch nicht klarer, wenn mutmaßliche Geister die Unsterblichkeit lehren. LEBEN, LIEBE, WAHRHEIT ist der einzige Beweis für die Unsterblichkeit.

Kein Beweis der Unsterblichkeit

Der Mensch als Gleichnis GOTTES, wie ihn die Wissenschaft offenbart, kann nicht anders als unsterblich sein. Obwohl das Gras zu verdorren und die Blume zu welken scheint, kommen sie doch wieder zum Vorschein. Lösch die Ziffern aus, die eine Zahl darstellen, bring die Töne der Musik zum Schweigen, überlass den Körper, der Mensch genannt wird, den Würmern, und doch lebt das erzeugende, regierende, göttliche PRINZIP weiter — im Fall des Menschen ebenso gewiss wie im Fall der Zahlen und der Musik — trotz der sogenannten Gesetze der Materie, die den Menschen als sterblich definieren. Auch wenn die Disharmonie, die aus dem materiellen Sinn resultiert, die Harmonie der Wissenschaft verbirgt, kann doch die Disharmonie das göttliche PRINZIP der Wissenschaft nicht zerstören. In der Wissenschaft hängt die Unsterblichkeit des Menschen von der GOTTES, des Guten, ab und folgt als unweigerliche Konsequenz aus der Unsterblichkeit des Guten.

Manifestationen des GEMÜTS unsterblich

Es ist offensichtlich, dass irgendjemand irgendwo den Verstorbenen, der der Vermittler sein soll, gekannt haben muss, und es

evident, and it is as easy to read distant thoughts as near. We think of an absent friend as easily as we do of one present. It is no more difficult to read the absent mind than it is to read the present. Chaucer wrote centuries ago, yet we still read his thought in his verse. What is classic study, but discernment of the minds of Homer and Virgil, of whose personal existence we may be in doubt?

Reading thoughts

If spiritual life has been won by the departed, they cannot return to material existence, because different states of consciousness are involved, and one person cannot exist in two different states of consciousness at the same time. In sleep we do not communicate with the dreamer by our side despite his physical proximity, because both of us are either unconscious or are wandering in our dreams through different mazes of consciousness.

Impossible intercommunion

In like manner it would follow, even if our departed friends were near us and were in as conscious a state of existence as before the change we call death, that their state of consciousness must be different from ours. We are not in their state, nor are they in the mental realm in which we dwell. Communion between them and ourselves would be prevented by this difference. The mental states are so unlike, that intercommunion is as impossible as it would be between a mole and a human being. Different dreams and different awakenings betoken a differing consciousness. When wandering in Australia, do we look for help to the Esquimaux in their snow huts?

In a world of sin and sensuality hastening to a greater development of power, it is wise earnestly to

ist ebenso leicht, ferne Gedanken zu lesen wie nahe. Wir denken ebenso mühelos an einen abwesenden Freund wie an einen, der anwesend ist. Es ist nicht schwieriger, das abwesende Gemüt zu lesen als das anwesende. Chaucer schrieb vor Jahrhunderten, und noch immer lesen wir seine Gedanken in seinen Versen. Was ist das Studium der Klassiker anderes als die Einsicht in das Denken etwa von Homer und Vergil, über deren persönliche Existenz wir im Zweifel sein mögen?

Gedanken lesen

Wenn die Verstorbenen geistiges Leben erreicht haben, können sie nicht zur materiellen Existenz zurückkehren, weil es sich um unterschiedliche Bewusstseinszustände handelt, und ein Mensch kann nicht gleichzeitig in zwei unterschiedlichen Bewusstseinszuständen existieren. Im Schlaf kommunizieren wir nicht mit dem Träumer an unserer Seite, obwohl er uns physisch nahe ist, denn wir sind beide entweder ohne Bewusstsein oder wandeln in unseren Träumen durch unterschiedliche Labyrinthe des Bewusstseins.

Unmöglicher Gedankenaustausch

Ebenso würde daraus folgen, dass der Bewusstseinszustand unserer verstorbenen Freunde sich von unserem unterscheiden müsste, selbst wenn sie uns nahe wären und sich in einem ebenso bewussten Daseinszustand befänden wie vor der Veränderung, die wir Tod nennen. Wir sind nicht in ihrem Zustand, noch sind sie in dem mentalen Bereich, in dem wir leben. Diese Unterschiedlichkeit würde einen Austausch zwischen ihnen und uns verhindern. Die mentalen Zustände sind so unähnlich, dass eine Kommunikation zwischen beiden ebenso unmöglich ist wie zwischen einem Maulwurf und einem menschlichen Wesen. Unterschiedliche Träume und unterschiedliches Erwachen deuten auf ein unterschiedliches Bewusstsein hin. Wenn wir in Australien wandern, suchen wir dann Hilfe bei den Eskimos in ihren Schneehütten?

In einer Welt der Sünde und Sinnlichkeit, die einer größeren Machtentfaltung entgegeneilt, ist es weise, ernsthaft zu überlegen,

consider whether it is the human mind or the divine Mind which is influencing one. What the prophets of Jehovah did, the worshippers of Baal failed to do; yet artifice and delusion claimed that they could equal the work of wisdom.

Science only can explain the incredible good and evil elements now coming to the surface. Mortals must find refuge in Truth in order to escape the error of these latter days. Nothing is more antagonistic to Christian Science than a blind belief without understanding, for such a belief hides Truth and builds on error.

Miracles are impossible in Science, and here Science takes issue with popular religions. The scientific manifestation of power is from the divine nature *Natural wonders* and is not supernatural, since Science is an explication of nature. The belief that the universe, including man, is governed in general by material laws, but that occasionally Spirit sets aside these laws, — this belief belittles omnipotent wisdom, and gives to matter the precedence over Spirit.

It is contrary to Christian Science to suppose that life is either material or organically spiritual. Between Christian Science and all forms of superstition *Conflicting standpoints* a great gulf is fixed, as impassable as that between Dives and Lazarus. There is mortal mind-reading and immortal Mind-reading. The latter is a revelation of divine purpose through spiritual understanding, by which man gains the divine Principle and explanation of all things. Mortal mind-reading and immortal Mind-reading are distinctly opposite standpoints, from which cause and effect are interpreted. The act of reading mortal mind investigates and touches only human beliefs.

ob es das menschliche Gemüt oder das göttliche GEMÜT ist, das einen beeinflusst. Was den Propheten Jahwes gelang, misslang den Anbetern Baals; und doch behaupteten List und Täuschung, dass sie es dem Werk der Weisheit gleichtun könnten.

Allein die Wissenschaft kann die unglaublichen guten und bösen Elemente erklären, die jetzt an die Oberfläche kommen. Die Sterblichen müssen in der WAHRHEIT Zuflucht finden, um dem Irrtum der heutigen Zeit zu entrinnen. Nichts wirkt der Christlichen Wissenschaft mehr entgegen als blinder Glaube ohne Verständnis, denn ein solcher Glaube verbirgt WAHRHEIT und baut auf Irrtum.

Wunder sind in der Wissenschaft unmöglich, und hier widerspricht die Wissenschaft den allgemein verbreiteten Religionen. Die wissenschaftliche Manifestation von Kraft kommt aus der göttlichen Natur und ist nicht übernatürlich, denn die Wissenschaft erklärt die Natur. Der Glaube, dass das Universum einschließlich des Menschen im Allgemeinen durch materielle Gesetze regiert werde, dass GEIST diese Gesetze aber gelegentlich außer Kraft setze — dieser Glaube würdigt die allmächtige Weisheit herab und gibt der Materie den Vorrang vor GEIST.

Natürliche Wunder

Es widerspricht der Christlichen Wissenschaft anzunehmen, dass Leben entweder materiell oder organisch-geistig ist. Zwischen der Christlichen Wissenschaft und allen Formen des Aberglaubens besteht eine tiefe Kluft, die so unüberbrückbar ist wie die zwischen dem reichen Mann und Lazarus. Es gibt das Lesen des sterblichen Gemüts und das Lesen des unsterblichen GEMÜTS. Letzteres ist die Offenbarung der göttlichen Absicht durch geistiges Verständnis, durch das der Mensch das göttliche PRINZIP und die Erklärung aller Dinge erlangt. Das Lesen des sterblichen Gemüts und das Lesen des unsterblichen GEMÜTS sind eindeutig entgegengesetzte Standpunkte, von denen aus Ursache und Wirkung gedeutet werden. Das Lesen des sterblichen Gemüts erkundet und berührt nur menschliche Anschauungen.

Widerstreitende Standpunkte

Science is immortal and coordinate neither with the premises nor with the conclusions of mortal beliefs.

Scientific foreseeing

The ancient prophets gained their foresight from a spiritual, incorporeal standpoint, not by foreshadowing evil and mistaking fact for fiction, — predicting the future from a groundwork of corporeality and human belief. When sufficiently advanced in Science to be in harmony with the truth of being, men become seers and prophets involuntarily, controlled not by demons, spirits, or demigods, but by the one Spirit. It is the prerogative of the ever-present, divine Mind, and of thought which is in rapport with this Mind, to know the past, the present, and the future.

Acquaintance with the Science of being enables us to commune more largely with the divine Mind, to foresee and foretell events which concern the universal welfare, to be divinely inspired, — yea, to reach the range of fetterless Mind.

The Mind unbounded

To understand that Mind is infinite, not bounded by corporeality, not dependent upon the ear and eye for sound or sight nor upon muscles and bones for locomotion, is a step towards the Mind-science by which we discern man's nature and existence. This true conception of being destroys the belief of spiritualism at its very inception, for without the concession of material personalities called spirits, spiritualism has no basis upon which to build.

Scientific foreknowing

All we correctly know of Spirit comes from God, divine Principle, and is learned through Christ and Christian Science. If this Science has been thoroughly learned and properly digested, we can know the truth more accurately than the astronomer can read

Die Wissenschaft ist unsterblich und weder mit den Voraussetzungen noch den Schlussfolgerungen sterblicher Anschauungen vereinbar.

Die alten Propheten gewannen ihren Blick in die Zukunft von einem geistigen, unkörperlichen Standpunkt aus und nicht dadurch, dass sie Unheil ankündigten und Tatsache mit Dichtung verwechselten — dass sie die Zukunft auf der Grundlage von Körperlichkeit und menschlicher Meinung vorhersagten. Wenn die Menschen in der Wissenschaft ausreichend fortgeschritten sind, um mit der Wahrheit des Seins in Harmonie zu stehen, werden sie unwillkürlich zu Sehern und Propheten, die nicht von Dämonen, Geistern oder Halbgöttern, sondern von dem *einen* GEIST regiert werden. Es ist das Vorrecht des immer-gegenwärtigen, göttlichen GEMÜTS und des Denkens, das mit diesem GEMÜT übereinstimmt, die Vergangenheit, die Gegenwart und die Zukunft zu kennen.

Wissenschaftliches Vorhersehen

Die Kenntnis der Wissenschaft des Seins befähigt uns in größerem Maße, mit dem göttlichen GEMÜT zu kommunizieren, Ereignisse, die das allgemeine Wohl betreffen, vorherzusehen und vorherzusagen, göttlich inspiriert zu sein — ja, den Bereich des unbegrenzten GEMÜTS zu erreichen.

Zu verstehen, dass GEMÜT unendlich und nicht durch Körperlichkeit begrenzt ist, dass es zum Hören oder Sehen nicht von Ohr und Auge abhängig ist und für die Bewegung nicht von Muskeln und Knochen, ist ein Schritt zur GEMÜTS-Wissenschaft hin, durch die wir Natur und Dasein des Menschen erkennen. Diese wahre Auffassung vom Sein zerstört den Glauben an Spiritismus von Anfang an, denn ohne das Zugeständnis, dass es materielle Persönlichkeiten gibt, die Geister genannt werden, hat Spiritismus keine Grundlage, auf der er bauen könnte.

Das unbegrenzte GEMÜT

Alles korrekte Wissen über GEIST kommt von GOTT, dem göttlichen PRINZIP, und wird durch Christus und die Christliche Wissenschaft gewonnen. Wenn wir diese Wissenschaft gründlich erlernt und richtig in uns aufgenommen haben, können wir die Wahrheit genauer kennen,

Wissenschaftliches Vorherwissen

the stars or calculate an eclipse. This Mind-reading is the opposite of clairvoyance. It is the illumination of the spiritual understanding which demonstrates the capacity of Soul, not of material sense. This Soul-sense comes to the human mind when the latter yields to the divine Mind.

Such intuitions reveal whatever constitutes and perpetuates harmony, enabling one to do good, but not evil. You will reach the perfect Science of healing when you are able to read the human mind after this manner and discern the error you would destroy. The Samaritan woman said: "Come, see a man, which told me all things that ever I did: is not this the Christ?" *Value of intuition*

It is recorded that Jesus, as he once journeyed with his students, "knew their thoughts," — read them scientifically. In like manner he discerned disease and healed the sick. After the same method, events of great moment were foretold by the Hebrew prophets. Our Master rebuked the lack of this power when he said: "O ye hypocrites! ye can discern the face of the sky; but can ye not discern the signs of the times?"

Both Jew and Gentile may have had acute corporeal senses, but mortals need spiritual sense. Jesus knew the generation to be wicked and adulterous, seeking the material more than the spiritual. His thrusts at materialism were sharp, but needed. He never spared hypocrisy the sternest condemnation. He said: "These ought ye to have done, and not to leave the other undone." The great Teacher knew both cause and effect, knew that truth communicates itself but never imparts error. *Hypocrisy condemned*

als der Astronom die Sterne deuten oder eine Sonnen- oder Mondfinsternis berechnen kann. Dieses Lesen des GEMÜTS ist das Gegenteil von Hellsehen. Es ist die Erleuchtung des geistigen Verständnisses, das die Fähigkeit der SEELE und nicht die des materiellen Sinnes demonstriert. Dieser SEELEN-Sinn kommt zum menschlichen Gemüt, wenn letzteres dem göttlichen GEMÜT weicht.

Solche Intuitionen offenbaren alles, was die Harmonie ausmacht und sie fortbestehen lässt; sie befähigen uns Gutes zu tun, nicht aber Böses. Du wirst die vollkommene Wissenschaft des Heilens erreichen, wenn du in der Lage bist, das menschliche Gemüt auf diese Weise zu lesen und den Irrtum zu erkennen, den du zerstören willst. Die Samariterin sagte: „Kommt, seht einen Menschen, der mir alles gesagt hat, was ich getan habe; ob dieser nicht vielleicht der Christus ist?"

Wert der Intuition

Als Jesus, wie berichtet wird, einst mit seinen Jüngern unterwegs war, „kannte [er] ihre Gedanken" — er las sie wissenschaftlich. In gleicher Weise erkannte er Krankheit und heilte die Kranken. Mit der gleichen Methode sagten die hebräischen Propheten Ereignisse von großer Bedeutung voraus. Unser Meister tadelte das Fehlen dieser Kraft, als er sagte: „Ihr Heuchler! Das Aussehen des Himmels könnt ihr beurteilen; aber die Zeichen der Zeiten könnt ihr nicht beurteilen?"

Juden wie Nichtjuden mögen ausgezeichnete körperliche Sinne gehabt haben, aber die Sterblichen brauchen den geistigen Sinn. Jesus wusste, dass die Menschheit schlecht und ehebrecherisch ist, dass sie das Materielle mehr sucht als das Geistige. Seine Angriffe auf den Materialismus waren scharf, aber notwendig. Niemals ersparte er der Heuchelei die strengste Verurteilung. Er sagte: „Dieses sollte man tun und jenes nicht lassen." Der große Lehrer kannte sowohl die Ursache als auch die Wirkung, er wusste, dass die Wahrheit sich selbst mitteilt, aber niemals Irrtum übermittelt.

Heuchelei verurteilt

Jesus once asked, "Who touched me?" Supposing this inquiry to be occasioned by physical contact alone, his disciples answered, "The multitude throng thee." Jesus knew, as others did not, that it was not matter, but mortal mind, whose touch called for aid. Repeating his inquiry, he was answered by the faith of a sick woman. His quick apprehension of this mental call illustrated his spirituality. The disciples' misconception of it uncovered their materiality. Jesus possessed more spiritual susceptibility than the disciples. Opposites come from contrary directions, and produce unlike results.

Mental contact

Mortals evolve images of thought. These may appear to the ignorant to be apparitions; but they are mysterious only because it is unusual to see thoughts, though we can always feel their influence. Haunted houses, ghostly voices, unusual noises, and apparitions brought out in dark seances either involve feats by tricksters, or they are images and sounds evolved involuntarily by mortal mind. Seeing is no less a quality of physical sense than feeling. Then why is it more difficult to see a thought than to feel one? Education alone determines the difference. In reality there is none.

Images of thought

Portraits, landscape-paintings, fac-similes of penmanship, peculiarities of expression, recollected sentences, can all be taken from pictorial thought and memory as readily as from objects cognizable by the senses. Mortal mind sees what it believes as certainly as it believes what it sees. It feels, hears, and sees its own thoughts. Pictures are mentally formed before the artist can convey them to canvas. So is it

Phenomena explained

Einmal fragte Jesus: „Wer hat mich berührt?" Seine Jünger vermuteten, diese Frage sei nur durch körperliche Berührung veranlasst worden, und antworteten: „Die Leute drängen und drücken dich." Jesus wusste, was andere nicht wussten, dass es nicht die Materie, sondern das sterbliche Gemüt war, dessen Berührung nach Hilfe rief. Als er seine Frage wiederholte, erhielt er die Antwort aus dem Glauben einer kranken Frau. Sein schnelles Erfassen dieses mentalen Hilferufs veranschaulichte seine Geistigkeit. Die falsche Deutung seiner Jünger enthüllte deren Materialität. Jesus besaß mehr geistige Empfänglichkeit als die Jünger. Gegensätze kommen aus entgegengesetzten Richtungen und bringen ungleiche Resultate hervor. *Mentaler Kontakt*

Die Sterblichen entwickeln Gedankenbilder. Der Unwissende mag sie für Erscheinungen halten; aber sie sind nur deswegen mysteriös, weil es ungewöhnlich ist, Gedanken zu sehen, obwohl wir doch ständig ihren Einfluss fühlen können. Spukhäuser, Geisterstimmen, ungewöhnliche Geräusche und Erscheinungen, die in dunklen spiritistischen Sitzungen heraufbeschworen werden, haben entweder etwas mit den Tricks von Schwindlern zu tun oder sie sind Bilder und Geräusche, die unwillkürlich vom sterblichen Gemüt hervorgebracht werden. Sehen ist genauso eine Fähigkeit des physischen Sinnes wie Fühlen. Warum ist es dann schwieriger, einen Gedanken zu sehen als ihn zu fühlen? Allein die Erziehung bestimmt diesen Unterschied. In Wirklichkeit gibt es keinen. *Gedankenbilder*

Porträts, Landschaftsgemälde, Faksimiles von Handschriften, eigentümliche Redensarten, Aussprüche, an die man sich erinnert, sie alle kann man ebenso aus dem bildlichen Denken und dem Gedächtnis nehmen wie von den durch die Sinne erkennbaren Dingen. Das sterbliche Gemüt sieht, was es glaubt, ebenso gewiss wie es glaubt, was es sieht. Es fühlt, hört und sieht seine eigenen Gedanken. Bilder werden mental geformt, bevor der Künstler sie auf die Leinwand übertragen kann. So ist es *Phänomene erklärt*

with all material conceptions. Mind-readers perceive these pictures of thought. They copy or reproduce them, even when they are lost to the memory of the mind in which they are discoverable.

It is needless for the thought or for the person holding the transferred picture to be individually and consciously present. Though individuals have passed away, their mental environment remains to be discerned, described, and transmitted. Though bodies are leagues apart and their associations forgotten, their associations float in the general atmosphere of human mind.

Mental environment

The Scotch call such vision "second sight," when really it is first sight instead of second, for it presents primal facts to mortal mind. Science enables one to read the human mind, but not as a clairvoyant. It enables one to heal through Mind, but not as a mesmerist.

Second sight

The mine knows naught of the emeralds within its rocks; the sea is ignorant of the gems within its caverns, of the corals, of its sharp reefs, of the tall ships that float on its bosom, or of the bodies which lie buried in its sands: yet these are all there. Do not suppose that any mental concept is gone because you do not think of it. The true concept is never lost. The strong impressions produced on mortal mind by friendship or by any intense feeling are lasting, and mind-readers can perceive and reproduce these impressions.

Buried secrets

Memory may reproduce voices long ago silent. We have but to close the eyes, and forms rise before us, which are thousands of miles away or altogether gone from physical sight and sense, and

Recollected friends

mit allen materiellen Vorstellungen. Gemüts-Leser nehmen diese Gedankenbilder wahr. Sie imitieren oder reproduzieren sie, selbst wenn sie dem Gedächtnis des Gemüts, in dem sie entdeckt werden können, verlorengegangen sind.

Es ist nicht nötig, dass der Gedanke oder die Person, die das übermittelte Bild in sich trägt, persönlich und bewusst anwesend ist. Obwohl Menschen dahingeschieden sind, kann ihre mentale Umgebung immer noch erkannt, beschrieben und übertragen werden. Obwohl Körper meilenweit voneinander entfernt und ihre gemeinsamen Erfahrungen vergessen sind, schwebt ihre Verbundenheit in der allgemeinen Atmosphäre des menschlichen Gemüts.

Mentale Umgebung

Die Schotten nennen ein solches Sehen das „zweite Gesicht", während es sich in Wirklichkeit um das erste Gesicht statt des zweiten handelt, denn es zeigt dem sterblichen Gemüt ursprüngliche Tatsachen. Die Wissenschaft befähigt uns, das menschliche Gemüt zu lesen, aber nicht wie ein Hellseher. Sie befähigt uns durch GEMÜT zu heilen, aber nicht wie ein Mesmerist.

Das zweite Gesicht

Das Bergwerk weiß nichts von den Smaragden in seinem Gestein; das Meer weiß nichts von den Edelsteinen in seinen Höhlen, nichts von den Korallen, den scharfen Riffen und den großen Schiffen, die über seine Tiefen gleiten, noch von den Körpern, die in seinem Sand begraben liegen; und doch sind sie alle dort. Glaube nicht, dass ein mentaler Begriff vergangen sei, weil du nicht daran denkst. Der wahre Begriff geht niemals verloren. Die starken Eindrücke, die durch Freundschaft oder intensive Gefühle auf das sterbliche Gemüt einwirken, bestehen fort, und die Gemüts-Leser können diese Eindrücke wahrnehmen und reproduzieren.

Begrabene Geheimnisse

Das Gedächtnis kann längst verstummte Stimmen wieder hervorbringen. Wir brauchen nur die Augen zu schließen, und Formen steigen vor uns auf, die viele tausend Meilen entfernt oder gänzlich dem physischen Sehen und

Ins Gedächtnis zurückgerufene Freunde

this not in dreamy sleep. In our day-dreams we can
recall that for which the poet Tennyson expressed the
heart's desire, —

> the touch of a vanished hand,
> And the sound of a voice that is still.

The mind may even be cognizant of a present flavor and
odor, when no viand touches the palate and no scent
salutes the nostrils.

How are veritable ideas to be distinguished from illusions? By learning the origin of each. Ideas are
emanations from the divine Mind. Thoughts, *Illusions not ideas*
proceeding from the brain or from matter, are
offshoots of mortal mind; they are mortal material beliefs. Ideas are spiritual, harmonious, and eternal. Beliefs
proceed from the so-called material senses, which at one
time are supposed to be substance-matter and at another
are called spirits.

To love one's neighbor as one's self, is a divine idea;
but this idea can never be seen, felt, nor understood
through the physical senses. Excite the organ of ven-
eration or religious faith, and the individual manifests
profound adoration. Excite the opposite development,
and he blasphemes. These effects, however, do not proceed from Christianity, nor are they spiritual phenomena,
for both arise from mortal belief.

Eloquence re-echoes the strains of Truth and Love.
It is due to inspiration rather than to erudition. It shows
the possibilities derived from divine Mind,
though it is said to be a gift whose endowment *Trance speaking illusion*
is obtained from books or received from the
impulse of departed spirits. When eloquence proceeds
from the belief that a departed spirit is speaking, who

Sinn verlorengegangen sind, und das nicht etwa im Traum beim Schlafen. In unseren Tagträumen können wir wieder wachrufen, was der Dichter Tennyson das Sehnen des Herzens nennt:

> die Berührung einer entschwundenen Hand,
> und den Klang einer Stimme, die schweigt.

Das Gemüt kann sich sogar einen Geschmack und einen Geruch vergegenwärtigen, ohne dass Speise den Gaumen berührt oder ein Duft in die Nase steigt.

Wie kann man wirkliche Ideen von Illusionen unterscheiden? Indem man den Ursprung beider feststellt. Ideen entströmen dem göttlichen GEMÜT. Gedanken, die vom Gehirn oder von Materie ausgehen, entspringen dem sterblichen Gemüt; sie sind sterbliche, materielle Vorstellungen. Ideen sind geistig, harmonisch und ewig. Vorstellungen gehen aus den sogenannten materiellen Sinnen hervor, die einmal für Substanz-Materie gehalten und ein andermal Geister genannt werden.

Illusionen nicht Ideen

Seinen Nächsten zu lieben wie sich selbst, ist eine göttliche Idee; aber diese Idee kann niemals durch die physischen Sinne gesehen, gefühlt oder verstanden werden. Rege die Empfindung für Ehrfurcht oder religiösen Glauben an und der Mensch zeigt tiefe Verehrung. Rege die entgegengesetzte Empfindung an und er lästert GOTT. Diese Wirkungen gehen jedoch nicht aus dem Christentum hervor, noch sind sie geistige Phänomene, denn beide entstammen einem sterblichen Glauben.

Redegewandtheit lässt die Melodien von WAHRHEIT und LIEBE widerhallen. Sie beruht mehr auf Inspiration als auf Belesenheit. Sie zeigt die Möglichkeiten, die dem göttlichen GEMÜT entspringen, obwohl es heißt, sie sei eine Gabe, die man sich aus Büchern aneignen oder durch Eingebungen von den Geistern Verstorbener erhalten könne. Wenn die Redegewandtheit aus der Vorstellung erwächst, dass der Geist eines Verstorbenen spricht, wer kann dann feststellen, was das Medium

Sprechen in Trance ist Illusion

can tell what the unaided medium is incapable of knowing or uttering? This phenomenon only shows that the beliefs of mortal mind are loosed. Forgetting her ignorance in the belief that another mind is speaking through her, the devotee may become unwontedly eloquent. Having more faith in others than in herself, and believing that somebody else possesses her tongue and mind, she talks freely.

Destroy her belief in outside aid, and her eloquence disappears. The former limits of her belief return. She says, "I am incapable of words that glow, for I am uneducated." This familiar instance reaffirms the Scriptural word concerning a man, "As he thinketh in his heart, so is he." If one believes that he cannot be an orator without study or a superinduced condition, the body responds to this belief, and the tongue grows mute which before was eloquent.

Mind is not necessarily dependent upon educational processes. It possesses of itself all beauty and poetry, and the power of expressing them. Spirit, God, is heard when the senses are silent. We are all capable of more than we do. The influence or action of Soul confers a freedom, which explains the phenomena of improvisation and the fervor of untutored lips. *Scientific improvisation*

Matter is neither intelligent nor creative. The tree is not the author of itself. Sound is not the originator of music, and man is not the father of man. Cain very naturally concluded that if life was in the body, and man gave it, man had the right to take it away. This incident shows that the belief of life in matter was "a murderer from the beginning." *Divine origination*

If seed is necessary to produce wheat, and wheat to

ohne diese Hilfe nicht wissen oder äußern kann? Dieses Phänomen zeigt nur, dass die Vorstellungen des sterblichen Gemüts frei geworden sind. Wenn das Medium seine Unwissenheit vergisst, weil es annimmt, ein anderes Gemüt spreche durch es, mag es ungewöhnlich redegewandt werden. Weil das Medium anderen mehr vertraut als sich selbst und glaubt, dass jemand anderes von seiner Zunge und seinem Gemüt Besitz ergriffen habe, spricht es frei heraus.

Zerstöre den Glauben des Mediums an fremde Hilfe, und seine Redegewandtheit verschwindet. Die früheren Begrenzungen seiner Vorstellung kehren zurück. Das Medium sagt: „Zündende Worte sind mir nicht gegeben, denn ich bin ungebildet." Dieses bekannte Beispiel bestätigt das Bibelwort, das vom Menschen sagt: „Wie er in seinem Herzen denkt, so ist er."* Wenn jemand glaubt, er könne ohne Ausbildung oder einen äußeren Einfluss kein Redner sein, reagiert der Körper auf diesen Glauben, und die Zunge, die vorher redegewandt war, wird stumm.

Gemüt ist nicht notwendigerweise von Bildungsprozessen abhängig. Es birgt in sich alle Schönheit und Poesie sowie die Kraft sie auszudrücken. GEIST, GOTT, vernehmen wir, wenn die Sinne schweigen. Wir alle sind zu mehr fähig, als wir schon tun. Der Einfluss oder die Tätigkeit der SEELE verleiht eine Freiheit, die die Phänomene der Improvisation und die Inbrunst ungeübter Lippen erklärt.

<small>Wissenschaftliche Improvisation</small>

Materie ist weder intelligent noch schöpferisch. Der Baum ist nicht sein eigener Schöpfer. Der Ton ist nicht der Ursprung der Musik und der Mensch ist nicht der Vater des Menschen. Kain folgerte wie selbstverständlich: Wenn Leben im Körper ist und der Mensch es gibt, dann hat der Mensch auch das Recht es zu nehmen. Dieser Vorfall zeigt, dass der Glaube an Leben in der Materie „ein Mörder von Anfang an" war.

<small>Göttlicher Ursprung</small>

Wenn Same nötig ist, um Weizen hervorzubringen, und Weizen,

---

* Nach der King-James-Bibel

produce flour, or if one animal can originate another, how then can we account for their primal origin? How were the loaves and fishes multiplied on the shores of Galilee, — and that, too, without meal or monad from which loaf or fish could come?

The earth's orbit and the imaginary line called the equator are not substance. The earth's motion and position are sustained by Mind alone. Divest yourself of the thought that there can be substance in matter, and the movements and transitions now possible for mortal mind will be found to be equally possible for the body. Then being will be recognized as spiritual, and death will be obsolete, though now some insist that death is the necessary prelude to immortality.

Mind is substance

In dreams we fly to Europe and meet a far-off friend. The looker-on sees the body in bed, but the supposed inhabitant of that body carries it through the air and over the ocean. This shows the possibilities of thought. Opium and hashish eaters mentally travel far and work wonders, yet their bodies stay in one place. This shows what mortal mentality and knowledge are.

Mortal delusions

The admission to one's self that man is God's own likeness sets man free to master the infinite idea. This conviction shuts the door on death, and opens it wide towards immortality. The understanding and recognition of Spirit must finally come, and we may as well improve our time in solving the mysteries of being through an apprehension of divine Principle. At present we know not what man is, but we certainly shall know this when man reflects God.

Scientific finalities

um Mehl zu produzieren, oder wenn ein Tier das andere erzeugen kann, wie können wir dann ihren ersten Ursprung erklären? Wie wurden die Brote und Fische am Ufer des Sees von Galiläa vermehrt — noch dazu ohne Mehl oder Monade, aus denen Brot oder Fisch entstehen konnten?

Die Umlaufbahn der Erde und die gedachte Linie, die wir Äquator nennen, haben keine Substanz. Die Bewegung der Erde und ihre Position werden allein durch GEMÜT erhalten. Gib den Gedanken auf, dass Substanz in der Materie sein kann, und es wird sich zeigen, dass die Bewegungen und Verwandlungen, die dem sterblichen Gemüt gegenwärtig möglich sind, auch dem Körper möglich sind. Dann wird das Sein als geistig erkannt werden, und der Tod wird nicht mehr vorkommen, obwohl heute manche darauf bestehen, dass der Tod das notwendige Vorspiel zur Unsterblichkeit sei.

<small>GEMÜT ist Substanz</small>

Im Traum fliegen wir nach Europa und treffen einen fernen Freund. Der Betrachter sieht den Körper im Bett, aber der vermeintliche Besitzer dieses Körpers trägt ihn weit durch die Luft und über den Ozean. Das zeigt die Möglichkeiten des Denkens. Menschen, die Opium und Haschisch nehmen, machen in Gedanken weite Reisen und wirken Wunder, und doch bleiben ihre Körper an ein und derselben Stelle. Das zeigt, was sterbliche Mentalität und sterbliches Wissen sind.

<small>Sterbliche Täuschungen</small>

Sich selbst zuzugestehen, dass der Mensch GOTTES eigenes Gleichnis ist, macht den Menschen frei, die unendliche Idee zu erfassen. Diese Überzeugung verschließt dem Tod die Tür und öffnet sie weit der Unsterblichkeit. GEIST muss letztlich verstanden und anerkannt werden, und wir sollten die Zeit gut nutzen, indem wir die Geheimnisse des Seins durch das Erfassen des göttlichen PRINZIPS lösen. Gegenwärtig wissen wir nicht, was der Mensch ist, aber wir werden es zweifellos wissen, wenn der Mensch GOTT widerspiegelt.

<small>Wissenschaftliche Endzustände</small>

The Revelator tells us of "a new heaven and a new earth." Have you ever pictured this heaven and earth, inhabited by beings under the control of supreme wisdom?

Let us rid ourselves of the belief that man is separated from God, and obey only the divine Principle, Life and Love. Here is the great point of departure for all true spiritual growth.

It is difficult for the sinner to accept divine Science, because Science exposes his nothingness; but the sooner error is reduced to its native nothingness, the sooner man's great reality will appear and his genuine being will be understood. The destruction of error is by no means the destruction of Truth or Life, but is the acknowledgment of them. *Man's genuine being*

Absorbed in material selfhood we discern and reflect but faintly the substance of Life or Mind. The denial of material selfhood aids the discernment of man's spiritual and eternal individuality, and destroys the erroneous knowledge gained from matter or through what are termed the material senses.

Certain erroneous postulates should be here considered in order that the spiritual facts may be better apprehended. *Erroneous postulates*

The first erroneous postulate of belief is, that substance, life, and intelligence are something apart from God.

The second erroneous postulate is, that man is both mental and material.

The third erroneous postulate is, that mind is both evil and good; whereas the real Mind cannot be evil nor the medium of evil, for Mind is God.

The fourth erroneous postulate is, that matter is in-

Der Offenbarer berichtet uns von einem „neuen Himmel und einer neuen Erde". Hast du dir jemals diesen Himmel und diese Erde vorgestellt, von Wesen bewohnt, die unter der Herrschaft der höchsten Weisheit stehen?

Lasst uns loskommen von dem Glauben, dass der Mensch von GOTT getrennt sei, und lasst uns nur dem göttlichen PRINZIP, dem göttlichen LEBEN und der göttlichen LIEBE gehorchen. Das ist der große Ausgangspunkt für jedes wahre geistige Wachstum.

Dem Sünder fällt es schwer, die göttliche Wissenschaft zu akzeptieren, weil die Wissenschaft seine Nichtsheit aufdeckt; aber je eher der Irrtum auf sein natürliches Nichts zurückgeführt wird, desto eher wird die großartige Wirklichkeit des Menschen erscheinen und sein echtes Sein verstanden werden. Die Zerstörung von Irrtum ist keinesfalls die Zerstörung von WAHRHEIT oder LEBEN, sondern sie ist deren Anerkennung. <small>Des Menschen echtes Sein</small>

Wenn wir völlig mit dem materiellen Selbst beschäftigt sind, erkennen wir die Substanz von LEBEN oder GEMÜT nur schwach und spiegeln sie nur schwach wider. Das Verneinen des materiellen Selbst hilft, die geistige und ewige Individualität des Menschen zu erkennen, und es zerstört das durch Materie oder durch die sogenannten materiellen Sinne erworbene irrige Wissen.

An dieser Stelle sollten gewisse irrige Postulate betrachtet werden, damit die geistigen Tatsachen besser erfasst werden können. <small>Irrige Postulate</small>

Das erste irrige Postulat ist der Glaube, dass Substanz, Leben und Intelligenz etwas von GOTT Getrenntes sind.

Das zweite irrige Postulat ist, dass der Mensch beides ist, mental und materiell.

Das dritte irrige Postulat ist, dass das Gemüt beides ist, böse und gut; wohingegen das wirkliche GEMÜT weder böse noch das Mittel für das Böse sein kann, denn GEMÜT ist GOTT.

Das vierte irrige Postulat ist, dass Materie intelligent ist

telligent, and that man has a material body which is part of himself.

The fifth erroneous postulate is, that matter holds in itself the issues of life and death, — that matter is not only capable of experiencing pleasure and pain, but also capable of imparting these sensations. From the illusion implied in this last postulate arises the decomposition of mortal bodies in what is termed death.

Mind is not an entity within the cranium with the power of sinning now and forever.

In old Scriptural pictures we see a serpent coiled around the tree of knowledge and speaking to Adam and Eve. This represents the serpent in the act of commending to our first parents the knowledge of good and evil, a knowledge gained from matter, or evil, instead of from Spirit. The portrayal is still graphically accurate, for the common conception of mortal man — a burlesque of God's man — is an outgrowth of human knowledge or sensuality, a mere offshoot of material sense. *Knowledge of good and evil*

Uncover error, and it turns the lie upon you. Until the fact concerning error — namely, its nothingness — appears, the moral demand will not be met, and the ability to make nothing of error will be wanting. We should blush to call that real which is only a mistake. The foundation of evil is laid on a belief in something besides God. This belief tends to support two opposite powers, instead of urging the claims of Truth alone. The mistake of thinking that error can be real, when it is merely the absence of truth, leads to belief in the superiority of error. *Opposing power*

Do you say the time has not yet come in which to

und dass der Mensch einen materiellen Körper hat, der ein Teil von ihm ist.

Das fünfte irrige Postulat ist, dass Materie über Fragen von Leben und Tod entscheidet — dass Materie nicht nur fähig ist, Lust und Leid zu erfahren, sondern diese Empfindungen auch übermitteln kann. Die im letzten Postulat enthaltene Illusion ist Grund für den Zerfall der sterblichen Körper in das, was man Tod nennt.

GEMÜT ist nicht eine Wesenheit, die im Schädel sitzt und jetzt und für immer sündigen kann.

Auf alten biblischen Bildern sehen wir eine Schlange, die sich um den Baum der Erkenntnis windet und zu Adam und Eva spricht. Das stellt die Schlange dar, wie sie gerade unseren ersten Eltern die Erkenntnis des Guten und Bösen empfiehlt, ein Wissen, das von der Materie oder vom Bösen statt von GEIST erlangt wird. Diese Darstellung ist bildlich immer noch korrekt, denn die allgemeine Vorstellung vom sterblichen Menschen — eine Parodie auf den Menschen GOTTES — ist ein Produkt des menschlichen Wissens oder der Sinnlichkeit, ein bloßer Auswuchs des materiellen Sinnes.

<small>Erkenntnis des Guten und Bösen</small>

Decke den Irrtum auf und er bezichtigt dich der Lüge. Bis die Tatsache über den Irrtum — nämlich sein Nichts — erscheint, wird die moralische Forderung nicht erfüllt und es fehlt die Fähigkeit, den Irrtum zunichte zu machen.

<small>Widerstreitende Kraft</small>

Wir sollten vor Scham erröten, das wirklich zu nennen, was nur ein Fehler ist. Die Grundlage des Bösen beruht auf dem Glauben, dass es etwas neben GOTT gibt. Dieser Glaube neigt dazu, zwei entgegengesetzte Kräfte anzuerkennen, statt nur auf den Ansprüchen der WAHRHEIT zu bestehen. Der Fehler zu denken, dass Irrtum wirklich sein kann, während er doch nur die Abwesenheit der Wahrheit ist, führt zu dem Glauben an die Übermacht des Irrtums.

Meinst du, die Zeit sei noch nicht gekommen, in der zugegeben

recognize Soul as substantial and able to control the body? Remember Jesus, who nearly nineteen centuries ago demonstrated the power of Spirit and said, "He that believeth on me, the works that I do shall he do also," and who also said, "But the hour cometh, and *now is,* when the true worshippers shall worship the Father in spirit and in truth." "Behold, *now* is the accepted time; behold, *now* is the day of salvation," said Paul.

The age's privilege

Divine logic and revelation coincide. If we believe otherwise, we may be sure that either our logic is at fault or that we have misinterpreted revelation. Good never causes evil, nor creates aught that can cause evil.

Logic and revelation

Good does not create a mind susceptible of causing evil, for evil is the opposing error and not the truth of creation. Destructive electricity is not the offspring of infinite good. Whatever contradicts the real nature of the divine *Esse,* though human faith may clothe it with angelic vestments, is without foundation.

The belief that Spirit is finite as well as infinite has darkened all history. In Christian Science, Spirit, as a proper noun, is the name of the Supreme Being. It means quantity and quality, and applies exclusively to God. The modifying derivatives of the word *spirit* refer only to quality, not to God. Man is spiritual. He is not God, Spirit. If man were Spirit, then men would be spirits, gods. Finite spirit would be mortal, and this is the error embodied in the belief that the infinite can be contained in the finite. This belief tends to becloud our apprehension of the kingdom of heaven and of the reign of harmony in the Science of being.

Derivatives of spirit

wird, dass SEELE Substanz ist und den Körper beherrschen kann? Denke an Jesus, der vor nahezu neunzehnhundert Jahren die Kraft des GEISTES demonstrierte und sagte: „Wer an mich glaubt, der wird die Werke auch tun, die ich tue", und der auch sagte: „Aber es kommt die Stunde und *ist* schon *jetzt,* da die wahren Anbeter den Vater im Geist und in der Wahrheit anbeten werden." Paulus sagte: „Sieh, *jetzt* ist die angenehme Zeit! Sieh, *jetzt* ist der Tag des Heils!"

<small>Das Vorrecht des Zeitalters</small>

Göttliche Logik und Offenbarung stimmen überein. Wenn wir etwas anderes glauben, können wir sicher sein, dass entweder unsere Logik falsch ist oder dass wir die Offenbarung falsch ausgelegt haben. Das Gute verursacht niemals Böses noch schafft es irgendetwas, was Böses verursachen könnte.

<small>Logik und Offenbarung</small>

Das Gute erschafft kein Gemüt, das imstande ist, Böses zu verursachen, denn das Böse ist der opponierende Irrtum und nicht die Wahrheit der Schöpfung. Zerstörerische Elektrizität entspringt nicht dem unendlichen Guten. Was auch immer der wirklichen Natur des göttlichen *Esse* widerspricht, ist ohne Grundlage, selbst wenn menschlicher Glaube es in Engelsgewänder kleidet.

Der Glaube, dass GEIST sowohl endlich als auch unendlich sei, hat die gesamte Geschichte verdunkelt. In der Christlichen Wissenschaft ist GEIST als Eigenname die Bezeichnung für das Höchste Wesen. Sie bedeutet Quantität und Qualität und ist ausschließlich auf GOTT anwendbar. Die Ableitungen, die das Wort *Geist* näher bestimmen, beziehen sich nur auf die Qualität, nicht auf GOTT. Der Mensch ist geistig. Er ist nicht GOTT, GEIST. Wenn der Mensch GEIST wäre, dann wären die Menschen Geister, das heißt Götter. Endlicher Geist wäre sterblich und das ist der Irrtum, der in dem Glauben verkörpert ist, dass das Unendliche im Endlichen enthalten sein kann. Dieser Glaube führt dazu, unser Erfassen vom Himmelreich und von der Herrschaft der Harmonie in der Wissenschaft des Seins zu verdunkeln.

<small>Ableitungen von Geist</small>

Jesus taught but one God, one Spirit, who makes man in the image and likeness of Himself, — of Spirit, not of matter. Man reflects infinite Truth, Life, and Love. The nature of man, thus understood, includes all that is implied by the terms "image" and "likeness" as used in Scripture. The truly Christian and scientific statement of personality and of the relation of man to God, with the demonstration which accompanied it, incensed the rabbis, and they said: "Crucify him, crucify him ... by our law he ought to die, because he made himself the Son of God."

Scientific man

The eastern empires and nations owe their false government to the misconceptions of Deity there prevalent. Tyranny, intolerance, and bloodshed, wherever found, arise from the belief that the infinite is formed after the pattern of mortal personality, passion, and impulse.

The progress of truth confirms its claims, and our Master confirmed his words by his works. His healing-power evoked denial, ingratitude, and betrayal, arising from sensuality. Of the ten lepers whom Jesus healed, but one returned to give God thanks, — that is, to acknowledge the divine Principle which had healed him.

Ingratitude and denial

Our Master easily read the thoughts of mankind, and this insight better enabled him to direct those thoughts aright; but what would be said at this period of an infidel blasphemer who should hint that Jesus used his incisive power injuriously? Our Master read mortal mind on a scientific basis, that of the omnipresence of Mind. An approximation of this discernment indicates spiritual growth and union with the infinite capacities of the one Mind. Jesus could injure no one by his Mind-reading.

Jesus lehrte, dass es nur *einen* GOTT, *einen* GEIST, gibt, der den Menschen zum Bild und Gleichnis Seiner selbst erschafft — zum Bild des GEISTES, nicht der Materie. Der Mensch spiegelt unendliche WAHRHEIT, unendliches LEBEN und unendliche LIEBE wider. Die Natur des Menschen, so verstanden, schließt alles ein, was die Ausdrücke „Bild" und „Gleichnis", wie sie in der Heiligen Schrift gebraucht werden, bedeuten. Die wahrhaft christliche und wissenschaftliche Erklärung von Persönlichkeit und von der Beziehung des Menschen zu GOTT und die damit einhergehende Demonstration erzürnte die Rabbiner und sie sagten: „Kreuzige, kreuzige ihn! ... Wir haben ein Gesetz, und nach unserem Gesetz soll er sterben, denn er hat sich selbst zu Gottes Sohn gemacht."

<small>Der wissenschaftliche Mensch</small>

Die verkehrte Regierung der östlichen Reiche und Nationen hat ihre Ursache in den dort vorherrschenden falschen Vorstellungen von der Gottheit. Wo immer sich Tyrannei, Intoleranz und Blutvergießen finden, entstehen sie aus dem Glauben, dass der Unendliche nach dem Vorbild sterblicher Persönlichkeit, Leidenschaft und Triebkraft gebildet sei.

Das Vorwärtsschreiten der Wahrheit bekräftigt ihre Ansprüche, und unser Meister bestätigte seine Worte durch seine Werke. Seine Kraft zu heilen rief Verleugnung, Undank und Verrat hervor, die aus der Sinnlichkeit erwuchsen. Von den zehn Aussätzigen, die Jesus heilte, kam nur einer zurück, um GOTT zu danken — das heißt, um das göttliche PRINZIP anzuerkennen, das ihn geheilt hatte.

<small>Undank und Verleugnung</small>

Unser Meister las mühelos die Gedanken der Menschheit und dieser Einblick machte es ihm leichter möglich, jene Gedanken richtig zu lenken; aber was würde man in der heutigen Zeit über einen ungläubigen Gotteslästerer sagen, der behauptete, Jesus hätte seine durchdringende Kraft benutzt, um zu schaden? Unser Meister las das sterbliche Gemüt von einer wissenschaftlichen Grundlage aus, von der Allgegenwart des GEMÜTS. Eine Annäherung an diese Erkenntnis zeigt geistiges Wachstum und die Vereinigung mit den unendlichen Fähigkeiten des *einen* GEMÜTS an. Jesus konnte durch sein GEMÜTS-Lesen niemandem schaden.

The effect of his Mind was always to heal and to save, and this is the only genuine Science of reading mortal mind. His holy motives and aims were tra- *Spiritual insight* duced by the sinners of that period, as they would be to-day if Jesus were personally present. Paul said, "To be spiritually minded is life." We approach God, or Life, in proportion to our spirituality, our fidelity to Truth and Love; and in that ratio we know all human need and are able to discern the thought of the sick and the sinning for the purpose of healing them. Error of any kind cannot hide from the law of God.

Whoever reaches this point of moral culture and goodness cannot injure others, and must do them good. The greater or lesser ability of a Christian Scientist to discern thought scientifically, depends upon his genuine spirituality. This kind of mind-reading is not clairvoyance, but it is important to success in healing, and is one of the special characteristics thereof.

We welcome the increase of knowledge and the end of error, because even human invention must have its day, and we want that day to be succeeded *Christ's reappearance* by Christian Science, by divine reality. Midnight foretells the dawn. Led by a solitary star amid the darkness, the Magi of old foretold the Messiahship of Truth. Is the wise man of to-day believed, when he beholds the light which heralds Christ's eternal dawn and describes its effulgence?

Lulled by stupefying illusions, the world is asleep in the cradle of infancy, dreaming away the hours. Material sense does not unfold the facts of *Spiritual awakening* existence; but spiritual sense lifts human consciousness into eternal Truth. Humanity advances

Die Wirkung seines GEMÜTS war immer Heilung und Erlösung, und das ist die einzige wahre Wissenschaft, mit der man das sterbliche Gemüt liest. Die Sünder jener Zeit verleumdeten Jesu heilige Motive und Ziele, so wie sie es auch heute tun würden, wenn er persönlich hier wäre. Paulus sagte: „Geistlich gesinnt sein bedeutet Leben." Wir nähern uns GOTT oder LEBEN im Verhältnis zu unserer Geistigkeit, zu unserer Treue gegen WAHRHEIT und LIEBE; und in diesem Verhältnis erkennen wir jedes menschliche Bedürfnis und können die Gedanken der Kranken und Sündigen wahrnehmen, um sie zu heilen. Kein Irrtum irgendwelcher Art kann sich vor dem Gesetz GOTTES verstecken.

Geistige Einsicht

Wer dieses Niveau moralischer Kultur und Güte erreicht, kann anderen nicht schaden und muss ihnen Gutes tun. Die größere oder geringere Fähigkeit eines Christlichen Wissenschaftlers, Gedanken wissenschaftlich zu erkennen, hängt von seiner echten Geistigkeit ab. Diese Art des Gemüts-Lesens ist kein Hellsehen, aber sie ist wichtig für den Erfolg beim Heilen und ist eines seiner besonderen Merkmale.

Wir begrüßen die Zunahme an Wissen und das Ende von Irrtum, weil sogar die menschliche Erfindung ihre Zeit haben muss, und wir wünschen, dass die Christliche Wissenschaft, die göttliche Wirklichkeit, darauf folgen möge. Die Mitternacht kündigt die Dämmerung an. Von einem einsamen Stern inmitten der Finsternis geführt, sagten die Weisen von einst das Messiasamt der WAHRHEIT voraus. Glaubt man dem Weisen von heute, wenn er das Licht sieht, das den ewigen Morgen Christi ankündigt und dessen Glanz beschreibt?

Christi Wiedererscheinen

Von betäubenden Illusionen eingelullt, schläft die Welt in der Wiege der Kindheit und verträumt die Stunden. Der materielle Sinn entfaltet die Tatsachen des Daseins nicht; aber der geistige Sinn erhebt das menschliche Bewusstsein zur ewigen WAHRHEIT. Die Menschheit schreitet langsam vom sündigen

Geistiges Erwachen

slowly out of sinning sense into spiritual understanding; unwillingness to learn all things rightly, binds Christendom with chains.

Love will finally mark the hour of harmony, and spiritualization will follow, for Love is Spirit. Before error is wholly destroyed, there will be interruptions of the general material routine. Earth will become dreary and desolate, but summer and winter, seedtime and harvest (though in changed forms), will continue unto the end, — until the final spiritualization of all things. "The darkest hour precedes the dawn." *The darkest hours of all*

This material world is even now becoming the arena for conflicting forces. On one side there will be discord and dismay; on the other side there will be Science and peace. The breaking up of material beliefs may seem to be famine and pestilence, want and woe, sin, sickness, and death, which assume new phases until their nothingness appears. These disturbances will continue until the end of error, when all discord will be swallowed up in spiritual Truth. *Arena of contest*

Mortal error will vanish in a moral chemicalization. This mental fermentation has begun, and will continue until all errors of belief yield to understanding. Belief is changeable, but spiritual understanding is changeless.

As this consummation draws nearer, he who has shaped his course in accordance with divine Science will endure to the end. As material knowledge diminishes and spiritual understanding increases, real objects will be apprehended mentally instead of materially. *Millennial glory*

During this final conflict, wicked minds will endeavor to find means by which to accomplish more evil; but

Sinn zum geistigen Verständnis; der Unwille, alle Dinge richtig zu begreifen, bindet die Christenheit mit Ketten.

LIEBE wird schließlich die Stunde der Harmonie kennzeichnen und Vergeistigung wird folgen, denn LIEBE ist GEIST. Bevor der Irrtum völlig zerstört ist, wird es Störungen im allgemeinen materiellen Lauf der Dinge geben. Die Erde wird öde und wüst werden, aber Sommer und Winter, Saatzeit und Ernte werden (wenn auch in veränderter Form) bis zum Ende fortdauern — bis zur endgültigen Vergeistigung aller Dinge. „Die dunkelste Stunde geht der Dämmerung voraus."

<small>Die dunkelste aller Stunden</small>

Diese materielle Welt wird schon jetzt zum Schauplatz widerstreitender Gewalten. Auf der einen Seite wird es Disharmonie und Schrecken geben; auf der anderen Seite werden Wissenschaft und Friede sein. Das Zusammenbrechen materieller Anschauungen mag als Hungersnot und Seuche, als Mangel und Elend, Sünde, Krankheit und Tod auftreten, die neue Formen annehmen, bis ihr Nichts offenkundig wird. Diese Störungen werden bis zum Ende des Irrtums fortdauern, bis alle Disharmonie in geistiger WAHRHEIT verschlungen sein wird.

<small>Der Kampfplatz</small>

Der sterbliche Irrtum wird in einer moralischen Chemikalisation verschwinden. Diese mentale Gärung hat begonnen und wird fortdauern, bis alle irrtümlichen Anschauungen dem Verständnis weichen. Eine Anschauung ist veränderlich, aber geistiges Verständnis ist unveränderlich.

Während diese Vollendung näherrückt, wird derjenige, der seinen Kurs in Übereinstimmung mit der göttlichen Wissenschaft eingeschlagen hat, bis ans Ende ausharren. Wenn das materielle Wissen abnimmt und das geistige Verständnis zunimmt, werden die wirklichen Dinge mental statt materiell erfasst werden.

<small>Herrlichkeit des Millenniums</small>

Im Laufe dieses letzten Konfliktes werden bösartige Gemüter versuchen, Mittel und Wege zu finden, um mehr Böses anzurichten;

those who discern Christian Science will hold crime in check. They will aid in the ejection of error. They will maintain law and order, and cheerfully await the certainty of ultimate perfection.

In reality, the more closely error simulates truth and so-called matter resembles its essence, mortal mind, the more impotent error becomes as a belief. According to human belief, the lightning is fierce and the electric current swift, yet in Christian Science the flight of one and the blow of the other will become harmless. The more destructive matter becomes, the more its nothingness will appear, until matter reaches its mortal zenith in illusion and forever disappears. The nearer a false belief approaches truth without passing the boundary where, having been destroyed by divine Love, it ceases to be even an illusion, the riper it becomes for destruction. The more material the belief, the more obvious its error, until divine Spirit, supreme in its domain, dominates all matter, and man is found in the likeness of Spirit, his original being.

Dangerous resemblances

The broadest facts array the most falsities against themselves, for they bring error from under cover. It requires courage to utter truth; for the higher Truth lifts her voice, the louder will error scream, until its inarticulate sound is forever silenced in oblivion.

"He uttered His voice, the earth melted." This Scripture indicates that all matter will disappear before the supremacy of Spirit.

Christianity is again demonstrating the Life that is Truth, and the Truth that is Life, by the apostolic work of casting out error and healing the sick. Earth has no repayment for the persecutions which

Christianity still rejected

aber diejenigen, die die Christliche Wissenschaft erfassen, werden das Verbrechen im Zaum halten. Sie werden beim Austreiben von Irrtum helfen. Sie werden Recht und Ordnung aufrechterhalten und freudig die Gewissheit der endgültigen Vollkommenheit erwarten.

Im Grunde ist es so, dass Irrtum als Auffassung umso ohnmächtiger wird, je genauer er die Wahrheit simuliert und je mehr die sogenannte Materie ihrem eigentlichen Wesen, dem sterblichen Gemüt, gleich wird. Der menschlichen Auffassung zufolge ist der Blitz heftig und der elektrische Strom schnell, doch in der Christlichen Wissenschaft wird der Flug des einen und der Schlag des anderen harmlos. Je destruktiver Materie wird, desto mehr wird sich herausstellen, dass sie nichts ist, bis Materie ihren sterblichen Höhepunkt in der Illusion erreicht und für immer verschwindet. Je näher eine falsche Auffassung der Wahrheit kommt, ohne die Grenze zu überschreiten, wo sie — zerstört durch die göttliche LIEBE — aufhört, auch nur eine Illusion zu sein, desto reifer wird sie für die Zerstörung. Je materieller die Auffassung ist, desto offensichtlicher ihr Irrtum, bis der göttliche GEIST, erhaben in seinem Bereich, alle Materie beherrscht und der Mensch als Gleichnis des GEISTES, in seinem ursprünglichen Sein, erkannt wird.

Gefährliche Ähnlichkeiten

Die weitreichendsten Tatsachen rufen die meisten Unwahrheiten gegen sich ins Feld, denn sie bringen den Irrtum aus seinem Versteck hervor. Es erfordert Mut die Wahrheit auszusprechen; denn je stärker die WAHRHEIT ihre Stimme erhebt, umso lauter schreit der Irrtum, bis seine unartikulierten Laute für immer in der Vergessenheit verstummen.

„Wenn Er Seine Stimme hören lässt, zerschmilzt die Erde." Dieses Bibelzitat weist darauf hin, dass vor der Allerhabenheit des GEISTES alle Materie verschwinden wird.

Durch die apostolische Tätigkeit — das Austreiben des Irrtums und das Heilen der Kranken — demonstriert das Christentum erneut das LEBEN, das WAHRHEIT ist, und die WAHRHEIT, die LEBEN ist. Die Erde hat keine Entschädigung für die Verfolgungen, die einen neuen Schritt des

Christentum noch immer abgelehnt

attend a new step in Christianity; but the spiritual recompense of the persecuted is assured in the elevation of existence above mortal discord and in the gift of divine Love.

The prophet of to-day beholds in the mental horizon the signs of these times, the reappearance of the Christianity which heals the sick and destroys error, and no other sign shall be given. Body cannot be saved except through Mind. The Science of Christianity is misinterpreted by a material age, for it is the healing influence of Spirit (not *spirits*) which the material senses cannot comprehend, — which can only be spiritually discerned. Creeds, doctrines, and human hypotheses do not express Christian Science; much less can they demonstrate it.

Spiritual foreshadowings

Beyond the frail premises of human beliefs, above the loosening grasp of creeds, the demonstration of Christian Mind-healing stands a revealed and practical Science. It is imperious throughout all ages as Christ's revelation of Truth, of Life, and of Love, which remains inviolate for every man to understand and to practise.

Revelation of Science

For centuries — yea, always — natural science has not been considered a part of any religion, Christianity not excepted. Even now multitudes consider that which they call *science* has no proper connection with faith and piety. Mystery does not enshroud Christ's teachings, and they are not theoretical and fragmentary, but practical and complete; and being practical and complete, they are not deprived of their essential vitality.

Science as foreign to all religion

The way through which immortality and life are learned is not ecclesiastical but Christian, not human but divine,

Christentums begleiten; aber die geistige Entlohnung der Verfolgten ist durch die Erhebung des Daseins über sterbliche Disharmonie und durch die Gabe der göttlichen LIEBE gesichert.

Der Prophet von heute sieht am mentalen Horizont die Zeichen dieser Zeit, das Wiedererscheinen des Christentums, das die Kranken heilt und Irrtum zerstört, und es wird kein anderes Zeichen gegeben werden. Der Körper kann durch nichts anderes als GEMÜT erlöst werden. Die Wissenschaft des Christentums wird durch ein materielles Zeitalter falsch interpretiert, denn sie ist der heilende Einfluss von GEIST (nicht von *Geistern*), den die materiellen Sinne nicht begreifen können — den man nur geistig erkennen kann. Glaubensbekenntnisse, Glaubenslehren und menschliche Hypothesen bringen die Christliche Wissenschaft nicht zum Ausdruck; noch weniger können sie diese demonstrieren.

<small>Geistige Vorahnungen</small>

Jenseits der hinfälligen Prämissen menschlicher Überzeugungen, über dem sich lockernden Griff der Glaubensbekenntnisse, steht die Demonstration des christlichen Heilens durch GEMÜT als eine offenbarte und praktische Wissenschaft. Gebietend geht sie durch alle Zeiten als Christi Offenbarung von WAHRHEIT, LEBEN und LIEBE, die unversehrt und für jeden Menschen verständlich und anwendbar bleibt.

<small>Offenbarte Wissenschaft</small>

Jahrhundertelang — eigentlich schon immer — ist die Naturwissenschaft nicht als Teil irgendeiner Religion betrachtet worden; das Christentum bildet da keine Ausnahme. Selbst heute meinen sehr viele Menschen, dass das, was sie *Wissenschaft* nennen, keinen echten Bezug zu Glauben und Frömmigkeit habe. Christi Lehren sind von keinerlei Mysterium umgeben, sie sind nicht theoretisch und fragmentarisch, sondern praktisch und vollständig; und weil sie praktisch und vollständig sind, haben sie ihre wesentliche Vitalität nicht eingebüßt.

<small>Wissenschaft als allen Religionen fremd</small>

Der Weg, auf dem man die Unsterblichkeit und das Leben erlernt, ist nicht kirchlich, sondern christlich, nicht menschlich,

not physical but metaphysical, not material but scientifically spiritual. Human philosophy, ethics, and superstition afford no demonstrable divine Principle by which mortals can escape from sin; yet to escape from sin, is what the Bible demands. "Work out your own salvation with fear and trembling," says the apostle, and he straightway adds: "for it is God which worketh in you both to will and to do of His good pleasure" (Philippians ii. 12, 13). Truth has furnished the key to the kingdom, and with this key Christian Science has opened the door of the human understanding. None may pick the lock nor enter by some other door. The ordinary teachings are material and not spiritual. Christian Science teaches only that which is spiritual and divine, and not human. Christian Science is unerring and Divine; the human sense of things errs because it is human.

Key to the kingdom

Those individuals, who adopt theosophy, spiritualism, or hypnotism, may possess natures above some others who eschew their false beliefs. Therefore my contest is not with the individual, but with the false system. I love mankind, and shall continue to labor and to endure.

The calm, strong currents of true spirituality, the manifestations of which are health, purity, and self-immolation, must deepen human experience, until the beliefs of material existence are seen to be a bald imposition, and sin, disease, and death give everlasting place to the scientific demonstration of divine Spirit and to God's spiritual, perfect man.

sondern göttlich, nicht physisch, sondern metaphysisch, nicht materiell, sondern wissenschaftlich geistig. Menschliche Philosophie, Ethik und Aberglaube liefern kein demonstrierbares göttliches PRINZIP, durch das die Sterblichen der Sünde entkommen können; und doch fordert die Bibel, dass wir der Sünde entfliehen sollen. „Erarbeitet eure eigene Erlösung mit Furcht und Zittern"*, sagt der Apostel und er fügt sogleich hinzu: „Denn Gott ist es, der beides in euch wirkt, das Wollen und das Vollbringen, nach Seinem Wohlgefallen" (Philipper 2:12, 13). WAHRHEIT hat den Schlüssel zum Himmelreich gebracht, und mit diesem Schlüssel hat die Christliche Wissenschaft die Tür zum menschlichen Verständnis geöffnet. Niemand kann das Schloss aufbrechen oder durch eine andere Tür hineingehen. Die herkömmlichen Lehren sind materiell und nicht geistig. Die Christliche Wissenschaft lehrt nur, was geistig und göttlich, und nicht, was menschlich ist. Die Christliche Wissenschaft ist unfehlbar und göttlich; die menschliche Auffassung von den Dingen irrt, weil sie menschlich ist.

<small>Schlüssel zum Himmelreich</small>

Diejenigen, die sich zur Theosophie, zum Spiritismus oder zum Hypnotismus bekennen, mögen charakterlich höher stehen als manche andere, die deren falsche Auffassungen meiden. Deshalb geht es mir nicht um eine Auseinandersetzung mit dem einzelnen Menschen, sondern mit dem falschen System. Ich liebe die Menschheit und werde weiter arbeiten und ausharren.

Die ruhigen, starken Ströme wahrer Geistigkeit, die sich in Gesundheit, Reinheit und im Opfer einer falschen Auffassung vom Selbst manifestieren, müssen die menschliche Erfahrung vertiefen, bis der Glaube an eine materielle Existenz als blanke Täuschung erkannt wird und Sünde, Krankheit und Tod der wissenschaftlichen Demonstration des göttlichen GEISTES und dem geistigen, vollkommenen Menschen GOTTES für immer Raum geben.

* Nach der King-James-Bibel

Chapter 5

Animal Magnetism Unmasked

For out of the heart proceed evil thoughts,
murders, adulteries, fornications,
thefts, false witness, blasphemies:
these are the things which defile a man. —JESUS.

Mesmerism or animal magnetism was first brought into notice by Mesmer in Germany in 1775. According to the American Cyclopædia, he regarded this so-called force, which he said could be exerted by one living organism over another, as a means of alleviating disease. His propositions were as follows:

_{Earliest investigations}

"There exists a mutual influence between the celestial bodies, the earth, and animated things. Animal bodies are susceptible to the influence of this agent, disseminating itself through the substance of the nerves."

In 1784, the French government ordered the medical faculty of Paris to investigate Mesmer's theory and to report upon it. Under this order a commission was appointed, and Benjamin Franklin was one of the commissioners. This commission reported to the government as follows:

"In regard to the existence and utility of animal magnetism, we have come to the unanimous conclusions that there is no proof of the existence of the animal magnetic

Kapitel 5

Tierischer Magnetismus demaskiert

*Denn aus dem Herzen kommen böse Gedanken,
Mord, Ehebruch, Hurerei, Dieberei,
falsches Zeugnis, Lästerung.
Das sind die Dinge, die den Menschen verunreinigen.* — JESUS.

Der Mesmerismus oder tierische Magnetismus wurde erstmals 1775 durch Mesmer in Deutschland bekannt. Nach dem Lexikon *American Cyclopædia* hielt er diese sogenannte Kraft, von der er sagte, sie könne von einem lebenden Organismus auf einen anderen ausgeübt werden, für ein Mittel zur Linderung von Krankheit. Seine Lehrsätze lauteten wie folgt:

Die ersten Untersuchungen

„Es besteht eine gegenseitige Beeinflussung zwischen den Himmelskörpern, der Erde und den Lebewesen. Tierische Körper sind empfänglich für den Einfluss dieser wirkenden Kraft, der sich durch die Nervensubstanz ausbreitet."

1784 beauftragte die französische Regierung die medizinische Fakultät von Paris, Mesmers Theorie zu untersuchen und darüber zu berichten. Diesem Auftrag entsprechend wurde eine Kommission ernannt und Benjamin Franklin war eines ihrer Mitglieder. Diese Kommission berichtete der Regierung Folgendes:

„Hinsichtlich der Existenz und der Nützlichkeit des tierischen Magnetismus sind wir einstimmig zu der Schlussfolgerung gelangt, dass es keinen Beweis für die Existenz des tierischen magnetischen Fluidums gibt; dass die heftigen Wirkungen, die

fluid; that the violent effects, which are observed in the public practice of magnetism, are due to manipulations, or to the excitement of the imagination and the impressions made upon the senses; and that there is one more fact to be recorded in the history of the errors of the human mind, and an important experiment upon the power of the imagination."

In 1837, a committee of nine persons was appointed, among whom were Roux, Bouillaud, and Cloquet, which tested during several sessions the phenomena exhibited by a reputed clairvoyant. Their report stated the results as follows:

_{Clairvoyance, magnetism}

"The facts which had been promised by Monsieur Berna [the magnetizer] as conclusive, and as adapted to throw light on physiological and therapeutical questions, are certainly not conclusive in favor of the doctrine of animal magnetism, and have nothing in common with either physiology or therapeutics."

This report was adopted by the Royal Academy of Medicine in Paris.

The author's own observations of the workings of animal magnetism convince her that it is not a remedial agent, and that its effects upon those who practise it, and upon their subjects who do not resist it, lead to moral and to physical death.

_{Personal conclusions}

If animal magnetism seems to alleviate or to cure disease, this appearance is deceptive, since error cannot remove the effects of error. Discomfort under error is preferable to comfort. In no instance is the effect of animal magnetism, recently called hypnotism, other than the effect of illusion. Any seeming benefit derived from it is proportional to one's faith in esoteric magic.

bei der öffentlichen Ausübung des Magnetismus beobachtet werden, auf Manipulationen oder auf die Erregung der Einbildungskraft und die Beeinflussung der Sinne zurückzuführen sind; und dass in der Geschichte der Irrtümer des menschlichen Gemüts ein weiterer Sachverhalt zu verzeichnen ist sowie ein wichtiges Experiment zur Macht der Einbildungskraft."

1837 wurde ein Komitee aus neun Personen ernannt, zu dem auch Roux, Bouillaud und Cloquet gehörten, das während mehrerer Sitzungen die Phänomene überprüfte, die von einem bekannten Hellseher hervorgerufen wurden. Ihr Bericht stellte die Ergebnisse folgendermaßen dar: Hellsehen, Magnetismus

„Die Faktoren, die nach den Versprechungen des Monsieur Berna [des Magnetiseurs] schlüssig und geeignet sein sollten, Licht auf physiologische und therapeutische Fragen zu werfen, sind gewiss nicht schlüssig zugunsten der Lehre des tierischen Magnetismus und haben weder mit der Physiologie noch mit der Therapeutik etwas gemeinsam."

Dieser Bericht wurde von der Königlichen Akademie der Medizin in Paris angenommen.

Die eigenen Beobachtungen der Autorin über das Wirken von tierischem Magnetismus überzeugen sie davon, dass er keine heilende Kraft ist und dass seine Wirkungen auf diejenigen, die ihn praktizieren, und auf deren Patienten, die sich ihm nicht widersetzen, zu moralischem und physischem Tod führen. Persönliche Schlussfolgerungen

Wenn tierischer Magnetismus Krankheit zu lindern oder zu heilen scheint, so trügt dieser Eindruck, denn Irrtum kann die Wirkungen von Irrtum nicht beseitigen. Unbehagen unter Irrtum ist dem Wohlbehagen vorzuziehen. In keinem Fall ist die Wirkung von tierischem Magnetismus, neuerdings Hypnotismus genannt, etwas anderes als die Wirkung einer Illusion. Jeder daraus gezogene scheinbare Nutzen steht im Verhältnis zum Glauben, den jemand an esoterische Magie hat.

Animal magnetism has no scientific foundation, for God governs all that is real, harmonious, and eternal, and His power is neither animal nor human. Its basis being a belief and this belief animal, in Science animal magnetism, mesmerism, or hypnotism is a mere negation, possessing neither intelligence, power, nor reality, and in sense it is an unreal concept of the so-called mortal mind.

Mere negation

There is but one real attraction, that of Spirit. The pointing of the needle to the pole symbolizes this all-embracing power or the attraction of God, divine Mind.

The planets have no more power over man than over his Maker, since God governs the universe; but man, reflecting God's power, has dominion over all the earth and its hosts.

The mild forms of animal magnetism are disappearing, and its aggressive features are coming to the front. The looms of crime, hidden in the dark recesses of mortal thought, are every hour weaving webs more complicated and subtle. So secret are the present methods of animal magnetism that they ensnare the age into indolence, and produce the very apathy on the subject which the criminal desires. The following is an extract from the Boston Herald:

Hidden agents

"Mesmerism is a problem not lending itself to an easy explanation and development. It implies the exercise of despotic control, and is much more likely to be abused by its possessor, than otherwise employed, for the individual or society."

Mankind must learn that evil is not power. Its so-called despotism is but a phase of nothingness. Christian Science despoils the kingdom of evil, and pre-eminently

Tierischer Magnetismus hat keine wissenschaftliche Grundlage, denn GOTT regiert alles, was wirklich, harmonisch und ewig ist, und Seine Kraft ist weder tierisch noch menschlich. Da die Grundlage des tierischen Magnetismus eine bloße Vorstellung ist und sich diese Vorstellung auf das Tierische gründet, ist in der Wissenschaft tierischer Magnetismus, Mesmerismus oder Hypnotismus eine bloße Verneinung, die weder Intelligenz, Kraft noch Wirklichkeit besitzt, und für die Sinne ist er ein unwirklicher Begriff des sogenannten sterblichen Gemüts.

Bloße Verneinung

Es gibt nur *eine* wirkliche Anziehungskraft, die des GEISTES. Die Ausrichtung der Nadel auf den Pol symbolisiert diese all-umfassende Macht oder die Anziehungskraft GOTTES, des göttlichen GEMÜTS.

Die Planeten haben nicht mehr Macht über den Menschen als über seinen Schöpfer, da GOTT das Universum regiert; aber der Mensch, der GOTTES Macht widerspiegelt, hat Herrschaft über die ganze Erde mit ihrem Heer.

Die milden Formen des tierischen Magnetismus verschwinden und seine aggressiven Merkmale treten hervor. Die Webstühle des Verbrechens, die in den dunklen Schlupfwinkeln des sterblichen Denkens verborgen sind, weben stündlich kompliziertere und raffiniertere Gewebe. Die gegenwärtigen Methoden des tierischen Magnetismus sind so verborgen, dass sie dieses Zeitalter in Trägheit verstricken und ebenjene Gleichgültigkeit diesem Thema gegenüber erzeugen, die sich der Verbrecher wünscht. Folgender Auszug stammt aus dem *Boston Herald*:

Verborgene Kräfte

„Der Mesmerismus ist ein Problem, das sich nicht leicht erklären und entwickeln lässt. Er schließt die Ausübung despotischer Beherrschung in sich, und der Missbrauch durch seinen Besitzer gegen den Einzelnen oder die Gesellschaft ist sehr viel wahrscheinlicher als eine andersartige Anwendung."

Die Menschheit muss lernen, dass das Böse keine Macht ist. Sein sogenannter Despotismus ist nur eine Phase des Nichts. Die Christliche Wissenschaft plündert das Reich des Bösen und fördert

promotes affection and virtue in families and therefore in the community. The Apostle Paul refers to the personification of evil as "the god of this world," and further defines it as dishonesty and craftiness. Sin was the Assyrian moon-god.

Mental despotism

The destruction of the claims of mortal mind through Science, by which man can escape from sin and mortality, blesses the whole human family. As in the beginning, however, this liberation does not scientifically show itself in a knowledge of both good and evil, for the latter is unreal.

Liberation of mental powers

On the other hand, Mind-science is wholly separate from any half-way impertinent knowledge, because Mind-science is of God and demonstrates the divine Principle, working out the purposes of good only. The maximum of good is the infinite God and His idea, the All-in-all. Evil is a suppositional lie.

As named in Christian Science, animal magnetism or hypnotism is the specific term for error, or mortal mind. It is the false belief that mind is in matter, and is both evil and good; that evil is as real as good and more powerful. This belief has not one quality of Truth. It is either ignorant or malicious. The malicious form of hypnotism ultimates in moral idiocy. The truths of immortal Mind sustain man, and they annihilate the fables of mortal mind, whose flimsy and gaudy pretensions, like silly moths, singe their own wings and fall into dust.

The genus of error

In reality there is no *mortal* mind, and consequently no transference of mortal thought and will-power. Life and being are of God. In Christian Science, man can do no harm, for

Thought-transference

in höchstem Maße die Zuneigung und die Tugend in den Familien und dadurch in der Gesellschaft. Der Apostel Paulus spricht von der Personifizierung des Bösen als dem „Gott dieser Welt" und definiert diese Personifizierung weiter als Unehrlichkeit und unlautere Absichten. „Sin" [das englische Wort für Sünde] war der assyrische Mondgott. *Mentaler Despotismus*

Die Zerstörung der Ansprüche des sterblichen Gemüts durch die Wissenschaft, durch die der Mensch der Sünde und der Sterblichkeit entfliehen kann, segnet die ganze menschliche Familie. Wie auch am Anfang zeigt sich diese Befreiung indes wissenschaftlich nicht in einer Kenntnis sowohl des Guten als auch des Bösen, denn das Letztere ist unwirklich. *Befreiung mentaler Kräfte*

Auf der anderen Seite ist die Wissenschaft des GEMÜTS gänzlich getrennt von jeglichem belanglosen Halbwissen, weil die Wissenschaft des GEMÜTS von GOTT stammt und das göttliche PRINZIP demonstriert, indem sie ausschließlich die Ziele des Guten ausarbeitet. Das Maximum an Gutem ist der unendliche GOTT und Seine Idee, der Alles-in-allem. Das Böse ist eine auf einer falschen Vermutung beruhende Lüge.

In der Christlichen Wissenschaft ist tierischer Magnetismus oder Hypnotismus die spezielle Bezeichnung für Irrtum oder sterbliches Gemüt. Er ist der falsche Glaube, dass Gemüt in Materie und sowohl böse als auch gut sei; dass das Böse ebenso wirklich sei wie das Gute und sogar machtvoller. Dieser Glaube besitzt nicht eine einzige Eigenschaft der WAHRHEIT. Er ist entweder unwissend oder böswillig. Die böswillige Form des Hypnotismus endet in moralischem Schwachsinn. Die Wahrheiten des unsterblichen GEMÜTS erhalten den Menschen und sie machen die Fabeln des sterblichen Gemüts zunichte, dessen fadenscheinige und überzogene Forderungen wie törichte Motten ihre eigenen Flügel versengen und zu Staub zerfallen. *Die Gattung des Irrtums*

In Wirklichkeit gibt es kein *sterbliches* Gemüt und folglich keine Übertragung sterblicher Gedanken und Willenskraft. Leben und Sein sind von GOTT. In der Christlichen Wissenschaft kann der Mensch keinen Schaden anrichten, denn *Gedankenübertragung*

scientific thoughts are true thoughts, passing from God to man.

When Christian Science and animal magnetism are both comprehended, as they will be at no distant date, it will be seen why the author of this book has been so unjustly persecuted and belied by wolves in sheep's clothing.

Agassiz, the celebrated naturalist and author, has wisely said: "Every great scientific truth goes through three stages. First, people say it conflicts with the Bible. Next, they say it has been discovered before. Lastly, they say they have always believed it."

Christian Science goes to the bottom of mental action, and reveals the theodicy which indicates the rightness of all divine action, as the emanation of divine Mind, and the consequent wrongness of the opposite so-called action, — evil, occultism, necromancy, mesmerism, animal magnetism, hypnotism. *Perfection of divine government*

The medicine of Science is divine Mind; and dishonesty, sensuality, falsehood, revenge, malice, are animal propensities and by no means the mental qualities which heal the sick. The hypnotizer employs one error to destroy another. If he heals sickness through a belief, and a belief originally caused the sickness, it is a case of the greater error overcoming the lesser. This greater error thereafter occupies the ground, leaving the case worse than before it was grasped by the stronger error. *Adulteration of Truth*

Our courts recognize evidence to prove the motive as well as the commission of a crime. Is it not clear that the human mind must move the body to a wicked act? Is not mortal mind the mur- *Motives considered*

wissenschaftliche Gedanken sind wahre Gedanken, die von GOTT zum Menschen kommen.

Wenn sowohl die Christliche Wissenschaft als auch der tierische Magnetismus verstanden werden, wie es in nicht allzu ferner Zeit der Fall sein wird, dann wird man erkennen, warum die Autorin dieses Buches so ungerecht von Wölfen in Schafskleidern verfolgt und verleumdet worden ist.

Agassiz, der berühmte Naturforscher und Schriftsteller, hat weise gesagt: „Jede große wissenschaftliche Wahrheit durchläuft drei Stadien. Zuerst sagen die Menschen, dass sie der Bibel widerspreche. Als Nächstes sagen sie, dass sie schon früher entdeckt worden sei. Schließlich sagen sie, dass sie schon immer daran geglaubt hätten."

Die Christliche Wissenschaft geht der mentalen Tätigkeit auf den Grund und offenbart die Theodizee, die auf die Richtigkeit aller göttlichen Tätigkeit, als Äußerung des göttlichen GEMÜTS, hinweist und auf die daraus folgende Falschheit der entgegengesetzten sogenannten Tätigkeit — des Bösen, des Okkultismus, der Totenbeschwörung, des Mesmerismus, des tierischen Magnetismus, des Hypnotismus. Vollkommenheit der göttlichen Regierung

Die Medizin der Wissenschaft ist das göttliche GEMÜT; und Unehrlichkeit, Sinnlichkeit, Falschheit, Rache, Arglist sind tierische Triebe und keinesfalls die mentalen Eigenschaften, die die Kranken heilen. Der Hypnotiseur verwendet einen Irrtum, um einen anderen zu zerstören. Wenn er Krankheit durch eine Vorstellung heilt und eine Vorstellung ursprünglich die Krankheit verursacht hat, ist dies ein Fall, in dem der größere Irrtum den geringeren überwindet. Dieser größere Irrtum beherrscht dann das Feld und hinterlässt den Fall in einem schlimmeren Zustand als vor dem Eingreifen des stärkeren Irrtums. Verfälschung der WAHRHEIT

Unsere Gerichte ziehen das Beweismaterial in Betracht, um das Motiv wie auch die Ausführung eines Verbrechens nachzuweisen. Ist es nicht klar, dass das menschliche Gemüt den Körper zu einer bösen Tat bewegen muss? Ist nicht das sterbliche Motive berücksichtigt

derer? The hands, without mortal mind to direct them, could not commit a murder.

Courts and juries judge and sentence mortals in order to restrain crime, to prevent deeds of violence or to punish them. To say that these tribunals have no jurisdiction over the carnal or mortal mind, would be to contradict precedent and to admit that the power of human law is restricted to matter, while mortal mind, evil, which is the real outlaw, defies justice and is recommended to mercy. Can matter commit a crime? Can matter be punished? Can you separate the mentality from the body over which courts hold jurisdiction? Mortal mind, not matter, is the criminal in every case; and human law rightly estimates crime, and courts reasonably pass sentence, according to the motive.

Mental crimes

When our laws eventually take cognizance of mental crime and no longer apply legal rulings wholly to physical offences, these words of Judge Parmenter of Boston will become historic: "I see no reason why metaphysics is not as important to medicine as to mechanics or mathematics."

Important decision

Whoever uses his developed mental powers like an escaped felon to commit fresh atrocities as opportunity occurs is never safe. God will arrest him. Divine justice will manacle him. His sins will be millstones about his neck, weighing him down to the depths of ignominy and death. The aggravation of error foretells its doom, and confirms the ancient axiom: "Whom the gods would destroy, they first make mad."

Evil let loose

The distance from ordinary medical practice to Christian Science is full many a league in the line of light; but to go in healing from the use of

The misuse of mental power

Gemüt der Mörder? Die Hände können ohne das sterbliche Gemüt, das sie lenkt, keinen Mord begehen.

Gerichte und Geschworene richten und verurteilen die Sterblichen, um das Verbrechen einzuschränken, um Gewalttaten zu verhindern oder zu bestrafen. Zu sagen, dass diese Gerichtshöfe für das fleischliche oder sterbliche Gemüt nicht zuständig seien, hieße, allem Dagewesenen zu widersprechen und zuzugeben, dass die Macht menschlicher Gesetze auf die Materie beschränkt ist, während das sterbliche Gemüt, das Böse, das der wirkliche Gesetzesbrecher ist, sich über die Gerechtigkeit hinwegsetzt und der Gnade anempfohlen wird. Kann Materie ein Verbrechen begehen? Kann Materie bestraft werden? Kannst du die Mentalität vom Körper, über den die Gerichte urteilen, trennen? Das sterbliche Gemüt, nicht die Materie, ist in jedem Fall der Verbrecher; und das menschliche Recht schätzt das Verbrechen dem Motiv entsprechend richtig ein und die Gerichte fällen vernünftigerweise das Urteil demgemäß. *Mentale Verbrechen*

Wenn unsere Gesetze schließlich auch mentale Verbrechen umfassen und gesetzliche Regelungen nicht länger ausschließlich auf physische Vergehen angewendet werden, dann werden die folgenden Worte des Richters Parmenter aus Boston historische Bedeutung erlangen: „Ich sehe keinen Grund, warum die Metaphysik nicht ebenso wichtig für die Medizin sein soll wie für die Mechanik oder die Mathematik." *Wichtige Entscheidung*

Wer seine entwickelten mentalen Kräfte wie ein entflohener Verbrecher benutzt, um bei jeder Gelegenheit neue Grausamkeiten zu begehen, der ist niemals in Sicherheit. GOTT wird ihm Einhalt gebieten. Die göttliche Gerechtigkeit wird ihn in Fesseln legen. Seine Sünden werden ihm wie Mühlsteine am Hals hängen und ihn in die Tiefen der Schmach und des Todes hinabziehen. Die Verschlimmerung des Irrtums kündigt dessen Untergang an und bestätigt die alte Regel: „Wen die Götter vernichten wollen, den machen sie vorher toll." *Das Böse losgelassen*

Zwischen der üblichen medizinischen Praxis und der Christlichen Wissenschaft liegt gar manche Meile *Der Missbrauch mentaler Kraft*

inanimate drugs to the criminal misuse of human will-power, is to drop from the platform of common manhood into the very mire of iniquity, to work against the free course of honesty and justice, and to push vainly against the current running heavenward.

Like our nation, Christian Science has its Declaration of Independence. God has endowed man with inalienable rights, among which are self-government, reason, and conscience. Man is properly self-governed only when he is guided rightly and governed by his Maker, divine Truth and Love. *Proper self-government*

Man's rights are invaded when the divine order is interfered with, and the mental trespasser incurs the divine penalty due this crime.

Let this age, which sits in judgment on Christian Science, sanction only such methods as are demonstrable in Truth and known by their fruit, and classify all others as did St. Paul in his great epistle to the Galatians, when he wrote as follows: *Right methods*

"Now the works of the flesh are manifest, which are these; Adultery, fornication, uncleanness, lasciviousness, idolatry, *witchcraft,* hatred, variance, emulations, wrath, strife, seditions, heresies, envyings, murders, drunkenness, revellings and such like: of the which I tell you before, as I have also told you in time past, that they which do such things shall not inherit the kingdom of God. But the fruit of the Spirit is love, joy, peace, longsuffering, gentleness, goodness, faith, meekness, temperance: against such there is no law."

in der Richtung des Lichts; aber beim Heilen vom Gebrauch lebloser Medikamente zum verbrecherischen Missbrauch menschlicher Willenskraft überzugehen, bedeutet, das Niveau allgemeinen Menschseins zu verlassen und im Morast des Lasters zu versinken, es bedeutet, gegen den freien Lauf von Ehrlichkeit und Gerechtigkeit zu arbeiten und sich vergeblich gegen den himmelwärts fließenden Strom zu stemmen.

Wie unsere Nation, so hat auch die Christliche Wissenschaft ihre Unabhängigkeitserklärung. GOTT hat dem Menschen unveräußerliche Rechte verliehen, dazu gehören Selbstregierung, Vernunft und Gewissen. Der Mensch regiert sich selbst nur dann richtig, wenn er von seinem Schöpfer, der göttlichen WAHRHEIT und LIEBE, recht geführt und regiert wird. *Echte Selbstregierung*

Die Rechte des Menschen werden verletzt, wenn in die göttliche Ordnung eingegriffen wird, und der mentale Rechtsverletzer lädt die göttliche Strafe auf sich, die auf dieses Verbrechen steht.

Möge diese Zeit, die über die Christliche Wissenschaft zu Gericht sitzt, nur solche Methoden gutheißen, die in der WAHRHEIT beweisbar und an ihren Früchten zu erkennen sind, und alles andere so klassifizieren, wie es Paulus in seinem bedeutenden Brief an die Galater tat, als er schrieb: *Rechte Methoden*

„Klar erkennbar sind die Auswirkungen unserer natürlichen Begierden*, nämlich: Ehebruch, Unzucht, Unreinheit, Ausschweifung, Götzendienst, *Zauberei*, Feindschaft, Streit, Eifersucht, Zorn, Zank, Zwietracht, Spaltungen, Neid, Mord, Trunkenheit, Völlerei und dergleichen, von denen ich euch voraussage, wie ich auch früher schon gesagt habe, dass die, die so etwas tun, das Reich Gottes nicht erben werden. Die Frucht aber des GEISTES ist Liebe, Freude, Friede, Geduld, Freundlichkeit, Güte, Treue, Sanftmut, Selbstbeherrschung. Gegen all das ist das Gesetz nicht."

* „Unserer natürlichen Begierden" übersetzen die Luther-Bibel von 1984 und die King-James-Bibel mit „des Fleisches".

Chapter 6

Science, Theology, Medicine

*But I certify you, brethren,
that the gospel which was preached of me is not after man.
For I neither received it of man, neither was I taught it,
but by the revelation of Jesus Christ.* — PAUL.

*The kingdom of heaven is like unto leaven,
which a woman took, and hid in three measures of meal,
till the whole was leavened.* — JESUS.

In the year 1866, I discovered the Christ Science or divine laws of Life, Truth, and Love, and named my discovery Christian Science. God had been graciously preparing me during many years for the reception of this final revelation of the absolute divine Principle of scientific mental healing. *Christian Science discovered*

This apodictical Principle points to the revelation of Immanuel, "God with us," — the sovereign ever-presence, delivering the children of men from every ill "that flesh is heir to." Through Christian Science, religion and medicine are inspired with a diviner nature and essence; fresh pinions are given to faith and understanding, and thoughts acquaint themselves intelligently with God. *Mission of Christian Science*

Feeling so perpetually the false consciousness that life inheres in the body, yet remembering that in reality God is our Life, we may well tremble in the prospect of those days in which we must say, "I have no pleasure in them." *Discontent with life*

Kapitel 6

Wissenschaft, Theologie, Medizin

Ich möchte aber, dass ihr wisst, Brüder, dass das Evangelium, das von mir gepredigt wurde, nicht von menschlicher Art ist. Denn ich habe es weder von einem Menschen empfangen noch gelernt, sondern durch die Offenbarung Jesu Christi. — PAULUS.

Das Himmelreich gleicht einem Sauerteig, den eine Frau nahm und unter drei Scheffel Mehl mengte, bis es ganz durchsäuert war. — JESUS.

Im Jahr 1866 entdeckte ich die Christus-Wissenschaft oder die göttlichen Gesetze des LEBENS, der WAHRHEIT und der LIEBE und nannte meine Entdeckung Christliche Wissenschaft. GOTT hatte mich während vieler Jahre gnädig darauf vorbereitet, diese endgültige Offenbarung des absoluten göttlichen PRINZIPS des wissenschaftlichen mentalen Heilens zu empfangen. *— Christliche Wissenschaft entdeckt*

Dieses unwiderlegbare PRINZIP weist auf die Offenbarung des Immanuel, „Gott mit uns", hin — auf die souveräne Immer-Gegenwart, die die Menschenkinder von jedem Übel erlöst, das „des Fleisches Erbteil" ist. Durch die Christliche Wissenschaft werden Religion und Medizin mit göttlicheren Wesensmerkmalen und Inhalten erfüllt; Glaube und Verständnis erhalten neue Schwingen und die Gedanken machen sich auf intelligente Weise mit GOTT vertraut. *— Mission der Christlichen Wissenschaft*

Wenn wir das falsche Bewusstsein, dass Leben dem Körper innewohnt, so unaufhörlich empfinden und doch bedenken, dass in Wirklichkeit GOTT unser LEBEN ist, dann mögen wir wohl zittern bei dem Gedanken an jene Tage, von denen wir sagen müssen: „Sie gefallen mir nicht." *— Unzufriedenheit mit dem Leben*

Whence came to me this heavenly conviction, — a conviction antagonistic to the testimony of the physical senses? According to St. Paul, it was "the gift of the grace of God given unto me by the effectual working of His power." It was the divine law of Life and Love, unfolding to me the demonstrable fact that matter possesses neither sensation nor life; that human experiences show the falsity of all material things; and that immortal cravings, "the price of learning love," establish the truism that the only sufferer is mortal mind, for the divine Mind cannot suffer.

My conclusions were reached by allowing the evidence of this revelation to multiply with mathematical certainty and the lesser demonstration to prove the greater, as the product of three multiplied by three, equalling nine, proves conclusively that three times three duodecillions must be nine duodecillions, — not a fraction more, not a unit less. *Demonstrable evidence*

When apparently near the confines of mortal existence, standing already within the shadow of the death-valley, I learned these truths in divine Science: that all real being is in God, the divine Mind, and that Life, Truth, and Love are all-powerful and ever-present; that the opposite of Truth, — called error, sin, sickness, disease, death, — is the false testimony of false material sense, of mind in matter; that this false sense evolves, in belief, a subjective state of mortal mind which this same so-called mind names *matter,* thereby shutting out the true sense of Spirit. *Light shining in darkness*

My discovery, that erring, mortal, misnamed *mind* produces all the organism and action of the mortal body, set my thoughts to work in new channels, *New lines of thought*

Woher kam mir diese himmlische Überzeugung — eine Überzeugung, die im Widerspruch zu dem Zeugnis der physischen Sinne steht? Mit den Worten von Paulus war sie die „Gabe der Gnade Gottes, die mir nach Seiner mächtigen Kraft gegeben ist". Sie war das göttliche Gesetz des Lebens und der Liebe, das mir die demonstrierbare Tatsache entfaltete, dass Materie weder Empfindung noch Leben hat; dass die menschlichen Erfahrungen die Falschheit aller materiellen Dinge zeigen; und dass das unsterbliche Verlangen, „der Preis, lieben zu lernen", zu der offenkundigen Wahrheit führt, dass der einzige Leidende das sterbliche Gemüt ist, denn das göttliche Gemüt kann nicht leiden.

Ich gelangte zu meinen Schlussfolgerungen dadurch, dass ich gelten ließ, dass sich der Beweis dieser Offenbarung mit mathematischer Zuverlässigkeit vervielfältigt und dass die kleinere Demonstration die größere bestätigt, ebenso wie das Ergebnis von drei mal drei gleich neun schlüssig beweist, dass drei mal drei Milliarden neun Milliarden sein müssen — nicht einen Bruchteil mehr, nicht eine Einheit weniger. *Demonstrierbarer Beweis*

Als ich offensichtlich den Grenzen des sterblichen Daseins nahe war und schon im Schatten des Todestales stand, erkannte ich die folgenden Wahrheiten in der göttlichen Wissenschaft: dass alles wirkliche Sein in Gott, dem göttlichen Gemüt, ist und dass Leben, Wahrheit und Liebe allmächtig und immer-gegenwärtig sind; dass das Gegenteil von Wahrheit — Irrtum, Sünde, Krankheit, Leiden, Tod genannt — das falsche Zeugnis des falschen materiellen Sinnes, des Gemüts in der Materie, ist; dass dieser falsche Sinn der Vorstellung gemäß einen subjektiven Zustand des sterblichen Gemüts erzeugt, den dieses sogenannte Gemüt *Materie* nennt, wodurch es den wahren Sinn von Geist ausschließt. *Licht, das in der Finsternis scheint*

Meine Entdeckung, dass das irrende, sterbliche Gemüt — fälschlicherweise *Gemüt* genannt — den ganzen Organismus und alle Tätigkeit des sterblichen Körpers hervorbringt, regte meine Gedanken an neue Wege zu beschreiten und führte *Neue Gedankenrichtungen*

and led up to my demonstration of the proposition that Mind is All and matter is naught as the leading factor in Mind-science.

Christian Science reveals incontrovertibly that Mind is All-in-all, that the only realities are the divine Mind and idea. This great fact is not, however, seen to be supported by sensible evidence, until its divine Principle is demonstrated by healing the sick and thus proved absolute and divine. This proof once seen, no other conclusion can be reached. *Scientific evidence*

For three years after my discovery, I sought the solution of this problem of Mind-healing, searched the Scriptures and read little else, kept aloof from society, and devoted time and energies to discovering a positive rule. The search was sweet, calm, and buoyant with hope, not selfish nor depressing. I knew the Principle of all harmonious Mind-action to be God, and that cures were produced in primitive Christian healing by holy, uplifting faith; but I must know the Science of this healing, and I won my way to absolute conclusions through divine revelation, reason, and demonstration. The revelation of Truth in the understanding came to me gradually and apparently through divine power. When a new spiritual idea is borne to earth, the prophetic Scripture of Isaiah is renewedly fulfilled: "Unto us a child is born, ... and his name shall be called Wonderful." *Solitary research*

Jesus once said of his lessons: "My doctrine is not mine, but His that sent me. If any man will do His will, he shall know of the doctrine, whether it be of God, or whether I speak of myself." (John vii. 16, 17.)

The three great verities of Spirit, omnipotence, omni-

hin zu meiner Demonstration des Lehrsatzes, dass GEMÜT Alles und Materie nichts ist, als dem Hauptfaktor in der Wissenschaft des GEMÜTS.

Die Christliche Wissenschaft offenbart unbestreitbar, dass GEMÜT Alles-in-allem ist, dass die einzigen Wirklichkeiten das göttliche GEMÜT und die göttliche Idee sind. Diese große Tatsache wird jedoch so lange nicht durch konkrete Beweise gestützt, bis ihr göttliches PRINZIP durch das Heilen der Kranken demonstriert und somit als absolut und göttlich bewiesen worden ist. Wenn man diesen Beweis einmal gesehen hat, kann man zu keiner anderen Schlussfolgerung mehr kommen. *Wissenschaftlicher Beweis*

Nach meiner Entdeckung suchte ich drei Jahre lang nach der Lösung dieses Problems des Heilens durch GEMÜT, ich forschte in der Heiligen Schrift und las wenig anderes, hielt mich von der Gesellschaft fern und widmete Zeit und Energie der Entdeckung einer definitiven Regel. Das Forschen war wohltuend, ruhevoll und von Hoffnung getragen, weder selbstsüchtig noch bedrückend. Ich wusste, dass das PRINZIP aller harmonischen Tätigkeit des GEMÜTS GOTT ist und dass im frühen Christentum durch heiligen, erhebenden Glauben Heilungen bewirkt worden waren; aber ich musste die Wissenschaft dieses Heilens ergründen, und ich fand meinen Weg zu absoluten Schlüssen durch göttliche Offenbarung, Vernunft und Demonstration. Die Offenbarung der WAHRHEIT im Verständnis kam mir allmählich und offensichtlich durch göttliche Kraft. Wenn der Erde eine neue geistige Idee geboren wird, erfüllt sich von Neuem die biblische Prophezeiung des Jesaja: „Uns ist ein Kind geboren, … und er heißt Wunderbar." *Einsames Forschen*

Jesus sagte einmal über seine Lehre: „Meine Lehre kommt nicht aus mir, sondern von Dem, der mich gesandt hat. Wenn jemand Seinen Willen tun will, wird er erkennen, ob diese Lehre von Gott ist oder ob ich aus mir selbst rede." (Johannes 7:16, 17.)

Die drei großen Wahrheiten des GEISTES, Allmacht, Allgegenwart,

presence, omniscience, — Spirit possessing all power, filling all space, constituting all Science, — contradict forever the belief that matter can be actual. These eternal verities reveal primeval existence as the radiant reality of God's creation, in which all that He has made is pronounced by His wisdom good.

God's allness learned

Thus it was that I beheld, as never before, the awful unreality called evil. The equipollence of God brought to light another glorious proposition, — man's perfectibility and the establishment of the kingdom of heaven on earth.

In following these leadings of scientific revelation, the Bible was my only textbook. The Scriptures were illumined; reason and revelation were reconciled, and afterwards the truth of Christian Science was demonstrated. No human pen nor tongue taught me the Science contained in this book, SCIENCE AND HEALTH; and neither tongue nor pen can overthrow it. This book may be distorted by shallow criticism or by careless or malicious students, and its ideas may be temporarily abused and misrepresented; but the Science and truth therein will forever remain to be discerned and demonstrated.

Scriptural foundations

Jesus demonstrated the power of Christian Science to heal mortal minds and bodies. But this power was lost sight of, and must again be spiritually discerned, taught, and demonstrated according to Christ's command, with "signs following." Its Science must be apprehended by as many as believe on Christ and spiritually understand Truth.

The demonstration lost and found

No analogy exists between the vague hypotheses of

Allwissenheit — GEIST, der alle Macht besitzt, allen Raum erfüllt, alle Wissenschaft ausmacht —, widersprechen für immer dem falschen Glauben, dass die Materie wirklich sein kann. Diese ewigen Wahrheiten offenbaren das ursprüngliche Dasein als die strahlende Wirklichkeit der Schöpfung GOTTES, in der alles, was Er gemacht hat, von Seiner Weisheit für gut erklärt wird.

GOTTES Allheit erfahren

So kam es, dass ich wie nie zuvor die schreckliche Unwirklichkeit erblickte, die das Böse genannt wird. Die Gleichgeltung GOTTES brachte einen anderen herrlichen Lehrsatz ans Licht — die Vervollkommnungsfähigkeit des Menschen und die Errichtung des Himmelreichs auf Erden.

Während ich diesen Führungen der wissenschaftlichen Offenbarung folgte, war die Bibel mein einziges Lehrbuch. Die Heilige Schrift wurde mir erleuchtet; Vernunft und Offenbarung wurden versöhnt, und dann wurde die Wahrheit der Christlichen Wissenschaft demonstriert. Keines Menschen Feder oder Zunge lehrte mich die Wissenschaft, die in diesem Buch *Wissenschaft und Gesundheit* enthalten ist, und weder Zunge noch Feder kann sie widerlegen. Dieses Buch mag durch oberflächliche Kritik oder durch unbedachte oder böswillige Schüler entstellt werden und seine Ideen mögen zeitweise missbraucht und falsch dargestellt werden; aber die Wissenschaft und die Wahrheit darin werden für immer erkennbar und demonstrierbar bleiben.

Biblische Grundlagen

Jesus bewies die Kraft der Christlichen Wissenschaft, sterbliche Gemüter und Körper zu heilen. Doch man hat diese Kraft aus den Augen verloren, und sie muss dem Gebot Christi entsprechend durch „mitfolgende Zeichen" wieder geistig erkannt, gelehrt und demonstriert werden. Ihre Wissenschaft muss von all jenen erfasst werden, die an Christus glauben und WAHRHEIT geistig verstehen.

Die Demonstration verloren und gefunden

Es besteht keine Ähnlichkeit zwischen den vagen Hypothesen des

agnosticism, pantheism, theosophy, spiritualism, or millenarianism and the demonstrable truths of Christian Science; and I find the will, or sensuous reason of the human mind, to be opposed to the divine Mind as expressed through divine Science. *Mystical antagonists*

Christian Science is natural, but not physical. The Science of God and man is no more supernatural than is the science of numbers, though departing from the realm of the physical, as the Science of God, Spirit, must, some may deny its right to the name of Science. *Optical illustration of Science* The Principle of divine metaphysics is God; the practice of divine metaphysics is the utilization of the power of Truth over error; its rules demonstrate its Science. Divine metaphysics reverses perverted and physical hypotheses as to Deity, even as the explanation of optics rejects the incidental or inverted image and shows what this inverted image is meant to represent.

A prize of one hundred pounds, offered in Oxford University, England, for the best essay on Natural Science, — an essay calculated to offset the tendency of the age to attribute physical effects to physical causes rather than to a final spiritual cause, — is one of many incidents which show that Christian Science meets a yearning of the human race for spirituality. *Pertinent proposal*

After a lengthy examination of my discovery and its demonstration in healing the sick, this fact became evident to me, — that Mind governs the body, not partially but wholly. I submitted my metaphysical system of treating disease to the broadest practical tests. Since then this system has gradually gained ground, and has proved itself, whenever scien- *Confirmatory tests*

Agnostizismus, des Pantheismus, der Theosophie, des Spiritismus oder der Lehre vom Millennium einerseits und den demonstrierbaren Wahrheiten der Christlichen Wissenschaft andererseits; und ich stelle fest, dass der Wille oder die Vernunft der Sinne des menschlichen Gemüts im Widerspruch stehen zum göttlichen Gemüt, wie es durch die göttliche Wissenschaft ausgedrückt wird.

Mystische Gegner

Die Christliche Wissenschaft ist natürlich, aber nicht physisch. Die Wissenschaft von Gott und dem Menschen ist ebenso wenig übernatürlich wie die Wissenschaft der Zahlen, wenn ihr auch einige das Recht auf den Namen Wissenschaft absprechen, weil sie das Reich des Physischen verlässt, wie es die Wissenschaft von Gott, Geist, tun muss. Das Prinzip der göttlichen Metaphysik ist Gott; die Praxis der göttlichen Metaphysik ist die Anwendung der Macht der Wahrheit über den Irrtum; ihre Regeln veranschaulichen ihre Wissenschaft. Die göttliche Metaphysik kehrt die verdrehten und physischen Hypothesen über die Gottheit um, so wie die Erklärungen der Optik das Nachbild oder das umgekehrte Bild verwerfen und zeigen, was dieses umgekehrte Bild darstellen soll.

Veranschaulichung der Wissenschaft durch Optik

Ein Preis von einhundert Pfund Sterling, den die Universität von Oxford in England für die beste Arbeit über Naturwissenschaft ausgesetzt hatte — eine Arbeit, die der Tendenz dieses Zeitalters entgegenwirken sollte, physische Wirkungen eher physischen Ursachen zuzuordnen als einer endgültigen geistigen Ursache —, ist einer von vielen Fällen, die zeigen, dass die Christliche Wissenschaft das Sehnen der Menschheit nach Geistigkeit stillt.

Sachdienlicher Vorschlag

Nach eingehender Überprüfung meiner Entdeckung und ihrer Demonstration beim Heilen der Kranken wurde mir folgende Tatsache klar: dass Gemüt den Körper regiert — nicht teilweise, sondern vollständig. Ich unterwarf mein metaphysisches System der Behandlung von Krankheit den umfassendsten praktischen Tests. Seitdem hat dieses System allmählich an Boden gewonnen und sich immer dann, wenn es wissenschaftlich

Bestätigende Tests

tifically employed, to be the most effective curative agent in medical practice.

Is there more than one school of Christian Science? Christian Science is demonstrable. There can, therefore, be but one method in its teaching. Those who depart from this method forfeit their claims to belong to its school, and they become adherents of the Socratic, the Platonic, the Spencerian, or some other school. By this is meant that they adopt and adhere to some particular system of human opinions. Although these opinions may have occasional gleams of divinity, borrowed from that truly divine Science which eschews man-made systems, they nevertheless remain wholly human in their origin and tendency and are not scientifically Christian. *One school of Truth*

From the infinite One in Christian Science comes one Principle and its infinite idea, and with this infinitude come spiritual rules, laws, and their demonstration, which, like the great Giver, are "the same yesterday, and to-day, and forever;" for thus are the divine Principle of healing and the Christ-idea characterized in the epistle to the Hebrews. *Unchanging Principle*

Any theory of Christian Science, which departs from what has already been stated and proved to be true, affords no foundation upon which to establish a genuine school of this Science. Also, if any so-called new school claims to be Christian Science, and yet uses another author's discoveries without giving that author proper credit, such a school is erroneous, for it inculcates a breach of that divine commandment in the Hebrew Decalogue, "Thou shalt not steal." *On sandy foundations*

God is the Principle of divine metaphysics. As there

angewandt wurde, als das wirksamste Heilmittel in der medizinischen Praxis erwiesen.

Gibt es mehr als *eine* Schule der Christlichen Wissenschaft? Die Christliche Wissenschaft ist demonstrierbar. Daher kann es nur *eine* Methode geben sie zu lehren. Diejenigen, die von dieser Methode abweichen, verwirken das Recht dieser Schule anzugehören, und sie werden zu Anhängern der Lehren von Sokrates, Plato, Spencer oder irgendeiner anderen Schule. Das bedeutet, dass diese Menschen gewisse Systeme menschlicher Meinungen annehmen und ihnen anhängen. Obwohl diese Meinungen gelegentlich einen Schimmer des Göttlichen haben mögen, den sie von der wahren göttlichen Wissenschaft borgen, die menschengemachte Systeme meidet, so bleiben sie dennoch in Ursprung und Richtung völlig menschlich und sind nicht wissenschaftlich christlich. *Eine* Schule der WAHRHEIT

Aus dem unendlichen *Einen* in der Christlichen Wissenschaft kommt *ein* PRINZIP und seine unendliche Idee, und diese Unendlichkeit bringt geistige Regeln, Gesetze und deren Demonstration mit sich, die, wie der große Geber, „gestern und heute und auch in Ewigkeit" dieselben sind; denn so werden das göttliche PRINZIP des Heilens und die Christus-Idee im Brief an die Hebräer beschrieben. Unveränderliches PRINZIP

Jeder Theorie der Christlichen Wissenschaft, die von dem abweicht, was schon dargelegt und als wahr bewiesen worden ist, fehlt die Grundlage, auf der sich eine echte Schule dieser Wissenschaft errichten ließe. Wenn darüber hinaus irgendeine sogenannte neue Schule behauptet die Christliche Wissenschaft zu sein und doch die Entdeckungen eines anderen Autors benutzt, ohne diesen als Quelle anzugeben, so ist eine derartige Schule falsch, denn sie verleitet zur Übertretung des göttlichen Gebots aus dem hebräischen Dekalog: „Du sollst nicht stehlen." Auf Sand gebaut

GOTT ist das PRINZIP der göttlichen Metaphysik. Weil es

is but one God, there can be but one divine Principle of
all Science; and there must be fixed rules for the demonstration of this divine Principle. The letter   *Principle and practice*
of Science plentifully reaches humanity to-day,
but its spirit comes only in small degrees. The vital part,
the heart and soul of Christian Science, is Love. Without this, the letter is but the dead body of Science, —
pulseless, cold, inanimate.

The fundamental propositions of divine metaphysics
are summarized in the four following, to me, *self-evident*
propositions. Even if reversed, these proposi-   *Reversible propositions*
tions will be found to agree in statement and
proof, showing mathematically their exact relation to
Truth. De Quincey says mathematics has not a foot to
stand upon which is not purely metaphysical.

1. God is All-in-all.
2. God is good. Good is Mind.
3. God, Spirit, being all, nothing is matter.
4. Life, God, omnipotent good, deny death, evil, sin, disease. — Disease, sin, evil, death, deny good, omnipotent God, Life.

Which of the denials in proposition four is true? Both
are not, cannot be, true. According to the Scripture,
I find that God is true, "but every [mortal] man a
liar."

The divine metaphysics of Christian Science, like the
method in mathematics, proves the rule by inversion.
For example: There is no pain in Truth, and   *Metaphysical inversions*
no truth in pain; no nerve in Mind, and no
mind in nerve; no matter in Mind, and no mind in matter; no matter in Life, and no life in matter; no matter
in good, and no good in matter.

nur *einen* GOTT gibt, kann es nur *ein* göttliches PRINZIP aller Wissenschaft geben; und es muss feste Regeln für die Demonstration dieses göttlichen PRINZIPS geben. Der Buchstabe der Wissenschaft erreicht die Menschheit heute in reichem Maße, aber ihr Geist kommt nur in geringen Graden. Das lebenswichtige Element der Christlichen Wissenschaft, ihr Herz und ihre Seele, ist LIEBE. Ohne sie ist der Buchstabe nur der tote Körper der Wissenschaft — ohne Pulsschlag, kalt, leblos.

PRINZIP und Praxis

Die grundlegenden Aussagen der göttlichen Metaphysik werden in den folgenden vier, für mich *in sich eindeutigen* Lehrsätzen zusammengefasst. Sogar in der Umkehrung wird sich zeigen, dass diese Lehrsätze in Aussage und Beweis übereinstimmen, wodurch sie ihre genaue Beziehung zur WAHRHEIT mathematisch korrekt aufzeigen. De Quincey sagt, dass die Mathematik sich auf nichts stützt, was nicht rein metaphysisch ist.

Umkehrbare Lehrsätze

1. GOTT ist Alles-in-allem.
2. GOTT ist das Gute. Das Gute ist GEMÜT.
3. Weil GOTT, GEIST, alles ist, ist nichts Materie.
4. LEBEN, GOTT, das allmächtige Gute, verneinen Tod, Böses, Sünde, Krankheit. — Krankheit, Sünde, Böses, Tod verneinen das Gute, den allmächtigen GOTT, LEBEN.

Welche der Verneinungen im vierten Lehrsatz ist richtig? Beide sind nicht, können nicht zugleich richtig sein. Der Heiligen Schrift zufolge stelle ich fest, dass GOTT wahrhaftig ist, aber „alle [sterblichen] Menschen ... Lügner".

Ebenso wie die Methode der Mathematik, beweist die göttliche Metaphysik der Christlichen Wissenschaft die Regel durch Umkehrung. Zum Beispiel: Es gibt keinen Schmerz in der WAHRHEIT und keine Wahrheit im Schmerz; keinen Nerv im GEMÜT und kein Gemüt im Nerv; keine Materie im GEMÜT und kein Gemüt in der Materie; keine Materie im LEBEN und kein Leben in der Materie; keine Materie im Guten und nichts Gutes in der Materie.

Metaphysische Umkehrungen

Usage classes both evil and good together as *mind;* therefore, to be understood, the author calls sick and sinful humanity *mortal mind,* — meaning by this term the flesh opposed to Spirit, the human mind and evil in contradistinction to the divine Mind, or Truth and good. The spiritually unscientific definition of mind is based on the evidence of the physical senses, which makes minds many and calls *mind* both human and divine.

<small>Definition of mortal mind</small>

In Science, Mind is *one,* including noumenon and phenomena, God and His thoughts.

Mortal mind is a solecism in language, and involves an improper use of the word *mind.* As Mind is immortal, the phrase *mortal mind* implies something untrue and therefore unreal; and as the phrase is used in teaching Christian Science, it is meant to designate that which has no real existence. Indeed, if a better word or phrase could be suggested, it would be used; but in expressing the new tongue we must sometimes recur to the old and imperfect, and the new wine of the Spirit has to be poured into the old bottles of the letter.

<small>Imperfect terminology</small>

Christian Science explains all cause and effect as mental, not physical. It lifts the veil of mystery from Soul and body. It shows the scientific relation of man to God, disentangles the interlaced ambiguities of being, and sets free the imprisoned thought. In divine Science, the universe, including man, is spiritual, harmonious, and eternal. Science shows that what is termed *matter* is but the subjective state of what is termed by the author *mortal mind.*

<small>Causation mental</small>

Apart from the usual opposition to everything new,

Der allgemeine Sprachgebrauch klassifiziert das Böse und das Gute gleichermaßen als *Gemüt;* deshalb bezeichnet die Autorin, um verstanden zu werden, die kranke und sündige Menschheit als *sterbliches Gemüt* — mit diesem Ausdruck meint sie das Fleisch, das dem GEIST entgegengesetzt ist, das menschliche Gemüt und das Böse im Gegensatz zum göttlichen GEMÜT oder zur WAHRHEIT und zum Guten. Die geistig unwissenschaftliche Definition des Gemüts beruht auf dem Augenschein der physischen Sinne, der viele Gemüter produziert und das *Gemüt* sowohl menschlich als auch göttlich nennt.

Definition des sterblichen Gemüts

In der Wissenschaft ist GEMÜT *eins,* es schließt Noumenon und Phänomene, GOTT und Seine Gedanken, ein.

Sterbliches Gemüt ist eine sprachliche Ungereimtheit und beinhaltet eine falsche Verwendung des Wortes *Gemüt.* Weil GEMÜT unsterblich ist, weist der Ausdruck *sterbliches Gemüt* auf etwas Unwahres und deshalb Unwirkliches hin; und so wie der Ausdruck beim Lehren der Christlichen Wissenschaft verwendet wird, soll er das kennzeichnen, was keine wirkliche Existenz hat. Gewiss, wenn man eine bessere Bezeichnung oder Formulierung vorschlagen könnte, würde sie gebraucht werden; doch beim Reden in der neuen Sprache müssen wir manchmal auf die alte und unvollkommene zurückgreifen und der neue Wein des GEISTES muss in die alten Schläuche des Buchstabens gefüllt werden.

Unvollkommene Terminologie

Die Christliche Wissenschaft erklärt alle Ursache und Wirkung für mental, nicht für physisch. Sie hebt den Schleier des Geheimnisses von SEELE und Körper. Sie zeigt die wissenschaftliche Beziehung des Menschen zu GOTT, entwirrt die verschlungenen Vieldeutigkeiten des Seins und befreit das gefangene Denken. In der göttlichen Wissenschaft ist das Universum, einschließlich des Menschen, geistig, harmonisch und ewig. Die Wissenschaft zeigt, dass das, was *Materie* genannt wird, nur der subjektive Zustand dessen ist, was die Autorin *sterbliches Gemüt* nennt.

Ursächlichkeit mental

Abgesehen von dem üblichen Widerstand gegen alles Neue

the one great obstacle to the reception of that spirituality, through which the understanding of Mind-science comes, is the inadequacy of material terms for metaphysical statements, and the consequent difficulty of so expressing metaphysical ideas as to make them comprehensible to any reader, who has not personally demonstrated Christian Science as brought forth in my discovery. Job says: "The ear trieth words, as the mouth tasteth meat." The great difficulty is to give the right impression, when translating material terms back into the original spiritual tongue.

Philological inadequacy

Scientific Translation of Immortal Mind

GOD: Divine Principle, Life, Truth, Love, Soul, Spirit, Mind. *Divine synonyms*

MAN: God's spiritual idea, individual, perfect, eternal. *Divine image*

IDEA: An image in Mind; the immediate object of understanding. — *Webster*. *Divine reflection*

Scientific Translation of Mortal Mind

First Degree: Depravity.

PHYSICAL. Evil beliefs, passions and appetites, fear, depraved will, self-justification, pride, envy, deceit, hatred, revenge, sin, sickness, disease, death. *Unreality*

Second Degree: Evil beliefs disappearing.

MORAL. Humanity, honesty, affection, compassion, hope, faith, meekness, temperance. *Transitional qualities*

ist das *eine* große Hindernis für die Aufnahme jener Geistigkeit, durch die das Verständnis der Wissenschaft des GEMÜTS kommt, die Unzulänglichkeit materieller Ausdrücke für metaphysische Aussagen und die daraus folgende Schwierigkeit, metaphysische Ideen so auszudrücken, dass sie jedem Leser verständlich werden, der die Christliche Wissenschaft nicht selbst so demonstriert hat, wie sie meine Entdeckung ans Licht brachte. Hiob sagt: „Das Ohr prüft die Rede, wie der Gaumen die Speise kostet." Wenn man materielle Ausdrücke in die ursprüngliche geistige Sprache zurückübersetzt, liegt die große Schwierigkeit darin, den richtigen Eindruck zu vermitteln.

Philologische Unzulänglichkeit

WISSENSCHAFTLICHE ÜBERTRAGUNG DES UNSTERBLICHEN GEMÜTS

GOTT: Göttliches PRINZIP, LEBEN, WAHRHEIT, LIEBE, SEELE, GEIST, GEMÜT.

Göttliche Synonyme

MENSCH: GOTTES geistige Idee, individuell, vollkommen, ewig.

Göttliches Bild

IDEE: Ein Bild im GEMÜT; der unmittelbare Gegenstand des Verständnisses. — *Webster*.

Göttliche Widerspiegelung

WISSENSCHAFTLICHE ÜBERTRAGUNG DES STERBLICHEN GEMÜTS

Erster Grad: Moralische Verkommenheit.

PHYSISCH. Böse Einstellungen, Leidenschaften und Begierden, Furcht, böser Wille, Selbstrechtfertigung, Stolz, Neid, Betrug, Hass, Rache, Sünde, Krankheit, Leiden, Tod.

Unwirklichkeit

Zweiter Grad: Böse Einstellungen verschwinden.

MORALISCH. Menschlichkeit, Ehrlichkeit, Zuneigung, Barmherzigkeit, Hoffnung, Glaube, Sanftmut, Mäßigkeit.

Eigenschaften im Übergang

Third Degree: Understanding.

SPIRITUAL. Wisdom, purity, spiritual understanding, spiritual power, love, health, holiness. <small>Reality</small>

In the third degree mortal mind disappears, and man as God's image appears. Science so reverses the evidence before the corporeal human senses, as to make this Scriptural testimony true in our hearts, "The last shall be first, and the first last," so that God and His idea may be to us what divinity really is and must of necessity be, — all-inclusive. <small>Spiritual universe</small>

A correct view of Christian Science and of its adaptation to healing includes vastly more than is at first seen. Works on metaphysics leave the grand point untouched. They never crown the power of Mind as the Messiah, nor do they carry the day against physical enemies, — even to the extinction of all belief in matter, evil, disease, and death, — nor insist upon the fact that God is all, therefore that matter is nothing beyond an image in mortal mind. <small>Aim of Science</small>

Christian Science strongly emphasizes the thought that God is not *corporeal,* but *incorporeal,* — that is, bodiless. Mortals are corporeal, but God is incorporeal. <small>Divine personality</small>

As the words *person* and *personal* are commonly and ignorantly employed, they often lead, when applied to Deity, to confused and erroneous conceptions of divinity and its distinction from humanity. If the term personality, as applied to God, means infinite personality, then God *is* infinite *Person,* — in the sense of infinite personality, but not in the lower sense. An infinite Mind in a finite form is an absolute impossibility.

Dritter Grad: Verständnis.

GEISTIG. Weisheit, Reinheit, geistiges Verständnis, geistige Macht, Liebe, Gesundheit, Heiligkeit. <small>Wirklichkeit</small>

Im dritten Grad verschwindet das sterbliche Gemüt und der Mensch als GOTTES Bild erscheint. So kehrt die Wissenschaft den Augenschein vor den körperlichen, menschlichen Sinnen <small>Geistiges Universum</small> um, um das folgende Zeugnis der Heiligen Schrift in unseren Herzen wahrzumachen: „So werden die Letzten Erste und die Ersten Letzte sein", damit GOTT und Seine Idee für uns zu dem wird, was die Gottheit wirklich ist und unbedingt sein muss — allumfassend.

Eine korrekte Auffassung von der Christlichen Wissenschaft und ihrer Anwendung auf das Heilen umfasst weit mehr, als man zunächst wahrnimmt. Werke über Metaphysik lassen <small>Ziel der Wissenschaft</small> den wichtigsten Punkt unberührt. Sie krönen niemals die Macht des GEMÜTS als den Messias, noch besiegen sie die physischen Feinde — bis zum Auslöschen allen Glaubens an Materie, Böses, Krankheit und Tod —, noch bestehen sie auf der Tatsache, dass GOTT alles ist, dass daher die Materie nichts weiter ist als ein Bild im sterblichen Gemüt.

Die Christliche Wissenschaft betont ausdrücklich den Gedanken, dass Gott nicht *körperlich* ist, sondern *unkörperlich* — <small>Göttliche Persönlichkeit</small> das heißt körperlos. Die Sterblichen sind körperlich, aber GOTT ist unkörperlich.

So wie die Wörter *Person* und *persönlich* allgemein und unwissend verwendet werden, führen sie, wenn auf die Gottheit bezogen, oft zu verworrenen und irrigen Vorstellungen von der Gottheit und ihrer Unterscheidung von der Menschheit. Wenn der Ausdruck Persönlichkeit, auf GOTT angewandt, unendliche Persönlichkeit bedeutet, dann *ist* GOTT unendliche *Person* — im Sinne einer unendlichen Persönlichkeit, aber nicht in einem niederen Sinne. Ein unendliches GEMÜT in einer endlichen Form ist eine absolute Unmöglichkeit.

The term *individuality* is also open to objections, because an individual may be one of a series, one of many, as an individual man, an individual horse; whereas God is *One*, — not one of a series, but one alone and without an equal.

God is Spirit; therefore the language of Spirit must be, and is, spiritual. Christian Science attaches no physical nature and significance to the Supreme Being or His manifestation; mortals alone do this. God's essential language is spoken of in the last chapter of Mark's Gospel as the new tongue, the spiritual meaning of which is attained through "signs following." *Spiritual language*

Ear hath not heard, nor hath lip spoken, the pure language of Spirit. Our Master taught spirituality by similitudes and parables. As a divine student he unfolded God to man, illustrating and demonstrating Life and Truth in himself and by his power over the sick and sinning. Human theories are inadequate to interpret the divine Principle involved in the miracles (marvels) wrought by Jesus and especially in his mighty, crowning, unparalleled, and triumphant exit from the flesh. *The miracles of Jesus*

Evidence drawn from the five physical senses relates solely to human reason; and because of opacity to the true light, human reason dimly reflects and feebly transmits Jesus' works and words. Truth is a revelation. *Opacity of the senses*

Jesus bade his disciples beware of the leaven of the Pharisees and of the Sadducees, which he defined as human doctrines. His parable of the "leaven, which a woman took, and hid in three measures *Leaven of Truth*

Auch gegen den Ausdruck *Individualität* lassen sich Einwände erheben, denn ein Individuum kann eins aus einer Gruppe sein, eins von vielen, wie ein individueller Mensch, ein individuelles Pferd; wohingegen Gott *Einer* ist — nicht einer aus einer Gruppe, sondern einer allein und ohne Seinesgleichen.

Gott ist Geist; deshalb muss die Sprache des Geistes geistig sein, und sie ist es auch. Die Christliche Wissenschaft verbindet mit dem Höchsten Wesen oder Seiner Manifestation keine physische Beschaffenheit oder Bedeutung; das tun nur die Sterblichen. Gottes eigentliche Sprache wird im letzten Kapitel des Markusevangeliums als die neue Sprache bezeichnet, deren geistige Bedeutung durch „mitfolgende Zeichen" verstanden wird.   *Geistige Sprache*

Die reine Sprache des Geistes hat weder ein Ohr gehört noch ein Mund ausgesprochen. Unser Meister lehrte Geistigkeit durch Vergleiche und Gleichnisse. Als Schüler des Göttlichen legte er Gott dem Menschen dar, indem er Leben und Wahrheit an sich selbst und durch seine Macht über die Kranken und Sündigen veranschaulichte und demonstrierte. Menschliche Theorien reichen nicht aus, um das göttliche Prinzip zu interpretieren, das die Wunder (seine staunenswerten Werke) umfasste, die Jesus vollbrachte — das gilt besonders für sein mächtiges, alles krönendes, unvergleichliches und triumphierendes Verlassen des Fleisches.   *Die Wunder Jesu*

Der von den fünf physischen Sinnen gewonnene Augenschein bezieht sich einzig und allein auf menschliche Vernunft; und weil sie für das wahre Licht undurchlässig ist, spiegelt die menschliche Vernunft die Worte und Werke Jesu nur undeutlich wider und übermittelt sie nur schwach. Wahrheit ist eine Offenbarung.   *Undurchlässigkeit der Sinne*

Jesus forderte seine Jünger auf, sich vor dem Sauerteig der Pharisäer und Sadduzäer zu hüten, den er als menschliche Lehren definierte. Sein Gleichnis vom „Sauerteig, den eine Frau nahm und unter drei Scheffel Mehl mengte, bis es   *Sauerteig der Wahrheit*

of meal, till the whole was leavened," impels the inference that the spiritual leaven signifies the Science of Christ and its spiritual interpretation, — an inference far above the merely ecclesiastical and formal applications of the illustration.

Did not this parable point a moral with a prophecy, foretelling the second appearing in the flesh of the Christ, Truth, hidden in sacred secrecy from the visible world?

Ages pass, but this leaven of Truth is ever at work. It must destroy the entire mass of error, and so be eternally glorified in man's spiritual freedom.

In their spiritual significance, Science, Theology, and Medicine are means of divine thought, which include spiritual laws emanating from the invisible and infinite power and grace. The parable may import that these spiritual laws, perverted by a perverse material sense of law, are metaphysically presented as three measures of meal, — that is, three modes of mortal thought. In all mortal forms of thought, dust is dignified as the natural status of men and things, and modes of material motion are honored with the name of *laws*. This continues until the leaven of Spirit changes the whole of mortal thought, as yeast changes the chemical properties of meal. *The divine and human contrasted*

The definitions of material law, as given by natural science, represent a kingdom necessarily divided against itself, because these definitions portray law as physical, not spiritual. Therefore they contradict the divine decrees and violate the law of Love, in which nature and God are one and the natural order of heaven comes down to earth. *Certain contradictions*

ganz durchsäuert war", zwingt uns zu der Schlussfolgerung, dass der geistige Sauerteig die Wissenschaft Christi und deren geistige Interpretation darstellt — eine Schlussfolgerung, die weit über die rein kirchliche und äußerliche Bedeutung dieses Gleichnisses hinausgeht.

Wies dieses Gleichnis nicht auf eine Lehre hin, die eine Prophezeiung enthält und die das zweite Erscheinen des Christus, der WAHRHEIT, im Fleisch voraussagte, das vor der sichtbaren Welt in heiliger Abgeschiedenheit verborgen ist?

Die Zeiten vergehen, aber dieser Sauerteig der WAHRHEIT ist immer am Werk. Er muss die ganze Masse des Irrtums zerstören und so ewig in der geistigen Freiheit des Menschen verherrlicht werden.

In ihrer geistigen Bedeutung sind Wissenschaft, Theologie und Medizin Mittel des göttlichen Gedankens, die geistige Gesetze einschließen, die aus der unsichtbaren und unendlichen Macht und Gnade hervorgehen. Das Gleichnis kann bedeuten, dass diese geistigen Gesetze, durch eine verdrehte materielle Auffassung von Gesetz pervertiert, metaphysisch als drei Scheffel Mehl dargestellt werden — das heißt durch drei Arten sterblichen Denkens. In allen sterblichen Formen des Denkens wird Staub als der natürliche Zustand der Menschen und der Dinge gewürdigt und die Formen, in denen sich materielle Bewegung gestaltet, ehrt man mit dem Namen *Gesetz*. Das dauert so lange, bis der Sauerteig des GEISTES das gesamte sterbliche Denken verändert, wie Hefe die chemischen Eigenschaften des Mehls verändert.

<small>Das Göttliche und das Menschliche gegenübergestellt</small>

Die Definitionen des materiellen Gesetzes, wie sie die Naturwissenschaft gibt, stellen ein Reich dar, das notwendigerweise mit sich selbst entzweit ist, denn diese Definitionen beschreiben Gesetz als physisch, nicht als geistig. Deshalb widersprechen sie den göttlichen Verordnungen und verletzen das Gesetz der LIEBE, in dem Natur und GOTT eins sind und in dem die natürliche Ordnung des Himmels zur Erde herabkommt.

<small>Einige Widersprüche</small>

When we endow matter with vague spiritual power, — that is, when we do so in our theories, for of course we cannot really endow matter with what it does not and cannot possess, — we disown the Almighty, for such theories lead to one of two things. They either presuppose the self-evolution and self-government of matter, or else they assume that matter is the product of Spirit. To seize the first horn of this dilemma and consider matter as a power in and of itself, is to leave the creator out of His own universe; while to grasp the other horn of the dilemma and regard God as the creator of matter, is not only to make Him responsible for all disasters, physical and moral, but to announce Him as their source, thereby making Him guilty of maintaining perpetual misrule in the form and under the name of natural law.

Unescapable dilemma

In one sense God is identical with nature, but this nature is spiritual and is not expressed in matter. The lawgiver, whose lightning palsies or prostrates in death the child at prayer, is not the divine ideal of omnipresent Love. God is natural good, and is represented only by the idea of goodness; while evil should be regarded as unnatural, because it is opposed to the nature of Spirit, God.

God and nature

In viewing the sunrise, one finds that it contradicts the evidence before the senses to believe that the earth is in motion and the sun at rest. As astronomy reverses the human perception of the movement of the solar system, so Christian Science reverses the seeming relation of Soul and body and makes body tributary to Mind. Thus it is with man, who is but the humble servant of the restful Mind, though it

The sun and Soul

Wenn wir Materie mit vager geistiger Kraft ausstatten — das heißt, wenn wir das in unseren Theorien tun, dann natürlich können wir die Materie nicht mit etwas ausstatten, was sie nicht besitzt und nicht besitzen kann —, dann verleugnen wir den Allmächtigen, denn solche Theorien führen zu einem von zwei Dingen. Entweder setzen sie die Selbstevolution und Selbstregierung der Materie voraus oder sie nehmen an, dass Materie das Produkt des GEISTES sei. Wählt man in diesem Dilemma die erste Alternative und betrachtet Materie als Kraft in und aus sich selbst, so schließt man den Schöpfer aus Seinem eigenen Universum aus; wählt man dagegen die zweite Alternative und betrachtet GOTT als Schöpfer der Materie, so heißt das, Ihn nicht nur für alles physische und moralische Unheil verantwortlich zu machen, sondern Ihn auch noch als dessen Urheber anzugeben und Ihm so die Schuld für die Beibehaltung einer konstanten Missregierung in der Form und unter dem Namen von Naturgesetzen zu geben.

<small>Unvermeidliches Dilemma</small>

In einer Hinsicht ist GOTT mit der Natur identisch, aber diese Natur ist geistig und wird nicht in Materie ausgedrückt. Der Gesetzgeber, dessen Blitz das betende Kind lähmt oder tot niederstreckt, ist nicht das göttliche Ideal der allgegenwärtigen LIEBE. GOTT ist das natürliche Gute, und Er wird nur durch die Idee des Guten dargestellt; dagegen sollte das Böse als unnatürlich betrachtet werden, weil es der Natur des GEISTES, GOTTES, entgegengesetzt ist.

<small>GOTT und Natur</small>

Wenn man den Sonnenaufgang betrachtet, stellt man fest, dass es dem Augenschein der Sinne widerspricht zu glauben, die Erde bewege sich und die Sonne stehe still. Wie die Astronomie die menschliche Wahrnehmung von der Bewegung des Sonnensystems umkehrt, so kehrt die Christliche Wissenschaft die scheinbare Beziehung zwischen SEELE und Körper um und macht den Körper dem GEMÜT untertan. So ist es auch mit dem Menschen, der nur der demütige Diener des ruhevollen GEMÜTS ist, obwohl es dem endlichen Sinn

<small>Die Sonne und SEELE</small>

seems otherwise to finite sense. But we shall never understand this while we admit that soul is in body or mind in matter, and that man is included in non-intelligence. Soul, or Spirit, is God, unchangeable and eternal; and man coexists with and reflects Soul, God, for man is God's image.

Science reverses the false testimony of the physical senses, and by this reversal mortals arrive at the fundamental facts of being. Then the question inevitably arises: Is a man sick if the material senses indicate that he is in good health? No! for matter can make no conditions for man. And is he well if the senses say he is sick? Yes, he is well in Science in which health is normal and disease is abnormal.

Reversal of testimony

Health is not a condition of matter, but of Mind; nor can the material senses bear reliable testimony on the subject of health. The Science of Mind-healing shows it to be impossible for aught but Mind to testify truly or to exhibit the real status of man. Therefore the divine Principle of Science, reversing the testimony of the physical senses, reveals man as harmoniously existent in Truth, which is the only basis of health; and thus Science denies all disease, heals the sick, overthrows false evidence, and refutes materialistic logic.

Health and the senses

Any conclusion *pro* or *con*, deduced from supposed sensation in matter or from matter's supposed consciousness of health or disease, instead of reversing the testimony of the physical senses, confirms that testimony as legitimate and so leads to disease.

When Columbus gave freer breath to the globe, ignorance and superstition chained the limbs of the brave old navigator, and disgrace and star-

Historic illustrations

anders erscheint. Aber das werden wir niemals verstehen, solange wir gelten lassen, dass Seele im Körper oder Gemüt in der Materie ist und dass der Mensch in Nicht-Intelligenz eingeschlossen ist. SEELE oder GEIST ist GOTT, unveränderlich und ewig; und der Mensch existiert zugleich mit SEELE, GOTT, und spiegelt Ihn wider, denn der Mensch ist GOTTES Bild.

Die Wissenschaft kehrt das falsche Zeugnis der physischen Sinne um und durch diese Umkehrung gelangen die Sterblichen zu den fundamentalen Tatsachen des Seins. Dann stellt sich unweigerlich die Frage: Ist ein Mensch krank, wenn die materiellen Sinne anzeigen, dass er gesund ist? Nein! denn Materie kann den Zustand des Menschen nicht bestimmen. Und ist er gesund, wenn die Sinne sagen, dass er krank sei? Ja, in der Wissenschaft, in der Gesundheit normal und Krankheit unnormal ist, ist er gesund.

<small>Umkehrung des Zeugnisses</small>

Gesundheit ist kein Zustand der Materie, sondern des GEMÜTS; auch können die materiellen Sinne kein zuverlässiges Zeugnis zum Thema Gesundheit liefern. Die Wissenschaft des Heilens durch GEMÜT zeigt, dass es nur dem GEMÜT und nichts anderem möglich ist, wahrheitsgemäß Zeugnis abzulegen oder den wirklichen Zustand des Menschen darzustellen. Daher offenbart das göttliche PRINZIP der Wissenschaft durch Umkehrung des Zeugnisses der physischen Sinne, dass der Mensch harmonisch in der WAHRHEIT, der einzigen Grundlage der Gesundheit, existiert; und so verneint die Wissenschaft alle Krankheit, heilt die Kranken, entkräftet falsche Beweise und widerlegt die materialistische Logik.

<small>Gesundheit und die Sinne</small>

Jede Schlussfolgerung für oder wider, die von der vermeintlichen Empfindung in der Materie oder dem vermeintlichen Bewusstsein der Materie von Gesundheit oder Krankheit abgeleitet wird, bestätigt das Zeugnis der physischen Sinne als rechtmäßig, anstatt dieses Zeugnis umzukehren, und führt so zu Krankheit.

Als Kolumbus die Welt freier atmen ließ, legten Unwissenheit und Aberglaube den tapferen alten Seefahrer in Ketten, und Ungnade und Hungertod starrten ihm ins

<small>Historische Beispiele</small>

vation stared him in the face; but sterner still would have been his fate, if his discovery had undermined the favorite inclinations of a sensuous philosophy.

Copernicus mapped out the stellar system, and before he spake, astrography was chaotic, and the heavenly fields were incorrectly explored.

The Chaldean Wisemen read in the stars the fate of empires and the fortunes of men. Though no higher revelation than the horoscope was to them displayed upon the empyrean, earth and heaven were bright, and bird and blossom were glad in God's perennial and happy sunshine, golden with Truth. So we have goodness and beauty to gladden the heart; but man, left to the hypotheses of material sense unexplained by Science, is as the wandering comet or the desolate star — "a weary searcher for a viewless home."

Perennial beauty

The earth's diurnal rotation is invisible to the physical eye, and the sun seems to move from east to west, instead of the earth from west to east. Until rebuked by clearer views of the everlasting facts, this false testimony of the eye deluded the judgment and induced false conclusions. Science shows appearances often to be erroneous, and corrects these errors by the simple rule that the greater controls the lesser. The sun is the central stillness, so far as our solar system is concerned, and the earth revolves about the sun once a year, besides turning daily on its own axis.

Astronomic unfoldings

As thus indicated, astronomical order imitates the action of divine Principle; and the universe, the reflection of God, is thus brought nearer the spiritual fact, and is allied to divine Science as displayed in the everlasting government of the universe.

Gesicht; aber sein Schicksal wäre noch härter gewesen, wenn seine Entdeckung die Lieblingsauffassungen einer durch die Sinne bestimmten Philosophie untergraben hätte.

Kopernikus zeichnete das Sternensystem auf, und bevor er sich zu Wort meldete, war die Himmelskartographie chaotisch und die Weiten des Himmels waren ungenau erforscht.

Die chaldäischen Weisen lasen aus den Sternen das Schicksal von Weltreichen und das Geschick der Menschen. Obwohl ihnen das Firmament keine höhere Offenbarung als das Horoskop zeigte, waren Erde und Himmel hell und Vogel und Blüte froh im dauernden und beglückenden Sonnenlicht GOTTES, von WAHRHEIT vergoldet. So haben wir Güte und Schönheit, um das Herz zu erfreuen; doch ist der Mensch, der den von der Wissenschaft nicht erklärten Hypothesen des materiellen Sinnes überlassen bleibt, wie der wandernde Komet oder der einsame Stern — „ein müder Sucher nach einer unsichtbaren Heimat". *Beständige Schönheit*

Die tägliche Umdrehung der Erde ist für das physische Auge nicht sichtbar und die Sonne scheint sich von Ost nach West zu bewegen, während es die Erde ist, die sich von West nach Ost bewegt. Bis dieses falsche Zeugnis des Auges durch klarere Ansichten von den immerwährenden Tatsachen zurechtgewiesen wurde, hatte es die Urteilskraft getäuscht und zu falschen Folgerungen geführt. Die Wissenschaft zeigt, dass äußere Erscheinungen oft irreführend sind, und korrigiert diese Irrtümer durch die einfache Regel, dass das Größere das Geringere regiert. Die Sonne ist der zentrale Ruhepunkt, wenn es um unser Sonnensystem geht, und die Erde umkreist einmal im Jahr die Sonne und dreht sich außerdem täglich um die eigene Achse. *Astronomische Entwicklungen*

Demnach imitiert die astronomische Ordnung die Tätigkeit des göttlichen PRINZIPS; und das Universum, die Widerspiegelung GOTTES, wird so der geistigen Tatsache nähergebracht und mit der göttlichen Wissenschaft verbunden, wie sie in der immerwährenden Regierung des Universums dargestellt wird.

The evidence of the physical senses often reverses the real Science of being, and so creates a reign of discord, — assigning seeming power to sin, sickness, and death; but the great facts of Life, rightly understood, defeat this triad of errors, contradict their false witnesses, and reveal the kingdom of heaven, — the actual reign of harmony on earth. The material senses' reversal of the Science of Soul was practically exposed nineteen hundred years ago by the demonstrations of Jesus; yet these so-called senses still make mortal mind tributary to mortal body, and ordain certain sections of matter, such as brain and nerves, as the seats of pain and pleasure, from which matter reports to this so-called mind its status of happiness or misery.

Opposing testimony

The optical focus is another proof of the illusion of material sense. On the eye's retina, sky and tree-tops apparently join hands, clouds and ocean meet and mingle. The barometer, — that little prophet of storm and sunshine, denying the testimony of the senses, — points to fair weather in the midst of murky clouds and drenching rain. Experience is full of instances of similar illusions, which every thinker can recall for himself.

Testimony of the senses

To material sense, the severance of the jugular vein takes away life; but to spiritual sense and in Science, Life goes on unchanged and being is eternal. Temporal life is a false sense of existence.

Spiritual sense of life

Our theories make the same mistake regarding Soul and body that Ptolemy made regarding the solar system. They insist that soul is in body and mind therefore tributary to matter. Astronomical science has destroyed the

Das Zeugnis der physischen Sinne kehrt die wirkliche Wissenschaft des Seins oft um und schafft so ein Reich der Disharmonie, indem es Sünde, Krankheit und Tod scheinbare Macht zuschreibt; aber die großen Tatsachen des LEBENS, richtig verstanden, besiegen diese Dreiheit der Irrtümer, widersprechen ihren falschen Zeugen und offenbaren das Himmelreich — die tatsächliche Herrschaft der Harmonie auf Erden. Die Umkehrung der Wissenschaft der SEELE durch die materiellen Sinne wurde vor neunzehnhundert Jahren durch Jesu Demonstrationen auf praktische Weise aufgedeckt; doch diese sogenannten Sinne unterwerfen das sterbliche Gemüt noch immer dem sterblichen Körper und ernennen gewisse Teile der Materie, wie das Gehirn und die Nerven, zum Sitz von Schmerz und Behagen, von wo aus die Materie diesem sogenannten Gemüt über sein Empfinden von Glück oder Elend berichtet.

Entgegengesetztes Zeugnis

Der optische Brennpunkt ist ein weiterer Beweis für die Illusion des materiellen Sinnes. Auf der Netzhaut des Auges berühren sich Himmel und Baumwipfel scheinbar, Wolken und Meer begegnen sich und fließen ineinander. Das Barometer — dieser kleine Prophet von Sturm und Sonnenschein, der das Zeugnis der Sinne verneint — zeigt inmitten dunkler Wolken und strömenden Regens schönes Wetter an. Die Erfahrung ist voller Beispiele ähnlicher Illusionen, an die sich jeder denkende Mensch selbst erinnern kann.

Zeugnis der Sinne

Für den materiellen Sinn bedeutet die Durchtrennung der Halsschlagader das Ende des Lebens; aber für den geistigen Sinn und in der Wissenschaft geht das LEBEN unverändert weiter, und das Sein ist ewig. Das zeitliche Leben ist eine falsche Auffassung vom Dasein.

Geistige Auffassung vom Leben

Unsere Theorien machen in Bezug auf SEELE und Körper den gleichen Fehler, den Ptolemäus in Bezug auf das Sonnensystem beging. Sie bestehen darauf, dass Seele im Körper ist und daher Gemüt der Materie untersteht. Die astronomische Wissenschaft hat

false theory as to the relations of the celestial bodies, and Christian Science will surely destroy the greater error as to our terrestrial bodies. The true idea and Principle of man will then appear. The Ptolemaic blunder could not affect the harmony of being as does the error relating to soul and body, which reverses the order of Science and assigns to matter the power and prerogative of Spirit, so that man becomes the most absolutely weak and inharmonious creature in the universe. *Ptolemaic and psychical error*

The verity of Mind shows conclusively how it is that matter seems to be, but is not. Divine Science, rising above physical theories, excludes matter, resolves *things* into *thoughts,* and replaces the objects of material sense with spiritual ideas. *Seeming and being*

The term CHRISTIAN SCIENCE was introduced by the author to designate the scientific system of divine healing.

The revelation consists of two parts:

1. The discovery of this divine Science of Mind-healing, through a spiritual sense of the Scriptures and through the teachings of the Comforter, as promised by the Master.

2. The proof, by present demonstration, that the so-called miracles of Jesus did not specially belong to a dispensation now ended, but that they illustrated an ever-operative divine Principle. The operation of this Principle indicates the eternality of the scientific order and continuity of being.

Christian Science differs from material science, but not on that account is it less scientific. On the contrary, Christian Science is pre-emi- *Scientific basis*

die falsche Theorie über die Beziehungen der Himmelskörper zueinander zerstört, und die Christliche Wissenschaft wird gewiss den größeren Irrtum über unsere irdischen Körper zerstören. Dann werden die wahre Idee und das wahre PRINZIP des Menschen erscheinen. Der Fehler des Ptolemäus konnte die Harmonie des Seins nicht beeinträchtigen, ebenso wie es der Irrtum in Bezug auf Seele und Körper nicht kann, der die Ordnung der Wissenschaft umkehrt und der Materie die Kraft und das Vorrecht des GEISTES zuordnet, sodass der Mensch zum bei weitem schwächsten und unharmonischsten Geschöpf im Universum wird.

Ptolemäischer und psychischer Irrtum

Die Wirklichkeit des GEMÜTS zeigt schlüssig, wie es kommt, dass die Materie zu sein scheint, aber nicht ist. Die göttliche Wissenschaft, die sich über die physischen Theorien erhebt, schließt die Materie aus, löst *Dinge* in *Gedanken* auf und ersetzt die Objekte des materiellen Sinnes durch geistige Ideen.

Schein und Sein

Der Ausdruck *Christliche Wissenschaft* wurde von der Autorin eingeführt, um das wissenschaftliche System des göttlichen Heilens zu bezeichnen.

Die Offenbarung besteht aus zwei Teilen:

1. Aus der Entdeckung dieser göttlichen Wissenschaft des Heilens durch GEMÜT durch eine geistige Auffassung der Heiligen Schrift und durch die Lehren des vom Meister verheißenen Trösters.

2. Aus dem Beweis durch die gegenwärtige Demonstration, dass die sogenannten Wunder Jesu nicht zu einer göttlichen Gnadenzeit gehörten, die jetzt beendet ist, sondern dass sie ein immer-wirkendes göttliches PRINZIP veranschaulichten. Das Wirken dieses PRINZIPS weist auf die Ewigkeit der wissenschaftlichen Ordnung und auf die Fortdauer des Seins hin.

Die Christliche Wissenschaft unterscheidet sich von der materiellen Wissenschaft, aber sie ist deswegen nicht weniger wissenschaftlich. Im Gegenteil, die Christliche Wissenschaft

Wissenschaftliche Grundlage

nently scientific, being based on Truth, the Principle of
all science.

Physical science (so-called) is human knowledge, — a
law of mortal mind, a blind belief, a Samson shorn of his
strength. When this human belief lacks organizations to support it, its foundations are gone.
Having neither moral might, spiritual basis,
nor holy Principle of its own, this belief mistakes effect
for cause and seeks to find life and intelligence in matter,
thus limiting Life and holding fast to discord and death.
In a word, human belief is a blind conclusion from material
reasoning. This is a mortal, finite sense of things, which
immortal Spirit silences forever.

Physical science a blind belief

The universe, like man, is to be interpreted by Science
from its divine Principle, God, and then it can be understood; but when explained on the basis of
physical sense and represented as subject to
growth, maturity, and decay, the universe, like man, is,
and must continue to be, an enigma.

Right interpretation

Adhesion, cohesion, and attraction are properties of
Mind. They belong to divine Principle, and support
the equipoise of that thought-force, which
launched the earth in its orbit and said to the
proud wave, "Thus far and no farther."

All force mental

Spirit is the life, substance, and continuity of all
things. We tread on forces. Withdraw them, and
creation must collapse. Human knowledge calls them
forces of matter; but divine Science declares that they
belong wholly to divine Mind, are inherent in this
Mind, and so restores them to their rightful home and
classification.

The elements and functions of the physical body and

ist in höchstem Grade wissenschaftlich, weil sie auf WAHRHEIT, dem PRINZIP aller Wissenschaft, beruht.

Die (sogenannte) Naturwissenschaft ist menschliches Wissen — ein Gesetz des sterblichen Gemüts, ein blinder Glaube, ein Simson, der seiner Kraft beraubt ist. Wenn dieser menschliche Glaube von keinen Institutionen gestützt wird, sind seine Grundlagen dahin. Weil er von sich aus weder moralische Macht, geistige Grundlage noch ein heiliges PRINZIP hat, verwechselt dieser Glaube Wirkung mit Ursache und versucht Leben und Intelligenz in der Materie zu finden, wodurch er LEBEN begrenzt und an Disharmonie und Tod festhält. Kurz gesagt, der menschliche Glaube ist eine blinde Schlussfolgerung aus materiellen Überlegungen. Das ist eine sterbliche, endliche Auffassung der Dinge, die der unsterbliche GEIST für immer zum Schweigen bringt.

> Naturwissen-schaft ein blinder Glaube

Das Universum, wie der Mensch, muss durch die Wissenschaft von seinem göttlichen PRINZIP, GOTT, aus gedeutet werden und dann kann es verstanden werden; aber wenn es von der Grundlage der physischen Sinne aus erklärt und so dargestellt wird, als unterliege es dem Wachstum, der Reife und dem Verfall, dann ist das Universum, wie der Mensch, ein Rätsel und muss es bleiben.

> Richtige Interpretation

Adhäsion, Kohäsion und Anziehungskraft sind Eigenschaften des GEMÜTS. Sie gehören zum göttlichen PRINZIP und stützen das Gleichgewicht jener Gedankenkraft, die die Erde in ihre Umlaufbahn brachte und zu der stolzen Welle sprach: „Bis hierher ... und nicht weiter."

> Alle Kraft mental

GEIST ist das Leben, die Substanz und die Fortdauer aller Dinge. Wir wandeln auf Kräften. Entferne sie und die Schöpfung muss zusammenfallen. Das menschliche Wissen nennt sie Kräfte der Materie; aber die göttliche Wissenschaft erklärt, dass sie völlig dem göttlichen GEMÜT angehören, diesem GEMÜT innewohnen, und gibt ihnen so den Platz und die Klassifizierung wieder, die ihnen rechtmäßig zustehen.

Die Elemente und Funktionen des physischen Körpers und

of the physical world will change as mortal mind changes its beliefs. What is now considered the best condition for organic and functional health in the human body may no longer be found indispensable to health. Moral conditions will be found always harmonious and health-giving. Neither organic inaction nor overaction is beyond God's control; and man will be found normal and natural to changed mortal thought, and therefore more harmonious in his manifestations than he was in the prior states which human belief created and sanctioned.

Corporeal changes

As human thought changes from one stage to another of conscious pain and painlessness, sorrow and joy, — from fear to hope and from faith to understanding, — the visible manifestation will at last be man governed by Soul, not by material sense. Reflecting God's government, man is self-governed. When subordinate to the divine Spirit, man cannot be controlled by sin or death, thus proving our material theories about laws of health to be valueless.

The seasons will come and go with changes of time and tide, cold and heat, latitude and longitude. The agriculturist will find that these changes cannot affect his crops. "As a vesture shalt Thou change them and they shall be changed." The mariner will have dominion over the atmosphere and the great deep, over the fish of the sea and the fowls of the air. The astronomer will no longer look up to the stars, — he will look out from them upon the universe; and the florist will find his flower before its seed.

The time and tide

Thus matter will finally be proved nothing more than a mortal belief, wholly inadequate to affect a man

der physischen Welt werden sich in dem Verhältnis verändern, wie das sterbliche Gemüt seine Anschauungen ändert. Was heute als die beste Voraussetzung für organische und funktionelle Gesundheit des menschlichen Körpers gilt, wird sich vielleicht später nicht mehr als unentbehrlich für die Gesundheit herausstellen. Moralische Bedingungen werden sich immer als harmonisch und für die Gesundheit förderlich erweisen. Weder organische Untätigkeit noch Übertätigkeit liegen außerhalb der Macht Gottes; und der Mensch wird dem veränderten sterblichen Denken normal und natürlich erscheinen und deshalb harmonischer in seinen Lebensäußerungen sein als in früheren Zuständen, die eine irrige menschliche Anschauung geschaffen und gebilligt hatte.

Körperliche Veränderungen

Wenn das menschliche Denken von einer Stufe des bewussten Schmerzes und der bewussten Schmerzlosigkeit, des Leides und der Freude zu einer anderen übergeht — von Furcht zur Hoffnung und vom Glauben zum Verständnis —, dann wird die sichtbare Manifestation schließlich der von Seele und nicht vom materiellen Sinn regierte Mensch sein. Der Mensch, der Gottes Regierung widerspiegelt, regiert sich selbst. Wenn der Mensch dem göttlichen Geist untersteht, kann er nicht von Sünde oder Tod regiert werden, womit bewiesen wird, dass unsere materiellen Theorien über Gesundheitsgesetze wertlos sind.

Die Jahreszeiten werden mit Veränderungen von Zeit und Gezeiten, von Kälte und Hitze, von Breiten- und Längengraden kommen und gehen. Der Landwirt wird feststellen, dass diese Veränderungen seine Ernten nicht beeinflussen können. „Sie werden verwandelt wie ein Kleid, wenn Du sie verwandeln wirst." Der Seemann wird Herrschaft haben über die Atmosphäre und die große Tiefe, über die Fische im Meer und die Vögel unter dem Himmel. Der Astronom wird nicht mehr zu den Sternen aufschauen — er wird von ihnen aus in das Weltall hinausschauen; und der Blumenzüchter wird seine Blume vor ihrer Aussaat wahrnehmen.

Die Zeit und die Gezeiten

So wird schließlich bewiesen werden, dass die Materie nichts weiter ist als ein sterblicher Glaube, völlig ungeeignet, einen Menschen

through its supposed organic action or supposed existence. Error will be no longer used in stating truth. The problem of nothingness, or "dust to dust," will be solved, and mortal mind will be without form and void, for mortality will cease when man beholds himself God's reflection, even as man sees his reflection in a glass.

Mortal nothingness

All Science is divine. Human thought never projected the least portion of true being. Human belief has sought and interpreted in its own way the echo of Spirit, and so seems to have reversed it and repeated it materially; but the human mind never produced a real tone nor sent forth a positive sound.

A lack of originality

The point at issue between Christian Science on the one hand and popular theology on the other is this: Shall Science explain cause and effect as being both natural and spiritual? Or shall all that is beyond the cognizance of the material senses be called supernatural, and be left to the mercy of speculative hypotheses?

Antagonistic questions

I have set forth Christian Science and its application to the treatment of disease just as I have discovered them. I have demonstrated through Mind the effects of Truth on the health, longevity, and morals of men; and I have found nothing in ancient or in modern systems on which to found my own, except the teachings and demonstrations of our great Master and the lives of prophets and apostles. The Bible has been my only authority. I have had no other guide in "the straight and narrow way" of Truth.

Biblical basis

If Christendom resists the author's application of the

durch ihre vermeintliche organische Tätigkeit oder durch ihre vermeintliche Existenz zu beeinflussen. Der Irrtum wird nicht länger benutzt werden, um die Wahrheit zu äußern. Das Problem des Nichts oder „Staub zu Staub" wird gelöst werden und das sterbliche Gemüt wird ohne Form und leer sein, denn die Sterblichkeit wird aufhören, wenn der Mensch sich selbst als GOTTES Widerspiegelung erblickt, so wie er seine Widerspiegelung im Spiegel sieht.

Sterbliches Nichts

Alle Wissenschaft ist göttlich. Das menschliche Denken hat niemals den geringsten Teil des wahren Seins erdacht. Der menschliche Glaube hat auf seine eigene Weise das Echo des GEISTES erforscht und ausgelegt und so anscheinend umgekehrt und materiell wiederholt; aber das menschliche Gemüt hat noch nie einen wirklichen Ton erzeugt noch einen positiven Laut hervorgebracht.

Ein Mangel an Originalität

Die Streitfrage zwischen der Christlichen Wissenschaft einerseits und der allgemeinen Theologie andererseits ist diese: Soll die Wissenschaft erklären, dass Ursache und Wirkung beides sind, natürlich und geistig? Oder soll man alles, was sich der Erkenntnis der materiellen Sinne entzieht, übernatürlich nennen und der Willkür spekulativer Hypothesen überlassen?

Antagonistische Fragen

Ich habe die Christliche Wissenschaft und ihre Anwendung bei der Behandlung von Krankheit genau so dargelegt, wie ich sie entdeckt habe. Ich habe durch GEMÜT die Wirkungen der WAHRHEIT auf die Gesundheit, Langlebigkeit und Moral der Menschen demonstriert; und ich habe in alten und neuen Systemen nichts gefunden, worauf ich mein eigenes hätte gründen können, mit Ausnahme der Lehren und Demonstrationen unseres großen Meisters und des Lebens der Propheten und Apostel. Die Bibel war meine einzige Autorität. Ich habe keinen anderen Führer auf dem „geraden und schmalen Weg" der WAHRHEIT gehabt.

Biblische Grundlage

Wenn die Christenheit dagegen Einspruch erhebt, dass die

word Science to Christianity, or questions her use of the word Science, she will not therefore lose faith in Christianity, nor will Christianity lose its hold upon her. If God, the All-in-all, be the creator of the spiritual universe, including man, then everything entitled to a classification as truth, or Science, must be comprised in a knowledge or understanding of God, for there can be nothing beyond illimitable divinity.

Science and Christianity

The terms Divine Science, Spiritual Science, Christ Science or Christian Science, or Science alone, she employs interchangeably, according to the requirements of the context. These synonymous terms stand for everything relating to God, the infinite, supreme, eternal Mind. It may be said, however, that the term Christian Science relates especially to Science as applied to humanity. Christian Science reveals God, not as the author of sin, sickness, and death, but as divine Principle, Supreme Being, Mind, exempt from all evil. It teaches that matter is the falsity, not the fact, of existence; that nerves, brain, stomach, lungs, and so forth, have — as matter — no intelligence, life, nor sensation.

Scientific terms

There is no physical science, inasmuch as all truth proceeds from the divine Mind. Therefore truth is not human, and is not a law of matter, for matter is not a lawgiver. Science is an emanation of divine Mind, and is alone able to interpret God aright. It has a spiritual, and not a material origin. It is a divine utterance, — the Comforter which leadeth into all truth.

No physical science

Christian Science eschews what is called natural science, in so far as this is built on the false hypotheses that matter is its own lawgiver, that law is founded on material con-

Autorin das Wort Wissenschaft für das Christentum verwendet, oder ihren Gebrauch des Wortes Wissenschaft infrage stellt, so wird die Autorin deshalb nicht ihren Glauben an das Christentum verlieren noch wird das Christentum seinen Einfluss auf die Autorin verlieren. Wenn GOTT, der Alles-in-allem, der Schöpfer des geistigen Universums, einschließlich des Menschen, ist, dann muss alles, was die Bezeichnung Wahrheit oder Wissenschaft verdient, in einem Wissen oder Verständnis von GOTT einbegriffen sein, denn über die unbegrenzbare Gottheit hinaus kann es nichts geben.

Wissenschaft und Christentum

Die Ausdrücke Göttliche Wissenschaft, Geistige Wissenschaft, Christus-Wissenschaft oder Christliche Wissenschaft oder nur Wissenschaft verwendet sie austauschbar, so wie es der Zusammenhang erfordert. Diese synonymen Ausdrücke stehen für alles, was sich auf GOTT, das unendliche, allerhabene, ewige GEMÜT, bezieht. Man kann jedoch sagen, dass sich der Ausdruck Christliche Wissenschaft besonders auf die Wissenschaft in ihrer Anwendung auf die Menschheit bezieht. Die Christliche Wissenschaft offenbart GOTT nicht als den Urheber von Sünde, Krankheit und Tod, sondern als göttliches PRINZIP, das Höchste Wesen, GEMÜT, frei von allem Übel. Sie lehrt, dass Materie die Unwahrheit, nicht die Tatsache des Daseins ist; dass Nerven, Gehirn, Magen, Lungen usw. — als Materie — keine Intelligenz, kein Leben und auch keine Empfindung haben.

Wissenschaftliche Ausdrücke

Es gibt keine physische Wissenschaft, weil alle Wahrheit vom göttlichen GEMÜT ausgeht. Deshalb ist Wahrheit nicht menschlich und sie ist auch kein Gesetz der Materie, denn die Materie ist kein Gesetzgeber. Die Wissenschaft geht aus dem göttlichen GEMÜT hervor und nur sie ist imstande, GOTT richtig zu interpretieren. Sie hat einen geistigen und nicht einen materiellen Ursprung. Sie ist eine göttliche Äußerung — der Tröster, der in alle Wahrheit leitet.

Keine physische Wissenschaft

Die Christliche Wissenschaft meidet, was man Naturwissenschaft nennt, insoweit diese auf den falschen Hypothesen aufgebaut ist, dass Materie ihr eigener Gesetzgeber ist, dass Gesetz auf materiellen

ditions, and that these are final and overrule the might of divine Mind. Good is natural and primitive. It is not miraculous to itself.

The term Science, properly understood, refers only to the laws of God and to His government of the universe, inclusive of man. From this it follows that business men and cultured scholars have found that Christian Science enhances their endurance and mental powers, enlarges their perception of character, gives them acuteness and comprehensiveness and an ability to exceed their ordinary capacity. The human mind, imbued with this spiritual understanding, becomes more elastic, is capable of greater endurance, escapes somewhat from itself, and requires less repose. A knowledge of the Science of being develops the latent abilities and possibilities of man. It extends the atmosphere of thought, giving mortals access to broader and higher realms. It raises the thinker into his native air of insight and perspicacity.

Practical Science

An odor becomes beneficent and agreeable only in proportion to its escape into the surrounding atmosphere. So it is with our knowledge of Truth. If one would not quarrel with his fellow-man for waking him from a cataleptic nightmare, he should not resist Truth, which banishes — yea, forever destroys with the higher testimony of Spirit — the so-called evidence of matter.

Science relates to Mind, not matter. It rests on fixed Principle and not upon the judgment of false sensation. The addition of two sums in mathematics must always bring the same result. So is it with logic. If both the major and the minor propositions of a syllogism are correct, the conclusion, if properly

Mathematics and scientific logic

Bedingungen beruht und dass diese endgültig sind und die Macht des göttlichen GEMÜTS außer Kraft setzen. Das Gute ist natürlich und ursprünglich. Es hält sich selbst nicht für übernatürlich.

Richtig verstanden bezieht sich der Ausdruck Wissenschaft nur auf die Gesetze GOTTES und auf Seine Regierung des Universums, einschließlich des Menschen. Daraus erklärt sich, dass Geschäftsleute und hochgebildete Gelehrte festgestellt haben, dass die Christliche Wissenschaft ihre Ausdauer und ihre mentalen Fähigkeiten erhöht, ihre Menschenkenntnis erweitert, ihnen Scharfsinn und umfassendes Auffassungsvermögen verleiht und die Fähigkeit, über ihr normales Leistungsvermögen hinauszugehen. Das menschliche Gemüt, das von diesem geistigen Verständnis durchdrungen ist, wird flexibler, ist zu größerer Ausdauer fähig, kommt etwas von sich selbst los und braucht weniger Erholung. Eine Kenntnis der Wissenschaft des Seins entwickelt die latenten Fähigkeiten und Möglichkeiten des Menschen. Sie erweitert die Atmosphäre des Denkens, indem sie den Sterblichen größere und höhere Bereiche erschließt. Sie erhebt den Denker in seine natürliche Sphäre der Einsicht und Scharfsichtigkeit.

Praktische Wissenschaft

Ein Duft kann nur in dem Maße wohltuend und angenehm wirken, wie er in die ihn umgebende Atmosphäre entweicht. Das Gleiche gilt für unsere Kenntnis der WAHRHEIT. So wie man sich bei niemandem beschweren würde, der einen aus einem lähmenden Albtraum weckt, so sollte man sich auch der WAHRHEIT nicht widersetzen, die den sogenannten Beweis der Materie verbannt — ja, ihn sogar durch das höhere Zeugnis des GEISTES für immer zerstört.

Die Wissenschaft bezieht sich auf GEMÜT, nicht auf Materie. Sie beruht auf einem feststehenden PRINZIP und nicht auf dem Urteil falscher Empfindung. In der Mathematik muss die Addition von zwei bestimmten Zahlen immer zum gleichen Resultat führen. Das gilt auch für die Logik. Wenn die beiden Prämissen eines Syllogismus korrekt sind, kann

Mathematik und wissenschaftliche Logik

drawn, cannot be false. So in Christian Science there are no discords nor contradictions, because its logic is as harmonious as the reasoning of an accurately stated syllogism or of a properly computed sum in arithmetic. Truth is ever truthful, and can tolerate no error in premise or conclusion.

If you wish to know the spiritual fact, you can discover it by reversing the material fable, be the fable *pro* or *con*, — be it in accord with your preconceptions or utterly contrary to them. Truth by inversion

Pantheism may be defined as a belief in the intelligence of matter, — a belief which Science overthrows. In those days there will be "great tribulation such as was not since the beginning of the world;" and earth will echo the cry, "Art thou [Truth] come hither to torment us before the time?" Animal magnetism, hypnotism, spiritualism, theosophy, agnosticism, pantheism, and infidelity are antagonistic to true being and fatal to its demonstration; and so are some other systems. Antagonistic theories

We must abandon pharmaceutics, and take up ontology, — "the science of real being." We must look deep into realism instead of accepting only the outward sense of things. Can we gather peaches from a pine-tree, or learn from discord the concord of being? Yet quite as rational are some of the leading illusions along the path which Science must tread in its reformatory mission among mortals. The very name, *illusion,* points to nothingness. Ontology needed

The generous liver may object to the author's small estimate of the pleasures of the table. The sinner sees, in the system taught in this book, that the demands of

die Schlussfolgerung, wenn sie richtig gezogen wird, nicht falsch sein. Es gibt also in der Christlichen Wissenschaft weder Disharmonien noch Widersprüche, denn ihre Logik ist ebenso harmonisch wie die Beweisführung eines korrekt dargestellten Syllogismus oder wie die richtig errechnete Summe in der Arithmetik. WAHRHEIT ist immer wahr und sie kann keinen Irrtum in Prämisse oder Schlussfolgerung dulden.

Wenn du die geistige Tatsache finden willst, kannst du sie durch die Umkehrung der materiellen Fabel entdecken, sei die Fabel *pro* oder *contra* — sei sie in Übereinstimmung mit deinen vorgefassten Meinungen oder ihnen völlig entgegengesetzt. Wahrheit durch Umkehrung

Der Pantheismus kann als Glaube an die Intelligenz der Materie definiert werden — ein Glaube, den die Wissenschaft umstürzt. In jenen Tagen wird „eine große Trübsal sein, wie noch keine gewesen ist vom Anfang der Welt", und von der Erde wird der Ruf widerhallen: „Bist du [WAHRHEIT] hergekommen, um uns vor der Zeit zu quälen?" Tierischer Magnetismus, Hypnotismus, Spiritismus, Theosophie, Agnostizismus, Pantheismus und Unglaube sind antagonistisch zum wahren Sein und fatal für dessen Demonstration; und das gilt auch für einige andere Systeme. Antagonistische Theorien

Wir müssen die Pharmazeutik aufgeben und uns die Ontologie — die „Wissenschaft des wirklichen Seins" — aneignen. Wir müssen tief in die Wirklichkeit hineinschauen, statt nur den äußeren Eindruck der Dinge zu akzeptieren. Können wir Pfirsiche von einer Kiefer pflücken oder den Einklang des Seins in der Dissonanz finden? Doch ebenso vernünftig klingen einige der Hauptillusionen auf dem Weg, den die Wissenschaft in ihrer reformatorischen Mission unter den Sterblichen gehen muss. Schon die Bezeichnung *Illusion* weist auf ein Nichtsein hin. Ontologie erforderlich

Der Genießer mag beanstanden, dass die Autorin so wenig Wert auf Tafelfreuden legt. Der Sünder erkennt in dem System, das durch dieses Buch gelehrt wird, dass die Forderungen GOTTES erfüllt

God must be met. The petty intellect is alarmed by constant appeals to Mind. The licentious disposition is discouraged over its slight spiritual prospects. When all men are bidden to the feast, the excuses come. One has a farm, another has merchandise, and therefore they cannot accept.

Reluctant guests

It is vain to speak dishonestly of divine Science, which destroys all discord, when you can demonstrate the actuality of Science. It is unwise to doubt if reality is in perfect harmony with God, divine Principle, — if Science, when understood and demonstrated, will destroy all discord, — since you admit that God is omnipotent; for from this premise it follows that good and its sweet concords have all-power.

Excuses for ignorance

Christian Science, properly understood, would disabuse the human mind of material beliefs which war against spiritual facts; and these material beliefs must be denied and cast out to make place for truth. You cannot add to the contents of a vessel already full. Laboring long to shake the adult's faith in matter and to inculcate a grain of faith in God, — an inkling of the ability of Spirit to make the body harmonious, — the author has often remembered our Master's love for little children, and understood how truly such as they belong to the heavenly kingdom.

Children and adults

If thought is startled at the strong claim of Science for the supremacy of God, or Truth, and doubts the supremacy of good, ought we not, contrariwise, to be astounded at the vigorous claims of evil and doubt them, and no longer think it natural to love sin and unnatural to forsake it, — no longer imagine evil to be ever-present and good absent? Truth should

All evil unnatural

werden müssen. Der Kleingeist wird durch das ständige Sichberufen auf GEMÜT beunruhigt. Der zügellose Charakter steht entmutigt vor seinen geringen geistigen Aussichten. Wenn alle Menschen zum Fest geladen sind, kommen die Ausreden. Der eine hat einen Acker, der andere sein Geschäft, und deshalb können sie die Einladung nicht annehmen.

Unwillige Gäste

Es ist nutzlos, unehrlich über die göttliche Wissenschaft zu reden, die alle Disharmonie zerstört, wo du doch die Wahrheit der Wissenschaft demonstrieren kannst. Es ist nicht klug daran zu zweifeln, dass die Wirklichkeit in vollkommener Harmonie mit GOTT, dem göttlichen PRINZIP, steht — dass die Wissenschaft, wenn sie verstanden und demonstriert wird, alle Disharmonie zerstören wird —, da du zugibst, dass GOTT allmächtig ist; denn aus dieser Prämisse folgt, dass das Gute und seine lieblichen Harmonien Allmacht besitzen.

Ausreden für Unwissenheit

Die Christliche Wissenschaft, richtig verstanden, würde das menschliche Gemüt von materiellen Anschauungen befreien, die gegen die geistigen Tatsachen ankämpfen; und diese materiellen Anschauungen müssen verneint und ausgetrieben werden, um für die Wahrheit Raum zu schaffen. Du kannst dem Inhalt eines Gefäßes, das schon voll ist, nichts hinzufügen. Langwierige Bemühungen, bei einem Erwachsenen das Vertrauen auf die Materie zu erschüttern und ihm ein Körnchen Glauben an GOTT einzuprägen — nur eine Ahnung von der Fähigkeit des GEISTES, den Körper harmonisch zu machen —, haben die Autorin oft an die Liebe unseres Meisters zu kleinen Kindern erinnert, und sie verstand, dass solchen wahrlich das Himmelreich gehört.

Kinder und Erwachsene

Wenn das Denken durch den starken Anspruch der Wissenschaft auf die Oberhoheit GOTTES oder der WAHRHEIT aufgeschreckt ist und die Oberhoheit des Guten anzweifelt, sollten wir dann nicht vielmehr über die heftigen Ansprüche des Bösen staunen und *sie* anzweifeln und nicht länger meinen, dass es natürlich sei, Sünde zu lieben, und unnatürlich, von ihr zu lassen — uns nicht länger einbilden, das Böse sei immer-gegenwärtig und das Gute abwesend? Wahrheit sollte nicht so erstaunlich und unnatürlich

Alles Böse unnatürlich

not seem so surprising and unnatural as error, and error should not seem so real as truth. Sickness should not seem so real as health. There is no error in Science, and our lives must be governed by reality in order to be in harmony with God, the divine Principle of all being.

When once destroyed by divine Science, the false evidence before the corporeal senses disappears. Hence the opposition of sensuous man to the Science of Soul and the significance of the Scripture, "The carnal mind is enmity against God." The central fact of the Bible is the superiority of spiritual over physical power.

The error of carnality

THEOLOGY

Must Christian Science come through the Christian churches as some persons insist? This Science has come already, after the manner of God's appointing, but the churches seem not ready to receive it, according to the Scriptural saying, "He came unto his own, and his own received him not." Jesus once said: "I thank Thee, O Father, Lord of heaven and earth, that Thou hast hid these things from the wise and prudent, and hast revealed them unto babes: even so, Father, for so it seemed good in Thy sight." As aforetime, the spirit of the Christ, which taketh away the ceremonies and doctrines of men, is not accepted until the hearts of men are made ready for it.

Churchly neglect

The mission of Jesus confirmed prophecy, and explained the so-called miracles of olden time as natural demonstrations of the divine power, demonstrations which were not understood. Jesus' works established his claim to the Messiahship. In reply to John's inquiry, "Art thou he that should come,"

John the Baptist, and the Messiah

erscheinen wie Irrtum, und Irrtum sollte nicht so wirklich erscheinen wie Wahrheit. Krankheit sollte nicht so wirklich erscheinen wie Gesundheit. In der Wissenschaft gibt es keinen Irrtum, und unser Leben muss von der Wirklichkeit regiert werden, um mit GOTT, dem göttlichen PRINZIP allen Seins, in Harmonie zu sein.

Ist er erst einmal durch die göttliche Wissenschaft zerstört, verschwindet der falsche Beweis vor den körperlichen Sinnen. Daher der Widerstand des sinnlichen Menschen gegen die Wissenschaft der SEELE und die Bedeutung der Bibelstelle: „Die Gesinnung des Fleisches ist Feindschaft gegen Gott." Die zentrale Tatsache der Bibel ist die Überlegenheit der geistigen Kraft über die physische.

Der Irrtum der Fleischlichkeit

THEOLOGIE

Muss die Christliche Wissenschaft durch die christlichen Kirchen kommen, wie einige Leute behaupten? Diese Wissenschaft ist bereits gekommen, so wie GOTT es bestimmt hat, aber die Kirchen scheinen nicht bereit zu sein sie aufzunehmen, wie in der Heiligen Schrift steht: „Er kam in sein Eigentum; und die Seinen nahmen ihn nicht auf." Jesus sagte einmal: „Ich preise Dich, Vater, Herr des Himmels und der Erde, dass Du dies den Weisen und Klugen verborgen und es Unmündigen offenbart hast. Ja, Vater, denn so war es wohlgefällig vor Dir." Wie damals wird der Geist des Christus, der die Zeremonien und Glaubenslehren der Menschen hinwegnimmt, nicht angenommen, bis die Herzen der Menschen für ihn bereitet sind.

Kirchliche Vernachlässigung

Jesu Mission bestätigte die Prophezeiungen und erklärte die sogenannten Wunder der alten Zeit als natürliche Demonstrationen der göttlichen Kraft, Demonstrationen, die nicht verstanden wurden. Jesu Werke begründeten seinen Anspruch auf das Messiasamt. Auf die Frage des Johannes „Bist du der, der kommen soll" gab Jesus eine bejahende

Johannes der Täufer und der Messias

Jesus returned an affirmative reply, recounting his works instead of referring to his doctrine, confident that this exhibition of the divine power to heal would fully answer the question. Hence his reply: "Go and show John again those things which ye do hear and see: the blind receive their sight and the lame walk, the lepers are cleansed, and the deaf hear, the dead are raised up, and the poor have the gospel preached to them. And blessed is he, whosoever shall not be offended in me." In other words, he gave his benediction to any one who should not deny that such effects, coming from divine Mind, prove the unity of God, — the divine Principle which brings out all harmony.

The Pharisees of old thrust the spiritual idea and the man who lived it out of their synagogues, and retained their materialistic beliefs about God. Jesus' system of healing received no aid nor approval from other sanitary or religious systems, from doctrines of physics or of divinity; and it has not yet been generally accepted. To-day, as of yore, unconscious of the reappearing of the spiritual idea, blind belief shuts the door upon it, and condemns the cure of the sick and sinning if it is wrought on any but a material and a doctrinal theory. Anticipating this rejection of idealism, of the true idea of God, — this salvation from all error, physical and mental, — Jesus asked, "When the Son of man cometh, shall he find faith on the earth?" *Christ rejected*

Did the doctrines of John the Baptist confer healing power upon him, or endow him with the truest conception of the Christ? This righteous preacher once pointed his disciples to Jesus as "the Lamb of God;" yet afterwards he seriously questioned *John's misgivings*

Antwort, indem er seine Werke aufzählte, statt auf seine Lehre zu verweisen, im Vertrauen darauf, dass diese Darstellung der göttlichen Kraft zu heilen die Frage vollständig beantworten würde. Daher seine Erwiderung: „Geht hin und sagt Johannes, was ihr hört und seht: Blinde sehen und Lahme gehen, Aussätzige werden rein und Taube hören, Tote stehen auf, und Armen wird das Evangelium gepredigt; und glückselig ist, wer sich nicht an mir ärgert." Mit anderen Worten, er gab seinen Segen jedem, der nicht leugnen würde, dass solche Wirkungen, die vom göttlichen GEMÜT kommen, die Einheit GOTTES beweisen — des göttlichen PRINZIPS, das alle Harmonie hervorbringt.

Die Pharisäer der damaligen Zeit schlossen die geistige Idee und den Menschen, der sie lebte, aus ihren Synagogen aus und hielten an ihren materialistischen Vorstellungen von GOTT fest. Jesu Heilsystem erhielt weder Hilfe noch Zustimmung von anderen Heilverfahren oder religiösen Systemen, auch nicht von naturwissenschaftlichen oder theologischen Lehren; und sein System wird immer noch nicht allgemein anerkannt. Heute wie damals verschließt blinder Glaube, der sich des Wiedererscheinens der geistigen Idee nicht bewusst ist, die Tür vor ihr und verurteilt die Heilung der Kranken und Sündigen, wenn sie durch etwas anderes als eine materielle oder doktrinäre Theorie bewirkt wird. Jesus, der diese Zurückweisung des Idealismus, der wahren Idee GOTTES — dieser Erlösung von allem Irrtum, physischem und mentalem — vorausahnte, fragte: „Wenn der Menschensohn kommt, wird er den Glauben finden auf der Erde?" *Christus zurückgewiesen*

Verliehen die Lehren Johannes' des Täufers ihm heilende Kraft oder rüsteten sie ihn mit einer wahrheitsgetreuen Auffassung vom Christus aus? Dieser rechtschaffene Prediger wies einmal seine Jünger auf Jesus als „Gottes Lamm" hin; doch später bezweifelte er ernstlich die Zeichen, die durch *Johannes' Zweifel*

the signs of the Messianic appearing, and sent the inquiry to Jesus, "Art thou he that should come?"

Was John's faith greater than that of the Samaritan woman, who said, "Is not this the Christ?" There was also a certain centurion of whose faith Jesus himself declared, "I have not found so great faith, no, not in Israel." *Faith according to works*

In Egypt, it was Mind which saved the Israelites from belief in the plagues. In the wilderness, streams flowed from the rock, and manna fell from the sky. The Israelites looked upon the brazen serpent, and straightway believed that they were healed of the poisonous stings of vipers. In national prosperity, miracles attended the successes of the Hebrews; but when they departed from the true idea, their demoralization began. Even in captivity among foreign nations, the divine Principle wrought wonders for the people of God in the fiery furnace and in kings' palaces.

Judaism was the antithesis of Christianity, because Judaism engendered the limited form of a national or tribal religion. It was a finite and material system, carried out in special theories concerning God, man, sanitary methods, and a religious cultus. That he made "himself equal with God," was one of the Jewish accusations against him who planted Christianity on the foundation of Spirit, who taught as he was inspired by the Father and would recognize no life, intelligence, nor substance outside of God. *Judaism antipathetic*

The Jewish conception of God, as Yawah, Jehovah, or only a mighty hero and king, has not quite given place to the true knowledge of God. Creeds and rituals have not cleansed their hands of *Priestly learning*

das Erscheinen des Messias geschahen, und ließ Jesus fragen: „Bist du der, der kommen soll?"

War der Glaube des Johannes größer als der Glaube der Samariterin, die fragte, „ob dieser nicht vielleicht der Christus ist"? Auch gab es einen gewissen Hauptmann, über dessen Glauben Jesus selbst sagte: „Solchen Glauben habe ich selbst in Israel nicht gefunden!" <small>Glaube den Werken entsprechend</small>

In Ägypten war es GEMÜT, das die Israeliten vor dem Glauben an die Plagen bewahrte. In der Wüste flossen Bäche aus dem Felsen und Manna fiel vom Himmel. Die Israeliten schauten auf die eherne Schlange und glaubten sofort, dass sie von den giftigen Bissen der Vipern geheilt waren. Wunder begleiteten die Erfolge der Hebräer während der Zeit des nationalen Wohlstands; doch als sie von der wahren Idee abwichen, begann ihr sittlicher Verfall. Sogar in der Gefangenschaft unter fremden Völkern bewirkte das göttliche PRINZIP für GOTTES Volk Wunder im glühenden Ofen und in den Palästen der Könige.

Das Judentum war die Antithese zum Christentum, weil das Judentum die begrenzte Form einer National- oder Stammesreligion schuf. Es war ein begrenztes und materielles System, das in besonderen Theorien über GOTT, über den Menschen, über Hygienepraktiken und über einen religiösen Kult verwirklicht wurde. Dass er „sich selbst Gott gleich" machte, war eine der jüdischen Anklagen gegen den, der das Christentum auf der Grundlage des GEISTES aufbaute, der lehrte, wie er durch den Vater inspiriert wurde, und der weder Leben, Intelligenz noch Substanz außerhalb von GOTT anerkannte. <small>Judentum gegensätzlich</small>

Die jüdische Vorstellung von GOTT als Jahwe, Jehova oder lediglich als mächtiger Held und König ist der wahren Erkenntnis von GOTT noch nicht ganz gewichen. Glaubensbekenntnisse und Rituale haben ihre Hände noch nicht von <small>Priesterliche Gelehrsamkeit</small>

rabbinical lore. To-day the cry of bygone ages is repeated, "Crucify him!" At every advancing step, truth is still opposed with sword and spear.

The word *martyr*, from the Greek, means *witness*; but those who testified for Truth were so often persecuted unto death, that at length the word *martyr* was narrowed in its significance and so has come always to mean one who suffers for his convictions. The new faith in the Christ, Truth, so roused the hatred of the opponents of Christianity, that the followers of Christ were burned, crucified, and otherwise persecuted; and so it came about that human rights were hallowed by the gallows and the cross.

<small>Testimony of martyrs</small>

Man-made doctrines are waning. They have not waxed strong in times of trouble. Devoid of the Christ-power, how can they illustrate the doctrines of Christ or the miracles of grace? Denial of the possibility of Christian healing robs Christianity of the very element, which gave it divine force and its astonishing and unequalled success in the first century.

<small>Absence of Christ-power</small>

The true Logos is demonstrably Christian Science, the natural law of harmony which overcomes discord, — not because this Science is supernatural or preternatural, nor because it is an infraction of divine law, but because it is the immutable law of God, good. Jesus said: "I knew that Thou hearest me always;" and he raised Lazarus from the dead, stilled the tempest, healed the sick, walked on the water. There is divine authority for believing in the superiority of spiritual power over material resistance.

<small>Basis of miracles</small>

A miracle fulfils God's law, but does not violate that law. This fact at present seems more mysterious than

rabbinischer Lehre gereinigt. Heute wiederholt sich der Schrei vergangener Zeiten: „Kreuzige ihn!" Bei jedem Schritt vorwärts stellen sich der Wahrheit noch immer Schwert und Speer entgegen.

Das Wort *Märtyrer,* aus dem Griechischen, bedeutet *Zeuge;* aber diejenigen, die für die WAHRHEIT zeugten, sind so oft bis auf den Tod verfolgt worden, dass sich schließlich bei dem Wort *Märtyrer* ein verengender Bedeutungswandel vollzogen hat, und so bezeichnet es heute nur noch jemanden, der für seine Überzeugungen leidet. Der neue Glaube an den Christus, die WAHRHEIT, erregte den Hass der Gegner des Christentums so sehr, dass die Nachfolger Christi verbrannt, gekreuzigt und auf andere Weise verfolgt wurden; und so geschah es, dass die Menschenrechte durch den Galgen und das Kreuz geheiligt wurden.

<small>Zeugnis der Märtyrer</small>

Menschengemachte Lehren sind im Schwinden begriffen. Sie sind in Zeiten der Not nicht stark geworden. Wie können sie die Lehren Christi oder die Wunder der Gnade veranschaulichen, wenn ihnen die Christus-Kraft fehlt? Das Leugnen der Möglichkeit christlichen Heilens raubt dem Christentum eben jenes Element, das ihm göttliche Macht gab und ihm zu seinem erstaunlichen und unvergleichlichen Erfolg im ersten Jahrhundert verhalf.

<small>Abwesenheit der Christus-Kraft</small>

Der wahre Logos ist nachweislich die Christliche Wissenschaft, das natürliche Gesetz der Harmonie, das Disharmonie überwindet — nicht weil diese Wissenschaft übernatürlich oder unnatürlich ist noch weil sie das göttliche Gesetz verletzt, sondern weil sie das unveränderliche Gesetz GOTTES, des Guten, ist. Jesus sagte: „Ich wusste ja, dass Du mich immer erhörst"; und er erweckte Lazarus von den Toten, stillte den Sturm, heilte die Kranken, ging auf dem Wasser. Der Glaube an die Überlegenheit geistiger Macht über materiellen Widerstand hat göttliche Autorität.

<small>Grundlage der Wunder</small>

Ein Wunder erfüllt GOTTES Gesetz, aber es verletzt dieses Gesetz nicht. Diese Tatsache erscheint heute geheimnisvoller als

the miracle itself. The Psalmist sang: "What ailed thee, O thou sea, that thou fleddest? Thou Jordan, that thou wast driven back? Ye mountains, that ye skipped like rams, and ye little hills, like lambs? Tremble, thou earth, at the presence of the Lord, at the presence of the God of Jacob." The miracle introduces no disorder, but unfolds the primal order, establishing the Science of God's unchangeable law. Spiritual evolution alone is worthy of the exercise of divine power.

Lawful wonders

The same power which heals sin heals also sickness. This is "the beauty of holiness," that when Truth heals the sick, it casts out evils, and when Truth casts out the evil called disease, it heals the sick. When Christ cast out the devil of dumbness, "it came to pass, when the devil was gone out, the dumb spake." There is to-day danger of repeating the offence of the Jews by limiting the Holy One of Israel and asking: "Can God furnish a table in the wilderness?" What cannot God do?

Fear and sickness identical

It has been said, and truly, that Christianity must be Science, and Science must be Christianity, else one or the other is false and useless; but neither is unimportant or untrue, and they are alike in demonstration. This proves the one to be identical with the other. Christianity as Jesus taught it was not a creed, nor a system of ceremonies, nor a special gift from a ritualistic Jehovah; but it was the demonstration of divine Love casting out error and healing the sick, not merely in the *name* of Christ, or Truth, but in demonstration of Truth, as must be the case in the cycles of divine light.

The unity of Science and Christianity

das Wunder selbst. Der Psalmist sang: „Was hast du, Meer, dass du fliehst, und du, Jordan, dass du zurückweichst, ihr Berge, dass ihr hüpft wie die Lämmer, ihr Hügel wie die jungen Schafe? Erde, erbebe vor dem Herrn, vor dem Gott Jakobs." Das Wunder führt keine Unordnung ein, sondern es entfaltet die ursprüngliche Ordnung, es beweist die Wissenschaft des unveränderlichen Gesetzes GOTTES. Geistige Entwicklung allein ist der Ausübung göttlicher Macht würdig.

<small>Gesetzmäßige Wunder</small>

Dieselbe Kraft, die Sünde heilt, heilt auch Krankheit. Das ist „die Schönheit der Heiligkeit"*, dass WAHRHEIT, wenn sie die Kranken heilt, die Übel austreibt, und wenn WAHRHEIT das Übel, Krankheit genannt, austreibt, sie die Kranken heilt. Als Christus den bösen Geist der Stummheit austrieb, geschah es, „als der Dämon ausgefahren war, da redete der Stumme". Heute besteht die Gefahr, dass sich das Vergehen der Juden wiederholt, das darin besteht, den Heiligen Israels zu begrenzen und zu fragen: „Ob Gott uns in der Wüste einen Tisch bereiten kann?" Was kann GOTT denn nicht tun?

<small>Furcht und Krankheit identisch</small>

Man hat mit Recht gesagt, das Christentum müsse Wissenschaft und die Wissenschaft müsse Christentum sein, sonst wäre das eine oder das andere falsch und nutzlos; doch keins von beiden ist unwichtig oder unwahr und sie sind sich in der Demonstration gleich. Das beweist, dass sie identisch sind. Das Christentum, wie Jesus es lehrte, war kein Glaubensbekenntnis, kein System von Zeremonien und keine besondere Gabe eines ritualistischen Jahwe; sondern es war die Veranschaulichung der göttlichen LIEBE, die Irrtum austreibt und die Kranken heilt, nicht nur im *Namen* Christi oder der WAHRHEIT, sondern in der Demonstration der WAHRHEIT, wie das in den Kreisen des göttlichen Lichts der Fall sein muss.

<small>Die Einheit von Wissenschaft und Christentum</small>

* Nach der King-James-Bibel

Jesus established his church and maintained his mission on a spiritual foundation of Christ-healing. He taught his followers that his religion had a divine Principle, which would cast out error and heal both the sick and the sinning. He claimed no intelligence, action, nor life separate from God. Despite the persecution this brought upon him, he used his divine power to save men both bodily and spiritually.

The Christ-mission

The question then as now was, How did Jesus heal the sick? His answer to this question the world rejected. He appealed to his students: "Whom do men say that I, the Son of man, am?" That is: Who or what is it that is thus identified with casting out evils and healing the sick? They replied, "Some say that thou art John the Baptist; some, Elias; and others, Jeremias, or one of the prophets." These prophets were considered dead, and this reply may indicate that some of the people believed that Jesus was a medium, controlled by the spirit of John or of Elias.

Ancient spiritualism

This ghostly fancy was repeated by Herod himself. That a wicked king and debauched husband should have no high appreciation of divine Science and the great work of the Master, was not surprising; for how could such a sinner comprehend what the disciples did not fully understand? But even Herod doubted if Jesus was controlled by the sainted preacher. Hence Herod's assertion: "John have I beheaded: but who is this?" No wonder Herod desired to see the new Teacher.

The disciples apprehended their Master better than did others; but they did not comprehend all that he said and did, or they would not have questioned him so often. Jesus patiently persisted in

Doubting disciples

Jesus gründete seine Kirche und behauptete seine Mission auf einer geistigen Grundlage des Christus-Heilens. Er lehrte seine Nachfolger, dass seine Religion ein göttliches PRINZIP hat, das allen Irrtum austreiben und sowohl die Kranken als auch die Sündigen heilen wird. Er beanspruchte weder Intelligenz, Tätigkeit noch Leben getrennt von GOTT. Trotz der Verfolgung, die ihm das einbrachte, nutzte er seine göttliche Kraft, um die Menschen sowohl körperlich als auch geistig zu erlösen.

<small>Die Christus-Mission</small>

Die Frage lautete damals wie heute: Wie heilte Jesus die Kranken? Die Welt lehnte seine Antwort auf diese Frage ab. Er wandte sich an seine Schüler: „Was sagen die Leute, wer ich, der Menschensohn, sei?" Das heißt: Wer oder was ist es, das mit dem Austreiben des Bösen und mit dem Heilen der Kranken identifiziert wird? Sie antworteten: „Einige sagen, Johannes der Täufer, andere, Elia, wieder andere, Jeremia oder einer der Propheten." Diese Propheten hielt man für tot, und diese Antwort kann bedeuten, dass einige Leute glaubten, Jesus sei ein Medium, das vom Geist des Johannes oder des Elias beherrscht werde.

<small>Spiritismus der alten Zeit</small>

Selbst Herodes wiederholte diese Geisterphantasie. Dass ein boshafter König und ausschweifender Ehemann keine hohe Wertschätzung für die göttliche Wissenschaft und das große Werk des Meisters hatte, war nicht überraschend; denn wie könnte ein solcher Sünder begreifen, was nicht einmal die Jünger völlig verstanden? Aber sogar Herodes bezweifelte, dass Jesus von dem heiligen Prediger beherrscht wurde. Daher Herodes' Aussage: „Johannes habe ich enthaupten lassen; wer ist aber dieser?" Kein Wunder, dass Herodes den neuen Lehrer sehen wollte.

Die Jünger verstanden ihren Meister besser als andere; aber sie begriffen nicht alles, was er sagte und tat, sonst hätten sie ihm nicht so oft Fragen gestellt. Geduldig und beharrlich lehrte und demonstrierte Jesus die Wahrheit

<small>Zweifelnde Jünger</small>

teaching and demonstrating the truth of being. His students saw this power of Truth heal the sick, cast out evil, raise the dead; but the ultimate of this wonderful work was not spiritually discerned, even by them, until after the crucifixion, when their immaculate Teacher stood before them, the victor over sickness, sin, disease, death, and the grave.

Yearning to be understood, the Master repeated, "But whom say *ye* that I am?" This renewed inquiry meant: Who or what is it that is able to do the work, so mysterious to the popular mind? In his rejection of the answer already given and his renewal of the question, it is plain that Jesus completely eschewed the narrow opinion implied in their citation of the common report about him.

With his usual impetuosity, Simon replied for his brethren, and his reply set forth a great fact: "Thou art the Christ, the Son of the living God!" That is: The Messiah is what thou hast declared, — Christ, the spirit of God, of Truth, Life, and Love, which heals mentally. This assertion elicited from Jesus the benediction, "Blessed art thou, Simon Bar-jona: for flesh and blood hath not revealed it unto thee, but my Father which is in heaven;" that is, Love hath shown thee the way of Life!

A divine response

Before this the impetuous disciple had been called only by his common names, Simon Bar-jona, or son of Jona; but now the Master gave him a spiritual name in these words: "And I say also unto thee, That thou art Peter; and upon this rock [the meaning of the Greek word *petros,* or *stone*] I will build my church; and the gates of hell [*hades,* the *under-*

The true and living rock

des Seins. Seine Schüler sahen, wie diese Macht der WAHRHEIT die Kranken heilte, Übel austrieb und Tote auferweckte; aber die höchste Bedeutung dieses wunderbaren Werks wurde nicht geistig erkannt, nicht einmal von ihnen — bis nach der Kreuzigung, als ihr makelloser Lehrer vor ihnen stand, als Sieger über Krankheit, Sünde, Leiden, Tod und das Grab.

Mit dem innigen Wunsch, verstanden zu werden, wiederholte der Meister seine Frage: „Ihr aber, für wen haltet *ihr* mich?" Diese erneute Frage bedeutete: Wer oder was ist imstande, das Werk zu tun, das dem allgemeinen Denken so mysteriös erscheint? Daran, dass Jesus die schon gegebene Antwort zurückwies und erneut fragte, wird deutlich, dass er die beschränkte Meinung völlig verwarf, die ihr Zitieren der allgemeinen Gerüchte über ihn enthielt.

Mit seinem üblichen Ungestüm antwortete Simon für seine Brüder, und mit seiner Antwort sprach er eine große Tatsache aus: „Du bist Christus, der Sohn des lebendigen Gottes!" Eine göttliche Antwort Das bedeutet: Der Messias ist das, was du verkündet hast — Christus, der Geist GOTTES, der WAHRHEIT, des LEBENS und der LIEBE, der mental heilt. Diese Erklärung veranlasste Jesus zu dem Segen: „Glückselig bist du, Simon, Jonas Sohn; denn Fleisch und Blut haben dir das nicht offenbart, sondern mein Vater im Himmel"; das heißt, LIEBE hat dir den Weg des LEBENS gezeigt!

Bis dahin sprach man den ungestümen Jünger nur mit seinem bürgerlichen Namen an, Simon Bar-jona oder Sohn des Jona; nun aber gab ihm der Meister mit den folgenden Worten einen geistigen Namen: „Und ich sage dir auch: Du Der wahre und lebendige Fels bist Petrus, und auf diesen Felsen [die Bedeutung des griechischen Wortes *petros* oder *Stein*] will ich meine Gemeinde bauen, und die Pforten der Hölle [des *Hades*, der *Unterwelt*

world, or the *grave*] shall not prevail against it." In other words, Jesus purposed founding his society, not on the personal Peter as a mortal, but on the God-power which lay behind Peter's confession of the true Messiah.

It was now evident to Peter that divine Life, Truth, and Love, and not a human personality, was the healer of the sick and a rock, a firm foundation in the realm of harmony. On this spiritually scientific basis Jesus explained his cures, which appeared miraculous to outsiders. He showed that diseases were cast out neither by corporeality, by *materia medica,* nor by hygiene, but by the divine Spirit, casting out the errors of mortal mind. The supremacy of Spirit was the foundation on which Jesus built. His sublime summary points to the religion of Love. *Sublime summary*

Jesus established in the Christian era the precedent for all Christianity, theology, and healing. Christians are under as direct orders now, as they were then, to be Christlike, to possess the Christ-spirit, to follow the Christ-example, and to heal the sick as well as the sinning. It is easier for Christianity to cast out sickness than sin, for the sick are more willing to part with pain than are sinners to give up the sinful, so-called pleasure of the senses. The Christian can prove this to-day as readily as it was proved centuries ago. *New era in Jesus*

Our Master said to every follower: "Go ye into all the world, and preach the gospel to every creature! ... Heal the sick! ... Love thy neighbor as thyself!" It was this theology of Jesus which healed the sick and the sinning. It is his theology in this book and the spiritual meaning of this theology, which *Healthful theology*

oder des *Grabes*] werden sie nicht überwältigen." Mit anderen Worten, Jesus hatte nicht vor, seine Gemeinde auf den persönlichen Petrus als einen Sterblichen zu gründen, sondern auf die Gotteskraft, die Petrus' Bekenntnis des wahren Messias zugrunde lag.

Jetzt war es für Petrus offensichtlich, dass nicht eine menschliche Persönlichkeit, sondern göttliches LEBEN, göttliche WAHRHEIT und LIEBE der Heiler der Kranken und ein Fels war, eine feste Grundlage im Reich der Harmonie. Auf dieser geistig wissenschaftlichen Grundlage erklärte Jesus seine Heilungen, die Außenstehenden wie Wunder erschienen. Er zeigte, dass Krankheiten weder durch Körperlichkeit, Arzneien noch Gesundheitslehren ausgetrieben werden, sondern durch den göttlichen GEIST, der die Irrtümer des sterblichen Gemüts austreibt. Die Allerhabenheit des GEISTES war die Grundlage, auf der Jesus baute. Seine großartige zusammenfassende Darstellung weist auf die Religion der LIEBE hin.

<small>Großartige zusammenfassende Darstellung</small>

Jesus gab in der christlichen Ära die Richtschnur für alles Christentum, alle Theologie und alles Heilen. Heute wie damals gilt für Christen der direkte Befehl, christusgleich zu sein, den Christus-Geist zu haben, dem Christus-Beispiel zu folgen und sowohl die Kranken als auch die Sündigen zu heilen. Dem Christentum fällt es leichter, Krankheit auszutreiben als Sünde, denn die Kranken sind eher bereit, sich von ihren Schmerzen zu trennen, als die Sünder bereit sind, die sündigen sogenannten Sinnenfreuden aufzugeben. Der Christ kann das heute ebenso gut beweisen, wie es vor Jahrhunderten bewiesen wurde.

<small>Neue Epoche durch Jesus</small>

Unser Meister sagte zu jedem Nachfolger: „Geht hin in die ganze Welt und predigt das Evangelium der ganzen Schöpfung! ... Heilt die Kranken! ... Du sollst deinen Nächsten lieben wie dich selbst!" Diese Theologie Jesu war es, die die Kranken und die Sündigen heilte. Es ist seine Theologie in diesem Buch und die geistige Bedeutung dieser Theologie, die die Kranken

<small>Heilsame Theologie</small>

heals the sick and causes the wicked to "forsake his way, and the unrighteous man his thoughts." It was our Master's theology which the impious sought to destroy.

From beginning to end, the Scriptures are full of accounts of the triumph of Spirit, Mind, over matter. Moses proved the power of Mind by what men called miracles; so did Joshua, Elijah, and Elisha. The Christian era was ushered in with signs and wonders. Reforms have commonly been attended with bloodshed and persecution, even when the end has been brightness and peace; but the present new, yet old, reform in religious faith will teach men patiently and wisely to stem the tide of sectarian bitterness, whenever it flows inward.

Marvels and reformations

The decisions by vote of Church Councils as to what should and should not be considered Holy Writ; the manifest mistakes in the ancient versions; the thirty thousand different readings in the Old Testament, and the three hundred thousand in the New, — these facts show how a mortal and material sense stole into the divine record, with its own hue darkening to some extent the inspired pages. But mistakes could neither wholly obscure the divine Science of the Scriptures seen from Genesis to Revelation, mar the demonstration of Jesus, nor annul the healing by the prophets, who foresaw that "the stone which the builders rejected" would become "the head of the corner."

Science obscured

Atheism, pantheism, theosophy, and agnosticism are opposed to Christian Science, as they are to ordinary religion; but it does not follow that the profane or atheistic invalid cannot be healed by Christian Science. The moral condition of such a man de-

Opponents benefited

heilt und bewirkt, dass „der Gottlose verlasse seinen Weg und der Übeltäter seine Gedanken". Es war die Theologie unseres Meisters, die die Gottlosen zu zerstören suchten.

Von Anfang bis Ende ist die Heilige Schrift voll von Berichten über den Sieg des GEISTES, des GEMÜTS, über die Materie. Mose bewies die Macht des GEMÜTS durch das, was die Menschen Wunder nannten; das Gleiche taten Josua, Elia und Elisa. Das christliche Zeitalter wurde durch Zeichen und Wunder eingeleitet. Reformen waren gewöhnlich von Blutvergießen und Verfolgungen begleitet, auch wenn sie zu Klarheit und Frieden führten; aber die gegenwärtige neue und doch alte Reform des religiösen Glaubens wird die Menschen lehren, geduldig und weise die Flut sektiererischer Bitterkeit aufzuhalten, wann immer sie auf sie zukommt. *Wunder und Umwandlungen*

Die durch Abstimmung gefassten Beschlüsse der Kirchenkonzilien darüber, was als Heilige Schrift gelten soll und was nicht, die offenkundigen Fehler in den alten Fassungen, die dreißigtausend verschiedenen Auslegungen des Alten Testaments und die dreihunderttausend des Neuen — diese Sachverhalte zeigen, wie sich eine sterbliche und materielle Auffassung in den göttlichen Bericht eingeschlichen und mit ihren eigenen Färbungen die inspirierten Seiten in gewissem Grade verdunkelt hat. Doch Fehler konnten weder die göttliche Wissenschaft der Heiligen Schrift, die wir vom ersten Buch Mose bis zur Offenbarung finden, völlig verdunkeln noch die Demonstration Jesu entstellen oder das Heilen durch die Propheten zunichte machen, die voraussahen, dass „der Stein, den die Bauleute verworfen haben, ... zum Eckstein" werden würde. *Die Wissenschaft verdunkelt*

Atheismus, Pantheismus, Theosophie und Agnostizismus sind der Christlichen Wissenschaft wie auch der üblichen Religion entgegengesetzt; das heißt aber nicht, dass der weltlichgesinnte oder der atheistische Kranke nicht durch die Christliche Wissenschaft geheilt werden kann. Der moralische *Gegnern Gutes getan*

mands the remedy of Truth more than it is needed in most cases; and Science is more than usually effectual in the treatment of moral ailments.

That God is a corporeal being, nobody can truly affirm. The Bible represents Him as saying: "Thou canst not see My face; for there shall no man see Me, and live." Not materially but spiritually we know Him as divine Mind, as Life, Truth, and Love. We shall obey and adore in proportion as we apprehend the divine nature and love Him understandingly, warring no more over the corporeality, but rejoicing in the affluence of our God. Religion will then be of the heart and not of the head. Mankind will no longer be tyrannical and proscriptive from lack of love, — straining out gnats and swallowing camels.

God invisible to the senses

We worship spiritually, only as we cease to worship materially. Spiritual devoutness is the soul of Christianity. Worshipping through the medium of matter is paganism. Judaic and other rituals are but types and shadows of true worship. "The true worshippers shall worship the Father in spirit and in truth."

The true worship

The Jewish tribal Jehovah was a man-projected God, liable to wrath, repentance, and human changeableness. The Christian Science God is universal, eternal, divine Love, which changeth not and causeth no evil, disease, nor death. It is indeed mournfully true that the older Scripture is reversed. In the beginning God created man in His, God's, image; but mortals would procreate man, and make God in their own human image. What is the god of a mortal, but a mortal magnified?

Anthropomorphism

Zustand eines solchen Menschen braucht das Heilmittel der WAHRHEIT mehr als es in den meisten anderen Fällen gebraucht wird; und die Wissenschaft ist bei der Behandlung moralischer Leiden ganz besonders wirksam.

Niemand kann wahrhaft behaupten, dass GOTT ein körperliches Wesen sei. Die Bibel schildert Ihn als einen, der sagt: „Mein Angesicht kannst du nicht sehen; denn kein Mensch wird leben, der Mich sieht." Nicht materiell, sondern geistig erkennen wir Ihn als göttliches GEMÜT, als LEBEN, WAHRHEIT und LIEBE. Wir werden Ihm in dem Verhältnis gehorchen und Ihn anbeten, wie wir die göttliche Natur begreifen und Ihn verständnisvoll lieben, indem wir nicht mehr über die Körperlichkeit streiten, sondern uns des Reichtums unseres GOTTES erfreuen. Dann wird Religion eine Religion des Herzens sein und nicht des Kopfes. Die Menschheit wird nicht mehr aus Mangel an Liebe tyrannisch sein und andere ächten — Mücken aussieben und Kamele verschlucken.

GOTT für die Sinne unsichtbar

Wir beten nur dann geistig an, wenn wir aufhören materiell anzubeten. Geistige Hingabe ist die Seele des Christentums. Anbetung durch das Mittel der Materie ist Heidentum. Jüdische und andere Riten sind Symbole und Schatten wahrer Anbetung. Die wahren Anbeter werden „den Vater im Geist und in der Wahrheit anbeten".

Die wahre Anbetung

Der jüdische Stammesgott Jahwe war ein von Menschen ersonnener GOTT, der zu Zorn, Reue und menschlicher Veränderlichkeit neigte. Der GOTT der Christlichen Wissenschaft ist die universale, ewige göttliche LIEBE, die sich nicht verändert und weder Böses, Krankheit noch Tod verursacht. Leider stimmt es, dass der ältere Teil der Heiligen Schrift verdreht wurde. Am Anfang schuf GOTT den Menschen nach Seinem, nach GOTTES, Bild; aber die Sterblichen wollten Schöpfer des Menschen sein und GOTT nach ihrem eigenen menschlichen Bild erschaffen. Was ist der Gott eines Sterblichen anderes als ein verherrlichter Sterblicher?

Vermenschlichung GOTTES

This indicates the distance between the theological and ritualistic religion of the ages and the truth preached by Jesus. More than profession is requisite for Christian demonstration. Few understand or adhere to Jesus' divine precepts for living and healing. Why? Because his precepts require the disciple to cut off the right hand and pluck out the right eye, — that is, to set aside even the most cherished beliefs and practices, to leave all for Christ.

More than profession required

All revelation (such is the popular thought!) must come from the schools and along the line of scholarly and ecclesiastical descent, as kings are crowned from a royal dynasty. In healing the sick and sinning, Jesus elaborated the fact that the healing effect followed the understanding of the divine Principle and of the Christ-spirit which governed the corporeal Jesus. For this Principle there is no dynasty, no ecclesiastical monopoly. Its only crowned head is immortal sovereignty. Its only priest is the spiritualized man. The Bible declares that all believers are made "kings and priests unto God." The outsiders did not then, and do not now, understand this ruling of the Christ; therefore they cannot demonstrate God's healing power. Neither can this manifestation of Christ be comprehended, until its divine Principle is scientifically understood.

No ecclesiastical monopoly

The adoption of scientific religion and of divine healing will ameliorate sin, sickness, and death. Let our pulpits do justice to Christian Science. Let it have fair representation by the press. Give to it the place in our institutions of learning now occupied by scholastic theology and physiology, and it will

A change demanded

Das zeigt den großen Abstand zwischen der theologischen und ritualistischen Religion aller Zeiten und der von Jesus gepredigten Wahrheit. Für die christliche Demonstration ist mehr erforderlich als Bekenntnis. Jesu göttliche Vorschriften für das Leben und Heilen werden nur von wenigen verstanden und befolgt. Warum? Weil seine Vorschriften vom Jünger verlangen, die rechte Hand abzuhauen und das rechte Auge auszureißen — das heißt, sogar die teuersten Ansichten und Gewohnheiten aufzugeben und alles für Christus zu verlassen.

Mehr erforderlich als Bekenntnis

Alle Offenbarung (so ist die allgemeine Ansicht!) muss durch das Bildungswesen kommen und gelehrten und kirchlichen Denkweisen entspringen, so wie Könige aus einer königlichen Dynastie gekrönt werden. Beim Heilen der Kranken und Sündigen arbeitete Jesus bis ins Kleinste die Tatsache aus, dass die heilende Wirkung dem Verständnis des göttlichen PRINZIPS und des Christus-Geistes folgte, die den körperlichen Jesus regierten. Für dieses PRINZIP gibt es keine Dynastie, kein kirchliches Monopol. Sein einziges gekröntes Haupt ist die unsterbliche Oberhoheit. Sein einziger Priester ist der vergeistigte Mensch. Die Bibel erklärt, dass alle Gläubigen vor GOTT „zu Königen und Priestern gemacht" werden. Die Außenstehenden haben weder damals diese Herrschaft des Christus verstanden, noch verstehen sie sie heute; deshalb können sie GOTTES heilende Macht nicht demonstrieren. Diese Manifestation des Christus kann nicht begriffen werden, ehe ihr göttliches PRINZIP wissenschaftlich verstanden wird.

Kein kirchliches Monopol

Durch die Aneignung der wissenschaftlichen Religion und des göttlichen Heilens werden Sünde, Krankheit und Tod vermindert. Unsere Kanzeln sollten der Christlichen Wissenschaft Gerechtigkeit widerfahren lassen. In der Presse sollte sie fair dargestellt werden. In unseren Bildungsinstitutionen sollte die Christliche Wissenschaft den Platz einnehmen, den jetzt die scholastische Theologie und die Physiologie innehaben,

Eine Veränderung gefordert

eradicate sickness and sin in less time than the old systems, devised for subduing them, have required for self-establishment and propagation.

Anciently the followers of Christ, or Truth, measured Christianity by its power over sickness, sin, and death; but modern religions generally omit all but one of these powers, — the power over sin. We must seek the undivided garment, the whole Christ, as our first proof of Christianity, for Christ, Truth, alone can furnish us with absolute evidence.

Two claims omitted

If the soft palm, upturned to a lordly salary, and architectural skill, making dome and spire tremulous with beauty, turn the poor and the stranger from the gate, they at the same time shut the door on progress. In vain do the manger and the cross tell their story to pride and fustian. Sensuality palsies the right hand, and causes the left to let go its grasp on the divine.

Selfishness and loss

As in Jesus' time, so to-day, tyranny and pride need to be whipped out of the temple, and humility and divine Science to be welcomed in. The strong cords of scientific demonstration, as twisted and wielded by Jesus, are still needed to purge the temples of their vain traffic in worldly worship and to make them meet dwelling-places for the Most High.

Temple cleansed

Medicine

Which was first, Mind or medicine? If Mind was first and self-existent, then Mind, not matter, must have been the first medicine. God being All-in-all, He made medicine; but that medicine was Mind. It could not have been matter, which departs from the nature and character of Mind, God. Truth

Question of precedence

und sie wird Krankheit und Sünde in kürzerer Zeit ausrotten, als die alten Systeme, die zu ihrer Unterwerfung erfunden wurden, für ihren eigenen Aufbau und ihre Verbreitung gebraucht haben.

Früher beurteilten die Nachfolger von Christus oder WAHRHEIT das Christentum nach seiner Macht über Krankheit, Sünde und Tod; aber die modernen Religionen übergehen gewöhnlich alle diese Kräfte bis auf eine — die Macht über die Sünde. Wir müssen das ungeteilte Gewand, den ganzen Christus, als unseren ersten Beweis vom Christentum suchen, denn allein Christus, WAHRHEIT, kann uns den absoluten Beweis liefern. *Zwei Forderungen übergangen*

Wenn die weiche Hand, die sich einem königlichen Gehalt öffnet, und das architektonische Können, welches die Kuppel und den Kirchturm in Schönheit erstrahlen lässt, den Armen und den Fremden von der Tür weisen, dann verschließen sie gleichzeitig dem Fortschritt die Tür. Vergeblich erzählen Krippe und Kreuz dem Stolz und dem Bombast ihre Geschichte. Sinnlichkeit lähmt die rechte Hand und veranlasst die linke, ihren Halt am Göttlichen loszulassen. *Selbstsucht und Verlust*

Wie zur Zeit Jesu müssen auch heute Tyrannei und Stolz aus dem Tempel vertrieben und Demut und göttliche Wissenschaft darin willkommen geheißen werden. Die starken Stricke der wissenschaftlichen Demonstration, wie Jesus sie geflochten und geschwungen hat, sind immer noch notwendig, um die Tempel von ihrem eitlen Handel mit weltlicher Anbetung zu reinigen und sie zu geeigneten Wohnstätten für den Allerhöchsten zu machen. *Tempel gereinigt*

MEDIZIN

Was war zuerst, GEMÜT oder Medizin? Wenn GEMÜT zuerst und aus sich selbst bestehend war, dann muss GEMÜT die erste Medizin gewesen sein, nicht die Materie. Weil GOTT Alles-in-allem ist, hat Er die Medizin geschaffen, aber diese Medizin war GEMÜT. Sie hätte nicht Materie sein können, die von der Natur und dem Charakter des GEMÜTS, GOTTES, abweicht. WAHRHEIT ist GOTTES Heilmittel gegen Irrtum jeder *Frage, was zuerst war*

is God's remedy for error of every kind, and Truth destroys only what is untrue. Hence the fact that, to-day, as yesterday, Christ casts out evils and heals the sick.

It is plain that God does not employ drugs or hygiene, nor provide them for human use; else Jesus would have recommended and employed them in his healing. The sick are more deplorably lost than the sinning, if the sick cannot rely on God for help and the sinning can. The divine Mind never called matter *medicine,* and matter required a material and human belief before it could be considered as medicine.

<small>Methods rejected</small>

Sometimes the human mind uses one error to medicine another. Driven to choose between two difficulties, the human mind takes the lesser to relieve the greater. On this basis it saves from starvation by theft, and quiets pain with anodynes. You admit that mind influences the body somewhat, but you conclude that the stomach, blood, nerves, bones, etc., hold the preponderance of power. Controlled by this belief, you continue in the old routine. You lean on the inert and unintelligent, never discerning how this deprives you of the available superiority of divine Mind. The body is not controlled scientifically by a negative mind.

<small>Error not curative</small>

Mind is the grand creator, and there can be no power except that which is derived from Mind. If Mind was first chronologically, is first potentially, and must be first eternally, then give to Mind the glory, honor, dominion, and power everlastingly due its holy name. Inferior and unspiritual methods of healing may try to make Mind and drugs coalesce, but the two will

<small>Impossible coalescence</small>

Art, und WAHRHEIT zerstört nur das, was unwahr ist. Daher die Tatsache, dass Christus heute wie gestern die Übel austreibt und die Kranken heilt.

Es ist klar, dass GOTT sich keiner Medikamente oder materieller Gesundheitslehren bedient noch sie dem Menschen zur Anwendung verordnet; sonst hätte Jesus sie bei seinem Heilen empfohlen und angewandt. Die Kranken sind auf noch bedauerlichere Weise verloren als die Sündigen, wenn sich die Kranken nicht auf GOTTES Hilfe verlassen können und die Sündigen es können. Das göttliche GEMÜT nannte die Materie niemals *Medizin* und die Materie brauchte einen materiellen und menschlichen Glauben, bevor sie als Medizin angesehen werden konnte.

Verworfene Methoden

Manchmal benutzt das menschliche Gemüt einen Irrtum, um einen anderen zu kurieren. Dazu gedrängt, zwischen zwei Schwierigkeiten zu wählen, entscheidet sich das menschliche Gemüt für die geringere, um die größere zu lindern. Auf dieser Grundlage bewahrt es durch Diebstahl vor dem Verhungern und stillt Schmerzen durch schmerzstillende Mittel. Du gibst zu, dass das Gemüt einen gewissen Einfluss auf den Körper hat, folgerst dann aber, dass der Magen, das Blut, die Nerven, die Knochen usw. die Übermacht haben. Unter dem Einfluss dieser Annahme bleibst du in der alten Routine. Du stützt dich auf das Träge und Unintelligente, ohne je zu merken, wie dir das die verfügbare Überlegenheit des göttlichen GEMÜTS vorenthält. Der Körper wird von einem negativen Gemüt nicht wissenschaftlich regiert.

Irrtum heilt nicht

GEMÜT ist der große Schöpfer und es kann keine Macht geben außer der, die vom GEMÜT ausgeht. Wenn GEMÜT chronologisch das Erste war, an Macht das Erste ist und in alle Ewigkeit das Erste sein muss, dann gib dem GEMÜT den Ruhm, die Ehre, die Herrschaft und Macht, die seinem heiligen Namen ewig zustehen. Minderwertige und ungeistige Heilverfahren mögen versuchen GEMÜT und Medikamente miteinander zu verbinden, aber die beiden werden sich wissenschaftlich nicht

Unmögliche Verbindung

not mingle scientifically. Why should we wish to make them do so, since no good can come of it?

If Mind is foremost and superior, let us rely upon Mind, which needs no cooperation from lower powers, even if these so-called powers are real.

> Naught is the squire, when the king is nigh;
> Withdraws the star, when dawns the sun's brave light.

The various mortal beliefs formulated in human philosophy, physiology, hygiene, are mainly predicated of matter, and afford faint gleams of God, or Truth. The more material a belief, the more obstinately tenacious its error; the stronger are the manifestations of the corporeal senses, the weaker the indications of Soul.

Soul and sense

Human will-power is not Science. Human will belongs to the so-called material senses, and its use is to be condemned. Willing the sick to recover is not the metaphysical practice of Christian Science, but is sheer animal magnetism. Human will-power may infringe the rights of man. It produces evil continually, and is not a factor in the realism of being. Truth, and not corporeal will, is the divine power which says to disease, "Peace, be still."

Will-power detrimental

Because divine Science wars with so-called physical science, even as Truth wars with error, the old schools still oppose it. Ignorance, pride, or prejudice closes the door to whatever is not stereotyped. When the Science of being is universally understood, every man will be his own physician, and Truth will be the universal panacea.

Conservative antagonism

It is a question to-day, whether the ancient inspired healers understood the Science of Christian healing, or

vermischen. Warum sollten wir sie dazu bringen wollen, da nichts Gutes daraus entstehen kann?

Wenn GEMÜT an erster Stelle und über allem steht, so wollen wir uns auf GEMÜT verlassen, das keine Mitwirkung geringerer Kräfte braucht, selbst wenn diese sogenannten Kräfte wirklich wären.

> Nichts ist der Ritter, ist der König nah;
> der Stern erbleicht, sobald der Sonne kühnes Licht erscheint.

Die verschiedenen sterblichen Auffassungen, wie sie menschliche Philosophie, Physiologie und Gesundheitslehre formulieren, basieren hauptsächlich auf Materie und geben nur einen schwachen Schimmer von GOTT, WAHRHEIT. Je materieller eine Auffassung ist, desto hartnäckiger beharrt ihr Irrtum; je stärker die Manifestationen der körperlichen Sinne, desto schwächer die Anzeichen der SEELE. *SEELE und Sinn*

Menschliche Willenskraft ist nicht Wissenschaft. Der menschliche Wille gehört zu den sogenannten materiellen Sinnen und seine Anwendung ist zu verurteilen. Die Genesung der Kranken mit Willenskraft zu bewirken ist nicht die metaphysische Praxis der Christlichen Wissenschaft, sondern purer tierischer Magnetismus. Menschliche Willenskraft kann die Menschenrechte verletzen. Sie bringt ständig Böses hervor und ist kein Faktor in der Wirklichkeit des Seins. WAHRHEIT, und nicht körperlicher Wille, ist die göttliche Macht, die zur Krankheit sagt: „Schweig und verstumme." *Willenskraft schädlich*

Weil die göttliche Wissenschaft mit der sogenannten Naturwissenschaft im Streit liegt, ebenso wie WAHRHEIT gegen den Irrtum kämpft, stößt sie bei den alten Schulen immer noch auf Widerstand. Unwissenheit, Stolz oder Vorurteil verschließen allem die Tür, was nicht stereotyp ist. Wenn die Wissenschaft des Seins allgemein verstanden ist, wird jeder Mensch sein eigener Arzt sein, und WAHRHEIT wird zum universalen Heilmittel. *Konservativer Widerstand*

Heute stellt sich die Frage, ob die inspirierten Heiler der alten Zeit die Wissenschaft des christlichen Heilens verstanden oder

whether they caught its sweet tones, as the natural musician catches the tones of harmony, without being able to explain them. So divinely imbued were they with the spirit of Science, that the lack of the letter could not hinder their work; and that letter, without the spirit, would have made void their practice.

Ancient healers

The struggle for the recovery of invalids goes on, not between material methods, but between mortal minds and immortal Mind. The victory will be on the patient's side only as immortal Mind through Christ, Truth, subdues the human belief in disease. It matters not what material method one may adopt, whether faith in drugs, trust in hygiene, or reliance on some other minor curative.

The struggle and victory

Scientific healing has this advantage over other methods, — that in it Truth controls error. From this fact arise its ethical as well as its physical effects. Indeed, its ethical and physical effects are indissolubly connected. If there is any mystery in Christian healing, it is the mystery which godliness always presents to the ungodly, — the mystery always arising from ignorance of the laws of eternal and unerring Mind.

Mystery of godliness

Other methods undertake to oppose error with error, and thus they increase the antagonism of one form of matter towards other forms of matter or error, and the warfare between Spirit and the flesh goes on. By this antagonism mortal mind must continually weaken its own assumed power.

Matter versus matter

The theology of Christian Science includes healing the sick. Our Master's first article of faith propounded

ob sie deren liebliche Töne so erfassten, wie der geborene Musiker die Töne der Harmonie erfasst, ohne sie erklären zu können.

Diese Heiler waren so vom Geist der Wissenschaft durchdrungen, dass der fehlende Buchstabe ihre Arbeit nicht behindern konnte; und dieser Buchstabe ohne den Geist hätte ihr Wirken sinnlos gemacht.

<small>Heiler der alten Zeit</small>

Der Kampf um die Wiederherstellung der Kranken geht weiter — nicht zwischen materiellen Methoden, sondern zwischen sterblichen Gemütern und dem unsterblichen GEMÜT. Der Sieg wird nur dann auf der Seite des Patienten sein, wenn das unsterbliche GEMÜT den menschlichen Glauben an Krankheit durch Christus, WAHRHEIT, überwindet. Es kommt nicht darauf an, für welche materielle Methode man sich entscheidet, ob für den Glauben an Medikamente, das Vertrauen auf Gesundheitslehren oder den Verlass auf andere unbedeutende Heilverfahren.

<small>Der Kampf und Sieg</small>

Das wissenschaftliche Heilen hat gegenüber anderen Methoden den Vorteil, dass in ihm WAHRHEIT den Irrtum beherrscht. Aus dieser Tatsache ergeben sich sowohl seine ethischen als auch seine physischen Wirkungen. Tatsächlich sind seine ethischen und physischen Wirkungen unauflöslich miteinander verbunden. Wenn es ein Geheimnis beim christlichen Heilen gibt, dann ist es das Geheimnis, das ein von GOTT erfülltes Leben immer für die Gottlosen bedeutet — das Geheimnis, das sich immer aus der Unkenntnis der Gesetze des ewigen und unfehlbaren GEMÜTS ergibt.

<small>Geheimnis GOTT erfüllten Lebens</small>

Andere Methoden versuchen, dem Irrtum mit Irrtum entgegenzutreten, und so vergrößern sie den Widerstand der einen Form von Materie gegenüber anderen Formen von Materie oder Irrtum, und der Kampf zwischen GEIST und dem Fleisch geht weiter. Durch diesen Widerstreit ist es unvermeidlich, dass das sterbliche Gemüt ständig seine eigene vermeintliche Kraft schwächt.

<small>Materie versus Materie</small>

Die Theologie der Christlichen Wissenschaft schließt das Heilen der Kranken ein. Heilen war der erste Grundsatz des Glaubens, den

to his students was healing, and he proved his faith by his works. The ancient Christians were healers. Why has this element of Christianity been lost? Because our systems of religion are governed more or less by our systems of medicine. The first idolatry was faith in matter. The schools have rendered faith in drugs the fashion, rather than faith in Deity. By trusting matter to destroy its own discord, health and harmony have been sacrificed. Such systems are barren of the vitality of spiritual power, by which material sense is made the servant of Science and religion becomes Christlike.

How healing was lost

Material medicine substitutes drugs for the power of God — even the might of Mind — to heal the body. Scholasticism clings for salvation to the person, instead of to the divine Principle, of the man Jesus; and his Science, the curative agent of God, is silenced. Why? Because truth divests material drugs of their imaginary power, and clothes Spirit with supremacy. Science is the "stranger that is within thy gates," remembered not, even when its elevating effects practically prove its divine origin and efficacy.

Drugs and divinity

Divine Science derives its sanction from the Bible, and the divine origin of Science is demonstrated through the holy influence of Truth in healing sickness and sin. This healing power of Truth must have been far anterior to the period in which Jesus lived. It is as ancient as "the Ancient of days." It lives through all Life, and extends throughout all space.

Christian Science as old as God

Divine metaphysics is now reduced to a system, to a form comprehensible by and adapted to the thought of

unser Meister seinen Jüngern vorlegte, und er bewies seinen Glauben durch seine Werke. Die ersten Christen waren Heiler. Warum ist dieses Element des Christentums verloren gegangen? *Wie das Heilen verloren ging* Weil unsere Religionssysteme mehr oder weniger von unseren Systemen der Medizin regiert werden. Die erste Abgötterei war der Glaube an die Materie. Das Bildungswesen hat den Glauben an Medikamente zur Mode gemacht, weit mehr als den Glauben an die Gottheit. Dadurch, dass man der Materie die Zerstörung ihrer eigenen Disharmonie anvertraut hat, sind Gesundheit und Harmonie geopfert worden. Derartigen Systemen fehlt völlig die Vitalität geistiger Kraft, durch die der materielle Sinn zum Diener der Wissenschaft und die Religion Christus-gleich wird.

Die materielle Medizin ersetzt die Kraft GOTTES — nämlich die Macht des GEMÜTS — durch Medikamente, um den Körper zu heilen. Die Scholastik klammert sich an die Person *Medikamente und Gottheit* anstatt an das göttliche PRINZIP des Menschen Jesus, um Erlösung zu finden; und seine Wissenschaft, die heilende Kraft GOTTES, wird zum Schweigen gebracht. Warum? Weil die Wahrheit die materiellen Medikamente ihrer eingebildeten Macht beraubt und GEIST mit Allerhabenheit bekleidet. Die Wissenschaft ist der „Fremde, der in deinen Toren ist", unbeachtet, selbst wenn ihre erhebenden Wirkungen ihren göttlichen Ursprung und ihre göttliche Wirksamkeit praktisch beweisen.

Die göttliche Wissenschaft leitet ihre Bestätigung aus der Bibel her und der göttliche Ursprung dieser Wissenschaft wird durch den heiligen Einfluss der WAHRHEIT beim Heilen von Krankheit und Sünde demonstriert. Diese heilende *Die Christliche Wissenschaft so alt wie GOTT* Macht der WAHRHEIT muss es schon lange vor der Zeit, in der Jesus lebte, gegeben haben. Sie ist so alt wie „Einer, der alt war an Tagen". Sie lebt durch alles LEBEN und erstreckt sich über allen Raum.

Die göttliche Metaphysik ist jetzt in einem System zusammengefasst, in einer Form, die für das Denken der Zeit, in der wir leben,

the age in which we live. This system enables the learner to demonstrate the divine Principle, upon which Jesus' healing was based, and the sacred rules for its present application to the cure of disease.

Reduction to system

Late in the nineteenth century I demonstrated the divine rules of Christian Science. They were submitted to the broadest practical test, and everywhere, when honestly applied under circumstances where demonstration was humanly possible, this Science showed that Truth had lost none of its divine and healing efficacy, even though centuries had passed away since Jesus practised these rules on the hills of Judæa and in the valleys of Galilee.

Although this volume contains the complete Science of Mind-healing, never believe that you can absorb the whole meaning of the Science by a simple *perusal* of this book. The book needs to be *studied*, and the demonstration of the rules of scientific healing will plant you firmly on the spiritual groundwork of Christian Science. This proof lifts you high above the perishing fossils of theories already antiquated, and enables you to grasp the spiritual facts of being hitherto unattained and seemingly dim.

Perusal and practice

Our Master healed the sick, practised Christian healing, and taught the generalities of its divine Principle to his students; but he left no definite rule for demonstrating this Principle of healing and preventing disease. This rule remained to be discovered in Christian Science. A pure affection takes form in goodness, but Science alone reveals the divine Principle of goodness and demonstrates its rules.

A definite rule discovered

Jesus never spoke of disease as dangerous or as difficult

begreiflich und ihm angepasst ist. Dieses System befähigt den Lernenden, das göttliche PRINZIP, auf das Jesu Heilen sich gründete, und die heiligen Regeln für seine gegenwärtige Anwendung auf das Heilen von Krankheit zu demonstrieren.

In ein System gebracht

Gegen Ende des neunzehnten Jahrhunderts demonstrierte ich die göttlichen Regeln der Christlichen Wissenschaft. Sie wurden der weitestreichenden praktischen Prüfung unterzogen und überall dort, wo sie ehrlich angewandt wurden, und unter Umständen, unter denen die Demonstration menschlich möglich war, hat diese Wissenschaft gezeigt, dass WAHRHEIT nichts von ihrer göttlichen und heilenden Wirksamkeit eingebüßt hat, obwohl Jahrhunderte vergangen sind, seit Jesus diese Regeln auf den Hügeln Judäas und in den Tälern Galiläas betätigt hat.

Obwohl dieses Buch die vollständige Wissenschaft des Heilens durch GEMÜT enthält, so glaube niemals, dass du die ganze Bedeutung dieser Wissenschaft durch ein einfaches *Durchlesen* dieses Buches in dich aufnehmen kannst. Das Buch muss *studiert* werden, und die Demonstration der Regeln des wissenschaftlichen Heilens wird dich fest auf das geistige Fundament der Christlichen Wissenschaft stellen. Dieser Beweis erhebt dich hoch über die vergehenden, bereits veralteten Theorien und befähigt dich, die geistigen Tatsachen des Seins zu erfassen, die bisher unerreicht und scheinbar unklar waren.

Durchlesen und Betätigung

Unser Meister heilte die Kranken, praktizierte das christliche Heilen und lehrte seine Schüler die allgemeinen Grundregeln seines göttlichen PRINZIPS; aber er hinterließ keine definitive Regel für die Demonstration dieses PRINZIPS, das Krankheit heilt und verhütet. Diese Regel zu entdecken, blieb der Christlichen Wissenschaft vorbehalten. Eine reine Liebe äußert sich in Güte, aber nur die Wissenschaft offenbart das göttliche PRINZIP der Güte und demonstriert seine Regeln.

Eine definitive Regel entdeckt

Jesus sagte niemals, dass Krankheit gefährlich oder schwer

to heal. When his students brought to him a case they had failed to heal, he said to them, "O faithless generation," implying that the requisite power to heal was in Mind. He prescribed no drugs, urged no obedience to material laws, but acted in direct disobedience to them. *Jesus' own practice*

Neither anatomy nor theology has ever described man as created by Spirit, — as God's man. The former explains the men of *men,* or the "children of men," as created corporeally instead of spiritually and as emerging from the lowest, instead of from the highest, conception of being. Both anatomy and theology define man as both physical and mental, and place mind at the mercy of matter for every function, formation, and manifestation. Anatomy takes up man at all points materially. It loses Spirit, drops the true tone, and accepts the discord. Anatomy and theology reject the divine Principle which produces harmonious man, and deal — the one wholly, the other primarily — with matter, calling that *man* which is not the counterpart, but the counterfeit, of God's man. Then theology tries to explain how to make this man a Christian, — how from this basis of division and discord to produce the concord and unity of Spirit and His likeness. *The man of anatomy and of theology*

Physiology exalts matter, dethrones Mind, and claims to rule man by material law, instead of spiritual. When physiology fails to give health or life by this process, it ignores the divine Spirit as unable or unwilling to render help in time of physical need. When mortals sin, this ruling of the schools leaves them to the guidance of a theology which admits God to be the healer of sin but not of sickness, although our great *Physiology deficient*

zu heilen sei. Als seine Schüler ihm einen Fall brachten, den sie nicht heilen konnten, sagte er zu ihnen: „O du ungläubiges Geschlecht", womit er meinte, dass die zum Heilen erforderliche Macht im GEMÜT liegt. Er verschrieb keine Medikamente, er drängte nicht auf das Einhalten materieller Gesetze, sondern er handelte in direktem Ungehorsam gegen sie.

<small>Jesu eigene Betätigung</small>

Weder Anatomie noch Theologie haben den Menschen jemals als Schöpfung des GEISTES beschrieben — als den Menschen GOTTES. Die Anatomie erklärt, dass die Menschen der *Menschen* oder „die Menschenkinder" körperlich statt geistig geschaffen seien und dass sie aus der niedrigsten statt aus der höchsten Vorstellung vom Sein hervorgingen. Anatomie und Theologie definieren beide den Menschen als sowohl physisch wie auch mental und liefern das Gemüt hinsichtlich jeder Funktion, Gestaltung und Manifestation der Materie aus. Die Anatomie betrachtet den Menschen in allen Punkten als materiell. Ihr entgeht der GEIST, sie kehrt sich vom wahren Klang ab und akzeptiert den Missklang. Anatomie und Theologie lehnen das göttliche PRINZIP ab, das den harmonischen Menschen hervorbringt, und befassen sich — die eine völlig, die andere hauptsächlich — mit der Materie und nennen das *Mensch,* was nicht das Ebenbild, sondern das gefälschte Bild vom Menschen GOTTES ist. Dann versucht die Theologie zu erklären, wie man diesen Menschen zum Christen macht — wie man von dieser Basis der Spaltung und des Missklangs aus den Einklang und die Einheit von GEIST und Seinem Gleichnis hervorbringt.

<small>Der Mensch der Anatomie und der Theologie</small>

Die Physiologie erhebt die Materie auf den Thron, entthront das GEMÜT und beansprucht, den Menschen durch das materielle Gesetz anstatt durch das geistige zu regieren. Wenn es der Physiologie nicht gelingt, durch diesen Vorgang Gesundheit oder Leben zu verleihen, dann ignoriert sie den göttlichen GEIST, weil sie ihn für unfähig oder nicht willens hält, in Zeiten physischer Not zu helfen. Wenn die Sterblichen sündigen, dann überlässt diese Lehrmeinung sie der Führung durch eine Theologie, die zugibt, dass GOTT der Heiler von Sünde, aber nicht

<small>Physiologie unzulänglich</small>

Master demonstrated that Truth could save from sickness as well as from sin.

Mind as far outweighs drugs in the cure of disease as in the cure of sin. The more excellent way is divine Science in every case. Is *materia medica* a science or a bundle of speculative human theories? The prescription which succeeds in one instance fails in another, and this is owing to the different mental states of the patient. These states are not comprehended, and they are left without explanation except in Christian Science. The rule and its perfection of operation never vary in Science. If you fail to succeed in any case, it is because you have not demonstrated the life of Christ, Truth, more in your own life, — because you have not obeyed the rule and proved the Principle of divine Science.

<small>Blunders and blunderers</small>

A physician of the old school remarked with great gravity: "We know that mind affects the body somewhat, and advise our patients to be hopeful and cheerful and to take as little medicine as possible; but mind can never cure organic difficulties." The logic is lame, and facts contradict it. The author has cured what is termed organic disease as readily as she has cured purely functional disease, and with no power but the divine Mind.

<small>Old-school physician</small>

Since God, divine Mind, governs all, not partially but supremely, predicting disease does not dignify therapeutics. Whatever guides thought spiritually benefits mind and body. We need to understand the affirmations of divine Science, dismiss superstition, and demonstrate truth according to Christ. To-day there is hardly a city, village, or hamlet, in which are not to

<small>Tests in our day</small>

der Heiler von Krankheit ist, obwohl unser großer Meister doch demonstrierte, dass WAHRHEIT sowohl aus Krankheit als auch aus Sünde erlösen kann.

GEMÜT übertrifft Medikamente beim Heilen von Krankheit ebenso wie bei der Heilung von Sünde. In jedem Fall ist die göttliche Wissenschaft der bessere Weg. Ist die Pharmakologie eine Wissenschaft oder ein Bündel spekulativer menschlicher Theorien? Das Rezept, das in einem Fall erfolgreich ist, versagt in einem anderen, und das ist auf die unterschiedlichen mentalen Zustände des Patienten zurückzuführen. Diese Zustände werden nicht begriffen und finden keine Erklärung, außer in der Christlichen Wissenschaft. Die Regel und ihre Vollkommenheit im Wirken verändern sich in der Wissenschaft niemals. Wenn du in einem Fall keinen Erfolg hast, dann liegt es daran, dass du in deinem eigenen Leben das Leben Christi, der WAHRHEIT, nicht besser demonstriert hast — weil du die Regel der göttlichen Wissenschaft nicht befolgt und das PRINZIP der göttlichen Wissenschaft nicht bewiesen hast.

Pfusch und Pfuscher

Ein Arzt der alten Schule bemerkte mit großem Ernst: „Wir wissen, dass das Gemüt einen gewissen Einfluss auf den Körper hat, und raten unseren Patienten, hoffnungsvoll und zuversichtlich zu sein und so wenig Medizin wie möglich zu nehmen; aber das Gemüt kann niemals organische Leiden heilen." Diese Logik hinkt und die Tatsachen sprechen dagegen. Die Autorin hat das, was organische Krankheit genannt wird, ebenso leicht geheilt wie rein funktionelle Krankheit, und das mit keiner anderen Macht als der des göttlichen GEMÜTS.

Arzt der alten Schule

Weil GOTT, das göttliche GEMÜT, alles regiert, nicht nur teilweise, sondern allumfassend, ehrt das Vorhersagen von Krankheit die Therapeutik nicht. Alles, was das Denken geistig leitet, wirkt sich positiv auf Gemüt und Körper aus. Wir müssen die Behauptungen der göttlichen Wissenschaft verstehen, den Aberglauben aufgeben und die Wahrheit Christus entsprechend demonstrieren. Heute gibt es kaum eine Stadt, einen Ort oder ein Dorf, wo man nicht lebendige Zeugen

Überprüfungen in heutiger Zeit

be found living witnesses and monuments to the virtue and power of Truth, as applied through this Christian system of healing disease.

To-day the healing power of Truth is widely demonstrated as an immanent, eternal Science, instead of a phenomenal exhibition. Its appearing is the coming anew of the gospel of "on earth peace, good-will toward men." This coming, as was promised by the Master, is for its establishment as a permanent dispensation among men; but the mission of Christian Science now, as in the time of its earlier demonstration, is not primarily one of physical healing. Now, as then, signs and wonders are wrought in the metaphysical healing of physical disease; but these signs are only to demonstrate its divine origin, — to attest the reality of the higher mission of the Christ-power to take away the sins of the world.

The main purpose

The science (so-called) of physics would have one believe that both matter and mind are subject to disease, and that, too, in spite of the individual's protest and contrary to the law of divine Mind. This human view infringes man's free moral agency; and it is as evidently erroneous to the author, and will be to all others at some future day, as the practically rejected doctrine of the predestination of souls to damnation or salvation. The doctrine that man's harmony is governed by physical conditions all his earthly days, and that he is then thrust out of his own body by the operation of matter, — even the doctrine of the superiority of matter over Mind, — is fading out.

Exploded doctrine

The hosts of Æsculapius are flooding the world with diseases, because they are ignorant that the human mind

und Zeichen für die Wirksamkeit und Macht der WAHRHEIT finden kann, wie sie durch dieses christliche System zur Heilung von Krankheit angewandt wird.

Heute wird die heilende Macht der WAHRHEIT weitgehend als eine immanente, ewige Wissenschaft demonstriert und nicht als phänomenale Zurschaustellung. Ihr Erscheinen ist das erneute Kommen des Evangeliums „Friede auf Erden und den Menschen ein Wohlgefallen". Dieses Kommen, wie es der Meister verheißen hatte, geschieht zur Einsetzung der heilenden Macht als einer dauernden Gnadengabe unter den Menschen; aber die Mission der Christlichen Wissenschaft liegt heute, wie zur Zeit ihrer früheren Demonstration, nicht in erster Linie im physischen Heilen. Heute wie damals werden beim metaphysischen Heilen von physischer Krankheit Zeichen und Wunder vollbracht; aber diese Zeichen dienen nur dazu, seinen göttlichen Ursprung zu demonstrieren — die Wirklichkeit der höheren Mission der Christus-Kraft zu bestätigen, die Sünden der Welt wegzunehmen.

Der Hauptzweck

Die (sogenannte) Naturwissenschaft möchte uns einreden, dass sowohl Materie als auch Gemüt krank werden können, und das auch trotz des Protests des Einzelnen und im Gegensatz zum Gesetz des göttlichen GEMÜTS. Diese menschliche Ansicht verletzt die freie moralische Selbstbestimmung des Menschen; sie ist für die Autorin ebenso offensichtlich falsch, und sie wird es eines Tages auch für alle anderen sein, wie die heute mehr oder weniger verworfene Lehre von der Prädestination der Seelen zur Verdammung oder zur Erlösung. Die Lehre, dass die Harmonie des Menschen während seines ganzen irdischen Daseins von physischen Bedingungen regiert wird und dass der Mensch dann durch das Wirken der Materie aus seinem eigenen Körper ausgetrieben wird — also die Lehre von der Überlegenheit der Materie über GEMÜT —, ist im Aussterben begriffen.

Verworfene Lehre

Die Heerscharen Äskulaps überfluten die Welt mit Krankheiten, denn sie wissen nicht, dass das menschliche Gemüt und der Körper

and body are myths. To be sure, they sometimes treat the sick as if there was but one factor in the case; but this one factor they represent to be body, not mind. Infinite Mind could not possibly create a remedy outside of itself, but erring, finite, human mind has an absolute need of something beyond itself for its redemption and healing.

Disease mental

Great respect is due the motives and philanthropy of the higher class of physicians. We know that if they understood the Science of Mind-healing, and were in possession of the enlarged power it confers to benefit the race physically and spiritually, they would rejoice with us. Even this one reform in medicine would ultimately deliver mankind from the awful and oppressive bondage now enforced by false theories, from which multitudes would gladly escape.

Intentions respected

Mortal belief says that death has been occasioned by fright. Fear never stopped being and its action. The blood, heart, lungs, brain, etc., have nothing to do with Life, God. Every function of the real man is governed by the divine Mind. The human mind has no power to kill or to cure, and it has no control over God's man. The divine Mind that made man maintains His own image and likeness. The human mind is opposed to God and must be put off, as St. Paul declares. All that really exists is the divine Mind and its idea, and in this Mind the entire being is found harmonious and eternal. The straight and narrow way is to see and acknowledge this fact, yield to this power, and follow the leadings of truth.

Man governed by Mind

That mortal mind claims to govern every organ of the mortal body, we have overwhelming proof. But this so-

Mythen sind. Tatsächlich behandeln sie die Kranken manchmal so, als gäbe es in dem Fall nur einen wichtigen Faktor; aber sie stellen den Körper und nicht das Gemüt als diesen einen Faktor hin. Das unendliche GEMÜT könnte unmöglich ein Heilmittel außerhalb seiner selbst erschaffen, aber das irrende, endliche, menschliche Gemüt braucht zu seiner Erlösung und Heilung unbedingt etwas, das über ihm steht. *Krankheit mental*

Den Motiven und der Menschenliebe der höheren Klasse der Ärzte gebührt großer Respekt. Wir wissen, dass sie sich mit uns freuen würden, wenn sie die Wissenschaft des Heilens durch GEMÜT verstünden und die umfassendere Kraft besäßen, die diese Wissenschaft verleiht, um der Menschheit körperlich und geistig zu nützen. Schon diese eine Reform der Medizin würde die Menschheit schließlich von der schrecklichen und bedrückenden Knechtschaft befreien, die ihr jetzt von falschen Theorien aufgezwungen wird, denen viele Menschen gern entrinnen möchten. *Absichten respektiert*

Die sterbliche Auffassung sagt, dass der Tod durch Schreck verursacht worden sei. Furcht hat das Sein und seine Tätigkeit niemals zum Stillstand gebracht. Blut, Herz, Lungen, Gehirn usw. haben nichts mit LEBEN, GOTT, zu tun. Jede Funktion des wirklichen Menschen wird vom göttlichen GEMÜT regiert. Das menschliche Gemüt hat keine Macht zu töten oder zu heilen und es hat keine Herrschaft über GOTTES Menschen. Das göttliche GEMÜT, das den Menschen erschaffen hat, erhält Sein eigenes Bild und Gleichnis. Das menschliche Gemüt streitet wider GOTT und muss abgelegt werden, wie Paulus erklärt. Alles, was wirklich existiert, ist das göttliche GEMÜT und seine Idee, und in diesem GEMÜT zeigt sich das gesamte Sein als harmonisch und ewig. Diese Tatsache zu erkennen und anzuerkennen, sich dieser Macht zu ergeben und den Führungen der Wahrheit zu folgen, das ist der gerade und schmale Weg. *Der Mensch von GEMÜT regiert*

Wir haben überwältigende Beweise dafür, dass das sterbliche Gemüt beansprucht jedes Organ des sterblichen Körpers zu regieren. Aber dieses sogenannte Gemüt ist ein Mythos und es muss mit

called mind is a myth, and must by its own consent yield to Truth. It would wield the sceptre of a monarch, but it is powerless. The immortal divine Mind takes away all its supposed sovereignty, and saves mortal mind from itself. The author has endeavored to make this book the Æsculapius of mind as well as of body, that it may give hope to the sick and heal them, although they know not how the work is done. Truth has a healing effect, even when not fully understood. *Mortal mind dethroned*

Anatomy describes muscular action as produced by mind in one instance and not in another. Such errors beset every material theory, in which one statement contradicts another over and over again. It is related that Sir Humphry Davy once apparently cured a case of paralysis simply by introducing a thermometer into the patient's mouth. This he did merely to ascertain the temperature of the patient's body; but the sick man supposed this ceremony was intended to heal him, and he recovered accordingly. Such a fact illustrates our theories. *All activity from thought*

The author's medical researches and experiments had prepared her thought for the metaphysics of Christian Science. Every material dependence had failed her in her search for truth; and she can now understand why, and can see the means by which mortals are divinely driven to a spiritual source for health and happiness. *The author's experiments in medicine*

Her experiments in homœopathy had made her skeptical as to material curative methods. Jahr, from *Aconitum* to *Zincum oxydatum*, enumerates the general symptoms, the characteristic signs, which demand different remedies; but the drug *Homœopathic attenuations*

seiner eigenen Zustimmung der WAHRHEIT weichen. Es würde gern das Zepter eines Monarchen schwingen, aber es ist machtlos. Das unsterbliche göttliche GEMÜT nimmt dem sterblichen Gemüt seine ganze vermeintliche Souveränität und erlöst es von sich selbst. Die Autorin hat sich bemüht, dieses Buch zum Äskulap sowohl des Gemüts als auch des Körpers zu machen, damit es den Kranken Hoffnung geben und sie heilen möge, auch wenn sie nicht wissen, wie dies bewirkt wird. WAHRHEIT hat eine heilende Wirkung, auch wenn sie nicht völlig verstanden wird.

Sterbliches Gemüt entthront

Die Anatomie beschreibt die Muskeltätigkeit so, als werde sie in einem Fall durch das Gemüt verursacht, in einem anderen Fall aber nicht. Derartige Irrtümer begleiten jede materielle Theorie, in der immer wieder eine Aussage der anderen widerspricht. Es wird berichtet, dass Sir Humphry Davy offensichtlich einmal einen Fall von Lähmung dadurch heilte, dass er einfach ein Thermometer in den Mund des Patienten einführte. Er tat das lediglich, um die Körpertemperatur des Patienten festzustellen; aber der Kranke nahm an, dass diese Handlung in der Absicht geschah ihn zu heilen, und folglich wurde er gesund. Ein solcher Sachverhalt veranschaulicht unsere Theorien.

Alle Tätigkeit vom Denken ausgehend

Die medizinischen Forschungen und Experimente der Autorin hatten ihr Denken auf die Metaphysik der Christlichen Wissenschaft vorbereitet. Bei ihrer Suche nach der Wahrheit hatte jede materielle Stütze versagt; und jetzt kann sie verstehen, warum, und sie kann erkennen, wodurch die Sterblichen auf göttliche Art zu einer geistigen Quelle der Gesundheit und des Glücks getrieben werden.

Die medizinischen Experimente der Autorin

Ihre Experimente mit der Homöopathie hatten sie gegenüber materiellen Heilverfahren skeptisch gemacht. Für *Aconitum* bis *Zincum oxydatum* zählt Jahr die allgemeinen Symptome auf, die charakteristischen Anzeichen, die verschiedene Heilmittel erfordern; aber das Medikament wird

Homöopathische Verdünnungen

is frequently attenuated to such a degree that not a vestige of it remains. Thus we learn that it is not the drug which expels the disease or changes one of the symptoms of disease.

The author has attenuated *Natrum muriaticum* (common table-salt) until there was not a single saline property left. The salt had "lost his savour;" and yet, with one drop of that attenuation in a goblet of water, and a teaspoonful of the water administered at intervals of three hours, she has cured a patient sinking in the last stage of typhoid fever. The highest attenuation of homœopathy and the most potent rises above matter into mind. This discovery leads to more light. From it may be learned that either human faith or the divine Mind is the healer and that there is no efficacy in a drug.

<small>Only salt and water</small>

You say a boil is painful; but that is impossible, for matter without mind is not painful. The boil simply manifests, through inflammation and swelling, a belief in pain, and this belief is called a boil. Now administer mentally to your patient a high attenuation of truth, and it will soon cure the boil. The fact that pain cannot exist where there is no mortal mind to feel it is a proof that this so-called mind makes its own pain — that is, its own *belief* in pain.

<small>Origin of pain</small>

We weep because others weep, we yawn because they yawn, and we have smallpox because others have it; but mortal mind, not matter, contains and carries the infection. When this mental contagion is understood, we shall be more careful of our mental conditions, and we shall avoid loquacious tattling about disease, as we would avoid advocating crime. Neither sympathy nor society should ever tempt us to cherish

<small>Source of contagion</small>

oft bis zu einem solchen Grade verdünnt, dass nicht eine Spur davon übrig bleibt. So erkennen wir, dass es nicht das Medikament ist, das die Krankheit austreibt oder auch nur ein einziges Krankheitssymptom verändert.

Die Autorin hat *Natrum muriaticum* (gewöhnliches Tafelsalz) so weit verdünnt, bis vom Salzgehalt nichts mehr übrig blieb. Das Salz war „fade" geworden; und doch hat sie mit nur einem Tropfen dieser verdünnten Lösung auf ein Glas Wasser, von dem in Abständen von drei Stunden ein Teelöffel voll verabreicht wurde, einen Patienten geheilt, der im letzten Stadium von Typhus lag. Die höchste und zugleich wirksamste Verdünnung der Homöopathie erhebt sich über die Materie zum Gemüt. Diese Entdeckung führt zu mehr Licht. Daraus kann man lernen, dass entweder menschlicher Glaube oder das göttliche G<small>EMÜT</small> der Heiler ist und dass in einem Medikament keine Wirkungskraft ist.

<small>Nur Salz und Wasser</small>

Du sagst, ein Geschwür sei schmerzhaft; aber das ist unmöglich, denn ohne das Gemüt schmerzt die Materie nicht. Das Geschwür verkörpert, durch Entzündung und Schwellung, ganz einfach den Glauben an Schmerz und dieser Glaube wird Geschwür genannt. Jetzt verabreiche deinem Patienten mental eine starke Verdünnung der Wahrheit und sie wird das Geschwür bald heilen. Die Tatsache, dass es keinen Schmerz geben kann, wo kein sterbliches Gemüt ist, um ihn zu empfinden, ist ein Beweis dafür, dass dieses sogenannte Gemüt seinen eigenen Schmerz erzeugt — das heißt, seinen eigenen *Glauben* an Schmerz.

<small>Ursprung des Schmerzes</small>

Wir weinen, weil andere weinen, wir gähnen, weil sie gähnen, und wir haben Pocken, weil andere sie haben; aber das sterbliche Gemüt, nicht die Materie, enthält und überträgt die Infektion. Wenn diese mentale Ansteckung verstanden wird, werden wir sorgfältiger auf unseren mentalen Zustand achten und ständiges Reden über Krankheit ebenso meiden wie das Befürworten von Verbrechen. Weder Mitgefühl noch die Gesellschaft sollten uns jemals in Versuchung führen, Irrtum

<small>Quelle der Ansteckung</small>

error in any form, and certainly we should not be error's advocate.

Disease arises, like other mental conditions, from association. Since it is a law of mortal mind that certain diseases should be regarded as contagious, this law obtains credit through association, — calling up the fear that creates the image of disease and its consequent manifestation in the body.

Imaginary cholera

This fact in metaphysics is illustrated by the following incident: A man was made to believe that he occupied a bed where a cholera patient had died. Immediately the symptoms of this disease appeared, and the man died. The fact was, that he had not caught the cholera by material contact, because no cholera patient had been in that bed.

Children's ailments

If a child is exposed to contagion or infection, the mother is frightened and says, "My child will be sick." The law of mortal mind and her own fears govern her child more than the child's mind governs itself, and they produce the very results which might have been prevented through the opposite understanding. Then it is believed that exposure to the contagion wrought the mischief.

That mother is not a Christian Scientist, and her affections need better guidance, who says to her child: "You look sick," "You look tired," "You need rest," or "You need medicine."

Such a mother runs to her little one, who thinks she has hurt her face by falling on the carpet, and says, moaning more childishly than her child, "Mamma knows you are hurt." The better and more successful method for any mother to adopt is to say: "Oh, never mind! You're not

in irgendeiner Form zu pflegen, und auf keinen Fall sollten wir Fürsprecher des Irrtums sein.

Krankheit entsteht, wie andere mentale Zustände, durch Assoziation. Weil es ein Gesetz des sterblichen Gemüts ist, dass gewisse Krankheiten als ansteckend betrachtet werden sollten, erhält dieses Gesetz seine Glaubwürdigkeit durch Assoziation, indem es die Furcht hervorruft, die das Krankheitsbild und die sich daraus ergebende Manifestation am Körper erzeugt.

Diese Tatsache in der Metaphysik wird durch den folgenden Vorfall veranschaulicht: Man machte einen Mann glauben, er liege in einem Bett, in dem ein Cholerapatient gestorben sei. *Eingebildete Cholera* Sofort zeigten sich die Symptome dieser Krankheit und der Mann starb. Tatsache war, dass er sich die Cholera nicht durch materiellen Kontakt zugezogen hatte, weil kein Cholerapatient in dem Bett gelegen hatte.

Wenn ein Kind der Ansteckung oder Infektion ausgesetzt ist, wird die Mutter ängstlich und sagt: „Mein Kind wird krank." Das Gesetz des sterblichen Gemüts und ihre eigenen Befürch- *Kinder-* tungen beherrschen ihr Kind mehr als das eigene Gemüt *krankheiten* das Kind beherrscht, und dadurch werden gerade die Resultate erzeugt, die durch das entgegengesetzte Verständnis hätten vermieden werden können. Dann glaubt man, das Unheil sei dadurch hervorgerufen worden, dass das Kind der Ansteckung ausgesetzt war.

Jene Mutter, die zu ihrem Kind sagt: „Du siehst krank aus", „du siehst müde aus", „du brauchst Ruhe" oder „du brauchst Medizin", ist keine Christliche Wissenschaftlerin und ihre Zuneigung braucht bessere Führung.

Eine solche Mutter läuft zu ihrer Kleinen, die meint, sich beim Hinfallen auf den Teppich das Gesicht verletzt zu haben, und sagt, indem sie noch kindischer als ihr Kind jammert: „Mama weiß, dass du dir wehgetan hast." Die bessere und erfolgreichere Methode, die sich jede Mutter aneignen sollte, wäre die, zu sagen: „Oh, mach dir nichts daraus! Du hast dir nicht wehgetan, deshalb brauchst

hurt, so don't think you are." Presently the child forgets all about the accident, and is at play.

When the sick recover by the use of drugs, it is the law of a general belief, culminating in individual faith, which heals; and according to this faith will the effect be. Even when you take away the individual confidence in the drug, you have not yet divorced the drug from the general faith. The chemist, the botanist, the druggist, the doctor, and the nurse equip the medicine with their faith, and the beliefs which are in the majority rule. When the general belief endorses the inanimate drug as doing this or that, individual dissent or faith, unless it rests on Science, is but a belief held by a minority, and such a belief is governed by the majority. *Drug-power mental*

The universal belief in physics weighs against the high and mighty truths of Christian metaphysics. This erroneous general belief, which sustains medicine and produces all medical results, works against Christian Science; and the percentage of power on the side of this Science must mightily outweigh the power of popular belief in order to heal a single case of disease. The human mind acts more powerfully to offset the discords of matter and the ills of flesh, in proportion as it puts less weight into the material or fleshly scale and more weight into the spiritual scale. Homœopathy diminishes the drug, but the potency of the medicine increases as the drug disappears. *Belief in physics*

Vegetarianism, homœopathy, and hydropathy have diminished drugging; but if drugs are an antidote to disease, why lessen the antidote? If drugs are good things, is it safe to say that the less in quantity you have of them the better? If drugs *Nature of drugs*

du das auch nicht zu denken." Bald vergisst das Kind den ganzen Unfall und spielt weiter.

Wenn die Kranken durch den Gebrauch von Medikamenten gesund werden, dann ist es das Gesetz einer allgemeinen Überzeugung, das heilt, und die Tatsache, dass der Einzelne daran glaubt; und dieser Überzeugung entsprechend wird die Wirkung sein. Auch wenn man das individuelle Vertrauen zum Medikament wegnimmt, hat man das Medikament noch nicht vom allgemeinen Glauben getrennt. Der Chemiker, der Botaniker, der Apotheker, der Arzt und der Krankenpfleger statten das Medikament mit ihrem Glauben aus, und es herrschen die Überzeugungen der Mehrheit. Wenn die allgemeine Überzeugung dem leblosen Medikament die eine oder andere Wirkung zuschreibt, ist der individuelle Widerspruch oder Glaube, wenn er nicht auf der Wissenschaft beruht, nur der Glaube einer Minderheit, und dieser wird von der Mehrheit beherrscht.

Wirkung des Medikaments mental

Der universale Glaube an die Physik wirkt den hohen und mächtigen Wahrheiten der christlichen Metaphysik entgegen. Dieser irrige allgemeine Glaube, der die Medizin stützt und der alle ihre medizinischen Resultate bewirkt, arbeitet gegen die Christliche Wissenschaft; und der Anteil an Macht auf der Seite dieser Wissenschaft muss die Macht des allgemeinen Glaubens gewaltig überwiegen, um einen einzigen Krankheitsfall zu heilen. Das menschliche Gemüt arbeitet in dem Maße kraftvoller an der Beseitigung der Disharmonien der Materie und der Übel des Fleisches, wie es weniger Gewicht in die materielle oder fleischliche Waagschale und mehr Gewicht in die geistige Waagschale legt. Die Homöopathie verdünnt das Medikament, aber seine Wirksamkeit nimmt in dem Maße zu, wie das Medikament verschwindet.

Glaube an Physik

Vegetarismus, Homöopathie und Wasserheilkunde haben den Gebrauch von Medikamenten vermindert; wenn aber Medikamente ein Mittel gegen Krankheit sind, warum sollte man dann ein solches Gegenmittel vermindern? Wenn Medikamente etwas Gutes sind, kann man dann sagen, je geringer die Menge, desto besser? Wenn Medikamente Kräfte aus sich selbst

Natur der Medikamente

possess intrinsic virtues or intelligent curative qualities, these qualities must be mental. Who named drugs, and what made them good or bad for mortals, beneficial or injurious?

A case of dropsy, given up by the faculty, fell into my hands. It was a terrible case. Tapping had been employed, and yet, as she lay in her bed, the patient looked like a barrel. I prescribed *Dropsy cured without drugs* the fourth attenuation of *Argentum nitratum* with occasional doses of a high attenuation of *Sulphuris*. She improved perceptibly. Believing then somewhat in the ordinary theories of medical practice, and learning that her former physician had prescribed these remedies, I began to fear an aggravation of symptoms from their prolonged use, and told the patient so; but she was unwilling to give up the medicine while she was recovering. It then occurred to me to give her unmedicated pellets and watch the result. I did so, and she continued to gain. Finally she said that she would give up her medicine for one day, and risk the effects. After trying this, she informed me that she could get along two days without globules; but on the third day she again suffered, and was relieved by taking them. She went on in this way, taking the unmedicated pellets, — and receiving occasional visits from me, — but employing no other means, and she was cured.

Metaphysics, as taught in Christian Science, is the next stately step beyond homœopathy. In metaphysics, matter disappears from the remedy entirely, and Mind takes its rightful and supreme place. Homœopathy takes mental symptoms largely *A stately advance*

oder intelligente heilende Eigenschaften besitzen, dann müssen diese Eigenschaften mental sein. Wer hat den Medikamenten Namen gegeben und was hat sie gut oder schlecht, wohltuend oder schädlich für die Sterblichen gemacht?

Mir wurde ein Fall von Wassersucht übergeben, den die Ärzte aufgegeben hatten. Es war ein schrecklicher Fall. Man hatte die Patientin schon punktiert und dennoch, wie sie da in ihrem Bett lag, sah sie aus wie eine Tonne. Ich verschrieb eine vierfache Verdünnung von *Argentum nitratum* mit gelegentlichen Dosen einer hohen Verdünnung von *Sulphuris*. Sie erholte sich zusehends. Weil ich damals in gewisser Weise an die Theorien der gängigen medizinischen Praxis glaubte und weil ich erfuhr, dass schon ihr voriger Arzt diese Heilmittel verschrieben hatte, kamen mir Bedenken, ob sich die Symptome durch den fortgesetzten Gebrauch dieser Mittel verschlimmern könnten, und ich sagte das der Patientin; aber sie wollte diese Medizin nicht absetzen, solange sich ihr Zustand besserte. Dann kam mir der Gedanke, ihr arzneilose Kügelchen zu geben und die Wirkung abzuwarten. Das tat ich und sie erholte sich weiter. Schließlich sagte sie, dass sie ihre Medizin für einen Tag absetzen und die Auswirkungen in Kauf nehmen wolle. Nach diesem Versuch ließ sie mich wissen, dass sie zwei Tage lang ohne die Kügelchen auskommen könne; aber am dritten Tag ging es ihr wieder schlechter und durch deren Einnehmen fand sie Erleichterung. Auf diese Weise nahm sie weiter die Kügelchen ohne Medizin — erhielt ab und zu Besuch von mir —, wandte aber keine anderen Mittel an, und sie wurde geheilt.

> Wassersucht ohne Medikamente geheilt

Die Metaphysik, wie die Christliche Wissenschaft sie lehrt, ist der nächste beträchtliche Schritt über die Homöopathie hinaus. In der Metaphysik verschwindet die Materie vollständig aus dem Heilmittel und GEMÜT nimmt seinen rechtmäßigen und allerhabenen Platz ein. Die Homöopathie berücksichtigt in großem Umfang mentale Symptome bei ihrer

> Ein beträchtlicher Fortschritt

into consideration in its diagnosis of disease. Christian Science deals wholly with the mental cause in judging and destroying disease. It succeeds where homœopathy fails, solely because its one recognized Principle of healing is Mind, and the whole force of the mental element is employed through the Science of Mind, which never shares its rights with inanimate matter.

Christian Science exterminates the drug, and rests on Mind alone as the curative Principle, acknowledging that the divine Mind has all power. Homœopathy mentalizes a drug with such repetition of thought-attenuations, that the drug becomes more like the human mind than the substratum of this so-called mind, which we call matter; and the drug's power of action is proportionately increased.   *The modus of homœopathy*

If drugs are part of God's creation, which (according to the narrative in Genesis) He pronounced *good,* then drugs cannot be poisonous. If He could create drugs intrinsically bad, then they should never be used. If He creates drugs at all and designs them for medical use, why did Jesus not employ them and recommend them for the treatment of disease? Matter is not self-creative, for it is unintelligent. Erring mortal mind confers the power which the drug seems to possess.   *Drugging unchristian*

Narcotics quiet mortal mind, and so relieve the body; but they leave both mind and body worse for this submission. Christian Science impresses the entire corporeality, — namely, mind and body, — and brings out the proof that Life is continuous and harmonious. Science both neutralizes error and destroys it. Mankind is the better for this spiritual and profound pathology.

Diagnose von Krankheit. Die Christliche Wissenschaft befasst sich bei der Beurteilung und Zerstörung von Krankheit ausschließlich mit der mentalen Ursache. Sie hat da Erfolg, wo die Homöopathie versagt, allein weil Gemüt ihr einziges anerkanntes heilendes Prinzip ist, und durch die Wissenschaft des Gemüts, die ihre Rechte niemals mit der leblosen Materie teilt, kommt die ganze Stärke des mentalen Elements zur Anwendung.

Die Christliche Wissenschaft rottet das Medikament aus und beruht allein auf Gemüt als dem heilenden Prinzip, indem sie anerkennt, dass das göttliche Gemüt alle Macht besitzt. Die Homöopathie verlagert ein Medikament mit einer derartigen Wiederholung von Gedanken-Verdünnungen in das Mentale, dass das Medikament mehr dem menschlichen Gemüt gleicht als dem Substrat dieses sogenannten Gemüts, das wir Materie nennen; und die Wirkkraft des Medikaments wird im selben Verhältnis erhöht. *Das Verfahren der Homöopathie*

Wenn Medikamente ein Teil der Schöpfung Gottes sind, die Er (nach dem Bericht in der Genesis) *gut* nannte, dann können Medikamente nicht giftig sein. Wenn Er Medikamente schaffen könnte, die an sich schädlich sind, sollten sie niemals angewendet werden. Wenn Er überhaupt Medikamente erschafft und für die medizinische Verwendung bestimmt, warum hat Jesus sie nicht angewandt und für die Behandlung von Krankheit empfohlen? Die Materie ist nicht selbstschöpferisch, denn sie ist unintelligent. Das irrende sterbliche Gemüt verleiht die Macht, die das Medikament zu besitzen scheint. *Gebrauch von Medikamenten unchristlich*

Betäubungsmittel beruhigen das sterbliche Gemüt und verschaffen so dem Körper Linderung; aber sie lassen das Gemüt wie auch den Körper infolge dieser Unterwerfung in einem schlimmeren Zustand zurück. Die Christliche Wissenschaft wirkt auf die gesamte Körperlichkeit — nämlich auf Gemüt und Körper — und erbringt den Beweis, dass Leben fortdauernd und harmonisch ist. Die Wissenschaft neutralisiert den Irrtum und zerstört ihn. Diese geistige und tiefgreifende Pathologie wirkt zum Wohl der Menschheit.

It is recorded that the profession of medicine originated in idolatry with pagan priests, who besought the gods to heal the sick and designated Apollo as "the god of medicine." He was supposed to have dictated the first prescription, according to the "History of Four Thousand Years of Medicine." It is here noticeable that Apollo was also regarded as the sender of disease, "the god of pestilence." Hippocrates turned from image-gods to vegetable and mineral drugs for healing. This was deemed progress in medicine; but what we need is the truth which heals both mind and body. The future history of material medicine may correspond with that of its material god, Apollo, who was banished from heaven and endured great sufferings upon earth.

Mythology and materia medica

Drugs, cataplasms, and whiskey are stupid substitutes for the dignity and potency of divine Mind and its efficacy to heal. It is pitiful to lead men into temptation through the byways of this wilderness world, — to victimize the race with intoxicating prescriptions for the sick, until mortal mind acquires an educated appetite for strong drink, and men and women become loathsome sots.

Footsteps to intemperance

Evidences of progress and of spiritualization greet us on every hand. Drug-systems are quitting their hold on matter and so letting in matter's higher stratum, mortal mind. Homœopathy, a step in advance of allopathy, is doing this. Matter is going out of medicine; and mortal mind, of a higher attenuation than the drug, is governing the pellet.

Advancing degrees

A woman in the city of Lynn, Massachusetts, was etherized and died in consequence, although her physi-

Es wird berichtet, dass der medizinische Beruf seinen Ursprung im Götzendienst heidnischer Priester hatte, die die Götter anflehten, die Kranken zu heilen, und Apollo zum „Gott der Medizin" bestimmten. Der *Geschichte der viertausend Jahre Medizin* zufolge soll er das erste Rezept diktiert haben. Hierbei ist bemerkenswert, dass Apollo auch als derjenige galt, der Krankheit schickt, als „Gott der Pestilenz". Hippokrates wandte sich von den Götzenbildern zu pflanzlichen und mineralischen Medikamenten, um zu heilen. Das hielt man für einen Fortschritt in der Medizin; doch was wir brauchen, ist die Wahrheit, die sowohl das Gemüt als auch den Körper heilt. Es könnte sein, dass die künftige Geschichte der materiellen Medizin der ihres materiellen Gottes Apollo entspricht, der aus dem Himmel verstoßen wurde und auf der Erde große Qualen litt.

<small>Mythologie und Pharmakologie</small>

Medikamente, Umschläge und Whisky sind törichte Ersatzmittel für die Hoheit und Macht des göttlichen GEMÜTS und seine Wirksamkeit zu heilen. Es ist bedauerlich, dass Menschen durch die Abwege dieser öden Welt in Versuchung geführt werden — dass man die Menschheit mit berauschenden Rezepten für die Kranken peinigt, bis das sterbliche Gemüt ein anerzogenes Verlangen nach harten Getränken bekommt und Männer und Frauen zu widerlichen Trinkern werden.

<small>Schritte zur Trunksucht</small>

Überall begegnen uns Hinweise auf Fortschritt und Vergeistigung. Arzneimittelsysteme lösen sich immer mehr von der Materie und lassen so das höhere Stratum der Materie, das sterbliche Gemüt, ein. Das tut die Homöopathie, die der Allopathie einen Schritt voraus ist. Die Materie verschwindet aus der Medizin; und das sterbliche Gemüt, höhergradig verdünnt als das homöopathische Mittel, beherrscht das Kügelchen.

<small>Aufsteigende Grade</small>

Eine Frau aus Lynn in Massachusetts wurde mit Äther betäubt und starb daran; ihre Ärzte hatten darauf bestanden, dass es

cians insisted that it would be unsafe to perform a needed surgical operation without the ether. After the autopsy, her sister testified that the deceased protested against inhaling the ether and said it would kill her, but that she was compelled by her physicians to take it. Her hands were held, and she was forced into submission. The case was brought to trial. The evidence was found to be conclusive, and a verdict was returned that death was occasioned, not by the ether, but by fear of inhaling it.

Effects of fear

Is it skilful or scientific surgery to take no heed of mental conditions and to treat the patient as if she were so much mindless matter, and as if matter were the only factor to be consulted? Had these unscientific surgeons understood metaphysics, they would have considered the woman's state of mind, and not have risked such treatment. They would either have allayed her fear or would have performed the operation without ether.

Mental conditions to be heeded

The sequel proved that this Lynn woman died from effects produced by mortal mind, and not from the disease or the operation.

The medical schools would learn the state of man from matter instead of from Mind. They examine the lungs, tongue, and pulse to ascertain how much harmony, or health, matter is permitting to matter, — how much pain or pleasure, action or stagnation, one form of matter is allowing another form of matter.

False source of knowledge

Ignorant of the fact that a man's belief produces disease and all its symptoms, the ordinary physician is liable to increase disease with his own mind, when he

gefährlich sei, eine erforderliche Operation ohne Äther vorzunehmen. Nach der Autopsie bezeugte ihre Schwester, dass die Verstorbene sich gegen das Einatmen des Äthers gewehrt und gesagt habe, er werde sie umbringen, dass sie aber von ihren Ärzten dazu gezwungen worden sei ihn einzuatmen. Ihre Hände wurden festgehalten und sie musste sich fügen. Der Fall wurde vor Gericht gebracht. Das Beweismaterial wurde für schlüssig befunden und im Urteil wurde verkündet, dass der Tod nicht durch den Äther verursacht worden war, sondern durch die Furcht ihn einzuatmen.

Auswirkungen der Furcht

Kann man von fachlich richtiger oder wissenschaftlicher Chirurgie sprechen, wenn mentale Umstände nicht berücksichtigt werden und die Patientin so behandelt wird, als wäre sie nur Materie ohne Gemüt und als wäre die Materie der einzige Faktor, den man erwägen müsse? Hätten diese unwissenschaftlichen Chirurgen die Metaphysik verstanden, dann hätten sie den Gemütszustand der Frau berücksichtigt und eine derartige Behandlung nicht riskiert. Sie hätten entweder die Furcht der Frau beschwichtigt oder die Operation ohne Äther ausgeführt.

Mentale Umstände sind zu berücksichtigen

In der Folge wurde bewiesen, dass diese Frau aus Lynn an den Auswirkungen des sterblichen Gemüts starb und nicht an der Krankheit oder durch die Operation.

Die medizinischen Fakultäten suchen nach Kenntnis über das Befinden des Menschen in der Materie statt im GEMÜT. Sie untersuchen die Lungen, die Zunge und den Puls, um festzustellen, wie viel Harmonie oder Gesundheit die Materie der Materie zugesteht — wie viel Schmerz oder Wohlbefinden, Tätigkeit oder Stillstand eine Form der Materie der anderen gestattet.

Falsche Quelle des Wissens

In Unwissenheit über die Tatsache, dass die Auffassung eines Menschen die Krankheit und alle ihre Symptome erzeugt, neigt der gewöhnliche Arzt dazu, durch sein eigenes Gemüt die Krankheit zu

should address himself to the work of destroying it through the power of the divine Mind.

The systems of physics act against metaphysics, and *vice versa.* When mortals forsake the material for the spiritual basis of action, drugs lose their healing force, for they have no innate power. Unsupported by the faith reposed in it, the inanimate drug becomes powerless.

The motion of the arm is no more dependent upon the direction of mortal mind, than are the organic action and secretion of the viscera. When this so-called mind quits the body, the heart becomes as torpid as the hand. *Obedient muscles*

Anatomy finds a necessity for nerves to convey the mandate of mind to muscle and so cause action; but what does anatomy say when the cords contract and become immovable? Has mortal mind ceased speaking to them, or has it bidden them to be impotent? Can muscles, bones, blood, and nerves rebel against mind in one instance and not in another, and become cramped despite the mental protest? *Anatomy and mind*

Unless muscles are self-acting at all times, they are never so, — never capable of acting contrary to mental direction. If muscles can cease to act and become rigid of their own preference, — be deformed or symmetrical, as they please or as disease directs, — they must be self-directing. Why then consult anatomy to learn how mortal mind governs muscle, if we are only to learn from anatomy that muscle is not so governed?

Is man a material fungus without Mind to help him? Is a stiff joint or a contracted muscle as much a result of law as the supple and *Mind over matter*

verschlimmern, während er sich doch an die Arbeit machen sollte, sie durch die Macht des göttlichen GEMÜTS zu zerstören.

Die Systeme der Physik arbeiten gegen die Metaphysik und umgekehrt. Wenn die Sterblichen die materielle Handlungsgrundlage für die geistige aufgeben, verlieren Medikamente ihre Heilkraft, denn sie haben keine eigene Macht. Das leblose Medikament wird machtlos, wenn es nicht mehr durch den Glauben gestützt wird, den man in es setzt.

Die Bewegung des Arms ist von der Steuerung durch das sterbliche Gemüt nicht stärker abhängig als die organische Tätigkeit und die Sekretion der inneren Organe. Wenn dieses soge- *Gehorsame* nannte Gemüt den Körper verlässt, wird das Herz ebenso *Muskeln* regungslos wie die Hand.

Die Anatomie hält es für notwendig, dass die Nerven den Befehl des Gemüts an die Muskeln übermitteln und so deren Tätigkeit bewirken; aber was sagt die Anatomie, wenn die Sehnen- *Anatomie* bänder sich zusammenziehen und unbeweglich werden? *und Gemüt* Hat das sterbliche Gemüt aufgehört, zu ihnen zu sprechen, oder ihnen befohlen, kraftlos zu werden? Können sich Muskeln, Knochen, Blut und Nerven in einem Fall gegen das Gemüt auflehnen und in einem anderen nicht, und können sie sich trotz des mentalen Protests verkrampfen?

Wenn die Muskeln nicht zu allen Zeiten selbsttätig arbeiten, dann tun sie es niemals — dann sind sie niemals fähig, der mentalen Steuerung entgegenzuwirken. Wenn die Muskeln nach eigenem Belieben aufhören können zu funktionieren und starr werden können — wenn sie deformiert oder symmetrisch sein können, wie es ihnen passt oder wie die Krankheit es bestimmt —, dann steuern sie sich selbst. Warum sich dann mit der Anatomie befassen, um herauszufinden, wie das sterbliche Gemüt den Muskel steuert, wenn wir von der Anatomie doch nur erfahren, dass der Muskel so nicht gesteuert wird?

Ist der Mensch ein materieller Fungus, ohne Hilfe *GEMÜT über* durch GEMÜT? Ist ein steifes Gelenk oder ein zusam- *Materie* mengezogener Muskel ebenso die Folge eines Gesetzes wie der

elastic condition of the healthy limb, and is God the lawgiver?

You say, "*I have burned my finger.*" This is an exact statement, more exact than you suppose; for mortal mind, and not matter, burns it. Holy inspiration has created states of mind which have been able to nullify the action of the flames, as in the Bible case of the three young Hebrew captives, cast into the Babylonian furnace; while an opposite mental state might produce spontaneous combustion.

In 1880, Massachusetts put her foot on a proposed tyrannical law, restricting the practice of medicine. If her sister States follow this example in harmony with our Constitution and Bill of Rights, they will do less violence to that immortal sentiment of the Declaration, "Man is endowed by his Maker with certain inalienable rights, among which are life, liberty, and the pursuit of happiness." *Restrictive regulations*

The oppressive state statutes touching medicine remind one of the words of the famous Madame Roland, as she knelt before a statue of Liberty, erected near the guillotine: "Liberty, what crimes are committed in thy name!"

The ordinary practitioner, examining bodily symptoms, telling the patient that he is sick, and treating the case according to his physical diagnosis, would naturally induce the very disease he is trying to cure, even if it were not already determined by mortal mind. Such unconscious mistakes would not occur, if this old class of philanthropists looked as deeply for cause and effect into mind as into matter. The physician agrees with his "adversary quickly," but upon different terms *Metaphysics challenges physics*

geschmeidige und elastische Zustand des gesunden Körpergliedes, und ist GOTT der Gesetzgeber?

Du sagst: „*Ich* habe mir den Finger verbrannt." Das ist eine exakte Aussage, viel exakter als du annimmst; denn das sterbliche Gemüt, nicht die Materie verbrennt ihn. Heilige Inspiration hat Gemütszustände geschaffen, die die Wirkung der Flammen aufheben konnten, wie in der Bibel in dem Fall von den drei jungen hebräischen Gefangenen, die in Babel in den glühenden Ofen geworfen wurden; während ein entgegengesetzter mentaler Zustand von selbst Verbrennung bewirken könnte.

Im Jahr 1880 verweigerte der Staat Massachusetts einer tyrannischen Gesetzesvorlage die Zustimmung, die die medizinische Praxis einschränken sollte. Wenn die anderen Staaten der USA in Übereinstimmung mit unserer Verfassung und unserer Erklärung der Menschenrechte diesem Beispiel folgen, dann werden sie dem unsterblichen Geist der Unabhängigkeitserklärung weniger Gewalt antun, die besagt: „Dem Menschen sind von seinem Schöpfer gewisse unveräußerliche Rechte verliehen worden, dazu gehören Leben, Freiheit und das Streben nach Glück."

Beschränkende Vorschriften

Die repressiven staatlichen Gesetze hinsichtlich der Medizin erinnern uns an die Worte der berühmten Madame Roland, als sie vor einer Freiheitsstatue kniete, die in der Nähe der Guillotine errichtet worden war: „Freiheit, welche Verbrechen werden in deinem Namen begangen!"

Der gewöhnliche Arzt, der die Symptome am Körper untersucht und dem Patienten sagt, dass er krank sei, und den Fall entsprechend der physischen Diagnose behandelt, würde naturgemäß gerade die Krankheit herbeiführen, die er zu heilen versucht, selbst wenn sie nicht schon vom sterblichen Gemüt bestimmt worden wäre. Solche unbewussten Fehler würden nicht auftreten, wenn diese Menschenfreunde der alten Schule die Ursache und Wirkung ebenso gründlich im Gemüt suchten wie in der Materie. Der Arzt verständigt sich „schnell mit [s]einem Gegner", aber unter anderen Bedingungen als der Metaphysiker;

Metaphysik fordert Materialität heraus

than does the metaphysician; for the matter-physician agrees with the disease, while the metaphysician agrees only with health and challenges disease.

Christian Science brings to the body the sunlight of Truth, which invigorates and purifies. Christian Science acts as an alterative, neutralizing error with Truth. It changes the secretions, expels humors, dissolves tumors, relaxes rigid muscles, restores carious bones to soundness. The effect of this Science is to stir the human mind to a change of base, on which it may yield to the harmony of the divine Mind. *Truth an alterative*

Experiments have favored the fact that Mind governs the body, not in one instance, but in every instance. The indestructible faculties of Spirit exist without the conditions of matter and also without the false beliefs of a so-called material existence. Working out the rules of Science in practice, the author has restored health in cases of both acute and chronic disease in their severest forms. Secretions have been changed, the structure has been renewed, shortened limbs have been elongated, ankylosed joints have been made supple, and carious bones have been restored to healthy conditions. I have restored what is called the lost substance of lungs, and healthy organizations have been established where disease was organic. Christian Science heals organic disease as surely as it heals what is called functional, for it requires only a fuller understanding of the divine Principle of Christian Science to demonstrate the higher rule. *Practical success*

With due respect for the faculty, I kindly quote from Dr. Benjamin Rush, the famous Philadelphia teacher of medical practice. He declared that "it is impossible to calculate the mischief *Testimony of medical teachers*

denn der Arzt, der sich an der Materie orientiert, stimmt der Krankheit zu, während der Metaphysiker nur der Gesundheit zustimmt und die Krankheit bestreitet.

Die Christliche Wissenschaft bringt dem Körper das Sonnenlicht der WAHRHEIT, das kräftigt und reinigt. Die Christliche Wissenschaft wirkt als Veränderungsmittel, indem sie den Irrtum durch WAHRHEIT neutralisiert. Sie verändert die Sekretionen, treibt schädliche Körpersäfte aus, löst Tumore auf, entspannt starre Muskeln und stellt kariöse Knochen wieder her. Die Wirkung dieser Wissenschaft besteht darin, das menschliche Gemüt so aufzurütteln, dass es seine Grundlage verändert, von der aus es dann der Harmonie des göttlichen GEMÜTS Raum geben kann.

<small>WAHRHEIT als Veränderungsmittel</small>

Experimente haben die Tatsache bestätigt, dass GEMÜT den Körper nicht nur in einem Fall, sondern in jedem Fall regiert. Die unzerstörbaren Fähigkeiten des GEISTES bestehen ohne die Bedingungen der Materie und auch ohne die falschen Anschauungen, die mit einer sogenannten materiellen Existenz verbunden sind. Die Autorin hat die Regeln der Wissenschaft in der Praxis ausgearbeitet und dadurch Gesundheit sowohl in Fällen akuter als auch chronischer Krankheit schlimmster Art wiederhergestellt. Sekretionen wurden verändert, die Körperstruktur wurde erneuert, verkürzte Gliedmaßen wurden verlängert, versteifte Gelenke beweglich gemacht und kariöse Knochen sind wieder gesund geworden. Ich habe das wiederhergestellt, was man verlorene Lungensubstanz nennt, und gesunde Organe haben sich gebildet, wo die Krankheit organisch war. Die Christliche Wissenschaft heilt organische Krankheit ebenso sicher wie die als funktionell bezeichnete, denn es erfordert nur ein umfassenderes Verständnis des göttlichen PRINZIPS der Christlichen Wissenschaft, um die höhere Regel zu demonstrieren.

<small>Praktischer Erfolg</small>

Mit aller Hochachtung vor der Ärzteschaft erlaube ich mir, Dr. Benjamin Rush, den berühmten Lehrer der medizinischen Praxis in Philadelphia, zu zitieren. Er erklärte, dass „es unmöglich ist, das Unheil zu ermessen, das

<small>Aussagen von medizinischen Lehrern</small>

which Hippocrates has done, by first marking Nature with his name, and afterward letting her loose upon sick people."

Dr. Benjamin Waterhouse, Professor in Harvard University, declared himself "sick of learned quackery."

Dr. James Johnson, Surgeon to William IV, King of England, said:

"I declare my conscientious opinion, founded on long observation and reflection, that if there were not a single physician, surgeon, apothecary, man-midwife, chemist, druggist, or drug on the face of the earth, there would be less sickness and less mortality."

Dr. Mason Good, a learned Professor in London, said:

"The effects of medicine on the human system are in the highest degree uncertain; except, indeed, that it has already destroyed more lives than war, pestilence, and famine, all combined."

Dr. Chapman, Professor of the Institutes and Practice of Physic in the University of Pennsylvania, in a published essay said:

"Consulting the records of our science, we cannot help being disgusted with the multitude of hypotheses obtruded upon us at different times. Nowhere is the imagination displayed to a greater extent; and perhaps so ample an exhibition of human invention might gratify our vanity, if it were not more than compensated by the humiliating view of so much absurdity, contradiction, and falsehood. To harmonize the contrarieties of medical doctrines is indeed a task as impracticable as to arrange the fleeting vapors around us, or to reconcile the fixed and repulsive antipathies of nature. Dark and

Hippokrates angerichtet hat, indem er zunächst die Natur mit seinem Namen versah und sie dann auf die kranken Leute losließ".

Dr. Benjamin Waterhouse, Professor an der Harvard-Universität, erklärte, dass er „der gelehrten Quacksalberei überdrüssig" sei.

Dr. James Johnson, Chirurg von König William IV. von England, sagte:

„Ich gebe hiermit meine gewissenhafte Ansicht kund, die sich auf langjährige Beobachtung und Überlegung gründet: Wenn es keinen einzigen Arzt, Chirurgen, Apotheker, Geburtshelfer, Chemiker, Drogisten und keine Arznei auf der ganzen Erde gäbe, würde es weniger Krankheit und weniger Sterblichkeit geben."

Dr. Mason Good, ein gelehrter Professor in London, sagte:

„Die Wirkungen der Medizin auf den menschlichen Organismus sind in höchstem Maße unsicher; abgesehen davon, dass sie tatsächlich bereits mehr Menschenleben zerstört hat als Krieg, Seuchen und Hungersnot zusammengenommen."

Dr. Chapman, Professor für theoretische und praktische Medizin an der Universität von Pennsylvania, sagte in einer veröffentlichten Abhandlung:

„Wenn wir die Aufzeichnungen unserer Wissenschaft zu Rate ziehen, können wir angesichts der Vielzahl von Hypothesen, die uns zu verschiedenen Zeiten aufgezwungen wurden, nur Widerwillen empfinden. Nirgends kommt die Einbildungskraft in größerem Ausmaß zur Geltung; und vielleicht würde diese umfangreiche Darstellung menschlicher Erfindungsgabe unsere Eitelkeit befriedigen, wenn sie nicht durch den beschämenden Anblick von so viel Absurdität, Widersprüchlichkeit und Falschheit aufgewogen würde. Die Widersprüchlichkeiten der medizinischen Lehren miteinander in Einklang zu bringen ist tatsächlich eine ebenso undurchführbare Aufgabe, wie die flüchtigen Dämpfe um uns herum zu sortieren oder die feststehenden, einander abstoßenden Gegensätze in der Natur zu versöhnen. Dunkel und kompliziert,

perplexed, our devious career resembles the groping of Homer's Cyclops around his cave."

Sir John Forbes, M.D., F.R.S., Fellow of the Royal College of Physicians, London, said:

"No systematic or theoretical classification of diseases or of therapeutic agents, ever yet promulgated, is true, or anything like the truth, and none can be adopted as a safe guidance in practice."

It is just to say that generally the cultured class of medical practitioners are grand men and women, therefore they are more scientific than are false claimants to Christian Science. But all human systems based on material premises are minus the unction of divine Science. Much yet remains to be said and done before all mankind is saved and all the mental microbes of sin and all diseased thought-germs are exterminated.

If you or I should appear to die, we should not be dead. The seeming decease, caused by a majority of human beliefs that man must die, or produced by mental assassins, does not in the least disprove Christian Science; rather does it evidence the truth of its basic proposition that mortal thoughts in belief rule the materiality miscalled life in the body or in matter. But the forever fact remains paramount that Life, Truth, and Love save from sin, disease, and death. "When this corruptible shall have put on incorruption, and this mortal shall have put on immortality [divine Science], then shall be brought to pass the saying that is written, Death is swallowed up in victory" (St. Paul).

gleicht unser verworrener Berufsweg dem um seine Höhle herumtastenden Zyklopen des Homer."

Sir John Forbes, M.D., F.R.S., „Fellow of the Royal College of Physicians" in London, sagte:

„Keine systematische oder theoretische Klassifizierung von Krankheiten oder von therapeutischen Mitteln, die jemals bekanntgemacht wurde, ist wahr oder kommt der Wahrheit auch nur nahe, und keine kann man zur sicheren Richtschnur für die Praxis machen."

Es ist nur gerecht zu sagen, dass die gebildete Klasse der Mediziner im Allgemeinen aus großartigen Männern und Frauen besteht, und daher sind sie wissenschaftlicher als jene, die zu Unrecht von sich behaupten, Christliche Wissenschaftler zu sein. Aber allen menschlichen Systemen, die auf materiellen Voraussetzungen beruhen, fehlt die Salbung der göttlichen Wissenschaft. Es bleibt jedoch noch viel zu sagen und zu tun, bevor die ganze Menschheit erlöst ist und alle mentalen Mikroben der Sünde und alle kranken Gedankenkeime ausgerottet sind.

Sollten du oder ich scheinbar sterben, so wären wir nicht tot. Das scheinbare Verscheiden, verursacht durch die Mehrheit menschlicher Überzeugungen, dass der Mensch sterben muss, oder hervorgerufen durch mentale Meuchelmörder, widerlegt die Christliche Wissenschaft nicht im Geringsten; vielmehr beweist es die Wahrheit ihrer grundlegenden Aussage, dass der Annahme nach sterbliche Gedanken die Materialität regieren, die fälschlicherweise Leben im Körper oder in der Materie genannt wird. Aber über allem bleibt die immerwährende Tatsache bestehen, dass LEBEN, WAHRHEIT und LIEBE von Sünde, Krankheit und Tod befreien. „Wenn aber das Verwesliche die Unverweslichkeit anziehen wird und das Sterbliche die Unsterblichkeit [die göttliche Wissenschaft] anziehen wird, dann wird das Wort erfüllt werden, das geschrieben steht: ‚Der Tod ist verschlungen in den Sieg'" (Paulus).

Chapter 7

Physiology

*Therefore I say unto you,
Take no thought for your life,
what ye shall eat, or what ye shall drink;
nor yet for your body, what ye shall put on.
Is not the life more than meat,
and the body than raiment?* — JESUS.

*He sent His word, and healed them,
and delivered them from their destructions.* — PSALMS.

Physiology is one of the apples from "the tree of knowledge." Evil declared that eating this fruit would open man's eyes and make him as a god. Instead of so doing, it closed the eyes of mortals to man's God-given dominion over the earth.

To measure intellectual capacity by the size of the brain and strength by the exercise of muscle, is to subjugate intelligence, to make mind mortal, and to place this so-called mind at the mercy of material organization and non-intelligent matter. *Man not structural*

Obedience to the so-called physical laws of health has not checked sickness. Diseases have multiplied, since man-made material theories took the place of spiritual truth.

You say that indigestion, fatigue, sleeplessness, cause distressed stomachs and aching heads. Then you consult your brain in order to remember what has hurt you, when your remedy lies in forgetting *Causes of sickness*

Kapitel 7

Physiologie

Darum sage ich euch:
Sorgt euch nicht um euer Leben,
was ihr essen und trinken werdet,
auch nicht um euren Leib, was ihr anziehen werdet.
Ist das Leben nicht mehr als die Nahrung
und der Leib mehr als die Kleidung? — Jesus.

Er sandte Sein Wort und machte sie gesund
und errettete sie, sodass sie nicht starben. — Aus den Psalmen.

Die Physiologie ist einer der Äpfel vom „Baum der Erkenntnis". Das Böse erklärte, dass der Verzehr dieser Frucht dem Menschen die Augen auftun und ihn zu einem Gott machen würde. Stattdessen schloss es den Sterblichen die Augen für die gottgegebene Herrschaft des Menschen über die Erde.

Die intellektuelle Fähigkeit nach der Größe des Gehirns und Stärke nach dem Muskeltraining zu bemessen, bedeutet, die Intelligenz zu unterjochen, Gemüt sterblich zu machen und dieses sogenannte Gemüt materieller Organstruktur und nicht-intelligenter Materie preiszugeben. <small>Der Mensch nicht organisch</small>

Gehorsam gegen die sogenannten physischen Gesundheitsgesetze hat die Ausbreitung von Krankheit nicht aufgehalten. Krankheiten haben sich vervielfacht, seit menschengemachte materielle Theorien an die Stelle der geistigen Wahrheit getreten sind.

Du sagst, Verdauungsstörungen, Ermüdung und Schlaflosigkeit verursachen Magenverstimmung und Kopfschmerzen. Dann befragst du dein Gehirn, um dich zu erinnern, was dir geschadet hat, während dein Heilmittel darin liegt, die <small>Ursachen von Krankheit</small>

the whole thing; for matter has no sensation of its own, and the human mind is all that can produce pain.

As a man thinketh, so is he. Mind is all that feels, acts, or impedes action. Ignorant of this, or shrinking from its implied responsibility, the healing effort is made on the wrong side, and thus the conscious control over the body is lost.

The Mohammedan believes in a pilgrimage to Mecca for the salvation of his soul. The popular doctor believes in his prescription, and the pharmacist believes in the power of his drugs to save a man's life. The Mohammedan's belief is a religious delusion; the doctor's and pharmacist's is a medical mistake.

Delusions pagan and medical

The erring human mind is inharmonious in itself. From it arises the inharmonious body. To ignore God as of little use in sickness is a mistake. Instead of thrusting Him aside in times of bodily trouble, and waiting for the hour of strength in which to acknowledge Him, we should learn that He can do all things for us in sickness as in health.

Health from reliance on spirituality

Failing to recover health through adherence to physiology and hygiene, the despairing invalid often drops them, and in his extremity and only as a last resort, turns to God. The invalid's faith in the divine Mind is less than in drugs, air, and exercise, or he would have resorted to Mind first. The balance of power is conceded to be with matter by most of the medical systems; but when Mind at last asserts its mastery over sin, disease, and death, then is man found to be harmonious and immortal.

ganze Sache zu vergessen; denn die Materie an sich hat keine Empfindung und nur das menschliche Gemüt kann Schmerz erzeugen.

Wie ein Mensch denkt, so ist er. Es ist nur das Gemüt, das fühlt, tätig ist oder Tätigkeit verhindert. Wenn man das nicht weiß oder vor der damit verbundenen Verantwortung zurückschreckt, bemüht man sich von der falschen Seite aus um Heilung und verliert so die bewusste Kontrolle über den Körper.

Der Muslim glaubt, eine Pilgerfahrt nach Mekka erlöse seine Seele. Der Allgemeinmediziner glaubt an sein Rezept und der Apotheker an die Wirkungskraft seiner Medikamente, das Leben eines Menschen zu retten. Die Vorstellung des Muslims ist eine religiöse Täuschung, die des Arztes und des Apothekers ein medizinischer Irrtum. *Heidnische und medizinische Täuschungen*

Das irrende menschliche Gemüt ist in sich selbst unharmonisch. Daraus entsteht der unharmonische Körper. Es ist ein Fehler, Gott im Krankheitsfall zu ignorieren, als wäre Er von geringem Nutzen. Statt Ihn in Zeiten körperlicher Not beiseite zu schieben und auf die Stunde der Stärke zu warten, um Ihn anzuerkennen, sollten wir verstehen lernen, dass Er in Krankheit wie in Gesundheit alles für uns tun kann. *Gesundheit durch Vertrauen auf Geistigkeit*

Wenn es dem verzweifelten Kranken nicht gelingt, die Gesundheit durch das Festhalten an Physiologie und Gesundheitslehren wiederzuerlangen, lässt er oft davon ab und wendet sich in seiner Not und nur als letzte Zuflucht an Gott. Der Kranke hat weniger Glauben an das göttliche Gemüt als an Medikamente, Luft und Bewegung, sonst hätte er sich als erstes an Gemüt gewandt. Die meisten medizinischen Systeme räumen der Materie das Übergewicht an Macht ein; wenn aber Gemüt schließlich seine Herrschaft über Sünde, Krankheit und Tod geltend macht, dann erweist sich der Mensch als harmonisch und unsterblich.

Should we implore a corporeal God to heal the sick out of His personal volition, or should we understand the infinite divine Principle which heals? If we rise no higher than blind faith, the Science of healing is not attained, and Soul-existence, in the place of sense-existence, is not comprehended. We apprehend Life in divine Science only as we live above corporeal sense and correct it. Our proportionate admission of the claims of good or of evil determines the harmony of our existence, — our health, our longevity, and our Christianity.

We cannot serve two masters nor perceive divine Science with the material senses. Drugs and hygiene cannot successfully usurp the place and power of the divine source of all health and perfection. If God made man both good and evil, man must remain thus. What can improve God's work? Again, an error in the premise must appear in the conclusion. To have one God and avail yourself of the power of Spirit, you must love God supremely. *The two masters*

The "flesh lusteth against the Spirit." The flesh and Spirit can no more unite in action, than good can coincide with evil. It is not wise to take a halting and half-way position or to expect to work equally with Spirit and matter, Truth and error. There is but one way — namely, God and His idea — which leads to spiritual being. The scientific government of the body must be attained through the divine Mind. It is impossible to gain control over the body in any other way. On this fundamental point, timid conservatism is absolutely inadmissible. Only through radical reliance on Truth can scientific healing power be realized. *Half-way success*

Substituting good words for a good life, fair seeming

Sollten wir einen körperlichen GOTT anflehen, die Kranken nach Seiner persönlichen Willkür zu heilen, oder sollten wir das unendliche göttliche PRINZIP verstehen, das heilt? Wenn wir uns nicht höher erheben als zu blindem Glauben, erreichen wir die Wissenschaft des Heilens nicht und begreifen das SEELEN-Dasein anstelle des Sinnen-Daseins nicht. Wir erfassen LEBEN in der göttlichen Wissenschaft nur, wenn wir uns in unserem Leben über den körperlichen Sinn erheben und ihn korrigieren. In dem Verhältnis, wie wir die Ansprüche von Gut oder Böse gelten lassen, bestimmen wir die Harmonie unseres Daseins — unsere Gesundheit, unsere Lebensdauer und unser Christentum.

Wir können nicht zwei Herren dienen noch die göttliche Wissenschaft mit den materiellen Sinnen wahrnehmen. Medikamente und Gesundheitslehren können sich nicht erfolgreich den Platz und die Macht des göttlichen Ursprungs aller Gesundheit und Vollkommenheit widerrechtlich aneignen. Wenn GOTT den Menschen sowohl gut als auch böse geschaffen hätte, dann müsste der Mensch so bleiben. Was kann GOTTES Werk verbessern? Noch einmal: Ein Irrtum in der Prämisse muss auch in der Schlussfolgerung erscheinen. Um *einen* GOTT zu haben und dir die Macht des GEISTES zunutze zu machen, musst du GOTT über alles lieben. Die zwei Herren

„Das Fleisch begehrt auf gegen den GEIST."* Das Fleisch und GEIST können sich ebenso wenig in der Tätigkeit vereinen, wie das Gute mit dem Bösen übereinstimmen kann. Es ist nicht weise, einen zögernden und halbherzigen Standpunkt einzunehmen oder zu erwarten, dass man gleichermaßen mit GEIST und Materie, mit WAHRHEIT und Irrtum arbeiten könne. Es gibt nur einen Weg, der zum geistigen Sein führt — nämlich GOTT und Seine Idee. Die wissenschaftliche Beherrschung des Körpers muss durch das göttliche GEMÜT erlangt werden. Es ist unmöglich, auf irgendeine andere Art die Kontrolle über den Körper zu gewinnen. In diesem fundamentalen Punkt ist ängstlicher Konservatismus absolut unzulässig. Nur wenn man sich radikal auf die WAHRHEIT verlässt, kann die wissenschaftlich heilende Macht verwirklicht werden. Halber Erfolg

Einen guten Lebenswandel durch gute Worte, einen ehrlichen

---

* Luther-Bibel 1984

for straightforward character, is a poor shift for the weak and worldly, who think the standard of Christian Science too high for them.

Belief on the wrong side

If the scales are evenly adjusted, the removal of a single weight from either scale gives preponderance to the opposite. Whatever influence you cast on the side of matter, you take away from Mind, which would otherwise outweigh all else. Your belief militates against your health, when it ought to be enlisted on the side of health. When sick (according to belief) you rush after drugs, search out the material so-called laws of health, and depend upon them to heal you, though you have already brought yourself into the slough of disease through just this false belief.

The divine authority

Because man-made systems insist that man becomes sick and useless, suffers and dies, all in consonance with the laws of God, are we to believe it? Are we to believe an authority which denies God's spiritual command relating to perfection, — an authority which Jesus proved to be false? He did the will of the Father. He healed sickness in defiance of what is called material law, but in accordance with God's law, the law of Mind.

Disease foreseen

I have discerned disease in the human mind, and recognized the patient's fear of it, months before the so-called disease made its appearance in the body. Disease being a belief, a latent illusion of mortal mind, the sensation would not appear if the error of belief was met and destroyed by truth.

Changed mentality

Here let a word be noticed which will be better understood hereafter, — *chemicalization*. By chemicalization I mean the process which mortal

Charakter durch schönen Schein zu ersetzen, ist ein armseliger Ausweg der Schwachen und Weltlichen, die meinen, die Norm der Christlichen Wissenschaft sei zu hoch für sie.

Wenn sich die Waagschalen im Gleichgewicht befinden, gibt das Entfernen eines einzigen Gewichts aus einer Waagschale der anderen Schale das Übergewicht. Jeden Einfluss, den du auf die Seite der Materie wirfst, nimmst du vom GEMÜT weg, das sonst alles andere überwiegen würde. Deine Überzeugung wirkt deiner Gesundheit entgegen, während sie sich für die Gesundheit engagieren sollte. Wenn du (der Annahme nach) krank bist, greifst du schnell zu Medikamenten, erforschst die materiellen sogenannten Gesundheitsgesetze und verlässt dich für deine Heilung auf sie, obwohl du dich bereits durch genau diese falsche Annahme in den Sumpf der Krankheit gebracht hast. *Überzeugung, die auf der verkehrten Seite ist*

Weil menschengemachte Systeme darauf bestehen, dass der Mensch krank und nutzlos wird, leidet und stirbt, und das alles in Einklang mit den Gesetzen GOTTES, müssen wir es deshalb glauben? Sollen wir einer Autorität glauben, die GOTTES geistiges Gebot in Bezug auf Vollkommenheit leugnet — einer Autorität, die Jesus als falsch bewies? Er tat den Willen des Vaters. Er heilte Krankheit unter Missachtung dessen, was materielles Gesetz genannt wird, aber in Übereinstimmung mit GOTTES Gesetz, dem Gesetz des GEMÜTS. *Die göttliche Autorität*

Monate bevor sich die sogenannte Krankheit am Körper zeigte, habe ich Krankheit im menschlichen Gemüt wahrgenommen und die Furcht des Patienten vor ihr erkannt. Weil die Krankheit eine Überzeugung ist, eine latente Illusion des sterblichen Gemüts, würde die Empfindung nicht auftreten, wenn man der irrtümlichen Überzeugung mit der Wahrheit entgegentreten und sie durch Wahrheit zerstören würde. *Krankheit vorhergesehen*

Hier soll auf ein Wort aufmerksam gemacht werden, das von nun an besser verstanden werden wird — *Chemikalisation*. Mit Chemikalisation meine ich den Prozess, *Veränderte Mentalität*

mind and body undergo in the change of belief from a material to a spiritual basis.

Whenever an aggravation of symptoms has occurred through mental chemicalization, I have seen the mental signs, assuring me that danger was over, before the patient felt the change; and I have said to the patient, "You are healed," — sometimes to his discomfiture, when he was incredulous. But it always came about as I had foretold. *Scientific foresight*

I name these facts to show that disease has a mental, mortal origin, — that faith in rules of health or in drugs begets and fosters disease by attracting the mind to the subject of sickness, by exciting fear of disease, and by dosing the body in order to avoid it. The faith reposed in these things should find stronger supports and a higher home. If we understood the control of Mind over body, we should put no faith in material means.

Science not only reveals the origin of all disease as mental, but it also declares that all disease is cured by divine Mind. There can be no healing except by this Mind, however much we trust a drug or any other means towards which human faith or endeavor is directed. It is mortal mind, not matter, which brings to the sick whatever good they may seem to receive from materiality. But the sick are never really healed except by means of the divine power. *Mind the only healer*

Only the action of Truth, Life, and Love can give harmony.

Whatever teaches man to have other laws and to acknowledge other powers than the divine Mind, is anti-Christian. The good that a poisonous drug seems to do is evil, for it robs man of *Modes of matter*

den das sterbliche Gemüt und der sterbliche Körper durchmachen, wenn die Überzeugung von einer materiellen Grundlage zu einer geistigen übergeht.

Immer, wenn durch mentale Chemikalisation eine Verschlimmerung der Symptome eingetreten war, habe ich die mentalen Zeichen erkannt, die mir versicherten, dass die Gefahr vorüber war, bevor der Patient die Veränderung spürte; und ich habe dem Patienten gesagt: „Sie sind geheilt" — was manchem skeptischen Patienten Unbehagen bereitete. Aber es kam immer so, wie ich es vorhergesagt hatte.

Wissenschaftliches Vorhersehen

Ich erwähne diese Tatsachen, um zu zeigen, dass Krankheit einen mentalen, sterblichen Ursprung hat — dass der Glaube an Gesundheitsregeln oder Medikamente Krankheit erzeugt und fördert, indem er das Gemüt auf das Thema Krankheit lenkt, die Furcht vor Krankheit erregt und dem Körper Mittel verabreicht, um Krankheit zu vermeiden. Das Vertrauen, das man in diese Dinge setzt, sollte stärkere Unterstützung finden und auf höherer Ebene zu Hause sein. Wenn wir die Herrschaft des GEMÜTS über den Körper verstehen würden, hätten wir keinen Glauben an materielle Mittel.

Die Wissenschaft offenbart nicht nur, dass der Ursprung aller Krankheit mental ist, sondern sie erklärt auch, dass alle Krankheit durch das göttliche GEMÜT geheilt wird. Es kann keine Heilung geben als allein durch dieses GEMÜT, wie sehr wir auch einem Medikament oder irgendeinem anderen Mittel vertrauen, auf das menschlicher Glaube und menschliches Bestreben sich richten. Es ist das sterbliche Gemüt, nicht die Materie, das den Kranken all das Gute bringt, das sie scheinbar von der Materialität erhalten. Die Kranken werden jedoch niemals wirklich geheilt, außer durch die Mittel der göttlichen Macht. Nur das Wirken von WAHRHEIT, LEBEN und LIEBE kann Harmonie verleihen.

GEMÜT der einzige Heiler

Alles, was den Menschen lehrt, andere Gesetze zu haben und andere Mächte anzuerkennen als das göttliche GEMÜT, ist antichristlich. Das Gute, das ein giftiges Medikament zu bewirken scheint, ist schädlich, denn es

Erscheinungsformen der Materie

reliance on God, omnipotent Mind, and according to belief, poisons the human system. Truth is not the basis of theogony. Modes of matter form neither a moral nor a spiritual system. The discord which calls for material methods is the result of the exercise of faith in material modes, — faith in matter instead of in Spirit.

Did Jesus understand the economy of man less than Graham or Cutter? Christian ideas certainly present what human theories exclude — the Principle of man's harmony. The text, "Whosoever liveth and believeth in me shall never die," not only contradicts human systems, but points to the self-sustaining and eternal Truth.

Physiology unscientific

The demands of Truth are spiritual, and reach the body through Mind. The best interpreter of man's needs said: "Take no thought for your life, what ye shall eat, or what ye shall drink."

If there are material laws which prevent disease, what then causes it? Not divine law, for Jesus healed the sick and cast out error, always in opposition, never in obedience, to physics.

Spiritual causation is the one question to be considered, for more than all others spiritual causation relates to human progress. The age seems ready to approach this subject, to ponder somewhat the supremacy of Spirit, and at least to touch the hem of Truth's garment.

Causation considered

The description of man as purely physical, or as both material and spiritual, — but in either case dependent upon his physical organization, — is the Pandora box, from which all ills have gone forth, especially despair. Matter, which takes divine power into its own hands and

raubt dem Menschen das Vertrauen auf GOTT, das allmächtige GEMÜT, und wie man allgemein glaubt, vergiftet es den menschlichen Organismus. WAHRHEIT ist nicht die Grundlage der Theogonie. Materielle Methoden bilden weder ein moralisches noch ein geistiges System. Die Disharmonie, die materielle Methoden fordert, ist ein Ergebnis des Glaubens an materielle Erscheinungsformen — eines Glaubens an Materie statt an GEIST.

Verstand Jesus weniger vom Organismus des Menschen als Graham oder Cutter? Die christlichen Ideen präsentieren zweifellos das, was die menschlichen Theorien ausschließen — das PRINZIP der Harmonie des Menschen. Die Bibelstelle „Wer lebt und an mich glaubt, der wird niemals mehr sterben" widerspricht nicht nur menschlichen Systemen, sondern weist auch auf die sich selbst erhaltende und ewige WAHRHEIT hin.

<small>Physiologie unwissenschaftlich</small>

Die Forderungen der WAHRHEIT sind geistig und erreichen den Körper durch GEMÜT. Er, der die menschlichen Bedürfnisse am besten deutete, sagte: „Sorgt euch nicht um euer Leben, was ihr essen und trinken werdet."

Wenn es materielle Gesetze gibt, die Krankheit verhüten, wodurch wird sie dann verursacht? Nicht durch das göttliche Gesetz, denn Jesus heilte die Kranken und trieb den Irrtum aus, immer im Gegensatz zu physischen Gesetzen, niemals im Gehorsam gegen sie.

Die geistige Ursächlichkeit ist die einzige Frage, über die man nachdenken sollte, denn mehr als alles andere ist die geistige Ursächlichkeit mit dem menschlichen Fortschritt verbunden. Das Zeitalter scheint bereit, sich mit diesem Thema zu befassen, die Überlegenheit des GEISTES in gewissem Grade zu erwägen und zumindest den Saum des Gewandes der WAHRHEIT zu berühren.

<small>Ursächlichkeit beachtet</small>

Die Beschreibung des Menschen als rein physisch oder als materiell und geistig zugleich — aber in jedem Fall als von seinem physischen Organismus abhängig — ist die Büchse der Pandora, aus der alle Übel hervorgegangen sind, insbesondere die Verzweiflung. Die Materie, die sich der göttlichen Macht bemächtigt und behauptet

claims to be a creator, is a fiction, in which paganism and lust are so sanctioned by society that mankind has caught their moral contagion.

Through discernment of the spiritual opposite of materiality, even the way through Christ, Truth, man will reopen with the key of divine Science the gates of Paradise which human beliefs have closed, and will find himself unfallen, upright, pure, and free, not needing to consult almanacs for the probabilities either of his life or of the weather, not needing to study brainology to learn how much of a man he is.

Paradise regained

Mind's control over the universe, including man, is no longer an open question, but is demonstrable Science. Jesus illustrated the divine Principle and the power of immortal Mind by healing sickness and sin and destroying the foundations of death.

A closed question

Mistaking his origin and nature, man believes himself to be combined matter and Spirit. He believes that Spirit is sifted through matter, carried on a nerve, exposed to ejection by the operation of matter. The intellectual, the moral, the spiritual, — yea, the image of infinite Mind, — subject to non-intelligence!

Matter versus Spirit

No more sympathy exists between the flesh and Spirit than between Belial and Christ.

The so-called laws of matter are nothing but false beliefs that intelligence and life are present where Mind is not. These false beliefs are the procuring cause of all sin and disease. The opposite truth, that intelligence and life are spiritual, never material, destroys sin, sickness, and death.

The fundamental error lies in the supposition that man is a material outgrowth and that the cognizance of good

ein Schöpfer zu sein, ist eine Fiktion, in der Heidentum und sinnliche Begierde von der Gesellschaft derart gutgeheißen werden, dass sich die Menschheit bei ihnen moralisch angesteckt hat.

Durch das Erkennen des geistigen Gegenteils der Materialität, nämlich des Weges durch Christus, WAHRHEIT, wird der Mensch mit dem Schlüssel der göttlichen Wissenschaft die Tore des Paradieses wieder öffnen, die menschliche Anschauungen verschlossen haben, und er wird erkennen, dass er nicht gefallen, sondern aufrecht, rein und frei ist, dass er hinsichtlich seiner Lebensaussichten und des Wetters keine Kalender zu befragen braucht und dass er nicht das Gehirn studieren muss, um herauszufinden, inwieweit er Mensch ist.

<small>Wiedergewonnenes Paradies</small>

Die Herrschaft des GEMÜTS über das Universum, einschließlich des Menschen, ist nicht länger eine offene Frage, sondern eine demonstrierbare Wissenschaft. Jesus veranschaulichte das göttliche PRINZIP und die Macht des unsterblichen GEMÜTS durch das Heilen von Krankheit und Sünde und durch die Zerstörung der Grundlagen des Todes.

<small>Eine erledigte Frage</small>

Weil der Mensch seinen Ursprung und seine Natur missversteht, glaubt er, eine Kombination von Materie und GEIST zu sein. Er glaubt, GEIST dringe in die Materie ein, werde durch einen Nerv geleitet und könne durch das Wirken der Materie ausgestoßen werden. Das Intellektuelle, das Moralische, das Geistige — ja, das Bild des unendlichen GEMÜTS — soll der Nicht-Intelligenz unterworfen sein!

<small>Materie gegen GEIST</small>

Zwischen Fleisch und GEIST besteht nicht mehr Übereinstimmung als zwischen Beliar und Christus.

Die sogenannten Gesetze der Materie sind nichts anderes als die falschen Auffassungen, dass Intelligenz und Leben dort anwesend sind, wo GEMÜT nicht ist. Diese falschen Auffassungen sind die Ursache, die alle Sünde und Krankheit hervorruft. Die entgegengesetzte Wahrheit, dass Intelligenz und Leben geistig sind, niemals materiell, zerstört Sünde, Krankheit und Tod.

Der grundlegende Irrtum liegt in der Annahme, dass der Mensch ein materielles Erzeugnis sei und dass die Kenntnis des Guten oder

or evil, which he has through the bodily senses, constitutes his happiness or misery.

Theorizing about man's development from mushrooms to monkeys and from monkeys into men amounts to nothing in the right direction and very much in the wrong.

Godless evolution

Materialism grades the human species as rising from matter upward. How then is the material species maintained, if man passes through what we call death and death is the Rubicon of spirituality? Spirit can form no real link in this supposed chain of material being. But divine Science reveals the eternal chain of existence as uninterrupted and wholly spiritual; yet this can be realized only as the false sense of being disappears.

If man was first a material being, he must have passed through all the forms of matter in order to become man. If the material body is man, he is a portion of matter, or dust. On the contrary, man is the image and likeness of Spirit; and the belief that there is Soul in sense or Life in matter obtains in mortals, *alias* mortal mind, to which the apostle refers when he says that we must "put off the old man."

Degrees of development

What is man? Brain, heart, blood, bones, etc., the material structure? If the real man is in the material body, you take away a portion of the man when you amputate a limb; the surgeon destroys manhood, and worms annihilate it. But the loss of a limb or injury to a tissue is sometimes the quickener of manliness; and the unfortunate cripple may present more nobility than the statuesque athlete, — teaching us by his very deprivations, that "a man's a man, for a' that."

Identity not lost

When we admit that matter (heart, blood, brain, acting

Bösen, die er durch die körperlichen Sinne besitzt, sein Glück oder sein Elend ausmache.

Theoretische Überlegungen über die Entwicklung des Menschen vom Pilz zum Affen und vom Affen zum Menschen führen zu nichts in der richtigen Richtung und zu sehr viel in der verkehrten. *Evolution ohne GOTT*

Der Materialismus stuft das Menschengeschlecht so ein, als entwickelte es sich aus der Materie heraus aufwärts. Wie wird dann die materielle Art erhalten, wenn der Mensch durch das hindurchgeht, was wir den Tod nennen, und wenn der Tod der Rubikon der Geistigkeit ist? GEIST kann kein wirkliches Glied in dieser vermeintlichen Kette materiellen Seins bilden. Aber die göttliche Wissenschaft offenbart die ewige Kette des Daseins als ununterbrochen und völlig geistig; doch kann dies nur in dem Verhältnis verstanden werden, wie die falsche Auffassung vom Sein verschwindet.

Wenn der Mensch zuerst ein materielles Wesen war, muss er alle Formen der Materie durchlaufen haben, um Mensch zu werden. Wenn der materielle Körper der Mensch ist, dann ist er ein Teil der Materie oder der Erde. Doch im Gegenteil: Der Mensch ist das Bild und Gleichnis des GEISTES; und die Auffassung, dass SEELE im Sinn oder LEBEN in der Materie sei, befindet sich nur in den Sterblichen, mit anderen Worten, im sterblichen Gemüt, auf das sich der Apostel bezieht, wenn er sagt, dass wir den „alten Menschen" ausziehen müssen. *Entwicklungsstufen*

Was ist der Mensch? Gehirn, Herz, Blut, Knochen usw., die materielle Struktur? Wenn der wirkliche Mensch im materiellen Körper ist, dann nimmt man bei der Amputation eines Gliedes einen Teil des Menschen weg; dann zerstört der Chirurg das Menschsein und die Würmer vernichten es. Aber der Verlust eines Gliedes oder die Verletzung eines Gewebes erweckt manchmal gerade die innere Stärke eines Menschen; und der bedauernswerte Behinderte zeigt unter Umständen eine edlere Gesinnung als der stattliche Athlet, indem er uns gerade durch seinen Verlust lehrt: „Ein Mensch ist ein Mensch trotz alledem." *Identität nicht verloren*

Wenn wir gelten lassen, dass Materie (Herz, Blut, Gehirn, die

through the five physical senses) constitutes man, we fail to see how anatomy can distinguish between humanity and the brute, or determine when man is really *man* and has progressed farther than his animal progenitors.

When man is man

When the supposition, that Spirit is within what it creates and the potter is subject to the clay, is individualized, Truth is reduced to the level of error, and the sensible is required to be made manifest through the insensible.

Individualization

What is termed matter manifests nothing but a material mentality. Neither the substance nor the manifestation of Spirit is obtainable through matter. Spirit is positive. Matter is Spirit's contrary, the absence of Spirit. For positive Spirit to pass through a negative condition would be Spirit's destruction.

Anatomy declares man to be structural. Physiology continues this explanation, measuring human strength by bones and sinews, and human life by material law. Man is spiritual, individual, and eternal; material structure is mortal.

Man not structural

Phrenology makes man knavish or honest according to the development of the cranium; but anatomy, physiology, phrenology, do not define the image of God, the real immortal man.

Human reason and religion come slowly to the recognition of spiritual facts, and so continue to call upon matter to remove the error which the human mind alone has created.

The idols of civilization are far more fatal to health and longevity than are the idols of barbarism. The idols of civilization call into action less faith than Buddhism

durch die fünf physischen Sinne wirken) den Menschen ausmacht, dann können wir nicht verstehen, wie die Anatomie zwischen Mensch und Tier unterscheiden kann oder bestimmt, wann der Mensch wirklich *Mensch* ist und sich höher entwickelt hat als seine tierischen Vorfahren.

Wann der Mensch ein Mensch ist

Wenn die Hypothese individualisiert wird, dass GEIST in dem enthalten ist, was er erschafft, und dass der Töpfer dem Ton untergeordnet ist, wird WAHRHEIT auf das Niveau des Irrtums reduziert, und von der Vernunft wird gefordert, dass sie sich durch das Vernunftlose manifestiere.

Individualisierung

Was Materie genannt wird, manifestiert nichts anderes als eine materielle Mentalität. Weder die Substanz noch die Manifestation des GEISTES können durch die Materie erlangt werden. GEIST ist positiv. Materie ist das Gegenteil von GEIST, die Abwesenheit des GEISTES. Wenn der positive GEIST durch einen negativen Zustand hindurchgehen müsste, würde das die Zerstörung des GEISTES bedeuten.

Die Anatomie erklärt, dass der Mensch organisch sei. Die Physiologie führt diese Erklärung weiter, indem sie menschliche Stärke nach Knochen und Sehnen und menschliches Leben anhand von materiellen Gesetzen bemisst. Der Mensch ist geistig, individuell und ewig; der materielle Organismus ist sterblich.

Mensch nicht organisch

Die Phrenologie macht den Menschen je nach Entwicklung des Schädels zum Verbrecher oder zum ehrlichen Menschen; aber Anatomie, Physiologie und Phrenologie definieren nicht das Bild GOTTES, den wirklichen unsterblichen Menschen.

Menschliche Vernunft und Religion kommen nur langsam zur Anerkennung geistiger Tatsachen und wenden sich deshalb weiter an die Materie, um den Irrtum zu beseitigen, den allein das menschliche Gemüt geschaffen hat.

Die Götzen der Zivilisation sind für die Gesundheit und Langlebigkeit viel verhängnisvoller als die Götzen der Barbarei. Die Götzen der Zivilisation erwecken weniger Glauben an eine

in a supreme governing intelligence. The Esquimaux restore health by incantations as consciously as do civilized practitioners by their more studied methods.

Is civilization only a higher form of idolatry, that man should bow down to a flesh-brush, to flannels, to baths, diet, exercise, and air? Nothing save divine power is capable of doing so much for man as he can do for himself.

The footsteps of thought, rising above material standpoints, are slow, and portend a long night to the traveller; but the angels of His presence — the spiritual intuitions that tell us when "the night is far spent, the day is at hand" — are our guardians in the gloom. Whoever opens the way in Christian Science is a pilgrim and stranger, marking out the path for generations yet unborn.

Rise of thought

The thunder of Sinai and the Sermon on the Mount are pursuing and will overtake the ages, rebuking in their course all error and proclaiming the kingdom of heaven on earth. Truth is revealed. It needs only to be practised.

Mortal belief is all that enables a drug to cure mortal ailments. Anatomy admits that mind is somewhere in man, though out of sight. Then, if an individual is sick, why treat the body alone and administer a dose of despair to the mind? Why declare that the body is diseased, and picture this disease to the mind, rolling it under the tongue as a sweet morsel and holding it before the thought of both physician and patient? We should understand that the cause of disease obtains in the mortal human mind, and its cure comes from the immortal divine Mind. We should prevent the

Medical errors

allerhabene regierende Intelligenz als der Buddhismus. Die Eskimos stellen mit ihren Beschwörungen die Gesundheit ebenso bewusst wieder her wie zivilisierte Ärzte mit ihren gelehrteren Verfahren.

Ist die Zivilisation lediglich eine höhere Form der Abgötterei, dass der Mensch sich vor einer Massagebürste, vor Flanell, Bädern, Diät, Bewegung und frischer Luft beugen sollte? Nichts außer der göttlichen Macht ist fähig, so viel für den Menschen zu tun, wie er für sich selbst tun kann.

Die Schritte des Denkens, das sich über materielle Standpunkte erhebt, sind langsam und kündigen dem Wanderer eine lange Nacht an; aber die Engel Seiner Gegenwart — die geistigen Intuitionen, die uns sagen, wann die Nacht „vorgerückt, der Tag aber nah herbeigekommen" ist — sind unsere Hüter im Dunkel. Wer immer den Weg in der Christlichen Wissenschaft erschließt, ist ein Pilger und Fremder, der den Weg für noch ungeborene Generationen markiert. Erheben des Gedankens

Der Donner des Sinai und die Bergpredigt folgen den Zeiten und werden sie überholen, indem sie auf ihrem Weg allen Irrtum zurechtweisen und das Himmelreich auf Erden verkünden.

WAHRHEIT ist offenbart. Sie muss nur praktiziert werden.

Nur die sterbliche Überzeugung befähigt ein Medikament, sterbliche Leiden zu heilen. Die Anatomie gibt zu, dass das Gemüt irgendwo im Menschen ist, wenn auch nicht sichtbar. Warum soll man dann, wenn jemand krank ist, nur den Körper behandeln und dem Gemüt eine Dosis Verzweiflung verabreichen? Warum erklärt man, der Körper sei krank, und malt diese Krankheit dem Gemüt aus, indem man sie sich wie etwas Wohlschmeckendes auf der Zunge zergehen lässt und sie dem Denken von Arzt und Patient vorhält? Wir sollten verstehen, dass die Ursache der Krankheit im sterblichen menschlichen Gemüt liegt und dass ihre Heilung vom unsterblichen göttlichen GEMÜT kommt. Wir sollten verhindern, dass die Krankheitsbilder im Medizinische Irrtümer

images of disease from taking form in thought, and we should efface the outlines of disease already formulated in the minds of mortals.

When there are fewer prescriptions, and less thought is given to sanitary subjects, there will be better constitutions and less disease. In old times who ever heard of dyspepsia, cerebro-spinal meningitis, hay-fever, and rose-cold? *Novel diseases*

What an abuse of natural beauty to say that a rose, the smile of God, can produce suffering! The joy of its presence, its beauty and fragrance, should uplift the thought, and dissuade any sense of fear or fever. It is profane to fancy that the perfume of clover and the breath of new-mown hay can cause glandular inflammation, sneezing, and nasal pangs.

If a random thought, calling itself dyspepsia, had tried to tyrannize over our forefathers, it would have been routed by their independence and industry. Then people had less time for selfishness, coddling, and sickly after-dinner talk. The exact amount of food the stomach could digest was not discussed according to Cutter nor referred to sanitary laws. A man's belief in those days was not so severe upon the gastric juices. Beaumont's "Medical Experiments" did not govern the digestion. *No ancestral dyspepsia*

Damp atmosphere and freezing snow empurpled the plump cheeks of our ancestors, but they never indulged in the refinement of inflamed bronchial tubes. They were as innocent as Adam, before he ate the fruit of false knowledge, of the existence of tubercles and troches, lungs and lozenges. *Pulmonary misbeliefs*

"Where ignorance is bliss, 't is folly to be wise," says

Denken Gestalt annehmen, und wir sollten die Krankheitsumrisse, die sich bereits in den Gemütern der Sterblichen gebildet haben, auslöschen.

Wenn es weniger Rezepte gibt und weniger über Gesundheitsfragen nachgedacht wird, dann wird der körperliche Zustand besser sein und es wird weniger Krankheit geben. Wer hat früher jemals von Verdauungsstörungen, Rückenmarkentzündung, Heuschnupfen und Rosenallergie gehört?

<small>Neuartige Krankheiten</small>

Welch ein Missbrauch der Schönheit der Natur ist es zu sagen, eine Rose, das Lächeln G<small>OTTES</small>, könne Leiden verursachen! Die Freude über ihr Dasein, ihre Schönheit und ihr Duft sollten das Denken erheben und von jedem Gefühl der Furcht oder des Fiebers abbringen. Es ist profan sich einzubilden, der Duft des Klees und der Geruch von frisch gemähtem Heu könne Drüsenentzündung, Niesen und Nasenreizung verursachen.

Wenn ein zufälliger Gedanke, der sich Verdauungsstörung nennt, versucht hätte, unsere Vorfahren zu tyrannisieren, wäre er durch ihre Unabhängigkeit und ihren Fleiß verjagt worden. Damals hatten die Menschen weniger Zeit für Selbstsucht, Verhätschelungen und ungesunde Gespräche nach dem Essen. Die genaue Nahrungsmenge, die der Magen verdauen kann, wurde nicht im Sinne von Cutter erörtert noch auf Gesundheitsgesetze zurückgeführt. Mit den Verdauungssäften nahm es ein Mensch jener Tage nicht so genau. Die Verdauung wurde nicht durch Beaumonts *Medizinische Experimente* geregelt.

<small>Keine Verdauungsstörungen bei den Vorfahren</small>

Feuchte Luft, Frost und Schnee röteten die runden Wangen unserer Vorfahren, aber den Luxus entzündeter Bronchien leisteten sie sich nie. Sie wussten nichts von Tuberkeln und Pastillen, von Lungen und Tabletten, wie Adam, bevor er die Frucht der falschen Erkenntnis gegessen hatte.

<small>Irrige Ansichten über Lungen</small>

„Wo Unwissenheit ein Segen ist, wär's Torheit, klug zu sein", sagt

the English poet, and there is truth in his sentiment. The action of mortal mind on the body was not so injurious before inquisitive modern Eves took up the study of medical works and unmanly Adams attributed their own downfall and the fate of their offspring to the weakness of their wives.

Our modern Eves

The primitive custom of taking no thought about food left the stomach and bowels free to act in obedience to nature, and gave the gospel a chance to be seen in its glorious effects upon the body. A ghastly array of diseases was not paraded before the imagination. There were fewer books on digestion and more "sermons in stones, and good in everything." When the mechanism of the human mind gives place to the divine Mind, selfishness and sin, disease and death, will lose their foothold.

Human fear of miasma would load with disease the air of Eden, and weigh down mankind with superimposed and conjectural evils. Mortal mind is the worst foe of the body, while divine Mind is its best friend.

Should all cases of organic disease be treated by a regular practitioner, and the Christian Scientist try truth only in cases of hysteria, hypochondria, and hallucination? One disease is no more real than another. All disease is the result of education, and disease can carry its ill-effects no farther than mortal mind maps out the way. The human mind, not matter, is supposed to feel, suffer, enjoy. Hence decided types of acute disease are quite as ready to yield to Truth as the less distinct type and chronic form of disease. Truth handles the most malignant contagion with perfect assurance.

Diseases not to be classified

der englische Dichter und in seinem Ausspruch liegt Wahrheit. Die Wirkung des sterblichen Gemüts auf den Körper war weniger schädlich, bevor die neugierige moderne Eva das Studium medizinischer Werke aufnahm und der unmännliche Adam seinen eigenen Fall und das Schicksal seiner Nachkommen der Schwäche seiner Frau zuschrieb.

Unsere moderne Eva

Der Brauch früherer Zeiten, sich nicht um die Nahrung zu sorgen, ließ Magen und Darm die Freiheit, im Gehorsam gegen die Natur zu funktionieren, und bot dem Evangelium Gelegenheit, sich in seinen herrlichen Wirkungen auf den Körper zu zeigen. Man ließ kein grausiges Heer von Krankheiten vor seiner Phantasie aufmarschieren. Es gab weniger Bücher über die Verdauung und mehr „Lehren in Steinen und Gutes überall". Wenn der Mechanismus des menschlichen Gemüts dem göttlichen GEMÜT Raum gibt, werden Selbstsucht und Sünde, Krankheit und Tod ihren Halt verlieren.

Menschliche Furcht vor Miasmen würde die Luft Edens mit Krankheit erfüllen und die Menschheit mit auferlegten und mutmaßlichen Übeln niederdrücken. Das sterbliche Gemüt ist der schlimmste Feind des Körpers, während das göttliche GEMÜT sein bester Freund ist.

Sollten alle Fälle organischer Krankheit von einem normalen Arzt behandelt werden und sollte der Christliche Wissenschaftler nur in Fällen von Hysterie, Hypochondrie und Halluzination die Wahrheit anwenden? Die eine Krankheit ist nicht wirklicher als die andere. Alle Krankheit ist eine Folge von Erziehung, und Krankheit kann ihre üblen Wirkungen nicht weiter tragen, als das sterbliche Gemüt ihr den Weg vorzeichnet. Es ist das menschliche Gemüt, nicht die Materie, das angeblich fühlt, leidet, genießt. Daher weichen die ausgeprägten Arten akuter Krankheit der WAHRHEIT ebenso leicht wie die weniger ausgeprägte Art und die chronische Krankheitsform. WAHRHEIT handhabt die bösartigste Ansteckung mit vollkommener Sicherheit.

Krankheiten nicht klassifizieren

Human mind produces what is termed organic disease as certainly as it produces hysteria, and it must relinquish all its errors, sicknesses, and sins. I have demonstrated this beyond all cavil. The evidence of divine Mind's healing power and absolute control is to me as certain as the evidence of my own existence.

One basis for all sickness

Mortal mind and body are one. Neither exists without the other, and both must be destroyed by immortal Mind. Matter, or body, is but a false concept of mortal mind. This so-called mind builds its own superstructure, of which the material body is the grosser portion; but from first to last, the body is a sensuous, human concept.

Mental and physical oneness

In the Scriptural allegory of the material creation, Adam or error, which represents the erroneous theory of life and intelligence in matter, had the naming of all that was material. These names indicated matter's properties, qualities, and forms. But a lie, the opposite of Truth, cannot name the qualities and effects of what is termed matter, and create the so-called laws of the flesh, nor can a lie hold the preponderance of power in any direction against God, Spirit and Truth.

The effect of names

If a dose of poison is swallowed through mistake, and the patient dies even though physician and patient are expecting favorable results, does human belief, you ask, cause this death? Even so, and as directly as if the poison had been intentionally taken.

Poison defined mentally

In such cases a few persons believe the potion swallowed by the patient to be harmless, but the vast ma-

Das menschliche Gemüt erzeugt das, was man organische Krankheit nennt, ebenso gewiss, wie es Hysterie erzeugt, und es muss alle seine Irrtümer, Krankheiten und Sünden aufgeben. Das habe ich allen Einwänden zum Trotz demonstriert. Der Beweis der heilenden Kraft und der absoluten Herrschaft des göttlichen GEMÜTS ist für mich ebenso gewiss wie der Beweis meiner eigenen Existenz.

Eine Grundlage für alle Krankheit

Sterbliches Gemüt und Körper sind eins. Keins besteht ohne das andere, und beide müssen durch das unsterbliche GEMÜT zerstört werden. Materie oder Körper ist nur ein falscher Begriff des sterblichen Gemüts. Dieses sogenannte Gemüt errichtet seinen eigenen Aufbau, von dem der materielle Körper der stärker verdichtete Teil ist; aber von Anfang bis Ende ist der Körper ein sinnengebundenes, menschliches Gedankenbild.

Einheit des Mentalen und des Physischen

In der biblischen Allegorie von der materiellen Schöpfung hatte Adam oder Irrtum, der die irrige Theorie von Leben und Intelligenz in der Materie vertritt, die Aufgabe, allem Materiellen Namen zu geben. Diese Namen bezeichneten die Beschaffenheit, die Eigenschaften und Formen der Materie. Aber eine Lüge, das Gegenteil der WAHRHEIT, kann die Eigenschaften und Wirkungen dessen, was Materie genannt wird, nicht bestimmen und die sogenannten Gesetze des Fleisches nicht erlassen, noch kann eine Lüge in irgendeiner Hinsicht die Macht GOTTES, des GEISTES und der WAHRHEIT überwiegen.

Die Wirkung von Namen

Wenn ein Patient aus Versehen eine Dosis Gift schluckt und daran stirbt, obwohl Arzt und Patient günstige Ergebnisse erwarten, so fragst du: Verursacht der menschliche Glaube den Tod? Genau so ist es, und zwar ebenso direkt, als ob das Gift absichtlich eingenommen worden wäre.

Gift mental definiert

In diesen Fällen glauben einige Menschen, der vom Patienten eingenommene Trank sei unschädlich, aber die überwältigende

jority of mankind, though they know nothing of this particular case and this special person, believe the arsenic, the strychnine, or whatever the drug used, to be poisonous, for it is set down as a poison by mortal mind. Consequently, the result is controlled by the majority of opinions, not by the infinitesimal minority of opinions in the sick-chamber.

Heredity is not a law. The remote cause or belief of disease is not dangerous because of its priority and the connection of past mortal thoughts with present. The predisposing cause and the exciting cause are mental.

Perhaps an adult has a deformity produced prior to his birth by the fright of his mother. When wrested from human belief and based on Science or the divine Mind, to which all things are possible, that chronic case is not difficult to cure.

Mortal mind, acting from the basis of sensation in matter, is animal magnetism; but this so-called mind, from which comes all evil, contradicts itself, and must finally yield to the eternal Truth, or the divine Mind, expressed in Science. In proportion to our understanding of Christian Science, we are freed from the belief of heredity, of mind in matter or animal magnetism; and we disarm sin of its imaginary power in proportion to our spiritual understanding of the status of immortal being.

Animal magnetism destroyed

Ignorant of the methods and the basis of metaphysical healing, you may attempt to unite with it hypnotism, spiritualism, electricity; but none of these methods can be mingled with metaphysical healing.

Whoever reaches the understanding of Christian Science

Mehrheit der Menschen, obwohl sie von diesem bestimmten Fall und dieser speziellen Person nichts weiß, glaubt an die Giftigkeit des Arsens, des Strychnins oder des jeweils verwendeten Mittels, denn es wird vom sterblichen Gemüt zum Gift erklärt. Folglich wird das Ergebnis von der Mehrheit der Meinungen beherrscht, nicht von der verschwindend kleinen Minderheit der Meinungen im Krankenzimmer.

Erblichkeit ist kein Gesetz. Die weit zurückliegende Ursache oder Vorstellung von Krankheit ist nicht gefährlich aufgrund ihrer Priorität oder aufgrund eines Zusammenhangs der sterblichen Gedanken der Vergangenheit mit denen der Gegenwart. Die prädisponierende Ursache und die erregende Ursache sind mental.

Vielleicht hat ein Erwachsener eine Missbildung, die schon vor seiner Geburt durch einen Schreck seiner Mutter hervorgerufen wurde. Dieser chronische Fall ist nicht schwer zu heilen, wenn man ihn der menschlichen Vorstellung entreißt und auf die Grundlage der Wissenschaft oder des göttlichen GEMÜTS stellt, dem alle Dinge möglich sind.

Das sterbliche Gemüt, das von der Grundlage der Empfindung in der Materie aus wirkt, ist tierischer Magnetismus; aber dieses sogenannte Gemüt, von dem alles Übel ausgeht, widerspricht sich selbst und muss schließlich der ewigen WAHRHEIT oder dem göttlichen GEMÜT weichen, das in der Wissenschaft zum Ausdruck kommt. Im Verhältnis zu unserem Verständnis der Christlichen Wissenschaft werden wir von dem Glauben an Erblichkeit, an Gemüt in der Materie oder an tierischen Magnetismus befreit; und im Verhältnis zu unserem geistigen Verständnis vom Status des unsterblichen Seins nehmen wir der Sünde die Waffen ihrer eingebildeten Macht ab.

Tierischer Magnetismus zerstört

Weil du nichts über die Methoden und die Grundlage des metaphysischen Heilens weißt, versuchst du vielleicht, Hypnotismus, Spiritismus und Elektrizität mit diesem Heilen in Verbindung zu bringen; aber keine dieser Methoden kann mit dem metaphysischen Heilen vermischt werden.

Jeder, der das Verständnis der Christlichen Wissenschaft in

in its proper signification will perform the sudden cures of which it is capable; but this can be done only by taking up the cross and following Christ in the daily life.

Science can heal the sick, who are absent from their healers, as well as those present, since space is no obstacle to Mind. Immortal Mind heals what eye hath not seen; but the spiritual capacity to apprehend thought and to heal by the Truth-power, is won only as man is found, not in self-righteousness, but reflecting the divine nature.

Absent patients

Every medical method has its advocates. The preference of mortal mind for a certain method creates a demand for that method, and the body then seems to require such treatment. You can even educate a healthy horse so far in physiology that he will take cold without his blanket, whereas the wild animal, left to his instincts, sniffs the wind with delight. The epizoötic is a humanly evolved ailment, which a wild horse might never have.

Horses mistaught

Treatises on anatomy, physiology, and health, sustained by what is termed material law, are the promoters of sickness and disease. It should not be proverbial, that so long as you read medical works you will be sick.

Medical works objectionable

The sedulous matron — studying her Jahr with homœopathic pellet and powder in hand, ready to put you into a sweat, to move the bowels, or to produce sleep — is unwittingly sowing the seeds of reliance on matter, and her household may erelong reap the effect of this mistake.

Descriptions of disease given by physicians and adver-

ihrer eigentlichen Bedeutung erlangt, wird die sofortigen Heilungen vollbringen, derer sie fähig ist; aber das kann nur geschehen, indem man das Kreuz auf sich nimmt und Christus im täglichen Leben nachfolgt.

Die Wissenschaft kann die von ihren Heilern abwesenden Kranken ebenso heilen wie die anwesenden, denn Entfernung ist kein Hindernis für GEMÜT. Das unsterbliche GEMÜT heilt, was kein Auge gesehen hat; aber die geistige Fähigkeit, Gedanken zu erfassen und durch die Macht der WAHRHEIT zu heilen, gewinnt man nur, wenn der Mensch nicht als selbstgerecht, sondern als Widerspiegelung der göttlichen Natur erkannt wird. *Abwesende Patienten*

Jede medizinische Methode hat ihre Befürworter. Die Vorliebe des sterblichen Gemüts für eine bestimmte Methode erzeugt eine Nachfrage nach dieser Methode und dann scheint der Körper eine derartige Behandlung zu fordern. Du kannst sogar einem gesunden Pferd durch Erziehung so viel Physiologie beibringen, dass es sich ohne seine Decke erkälten wird, während das wilde Tier, das seinen Instinkten überlassen bleibt, den Wind mit Vergnügen schnuppert. Die Viehseuche ist ein von Menschen entwickeltes Leiden, das ein wildes Pferd vielleicht niemals bekommt. *Falsch erzogene Pferde*

Abhandlungen über Anatomie, Physiologie und Gesundheit, die sich auf das stützen, was man materielles Gesetz nennt, fördern Krankheit und Leiden. Es sollte nicht sprichwörtlich sein, dass du krank bist, solange du medizinische Werke liest. *Medizinische Werke fragwürdig*

Die emsige Mutter — die mit homöopathischen Kügelchen und Pülverchen in der Hand ihren Jahr studiert, bereit, dich zum Schwitzen zu bringen, die Verdauung anzuregen oder Schlaf zu verschaffen — sät unwissentlich die Saat des Vertrauens auf die Materie, und ihre Familie mag sehr bald die Wirkung dieses Fehlers ernten.

Krankheitsbeschreibungen von Ärzten und Werbung für

tisements of quackery are both prolific sources of sickness. As mortal mind is the husbandman of error, it should be taught to do the body no harm and to uproot its false sowing.

The patient sufferer tries to be satisfied when he sees his would-be healers busy, and his faith in their efforts is somewhat helpful to them and to himself; but in Science one must understand the resuscitating law of Life. This is the seed within itself bearing fruit after its kind, spoken of in Genesis. *The invalid's outlook*

Physicians should not deport themselves as if Mind were non-existent, nor take the ground that all causation is matter, instead of Mind. Ignorant that the human mind governs the body, its phenomenon, the invalid may unwittingly add more fear to the mental reservoir already overflowing with that emotion.

Doctors should not implant disease in the thoughts of their patients, as they so frequently do, by declaring disease to be a fixed fact, even before they go to work to eradicate the disease through the material faith which they inspire. Instead of furnishing thought with fear, they should try to correct this turbulent element of mortal mind by the influence of divine Love which casteth out fear. *Wrong and right way*

When man is governed by God, the ever-present Mind who understands all things, man knows that with God all things are possible. The only way to this living Truth, which heals the sick, is found in the Science of divine Mind as taught and demonstrated by Christ Jesus.

To reduce inflammation, dissolve a tumor, or cure organic disease, I have found divine Truth more potent than

Quacksalbereien sind beides ergiebige Quellen der Krankheit. Da das sterbliche Gemüt der Züchter des Irrtums ist, sollte man es lehren, dem Körper nicht zu schaden und seine falsche Saat auszujäten.

Der geduldige Leidende versucht zufrieden zu sein, wenn er seine angeblichen Heiler geschäftig sieht, und sein Vertrauen auf ihre Bemühungen ist für sie und für ihn selbst in gewissem Grade hilfreich; aber in der Wissenschaft muss man das wiederbelebende Gesetz des LEBENS verstehen. Das ist der Same in sich selbst, der nach seiner Art Frucht trägt und von dem im ersten Buch Mose die Rede ist.

Die Einstellung des Kranken

Ärzte sollten sich nicht so verhalten, als ob GEMÜT nicht existent sei, noch sollten sie behaupten, dass Materie statt GEMÜT die Ursache für alles sei. Der Kranke, der nicht weiß, dass das menschliche Gemüt sein eigenes Phänomen, den Körper, regiert, mag unwissentlich noch mehr Furcht in das mentale Sammelbecken leiten, das von diesem Gefühl schon überfließt.

Ärzte sollten den Gedanken ihrer Patienten keine Krankheiten einprägen, was sie so häufig tun, indem sie erklären, Krankheit sei eine feststehende Tatsache, noch bevor sie darangehen, die Krankheit durch den materiellen Glauben, den sie verbreiten, auszurotten. Statt dem Gedanken Furcht einzuflößen, sollten sie versuchen, dieses unruhige Element des sterblichen Gemüts durch den Einfluss der göttlichen LIEBE zu berichtigen, die die Furcht austreibt.

Falscher und richtiger Weg

Wenn der Mensch von GOTT regiert wird, dem immer-gegenwärtigen GEMÜT, das alle Dinge versteht, dann weiß der Mensch, dass bei GOTT alle Dinge möglich sind. Der einzige Weg zu dieser lebendigen WAHRHEIT, die die Kranken heilt, ist in der Wissenschaft des göttlichen GEMÜTS zu finden, wie Christus Jesus sie lehrte und demonstrierte.

Ich habe festgestellt, dass die göttliche WAHRHEIT mächtiger ist als alle geringeren Heilmittel, um Entzündung zu lindern,

all lower remedies. And why not, since Mind, God, is the source and condition of all existence? Before deciding that the body, matter, is disordered, one should ask, "Who art thou that repliest to Spirit? Can matter speak for itself, or does it hold the issues of life?" Matter, which can neither suffer nor enjoy, has no partnership with pain and pleasure, but mortal belief has such a partnership.

The important decision

When you manipulate patients, you trust in electricity and magnetism more than in Truth; and for that reason, you employ matter rather than Mind. You weaken or destroy your power when you resort to any except spiritual means.

Manipulation unscientific

It is foolish to declare that you manipulate patients but that you lay no stress on manipulation. If this be so, why manipulate? In reality you manipulate because you are ignorant of the baneful effects of magnetism, or are not sufficiently spiritual to depend on Spirit. In either case you must improve your mental condition till you finally attain the understanding of Christian Science.

If you are too material to love the Science of Mind and are satisfied with good words instead of effects, if you adhere to error and are afraid to trust Truth, the question then recurs, "Adam, where art thou?" It is unnecessary to resort to aught besides Mind in order to satisfy the sick that you are doing something for them, for if they are cured, they generally know it and are satisfied.

Not words but deeds

"Where your treasure is, there will your heart be also." If you have more faith in drugs than in Truth, this faith will incline you to the side of matter and error. Any hypnotic power you may exercise will diminish your

ein Geschwür aufzulösen oder organische Krankheit zu heilen. Und warum nicht, da Gemüt, Gott, die Quelle und Bedingung aller Existenz ist? Bevor man sich entschließt, den Körper, die Materie, für krank zu halten, sollte man sich fragen: „Wer bist du denn, dass du mit Geist rechten willst? Kann die Materie für sich selbst sprechen oder hält sie die Entscheidung über das Leben in der Hand?" Die Materie, die weder leiden noch genießen kann, hat keine Gemeinschaft mit Schmerz und Lust, aber die sterbliche Überzeugung hat eine solche Gemeinschaft.

Die wichtige Entscheidung

Wenn du Patienten die Hand auflegst, vertraust du der Elektrizität und dem Magnetismus mehr als der Wahrheit; und aus diesem Grund wendest du lieber Materie an als Gemüt. Du schwächst oder zerstörst deine Macht, wenn du zu irgendetwas anderem als zu geistigen Mitteln greifst.

Handauflegen unwissenschaftlich

Es ist töricht zu sagen, dass du zwar den Patienten die Hand auflegst, dem Handauflegen aber keine Bedeutung beimisst. Wenn dem so ist, warum dann überhaupt die Hand auflegen? In Wirklichkeit legst du die Hand auf, weil du die schädlichen Wirkungen des Magnetismus nicht kennst oder weil du nicht geistig genug bist, um dich auf Geist zu verlassen. In beiden Fällen musst du deinen mentalen Zustand verbessern, bis du schließlich das Verständnis der Christlichen Wissenschaft erlangst.

Wenn du zu materiell bist, um die Wissenschaft des Gemüts zu lieben, und dich mit guten Worten statt mit guten Wirkungen zufriedengibst, wenn du am Irrtum festhältst und dich fürchtest der Wahrheit zu vertrauen, dann wiederholt sich die Frage: „Adam, wo bist du?" Es ist nicht notwendig, auf irgendetwas anderes als Gemüt zurückzugreifen, um den Kranken die Befriedigung zu verschaffen, dass du etwas für sie tust, denn wenn sie geheilt sind, wissen sie es im Allgemeinen und sind zufrieden.

Nicht Worte, sondern Taten

„Wo euer Schatz ist, da ist auch euer Herz." Wenn du mehr Vertrauen in Medikamente hast als in Wahrheit, wird dich dieses Vertrauen mehr auf die Seite der Materie und des Irrtums ziehen. Jede hypnotische Macht, die du ausüben magst, wird deine

ability to become a Scientist, and *vice versa*. The act of healing the sick through divine Mind alone, of casting out error with Truth, shows your position as a Christian Scientist.

The demands of God appeal to thought only; but the claims of mortality, and what are termed laws of nature, appertain to matter. Which, then, are we to accept as legitimate and capable of producing the highest human good? We cannot obey both physiology and Spirit, for one absolutely destroys the other, and one or the other must be supreme in the affections. It is impossible to work from two standpoints. If we attempt it, we shall presently "hold to the one, and despise the other."

Physiology or Spirit

The hypotheses of mortals are antagonistic to Science and cannot mix with it. This is clear to those who heal the sick on the basis of Science.

Mind's government of the body must supersede the so-called laws of matter. Obedience to material law prevents full obedience to spiritual law, — the law which overcomes material conditions and puts matter under the feet of Mind. Mortals entreat the divine Mind to heal the sick, and forthwith shut out the aid of Mind by using material means, thus working against themselves and their prayers and denying man's God-given ability to demonstrate Mind's sacred power. Pleas for drugs and laws of health come from some sad incident, or else from ignorance of Christian Science and its transcendent power.

No material law

To admit that sickness is a condition over which God has no control, is to presuppose that omnipotent power is powerless on some occasions. The law of Christ, or

Fähigkeit, ein Wissenschaftler zu werden, vermindern — und umgekehrt. Das Heilen der Kranken allein durch das göttliche GEMÜT, das Austreiben des Irrtums mit WAHRHEIT, zeigt deinen Standpunkt als Christlicher Wissenschaftler.

Die Forderungen GOTTES richten sich nur an das Denken; aber die Ansprüche der Sterblichkeit und das, was Naturgesetze genannt wird, gehören zur Materie. Welche sollen wir dann als rechtmäßig und als fähig akzeptieren, das höchste menschliche Gute hervorzubringen? Wir können nicht beidem gehorchen, der Physiologie und dem GEIST, denn das eine zerstört absolut das andere, und das eine oder das andere muss in unseren Neigungen vorherrschen. Es ist unmöglich, von zwei Standpunkten aus zu arbeiten. Wenn wir das versuchen, werden wir bald „dem einen treu sein und den andern verachten".

Physiologie oder GEIST

Die Hypothesen der Sterblichen stehen im Widerspruch zur Wissenschaft und können sich nicht mit ihr vermischen. Das ist denen klar, die die Kranken auf der Grundlage der Wissenschaft heilen.

Die Regierung des Körpers durch GEMÜT muss die sogenannten Gesetze der Materie aufheben. Gehorsam gegen das materielle Gesetz verhindert den vollständigen Gehorsam gegen das geistige Gesetz — das Gesetz, das materielle Zustände überwindet und Materie dem GEMÜT unterwirft. Die Sterblichen flehen das göttliche GEMÜT an, die Kranken zu heilen, und schließen die Hilfe des GEMÜTS gleichzeitig aus, indem sie materielle Mittel anwenden; so arbeiten sie gegen sich selbst und ihre Gebete und leugnen die von GOTT gegebene Fähigkeit des Menschen, die heilige Macht des GEMÜTS zu demonstrieren. Das Eintreten für Medikamente und Gesundheitsgesetze rührt entweder von irgendeinem bedauerlichen Vorfall her oder aber von Unwissenheit über die Christliche Wissenschaft und ihre überlegene Macht.

Kein materielles Gesetz

Gelten zu lassen, dass Krankheit ein Zustand ist, über den GOTT keine Herrschaft hat, hieße von vornherein anzunehmen, dass in manchen Fällen die allmächtige Macht machtlos ist. Das Gesetz

Truth, makes all things possible to Spirit; but the so-called laws of matter would render Spirit of no avail, and demand obedience to materialistic codes, thus departing from the basis of one God, one lawmaker. To suppose that God constitutes laws of inharmony is a mistake; discords have no support from nature or divine law, however much is said to the contrary.

Can the agriculturist, according to belief, produce a crop without sowing the seed and awaiting its germination according to the laws of nature? The answer is no, and yet the Scriptures inform us that sin, or error, first caused the condemnation of man to till the ground, and indicate that obedience to God will remove this necessity. Truth never made error necessary, nor devised a law to perpetuate error.

The supposed laws which result in weariness and disease are not His laws, for the legitimate and only possible action of Truth is the production of harmony. *Laws of nature spiritual* Laws of nature are laws of Spirit; but mortals commonly recognize as law that which hides the power of Spirit. Divine Mind rightly demands man's entire obedience, affection, and strength. No reservation is made for any lesser loyalty. Obedience to Truth gives man power and strength. Submission to error superinduces loss of power.

Truth casts out all evils and materialistic methods with the actual spiritual law, — the law which gives sight to the blind, hearing to the deaf, voice to the dumb, feet to the lame. If Christian *Belief and understanding* Science dishonors human belief, it honors spiritual understanding; and the one Mind only is entitled to honor.

Christi oder der WAHRHEIT macht GEIST alle Dinge möglich; aber die sogenannten Gesetze der Materie wollen GEIST den Nutzen absprechen und fordern Gehorsam gegen materialistische Vorschriften, wodurch sie von der Grundlage des *einen* GOTTES, des *einen* Gesetzgebers, abweichen. Es ist ein Fehler anzunehmen, dass GOTT Gesetze der Disharmonie erlässt; Missklänge werden weder von der Natur noch vom göttlichen Gesetz gestützt, wie sehr auch das Gegenteil behauptet wird.

Kann der Landwirt, der allgemeinen Ansicht zufolge, eine Ernte erzielen, ohne die Saat zu säen und ihr Aufgehen den Naturgesetzen gemäß zu erwarten? Die Antwort ist nein, und doch erfahren wir aus der Heiligen Schrift, dass Sünde, oder Irrtum, anfänglich der Grund dafür war, dass der Mensch dazu verdammt wurde, den Erdboden zu bebauen, und sie weist darauf hin, dass Gehorsam gegen GOTT diese Notwendigkeit beseitigen wird. WAHRHEIT hat den Irrtum niemals notwendig gemacht noch ein Gesetz erdacht, das den Irrtum fortbestehen lassen sollte.

Die vermeintlichen Gesetze, die zu Müdigkeit und Krankheit führen, sind nicht Seine Gesetze, denn die rechtmäßige und einzig mögliche Tätigkeit der WAHRHEIT besteht darin, Harmonie zu erzeugen. Naturgesetze sind Gesetze des GEISTES; aber gewöhnlich erkennen die Sterblichen das als Gesetz an, was die Macht des GEISTES verbirgt. Das göttliche GEMÜT verlangt mit Recht des Menschen ganzen Gehorsam, seine ganze Zuneigung und Stärke. Es gibt keinen Vorbehalt für irgendeine geringere Treue. Gehorsam gegen WAHRHEIT gibt dem Menschen Macht und Stärke. Sich dem Irrtum zu unterwerfen führt zum Verlust von Macht.

Naturgesetze geistig

WAHRHEIT treibt alle Übel und alle materialistischen Methoden mit dem wirklichen, geistigen Gesetz aus — mit dem Gesetz, das den Blinden die Sehkraft, den Tauben das Gehör, den Stummen die Sprache und den Lahmen wieder gesunde Füße gibt. Wenn auch die Christliche Wissenschaft die menschlichen Vorstellungen nicht ehrt, so ehrt sie doch das geistige Verständnis; und dem *einen* GEMÜT allein gebührt Ehre.

Vorstellung und Verständnis

The so-called laws of health are simply laws of mortal belief. The premises being erroneous, the conclusions are wrong. Truth makes no laws to regulate sickness, sin, and death, for these are unknown to Truth and should not be recognized as reality.

Belief produces the results of belief, and the penalties it affixes last so long as the belief and are inseparable from it. The remedy consists in probing the trouble to the bottom, in finding and casting out by denial the error of belief which produces a mortal disorder, never honoring erroneous belief with the title of law nor yielding obedience to it. Truth, Life, and Love are the only legitimate and eternal demands on man, and they are spiritual lawgivers, enforcing obedience through divine statutes.

Controlled by the divine intelligence, man is harmonious and eternal. Whatever is governed by a false belief is discordant and mortal. We say man suffers from the effects of cold, heat, fatigue. This is human belief, not the truth of being, for matter cannot suffer. Mortal mind alone suffers, — not because a law of matter has been transgressed, but because a law of this so-called mind has been disobeyed. I have demonstrated this as a rule of divine Science by destroying the delusion of suffering from what is termed a fatally broken physical law.

Laws of human belief

A woman, whom I cured of consumption, always breathed with great difficulty when the wind was from the east. I sat silently by her side a few moments. Her breath came gently. The inspirations were deep and natural. I then requested her to look at the weather-vane. She looked and saw that it pointed due east. The wind

Die sogenannten Gesundheitsgesetze sind einfach Gesetze der sterblichen Auffassung. Weil die Prämissen irrtümlich sind, sind auch die Schlussfolgerungen falsch. WAHRHEIT erlässt keine Gesetze, um Krankheit, Sünde und Tod zu regeln, denn diese sind der WAHRHEIT unbekannt und sollten nicht als Wirklichkeit anerkannt werden.

Eine Auffassung erzeugt die Ergebnisse der Auffassung, und die Strafen, die sie auferlegt, dauern so lange wie die Auffassung und sind untrennbar von ihr. Das Heilmittel besteht darin, dem Problem auf den Grund zu gehen, die irrtümliche Auffassung, die eine sterbliche Störung hervorbringt, zu finden und durch Verneinung auszutreiben, aber niemals darin, die irrige Auffassung mit dem Titel Gesetz zu beehren oder ihr Gehorsam zu leisten. WAHRHEIT, LEBEN und LIEBE sind die einzigen rechtmäßigen und ewigen Forderungen an den Menschen und sie sind geistige Gesetzgeber, die durch göttliche Vorschriften Gehorsam erzwingen.

Unter der Herrschaft der göttlichen Intelligenz ist der Mensch harmonisch und ewig. Alles, was von einer falschen Vorstellung regiert wird, ist unharmonisch und sterblich. Wir sagen, der Mensch leide unter den Wirkungen von Kälte, Hitze, Ermüdung. Das ist eine menschliche Auffassung, nicht die Wahrheit des Seins, denn Materie kann nicht leiden. Allein das sterbliche Gemüt leidet — nicht weil ein Gesetz der Materie übertreten wurde, sondern weil ein Gesetz dieses sogenannten Gemüts nicht befolgt wurde. Ich habe das als eine Regel der göttlichen Wissenschaft demonstriert, indem ich die Täuschung zerstörte, Leiden sei die Folge der verhängnisvollen Übertretung eines sogenannten physischen Gesetzes.

Gesetze der menschlichen Auffassung

Eine Frau, die ich von Tuberkulose heilte, hatte bei Ostwind immer große Schwierigkeiten beim Atmen. Ich saß einige Augenblicke schweigend neben ihr. Ihr Atem ging ruhig. Die Atemzüge waren tief und normal. Dann bat ich sie, auf die Wetterfahne zu schauen. Sie blickte hin und sah, dass diese genau nach Osten zeigte. Der Wind hatte sich nicht verändert, aber ihr Denken über

had not changed, but her thought of it had and so her difficulty in breathing had gone. The wind had not produced the difficulty. My metaphysical treatment changed the action of her belief on the lungs, and she never suffered again from east winds, but was restored to health.

No system of hygiene but Christian Science is purely mental. Before this book was published, other books were in circulation, which discussed "mental medicine" and "mind-cure," operating through the power of the earth's magnetic currents to regulate life and health. Such theories and such systems of so-called mind-cure, which have sprung up, are as material as the prevailing systems of medicine. They have their birth in mortal mind, which puts forth a human conception in the name of Science to match the divine Science of immortal Mind, even as the necromancers of Egypt strove to emulate the wonders wrought by Moses. Such theories have no relationship to Christian Science, which rests on the conception of God as the only Life, substance, and intelligence, and excludes the human mind as a spiritual factor in the healing work.

A so-called mind-cure

Jesus cast out evil and healed the sick, not only without drugs, but without hypnotism, which is the reverse of ethical and pathological Truth-power.

Jesus and hypnotism

Erroneous mental practice may seem for a time to benefit the sick, but the recovery is not permanent. This is because erroneous methods act on and through the material stratum of the human mind, called brain, which is but a mortal consolidation of material mentality and its suppositional activities.

A patient under the influence of mortal mind is healed

ihn, und so waren ihre Atembeschwerden verschwunden. Der Wind hatte die Schwierigkeit nicht verursacht. Meine metaphysische Behandlung veränderte die Wirkung ihrer Auffassung auf die Lungen und sie litt nie wieder unter Ostwind, sondern ihre Gesundheit war wiederhergestellt.

Kein System der Gesundheitspflege außer der Christlichen Wissenschaft ist rein mental. Bevor dieses Buch veröffentlicht wurde, waren andere Bücher in Umlauf, die „Mentale Medizin" und „Gemüts-Heilen" erörterten, die durch die Kraft der magnetischen Erdströmungen wirken, um Leben und Gesundheit zu regulieren. Derartige Theorien und Systeme des sogenannten Gemüts-Heilens, die hier und da aufgetaucht sind, sind ebenso materiell wie die vorherrschenden Systeme der Medizin. Sie entspringen dem sterblichen Gemüt, das im Namen der Wissenschaft eine menschliche Vorstellung hervorbringt, um es der göttlichen Wissenschaft des unsterblichen G<small>EMÜTS</small> gleichzutun, ebenso wie die Zauberer Ägyptens danach strebten, die von Mose vollbrachten Wunder nachzuahmen. Solche Theorien haben keine Beziehung zur Christlichen Wissenschaft, die sich auf die Auffassung von G<small>OTT</small> als dem einzigen L<small>EBEN</small>, der einzigen Substanz und Intelligenz gründet und die das menschliche Gemüt als geistigen Faktor bei der Heilarbeit ausschließt.

<small>Ein sogenanntes Gemüts-Heilen</small>

Jesus trieb das Böse aus und heilte die Kranken, nicht nur ohne Medikamente, sondern auch ohne Hypnotismus, der die Umkehrung der ethischen und pathologischen Kraft der W<small>AHRHEIT</small> ist.

<small>Jesus und Hypnotismus</small>

Eine irrige mentale Praxis mag den Kranken scheinbar eine Weile nützen, doch die Genesung ist nicht von Dauer. Das liegt daran, dass die irrigen Methoden auf und durch die materielle Schicht des menschlichen Gemüts, Gehirn genannt, wirken, das nur eine sterbliche Verdichtung materieller Mentalität und seiner mutmaßlichen Tätigkeiten ist.

Ein unter dem Einfluss des sterblichen Gemüts stehender Patient wird nur dadurch geheilt, dass der Einfluss dieses Gemüts auf ihn

only by removing the influence on him of this mind, by emptying his thought of the false stimulus and reaction of will-power and filling it with the divine energies of Truth.

False stimulus

Christian Science destroys material beliefs through the understanding of Spirit, and the thoroughness of this work determines health. Erring human mind-forces can work only evil under whatever name or pretence they are employed; for Spirit and matter, good and evil, light and darkness, cannot mingle.

Evil is a negation, because it is the absence of truth. It is nothing, because it is the absence of something. It is unreal, because it presupposes the absence of God, the omnipotent and omnipresent. Every mortal must learn that there is neither power nor reality in evil.

Evil negative and self-destructive

Evil is self-assertive. It says: "I am a real entity, overmastering good." This falsehood should strip evil of all pretensions. The only power of evil is to destroy itself. It can never destroy one iota of good. Every attempt of evil to destroy good is a failure, and only aids in peremptorily punishing the evil-doer. If we concede the same reality to discord as to harmony, discord has as lasting a claim upon us as has harmony. If evil is as real as good, evil is also as immortal. If death is as real as Life, immortality is a myth. If pain is as real as the absence of pain, both must be immortal; and if so, harmony cannot be the law of being.

Mortal mind is ignorant of self, or it could never be self-deceived. If mortal mind knew how to be better, it would be better. Since it must believe in something besides itself, it enthrones matter as deity. The human mind has been an idolater from the beginning,

Ignorant idolatry

entfernt wird und sein Denken von dem falschen Antrieb und der falschen Reaktion der Willenskraft befreit und mit den göttlichen Energien der WAHRHEIT gefüllt wird.

Falscher Antrieb

Die Christliche Wissenschaft zerstört materielle Auffassungen durch das Verständnis von GEIST, und die Gründlichkeit dieser Arbeit ist ausschlaggebend für die Gesundheit. Irrende menschliche Gemütskräfte können nur Böses bewirken, unter welchem Namen oder Vorwand sie auch angewandt werden; denn GEIST und Materie, Gut und Böse, Licht und Dunkel können sich nicht vermischen.

Das Böse ist eine Verneinung, weil es die Abwesenheit der Wahrheit ist. Es ist nichts, weil es die Abwesenheit von etwas ist. Es ist unwirklich, weil es die Abwesenheit GOTTES, des Allmächtigen und Allgegenwärtigen, voraussetzt. Jeder Sterbliche muss lernen, dass das Böse weder Macht noch Wirklichkeit hat.

Das Böse negativ und selbstzerstörerisch

Das Böse ist anmaßend. Es sagt: „Ich bin eine wirkliche Wesenheit, die das Gute überwältigt." Diese Unwahrheit sollte das Böse all seiner Ansprüche entkleiden. Die einzige Macht des Bösen besteht darin, sich selbst zu zerstören. Es kann niemals auch nur ein Jota des Guten zerstören. Jeder Versuch des Bösen, das Gute zu zerstören, ist ein Fehlschlag und trägt nur dazu bei, den Übeltäter endgültig zu bestrafen. Wenn wir der Disharmonie die gleiche Wirklichkeit zuerkennen wie der Harmonie, dann hat die Disharmonie einen ebenso dauernden Anspruch auf uns wie die Harmonie. Wenn das Böse so wirklich ist wie das Gute, dann ist das Böse auch ebenso unsterblich. Wenn der Tod so wirklich ist wie LEBEN, dann ist Unsterblichkeit ein Mythos. Wenn der Schmerz so wirklich ist wie die Schmerzlosigkeit, dann müssen beide unsterblich sein; und wenn das so ist, kann Harmonie nicht das Gesetz des Seins sein.

Das sterbliche Gemüt weiß nichts über sich selbst, sonst könnte es sich niemals selbst betrügen. Wenn das sterbliche Gemüt wüsste, wie es besser sein könnte, dann würde es besser sein. Da es an etwas außerhalb seiner selbst glauben muss, erhebt es die Materie als Gottheit auf den Thron. Das

Götzendienst aus Unwissenheit

having other gods and believing in more than the one Mind.

As mortals do not comprehend even mortal existence, how ignorant must they be of the all-knowing Mind and of His creations.

Here you may see how so-called material sense creates its own forms of thought, gives them material names, and then worships and fears them. With pagan blindness, it attributes to some material god or medicine an ability beyond itself. The beliefs of the human mind rob and enslave it, and then impute this result to another illusive personification, named Satan.

Action of mortal mind

The valves of the heart, opening and closing for the passage of the blood, obey the mandate of mortal mind as directly as does the hand, admittedly moved by the will. Anatomy allows the mental cause of the latter action, but not of the former.

We say, "My hand hath done it." What is this *my* but mortal mind, the cause of all materialistic action? All voluntary, as well as miscalled *involuntary,* action of the mortal body is governed by this so-called mind, not by matter. There is no involuntary action. The divine Mind includes all action and volition, and man in Science is governed by this Mind. The human mind tries to classify action as voluntary and involuntary, and suffers from the attempt.

Death and the body

If you take away this erring mind, the mortal material body loses all appearance of life or action, and this so-called mind then calls itself dead; but the human mind still holds in belief a body, through which it acts and which appears to the human mind to live, — a body like the one it had before death. This body

menschliche Gemüt ist von Anfang an ein Götzendiener gewesen, es hat andere Götter gehabt und an mehr als das *eine* GEMÜT geglaubt.

Wenn die Sterblichen noch nicht einmal die sterbliche Existenz begreifen, wie unwissend müssen sie über das allwissende GEMÜT und Seine Schöpfungen sein.

Hier kannst du sehen, wie der sogenannte materielle Sinn seine eigenen Gedankenformen schafft, ihnen materielle Namen gibt und sie dann anbetet und fürchtet. Mit heidnischer Blindheit schreibt er irgendeinem materiellen Gott oder einer materiellen Medizin eine Fähigkeit zu, die über ihn selbst hinausgeht. Die Anschauungen des menschlichen Gemüts berauben und versklaven es und schreiben dann dieses Resultat einer anderen illusorischen Personifikation zu, die Satan genannt wird.

Die Herzklappen, die sich öffnen und schließen, um das Blut durchströmen zu lassen, gehorchen dem Befehl des sterblichen Gemüts ebenso direkt wie die Hand, die anerkanntermaßen durch den Willen bewegt wird. Die Anatomie gibt die mentale Ursache bei der letztgenannten Tätigkeit zu, aber nicht bei der erstgenannten.

Tätigkeit des sterblichen Gemüts

Wir sagen: „Meine Hand hat das getan." Was ist dieses *meine* anderes als das sterbliche Gemüt, die Ursache aller materialistischen Tätigkeit? Alle willkürliche wie auch alle fälschlich als *unwillkürlich* bezeichnete Tätigkeit des sterblichen Körpers wird von diesem sogenannten Gemüt regiert, nicht von der Materie. Es gibt keine unwillkürliche Tätigkeit. Das göttliche GEMÜT schließt alle Tätigkeit und alles Wollen ein, und in der Wissenschaft wird der Mensch von diesem GEMÜT regiert. Das menschliche Gemüt versucht, die Tätigkeit als willkürlich und unwillkürlich einzustufen, und leidet unter diesem Versuch.

Wenn du dieses irrende Gemüt wegnimmst, verliert der sterbliche materielle Körper jeden Anschein von Leben oder Tätigkeit, und dieses sogenannte Gemüt erklärt sich dann selbst für tot; aber das menschliche Gemüt hält in der Vorstellung immer noch an einem Körper fest, durch den es handelt und der für das menschliche Gemüt zu leben scheint — einem Körper wie der, den es vor dem Tod hatte. Dieser Körper wird nur abgelegt, wenn

Tod und der Körper

is put off only as the mortal, erring mind yields to God, immortal Mind, and man is found in His image.

What is termed disease does not exist. It is neither mind nor matter. The belief of sin, which has grown terrible in strength and influence, is an unconscious error in the beginning, — an embryonic thought without motive; but afterwards it governs the so-called man. Passion, depraved appetites, dishonesty, envy, hatred, revenge ripen into action, only to pass from shame and woe to their final punishment.

Embryonic sinful thoughts

Mortal existence is a dream of pain and pleasure in matter, a dream of sin, sickness, and death; and it is like the dream we have in sleep, in which every one recognizes his condition to be wholly a state of mind. In both the waking and the sleeping dream, the dreamer thinks that his body is material and the suffering is in that body.

Disease a dream

The smile of the sleeper indicates the sensation produced physically by the pleasure of a dream. In the same way pain and pleasure, sickness and care, are traced upon mortals by unmistakable signs.

Sickness is a growth of error, springing from mortal ignorance or fear. Error rehearses error. What causes disease cannot cure it. The soil of disease is mortal mind, and you have an abundant or scanty crop of disease, according to the seedlings of fear. Sin and the fear of disease must be uprooted and cast out.

When darkness comes over the earth, the physical senses have no immediate evidence of a sun. The human eye knows not where the orb of day is, nor if it exists. Astronomy gives the desired information regarding the sun. The human or

Sense yields to understanding

sich das sterbliche, irrende Gemüt GOTT, dem unsterblichen GEMÜT, ergibt und der Mensch als Sein Bild erkannt wird.

Das, was Krankheit genannt wird, existiert nicht. Es ist weder Gemüt noch Materie. Sünde, die an Stärke und Einfluss schrecklich geworden ist, ist zunächst ein unbewusster Irrtum — ein embryonischer Gedanke ohne Beweggrund; später jedoch beherrscht er den sogenannten Menschen. Leidenschaft, verwerfliche Begierden, Unehrlichkeit, Neid, Hass, Rache reifen zur Tat, nur um nach Schande und Leid ihrer endgültigen Strafe entgegenzugehen.

Embryonische sündige Gedanken

Die sterbliche Existenz ist ein Traum von Schmerz und Lust in der Materie, ein Traum von Sünde, Krankheit und Tod; und er ist wie der Traum, den wir im Schlaf haben, in dem jeder seinen Zustand ganz und gar als einen Gemütszustand erkennt. Der Träumer denkt sowohl im Traum, den er wach erlebt, als auch in dem des Schlafs, dass sein Körper materiell ist und dass das Leiden sich in diesem Körper befindet.

Krankheit ein Traum

Das Lächeln des Schlafenden deutet auf die Empfindung hin, die durch die Freude in einem Traum physisch hervorgerufen wurde. Ebenso hinterlassen Schmerz und Lust, Krankheit und Sorge unmissverständliche Spuren an den Sterblichen.

Krankheit ist ein Gewächs des Irrtums, das aus sterblicher Unwissenheit oder Furcht erwächst. Irrtum wiederholt Irrtum. Das, was Krankheit verursacht, kann sie nicht heilen. Der Nährboden für Krankheit ist das sterbliche Gemüt, und deine Ernte an Krankheit ist, je nach den Sämlingen der Furcht, reich oder kärglich. Sünde und die Furcht vor Krankheit müssen entwurzelt und ausgetrieben werden.

Wenn sich Dunkelheit über die Erde ausbreitet, haben die physischen Sinne keinen unmittelbaren Beweis von der Sonne. Das menschliche Auge weiß nicht, wo das Tagesgestirn ist, noch ob es existiert. Die Astronomie gibt uns die gewünschten Informationen über die Sonne. Die

Das Zeugnis der Sinne weicht dem Verständnis

material senses yield to the authority of this science, and they are willing to leave with astronomy the explanation of the sun's influence over the earth. If the eyes see no sun for a week, we still believe that there is solar light and heat. Science (in this instance named natural) raises the human thought above the cruder theories of the human mind, and casts out a fear.

In like manner mortals should no more deny the power of Christian Science to establish harmony and to explain the effect of mortal mind on the body, though the cause be unseen, than they should deny the existence of the sunlight when the orb of day disappears, or doubt that the sun will reappear. The sins of others should not make good men suffer.

We call the body material; but it is as truly mortal mind, according to its degree, as is the material brain which is supposed to furnish the evidence of all mortal thought or things. The human mortal mind, by an inevitable perversion, makes all things start from the lowest instead of from the highest mortal thought. The reverse is the case with all the formations of the immortal divine Mind. They proceed from the divine source; and so, in tracing them, we constantly ascend in infinite being. *Ascending the scale*

From mortal mind comes the reproduction of the species, — first the belief of inanimate, and then of animate matter. According to mortal thought, the development of embryonic mortal mind commences in the lower, basal portion of the brain, and goes on in an ascending scale by evolution, keeping always in the direct line of matter, for matter is the subjective condition of mortal mind. *Human reproduction*

menschlichen oder materiellen Sinne fügen sich der Autorität dieser Wissenschaft und sind willens, der Astronomie die Erklärung des Einflusses der Sonne auf die Erde zu überlassen. Wenn die Augen eine Woche lang keine Sonne sehen, glauben wir doch weiterhin, dass es Sonnenlicht und Wärme gibt. Die Wissenschaft (in diesem Fall Naturwissenschaft genannt) erhebt das menschliche Denken über die unreifen Theorien des menschlichen Gemüts und treibt die Furcht aus.

In gleicher Weise sollten die Sterblichen ebenso wenig leugnen, dass die Christliche Wissenschaft die Macht hat, Harmonie aufzurichten und die Wirkung des sterblichen Gemüts auf den Körper zu erklären, selbst wenn die Ursache unsichtbar ist, wie sie die Existenz des Sonnenlichts nicht leugnen sollten, wenn das Tagesgestirn verschwindet, oder wie sie nicht daran zweifeln sollten, dass die Sonne wieder erscheinen wird. Die Sünden anderer sollten guten Menschen keine Leiden verursachen.

Wir nennen den Körper materiell; aber er ist in der Tat sterbliches Gemüt, seinem Grad entsprechend, ebenso wie das materielle Gehirn, das angeblich den Beweis allen sterblichen Denkens oder aller sterblichen Dinge liefert. Das menschliche sterbliche Gemüt lässt durch eine unvermeidliche Verdrehung alle Dinge vom niedrigsten statt vom höchsten sterblichen Gedanken ausgehen. Das Umgekehrte ist bei allen Formationen des unsterblichen göttlichen GEMÜTS der Fall. Sie gehen von der göttlichen Quelle aus; und wenn wir ihrer Spur folgen, steigen wir im unendlichen Sein ständig höher.

Ständiges Höhersteigen

Aus dem sterblichen Gemüt kommt die Fortpflanzung der verschiedenen Arten — zuerst die Vorstellung von unbelebter und dann von belebter Materie. Dem sterblichen Denken entsprechend beginnt die Entwicklung des embryonischen sterblichen Gemüts in dem unteren, basalen Teil des Gehirns und geht aufsteigend durch Evolution weiter, immer in direkter Übereinstimmung mit der Materie, denn Materie ist der subjektive Zustand des sterblichen Gemüts.

Menschliche Fortpflanzung

Next we have the formation of so-called embryonic mortal mind, afterwards mortal men or mortals, — all this while matter is a belief, ignorant of itself, ignorant of what it is supposed to produce. The mortal says that an inanimate unconscious seedling is producing mortals, both body and mind; and yet neither a mortal mind nor the immortal Mind is found in brain or elsewhere in matter or in mortals.

This embryonic and materialistic human belief called mortal man in turn fills itself with thoughts of pain and pleasure, of life and death, and arranges itself into five so-called senses, which presently measure mind by the size of a brain and the bulk of a body, called man.

Human stature

Human birth, growth, maturity, and decay are as the grass springing from the soil with beautiful green blades, afterwards to wither and return to its native nothingness. This mortal seeming is temporal; it never merges into immortal being, but finally disappears, and immortal man, spiritual and eternal, is found to be the real man.

Human frailty

The Hebrew bard, swayed by mortal thoughts, thus swept his lyre with saddening strains on human existence:

> As for man, his days are as grass:
> As a flower of the field, so he flourisheth.
> For the wind passeth over it, and it is gone;
> And the place thereof shall know it no more.

When hope rose higher in the human heart, he sang:

> As for me, I will behold Thy face in righteousness:
> I shall be satisfied, when I awake, with Thy likeness.

> For with Thee is the fountain of life;
> In Thy light shall we see light.

Als Nächstes folgt die Bildung des sogenannten embryonischen sterblichen Gemüts, später die sterblichen Menschen oder die Sterblichen — und das alles, obgleich die Materie nur eine Annahme ist, unwissend über sich selbst, unwissend über das, was sie angeblich hervorbringt. Der Sterbliche sagt, dass ein unbelebter, unbewusster Sämling die Sterblichen erzeuge, sowohl Körper als auch Gemüt; und doch ist weder ein sterbliches Gemüt noch das unsterbliche GEMÜT im Gehirn oder sonst wo in der Materie oder in den Sterblichen zu finden.

Diese embryonische und materialistische menschliche Annahme, sterblicher Mensch genannt, füllt wiederum sich selbst mit Gedanken von Schmerz und Lust, von Leben und Tod und teilt sich in fünf sogenannte Sinne ein, die dann das Gemüt an der Größe des Gehirns und der Masse des Körpers messen, der Mensch genannt wird. *Menschliche Gestalt*

Die Geburt des Menschen, sein Wachstum, seine Reife und sein Verfall sind wie das Gras, das in schönen grünen Halmen aus der Erde sprießt, um dann zu verwelken und in sein natürliches Nichts zurückzukehren. Dieser sterbliche Anschein ist zeitlich; niemals geht er im unsterblichen Sein auf, sondern verschwindet schließlich, und der unsterbliche Mensch, der geistig und ewig ist, wird als der wirkliche Mensch erkannt. *Menschliche Vergänglichkeit*

Von sterblichen Gedanken bewegt, ließ der hebräische Sänger seine Harfe in traurigen Weisen über das menschliche Dasein erklingen:

> Ein Mensch ist in seinem Leben wie Gras,
> er blüht wie eine Blume auf dem Feld;
> wenn der Wind darüber geht, dann ist sie nicht mehr da,
> die Stelle, wo sie stand, weiß nichts mehr von ihr.

Als aber die Hoffnung in dem menschlichen Herzen höher stieg, sang er:

> Ich aber will in Gerechtigkeit Dein Angesicht schauen.
> Ich will mich satt sehen an Deinem Bild, wenn ich erwache.
>
> . . . .
>
> Denn bei Dir ist die Quelle des Lebens,
> und in Deinem Licht sehen wir das Licht.

The brain can give no idea of God's man. It can take no cognizance of Mind. Matter is not the organ of infinite Mind.

As mortals give up the delusion that there is more than one Mind, more than one God, man in God's likeness will appear, and this eternal man will include in that likeness no material element.

As a material, theoretical life-basis is found to be a misapprehension of existence, the spiritual and divine Principle of man dawns upon human thought, *The immortal birth* and leads it to "where the young child was," — even to the birth of a new-old idea, to the spiritual sense of being and of what Life includes. Thus the whole earth will be transformed by Truth on its pinions of light, chasing away the darkness of error.

The human thought must free itself from self-imposed materiality and bondage. It should no longer ask of the head, heart, or lungs: What are *Spiritual freedom* man's prospects for life? Mind is not helpless. Intelligence is not mute before non-intelligence.

By its own volition, not a blade of grass springs up, not a spray buds within the vale, not a leaf unfolds its fair outlines, not a flower starts from its cloistered cell.

The Science of being reveals man and immortality as based on Spirit. Physical sense defines mortal man as based on matter, and from this premise infers the mortality of the body.

The illusive senses may fancy affinities with their opposites; but in Christian Science, Truth never mingles with error. Mind has no affinity with matter, *No physical affinity* and therefore Truth is able to cast out the ills of the flesh. Mind, God, sends forth the aroma of Spirit,

Das Gehirn kann keine Idee von GOTTES Menschen geben. Es kann von GEMÜT keine Kenntnis nehmen. Die Materie ist nicht das Organ des unendlichen GEMÜTS.

In dem Maße, wie die Sterblichen die Täuschung aufgeben, dass es mehr als *ein* GEMÜT, mehr als *einen* GOTT gibt, wird der Mensch als GOTTES Gleichnis erscheinen, und dieser ewige Mensch wird in diesem Gleichnis kein materielles Element enthalten.

Wenn sich eine materielle, theoretische Lebensgrundlage als ein Missverständnis vom Dasein herausstellt, dämmert dem menschlichen Denken das geistige und göttliche PRINZIP des Menschen auf und führt es dahin, „wo das Kind war" — nämlich zur Geburt einer neuen und doch alten Idee, zur geistigen Auffassung des Seins und dessen, was LEBEN in sich schließt. So wird WAHRHEIT auf ihren Schwingen des Lichts die ganze Erde verwandeln und die Finsternis des Irrtums vertreiben. Die unsterbliche Geburt

Das menschliche Denken muss sich aus der selbst auferlegten Materialität und Knechtschaft befreien. Es sollte nicht länger an Kopf, Herz oder Lungen die Frage stellen: Wie sind die Lebensaussichten des Menschen? GEMÜT ist nicht hilflos. Intelligenz ist nicht stumm vor Nicht-Intelligenz. Geistige Freiheit

Durch sein eigenes Wollen sprießt kein Grashalm, treibt kein Zweig im Tal Knospen, entfaltet kein Blatt seine schönen Konturen, kommt keine Blume aus ihrer klösterlichen Zelle hervor.

Die Wissenschaft des Seins offenbart, dass Mensch und Unsterblichkeit sich auf GEIST gründen. Der physische Sinn definiert den sterblichen Menschen so, als sei er auf Materie gegründet, und schließt aus dieser Prämisse auf die Sterblichkeit des Körpers.

Die trügerischen Sinne mögen sich eine Ähnlichkeit mit ihrem Gegenteil einbilden; aber in der Christlichen Wissenschaft vermischt sich WAHRHEIT niemals mit Irrtum. GEMÜT hat keine Ähnlichkeit mit Materie und deshalb kann WAHRHEIT die Übel des Fleisches austreiben. GEMÜT, GOTT, Keine physische Ähnlichkeit

the atmosphere of intelligence. The belief that a pulpy substance under the skull is mind is a mockery of intelligence, a mimicry of Mind.

We are Christian Scientists, only as we quit our reliance upon that which is false and grasp the true. We are not Christian Scientists until we leave all for Christ. Human opinions are not spiritual. They come from the hearing of the ear, from corporeality instead of from Principle, and from the mortal instead of from the immortal. Spirit is not separate from God. Spirit *is* God.

Erring power is a material belief, a blind miscalled force, the offspring of will and not of wisdom, of the mortal mind and not of the immortal. It is the headlong cataract, the devouring flame, the tempest's breath. It is lightning and hurricane, all that is selfish, wicked, dishonest, and impure.

Human power a blind force

Moral and spiritual might belong to Spirit, who holds the "wind in His fists;" and this teaching accords with Science and harmony. In Science, you can have no power opposed to God, and the physical senses must give up their false testimony. Your influence for good depends upon the weight you throw into the right scale. The good you do and embody gives you the only power obtainable. Evil is not power. It is a mockery of strength, which erelong betrays its weakness and falls, never to rise.

The one real power

We walk in the footsteps of Truth and Love by following the example of our Master in the understanding of divine metaphysics. Christianity is the basis of true healing. Whatever holds human thought in line with unselfed love, receives directly the divine power.

I was called to visit Mr. Clark in Lynn, who had been

verbreitet den Duft des GEISTES, die Atmosphäre der Intelligenz. Der Glaube, dass eine weiche Substanz unter der Schädeldecke Gemüt sei, ist eine Verhöhnung der Intelligenz, eine Nachäffung des GEMÜTS.

Wir sind nur dann Christliche Wissenschaftler, wenn wir unser Vertrauen auf das Falsche aufgeben und das Wahre ergreifen. Bevor wir nicht alles für Christus verlassen, sind wir keine Christlichen Wissenschaftler. Menschliche Meinungen sind nicht geistig. Sie entstehen aus dem Hören mit den Ohren, aus der Körperlichkeit statt aus PRINZIP und aus dem Sterblichen statt aus dem Unsterblichen. GEIST ist nicht von GOTT getrennt. GEIST *ist* GOTT.

Irrende Kraft ist ein materieller Glaube, eine blinde, fälschlicherweise sogenannte Gewalt, das Ergebnis des Willens und nicht der Weisheit, des sterblichen Gemüts und nicht des unsterblichen. Sie ist der tosende Wasserfall, die verzehrende Flamme, das Brausen des Sturms. Sie ist Blitz und Orkan, alles, was selbstsüchtig, niederträchtig, unehrlich und unrein ist.

Menschliche Kraft eine blinde Gewalt

Moralische und geistige Macht gehören GEIST an, der „den Wind in Seine Hände" fasst; und diese Lehre stimmt mit Wissenschaft und Harmonie überein. In der Wissenschaft kannst du keine GOTT entgegengesetzte Macht haben und die physischen Sinne müssen ihr falsches Zeugnis aufgeben. Dein Einfluss zum Guten hängt davon ab, welches Gewicht du in die richtige Waagschale wirfst. Das Gute, das du tust und verkörperst, verleiht dir die einzig erreichbare Macht. Das Böse ist keine Macht. Es ist ein Verhöhnen der Stärke, das bald seine Schwäche verrät und fällt, um nie wieder aufzustehen.

Die eine wirkliche Macht

Wir wandeln auf den Spuren der WAHRHEIT und LIEBE, wenn wir dem Beispiel unseres Meisters im Verständnis der göttlichen Metaphysik folgen. Das Christentum ist die Grundlage wahren Heilens. Alles, was das menschliche Denken in Übereinstimmung mit einer vom sterblichen Selbst losgelösten Liebe hält, empfängt unmittelbar die göttliche Kraft.

Ich wurde gebeten, Mr. Clark in Lynn aufzusuchen, der seit

confined to his bed six months with hip-disease, caused by a fall upon a wooden spike when quite a boy. On enter- ing the house I met his physician, who said that the patient was dying. The physician had just probed the ulcer on the hip, and said the bone was carious for several inches. He even showed me the probe, which had on it the evidence of this condition of the bone. The doctor went out. Mr. Clark lay with his eyes fixed and sightless. The dew of death was on his brow. I went to his bedside. In a few moments his face changed; its death-pallor gave place to a natural hue. The eyelids closed gently and the breathing became natural; he was asleep. In about ten minutes he opened his eyes and said: "I feel like a new man. My suffering is all gone." It was between three and four o'clock in the afternoon when this took place.

Mind cures hip-disease

I told him to rise, dress himself, and take supper with his family. He did so. The next day I saw him in the yard. Since then I have not seen him, but am informed that he went to work in two weeks. The discharge from the sore stopped, and the sore was healed. The diseased condition had continued there ever since the injury was received in boyhood.

Since his recovery I have been informed that his physician claims to have cured him, and that his mother has been threatened with incarceration in an insane asylum for saying: "It was none other than God and that woman who healed him." I cannot attest the truth of that report, but what I saw and did for that man, and what his physician said of the case, occurred just as I have narrated.

It has been demonstrated to me that Life is God

sechs Monaten ans Bett gefesselt war wegen eines Hüftleidens, das er sich als Junge durch einen Sturz auf einen Holznagel zugezogen hatte. Als ich das Haus betrat, begegnete ich seinem Arzt, der mir sagte, der Patient liege im Sterben. Der Arzt hatte gerade das Geschwür an der Hüfte untersucht und sagte, der Knochen sei mehrere Zentimeter tief angegriffen. Er zeigte mir sogar die Sonde, die den Zustand des Knochens erkennen ließ. Der Arzt ging fort. Mr. Clark lag mit starrem Blick da und sah nichts mehr. Der Todesschweiß stand ihm auf der Stirn. Ich trat an sein Bett. Nach wenigen Augenblicken veränderte sich sein Gesicht; die Totenblässe wich einer natürlichen Farbe. Die Augenlider schlossen sich sanft und die Atmung wurde normal; er war eingeschlafen. Nach etwa zehn Minuten schlug er die Augen auf und sagte: „Ich fühle mich wie neugeboren. Mein Leiden ist ganz und gar verschwunden." Das geschah zwischen drei und vier Uhr nachmittags.

<small>GEMÜT heilt Hüftleiden</small>

Ich sagte ihm, er solle aufstehen, sich anziehen und mit seiner Familie zu Abend essen. Das tat er. Am nächsten Tag sah ich ihn im Garten. Seitdem habe ich ihn nicht mehr gesehen, hörte aber, dass er zwei Wochen später wieder zur Arbeit ging. Die Wunde sonderte nichts mehr ab und war zugeheilt. Das Leiden hatte bestanden, seit er sich in seiner Kindheit verletzt hatte.

Nach seiner Genesung erfuhr ich, dass sein Arzt behauptete, ihn geheilt zu haben, und dass man seiner Mutter gedroht hatte, sie in eine Nervenklinik einzuweisen, weil sie gesagt hatte: „Niemand anders als Gott und diese Frau haben ihn geheilt." Ich kann die Wahrheit dieses Berichts nicht belegen, aber was ich gesehen und für diesen Mann getan habe und was sein Arzt über den Fall gesagt hat, hat sich genau so zugetragen, wie ich es wiedergegeben habe.

Es ist mir bewiesen worden, dass LEBEN GOTT ist und dass

and that the might of omnipotent Spirit shares not its strength with matter or with human will. Reviewing this brief experience, I cannot fail to discern the coincidence of the spiritual idea of man with the divine Mind.

Change of belief — A change in human belief changes all the physical symptoms, and determines a case for better or for worse. When one's false belief is corrected, Truth sends a report of health over the body.

Destruction of the auditory nerve and paralysis of the optic nerve are not necessary to ensure deafness and blindness; for if mortal mind says, "I am deaf and blind," it will be so without an injured nerve. Every theory opposed to this fact (as I learned in metaphysics) would presuppose man, who is immortal in spiritual understanding, a mortal in material belief.

Power of habit — The authentic history of Kaspar Hauser is a useful hint as to the frailty and inadequacy of mortal mind. It proves beyond a doubt that education constitutes this so-called mind, and that, in turn, mortal mind manifests itself in the body by the false sense it imparts. Incarcerated in a dungeon, where neither sight nor sound could reach him, at the age of seventeen Kaspar was still a mental infant, crying and chattering with no more intelligence than a babe, and realizing Tennyson's description:

> An infant crying in the night,
> An infant crying for the light,
> And with no language but a cry.

His case proves material sense to be but a belief formed by education alone. The light which affords us joy gave

die Macht des allmächtigen GEISTES ihre Stärke nicht mit der Materie noch mit dem menschlichen Willen teilt. Im Rückblick auf dieses kurze Erlebnis kann ich nicht umhin, die Koinzidenz der geistigen Idee des Menschen mit dem göttlichen GEMÜT zu erkennen.

Eine Veränderung der menschlichen Anschauung verändert alle physischen Symptome und entscheidet, ob sich ein Fall bessert oder verschlechtert. Wenn die falsche Anschauung eines Menschen berichtigt ist, sendet WAHRHEIT eine Meldung von Gesundheit über den Körper aus.

<small>Veränderung der Anschauung</small>

Taubheit und Blindheit werden auch ohne eine Zerstörung des Gehörnervs und Lähmung des Sehnervs herbeigeführt; denn wenn das sterbliche Gemüt sagt: „Ich bin taub und blind", dann wird es auch ohne einen verletzten Nerv so sein. Jede Theorie (wie ich in der Metaphysik erkannt habe), die dieser Tatsache widerspricht, würde voraussetzen, dass der Mensch, der dem geistigen Verständnis nach unsterblich ist, der materiellen Auffassung nach ein Sterblicher ist.

Die authentische Lebensgeschichte Kaspar Hausers ist ein nützlicher Hinweis auf die Schwäche und Unzulänglichkeit des sterblichen Gemüts. Sie beweist ohne den geringsten Zweifel, dass Erziehung dieses sogenannte Gemüt bildet und dass das sterbliche Gemüt sich wiederum durch den falschen Sinn, den es kundtut, im Körper ausdrückt. In einem Verlies eingekerkert, wo weder Licht noch Laut ihn erreichen konnten, war Kaspar mit siebzehn Jahren mental noch ein Kleinkind, das mit nicht mehr Intelligenz als der eines Säuglings weinte und plapperte und so Tennysons Worte veranschaulichte:

<small>Macht der Gewohnheit</small>

> Ein weinend Kind, in Finsternis allein,
> Ein weinend Kind, begehrend hellen Schein,
> Und dessen Sprache nur ein Schmerzensschrei.

Sein Fall beweist, dass der materielle Sinn nur eine allein durch Erziehung geformte Annahme ist. Das Licht, das uns erfreut, brachte

him a belief of intense pain. His eyes were inflamed by the light. After the babbling boy had been taught to speak a few words, he asked to be taken back to his dungeon, and said that he should never be happy elsewhere. Outside of dismal darkness and cold silence he found no peace. Every sound convulsed him with anguish. All that he ate, except his black crust, produced violent retchings. All that gives pleasure to our educated senses gave him pain through those very senses, trained in an opposite direction.

The point for each one to decide is, whether it is mortal mind or immortal Mind that is causative. We should forsake the basis of matter for metaphysical Science and its divine Principle. *Useful knowledge*

Whatever furnishes the semblance of an idea governed by its Principle, furnishes food for thought. Through astronomy, natural history, chemistry, music, mathematics, thought passes naturally from effect back to cause.

Academics of the right sort are requisite. Observation, invention, study, and original thought are expansive and should promote the growth of mortal mind out of itself, out of all that is mortal.

It is the tangled barbarisms of learning which we deplore, — the mere dogma, the speculative theory, the nauseous fiction. Novels, remarkable only for their exaggerated pictures, impossible ideals, and specimens of depravity, fill our young readers with wrong tastes and sentiments. Literary commercialism is lowering the intellectual standard to accommodate the purse and to meet a frivolous demand for amusement instead of for improvement. Incorrect views lower the standard of truth.

ihm ein Empfinden von heftigem Schmerz. Seine Augen wurden durch das Licht entzündet. Nachdem der stammelnde Junge einige Wörter zu sprechen gelernt hatte, bat er darum, in sein Verlies zurückgebracht zu werden, und sagte, dass er niemals irgendwo anders glücklich sein könne. Außerhalb des trostlosen Dunkels und der kalten Stille fand er keinen Frieden. Jeder Laut ließ ihn gepeinigt zusammenfahren. Alles, was er außer seiner Kruste Schwarzbrot aß, verursachte ihm heftiges Würgen. Alles, was unseren kultivierten Sinnen Freude macht, bereitete ihm Schmerz durch ebendiese Sinne, die in einer entgegengesetzten Richtung erzogen worden waren.

Die Frage, die jeder für sich entscheiden muss, lautet: Ist das sterbliche Gemüt ursächlich oder das unsterbliche GEMÜT? Wir sollten die Materie als Grundlage für die metaphysische Wissenschaft und ihr göttliches PRINZIP aufgeben.

Nützliches Wissen

Alles, was eine durch ihr PRINZIP regierte Idee erahnen lässt, regt uns zum Nachdenken an. Durch Astronomie, Naturgeschichte, Chemie, Musik und Mathematik geht das Denken ganz natürlich von der Wirkung auf die Ursache zurück.

Akademische Bildung rechter Art ist erforderlich. Beobachtung, Erfindung, Studium und schöpferisches Denken erweitern den Horizont und sollten dazu beitragen, dass das sterbliche Gemüt über sich selbst hinauswächst, über alles, was sterblich ist.

Die verworrenen Entstellungen der Gelehrsamkeit sind es, die wir beklagen — das bloße Dogma, die spekulative Theorie, die üble Erzählliteratur. Geschichten, die nur durch ihre übertriebenen Bilder, unmöglichen Ideale und Beispiele moralischer Verkommenheit auffallen, vermitteln unseren jungen Lesern falsche Geschmacksrichtungen und Empfindungen. Literarischer Kommerz drückt den intellektuellen Standard herab, um sich dem Geldbeutel anzupassen und leichtfertiges Verlangen nach Vergnügen zu befriedigen, statt der Forderung nach Vervollkommnung nachzukommen. Falsche Anschauungen senken den Standard der Wahrheit.

If materialistic knowledge is power, it is not wisdom. It is but a blind force. Man has "sought out many inventions," but he has not yet found it true that knowledge can save him from the dire effects of knowledge. The power of mortal mind over its own body is little understood.

Better the suffering which awakens mortal mind from its fleshly dream, than the false pleasures which tend to perpetuate this dream. Sin alone brings death, for sin is the only element of destruction.

Sin destroyed through suffering

"Fear him which is able to destroy both soul and body in hell," said Jesus. A careful study of this text shows that here the word *soul* means a false sense or material consciousness. The command was a warning to beware, not of Rome, Satan, nor of God, but of sin. Sickness, sin, and death are not concomitants of Life or Truth. No law supports them. They have no relation to God wherewith to establish their power. Sin makes its own hell, and goodness its own heaven.

Such books as will rule disease out of mortal mind, — and so efface the images and thoughts of disease, instead of impressing them with forcible descriptions and medical details, — will help to abate sickness and to destroy it.

Dangerous shoals avoided

Many a hopeless case of disease is induced by a single *post mortem* examination, — not from infection nor from contact with material virus, but from the fear of the disease and from the image brought before the mind; it is a mental state, which is afterwards outlined on the body.

The press unwittingly sends forth many sorrows and diseases among the human family. It does this by giv-

Wenn das materialistische Wissen auch Macht ist, so ist es doch nicht Weisheit. Es ist nur eine blinde Gewalt. Der Mensch hat „viele Künste" gesucht, aber es hat sich für ihn noch nicht bewahrheitet, dass das Wissen ihn von den verheerenden Wirkungen des Wissens erlösen kann. Die Macht des sterblichen Gemüts über seinen eigenen Körper wird kaum verstanden.

Das Leiden, das das sterbliche Gemüt aus seinem fleischlichen Traum aufweckt, ist besser als die falschen Freuden, die zur Fortdauer dieses Traums beitragen. Sünde allein bringt den Tod, denn Sünde ist das einzige Element der Zerstörung. Sünde durch Leiden zerstört

„Fürchtet euch aber vielmehr vor dem, der Leib und Seele in der Hölle verderben kann", sagte Jesus. Ein sorgfältiges Studium dieser Schriftstelle zeigt, dass das Wort *Seele* hier einen falschen Sinn oder materielles Bewusstsein bedeutet. Das Gebot war eine Warnung sich zu hüten, nicht vor Rom, dem Satan oder GOTT, sondern vor der Sünde. Krankheit, Sünde und Tod sind keine Begleiterscheinungen von LEBEN oder WAHRHEIT. Kein Gesetz stützt sie. Sie haben keine Beziehung zu GOTT, auf die sie ihre Macht gründen könnten. Sünde schafft ihre eigene Hölle und Güte ihren eigenen Himmel.

Solche Bücher, die Krankheit aus dem sterblichen Gemüt austreiben — und so die Krankheitsbilder und -gedanken auslöschen, statt sie durch eindringliche Beschreibungen und medizinische Einzelheiten einzuprägen —, werden helfen, Krankheit zu lindern und sie zu zerstören. Gefährliche Untiefen vermieden

Mancher hoffnungslose Krankheitsfall wird durch eine einzige Obduktion ausgelöst — nicht durch Infektion oder Berührung mit einem materiellen Virus, sondern durch die Furcht vor der Krankheit und durch das Bild, das dem Gemüt vorgehalten wurde; er ist ein mentaler Zustand, der sich später am Körper abzeichnet.

Die Presse verbreitet unwissentlich viel Kummer und Krankheit unter den Menschen. Sie tut das, indem sie Krankheiten Namen

ing names to diseases and by printing long descriptions which mirror images of disease distinctly in thought. A new name for an ailment affects people like a Parisian name for a novel garment. Every one hastens to get it. A minutely described disease costs many a man his earthly days of comfort. What a price for human knowledge! But the price does not exceed the original cost. God said of the tree of knowledge, which bears the fruit of sin, disease, and death, "In the day that thou eatest thereof thou shalt surely die."

Pangs caused by the press

The less that is said of physical structure and laws, and the more that is thought and said about moral and spiritual law, the higher will be the standard of living and the farther mortals will be removed from imbecility or disease.

Higher standard for mortals

We should master fear, instead of cultivating it. It was the ignorance of our forefathers in the departments of knowledge now broadcast in the earth, that made them hardier than our trained physiologists, more honest than our sleek politicians.

We are told that the simple food our forefathers ate helped to make them healthy, but that is a mistake. Their diet would not cure dyspepsia at this period. With rules of health in the head and the most digestible food in the stomach, there would still be dyspeptics. Many of the effeminate constitutions of our time will never grow robust until individual opinions improve and mortal belief loses some portion of its error.

Diet and dyspepsia

The doctor's mind reaches that of his patient. The doctor should suppress his fear of disease, else his belief in its reality and fatality will harm his patients even more

gibt und lange Beschreibungen druckt, durch welche sich die Krankheitsbilder deutlich im Denken abspiegeln. Ein neuer Name für ein Leiden wirkt auf die Menschen wie ein Pariser Name für ein neues Kleid. Jeder beeilt sich, es zu bekommen. Eine ausführlich beschriebene Krankheit kostet manchen sein irdisches Wohlergehen. Welch ein Preis für menschliches Wissen! Aber der Preis übersteigt die ursprünglichen Kosten nicht. Gott sagte vom Baum der Erkenntnis, der die Früchte von Sünde, Krankheit und Tod trägt: „An dem Tag, an dem du davon isst, wirst du gewiss sterben."

<small>Durch die Presse verursachte Qualen</small>

Je weniger über physische Struktur und Gesetze gesagt wird und je mehr über das moralische und geistige Gesetz nachgedacht und gesprochen wird, desto höher wird der Lebensstandard sein und desto weiter werden sich die Sterblichen von Geistesschwäche und Krankheit entfernen.

<small>Höherer Standard für die Sterblichen</small>

Wir sollten die Furcht meistern statt sie zu pflegen. Es war die Unwissenheit unserer Vorfahren auf den jetzt über die Erde verbreiteten Wissensgebieten, die sie abgehärteter machte als unsere geschulten Physiologen, ehrlicher als unsere glattzüngigen Politiker.

Es wird uns erzählt, dass die einfache Nahrung, die unsere Vorfahren aßen, ihnen zu Gesundheit verhalf, aber das ist ein Fehler. Ihre Ernährungsweise würde heutzutage keine Verdauungsstörung heilen. Mit Gesundheitsregeln im Kopf und der leichtverdaulichsten Kost im Magen gäbe es immer noch Magenkranke. Viele verweichlichte Konstitutionen unserer Zeit werden niemals robust werden, bis sich die individuellen Meinungen verbessern und die sterbliche Anschauung einen Teil ihres Irrtums verliert.

<small>Ernährungsweise und Verdauungsstörungen</small>

Das Gemüt des Arztes erreicht das seines Patienten. Der Arzt sollte seine eigene Furcht vor Krankheit beherrschen, sonst schadet sein Glaube an ihre Wirklichkeit und Tödlichkeit seinem Patienten noch mehr als sein Kalomel oder Morphium, denn die höhere

than his calomel and morphine, for the higher stratum of
mortal mind has in belief more power to harm man than
the substratum, matter. A patient hears the
doctor's verdict as a criminal hears his death-
sentence. The patient may seem calm under it, but he is
not. His fortitude may sustain him, but his fear, which
has already developed the disease that is gaining the
mastery, is increased by the physician's words.

Harm done by physicians

The materialistic doctor, though humane, is an artist who outlines his thought relative to disease, and then
fills in his delineations with sketches from textbooks. It is better to prevent disease from
forming in mortal mind afterwards to appear on the
body; but to do this requires attention. The thought of
disease is formed before one sees a doctor and before
the doctor undertakes to dispel it by a counter-irritant,
— perhaps by a blister, by the application of caustic or
croton oil, or by a surgical operation. Again, giving another direction to faith, the physician prescribes drugs,
until the elasticity of mortal thought haply causes a
vigorous reaction upon itself, and reproduces a picture
of healthy and harmonious formations.

Disease depicted

A patient's belief is more or less moulded and formed
by his doctor's belief in the case, even though the doctor
says nothing to support his theory. His thoughts and his
patient's commingle, and the stronger thoughts rule the
weaker. Hence the importance that doctors be Christian
Scientists.

Because the muscles of the blacksmith's arm are
strongly developed, it does not follow that
exercise has produced this result or that a
less used arm must be weak. If matter were the cause

Mind over matter

Schicht des sterblichen Gemüts hat der Annahme nach mehr Macht, dem Menschen zu schaden, als das Substrat, die Materie. Ein Patient hört das Urteil des Arztes wie ein Verbrecher sein Todesurteil hört. Der Patient scheint dabei ruhig zu sein, er ist es aber nicht. Seine Tapferkeit mag ihn aufrechterhalten, aber seine Furcht, die schon die Krankheit entwickelt hat, die sich seiner bemächtigt, wird durch die Worte des Arztes gesteigert.

> Durch Ärzte angerichteter Schaden

Der materialistische, wenn auch menschenfreundliche Arzt ist ein Künstler, der seine Gedanken über die Krankheit umreißt und diese Umrisse dann mit Skizzen aus Lehrbüchern ausmalt. Es ist besser zu verhindern, dass sich Krankheit im sterblichen Gemüt bildet, um dann am Körper zu erscheinen; aber dies zu tun erfordert Wachsamkeit. Der Krankheitsgedanke entsteht, bevor ein Arzt aufgesucht wird und bevor sich der Arzt bemüht, ihn durch ein Gegenmittel zu vertreiben — vielleicht durch ein Zugpflaster, durch die Anwendung von Ätzmitteln oder von Krotonöl oder durch eine Operation. Dann wieder gibt der Arzt dem Glauben eine andere Richtung, indem er Medikamente verschreibt, bis das sterbliche Denken durch seine Elastizität wie von ungefähr eine heftige Reaktion auf sich selbst auslöst und ein Bild gesunder und harmonischer Formationen reproduziert.

> Krankheit ausgemalt

Das, was der Patient glaubt, wird mehr oder weniger durch das geformt und gestaltet, was sein Arzt in diesem Fall annimmt, selbst wenn der Arzt nichts sagt, was seine Theorie stützt. Seine Gedanken und die seines Patienten vermischen sich und die stärkeren Gedanken beherrschen die schwächeren. Deshalb ist es so wichtig, dass Ärzte Christliche Wissenschaftler sind.

Weil die Armmuskeln des Schmieds stark entwickelt sind, folgt daraus nicht, dass Training dieses Ergebnis hervorgebracht hat oder dass ein weniger geübter Arm schwach sein muss. Wenn die Materie die Ursache der Tätigkeit

> GEMÜT über Materie

of action, and if muscles, without volition of mortal mind, could lift the hammer and strike the anvil, it might be thought true that hammering would enlarge the muscles. The trip-hammer is not increased in size by exercise. Why not, since muscles are as material as wood and iron? Because nobody believes that mind is producing such a result on the hammer.

Muscles are not self-acting. If mind does not move them, they are motionless. Hence the great fact that Mind alone enlarges and empowers man through its mandate, — by reason of its demand for and supply of power. Not because of muscular exercise, but by reason of the blacksmith's faith in exercise, his arm becomes stronger.

Mortals develop their own bodies or make them sick, according as they influence them through mortal mind. To know whether this development is produced consciously or unconsciously, is of less importance than a knowledge of the fact. The feats of the gymnast prove that latent mental fears are subdued by him. The devotion of thought to an honest achievement makes the achievement possible. Exceptions only confirm this rule, proving that failure is occasioned by a too feeble faith.   *Latent fear subdued*

Had Blondin believed it impossible to walk the rope over Niagara's abyss of waters, he could never have done it. His belief that he could do it gave his thought-forces, called muscles, their flexibility and power which the unscientific might attribute to a lubricating oil. His fear must have disappeared before his power of putting resolve into action could appear.

When Homer sang of the Grecian gods, Olympus was

wäre und wenn die Muskeln ohne das Wollen des sterblichen Gemüts den Hammer heben und auf den Amboss schlagen könnten, dann könnte man es für wahr halten, dass Hämmern die Muskeln entwickelt. Der Schmiedehammer wird durch Übung nicht vergrößert. Warum nicht, da doch Muskeln so materiell wie Holz und Eisen sind? Weil niemand daran glaubt, dass Gemüt ein solches Ergebnis an dem Hammer hervorbringt.

Muskeln sind nicht selbsttätig. Wenn das Gemüt sie nicht bewegt, sind sie bewegungslos. Daher die große Tatsache, dass allein GEMÜT durch seinen Befehl den Menschen stärker und kräftiger macht — weil es Kraft fordert und mit Kraft versorgt. Nicht durch Muskeltraining, sondern weil der Schmied an Training glaubt, wird sein Arm stärker.

Die Sterblichen entwickeln ihren eigenen Körper oder machen ihn krank, je nachdem, wie sie diesen durch das sterbliche Gemüt beeinflussen. Zu wissen, ob sich diese Entwicklung bewusst oder unbewusst vollzieht, ist weniger wichtig als das Wissen um diese Tatsache. Die Kunststücke des Turners beweisen, dass die latente, mentale Furcht von ihm beherrscht wird. Die Hingabe des Denkens an eine ehrliche große Leistung macht diese Leistung möglich. Ausnahmen bestätigen diese Regel nur, da sie beweisen, dass ein Versagen durch einen zu schwachen Glauben verursacht wird.

Latente Furcht bezwungen

Hätte Blondin geglaubt, dass es unmöglich ist, auf dem Seil über den Abgrund des Niagarafalls zu gehen, hätte er es niemals tun können. Sein Glaube daran, dass er fähig war, es zu tun, gab seinen Gedankenkräften, Muskeln genannt, ihre Geschmeidigkeit und Kraft, die der unwissenschaftliche Beobachter einem Öl zuschreiben mag. Blondins Furcht musste verschwunden sein, ehe sich seine Fähigkeit zeigen konnte, den Entschluss in die Tat umzusetzen.

Als Homer von den griechischen Göttern sang, war der Olymp

dark, but through his verse the gods became alive in a nation's belief. Pagan worship began with muscularity, but the law of Sinai lifted thought into the song of David. Moses advanced a nation to the worship of God in Spirit instead of matter, and illustrated the grand human capacities of being bestowed by immortal Mind.

Homer and Moses

Whoever is incompetent to explain Soul would be wise not to undertake the explanation of body. Life is, always has been, and ever will be independent of matter; for Life is God, and man is the idea of God, not formed materially but spiritually, and not subject to decay and dust. The Psalmist said: "Thou madest him to have dominion over the works of Thy hands. Thou hast put all things under his feet."

A mortal not man

The great truth in the Science of being, that the real man was, is, and ever shall be perfect, is incontrovertible; for if man is the image, reflection, of God, he is neither inverted nor subverted, but upright and Godlike.

The suppositional antipode of divine infinite Spirit is the so-called human soul or spirit, in other words the five senses, — the flesh that warreth against Spirit. These so-called material senses must yield to the infinite Spirit, named God.

St. Paul said: "For I determined not to know anything among you, save Jesus Christ, and him crucified." (I Cor. ii. 2.) Christian Science says: I am determined not to know anything among you, save Jesus Christ, and him glorified.

in Dunkelheit gehüllt, doch durch seine Verse wurden die Götter in der Vorstellung eines Volkes lebendig. Die heidnische Anbetung begann mit Muskulosität, aber das Gesetz des Sinai hob das Denken zum Liede Davids empor. Mose förderte ein Volk bis zur Anbetung GOTTES im GEIST statt in der Materie und veranschaulichte die großartigen menschlichen Fähigkeiten des Seins, die vom unsterblichen GEMÜT verliehen werden.

<small>Homer und Mose</small>

Wer unfähig ist SEELE zu erklären, wäre weise, die Erklärung des Körpers nicht zu versuchen. LEBEN ist und war immer von der Materie unabhängig und wird es immer sein; denn LEBEN ist GOTT und der Mensch ist die Idee GOTTES, er ist nicht materiell, sondern geistig gestaltet und unterliegt nicht dem Verfall und dem Staub. Der Psalmist sagte: „Du hast ihn zum Herrscher gemacht über das Werk Deiner Hände; alles hast Du unter seine Füße getan."

<small>Ein Sterblicher nicht der Mensch</small>

Die große Wahrheit in der Wissenschaft des Seins, dass der wirkliche Mensch vollkommen war, ist und immer sein wird, ist unbestreitbar; denn wenn der Mensch das Bild, die Widerspiegelung GOTTES ist, dann ist er weder umgekehrt noch gefallen, sondern aufrecht und GOTT-ähnlich.

Das mutmaßliche Gegenteil des göttlichen unendlichen GEISTES ist die sogenannte menschliche Seele oder der sogenannte menschliche Geist, mit anderen Worten, die fünf Sinne — das Fleisch, das gegen den GEIST streitet. Diese sogenannten materiellen Sinne müssen dem unendlichen GEIST, den wir GOTT nennen, weichen.

Paulus sagte: „Denn ich entschied mich, nichts anderes unter euch zu wissen als allein Jesus Christus, und ihn als den Gekreuzigten." (1. Korinther 2:2.) Die Christliche Wissenschaft sagt: Ich entscheide mich, nichts anderes unter euch zu wissen als allein Jesus Christus, und ihn als den Verherrlichten.

Chapter 8

Footsteps of Truth

Remember, Lord, the reproach of Thy servants;
how I do bear in my bosom
the reproach of all the mighty people;
wherewith Thine enemies have reproached, O Lord;
wherewith they have reproached
the footsteps of Thine anointed. — PSALMS.

The best sermon ever preached is Truth practised and demonstrated by the destruction of sin, sickness, and death. Knowing this and knowing too that one affection would be supreme in us and take the lead in our lives, Jesus said, "No man can serve two masters." Practical preaching

We cannot build safely on false foundations. Truth makes a new creature, in whom old things pass away and "all things are become new." Passions, selfishness, false appetites, hatred, fear, all sensuality, yield to spirituality, and the superabundance of being is on the side of God, good.

We cannot fill vessels already full. They must first be emptied. Let us disrobe error. Then, when the winds of God blow, we shall not hug our tatters close about us. The uses of truth

The way to extract error from mortal mind is to pour in truth through flood-tides of Love. Christian perfection is won on no other basis.

Grafting holiness upon unholiness, supposing that sin

Kapitel 8

Fußspuren der WAHRHEIT

Denke, Herr, an die Schmach Deiner Knechte,
die ich in meinem Herzen trage
von so vielen Völkern,
mit der, Herr, Deine Feinde schmähen,
mit der sie die Fußspuren
Deines Gesalbten schmähen. — AUS DEN PSALMEN.

Die beste Predigt, die je gehalten wurde, ist die WAHRHEIT, die durch die Zerstörung von Sünde, Krankheit und Tod praktiziert und demonstriert wird. Weil Jesus das wusste, und weil er auch wusste, dass *eine* Neigung in uns vorherrschen und unser Leben bestimmen würde, sagte er: „Niemand kann zwei Herren dienen."

<small>Praktisches Predigen</small>

Wir können auf falschen Fundamenten nicht sicher bauen. WAHRHEIT schafft eine neue Kreatur, in der das Alte vergeht und „alles neu geworden" ist. Leidenschaften, Selbstsucht, falsche Begierden, Hass, Furcht, alle Sinnlichkeit weichen der Geistigkeit, und die Überfülle des Seins ist auf der Seite GOTTES, des Guten.

Wir können keine Gefäße füllen, die schon voll sind. Sie müssen erst geleert werden. Lasst uns den Irrtum bloßlegen. Wenn dann die Winde GOTTES wehen, werden wir uns nicht fest in unsere Lumpen hüllen.

<small>Die Nutzbarmachung der Wahrheit</small>

Der Weg, den Irrtum aus dem sterblichen Gemüt zu entfernen, ist der, die Wahrheit mit Fluten der LIEBE einströmen zu lassen. Christliche Vollkommenheit wird auf keiner anderen Grundlage erlangt.

Heiligkeit auf Unheiligkeit zu pfropfen und anzunehmen, dass

can be forgiven when it is not forsaken, is as foolish as straining out gnats and swallowing camels.

The scientific unity which exists between God and man must be wrought out in life-practice, and God's will must be universally done.

If men would bring to bear upon the study of the Science of Mind half the faith they bestow upon the so-called pains and pleasures of material sense, *Divine study* they would not go on from bad to worse, until disciplined by the prison and the scaffold; but the whole human family would be redeemed through the merits of Christ, — through the perception and acceptance of Truth. For this glorious result Christian Science lights the torch of spiritual understanding.

Outside of this Science all is mutable; but immortal man, in accord with the divine Principle of his being, God, neither sins, suffers, nor dies. The days *Harmonious life-work* of our pilgrimage will multiply instead of diminish, when God's kingdom comes on earth; for the true way leads to Life instead of to death, and earthly experience discloses the finity of error and the infinite capacities of Truth, in which God gives man dominion over all the earth.

Our beliefs about a Supreme Being contradict the practice growing out of them. Error abounds where Truth should "much more abound." We *Belief and practice* admit that God has almighty power, is "a very present help in trouble;" and yet we rely on a drug or hypnotism to heal disease, as if senseless matter or erring mortal mind had more power than omnipotent Spirit.

Common opinion admits that a man may take cold in the act of doing good, and that this cold may produce

Sünde vergeben werden kann, wenn sie nicht aufgegeben wird, ist ebenso töricht, wie Mücken auszusieben und Kamele zu verschlucken.

Die wissenschaftliche Einheit, die zwischen GOTT und Mensch besteht, muss im praktischen Leben herausgearbeitet werden und der Wille GOTTES muss allüberall geschehen.

Wenn die Menschen in das Studium der Wissenschaft des GEMÜTS halb so viel Vertrauen setzten, wie sie den sogenannten Schmerzen und Freuden des materiellen Sinnes entgegenbringen, dann würde es nicht immer schlimmer mit ihnen werden, bis sie durch Gefängnis und Schafott bestraft worden sind; sondern die ganze Menschheit würde durch die Verdienste Christi erlöst werden — durch das Wahrnehmen und Akzeptieren der WAHRHEIT. Für dieses herrliche Ergebnis entzündet die Christliche Wissenschaft die Fackel geistigen Verständnisses.

Göttliches Studium

Außerhalb dieser Wissenschaft ist alles veränderlich; aber der unsterbliche Mensch, der mit dem göttlichen PRINZIP seines Seins, GOTT, in Einklang steht, sündigt, leidet oder stirbt nicht. Die Tage unserer Pilgerschaft werden mehr anstatt weniger werden, wenn GOTTES Reich auf Erden kommt; denn der wahre Weg führt zum LEBEN statt zum Tod, und die irdische Erfahrung enthüllt die Endlichkeit des Irrtums und die unendlichen Fähigkeiten der WAHRHEIT, durch die GOTT dem Menschen Herrschaft über die ganze Erde gibt.

Harmonisches Lebenswerk

Unsere Vorstellungen über ein Höchstes Wesen stehen im Widerspruch zu der Praxis, die aus ihnen entsteht. Irrtum gewinnt an Macht, wo WAHRHEIT „noch viel mächtiger" sein sollte. Wir geben zu, dass GOTT allmächtige Kraft hat, eine gegenwärtige „Hilfe in den großen Nöten" ist; und doch verlassen wir uns auf ein Medikament oder auf Hypnotismus, um Krankheit zu heilen, als besäße unintelligente Materie oder das irrende sterbliche Gemüt mehr Macht als der allmächtige GEIST.

Vorstellung und Praxis

Die allgemeine Ansicht räumt ein, dass sich ein Mensch bei einer guten Tat erkälten und dass diese Erkältung zu einer tödlichen

fatal pulmonary disease; as though evil could overbear the law of Love, and check the reward for doing good. In the Science of Christianity, Mind — omnipotence — has all-power, assigns sure rewards to righteousness, and shows that matter can neither heal nor make sick, create nor destroy.

Sure reward of righteousness

If God were understood instead of being merely believed, this understanding would establish health. The accusation of the rabbis, "He made himself the Son of God," was really the justification of Jesus, for to the Christian the only true spirit is Godlike. This thought incites to a more exalted worship and self-abnegation. Spiritual perception brings out the possibilities of being, destroys reliance on aught but God, and so makes man the image of his Maker in deed and in truth.

Our belief and understanding

We are prone to believe either in more than one Supreme Ruler or in some power less than God. We imagine that Mind can be imprisoned in a sensuous body. When the material body has gone to ruin, when evil has overtaxed the belief of life in matter and destroyed it, then mortals believe that the deathless Principle, or Soul, escapes from matter and lives on; but this is not true. Death is not a stepping-stone to Life, immortality, and bliss. The so-called sinner is a suicide. Sin kills the sinner and will continue to kill him so long as he sins. The foam and fury of illegitimate living and of fearful and doleful dying should disappear on the shore of time; then the waves of sin, sorrow, and death beat in vain.

Suicide and sin

God, divine good, does not kill a man in order to give him eternal Life, for God alone is man's life. God is at

Lungenentzündung führen könne; als ob das Böse das Gesetz der LIEBE unterdrücken und die Belohnung für Gutestun zurückhalten könnte. In der Wissenschaft des Christentums hat GEMÜT — die Allmacht — alle Gewalt, es teilt der Rechtschaffenheit den sicheren Lohn zu und zeigt, dass Materie weder heilen noch krank machen, weder erschaffen noch zerstören kann.

Sicherer Lohn für Rechtschaffenheit

Wenn man GOTT verstehen würde, statt nur an Ihn zu glauben, dann würde dieses Verständnis zu Gesundheit führen. Die Anschuldigung der Rabbiner „Er hat sich selbst zu Gottes Sohn gemacht" war in Wirklichkeit die Rechtfertigung Jesu, denn für den Christen ist der einzig wahre Geist GOTT-ähnlich. Dieser Gedanke regt zu höherer Anbetung und Selbstverleugnung an. Geistige Wahrnehmung fördert die Möglichkeiten des Seins zutage, zerstört das Vertrauen auf etwas anderes als GOTT und macht den Menschen auf diese Weise in der Tat und in der Wahrheit zum Bild seines Schöpfers.

Unser Glaube und unser Verständnis

Wir neigen dazu, entweder an mehr als *einen* Höchsten Herrscher zu glauben oder an irgendeine Macht, die geringer ist als GOTT. Wir glauben, GEMÜT könne in einem sinnengebundenen Körper eingesperrt sein. Wenn der materielle Körper zugrunde gegangen ist, wenn das Böse mit dem Glauben an Leben in der Materie zu weit gegangen ist und ihn zerstört hat, dann glauben die Sterblichen, dass das unvergängliche PRINZIP, SEELE, der Materie entrinne und weiterlebe; aber das ist nicht wahr. Der Tod ist kein Schrittstein zum LEBEN, zur Unsterblichkeit und Glückseligkeit.

Der sogenannte Sünder ist ein Selbstmörder. Sünde tötet den Sünder und wird ihn weiterhin töten, solange er sündigt. Das Wüten und die Raserei unrechtmäßigen Lebens und bangen und trübseligen Sterbens sollte am Gestade der Zeit verschwinden; dann tosen die Wellen der Sünde, des Leides und des Todes vergeblich.

Selbstmord und Sünde

GOTT, das göttliche Gute, tötet einen Menschen nicht, um ihm ewiges LEBEN zu geben, denn GOTT allein ist das Leben des Menschen. GOTT ist zugleich der Mittelpunkt und der Umkreis

once the centre and circumference of being. It is evil that dies; good dies not.

All forms of error support the false conclusions that there is more than one Life; that material history is as real and living as spiritual history; that mortal error is as conclusively mental as immortal Truth; and that there are two separate, antagonistic entities and beings, two powers, — namely, Spirit and matter, — resulting in a third person (mortal man) who carries out the delusions of sin, sickness, and death.

Spirit the only intelligence and substance

The first power is admitted to be good, an intelligence or Mind called God. The so-called second power, evil, is the unlikeness of good. It cannot therefore be mind, though so called. The third power, mortal man, is a supposed mixture of the first and second antagonistic powers, intelligence and non-intelligence, of Spirit and matter.

Such theories are evidently erroneous. They can never stand the test of Science. Judging them by their fruits, they are corrupt. When will the ages understand the Ego, and realize only one God, one Mind or intelligence?

Unscientific theories

False and self-assertive theories have given sinners the notion that they can create what God cannot, — namely, sinful mortals in God's image, thus usurping the name without the nature of the image or reflection of divine Mind; but in Science it can never be said that man has a mind of his own, distinct from God, the *all* Mind.

The belief that God lives in matter is pantheistic. The error, which says that Soul is in body, Mind is in matter, and good is in evil, must unsay it and cease from such

des Seins. Es ist das Böse, das stirbt; das Gute stirbt nicht.

Alle Formen des Irrtums stützen die falschen Schlussfolgerungen, dass es mehr als *ein* LEBEN gibt, dass die materielle Geschichte so wirklich und lebendig ist wie die geistige Geschichte, dass der sterbliche Irrtum so endgültig mental ist wie die unsterbliche WAHRHEIT und dass es zwei separate antagonistische Wesen und Naturen gibt, zwei Mächte — nämlich GEIST und Materie —, die eine dritte Person (den sterblichen Menschen) ergeben, die die Täuschungen von Sünde, Krankheit und Tod ausführt.

GEIST die einzige Intelligenz und Substanz

Der ersten Macht wird zugestanden, dass sie gut ist, eine Intelligenz oder ein GEMÜT, das GOTT genannt wird. Die sogenannte zweite Macht, das Böse, ist das Ungleichnis des Guten. Sie kann deshalb nicht Gemüt sein, auch wenn sie so genannt wird. Die dritte Macht, der sterbliche Mensch, soll dann eine Mischung aus beiden einander entgegenwirkenden Mächten sein, aus Intelligenz und Nicht-Intelligenz, aus GEIST und Materie.

Solche Theorien sind offensichtlich falsch. Sie können der Prüfung durch die Wissenschaft niemals standhalten. Nach ihren Früchten zu urteilen, sind sie schlecht. Wann wird die Menschheit das Ego verstehen und erkennen, dass es nur *einen* GOTT, *ein* GEMÜT oder *eine* Intelligenz gibt?

Unwissenschaftliche Theorien

Falsche und anmaßende Theorien haben in den Sündern die Vorstellung erweckt, sie könnten etwas erschaffen, was GOTT nicht erschaffen kann — nämlich sündige zu GOTTES Bild geschaffene Sterbliche, die sich so den Namen ohne das Wesen des Bildes oder der Widerspiegelung des göttlichen GEMÜTs widerrechtlich aneignen; aber in der Wissenschaft kann man niemals sagen, dass der Mensch ein eigenes Gemüt habe, das sich von GOTT unterscheidet, von dem GEMÜT, das *alles* ist.

Der Glaube, dass GOTT in der Materie lebt, ist pantheistisch. Der Irrtum, der behauptet, SEELE sei im Körper, GEMÜT in der Materie und Gutes im Bösen, muss dies widerrufen und solche

utterances; else God will continue to be hidden from humanity, and mortals will sin without knowing that they are sinning, will lean on matter instead of Spirit, stumble with lameness, drop with drunkenness, consume with disease, — all because of their blindness, their false sense concerning God and man.

When will the error of believing that there is life in matter, and that sin, sickness, and death are creations of God, be unmasked? When will it be understood that matter has neither intelligence, life, nor sensation, and that the opposite belief is the prolific source of all suffering? God created all through Mind, and made all perfect and eternal. Where then is the necessity for recreation or procreation? *Creation perfect*

Befogged in error (the error of believing that matter can be intelligent for good or evil), we can catch clear glimpses of God only as the mists disperse, or as they melt into such thinness that we perceive the divine image in some word or deed which indicates the true idea, — the supremacy and reality of good, the nothingness and unreality of evil. *Perceiving the divine image*

When we realize that there is one Mind, the divine law of loving our neighbor as ourselves is unfolded; whereas a belief in many ruling minds hinders man's normal drift towards the one Mind, one God, and leads human thought into opposite channels where selfishness reigns. *Redemption from selfishness*

Selfishness tips the beam of human existence towards the side of error, not towards Truth. Denial of the oneness of Mind throws our weight into the scale, not of Spirit, God, good, but of matter.

When we fully understand our relation to the Divine,

Äußerungen unterlassen; sonst wird GOTT auch weiterhin vor der Menschheit verborgen bleiben und die Sterblichen werden sündigen, ohne zu wissen, dass sie sündigen, sie werden sich auf Materie statt auf GEIST verlassen, vor Schwäche straucheln, betrunken hinfallen und sich in Krankheit verzehren — und das alles wegen ihrer Blindheit, wegen ihrer falschen Auffassung von GOTT und Mensch.

Wann wird der irrtümliche Glaube demaskiert werden, dass es Leben in der Materie gebe und Sünde, Krankheit und Tod Schöpfungen GOTTES seien? Wann wird man verstehen, dass Materie weder Intelligenz, Leben noch Empfindung hat und dass die gegenteilige Überzeugung die ergiebige Quelle allen Leidens ist? GOTT erschuf alles durch GEMÜT und machte alles vollkommen und ewig. Wo also besteht die Notwendigkeit für eine Neuschöpfung oder Zeugung? *Schöpfung vollkommen*

Vom Irrtum benebelt (dem Irrtum zu glauben, dass die Materie Intelligenz zum Guten oder Bösen besitzen könne) können wir klare Lichtblicke von GOTT nur dann erhaschen, wenn sich die Nebel teilen oder zu einer solchen Durchsichtigkeit auflösen, dass wir das göttliche Bild in irgendeinem Wort oder in irgendeiner Tat wahrnehmen können, die auf die wahre Idee hindeuten — auf die Allerhabenheit und Wirklichkeit des Guten, auf das Nichts und die Unwirklichkeit des Bösen. *Das göttliche Bild wahrnehmen*

Wenn wir uns vergegenwärtigen, dass es nur *ein* GEMÜT gibt, dann entfaltet sich das göttliche Gesetz, unseren Nächsten zu lieben wie uns selbst; wohingegen ein Glaube an viele herrschende Gemüter die normale Hinwendung des Menschen zu dem *einen* GEMÜT, dem *einen* GOTT, hindert und das menschliche Denken in entgegengesetzte Kanäle leitet, wo Selbstsucht regiert. *Erlösung von Selbstsucht*

Selbstsucht neigt den Waagebalken der menschlichen Existenz zur Seite des Irrtums, nicht zur WAHRHEIT. Das Leugnen der Einheit des GEMÜTS wirft unser Gewicht nicht in die Waagschale des GEISTES, GOTTES, des Guten, sondern in die der Materie. Wenn wir unsere Beziehung zu dem Göttlichen völlig verstehen,

we can have no other Mind but His, — no other Love, wisdom, or Truth, no other sense of Life, and no consciousness of the existence of matter or error.

The power of the human will should be exercised only in subordination to Truth; else it will misguide the judgment and free the lower propensities. It is the province of spiritual sense to govern man. Material, erring, human thought acts injuriously both upon the body and through it.

Will-power unrighteous

Will-power is capable of all evil. It can never heal the sick, for it is the prayer of the unrighteous; while the exercise of the sentiments — hope, faith, love — is the prayer of the righteous. This prayer, governed by Science instead of the senses, heals the sick.

In the scientific relation of God to man, we find that whatever blesses one blesses all, as Jesus showed with the loaves and the fishes, — Spirit, not matter, being the source of supply.

Does God send sickness, giving the mother her child for the brief space of a few years and then taking it away by death? Is God creating anew what He has already created? The Scriptures are definite on this point, declaring that His work was *finished*, nothing is new to God, and that it was *good*.

Birth and death unreal

Can there be any birth or death for man, the spiritual image and likeness of God? Instead of God sending sickness and death, He destroys them, and brings to light immortality. Omnipotent and infinite Mind made all and includes all. This Mind does not make mistakes and subsequently correct them. God does not cause man to sin, to be sick, or to die.

There are evil beliefs, often called evil spirits; but

können wir kein anderes GEMÜT haben als das Seine — keine andere LIEBE, Weisheit oder WAHRHEIT, keine andere Auffassung von LEBEN und kein Bewusstsein von der Existenz der Materie oder des Irrtums.

Die menschliche Willenskraft sollte nur in Unterordnung unter die WAHRHEIT ausgeübt werden; sonst wird sie das Urteilsvermögen irreführen und die niederen Triebe entfesseln. Dem geistigen Sinn steht es zu den Menschen zu regieren. Das materielle, irrende, menschliche Denken wirkt schädlich sowohl auf den Körper als auch durch ihn.

Willenskraft unrecht

Willenskraft ist zu allem Bösen fähig. Sie kann niemals die Kranken heilen, denn sie ist das Gebet des Ungerechten, während die Betätigung der Empfindungen — Hoffnung, Glaube, Liebe — das Gebet des Gerechten ist. Dieses Gebet, das von der Wissenschaft statt von den Sinnen regiert wird, heilt die Kranken.

In der wissenschaftlichen Beziehung von GOTT zum Menschen erkennen wir: Was einen segnet, segnet alle, wie es Jesus mit den Broten und Fischen zeigte — weil GEIST, nicht die Materie, die Quelle der Versorgung ist.

Schickt GOTT Krankheit, gibt Er der Mutter ihr Kind für den kurzen Zeitraum einiger Jahre und nimmt es dann durch den Tod hinweg? Erschafft GOTT erneut, was Er schon erschaffen hat? Die Heilige Schrift ist in diesem Punkt eindeutig, indem sie erklärt, dass Sein Werk *vollendet* war — für GOTT gibt es nichts Neues — und dass es *gut* war.

Geburt und Tod unwirklich

Kann es überhaupt Geburt oder Tod geben für den Menschen, das geistige Bild und Gleichnis GOTTES? Anstatt Krankheit und Tod zu schicken, zerstört GOTT sie und bringt Unsterblichkeit ans Licht. Das allmächtige und unendliche GEMÜT hat alles gemacht und schließt alles ein. Dieses GEMÜT macht keine Fehler und korrigiert sie nachträglich. GOTT lässt den Menschen nicht sündigen, krank sein oder sterben.

Es gibt böse Vorstellungen, die oft böse Geister genannt werden;

these evils are not Spirit, for there is no evil in Spirit. Because God is Spirit, evil becomes more apparent and obnoxious proportionately as we advance spiritually, until it disappears from our lives. This fact proves our position, for every scientific statement in Christianity has its proof. Error of statement leads to error in action.

<small>No evil in Spirit</small>

God is not the creator of an evil mind. Indeed, evil is not Mind. We must learn that evil is the awful deception and unreality of existence. Evil is not supreme; good is not helpless; nor are the so-called laws of matter primary, and the law of Spirit secondary. Without this lesson, we lose sight of the perfect Father, or the divine Principle of man.

<small>Subordination of evil</small>

Body is not first and Soul last, nor is evil mightier than good. The Science of being repudiates self-evident impossibilities, such as the amalgamation of Truth and error in cause or effect. Science separates the tares and wheat in time of harvest.

<small>Evident impossibilities</small>

There is but one primal cause. Therefore there can be no effect from any other cause, and there can be no reality in aught which does not proceed from this great and only cause. Sin, sickness, disease, and death belong not to the Science of being. They are the errors, which presuppose the absence of Truth, Life, or Love.

<small>One primal cause</small>

The spiritual reality is the scientific fact in all things. The spiritual fact, repeated in the action of man and the whole universe, is harmonious and is the ideal of Truth. Spiritual facts are not inverted; the opposite discord, which bears no resemblance to spirituality, is not real. The only evidence of this inversion is obtained from

aber diese Übel sind nicht GEIST, denn es gibt nichts Böses im GEIST. Weil GOTT GEIST ist, wird das Böse in dem Verhältnis sichtbarer und anstößiger, wie wir geistig Fortschritte machen, bis es aus unserem Leben verschwindet. Diese Tatsache beweist unseren Standpunkt, denn im Christentum ist jede wissenschaftliche Aussage beweisbar. Irrtum in der Behauptung führt zu Irrtum im Handeln.

<small>Nichts Böses im GEIST</small>

GOTT ist nicht der Schöpfer eines bösen GEMÜTS. Tatsächlich ist das Böse nicht GEMÜT. Wir müssen verstehen lernen, dass das Böse die schreckliche Täuschung und Unwirklichkeit des Daseins ist. Das Böse ist nicht das Höchste; das Gute ist nicht hilflos; noch sind die sogenannten Gesetze der Materie primär und das Gesetz des GEISTES sekundär. Ohne diese Lektion verlieren wir den vollkommen Vater, oder das göttliche PRINZIP des Menschen, aus den Augen.

<small>Unterwerfung des Bösen</small>

Der Körper steht nicht an erster Stelle und SEELE an letzter, noch ist das Böse mächtiger als das Gute. Die Wissenschaft des Seins verwirft selbstverständliche Unmöglichkeiten, wie die Vermischung von WAHRHEIT und Irrtum in Ursache oder Wirkung. Zur Erntezeit trennt die Wissenschaft das Unkraut vom Weizen.

<small>Offensichtliche Unmöglichkeiten</small>

Es gibt nur *eine* Grundursache. Deshalb kann es keine Wirkung aus irgendeiner anderen Ursache geben, und es kann keine Wirklichkeit in irgendetwas geben, das nicht von dieser großen und einzigen Ursache ausgeht. Sünde, Leiden, Krankheit und Tod gehören nicht zur Wissenschaft des Seins. Sie sind die Irrtümer, die die Abwesenheit von WAHRHEIT, LEBEN oder LIEBE voraussetzen.

<small>Eine Grundursache</small>

Die geistige Wirklichkeit ist die wissenschaftliche Tatsache in allen Dingen. Die geistige Tatsache, die sich in der Aktivität des Menschen und des ganzen Universums wiederholt, ist harmonisch und ist das Ideal der WAHRHEIT. Geistige Tatsachen werden nicht umgekehrt; die entgegengesetzte Disharmonie, die keine Ähnlichkeit mit der Geistigkeit hat, ist nicht wirklich. Der einzige Hinweis auf diese Umkehrung wird aus dem mutmaßlichen

suppositional error, which affords no proof of God, Spirit, or of the spiritual creation. Material sense defines all things materially, and has a finite sense of the infinite.

The Scriptures say, "In Him we live, and move, and have our being." What then is this seeming power, independent of God, which causes disease and cures it? What is it but an error of belief, — a law of mortal mind, wrong in every sense, embracing sin, sickness, and death? It is the very antipode of immortal Mind, of Truth, and of spiritual law. It is not in accordance with the goodness of God's character that He should make man sick, then leave man to heal himself; it is absurd to suppose that matter can both cause and cure disease, or that Spirit, God, produces disease and leaves the remedy to matter.

Seemingly independent authority

John Young of Edinburgh writes: "God is the father of mind, and of nothing else." Such an utterance is "the voice of one crying in the wilderness" of human beliefs and preparing the way of Science. Let us learn of the real and eternal, and prepare for the reign of Spirit, the kingdom of heaven, — the reign and rule of universal harmony, which cannot be lost nor remain forever unseen.

Mind, not matter, is causation. A material body only expresses a material and mortal mind. A mortal man possesses this body, and he makes it harmonious or discordant according to the images of thought impressed upon it. You embrace your body in your thought, and you should delineate upon it thoughts of health, not of sickness. You should banish all thoughts of disease and sin and of other beliefs

Sickness as only thought

Irrtum gewonnen, der keinen Beweis von GOTT, GEIST, oder von der geistigen Schöpfung liefert. Der materielle Sinn definiert alle Dinge materiell und hat eine endliche Auffassung vom Unendlichen.

In der Heiligen Schrift steht: „In Ihm leben, weben und sind wir." Was ist dann diese scheinbare, von GOTT unabhängige Kraft, die Krankheit verursacht und heilt? Was ist sie anderes als eine irrige Vorstellung — ein Gesetz des sterblichen Gemüts, falsch in jeder Hinsicht, das Sünde, Krankheit und Tod umfasst? Sie ist das genaue Gegenteil des unsterblichen GEMÜTS, der WAHRHEIT und des geistigen Gesetzes. Es steht nicht in Einklang mit der Güte von GOTTES Charakter, dass Er den Menschen krank macht und es dann ihm überlässt, sich selbst zu heilen; es ist absurd anzunehmen, dass Materie Krankheit verursacht und auch heilt oder dass GEIST, GOTT, Krankheit erzeugt und Materie das Heilmittel überlässt.

<small>Scheinbar unabhängige Autorität</small>

John Young aus Edinburgh schreibt: „Gott ist der Vater des Gemüts und von nichts anderem." Ein derartiger Ausspruch ist die „Stimme eines Rufenden in der Wüste" menschlicher Vorstellungen und bereitet der Wissenschaft den Weg. Lasst uns das Wirkliche und Ewige kennenlernen und uns auf die Herrschaft des GEISTES, auf das Himmelreich, vorbereiten — auf die Herrschaft und die Regierung der universalen Harmonie, die nicht verloren gehen noch für immer ungesehen bleiben kann.

GEMÜT, nicht Materie, ist Ursächlichkeit. Ein materieller Körper drückt nur ein materielles und sterbliches Gemüt aus. Ein sterblicher Mensch besitzt diesen Körper, und er macht ihn harmonisch oder unharmonisch, je nach den Gedankenbildern, die er ihm aufprägt. Du umfasst deinen Körper in deinem Denken, und du solltest auf ihm Gedanken der Gesundheit und nicht der Krankheit abbilden. Du solltest alle Gedanken über Krankheit und Sünde und andere der Materie

<small>Krankheit nur gedanklich</small>

included in matter. Man, being immortal, has a perfect indestructible life. It is the mortal belief which makes the body discordant and diseased in proportion as ignorance, *fear,* or human will governs mortals.

Mind, supreme over all its formations and governing them all, is the central sun of its own systems of ideas, the life and light of all its own vast creation; and man is tributary to divine Mind. The material and mortal body or mind is not the man.

Allness of Truth

The world would collapse without Mind, without the intelligence which holds the winds in its grasp. Neither philosophy nor skepticism can hinder the march of the Science which reveals the supremacy of Mind. The immanent sense of Mind-power enhances the glory of Mind. Nearness, not distance, lends enchantment to this view.

The compounded minerals or aggregated substances composing the earth, the relations which constituent masses hold to each other, the magnitudes, distances, and revolutions of the celestial bodies, are of no real importance, when we remember that they all must give place to the spiritual fact by the translation of man and the universe back into Spirit. In proportion as this is done, man and the universe will be found harmonious and eternal.

Spiritual translation

Material substances or mundane formations, astronomical calculations, and all the paraphernalia of speculative theories, based on the hypothesis of material law or life and intelligence resident in matter, will ultimately vanish, swallowed up in the infinite calculus of Spirit.

Spiritual sense is a conscious, constant capacity to understand God. It shows the superiority of faith by works

innewohnende Vorstellungen verbannen. Weil der Mensch unsterblich ist, hat er ein vollkommenes, unzerstörbares Leben. Es ist die sterbliche Anschauung, die den Körper in dem Maße unharmonisch und krank macht, wie Unwissenheit, *Furcht* oder menschlicher Wille die Sterblichen regiert.

GEMÜT, das über alle seine Gebilde erhaben ist und sie alle regiert, ist die zentrale Sonne seiner eigenen Ideensysteme, das Leben und Licht seiner eigenen unermesslichen Schöpfung; und der Mensch untersteht dem göttlichen GEMÜT. Der materielle und sterbliche Körper oder das materielle und sterbliche Gemüt ist nicht der Mensch.

<small>Allheit der WAHRHEIT</small>

Ohne GEMÜT, ohne die Intelligenz, die den Wind in ihrer Hand hält, würde die Welt in sich zusammenfallen. Weder Philosophie noch Skeptizismus können den Vormarsch der Wissenschaft aufhalten, die die Allerhabenheit des GEMÜTS offenbart. Das innewohnende Bewusstsein von der Macht des GEMÜTS erhöht die Herrlichkeit des GEMÜTS. Nähe, nicht Ferne, verleiht diesem Anblick Zauber.

Die zusammengesetzten Mineralien oder die gesamten Substanzen, die die Erde bilden, die Beziehungen, welche die Elementarmassen zueinander haben, die Größen, Entfernungen und Umdrehungen der Himmelskörper haben keine wirkliche Bedeutung, wenn wir bedenken, dass sie alle der geistigen Tatsache durch die Übertragung des Menschen und des Universums zurück in den GEIST Raum geben müssen. In dem Verhältnis, wie das geschieht, werden sich der Mensch und das Universum als harmonisch und ewig erweisen.

<small>Geistige Übertragung</small>

Materielle Substanzen oder Erdformationen, astronomische Berechnungen und der ganze Kleinkram spekulativer Theorien, die sich auf die Hypothese gründen, dass es materielle Gesetze oder Leben und Intelligenz in der Materie gibt, werden schließlich verschwinden, verschlungen in der unendlichen Berechnung des GEISTES.

Der geistige Sinn ist eine bewusste, beständige Fähigkeit GOTT zu verstehen. Er zeigt die Überlegenheit eines Glaubens durch Werke

over faith in words. Its ideas are expressed only in "new tongues;" and these are interpreted by the translation of the spiritual original into the language which human thought can comprehend.

The Principle and proof of Christianity are discerned by spiritual sense. They are set forth in Jesus' demonstrations, which show — by his healing the sick, casting out evils, and destroying death, "the last enemy that shall be destroyed," — his disregard of matter and its so-called laws. *Jesus' disregard of matter*

Knowing that Soul and its attributes were forever manifested through man, the Master healed the sick, gave sight to the blind, hearing to the deaf, feet to the lame, thus bringing to light the scientific action of the divine Mind on human minds and bodies and giving a better understanding of Soul and salvation. Jesus healed sickness and sin by one and the same metaphysical process.

The expression *mortal mind* is really a solecism, for Mind is immortal, and Truth pierces the error of mortality as a sunbeam penetrates the cloud. Because, in obedience to the immutable law of Spirit, this so-called mind is self-destructive, I name it mortal. Error soweth the wind and reapeth the whirlwind. *Mind not mortal*

What is termed matter, being unintelligent, cannot say, "I suffer, I die, I am sick, or I am well." It is the so-called mortal mind which voices this and appears to itself to make good its claim. To mortal sense, sin and suffering are real, but immortal sense includes no evil nor pestilence. Because immortal sense has no error of sense, it has no sense of error; therefore it is without a destructive element. *Matter mindless*

über einen Glauben in Worten. Seine Ideen werden nur mit „neuen Sprachen" ausgedrückt; und diese werden interpretiert durch die Übersetzung des geistigen Originals in die Sprache, die das menschliche Denken begreifen kann.

Das PRINZIP und der Beweis des Christentums werden durch den geistigen Sinn wahrgenommen. Sie sind durch Jesu Demonstrationen dargelegt worden, die seine Missachtung der Materie und ihrer sogenannten Gesetze zeigen — durch sein Heilen der Kranken, Austreiben der Übel und Zerstören des Todes, des letzten Feindes, „der vernichtet wird". <small>Jesu Missachtung der Materie</small>

Weil der Meister wusste, dass SEELE und ihre Attribute für immer durch den Menschen offenbar werden, heilte er die Kranken, gab er den Blinden die Sehkraft, den Tauben das Gehör und den Lahmen die Beweglichkeit ihrer Füße wieder; auf diese Weise brachte er das wissenschaftliche Wirken des göttlichen GEMÜTS auf menschliche Gemüter und Körper ans Licht und gab ein besseres Verständnis von SEELE und Erlösung. Jesus heilte Krankheit und Sünde durch ein und denselben metaphysischen Vorgang.

Der Ausdruck *sterbliches Gemüt* ist in Wirklichkeit ein Fehler, denn GEMÜT ist unsterblich und WAHRHEIT durchdringt den Irrtum der Sterblichkeit, so wie ein Sonnenstrahl die Wolke durchbricht. Weil dem unveränderlichen Gesetz des GEISTES zufolge dieses sogenannte Gemüt selbstzerstörerisch ist, nenne ich es sterblich. Der Irrtum sät Wind und erntet Sturm. <small>GEMÜT nicht sterblich</small>

Das, was Materie genannt wird, ist unintelligent und kann daher nicht sagen: „Ich leide, ich sterbe, ich bin krank oder ich bin gesund." Es ist das sogenannte sterbliche Gemüt, das dies äußert, und es scheint seine Behauptung an sich selbst wahrzumachen. Für den sterblichen Sinn sind Sünde und Leiden wirklich, aber der unsterbliche Sinn schließt weder Übel noch Plagen ein. Weil der unsterbliche Sinn keinen Irrtum des Sinnes hat, hat er keinen Sinn für Irrtum; daher ist er ohne ein zerstörerisches Element. <small>Materie gemütlos</small>

If brain, nerves, stomach, are intelligent, — if they talk to us, tell us their condition, and report how they feel, — then Spirit and matter, Truth and error, commingle and produce sickness and health, good and evil, life and death; and who shall say whether Truth or error is the greater?

The sensations of the body must either be the sensations of a so-called mortal mind or of matter. Nerves are not mind. Is it not provable that Mind is not *mortal* and that matter has no sensation? Is it not equally true that matter does not appear in the spiritual understanding of being?

Matter sensationless

The sensation of sickness and the impulse to sin seem to obtain in mortal mind. When a tear starts, does not this so-called mind produce the effect seen in the lachrymal gland? Without mortal mind, the tear could not appear; and this action shows the nature of all so-called material cause and effect.

It should no longer be said in Israel that "the fathers have eaten sour grapes, and the children's teeth are set on edge." Sympathy with error should disappear. The transfer of the thoughts of one erring mind to another, Science renders impossible.

If it is true that nerves have sensation, that matter has intelligence, that the material organism causes the eyes to see and the ears to hear, then, when the body is dematerialized, these faculties must be lost, for their immortality is not in Spirit; whereas the fact is that only through dematerialization and spiritualization of thought can these faculties be conceived of as immortal.

Nerves painless

Nerves are not the source of pain or pleasure. We

Wenn Gehirn, Nerven und Magen intelligent sind — wenn sie zu uns sprechen, uns ihren Zustand mitteilen und berichten, wie sie sich fühlen —, dann vermischen sich GEIST und Materie, WAHRHEIT und Irrtum und erzeugen Krankheit und Gesundheit, Gutes und Böses, Leben und Tod; und wer soll dann sagen, was größer ist, WAHRHEIT oder Irrtum?

Die Empfindungen des Körpers müssen entweder die Empfindungen des sogenannten sterblichen Gemüts oder der Materie sein. Nerven sind nicht Gemüt. Ist es nicht beweisbar, dass GEMÜT nicht *sterblich* ist und dass Materie keine Empfindung hat? Ist es nicht ebenso wahr, dass Materie im geistigen Verständnis des Seins nicht erscheint? *Materie empfindungslos*

Das Empfinden von Krankheit und der Impuls zu sündigen scheinen im sterblichen Gemüt zu bestehen. Wenn sich eine Träne bildet, bringt dann nicht dieses sogenannte Gemüt die Wirkung hervor, die man der Tränendrüse zuschreibt? Ohne das sterbliche Gemüt könnte die Träne nicht erscheinen; und dieser Vorgang zeigt die Natur aller sogenannten materiellen Ursache und Wirkung.

Es sollte in Israel nicht länger heißen: „Die Väter haben saure Trauben gegessen, aber den Söhnen sind die Zähne davon stumpf geworden." Das Mitgefühl mit dem Irrtum sollte verschwinden. Die Wissenschaft macht die Übertragung von Gedanken von einem irrenden Gemüt auf ein anderes unmöglich.

Wenn es wahr ist, dass Nerven Empfindung haben, dass Materie Intelligenz besitzt, dass der materielle Organismus die Ursache für das Sehen der Augen und für das Hören der Ohren ist, dann müssen diese Fähigkeiten verloren gehen, wenn der Körper entmaterialisiert wird, denn ihre Unsterblichkeit liegt nicht im GEIST; dagegen ist es eine Tatsache, dass man nur durch Entmaterialisierung und Vergeistigung des Denkens erfassen kann, dass diese Fähigkeiten unsterblich sind. *Nerven schmerzlos*

Nerven sind nicht der Ursprung von Schmerz oder Lust. Wir

suffer or enjoy in our dreams, but this pain or pleasure is not communicated through a nerve. A tooth which has been extracted sometimes aches again in belief, and the pain seems to be in its old place. A limb which has been amputated has continued in belief to pain the owner. If the sensation of pain in the limb can return, can be prolonged, why cannot the limb reappear?

Why need pain, rather than pleasure, come to this mortal sense? Because the memory of pain is more vivid than the memory of pleasure. I have seen an unwitting attempt to scratch the end of a finger which had been cut off for months. When the nerve is gone, which we say was the occasion of pain, and the pain still remains, it proves sensation to be in the mortal mind, not in matter. Reverse the process; take away this so-called mind instead of a piece of the flesh, and the nerves have no sensation.

Mortals have a modus of their own, undirected and unsustained by God. They produce a rose through seed and soil, and bring the rose into contact with the olfactory nerves that they may smell it. In legerdemain and credulous frenzy, mortals believe that unseen spirits produce the flowers. God alone makes and clothes the lilies of the field, and this He does by means of Mind, not matter. *Human falsities*

Because all the methods of Mind are not understood, we say the lips or hands must move in order to convey thought, that the undulations of the air convey sound, and possibly that other methods involve so-called miracles. The realities of being, its normal action, and the origin of all things are unseen to mortal sense; whereas the unreal and imitative movements of mortal belief, which would reverse the immortal *No miracles in Mind-methods*

leiden oder genießen in unseren Träumen, aber dieser Schmerz oder diese Lust wird nicht durch einen Nerv übertragen. Ein Zahn, der gezogen worden ist, schmerzt der Annahme nach mitunter wieder, und der Schmerz scheint an seiner alten Stelle zu sein. Ein Körperglied, das amputiert wurde, hat der Annahme nach seinem Eigentümer weiterhin Schmerzen verursacht. Wenn die Schmerzempfindung in dem Körperglied wieder auftreten und andauern kann, warum kann das Körperglied nicht wiedererscheinen?

Warum muss diesem sterblichen Sinn eher Schmerz als Wohlgefühl widerfahren? Weil die Erinnerung an Schmerz lebendiger ist als die Erinnerung an Wohlgefühl. Ich habe gesehen, wie jemand unbewusst versuchte, sich an der Fingerspitze zu kratzen, die schon seit Monaten abgetrennt war. Wenn der Nerv, von dem wir sagen, dass er den Schmerz verursacht, nicht mehr da ist und der Schmerz immer noch anhält, so beweist dies, dass die Empfindung im sterblichen Gemüt liegt, nicht in der Materie. Kehre diesen Vorgang um; nimm dieses sogenannte Gemüt statt eines Stücks Fleisch weg, und die Nerven haben keine Empfindung.

Die Sterblichen haben ihre eigene Methode, die von GOTT nicht angeordnet und nicht unterstützt wird. Sie erzeugen eine Rose durch Samen und Erde und bringen die Rose mit den Geruchsnerven in Kontakt, um sie riechen zu können. Gaukelei und leichtgläubiger Wahn lassen die Sterblichen glauben, dass unsichtbare Geister die Blumen hervorbringen. GOTT allein erschafft und kleidet die Lilien auf dem Feld, und das tut Er durch GEMÜT, nicht durch Materie.

<small>Menschliche Täuschungen</small>

Weil nicht alle Methoden des GEMÜTS verstanden werden, sagen wir, dass die Lippen oder die Hände sich bewegen müssen, um Gedanken zu übermitteln, dass die Schwingungen der Luft den Ton übertragen und vielleicht, dass andere Verfahren sogenannte Wunder einschließen. Die Wirklichkeiten des Seins, seine normale Tätigkeit und der Ursprung aller Dinge sind für den sterblichen Sinn unsichtbar; wohingegen die unwirklichen und simulierten Bewegungen der sterblichen Auffassung, die die unsterbliche Methode und Tätigkeit umkehren

<small>Keine Wunder in Methoden des GEMÜTS</small>

modus and action, are styled the real. Whoever contradicts this mortal mind supposition of reality is called a deceiver, or is said to be deceived. Of a man it has been said, "As he thinketh in his heart, so is he;" hence as a man spiritually *understandeth,* so is he in truth.

Mortal mind conceives of something as either liquid or solid, and then classifies it materially. Immortal and spiritual facts exist apart from this mortal and material conception. God, good, is self-existent and self-expressed, though indefinable as a whole. Every step towards goodness is a departure from materiality, and is a tendency towards God, Spirit. Material theories partially paralyze this attraction towards infinite and eternal good by an opposite attraction towards the finite, temporary, and discordant. *Good indefinable*

Sound is a mental impression made on mortal belief. The ear does not really hear. Divine Science reveals sound as communicated through the senses of Soul — through spiritual understanding.

Mozart experienced more than he expressed. The rapture of his grandest symphonies was never heard. He was a musician beyond what the world knew. This was even more strikingly true of Beethoven, who was so long hopelessly deaf. Mental melodies and strains of sweetest music supersede conscious sound. Music is the rhythm of head and heart. Mortal mind is the harp of many strings, discoursing either discord or harmony according as the hand, which sweeps over it, is human or divine. *Music, rhythm of head and heart*

Before human knowledge dipped to its depths into a false sense of things, — into belief in material origins which discard the one Mind and true source of being, —

möchten, als das Wirkliche bezeichnet werden. Wer dieser Mutmaßung des sterblichen Gemüts hinsichtlich der Wirklichkeit widerspricht, wird für einen Betrüger gehalten oder als Betrogener betrachtet. Von einem Menschen ist gesagt worden: „Wie er in seinem Herzen denkt, so ist er"*; wie also ein Mensch geistig *versteht*, so ist er in Wahrheit.

Das sterbliche Gemüt hält etwas entweder für flüssig oder fest und klassifiziert es dann auf materielle Weise. Unsterbliche und geistige Tatsachen existieren unabhängig von dieser sterblichen und materiellen Vorstellung. GOTT, das Gute, besteht durch sich selbst und drückt sich selbst aus, obwohl Er als Ganzes nicht definierbar ist. Jeder Schritt zur Güte hin ist eine Abkehr von der Materialität und führt uns näher zu GOTT, GEIST. Materielle Theorien lähmen teilweise diese Anziehung zum unendlichen und ewigen Guten durch eine entgegengesetzte Anziehung zum Endlichen, Zeitlichen und Unharmonischen.

<small>Das Gute undefinierbar</small>

Der Ton ist ein mentaler Eindruck auf den sterblichen Gedanken. Das Ohr hört nicht wirklich. Die göttliche Wissenschaft offenbart, dass der Ton durch die Sinne der SEELE kommuniziert wird — durch geistiges Verständnis.

Mozart hat mehr erlebt, als er je zum Ausdruck gebracht hat. Der Zauber seiner großartigsten Symphonien wurde niemals gehört. Er war ein größerer Musiker als die Welt ahnte. Dies trifft noch weit mehr auf Beethoven zu, der so lange hoffnungslos taub war. Mentale Melodien und Weisen lieblichster Musik ersetzen den bewussten Klang. Musik ist der Rhythmus von Kopf und Herz. Das sterbliche Gemüt ist die Harfe mit vielen Saiten, die entweder Missklang oder Harmonie ertönen lässt, je nachdem, ob die Hand, die darüber streicht, menschlich oder göttlich ist.

<small>Musik, Rhythmus von Kopf und Herz</small>

Es ist möglich, dass die von der WAHRHEIT ausgehenden Eindrücke so deutlich waren wie Laute und dass sie als Laute zu den ersten Propheten kamen, bevor das menschliche Wissen tief in eine

---

* Nach der King-James-Bibel

it is possible that the impressions from Truth were as distinct as sound, and that they came as sound to the primitive prophets. If the medium of hearing is wholly spiritual, it is normal and indestructible.

If Enoch's perception had been confined to the evidence before his material senses, he could never have "walked with God," nor been guided into the demonstration of life eternal.

Adam, represented in the Scriptures as formed from dust, is an object-lesson for the human mind. The material senses, like Adam, originate in matter and return to dust, — are proved non-intelligent. They go out as they came in, for they are still the error, not the truth of being. When it is learned that the spiritual sense, and not the material, conveys the impressions of Mind to man, then being will be understood and found to be harmonious.

Adam and the senses

We bow down to matter, and entertain finite thoughts of God like the pagan idolater. Mortals are inclined to fear and to obey what they consider a material body more than they do a spiritual God. All material knowledge, like the original "tree of knowledge," multiplies their pains, for mortal illusions would rob God, slay man, and meanwhile would spread their table with cannibal tidbits and give thanks.

Idolatrous illusions

How transient a sense is mortal sight, when a wound on the retina may end the power of light and lens! But the real sight or sense is not lost. Neither age nor accident can interfere with the senses of Soul, and there are no other real senses. It is evident that the body as matter has no sensation of its own, and there is no oblivion for Soul and its faculties. Spirit's senses are with-

The senses of Soul

falsche Auffassung von den Dingen eingetaucht war — in den Glauben an materielle Ursprünge, die das *eine* GEMÜT und die wahre Quelle des Seins verwerfen. Wenn das Mittel zum Hören völlig geistig ist, dann ist es normal und unzerstörbar.

Wäre Henochs Wahrnehmung auf den Augenschein seiner materiellen Sinne beschränkt gewesen, hätte er niemals „mit Gott" leben noch zur Demonstration des ewigen Lebens geführt werden können.

Adam, den die Heilige Schrift als aus Staub geformt darstellt, ist ein Lehrbeispiel für das menschliche Gemüt. Die materiellen Sinne haben wie Adam ihren Ursprung in der Materie und werden wieder zu Staub — sie erweisen sich als nichtintelligent. Sie verschwinden, wie sie gekommen sind, denn sie sind noch immer der Irrtum, nicht die Wahrheit des Seins. Wenn man begriffen hat, dass der geistige Sinn und nicht der materielle dem Menschen die Eindrücke übermittelt, die vom GEMÜT kommen, dann wird das Sein verstanden und als harmonisch erkannt werden.

<small>Adam und die Sinne</small>

Wie der heidnische Götzendiener beugen wir uns vor der Materie und hegen endliche Gedanken über GOTT. Die Sterblichen neigen dazu, das, was sie für einen materiellen Körper halten, mehr zu fürchten und ihm mehr zu gehorchen als einem geistigen GOTT. Alles materielle Wissen vermehrt, wie der ursprüngliche „Baum der Erkenntnis", ihre Schmerzen, denn sterbliche Illusionen möchten GOTT berauben, den Menschen umbringen und unterdessen ihren Tisch mit kannibalischen Leckerbissen decken und dafür Dank sagen.

<small>Götzendienerische Illusionen</small>

Was für ein vergänglicher Sinn ist doch das sterbliche Sehvermögen, wenn eine Wunde in der Netzhaut der Kraft des Lichts und der Linse ein Ende machen kann! Aber das wirkliche Sehvermögen oder der wirkliche Sinn geht nicht verloren. Weder Alter noch Unfall kann die Sinne der SEELE beeinträchtigen, und es gibt keine anderen wirklichen Sinne. Es ist offensichtlich, dass der Körper als Materie keine eigene Empfindung hat, und für SEELE und ihre Fähigkeiten gibt es keine Vergessenheit. Die Sinne des GEISTES sind ohne Schmerz

<small>Die Sinne der SEELE</small>

out pain, and they are forever at peace. Nothing can hide from them the harmony of all things and the might and permanence of Truth.

If Spirit, Soul, could sin or be lost, then being and immortality would be lost, together with all the faculties of Mind; but being cannot be lost while God exists. Soul and matter are at variance from the very necessity of their opposite natures. Mortals are unacquainted with the reality of existence, because matter and mortality do not reflect the facts of Spirit. *Real being never lost*

Spiritual vision is not subordinate to geometric altitudes. Whatever is governed by God, is never for an instant deprived of the light and might of intelligence and Life.

We are sometimes led to believe that darkness is as real as light; but Science affirms darkness to be only a mortal sense of the absence of light, at the coming of which darkness loses the appearance of reality. So sin and sorrow, disease and death, are the suppositional absence of Life, God, and flee as phantoms of error before truth and love. *Light and darkness*

With its divine proof, Science reverses the evidence of material sense. Every quality and condition of mortality is lost, swallowed up in immortality. Mortal man is the antipode of immortal man in origin, in existence, and in his relation to God.

Because he understood the superiority and immortality of good, Socrates feared not the hemlock poison. Even the faith of his philosophy spurned physical timidity. Having sought man's spiritual state, he recognized the immortality of man. The ignorance and malice of the age would have killed the vener- *Faith of Socrates*

und haben immer Frieden. Nichts kann die Harmonie aller Dinge und die Macht und Fortdauer der WAHRHEIT vor ihnen verbergen.

Wenn GEIST, SEELE, sündigen oder verloren gehen könnte, dann würden das Sein und die Unsterblichkeit zusammen mit allen Fähigkeiten des GEMÜTS verloren gehen; aber das Sein kann nicht verloren gehen, solange GOTT existiert. SEELE und Materie müssen wegen ihrer gegensätzlichen Naturen notwendigerweise unvereinbar sein. Die Sterblichen sind mit der Wirklichkeit des Daseins nicht vertraut, weil Materie und Sterblichkeit die Tatsachen des GEISTES nicht widerspiegeln.

Wirkliches Sein niemals verloren

Geistiges Sehen ist nicht von geometrischen Höhen abhängig. Alles, was von GOTT regiert wird, ist niemals auch nur für einen Augenblick des Lichts und der Macht der Intelligenz und des LEBENS beraubt.

Wir werden manchmal dazu verleitet zu glauben, dass Dunkelheit so wirklich sei wie Licht; aber die Wissenschaft bestätigt, dass Dunkelheit nur eine sterbliche Auffassung von der Abwesenheit des Lichts ist, bei dessen Erscheinen die Dunkelheit den Anschein von Wirklichkeit verliert. So sind Sünde und Leid, Krankheit und Tod die mutmaßliche Abwesenheit von LEBEN, GOTT, und sie fliehen wie Phantome des Irrtums vor der Wahrheit und der Liebe.

Licht und Dunkelheit

Mit ihrem göttlichen Beweis kehrt die Wissenschaft den Augenschein des materiellen Sinnes um. Jede Eigenschaft und jeder Zustand der Sterblichkeit vergeht, verschlungen von der Unsterblichkeit. Der sterbliche Mensch ist im Ursprung, im Dasein und in seiner Beziehung zu GOTT das genaue Gegenteil des unsterblichen Menschen.

Weil Sokrates die Überlegenheit und Unsterblichkeit des Guten verstand, fürchtete er das Schierlingsgift nicht. Selbst der Glaube seiner Philosophie wies die physische Ängstlichkeit verächtlich zurück. Weil er den geistigen Zustand des Menschen ergründet hatte, erkannte er die Unsterblichkeit des Menschen. Die Unwissenheit und die Bosheit jener Zeit wollten

Sokrates' Glaube

able philosopher because of his faith in Soul and his indifference to the body.

Who shall say that man is alive to-day, but may be dead to-morrow? What has touched Life, God, to such strange issues? Here theories cease, and Science unveils the mystery and solves the problem of man. Error bites the heel of truth, but cannot kill truth. Truth bruises the head of error — destroys error. Spirituality lays open siege to materialism. On which side are we fighting?

The serpent of error

The understanding that the Ego is Mind, and that there is but one Mind or intelligence, begins at once to destroy the errors of mortal sense and to supply the truth of immortal sense. This understanding makes the body harmonious; it makes the nerves, bones, brain, etc., servants, instead of masters. If man is governed by the law of divine Mind, his body is in submission to everlasting Life and Truth and Love. The great mistake of mortals is to suppose that man, God's image and likeness, is both matter and Spirit, both good and evil.

Servants and masters

If the decision were left to the corporeal senses, evil would appear to be the master of good, and sickness to be the rule of existence, while health would seem the exception, death the inevitable, and life a paradox. Paul asked: "What concord hath Christ with Belial?" (2 Corinthians vi. 15.)

When you say, "Man's body is material," I say with Paul: Be "willing rather to be absent from the body, and to be present with the Lord." Give up your material belief of mind in matter, and have but one Mind, even God; for this Mind forms its

Personal identity

den ehrwürdigen Philosophen wegen seines Glaubens an SEELE und seiner Gleichgültigkeit dem Körper gegenüber töten.

Wer wollte behaupten, der Mensch sei heute am Leben, aber morgen vielleicht schon tot? Was hat LEBEN, GOTT, zu solch seltsamen Schlüssen bewogen? Hier enden die Theorien, und die Wissenschaft lüftet das Geheimnis und löst das Problem des Menschen. Irrtum sticht der Wahrheit in die Ferse, kann die Wahrheit aber nicht töten. WAHRHEIT zertritt den Kopf des Irrtums — sie zerstört den Irrtum. Die Geistigkeit zieht offen gegen den Materialismus zu Felde. Auf welcher Seite kämpfen wir?

Die Schlange des Irrtums

Das Verständnis, dass das Ego GEMÜT ist und dass es nur *ein* GEMÜT oder *eine* Intelligenz gibt, beginnt sofort, die Irrtümer des sterblichen Sinnes zu zerstören und uns mit der Wahrheit des unsterblichen Sinnes zu versorgen. Dieses Verständnis macht den Körper harmonisch; es macht Nerven, Knochen, Gehirn usw. zu Dienern anstatt zu Herren. Wenn der Mensch vom Gesetz des göttlichen GEMÜTS regiert wird, untersteht sein Körper dem ewigen LEBEN, der immerwährenden WAHRHEIT und LIEBE. Der große Fehler der Sterblichen liegt in der Annahme, dass der Mensch, GOTTES Bild und Gleichnis, sowohl Materie als auch GEIST, sowohl gut als auch böse sei.

Diener und Herren

Wenn die Entscheidung den körperlichen Sinnen überlassen bliebe, würde das Böse als Herr des Guten erscheinen und Krankheit als die Regel des Daseins, Gesundheit dagegen erschiene als die Ausnahme, der Tod als unausweichlich und das Leben als ein Paradox. Paulus fragte: „Wie stimmt Christus mit Beliar überein?" (2. Korinther 6:15.)

Wenn du sagst: „Der Körper des Menschen ist materiell", so sage ich mit Paulus: Habe „umso mehr Lust, aus dem Leib auszuziehen und daheim zu sein beim Herrn". Gib deine materielle Vorstellung von Gemüt in der Materie auf und habe nur *ein* GEMÜT, nämlich GOTT; denn dieses GEMÜT bildet sein

Persönliche Identität

own likeness. The loss of man's identity through the understanding which Science confers is impossible; and the notion of such a possibility is more absurd than to conclude that individual musical tones are lost in the origin of harmony.

Medical schools may inform us that the healing work of Christian Science and Paul's peculiar Christian conversion and experience, — which prove Mind to be scientifically distinct from matter, — are indications of unnatural mental and bodily conditions, even of catalepsy and hysteria; yet if we turn to the Scriptures, what do we read? Why, this: "If a man keep my saying, he shall never see death!" and "Henceforth know we no man after the flesh!" *Paul's experience*

That scientific methods are superior to others, is seen by their effects. When you have once conquered a diseased condition of the body through Mind, that condition never recurs, and you have won a point in Science. When mentality gives rest to the body, the next toil will fatigue you less, for you are working out the problem of being in divine metaphysics; and in proportion as you understand the control which Mind has over so-called matter, you will be able to demonstrate this control. The scientific and permanent remedy for fatigue is to learn the power of Mind over the body or any illusion of physical weariness, and so destroy this illusion, for matter cannot be weary and heavy-laden. *Fatigue is mental*

You say, "Toil fatigues me." But what is this *me*? Is it muscle or mind? Which is tired and so speaks? Without mind, could the muscles be tired? Do the muscles talk, or do you talk for them? Matter is non-

eigenes Gleichnis. Es ist unmöglich, dass der Mensch durch das Verständnis, das die Wissenschaft verleiht, seine Identität verliert; und die Vorstellung einer solchen Möglichkeit ist unsinniger als die Schlussfolgerung, dass individuelle Töne der Musik im Ursprung der Harmonie verloren gehen.

Die medizinischen Fakultäten mögen uns sagen, dass die Heilarbeit der Christlichen Wissenschaft und die eigentümliche Bekehrung des Paulus zum Christentum und seine besondere Erfahrung — die beweisen, dass GEMÜT sich wissen-schaftlich von der Materie unterscheidet — Anzeichen unnatürlicher mentaler und körperlicher Zustände seien, ja, von Starrkrampf und Hysterie; doch was lesen wir, wenn wir uns an die Heilige Schrift wenden? Nun, Folgendes: „Wenn jemand mein Wort hält, dann wird er den Tod nicht sehen in Ewigkeit!" und: „Darum beurteilen wir von nun an niemanden nach menschlichen Maßstäben!"

<small>Die Erfahrung des Paulus</small>

Dass wissenschaftliche Methoden anderen Methoden überlegen sind, ist an ihren Wirkungen sichtbar. Wenn du einen kranken Zustand des Körpers einmal durch GEMÜT besiegt hast, dann kehrt dieser Zustand niemals wieder, und du hast in der Wissenschaft einen Schritt vorwärts getan. Wenn die Denkweise dem Körper Ruhe gibt, wird dich die nächste schwere Arbeit weniger ermüden, denn du löst die Aufgabe des Seins in der göttlichen Metaphysik; und in dem Verhältnis, wie du die Herrschaft verstehst, die GEMÜT über die sogenannte Materie hat, wirst du in der Lage sein, diese Herrschaft zu demonstrieren.

<small>Ermüdung ist mental</small>

Das wissenschaftliche und dauerhafte Heilmittel gegen Ermüdung ist, die Macht des GEMÜTS über den Körper oder über jede Illusion physischer Ermüdung zu begreifen und so diese Illusion zu zerstören, denn die Materie kann nicht mühselig und beladen sein.

Du sagst: „Schwere Arbeit ermüdet mich." Aber was ist dieses *mich?* Ist es Muskel oder Gemüt? Was ist müde und spricht davon? Könnten die Muskeln ohne das Gemüt müde sein? Sprechen die Muskeln oder sprichst du für sie? Die Materie ist nicht-intelligent.

intelligent. Mortal mind does the false talking, and that which affirms weariness, made that weariness.

You do not say a wheel is fatigued; and yet the body is as material as the wheel. If it were not for what the human mind says of the body, the body, like the inanimate wheel, would never be weary. *Mind never weary* The consciousness of Truth rests us more than hours of repose in unconsciousness.

The body is supposed to say, "I am ill." The reports of sickness may form a coalition with the reports of sin, and say, "I am malice, lust, appetite, envy, hate." What renders both sin and sickness difficult of cure is, that the human mind is the sinner, disinclined to self-correction, and believing that the body can be sick independently of mortal mind and that the divine Mind has no jurisdiction over the body. *Coalition of sin and sickness*

Why pray for the recovery of the sick, if you are without faith in God's willingness and ability to heal them? If you do believe in God, why do you substitute drugs for the Almighty's power, and employ means which lead only into material ways of obtaining help, instead of turning in time of need to God, divine Love, who is an ever-present help? *Sickness akin to sin*

Treat a belief in sickness as you would sin, with sudden dismissal. Resist the temptation to believe in matter as intelligent, as having sensation or power.

The Scriptures say, "They that wait upon the Lord … shall run, and not be weary; and they shall walk, and not faint." The meaning of that passage is not perverted by applying it literally to moments of fatigue, for the moral and physical are as one in their results. When we wake to the truth of being, all disease,

Das sterbliche Gemüt führt die falschen Reden, und das, was behauptet müde zu sein, hat diese Müdigkeit verursacht.

Du sagst nicht, dass ein Rad müde wird; und doch ist der Körper ebenso materiell wie das Rad. Wenn es die Aussage des menschlichen Gemüts über den Körper nicht gäbe, würde der Körper, wie das unbelebte Rad, niemals müde sein. Das Bewusstsein der WAHRHEIT ist erholsamer als Stunden des Schlafs in einem unbewussten Zustand.

GEMÜT niemals müde

Man glaubt, dass der Körper sagt: „Ich bin krank." Die Krankheitsberichte mögen mit den Berichten der Sünde ein Bündnis eingehen und sagen: „Ich bin Bosheit, Lust, Begierde, Neid, Hass." Das Heilen sowohl von Sünde als auch von Krankheit wird dadurch erschwert, dass das menschliche Gemüt der Sünder ist, der der Selbstkorrektur abgeneigt ist und glaubt, dass der Körper unabhängig vom sterblichen Gemüt krank sein könne und dass das göttliche GEMÜT keine Rechtsgewalt über den Körper habe.

Bündnis von Sünde und Krankheit

Warum betest du für die Genesung der Kranken, wenn du nicht glaubst, dass GOTT willens und fähig ist sie zu heilen? Wenn du wirklich an GOTT glaubst, warum ersetzt du dann die Macht des Allmächtigen durch Medikamente und wendest Mittel an, die auf der Suche nach Hilfe nur zu materiellen Wegen führen, statt dich in Zeiten der Not an GOTT zu wenden, an die göttliche LIEBE, die eine immer-gegenwärtige Hilfe ist?

Krankheit mit Sünde verwandt

Behandle den Glauben an Krankheit so, wie du Sünde behandeln würdest: mit sofortiger Zurückweisung. Widerstehe der Versuchung zu glauben, Materie sei intelligent, habe Empfindung oder Macht.

Die Heilige Schrift sagt: „Die auf den Herrn harren, kriegen neue Kraft, ... dass sie laufen und nicht matt werden, dass sie vorwärtsgehen und nicht müde werden." Die Bedeutung dieser Schriftstelle wird nicht verfälscht, wenn man sie in Augenblicken der Ermüdung wörtlich anwendet, denn das Moralische und das Physische sind eins in ihren Ergebnissen. Wenn wir zur Wahrheit

pain, weakness, weariness, sorrow, sin, death, will be unknown, and the mortal dream will forever cease. My method of treating fatigue applies to all bodily ailments, since Mind should be, and is, supreme, absolute, and final.

In mathematics, we do not multiply when we should subtract, and then say the product is correct. No more can we say in Science that muscles give strength, that nerves give pain or pleasure, or that matter governs, and then expect that the result will be harmony. Not muscles, nerves, nor bones, but mortal mind makes the whole body "sick, and the whole heart faint;" whereas divine Mind heals.

Affirmation and result

When this is understood, we shall never affirm concerning the body what we do not wish to have manifested. We shall not call the body weak, if we would have it strong; for the belief in feebleness must obtain in the human mind before it can be made manifest on the body, and the destruction of the belief will be the removal of its effects. Science includes no rule of discord, but governs harmoniously. "The wish," says the poet, "is ever father to the thought."

We may hear a sweet melody, and yet misunderstand the science that governs it. Those who are healed through metaphysical Science, not comprehending the Principle of the cure, may misunderstand it, and impute their recovery to change of air or diet, not rendering to God the honor due to Him alone. Entire immunity from the belief in sin, suffering, and death may not be reached at this period, but we may look for an abatement of these evils; and this scientific beginning is in the right direction.

Scientific beginning

des Seins erwachen, wird alle Krankheit, aller Schmerz, alle Schwachheit, alle Müdigkeit, alles Leid, alle Sünde, aller Tod unbekannt sein und der sterbliche Traum wird für immer aufhören. Meine Methode, Ermüdung zu behandeln, ist auf alle körperlichen Leiden anwendbar, denn GEMÜT sollte überragend, absolut und endgültig sein, und ist es auch.

In der Mathematik multiplizieren wir nicht, wenn wir subtrahieren sollten, und behaupten dann, das Ergebnis sei korrekt. Ebenso wenig können wir in der Wissenschaft sagen, dass Muskeln Stärke geben, dass Nerven Schmerz oder Freude vermitteln oder dass die Materie regiert, und dann erwarten, das Resultat werde Harmonie sein. Nicht Muskeln, Nerven oder Knochen, sondern das sterbliche Gemüt macht den ganzen Körper „krank" und „das ganze Herz ... matt"; wohingegen das göttliche GEMÜT heilt.

Behauptung und Resultat

Wenn wir das verstanden haben, werden wir niemals etwas über den Körper behaupten, was wir nicht an ihm manifestiert sehen möchten. Wir werden den Körper nicht schwach nennen, wenn wir ihn lieber stark hätten; denn der Glaube an Schwäche muss im menschlichen Gemüt bestehen, bevor sie sich am Körper manifestieren kann, und die Zerstörung dieses Glaubens wird dessen Wirkungen beseitigen. Die Wissenschaft schließt kein Gesetz der Disharmonie ein, sondern sie regiert auf harmonische Weise. „Der Wunsch", sagt der Dichter, „ist der Vater des Gedankens."

Wir mögen eine liebliche Melodie hören und doch die Wissenschaft, die sie regiert, missverstehen. Diejenigen, die durch die metaphysische Wissenschaft geheilt werden, ohne das PRINZIP dieser Heilung zu begreifen, mögen sie missverstehen und ihre Genesung der Luftveränderung oder der Diät zuschreiben, statt GOTT die Ehre zu geben, die Ihm allein gebührt. Völlige Immunität gegen den Glauben an Sünde, Leiden und Tod mögen wir derzeit noch nicht erreichen, aber wir können eine Verminderung dieser Übel erwarten; und dieser wissenschaftliche Anfang führt in die richtige Richtung.

Wissenschaftlicher Anfang

We hear it said: "I exercise daily in the open air. I take cold baths, in order to overcome a predisposition to take cold; and yet I have continual colds, catarrh, and cough." Such admissions ought to open people's eyes to the inefficacy of material hygiene, and induce sufferers to look in other directions for cause and cure. *Hygiene ineffectual*

Instinct is better than misguided reason, as even nature declares. The violet lifts her blue eye to greet the early spring. The leaves clap their hands as nature's untired worshippers. The snowbird sings and soars amid the blasts; he has no catarrh from wet feet, and procures a summer residence with more ease than a nabob. The atmosphere of the earth, kinder than the atmosphere of mortal mind, leaves catarrh to the latter. Colds, coughs, and contagion are engendered solely by human theories.

Mortal mind produces its own phenomena, and then charges them to something else, — like a kitten glancing into the mirror at itself and thinking it sees another kitten. *The reflex phenomena*

A clergyman once adopted a diet of bread and water to increase his spirituality. Finding his health failing, he gave up his abstinence, and advised others never to try dietetics for growth in grace.

The belief that either fasting or feasting makes men better morally or physically is one of the fruits of "the tree of the knowledge of good and evil," concerning which God said, "Thou shalt not eat of it." Mortal mind forms all conditions of the mortal body, and controls the stomach, bones, lungs, heart, blood, etc., as directly as the volition or will moves the hand. *Volition far-reaching*

Manche Leute sagen: „Ich mache täglich Übungen an der frischen Luft. Ich nehme kalte Bäder, um die Veranlagung zu Erkältungen zu überwinden; und doch habe ich ständig Erkältungen, Schnupfen und Husten." Solche Eingeständnisse sollten den Menschen die Augen für die Wirkungslosigkeit materieller Gesundheitslehren öffnen und die Leidenden veranlassen, Ursache und Heilung in anderen Richtungen zu suchen.

<small>Gesundheitslehren wirkungslos</small>

Instinkt ist besser als irregeleitete Vernunft, wie sogar die Natur verkündet. Das Veilchen hebt sein blaues Auge, um den nahenden Frühling zu begrüßen. Die Blätter, diese nimmermüden Anbeter der Natur, klatschen in die Hände. Die Schneeammer singt und schwingt sich auf mitten im Sturm; sie bekommt keinen Schnupfen durch nasse Füße und verschafft sich einen Sommersitz mit größerer Leichtigkeit als ein Krösus. Die Atmosphäre der Erde, freundlicher als die Atmosphäre des sterblichen Gemüts, überlässt letzterer den Schnupfen. Erkältungen, Husten und Ansteckung werden allein durch menschliche Theorien hervorgerufen.

Das sterbliche Gemüt erzeugt seine eigenen Phänomene und schreibt sie dann etwas anderem zu — wie ein Kätzchen, das sich im Spiegel betrachtet und meint, dass es ein anderes Kätzchen sieht.

<small>Die Reflex-Phänomene</small>

Ein Geistlicher unterzog sich einmal einer Diät aus Brot und Wasser, um seine Geistigkeit zu steigern. Als er merkte, dass seine Gesundheit litt, gab er seine Enthaltsamkeit auf und riet anderen, niemals Diätetik zu versuchen, um in der Gnade zu wachsen.

Die Auffassung, dass Fasten oder Schlemmen die Menschen moralisch oder physisch besser mache, ist eine der Früchte vom „Baum der Erkenntnis des Guten und Bösen", über den GOTT sagte: Davon „sollst du nicht essen". Das sterbliche Gemüt bildet alle Zustände des sterblichen Körpers und regiert den Magen, die Knochen, die Lungen, das Herz, das Blut usw. ebenso direkt, wie die Willenskraft oder das Wollen die Hand bewegt.

<small>Willenskraft weitreichend</small>

I knew a person who when quite a child adopted the Graham system to cure dyspepsia. For many years, he ate only bread and vegetables, and drank nothing but water. His dyspepsia increasing, he decided that his diet should be more rigid, and thereafter he partook of but one meal in twenty-four hours, this meal consisting of only a thin slice of bread without water. His physician also recommended that he should not wet his parched throat until three hours after eating. He passed many weary years in hunger and weakness, almost in starvation, and finally made up his mind to die, having exhausted the skill of the doctors, who kindly informed him that death was indeed his only alternative. At this point Christian Science saved him, and he is now in perfect health without a vestige of the old complaint.

Starvation and dyspepsia

He learned that suffering and disease were the self-imposed beliefs of mortals, and not the facts of being; that God never decreed disease, — never ordained a law that fasting should be a means of health. Hence semi-starvation is not acceptable to wisdom, and it is equally far from Science, in which being is sustained by God, Mind. These truths, opening his eyes, relieved his stomach, and he ate without suffering, "giving God thanks;" but he never enjoyed his food as he had imagined he would when, still the slave of matter, he thought of the flesh-pots of Egypt, feeling childhood's hunger and undisciplined by self-denial and divine Science.

This new-born understanding, that neither food nor the stomach, without the consent of mortal mind, can make one suffer, brings with it another lesson, — that gluttony is a sensual illusion, and

Mind and stomach

Ich kannte einen Menschen, der schon als Kind mit der Grahamkur begonnen hatte, um Verdauungsstörungen zu heilen. Viele Jahre hindurch aß er nur Brot und Gemüse und trank nichts anderes als Wasser. Weil sich seine Verdauungsstörungen verschlimmerten, beschloss er, eine strengere Diät zu befolgen, und nahm von da an alle vierundzwanzig Stunden nur noch *eine* Mahlzeit zu sich, und diese Mahlzeit bestand nur aus einer dünnen Scheibe Brot ohne Wasser. Sein Arzt empfahl ihm auch, seine ausgetrocknete Kehle immer erst drei Stunden nach dem Essen zu befeuchten. Er verbrachte viele beschwerliche Jahre in Hunger und Schwäche, war fast am Verhungern und entschloss sich schließlich zu sterben, nachdem die Kunst der Ärzte erschöpft war, die ihm freundlich mitteilten, dass der Tod tatsächlich seine einzige Alternative sei. Da rettete ihn die Christliche Wissenschaft und er erfreut sich heute vollkommener Gesundheit, ohne eine Spur der alten Beschwerden.

Verhungern und Verdauungsstörungen

Er lernte, dass Leiden und Krankheit selbst auferlegte Anschauungen der Sterblichen sind und nicht die Tatsachen des Seins; dass GOTT niemals Krankheit anordnete — niemals ein Gesetz erließ, wonach Fasten ein Mittel ist, durch das sich Gesundheit erlangen lässt. Dass jemand halb verhungert, ist für die Weisheit nicht akzeptabel, und es ist gleichermaßen weit entfernt von der Wissenschaft, in der das Sein von GOTT, GEMÜT, erhalten wird. Diese Wahrheiten, die ihm die Augen öffneten, verschafften seinem Magen Erleichterung, er aß ohne Beschwerden und „dankte Gott"; aber er fand nie den Genuss am Essen, den er sich vorgestellt hatte, als er noch Sklave der Materie war und an die Fleischtöpfe Ägyptens dachte, als er den Hunger der Kindheit fühlte und noch nicht durch Selbstverleugnung und die göttliche Wissenschaft erzogen worden war.

Dieses neugeborene Verständnis, dass ohne die Zustimmung des sterblichen Gemüts weder die Nahrung noch der Magen Leiden verursachen können, bringt eine andere Lektion mit sich, dass nämlich Völlerei eine sinnliche Illusion ist und

Gemüt und Magen

that this phantasm of mortal mind disappears as we better apprehend our spiritual existence and ascend the ladder of life.

This person learned that food affects the body only as mortal mind has its material methods of working, one of which is to believe that proper food supplies nutriment and strength to the human system. He learned also that mortal mind makes a mortal body, whereas Truth regenerates this fleshly mind and feeds thought with the bread of Life.

Food had less power to help or to hurt him after he had availed himself of the fact that Mind governs man, and he also had less faith in the so-called pleasures and pains of matter. Taking less thought about what he should eat or drink, consulting the stomach less about the economy of living and God more, he recovered strength and flesh rapidly. For many years he had been kept alive, as was believed, only by the strictest adherence to hygiene and drugs, and yet he continued ill all the while. Now he dropped drugs and material hygiene, and was well.

He learned that a dyspeptic was very far from being the image and likeness of God, — far from having "dominion over the fish of the sea, and over the fowl of the air, and over the cattle," if eating a bit of animal flesh could overpower him. He finally concluded that God never made a dyspeptic, while fear, hygiene, physiology, and physics had made him one, contrary to His commands.

In seeking a cure for dyspepsia consult matter not at all, and eat what is set before you, "asking no question for conscience sake." We must destroy the false belief that life and intelligence are in

Life only in Spirit

dass dieses Trugbild des sterblichen Gemüts verschwindet, wenn wir unser geistiges Dasein besser verstehen und auf unserem Lebensweg höher steigen.

Dieser Mensch lernte, dass Nahrung den Körper nur in dem Maße beeinflusst, wie das sterbliche Gemüt mit seinen materiellen Methoden wirken kann, von denen eine in dem Glauben besteht, dass die richtige Ernährung den menschlichen Organismus mit Nährstoffen und Kraft versorgt. Er lernte auch, dass das sterbliche Gemüt den sterblichen Körper bildet, wohingegen WAHRHEIT dieses fleischliche Gemüt erneuert und das Denken mit dem Brot des LEBENS speist.

Die Nahrung hatte weniger Macht ihm zu nützen oder zu schaden, nachdem er sich die Tatsache zunutze gemacht hatte, dass GEMÜT den Menschen regiert, und er glaubte auch weniger an die sogenannten Freuden und Leiden der Materie. Als er sich weniger darum kümmerte, was er essen und trinken sollte, zu seiner Lebensweise den Magen weniger und GOTT mehr um Rat fragte, kam er schnell zu Kräften und erreichte ein normales Körpergewicht. Viele Jahre lang war er, wie man angenommen hatte, nur am Leben geblieben, weil er sich strengstens an Gesundheitslehren und Medikamente gehalten hatte, und doch war er die ganze Zeit hindurch ständig krank gewesen. Jetzt gab er die Medikamente und die materiellen Gesundheitslehren auf und war gesund.

Er lernte, dass ein Magenkranker sehr weit davon entfernt ist das Bild und Gleichnis GOTTES zu sein — weit davon entfernt, Herrschaft zu haben „über die Fische im Meer, über die Vögel unter den Himmeln, über das Vieh", wenn der Verzehr von einem Stückchen Tierfleisch ihn überwältigen kann. Schließlich kam er zu dem Schluss, dass GOTT niemals einen Magenkranken erschaffen hat, während Furcht, Gesundheitslehren, Physiologie und Naturwissenschaft ihn dazu gemacht hatten, und zwar im Gegensatz zu Seinen Geboten.

Wenn ihr ein Heilmittel gegen Verdauungsstörungen sucht, so fragt niemals die Materie und esst, was man euch vorsetzt, „und forscht nicht um des Gewissens willen nach". Wir müssen den falschen Glauben zerstören, dass Leben und

Leben nur im GEIST

matter, and plant ourselves upon what is pure and perfect. Paul said, "Walk in the Spirit, and ye shall not fulfil the lust of the flesh." Sooner or later we shall learn that the fetters of man's finite capacity are forged by the illusion that he lives in body instead of in Soul, in matter instead of in Spirit.

Matter does not express Spirit. God is infinite omnipresent Spirit. If Spirit is *all* and is everywhere, what and where is matter? Remember that truth is greater than error, and we cannot put the greater into the less. Soul is Spirit, and Spirit is greater than body. If Spirit were once within the body, Spirit would be finite, and therefore could not be Spirit.

Soul greater than body

The question, "What is Truth," convulses the world. Many are ready to meet this inquiry with the assurance which comes of understanding; but more are blinded by their old illusions, and try to "give it pause." "If the blind lead the blind, both shall fall into the ditch."

The question of the ages

The efforts of error to answer this question by some *ology* are vain. Spiritual rationality and free thought accompany approaching Science, and cannot be put down. They will emancipate humanity, and supplant unscientific means and so-called laws.

Peals that should startle the slumbering thought from its erroneous dream are partially unheeded; but the last trump has not sounded, or this would not be so. Marvels, calamities, and sin will much more abound as truth urges upon mortals its resisted claims; but the awful daring of sin destroys sin, and foreshadows the triumph of truth. God will overturn, until "He come whose right it is." Longevity

Heralds of Science

Intelligenz in der Materie sind, und uns auf das stützen, was rein und vollkommen ist. Paulus sagte: „Lebt im GEIST, so werdet ihr die Begierden des Fleisches nicht vollbringen."* Früher oder später werden wir verstehen lernen, dass die Fesseln der begrenzten Fähigkeit des Menschen von der Illusion geschmiedet werden, dass er im Körper lebt statt in der SEELE, in der Materie statt im GEIST.

Die Materie bringt GEIST nicht zum Ausdruck. GOTT ist unendlicher allgegenwärtiger GEIST. Wenn GEIST *alles* ist und überall ist, was und wo ist Materie? Denke daran, dass die Wahrheit größer ist als der Irrtum, und wir können das Größere nicht in das Kleinere tun. SEELE ist GEIST und GEIST ist größer als der Körper. Wenn GEIST sich jemals innerhalb des Körpers befände, dann wäre GEIST endlich und könnte deshalb nicht GEIST sein.

<small>SEELE größer als der Körper</small>

Die Frage „Was ist WAHRHEIT?" erschüttert die Welt. Viele sind bereit, dieser Frage mit der Sicherheit zu begegnen, die aus dem Verständnis kommt; aber die Mehrheit wird durch ihre alten Illusionen geblendet und versucht, die „Antwort aufzuschieben". „Wenn aber ein Blinder den andern führt, so fallen sie beide in die Grube."

<small>Die Frage der Zeiten</small>

Die Bemühungen des Irrtums, diese Frage durch irgendeine *Ologie* zu beantworten, sind vergeblich. Geistige Vernunft und freies Denken begleiten die herannahende Wissenschaft und können nicht unterdrückt werden. Sie werden die Menschheit befreien und unwissenschaftliche Mittel und sogenannte Gesetze ersetzen.

Weckrufe, die das schlummernde Denken aus seinem irrigen Traum aufschrecken sollten, bleiben teilweise unbeachtet; aber die letzte Posaune ist noch nicht erklungen, sonst wäre das nicht so. Wunder, Unheil und Sünde werden noch mehr zunehmen, wenn die Wahrheit den Sterblichen ihre zurückgewiesenen Ansprüche aufzwingt; aber die schreckliche Verwegenheit der Sünde zerstört die Sünde und deutet den Triumph der Wahrheit an. GOTT wird zertrümmern, „bis der kommt, dem das Recht zusteht". Die Langlebigkeit nimmt zu und die Macht der

<small>Herolde der Wissenschaft</small>

* Luther-Bibel 1984

is increasing and the power of sin diminishing, for the world feels the alterative effect of truth through every pore.

As the crude footprints of the past disappear from the dissolving paths of the present, we shall better understand the Science which governs these changes, and shall plant our feet on firmer ground. Every sensuous pleasure or pain is self-destroyed through suffering. There should be painless progress, attended by life and peace instead of discord and death.

In the record of nineteen centuries, there are sects many but not enough Christianity. Centuries ago religionists were ready to hail an anthropomorphic God, and array His vicegerent with pomp and splendor; but this was not the manner of truth's appearing. Of old the cross was truth's central sign, and it is to-day. The modern lash is less material than the Roman scourge, but it is equally as cutting. Cold disdain, stubborn resistance, opposition from church, state laws, and the press, are still the harbingers of truth's full-orbed appearing. *Sectarianism and opposition*

A higher and more practical Christianity, demonstrating justice and meeting the needs of mortals in sickness and in health, stands at the door of this age, knocking for admission. Will you open or close the door upon this angel visitant, who cometh in the quiet of meekness, as he came of old to the patriarch at noonday?

Truth brings the elements of liberty. On its banner is the Soul-inspired motto, "Slavery is abolished." The power of God brings deliverance to the captive. No power can withstand divine Love. What is this supposed power, which opposes itself to God? *Mental emancipation*

Sünde nimmt ab, denn die Welt spürt die heilsame Wirkung der Wahrheit in allen Poren.

In dem Verhältnis wie die groben Fußspuren der Vergangenheit von den sich auflösenden Pfaden der Gegenwart verschwinden, werden wir die Wissenschaft, die diese Veränderungen regiert, besser verstehen und unsere Füße auf festeren Grund stellen. Jede sinnliche Freude oder jeder sinnliche Schmerz zerstört sich selbst durch Leiden. Fortschritt sollte schmerzlos und von Leben und Frieden begleitet sein anstatt von Disharmonie und Tod.

In der Geschichte von neunzehn Jahrhunderten gibt es zahlreiche Sekten, aber nicht genug Christentum. Vor Jahrhunderten waren die Anhänger der Religionen bereit, einem vermenschlichten GOTT zuzujubeln und Seinen Statthalter in Pomp und Pracht zu kleiden; doch das war nicht die Weise, in der die Wahrheit erschien. Von jeher war das Kreuz das zentrale Zeichen der Wahrheit, und das ist es auch heute. Die moderne Knute ist nicht so materiell wie die römische Geißel, aber sie ist genauso schneidend. Kalte Verachtung, hartnäckiger Widerstand, Opposition durch die Kirche, die staatlichen Gesetze und die Presse sind noch immer die Vorboten für das volle Erscheinen der Wahrheit.

Sektenwesen und Opposition

Ein höheres und praktischeres Christentum, das Gerechtigkeit demonstriert und die Bedürfnisse der Sterblichen in Krankheit und Gesundheit stillt, steht an der Tür dieser Zeit und klopft Einlass begehrend an. Wirst du diesem Engel, der zu dir kommt, die Tür öffnen oder sie vor ihm verschließen, diesem Engel, der in der Stille der Demut kommt wie einst zu dem Patriarchen am Mittag?

WAHRHEIT bringt die Elemente der Freiheit. Auf ihrem Banner steht das von SEELE inspirierte Motto: „Die Sklaverei ist abgeschafft." Die Macht GOTTES bringt den Gefangenen Befreiung. Keine Macht kann der göttlichen LIEBE widerstehen. Was ist diese vermeintliche Macht, die sich GOTT widersetzt?

Mentale Emanzipation

Whence cometh it? What is it that binds man with iron shackles to sin, sickness, and death? Whatever enslaves man is opposed to the divine government. Truth makes man free.

You may know when first Truth leads by the fewness and faithfulness of its followers. Thus it is that the march of time bears onward freedom's banner. *Truth's ordeal* The powers of this world will fight, and will command their sentinels not to let truth pass the guard until it subscribes to their systems; but Science, heeding not the pointed bayonet, marches on. There is always some tumult, but there is a rallying to truth's standard.

The history of our country, like all history, illustrates the might of Mind, and shows human power to be proportionate to its embodiment of right thinking. A few immortal sentences, breathing the omnipotence of divine justice, have been potent to break despotic fetters and abolish the whipping-post and slave market; *Immortal sentences* but oppression neither went down in blood, nor did the breath of freedom come from the cannon's mouth. Love is the liberator.

Legally to abolish unpaid servitude in the United States was hard; but the abolition of mental slavery is a more difficult task. The despotic tendencies, inherent in mortal mind and always germinating in new forms of tyranny, must be rooted out through the action of the divine Mind. *Slavery abolished*

Men and women of all climes and races are still in bondage to material sense, ignorant how to obtain their freedom. The rights of man were vindicated in a single section and on the lowest plane of human life, when Afri-

Woher kommt sie? Was bindet den Menschen mit eisernen Ketten an Sünde, Krankheit und Tod? Alles, was den Menschen versklavt, ist der göttlichen Regierung entgegengesetzt. WAHRHEIT macht den Menschen frei.

An der geringen Anzahl und an der Treue ihrer Nachfolger kannst du erkennen, wann WAHRHEIT zum ersten Mal die Führung übernimmt. So trägt der Gang der Zeit das Banner der Freiheit voran. Die Mächte dieser Welt werden kämpfen und ihren Wächtern befehlen, die Wahrheit nicht durchzulassen, bis sie deren Systeme billigt; aber die Wissenschaft schreitet ungeachtet des gefällten Bajonetts vorwärts. Es gibt immer etwas Aufruhr, aber auch das Sammeln um die Fahne der Wahrheit. *Feuerprobe der Wahrheit*

Die Geschichte unseres Landes veranschaulicht, wie alle Geschichte, die Macht des GEMÜTS und zeigt, dass menschliche Macht im Verhältnis zu ihrer Verkörperung rechten Denkens steht. Einige unsterbliche Äußerungen, die die Allmacht göttlicher Gerechtigkeit ausströmen, sind mächtig genug gewesen, despotische Ketten zu sprengen und den Pranger und den Sklavenhandel abzuschaffen; aber die Unterdrückung wurde weder durch Blutvergießen beseitigt noch kam der Hauch der Freiheit aus der Mündung der Kanone. LIEBE ist der Befreier. *Unsterbliche Äußerungen*

Es war schwer, die unbezahlte Sklavenarbeit in den Vereinigten Staaten durch Gesetze abzuschaffen; aber die Abschaffung der mentalen Sklaverei ist eine weit schwierigere Aufgabe. Die despotischen Neigungen, die dem sterblichen Gemüt eigen sind und in immer neuen Formen der Tyrannei keimen, müssen durch das Wirken des göttlichen GEMÜTS ausgerottet werden. *Sklaverei abgeschafft*

Noch immer sind Männer und Frauen aller Regionen und Rassen in der Knechtschaft des materiellen Sinnes und wissen nicht, wie sie ihre Freiheit erlangen können. Die Menschenrechte wurden nur in einem einzigen Teil der Welt und auf der niedrigsten Ebene menschlichen Lebens verteidigt, als in den Vereinigten Staaten die

can slavery was abolished in our land. That was only prophetic of further steps towards the banishment of a world-wide slavery, found on higher planes of existence and under more subtle and depraving forms.

The voice of God in behalf of the African slave was still echoing in our land, when the voice of the herald of this new crusade sounded the keynote of universal freedom, asking a fuller acknowledgment of the rights of man as a Son of God, demanding that the fetters of sin, sickness, and death be stricken from the human mind and that its freedom be won, not through human warfare, not with bayonet and blood, but through Christ's divine Science. *Liberty's crusade*

God has built a higher platform of human rights, and He has built it on diviner claims. These claims are not made through code or creed, but in demonstration of "on earth peace, good-will toward men." Human codes, scholastic theology, material medicine and hygiene, fetter faith and spiritual understanding. Divine Science rends asunder these fetters, and man's birthright of sole allegiance to his Maker asserts itself. *Cramping systems*

I saw before me the sick, wearing out years of servitude to an unreal master in the belief that the body governed them, rather than Mind.

The lame, the deaf, the dumb, the blind, the sick, the sensual, the sinner, I wished to save from the slavery of their own beliefs and from the educational systems of the Pharaohs, who to-day, as of yore, hold the children of Israel in bondage. I saw before me the awful conflict, the Red Sea and the wilderness; but I pressed on through faith in God, trusting Truth, the strong deliverer, to guide me into the land *House of bondage*

Sklaverei der Afrikaner abgeschafft wurde. Das war nur die Verheißung weiterer Schritte zur Verbannung einer weltweiten Sklaverei, die auf höheren Ebenen des Daseins und in raffinierteren und moralisch verkommeneren Formen zu finden ist.

Die Stimme GOTTES zugunsten der afrikanischen Sklaven hallte noch in unserem Land wider, als die Stimme des Herolds dieses neuen Kreuzzugs den Grundgedanken universaler Freiheit verkündete, eine vollständigere Anerkennung der Rechte des Menschen als Sohn GOTTES forderte und verlangte, dass das menschliche Gemüt von den Ketten der Sünde, der Krankheit und des Todes befreit werde und dass seine Freiheit nicht durch menschlichen Kampf, nicht durch Bajonett und Blutvergießen, sondern durch Christi göttliche Wissenschaft bewirkt werden solle.

Kreuzzug der Freiheit

GOTT hat ein höheres Programm der Menschenrechte aufgestellt, und Er hat es auf göttlichere Ansprüche gegründet. Diese Ansprüche werden nicht durch Gesetzbücher oder Glaubensbekenntnisse geltend gemacht, sondern durch die Demonstration des Wortes „Friede auf Erden und den Menschen ein Wohlgefallen". Menschliche Gesetze, scholastische Theologie, materielle Medizin und Gesundheitslehren fesseln den Glauben und das geistige Verständnis. Die göttliche Wissenschaft zerreißt diese Fesseln, und das Geburtsrecht des Menschen, nur seinem Schöpfer zu Treue verpflichtet zu sein, setzt sich durch.

Einengende Systeme

Ich sah vor mir die Kranken, die sich in Jahren der Knechtschaft unter einem unwirklichen Herrscher verzehrten in der Annahme, dass der Körper sie regiere und nicht das GEMÜT.

Ich wollte die Lahmen, die Tauben, die Stummen, die Blinden, die Kranken, die Sinnlichen und die Sünder aus der Sklaverei ihrer eigenen Auffassungen und aus den Erziehungssystemen der Pharaonen befreien, die heute wie damals die Kinder Israel in Knechtschaft halten. Ich sah vor mir den furchtbaren Kampf, das Rote Meer und die Wüste; doch durch den Glauben an GOTT drang ich vorwärts, indem ich WAHRHEIT, der starken Befreierin, vertraute, mich in das Land der Christlichen Wissenschaft

Haus der Knechtschaft

of Christian Science, where fetters fall and the rights of man are fully known and acknowledged.

I saw that the law of mortal belief included all error, and that, even as oppressive laws are disputed and mortals are taught their right to freedom, so the claims of the enslaving senses must be denied and superseded. The law of the divine Mind must end human bondage, or mortals will continue unaware of man's inalienable rights and in subjection to hopeless slavery, because some public teachers permit an ignorance of divine power, — an ignorance that is the foundation of continued bondage and of human suffering.

Higher law ends bondage

Discerning the rights of man, we cannot fail to foresee the doom of all oppression. Slavery is not the legitimate state of man. God made man free. Paul said, "I was free born." All men should be free. "Where the Spirit of the Lord is, there is liberty." Love and Truth make free, but evil and error lead into captivity.

Native freedom

Christian Science raises the standard of liberty and cries: "Follow me! Escape from the bondage of sickness, sin, and death!" Jesus marked out the way. Citizens of the world, accept the "glorious liberty of the children of God," and be free! This is your divine right. The illusion of material sense, not divine law, has bound you, entangled your free limbs, crippled your capacities, enfeebled your body, and defaced the tablet of your being.

Standard of liberty

If God had instituted material laws to govern man, disobedience to which would have made man ill, Jesus would not have disregarded those laws by healing in

zu führen, wo die Fesseln fallen und die Rechte des Menschen völlig erkannt und anerkannt sind.

Ich sah, dass das Gesetz einer sterblichen Auffassung allen Irrtum in sich schließt und dass die Ansprüche der versklavenden Sinne verneint und aufgehoben werden müssen, genauso wie die Gesetze der Unterdrückung angefochten und die Sterblichen über ihr Recht auf Freiheit belehrt werden. Das Gesetz des göttlichen GEMÜTS muss die menschliche Knechtschaft beenden, sonst werden die Sterblichen weiterhin in Unkenntnis der unveräußerlichen Rechte des Menschen bleiben und der hoffnungslosen Sklaverei unterworfen sein, weil einige Lehrer der Gesellschaft Unwissenheit über die göttliche Macht zulassen — eine Unwissenheit, die die Grundlage fortgesetzter Knechtschaft und menschlichen Leidens ist. Das höhere Gesetz beendet Knechtschaft

Wenn wir die Rechte des Menschen erkennen, können wir nicht umhin, den Untergang aller Unterdrückung vorauszusehen. Sklaverei ist nicht der rechtmäßige Status des Menschen. GOTT hat den Menschen frei erschaffen. Paulus sagte: „Ich bin frei geboren."* Alle Menschen sollten frei sein. „Wo der GEIST des Herrn ist, da ist Freiheit." LIEBE und WAHRHEIT befreien, aber Böses und Irrtum führen in Gefangenschaft. Angeborene Freiheit

Die Christliche Wissenschaft erhebt die Fahne der Freiheit und ruft: „Folgt mir! Entflieht der Knechtschaft von Krankheit, Sünde und Tod!" Jesus zeichnete den Weg vor. Bürger der Welt, nehmt die „herrliche Freiheit der Kinder Gottes" an und seid frei! Das ist euer göttliches Recht. Die Illusion des materiellen Sinnes, nicht das göttliche Gesetz, hat euch gebunden, eure freien Glieder umgarnt, eure Fähigkeiten lahmgelegt, euren Körper geschwächt und die Tafel eures Seins entstellt. Fahne der Freiheit

Wenn GOTT, um den Menschen zu regieren, materielle Gesetze erlassen hätte, deren Nichtbefolgen den Menschen krank gemacht hätte, dann hätte Jesus diese Gesetze nicht missachtet, indem er in

---

* Nach der King-James-Bibel

direct opposition to them and in defiance of all material conditions.

The transmission of disease or of certain idiosyncrasies of mortal mind would be impossible if this great fact of being were learned, — namely, that nothing inharmonious can enter being, for Life *is* God. Heredity is a prolific subject for mortal belief to pin theories upon; but if we learn that nothing is real but the right, we shall have no dangerous inheritances, and fleshly ills will disappear.

No fleshly heredity

The enslavement of man is not legitimate. It will cease when man enters into his heritage of freedom, his God-given dominion over the material senses. Mortals will some day assert their freedom in the name of Almighty God. Then they will control their own bodies through the understanding of divine Science. Dropping their present beliefs, they will recognize harmony as the spiritual reality and discord as the material unreality.

God-given dominion

If we follow the command of our Master, "Take no thought for your life," we shall never depend on bodily conditions, structure, or economy, but we shall be masters of the body, dictate its terms, and form and control it with Truth.

There is no power apart from God. Omnipotence has all-power, and to acknowledge any other power is to dishonor God. The humble Nazarene overthrew the supposition that sin, sickness, and death have power. He proved them powerless. It should have humbled the pride of the priests, when they saw the demonstration of Christianity excel the influence of their dead faith and ceremonies.

Priestly pride humbled

direktem Gegensatz zu ihnen und allen materiellen Bedingungen zum Trotz heilte.

Die Übertragung von Krankheit oder von gewissen Idiosynkrasien des sterblichen Gemüts wäre unmöglich, wenn wir diese große Tatsache des Seins verstünden, nämlich, dass nichts Unharmonisches in das Sein eindringen kann, denn LEBEN *ist* GOTT. Für eine sterbliche Auffassung ist Vererbung ein ergiebiges Thema, an das sie ihre Theorien knüpfen kann; aber wenn wir verstehen, dass nichts anderes wirklich ist als das Rechte, wird es keine gefährlichen Vererbungen geben, und fleischliche Übel werden verschwinden.

Keine fleischliche Vererbung

Die Versklavung des Menschen ist nicht rechtmäßig. Sie wird aufhören, wenn der Mensch sein Erbe der Freiheit antritt, seine GOTT-gegebene Herrschaft über die materiellen Sinne. Eines Tages werden die Sterblichen ihre Freiheit im Namen GOTTES des Allmächtigen geltend machen. Dann werden sie ihren eigenen Körper durch das Verständnis der göttlichen Wissenschaft beherrschen. Indem sie ihre gegenwärtigen Auffassungen fallen lassen, werden sie Harmonie als die geistige Wirklichkeit und Disharmonie als die materielle Unwirklichkeit erkennen.

GOTT-gegebene Herrschaft

Wenn wir das Gebot unseres Meisters halten: „Sorgt euch nicht um euer Leben", werden wir niemals von körperlichen Zuständen, vom Körperbau oder von Körperfunktionen abhängig sein, sondern wir werden Herr über den Körper sein, ihm seine Bedingungen diktieren und ihn mit der WAHRHEIT formen und beherrschen.

Es gibt keine Macht getrennt von GOTT. Allmacht hat Allgewalt, und irgendeine andere Macht anerkennen bedeutet, GOTT die Ehre zu versagen. Der demütige Nazarener widerlegte die Annahme, dass Sünde, Krankheit und Tod Macht haben. Er bewies, dass sie machtlos sind. Es hätte den Stolz der Priester demütigen sollen, als sie sahen, wie die Demonstration des Christentums den Einfluss ihres toten Glaubens und ihrer toten Zeremonien weit übertraf.

Priesterlicher Stolz gedemütigt

If Mind is not the master of sin, sickness, and death, they are immortal, for it is already proved that matter has not destroyed them, but is their basis and support.

We should hesitate to say that Jehovah sins or suffers; but if sin and suffering are realities of being, whence did they emanate? God made all that was made, and Mind signifies God, — infinity, not finity.

No union of opposites

Not far removed from infidelity is the belief which unites such opposites as sickness and health, holiness and unholiness, calls both the offspring of spirit, and at the same time admits that Spirit is God, — virtually declaring Him good in one instance and evil in another.

By universal consent, mortal belief has constituted itself a law to bind mortals to sickness, sin, and death. This customary belief is misnamed material law, and the individual who upholds it is mistaken in theory and in practice. The so-called law of mortal mind, conjectural and speculative, is made void by the law of immortal Mind, and false law should be trampled under foot.

Self-constituted law

If God causes man to be sick, sickness must be good, and its opposite, health, must be evil, for all that He makes is good and will stand forever. If the transgression of God's law produces sickness, it is right to be sick; and we cannot if we would, and should not if we could, annul the decrees of wisdom. It is the transgression of a belief of mortal mind, not of a law of matter nor of divine Mind, which causes the belief of sickness. The remedy is Truth, not matter, — the truth that disease is *unreal*.

Sickness from mortal mind

Wenn GEMÜT nicht Herr über Sünde, Krankheit und Tod ist, dann sind sie unsterblich, denn es ist bereits bewiesen, dass Materie sie nicht zerstört hat, sondern deren Grundlage und Stütze ist.

Wir sollten zögern zu behaupten, dass Jahwe sündigt oder leidet; aber wenn Sünde und Leiden Wirklichkeiten des Seins sind, woher stammen sie dann? GOTT hat alles gemacht, was gemacht ist, und GEMÜT bedeutet GOTT — Unendlichkeit, nicht Endlichkeit. Die Auffassung, die solche Gegensätze wie Krankheit und Gesundheit, Heiligkeit und Unheiligkeit miteinander verbindet, beide Sprösslinge des Geistes nennt und gleichzeitig zugibt, dass GEIST GOTT ist, liegt nicht weit entfernt vom Unglauben — denn eigentlich erklärt sie GOTT in einem Fall für gut und in einem anderen für böse.

<small>Keine Vereinigung von Gegensätzen</small>

Mit allgemeiner Zustimmung hat die sterbliche Anschauung sich selbst zum Gesetz gemacht, um die Sterblichen an Krankheit, Sünde und Tod zu binden. Diese allgemein übliche Anschauung wird fälschlicherweise materielles Gesetz genannt, und wer dafür eintritt, irrt sich in Theorie und Praxis. Das sogenannte Gesetz des sterblichen Gemüts, das mutmaßlich und spekulativ ist, wird durch das Gesetz des unsterblichen GEMÜTS null und nichtig gemacht, und ein falsches Gesetz sollte man zertreten.

<small>Selbsternanntes Gesetz</small>

Wenn GOTT den Menschen krank werden lässt, muss Krankheit gut sein und ihr Gegenteil, die Gesundheit, muss schlecht sein, denn alles, was Er macht, ist gut und wird immer bestehen. Wenn die Übertretung von GOTTES Gesetz Krankheit hervorruft, dann ist es richtig krank zu sein; und wir könnten nicht, wenn wir wollten, und sollten nicht, wenn wir könnten, die Verfügungen der Weisheit aufheben. Die Übertretung einer Auffassung des sterblichen Gemüts, nicht eines Gesetzes der Materie noch des göttlichen GEMÜTS, verursacht eine Krankheitsannahme. Das Heilmittel ist WAHRHEIT, nicht Materie — die Wahrheit, dass Krankheit *unwirklich* ist.

<small>Krankheit durch sterbliches Gemüt</small>

If sickness is real, it belongs to immortality; if true, it is a part of Truth. Would you attempt with drugs, or without, to destroy a quality or condition of Truth? But if sickness and sin are illusions, the awakening from this mortal dream, or illusion, will bring us into health, holiness, and immortality. This awakening is the forever coming of Christ, the advanced appearing of Truth, which casts out error and heals the sick. This is the salvation which comes through God, the divine Principle, Love, as demonstrated by Jesus.

It would be contrary to our highest ideas of God to suppose Him capable of first arranging law and causation so as to bring about certain evil results, and then punishing the helpless victims of His volition for doing what they could not avoid doing. Good is not, cannot be, the author of experimental sins. God, good, can no more produce sickness than goodness can cause evil and health occasion disease. *God never inconsistent*

Does wisdom make blunders which must afterwards be rectified by man? Does a law of God produce sickness, and can man put that law under his feet by healing sickness? According to Holy Writ, the sick are never really healed by drugs, hygiene, or any material method. These merely evade the question. They are soothing syrups to put children to sleep, satisfy mortal belief, and quiet fear. *Mental narcotics*

We think that we are healed when a disease disappears, though it is liable to reappear; but we are never thoroughly healed until the liability to be ill is removed. So-called mortal mind or the mind of mortals being the remote, predisposing, and the exciting cause of all suffering, the cause of disease *The true healing*

Wenn Krankheit wirklich ist, gehört sie zur Unsterblichkeit; ist sie wahr, so ist sie ein Teil der WAHRHEIT. Würdest du mit oder ohne Arzneien versuchen, eine Eigenschaft oder einen Zustand der WAHRHEIT zu zerstören? Wenn aber Krankheit und Sünde Illusionen sind, dann wird uns das Erwachen aus diesem sterblichen Traum oder aus dieser Illusion zu Gesundheit, Heiligkeit und Unsterblichkeit führen. Dieses Erwachen ist das immerwährende Kommen des Christus, das fortgeschrittene Erscheinen der WAHRHEIT, die Irrtum austreibt und die Kranken heilt. Das ist die Erlösung, die durch GOTT kommt, durch das göttliche PRINZIP, LIEBE, wie Jesus es demonstrierte.

Es widerspräche unseren höchsten Vorstellungen von GOTT, wenn wir Ihn für fähig hielten, erst Gesetz und Ursächlichkeit festzusetzen, um bestimmte üble Resultate herbeizuführen, und dann die hilflosen Opfer Seiner Willkür dafür zu bestrafen, dass sie das tun, was zu tun sie nicht vermeiden konnten. Das Gute ist nicht der Urheber von Experimenten mit der Sünde und kann es nicht sein. GOTT, das Gute, kann ebenso wenig Krankheit hervorbringen, wie Güte Böses verursachen und Gesundheit Krankheit veranlassen kann. *GOTT niemals inkonsequent*

Macht die Weisheit grobe Fehler, die später vom Menschen korrigiert werden müssen? Bringt ein Gesetz GOTTES Krankheit hervor und kann der Mensch dieses Gesetz durch Heilen von Krankheit mit Füßen treten? Der Heiligen Schrift zufolge werden die Kranken niemals wirklich durch Medikamente, Gesundheitslehren oder durch irgendein materielles Verfahren geheilt. Diese Verfahren umgehen die Frage nur. Sie sind Beruhigungsmittel, um Kinder zum Schlafen zu bringen, die sterbliche Auffassung zufriedenzustellen und Furcht zu beschwichtigen. *Mentale Narkotika*

Wir meinen, wir sind geheilt, wenn eine Krankheit verschwindet, obwohl sie wiederkommen kann; doch wir sind niemals völlig geheilt, solange die Anfälligkeit für Krankheit nicht beseitigt ist. Weil das sogenannte sterbliche Gemüt oder das Gemüt der Sterblichen die mittelbare, die vorbereitende und die auslösende Ursache für alles Leiden ist, muss die Ursache *Die wahre Heilung*

must be obliterated through Christ in divine Science, or the so-called physical senses will get the victory.

Unless an ill is rightly met and fairly overcome by Truth, the ill is never conquered. If God destroys not sin, sickness, and death, they are not destroyed in the mind of mortals, but seem to this so-called mind to be immortal. What God cannot do, man need not attempt. If God heals not the sick, they are not healed, for no lesser power equals the infinite All-power; but God, Truth, Life, Love, does heal the sick through the prayer of the righteous.

Destruction of all evil

If God makes sin, if good produces evil, if truth results in error, then Science and Christianity are helpless; but there are no antagonistic powers nor laws, spiritual or material, creating and governing man through perpetual warfare. God is not the author of mortal discords. Therefore we accept the conclusion that discords have only a fabulous existence, are mortal beliefs which divine Truth and Love destroy.

To hold yourself superior to sin, because God made you superior to it and governs man, is true wisdom. To fear sin is to misunderstand the power of Love and the divine Science of being in man's relation to God, — to doubt His government and distrust His omnipotent care. To hold yourself superior to sickness and death is equally wise, and is in accordance with divine Science. To fear them is impossible, when you fully apprehend God and know that they are no part of His creation.

Superiority to sickness and sin

Man, governed by his Maker, having no other Mind, — planted on the Evangelist's statement that "all things were made by Him [the Word of God]; and without

der Krankheit durch Christus in der göttlichen Wissenschaft vernichtet werden, sonst werden die sogenannten physischen Sinne den Sieg davontragen.

Solange wir einem Übel nicht mit der WAHRHEIT richtig entgegengetreten sind und es völlig durch sie überwunden haben, ist das Übel niemals besiegt. Wenn GOTT Sünde, Krankheit und Tod nicht zerstört, sind sie im Gemüt der Sterblichen nicht zerstört, sondern scheinen diesem sogenannten Gemüt unsterblich zu sein. Was GOTT nicht tun kann, das braucht der Mensch nicht zu versuchen. Wenn GOTT die Kranken nicht heilt, dann sind sie nicht geheilt, denn keine geringere Macht kommt der unendlichen Allgewalt gleich; aber GOTT, WAHRHEIT, LEBEN, LIEBE, heilt die Kranken durch das Gebet des Gerechten.

Zerstörung alles Bösen

Wenn GOTT Sünde schafft, wenn Gutes Böses hervorbringt, wenn Wahrheit zu Irrtum führt, dann sind Wissenschaft und Christentum hilflos; aber es gibt keine antagonistischen Kräfte oder Gesetze, seien sie geistig oder materiell, die den Menschen durch fortwährenden Kampf erzeugen und regieren. GOTT ist nicht der Urheber sterblicher Disharmonien. Daher erkennen wir die Schlussfolgerung an, dass Disharmonien nur eine erdachte Existenz haben, dass sie sterbliche Vorstellungen sind, die durch die göttliche WAHRHEIT und LIEBE zerstört werden.

Dich der Sünde für überlegen zu halten, weil GOTT dich ihr überlegen gemacht hat und weil Er den Menschen regiert, das ist wahre Weisheit. Sünde zu fürchten hieße die Macht der LIEBE und die göttliche Wissenschaft des Seins in der Beziehung des Menschen zu GOTT misszuverstehen — Seine Regierung anzuzweifeln und Seiner allmächtigen Fürsorge zu misstrauen. Dich der Krankheit und dem Tod für überlegen zu halten ist ebenfalls weise und steht in Übereinstimmung mit der göttlichen Wissenschaft. Es ist unmöglich, Krankheit und Tod zu fürchten, wenn du GOTT völlig verstehst und weißt, dass sie kein Teil Seiner Schöpfung sind.

Überlegenheit über Krankheit und Sünde

Der von seinem Schöpfer regierte Mensch, der kein anderes GEMÜT hat — der sich auf die Aussage des Evangelisten gründet:

Him was not anything made that was made," — can triumph over sin, sickness, and death.

Denials of divine power

Many theories relative to God and man neither make man harmonious nor God lovable. The beliefs we commonly entertain about happiness and life afford no scatheless and permanent evidence of either. Security for the claims of harmonious and eternal being is found only in divine Science.

Scripture informs us that "with God all things are possible," — all good is possible to Spirit; but our prevalent theories practically deny this, and make healing possible only through matter. These theories must be untrue, for the Scripture is true. Christianity is not false, but religions which contradict its Principle are false.

In our age Christianity is again demonstrating the power of divine Principle, as it did over nineteen hundred years ago, by healing the sick and triumphing over death. Jesus never taught that drugs, food, air, and exercise could make a man healthy, or that they could destroy human life; nor did he illustrate these errors by his practice. He referred man's harmony to Mind, not to matter, and never tried to make of none effect the sentence of God, which sealed God's condemnation of sin, sickness, and death.

Signs following

In the sacred sanctuary of Truth are voices of solemn import, but we heed them not. It is only when the so-called pleasures and pains of sense pass away in our lives, that we find unquestionable signs of the burial of error and the resurrection to spiritual life.

There is neither place nor opportunity in Science for error

"Alle Dinge sind durch Dieses [das Wort GOTTES] gemacht, und ohne Es ist nichts gemacht, was gemacht ist" —, kann über Sünde, Krankheit und Tod triumphieren.

Viele Theorien, die sich auf GOTT und den Menschen beziehen, machen weder den Menschen harmonisch noch GOTT liebenswert. Die Vorstellungen, die wir im Allgemeinen von Glück und Leben haben, liefern für keines der beiden einen lückenlosen und dauerhaften Beweis. Sicherheit für den Anspruch auf ein harmonisches und ewiges Sein ist nur in der göttlichen Wissenschaft zu finden.

Leugnungen der göttlichen Macht

Die Heilige Schrift lehrt uns: "Bei Gott sind alle Dinge möglich" — alles Gute ist dem GEIST möglich; aber unsere vorherrschenden Theorien leugnen das mehr oder weniger und machen das Heilen nur durch die Materie möglich. Diese Theorien müssen unwahr sein, denn die Heilige Schrift ist wahr. Das Christentum ist nicht falsch, sondern die Religionen, die seinem PRINZIP widersprechen, sind falsch.

Wie vor über neunzehn Jahrhunderten demonstriert das Christentum auch in unserer Zeit wieder die Macht des göttlichen PRINZIPS durch das Heilen der Kranken und den Triumph über den Tod. Jesus lehrte niemals, dass Medikamente, Nahrung, Luft und Fitnessübungen einen Menschen gesund machen oder dass sie menschliches Leben zerstören könnten; noch veranschaulichte er diese Irrtümer durch seine Praxis. Er führte die Harmonie des Menschen auf GEMÜT zurück, nicht auf Materie, und versuchte niemals das Urteil GOTTES aufzuheben, das GOTTES Verdammung von Sünde, Krankheit und Tod besiegelte.

Im Allerheiligsten der WAHRHEIT ertönen Stimmen von ernster Bedeutung, aber wir beachten sie nicht. Nur wenn die sogenannten Freuden und Schmerzen der Sinne in unserem Leben vergehen, finden wir unbestreitbare Zeichen dafür, dass Irrtum begraben worden ist und wir zu geistigem Leben auferstanden sind.

Mitfolgende Zeichen

In der Wissenschaft gibt es weder Raum noch Gelegenheit für

of any sort. Every day makes its demands upon us for higher proofs rather than professions of Christian power. These proofs consist solely in the destruction of sin, sickness, and death by the power of Spirit, as Jesus destroyed them. This is an element of progress, and progress is the law of God, whose law demands of us only what we can certainly fulfil.

Profession and proof

In the midst of imperfection, perfection is seen and acknowledged only by degrees. The ages must slowly work up to perfection. How long it must be before we arrive at the demonstration of scientific being, no man knoweth, — not even "the Son but the Father;" but the false claim of error continues its delusions until the goal of goodness is assiduously earned and won.

Perfection gained slowly

Already the shadow of His right hand rests upon the hour. Ye who can discern the face of the sky, — the sign material, — how much more should ye discern the sign mental, and compass the destruction of sin and sickness by overcoming the thoughts which produce them, and by understanding the spiritual idea which corrects and destroys them. To reveal this truth was our Master's mission to all mankind, including the hearts which rejected him.

Christ's mission

When numbers have been divided according to a fixed rule, the quotient is not more unquestionable than the scientific tests I have made of the effects of truth upon the sick. The counter fact relative to any disease is required to cure it. The utterance of truth is designed to rebuke and destroy error. Why should truth not be efficient in sickness, which is solely the result of inharmony?

Efficacy of truth

Irrtum irgendwelcher Art. Jeder Tag fordert von uns höhere Beweise der christlichen Macht anstelle von Bekenntnissen. Diese Beweise bestehen ausschließlich in der Zerstörung von Sünde, Krankheit und Tod durch die Macht des GEISTES, so wie Jesus sie zerstörte. Das ist ein Element des Fortschritts, und Fortschritt ist das Gesetz GOTTES, dessen Gesetz nur das von uns fordert, was wir auch erfüllen können.

Bekenntnis und Beweis

Inmitten der Unvollkommenheit wird Vollkommenheit nur schrittweise erkannt und anerkannt. Die Generationen müssen sich langsam zur Vollkommenheit emporarbeiten. Wie lange es dauern muss, bis wir zur Demonstration des wissenschaftlichen Seins gelangen, weiß kein Mensch — auch „der Sohn nicht, sondern allein der Vater"; aber der falsche Anspruch des Irrtums setzt seine Täuschungen so lange fort, bis das Gute beharrlich erworben und gewonnen und so das Ziel erreicht ist.

Vollkommenheit langsam erlangt

Der Schatten Seiner rechten Hand ruht schon auf dieser Stunde. Ihr, die ihr das Aussehen des Himmels beurteilen könnt — das materielle Zeichen —, wie viel mehr solltet ihr die mentalen Zeichen erkennen und die Zerstörung von Sünde und Krankheit bewirken, indem ihr die Gedanken, die sie erzeugen, überwindet und die geistige Idee versteht, die Sünde und Krankheit berichtigt und zerstört. Diese Wahrheit zu offenbaren war die Mission unseres Meisters für die ganze Menschheit, einschließlich der Herzen, die ihn zurückwiesen.

Christi Mission

Wenn Zahlen nach einer feststehenden Regel dividiert werden, dann ist der Quotient ebenso unbestreitbar wie die wissenschaftlichen Versuche, die ich hinsichtlich der Wirkungen der Wahrheit auf die Kranken gemacht habe. Für die Heilung einer jeden Krankheit ist die entgegengesetzte Tatsache erforderlich. Die Wahrheit auszusprechen hat den Zweck, Irrtum zu tadeln und zu zerstören. Warum sollte Wahrheit bei Krankheit, die nur das Ergebnis von Disharmonie ist, nicht wirksam sein?

Wirksamkeit der Wahrheit

Spiritual draughts heal, while material lotions interfere with truth, even as ritualism and creed hamper spirituality. If we trust matter, we distrust Spirit.

Whatever inspires with wisdom, Truth, or Love — be it song, sermon, or Science — blesses the human family with crumbs of comfort from Christ's table, feeding the hungry and giving living waters to the thirsty.

Crumbs of comfort

We should become more familiar with good than with evil, and guard against false beliefs as watchfully as we bar our doors against the approach of thieves and murderers. We should love our enemies and help them on the basis of the Golden Rule; but avoid casting pearls before those who trample them under foot, thereby robbing both themselves and others.

Hospitality to health and good

If mortals would keep proper ward over mortal mind, the brood of evils which infest it would be cleared out. We must begin with this so-called mind and empty it of sin and sickness, or sin and sickness will never cease. The present codes of human systems disappoint the weary searcher after a divine theology, adequate to the right education of human thought.

Cleansing the mind

Sin and disease must be thought before they can be manifested. You must control evil thoughts in the first instance, or they will control you in the second. Jesus declared that to look with desire on forbidden objects was to break a moral precept. He laid great stress on the action of the human mind, unseen to the senses.

Evil thoughts and aims reach no farther and do no more harm than one's belief permits. Evil thoughts, lusts, and

Ein geistiger Trank heilt, während materielle Heilwasser der Wahrheit entgegenwirken, ebenso wie Ritualismus und Glaubensbekenntnis die Geistigkeit behindern. Wenn wir der Materie vertrauen, misstrauen wir GEIST.

Alles, was uns mit Weisheit, WAHRHEIT oder LIEBE erfüllt — sei es Gesang, Predigt oder Wissenschaft —, segnet die menschliche Familie mit Brosamen des Trostes vom Tisch Christi, speist die Hungrigen und gibt den Durstigen lebendiges Wasser. *Brosamen des Trostes*

Wir sollten mehr mit dem Guten vertraut werden als mit dem Bösen und uns ebenso aufmerksam vor falschen Auffassungen hüten, wie wir unsere Türen gegen das Eindringen von Dieben und Mördern verriegeln. Wir sollten unsere Feinde lieben und ihnen von der Grundlage der goldenen Regel aus helfen; aber wir sollten es vermeiden, denen Perlen vorzuwerfen, die sie mit Füßen zertreten und somit sich und andere berauben. *Gastfreundschaft für Gesundheit und Gutes*

Wenn die Sterblichen über das sterbliche Gemüt richtig Wache halten würden, dann würde die Brut der Übel, die es heimsuchen, ausgemerzt werden. Wir müssen mit diesem sogenannten Gemüt anfangen und Sünde und Krankheit daraus entfernen, sonst werden Sünde und Krankheit niemals aufhören. Die gegenwärtigen Gesetzbücher menschlicher Systeme enttäuschen den müden Sucher nach einer göttlichen Theologie, die geeignet ist das menschliche Denken richtig zu erziehen. *Das Reinigen des Gemüts*

Sünde und Krankheit müssen gedacht werden, bevor sie sichtbar werden können. Du musst die bösen Gedanken sofort beherrschen, sonst werden sie später dich beherrschen. Jesus erklärte: Mit Verlangen auf verbotene Dinge zu schauen bedeutet ein moralisches Gebot zu brechen. Er maß der Tätigkeit des menschlichen Gemüts, die für die Sinne unsichtbar ist, großes Gewicht bei.

Böse Gedanken und Absichten reichen nicht weiter und richten nicht mehr Schaden an, als unser Glaube zulässt. Böse Gedanken,

malicious purposes cannot go forth, like wandering pollen, from one human mind to another, finding unsuspected lodgment, if virtue and truth build a strong defence. Better suffer a doctor infected with smallpox to attend you than to be treated mentally by one who does not obey the requirements of divine Science.

The teachers of schools and the readers in churches should be selected with as direct reference to their morals as to their learning or their correct reading. Nurseries of character should be strongly garrisoned with virtue. School-examinations are one-sided; it is not so much academic education, as a moral and spiritual culture, which lifts one higher. The pure and uplifting thoughts of the teacher, constantly imparted to pupils, will reach higher than the heavens of astronomy; while the debased and unscrupulous mind, though adorned with gems of scholarly attainment, will degrade the characters it should inform and elevate. *Teachers' functions*

Physicians, whom the sick employ in their helplessness, should be models of virtue. They should be wise spiritual guides to health and hope. To the tremblers on the brink of death, who understand not the divine Truth which is Life and perpetuates being, physicians should be able to teach it. Then when the soul is willing and the flesh weak, the patient's feet may be planted on the rock Christ Jesus, the true idea of spiritual power. *Physicians' privilege*

Clergymen, occupying the watchtowers of the world, should uplift the standard of Truth. They should so raise their hearers spiritually, that their listeners will love to grapple with a new, right idea and broaden their concepts. Love of Christianity, rather *Clergymen's duty*

Gelüste und böswillige Absichten können nicht wie fliegender Blütenstaub von einem menschlichen Gemüt zu einem anderen übergehen und dort unerwartet Aufnahme finden, wenn Tugend und Wahrheit eine starke Abwehr bilden. Lass dich lieber von einem Arzt behandeln, der mit Pocken infiziert ist, als dass du dich von jemandem mental behandeln lässt, der die Forderungen der göttlichen Wissenschaft nicht befolgt.

Die Lehrer im Bildungswesen und die Leser in den Kirchen sollten ebenso im Hinblick auf ihre Moral wie auf ihre Bildung oder ihr korrektes Lesen ausgewählt werden. Die Bildungsstätten des Charakters sollten durch Tugend stark befestigt sein. *Funktionen der Lehrer* Schulprüfungen sind einseitig; es ist weniger die akademische Ausbildung als die moralische und geistige Bildung, die einen erhebt. Die reinen und erhebenden Gedanken des Lehrers, die er den Schülern ständig vermittelt, werden höher reichen als die Himmel der Astronomie; während das niedere und skrupellose Gemüt, auch wenn es mit Juwelen der Gelehrsamkeit geschmückt ist, die Charaktere herabziehen wird, die es lehren und heben sollte.

Die Ärzte, an die sich die Kranken in ihrer Hilflosigkeit wenden, sollten Vorbilder an Tugend sein. Sie sollten weise geistige Führer zu Gesundheit und Hoffnung sein. Die Ärzte sollten imstande sein, die göttliche WAHRHEIT, die LEBEN ist und das Sein fortbestehen lässt, denjenigen zu vermitteln, *Vorrecht der Ärzte* die zitternd an der Schwelle zum Tod stehen und diese WAHRHEIT nicht verstehen. Wenn dann die Seele willig und das Fleisch schwach ist, kann der Patient auf dem Felsen Christus Jesus Fuß fassen, auf der wahren Idee von geistiger Kraft.

Die Geistlichen, die auf den Wachttürmen der Welt stehen, sollten das Banner der WAHRHEIT hochhalten. Sie sollten ihre Zuhörer geistig so erheben, dass sie freudig eine neue, richtige Idee ergreifen und ihre Auffassungen erweitern. *Pflicht der Geistlichen* Liebe zum Christentum statt Liebe zur Popularität sollte der Ansporn

than love of popularity, should stimulate clerical labor and progress. Truth should emanate from the pulpit, but never be strangled there. A special privilege is vested in the ministry. How shall it be used? Sacredly, in the interests of humanity, not of sect.

Is it not professional reputation and emolument rather than the dignity of God's laws, which many leaders seek? Do not inferior motives induce the infuriated attacks on individuals, who reiterate Christ's teachings in support of his proof by example that the divine Mind heals sickness as well as sin?

A mother is the strongest educator, either for or against crime. Her thoughts form the embryo of another mortal mind, and unconsciously mould it, either after a model odious to herself or through divine influence, "according to the pattern showed to thee in the mount." Hence the importance of Christian Science, from which we learn of the one Mind and of the availability of good as the remedy for every woe.

A mother's responsibility

Children should obey their parents; insubordination is an evil, blighting the buddings of self-government. Parents should teach their children at the earliest possible period the truths of health and holiness. Children are more tractable than adults, and learn more readily to love the simple verities that will make them happy and good.

Children's tractability

Jesus loved little children because of their freedom from wrong and their receptiveness of right. While age is halting between two opinions or battling with false beliefs, youth makes easy and rapid strides towards Truth.

zu geistlicher Arbeit und geistlichem Fortschritt sein. Die Wahrheit sollte von der Kanzel ausgehen, aber niemals dort erstickt werden. Das geistliche Amt ist mit einem besonderen Vorrecht ausgestattet. Wie soll es ausgeübt werden? Auf heilige Weise, im Interesse der Menschheit, nicht in dem einer Sekte.

Suchen nicht viele Führer eher das berufliche Ansehen und das Einkommen als die Würde der Gesetze G OTTES ? Führen nicht niedrige Motive zu den wütenden Angriffen auf einzelne Menschen, die Christi Lehren von Neuem darlegen, um den Beweis zu bekräftigen, den er durch sein Beispiel gegeben hat, dass nämlich das göttliche G EMÜT sowohl Krankheit als auch Sünde heilt?

Eine Mutter ist die einflussreichste Erzieherin, entweder für oder gegen das Verbrechen. Ihre Gedanken gestalten den Embryo eines anderen sterblichen Gemüts und formen ihn unbewusst, entweder nach einem ihr selbst widerwärtigen Bild oder durch göttlichen Einfluss „nach der Vorlage ... , die dir auf dem Berg gezeigt worden ist". Daher die Wichtigkeit der Christlichen Wissenschaft, durch die wir von dem *einen* G EMÜT und der Verfügbarkeit des Guten als Heilmittel für jedes Leid erfahren.

<small>Verantwortung einer Mutter</small>

Kinder sollten ihren Eltern gehorchen; Widersetzlichkeit ist ein Übel, das die Ansätze der Selbstbeherrschung verkümmern lässt. Eltern sollten ihre Kinder so früh wie möglich die Wahrheiten der Gesundheit und Heiligkeit lehren. Kinder sind leichter zu leiten als Erwachsene und lernen bereitwilliger die einfachen Wahrheiten zu lieben, die sie glücklich und gut machen.

<small>Lenkbarkeit der Kinder</small>

Jesus liebte kleine Kinder, weil sie frei von Unrecht und empfänglich für das Rechte sind. Während das Alter zwischen zwei Meinungen schwankt oder mit falschen Auffassungen ringt, macht die Jugend leichte und schnelle Schritte zur W AHRHEIT hin.

A little girl, who had occasionally listened to my explanations, badly wounded her finger. She seemed not to notice it. On being questioned about it she answered ingenuously, "There is no sensation in matter." Bounding off with laughing eyes, she presently added, "Mamma, my finger is not a bit sore."

It might have been months or years before her parents would have laid aside their drugs, or reached the mental height their little daughter so naturally attained. The more stubborn beliefs and theories of parents often choke the good seed in the minds of themselves and their offspring. Superstition, like "the fowls of the air," snatches away the good seed before it has sprouted. *Soil and seed*

Children should be taught the Truth-cure, Christian Science, among their first lessons, and kept from discussing or entertaining theories or thoughts about sickness. To prevent the experience of error and its sufferings, keep out of the minds of your children either sinful or diseased thoughts. The latter should be excluded on the same principle as the former. This makes Christian Science early available. *Teaching children*

Some invalids are unwilling to know the facts or to hear about the fallacy of matter and its supposed laws. They devote themselves a little longer to their material gods, cling to a belief in the life and intelligence of matter, and expect this error to do more for them than they are willing to admit the only living and true God can do. Impatient at your explanation, unwilling to investigate the Science of Mind which would rid them of their complaints, they hug false beliefs and suffer the delusive consequences. *Deluded invalids*

Ein kleines Mädchen, das meinen Erklärungen gelegentlich zugehört hatte, verletzte sich schwer am Finger. Sie schien es nicht zu bemerken. Als sie danach gefragt wurde, antwortete sie unbefangen: „Es gibt keine Empfindung in der Materie." Mit einem Lachen in den Augen sprang sie davon und fügte schnell hinzu: „Mama, mein Finger tut kein bisschen weh."

Es hätte vielleicht Monate oder Jahre gedauert, bevor ihre Eltern die Medikamente weggelegt oder die mentale Höhe erreicht hätten, die ihre kleine Tochter so natürlich erlangte. *Boden und Samen* Die hartnäckigeren Auffassungen und Theorien der Eltern ersticken oft den guten Samen in ihrem eigenen Gemüt und in dem ihrer Kinder. Wie die „Vögel des Himmels" schnappt der Aberglaube den guten Samen weg, bevor er aufgegangen ist.

Man sollte Kinder das Heilen durch WAHRHEIT, die Christliche Wissenschaft, als eine der ersten Lektionen lehren und sie davon abhalten, Theorien oder Gedanken über Krankheit zu diskutieren oder sie zu hegen. *Das Lehren von Kindern* Um deine Kinder vor Erfahrungen mit Irrtum und seinen Leiden zu bewahren, halte sowohl sündige als auch ungesunde Gedanken von ihren Gemütern fern. Die Gedanken von Krankheit sollten nach dem gleichen Prinzip ausgeschlossen werden wie die von Sünde. Dies macht die Christliche Wissenschaft schon frühzeitig anwendbar.

Einige Kranke wollen von den Tatsachen nichts wissen und über die Täuschung durch die Materie und ihre vermeintlichen Gesetze nichts hören. Sie geben sich gerne noch länger ihren *Getäuschte Kranke* materiellen Göttern hin, halten an einem Glauben an Leben und Intelligenz in der Materie fest und erwarten, dass dieser Irrtum mehr für sie tue, als sie dem einzig existierenden und wahren GOTT zugestehen wollen. Ungeduldig angesichts deiner Erklärung und unwillig die Wissenschaft des GEMÜTS zu ergründen, die sie von ihren Beschwerden befreien würde, klammern sie sich an falsche Vorstellungen und leiden unter den trügerischen Folgen.

Motives and acts are not rightly valued before they are understood. It is well to wait till those whom you would benefit are ready for the blessing, for Science is working changes in personal character as well as in the material universe.

Patient waiting

To obey the Scriptural command, "Come out from among them, and be ye separate," is to incur society's frown; but this frown, more than flatteries, enables one to be Christian. Losing her crucifix, the Roman Catholic girl said, "I have nothing left but Christ." "If God be for us, who can be against us?"

To fall away from Truth in times of persecution, shows that we never understood Truth. From out the bridal chamber of wisdom there will come the warning, "I know you not." Unimproved opportunities will rebuke us when we attempt to claim the benefits of an experience we have not made our own, try to reap the harvest we have not sown, and wish to enter unlawfully into the labors of others. Truth often remains unsought, until we seek this remedy for human woe because we suffer severely from error.

Unimproved opportunities

Attempts to conciliate society and so gain dominion over mankind, arise from worldly weakness. He who leaves all for Christ forsakes popularity and gains Christianity.

Society is a foolish juror, listening only to one side of the case. Justice often comes too late to secure a verdict. People with mental work before them have no time for gossip about false law or testimony. To reconstruct timid justice and place the fact above the falsehood, is the work of time.

Society and intolerance

The cross is the central emblem of history. It is the lodestar in the demonstration of Christian healing, — the

Motive und Handlungen werden nicht richtig bewertet, bis sie verstanden worden sind. Es ist ratsam zu warten, bis diejenigen, denen du helfen möchtest, für den Segen bereit sind, *Geduldiges Warten* denn die Wissenschaft bewirkt Veränderungen sowohl im persönlichen Charakter eines Menschen als auch im materiellen Universum.

Wenn man das biblische Gebot befolgt: „Geht aus ihrer Mitte hinaus und sondert euch ab", setzt man sich dem Missfallen der Gesellschaft aus; aber dieses Missfallen hilft uns mehr als Schmeicheleien, ein Christ zu sein. Nachdem es sein Kruzifix verloren hatte, sagte das römisch-katholische Mädchen: „Mir ist nichts geblieben als Christus." „Ist Gott für uns, wer kann gegen uns sein?"

In Zeiten der Verfolgung von der WAHRHEIT abzufallen zeigt, dass wir die WAHRHEIT nie verstanden haben. Aus dem Brautgemach der Weisheit wird die Warnung kommen: „Ich kenne euch nicht." Ungenutzte Gelegenheiten werden *Ungenutzte Gelegenheiten* uns zum Vorwurf, wenn wir versuchen, den Nutzen aus einer Erfahrung zu ziehen, die wir nicht selbst gemacht haben, wenn wir versuchen zu ernten, was wir nicht gesät haben, und wenn wir unrechtmäßig in die Arbeit anderer hineinkommen wollen. WAHRHEIT bleibt oft unbeachtet, bis wir dieses Heilmittel gegen menschliches Leid suchen, weil wir schwer unter dem Irrtum leiden.

Versuche, die Gesellschaft für sich einzunehmen und dadurch Herrschaft über die Menschheit zu erlangen, erwachsen aus weltlicher Schwäche. Wer alles für Christus verlässt, gibt Popularität auf und gewinnt Christlichkeit.

Die Gesellschaft ist ein törichter Geschworener, der nur *eine* Seite des Falls anhört. Die Gerechtigkeit kommt oft zu spät, um ein Urteil zu erwirken. Menschen mit mentaler Arbeit vor sich haben keine Zeit für Geschwätz über falsche *Gesellschaft und Intoleranz* Gesetze oder Aussagen. Es ist die Aufgabe der Zeit, die zaghafte Gerechtigkeit wieder aufzurichten und die Tatsache über die Unwahrheit zu stellen.

Das Kreuz ist das zentrale Sinnbild der Geschichte. Es ist der Leitstern bei der Demonstration des christlichen Heilens — der

demonstration by which sin and sickness are destroyed. The sects, which endured the lash of their predecessors, in their turn lay it upon those who are in advance of creeds.

Take away wealth, fame, and social organizations, which weigh not one jot in the balance of God, and we get clearer views of Principle. Break up cliques, level wealth with honesty, let worth be judged according to wisdom, and we get better views of humanity.

Right views of humanity

The wicked man is not the ruler of his upright neighbor. Let it be understood that success in error is defeat in Truth. The watchword of Christian Science is Scriptural: "Let the wicked forsake his way, and the unrighteous man his thoughts."

To ascertain our progress, we must learn where our affections are placed and whom we acknowledge and obey as God. If divine Love is becoming nearer, dearer, and more real to us, matter is then submitting to Spirit. The objects we pursue and the spirit we manifest reveal our standpoint, and show what we are winning.

Standpoint revealed

Mortal mind is the acknowledged seat of human motives. It forms material concepts and produces every discordant action of the body. If action proceeds from the divine Mind, action is harmonious. If it comes from erring mortal mind, it is discordant and ends in sin, sickness, death. Those two opposite sources never mingle in fount or stream. The perfect Mind sends forth perfection, for God is Mind. Imperfect mortal mind sends forth its own resemblances, of which the wise man said, "All is vanity."

Antagonistic sources

Demonstration, durch die Sünde und Krankheit zerstört werden. Die Sekten, die die Peitsche ihrer Vorgänger erduldeten, schwingen sie nun ihrerseits über denen, die den Glaubensbekenntnissen voraus sind.

Nimm Reichtum, Ruhm und gesellschaftliche Einrichtungen weg, die nicht ein Jota in der Waagschale GOTTES wiegen, und wir gewinnen klarere Anschauungen vom PRINZIP. Löse das Cliquenwesen auf, wiege Reichtum mit Ehrlichkeit auf, beurteile Wert nach Weisheit, und wir gewinnen ein besseres Bild von der Menschheit.

Richtige Anschauungen über die Menschheit

Ein Übeltäter ist nicht Herrscher über seinen aufrechten Nächsten. Es sollte verstanden werden, dass Erfolg im Irrtum Niederlage in der WAHRHEIT bedeutet. Das Motto der Christlichen Wissenschaft ist das Bibelwort: „Der Gottlose verlasse seinen Weg und der Übeltäter seine Gedanken."

Um uns über unseren Fortschritt klar zu werden, müssen wir ergründen, worauf unsere Neigungen sich richten, wen wir als GOTT anerkennen und wem wir als GOTT gehorchen. Wenn die göttliche LIEBE uns vertrauter, teurer und wirklicher wird, dann unterwirft sich die Materie dem GEIST. Die Ziele, die wir verfolgen, und der Geist, den wir bekunden, offenbaren unseren Standpunkt und zeigen, was wir gewinnen.

Standpunkt offenbart

Das sterbliche Gemüt ist der anerkannte Sitz der menschlichen Motive. Es bildet materielle Begriffe und erzeugt jede unharmonische Tätigkeit des Körpers. Wenn Tätigkeit vom göttlichen GEMÜT ausgeht, ist sie harmonisch. Wenn sie aus dem irrenden, sterblichen Gemüt kommt, ist sie unharmonisch und endet in Sünde, Krankheit, Tod. Diese beiden gegensätzlichen Ursprünge vermischen sich niemals in der Quelle oder im Strom. Das vollkommene GEMÜT bringt Vollkommenheit hervor, denn GOTT ist GEMÜT. Das unvollkommene sterbliche Gemüt bringt seine eigenen Abbilder hervor, von denen der Weise gesagt hat: „Es ist alles ganz vergeblich."

Antagonistische Ursprünge

Nature voices natural, spiritual law and divine Love, but human belief misinterprets nature. Arctic regions, sunny tropics, giant hills, winged winds, mighty billows, verdant vales, festive flowers, and glorious heavens, — all point to Mind, the spiritual intelligence they reflect. The floral apostles are hieroglyphs of Deity. Suns and planets teach grand lessons. The stars make night beautiful, and the leaflet turns naturally towards the light.

Some lessons from nature

In the order of Science, in which the Principle is above what it reflects, all is one grand concord. Change this statement, suppose Mind to be governed by matter or Soul in body, and you lose the keynote of being, and there is continual discord. Mind is perpetual motion. Its symbol is the sphere. The rotations and revolutions of the universe of Mind go on eternally.

Perpetual motion

Mortals move onward towards good or evil as time glides on. If mortals are not progressive, past failures will be repeated until all wrong work is effaced or rectified. If at present satisfied with wrong-doing, we must learn to loathe it. If at present content with idleness, we must become dissatisfied with it. Remember that mankind must sooner or later, either by suffering or by Science, be convinced of the error that is to be overcome.

Progress demanded

In trying to undo the errors of sense one must pay fully and fairly the utmost farthing, until all error is finally brought into subjection to Truth. The divine method of paying sin's wages involves unwinding one's snarls, and learning from experience how to divide between sense and Soul.

Die Natur verkündet das natürliche, geistige Gesetz und die göttliche LIEBE, aber die menschliche Auffassung missdeutet die Natur. Die arktischen Regionen, die sonnigen Tropen, die gewaltigen Berge, die beschwingten Winde, die mächtigen Wellen, die grünenden Täler, die festlichen Blumen und die herrlichen Himmel — sie alle weisen auf GEMÜT hin, auf die geistige Intelligenz, die sie widerspiegeln. Die Blumenapostel sind Hieroglyphen der Gottheit. Sonnen und Planeten lehren erhabene Lektionen. Die Sterne verschönern die Nacht, und das Blättchen wendet sich ganz natürlich zum Licht.

Einige Lehren aus der Natur

In der Ordnung der Wissenschaft, in der das PRINZIP über dem steht, was es widerspiegelt, ist alles *ein* großartiger Einklang. Ändere diese Aussage, nimm an, dass GEMÜT von der Materie regiert wird oder dass sich SEELE im Körper befindet, und du verlierst den Grundton des Seins und es gibt dauernden Missklang. GEMÜT ist unaufhörliche Bewegung. Sein Symbol ist die Kugel. Die Umdrehungen und Bahnen im Universum des GEMÜTS gehen ewig weiter.

Unaufhörliche Bewegung

Während die Zeit dahingleitet, bewegen sich die Sterblichen auf das Gute oder das Böse zu. Wenn die Sterblichen keinen Fortschritt machen, werden sich die Misserfolge der Vergangenheit wiederholen, bis alles unrechte Tun ausgelöscht oder korrigiert worden ist. Wenn uns unrechtes Handeln gegenwärtig befriedigt, müssen wir lernen es zu verabscheuen. Wenn wir gegenwärtig im Müßiggang zufrieden sind, müssen wir damit unzufrieden werden. Bedenke, dass die Menschheit früher oder später, entweder durch Leiden oder durch die Wissenschaft, davon überzeugt werden muss, dass es den Irrtum zu überwinden gilt.

Fortschritt gefordert

Bei dem Versuch, die Irrtümer der Sinne zunichte zu machen, muss man den letzten Heller voll und ganz bezahlen, bis aller Irrtum schließlich der WAHRHEIT unterworfen ist. Die göttliche Methode, den Lohn der Sünde zu zahlen, besteht darin, dass wir unsere Verstrickungen entwirren und durch Erfahrung lernen, zwischen Sinn und SEELE zu unterscheiden.

"Whom the Lord loveth He chasteneth." He, who knows God's will or the demands of divine Science and obeys them, incurs the hostility of envy; and he who refuses obedience to God, is chastened by Love.

Sensual treasures are laid up "where moth and rust doth corrupt." Mortality is their doom. Sin breaks in upon them, and carries off their fleeting joys. The sensualist's affections are as imaginary, whimsical, and unreal as his pleasures. Falsehood, envy, hypocrisy, malice, hate, revenge, and so forth, steal away the treasures of Truth. Stripped of its coverings, what a mocking spectacle is sin!

The doom of sin

The Bible teaches transformation of the body by the renewal of Spirit. Take away the spiritual signification of Scripture, and that compilation can do no more for mortals than can moonbeams to melt a river of ice. The error of the ages is preaching without practice.

Spirit transforms

The substance of all devotion is the reflection and demonstration of divine Love, healing sickness and destroying sin. Our Master said, "If ye love me, keep my commandments."

One's aim, a point beyond faith, should be to find the footsteps of Truth, the way to health and holiness. We should strive to reach the Horeb height where God is revealed; and the corner-stone of all spiritual building is purity. The baptism of Spirit, washing the body of all the impurities of flesh, signifies that the pure in heart see God and are approaching spiritual Life and its demonstration.

It is "easier for a camel to go through the eye of a needle," than for sinful beliefs to enter the kingdom of

"Wen der Herr lieb hat, den erzieht Er." Wer GOTTES Willen oder die Forderungen der göttlichen Wissenschaft kennt und befolgt, zieht die Feindschaft des Neides auf sich; und wer GOTT den Gehorsam verweigert, wird durch LIEBE zurechtgewiesen.

Sinnliche Schätze werden dort gesammelt, "wo die Motten und der Rost sie fressen". Sterblichkeit ist ihr Los. Die Sünde bricht über sie herein und trägt ihre flüchtigen Freuden hinweg. Die Neigungen des sinnlichen Menschen sind ebenso eingebildet, launenhaft und unwirklich wie seine Freuden. Falschheit, Neid, Heuchelei, Bosheit, Hass, Rache und dergleichen stehlen die Schätze der WAHRHEIT. Was für ein jämmerliches Schauspiel ist doch die Sünde, wenn ihr der Deckmantel genommen ist!

Das Los der Sünde

Die Bibel lehrt die Umwandlung des Körpers durch die Erneuerung durch GEIST. Nimm der Heiligen Schrift ihre geistige Bedeutung, und diese Sammlung von Schriften kann für die Sterblichen ebenso wenig tun, wie Mondstrahlen einen vereisten Fluss schmelzen können. Der Irrtum der Zeiten ist Predigt ohne Praxis.

GEIST wandelt um

Die Substanz aller Hingabe ist die Widerspiegelung und Demonstration der göttlichen LIEBE, die Krankheit heilt und Sünde zerstört. Unser Meister sagte: "Wenn ihr mich liebt, dann haltet meine Gebote!"

Unser Ziel, ein Schritt über den Glauben hinaus, sollte sein, die Fußspuren der WAHRHEIT zu finden, den Weg zu Gesundheit und Heiligkeit. Wir sollten danach streben, die Horebshöhe zu erreichen, wo GOTT sich offenbart; und der Eckstein allen geistigen Bauens ist Reinheit. Die Taufe des GEISTES, die den Körper von allen Unreinheiten des Fleisches reinwäscht, bedeutet, dass diejenigen, die reinen Herzens sind, GOTT schauen und dem geistigen LEBEN und seiner Demonstration näherkommen.

"Es ist leichter, dass ein Kamel durch ein Nadelöhr geht", als dass sündige Anschauungen in das Himmelreich, in die ewige

heaven, eternal harmony. Through repentance, spiritual baptism, and regeneration, mortals put off their material beliefs and false individuality. It is only a question of time when "they shall all know Me [God], from the least of them unto the greatest." Denial of the claims of matter is a great step towards the joys of Spirit, towards human freedom and the final triumph over the body.

Spiritual baptism

There is but one way to heaven, harmony, and Christ in divine Science shows us this way. It is to know no other reality — to have no other consciousness of life — than good, God and His reflection, and to rise superior to the so-called pain and pleasure of the senses.

The one only way

Self-love is more opaque than a solid body. In patient obedience to a patient God, let us labor to dissolve with the universal solvent of Love the adamant of error, — self-will, self-justification, and self-love, — which wars against spirituality and is the law of sin and death.

The vesture of Life is Truth. According to the Bible, the facts of being are commonly misconstrued, for it is written: "They parted my raiment among them, and for my vesture they did cast lots." The divine Science of man is woven into one web of consistency without seam or rent. Mere speculation or superstition appropriates no part of the divine vesture, while inspiration restores every part of the Christly garment of righteousness.

Divided vestments

The finger-posts of divine Science show the way our Master trod, and require of Christians the proof which he gave, instead of mere profession. We may hide

Harmonie, gelangen. Durch Reue, geistige Taufe und Wiedergeburt ziehen die Sterblichen ihre materiellen Vorstellungen und ihre falsche Individualität aus. Es ist nur eine Frage der Zeit, dass sie „Mich [GOTT] alle erkennen, beide, klein und groß". Das Verneinen der Ansprüche der Materie ist ein großer Schritt zu den Freuden des GEISTES hin, zur Freiheit des Menschen und zum schließlichen Sieg über den Körper.

<small>Geistige Taufe</small>

Es gibt nur *einen* Weg zum Himmel, zur Harmonie, und Christus in der göttlichen Wissenschaft zeigt uns diesen Weg. Er besteht darin, keine andere Wirklichkeit zu kennen — kein anderes Bewusstsein vom Leben zu haben — als das Gute, GOTT und Seine Widerspiegelung, und sich über die sogenannten Schmerzen und Freuden der Sinne zu erheben.

<small>Der *eine* einzige Weg</small>

Eigenliebe ist undurchsichtiger als ein fester Körper. Lasst uns in geduldigem Gehorsam gegen einen geduldigen GOTT daran arbeiten, mit dem universalen Lösungsmittel der LIEBE das harte Gestein des Irrtums — Eigenwillen, Selbstrechtfertigung und Eigenliebe — aufzulösen, das gegen die Geistigkeit ankämpft und das Gesetz der Sünde und des Todes ist.

WAHRHEIT ist das Gewand des LEBENS. Der Bibel zufolge werden die Tatsachen des Seins im Allgemeinen missverstanden, denn es heißt: „Sie haben meine Kleider unter sich geteilt und haben über mein Gewand das Los geworfen." Die göttliche Wissenschaft vom Menschen ist zu *einem* einheitlichen Gewebe der Beständigkeit gewoben, ohne Naht oder Riss. Bloße Spekulation oder bloßer Aberglaube hat keinen Teil an dem göttlichen Gewand, wohingegen Inspiration das Christus-Gewand der Gerechtigkeit in allen seinen Teilen wiederherstellt.

<small>Geteilte Gewänder</small>

Die Wegweiser der göttlichen Wissenschaft zeigen den Weg, den unser Meister beschritt, und verlangen von den Christen anstelle bloßer Bekenntnisse den Beweis, den er lieferte. Wir mögen unsere geistige Unwissenheit vor der Welt verbergen,

spiritual ignorance from the world, but we can never succeed in the Science and demonstration of spiritual good through ignorance or hypocrisy.

The divine Love, which made harmless the poisonous viper, which delivered men from the boiling oil, from the fiery furnace, from the jaws of the lion, can heal the sick in every age and triumph over sin and death. It crowned the demonstrations of Jesus with unsurpassed power and love. But the same "Mind ... which was also in Christ Jesus" must always accompany the letter of Science in order to confirm and repeat the ancient demonstrations of prophets and apostles. That those wonders are not more commonly repeated to-day, arises not so much from lack of desire as from lack of spiritual growth. *Ancient and modern miracles*

The clay cannot reply to the potter. The head, heart, lungs, and limbs do not inform us that they are dizzy, diseased, consumptive, or lame. If this information is conveyed, mortal mind conveys it. Neither immortal and unerring Mind nor matter, the inanimate substratum of mortal mind, can carry on such telegraphy; for God is "of purer eyes than to behold evil," and matter has neither intelligence nor sensation. *Mental telegraphy*

Truth has no consciousness of error. Love has no sense of hatred. Life has no partnership with death. Truth, Life, and Love are a law of annihilation to everything unlike themselves, because they declare nothing except God. *Annihilation of error*

Sickness, sin, and death are not the fruits of Life. They are inharmonies which Truth destroys. Perfection does not animate imperfection. Inasmuch as God is

aber wir können in der Wissenschaft und Demonstration des geistig Guten niemals durch Unwissenheit oder Heuchelei Erfolg haben.

Die göttliche LIEBE, die die giftige Schlange unschädlich machte, die die Männer aus dem siedenden Öl, aus dem glühenden Ofen, aus dem Rachen des Löwen errettete, kann die Kranken zu allen Zeiten heilen und über Sünde und Tod triumphieren. Sie krönte die Demonstrationen Jesu mit unübertroffener Macht und Liebe. Aber das gleiche „GEMÜT ... , das auch in Christus Jesus war"*, muss den Buchstaben der Wissenschaft immer begleiten, um die damaligen Demonstrationen der Propheten und der Apostel zu bestätigen und zu wiederholen. Dass diese Wunder heute nicht in größerem Umfang wieder vollbracht werden, liegt nicht so sehr an mangelndem Verlangen als an einem Mangel an geistigem Wachstum.

Alte und neue Wunder

Der Ton kann dem Töpfer nicht antworten. Der Kopf, das Herz, die Lungen und die Gliedmaßen informieren uns nicht darüber, dass sie schwindlig, krank, schwindsüchtig oder lahm sind. Wenn uns diese Information übermittelt wird, dann ist es das sterbliche Gemüt, das sie übermittelt. Weder das unsterbliche und unfehlbare GEMÜT noch Materie, das unbelebte Substrat des sterblichen Gemüts, kann solche Telegrafie betreiben; denn GOTTES „Augen sind zu rein, um Böses mitanzusehen", und Materie hat weder Intelligenz noch Empfindung.

Mentale Telegrafie

WAHRHEIT hat kein Bewusstsein von Irrtum. LIEBE hat keinen Sinn für Hass. LEBEN hat keine Gemeinschaft mit dem Tod. WAHRHEIT, LEBEN und LIEBE sind ein Gesetz der Vernichtung für alles, was ihnen nicht gleicht, denn sie verkünden nichts außer GOTT.

Vernichtung des Irrtums

Krankheit, Sünde und Tod sind nicht die Früchte des LEBENS. Sie sind Disharmonien, die von WAHRHEIT zerstört werden. Die Vollkommenheit belebt nicht die Unvollkommenheit. Da GOTT das

---
* Nach der King-James-Bibel

good and the fount of all being, He does not produce moral or physical deformity; therefore such deformity is not real, but is illusion, the mirage of error. Divine Science reveals these grand facts. On their basis Jesus demonstrated Life, never fearing nor obeying error in any form. *Deformity and perfection*

If we were to derive all our conceptions of man from what is seen between the cradle and the grave, happiness and goodness would have no abiding-place in man, and the worms would rob him of the flesh; but Paul writes: "The law of the Spirit of life in Christ Jesus hath made me free from the law of sin and death."

Man undergoing birth, maturity, and decay is like the beasts and vegetables, — subject to laws of decay. If man were dust in his earliest stage of existence, we might admit the hypothesis that he returns eventually to his primitive condition; but man was never more nor less than man. *Man never less than man*

If man flickers out in death or springs from matter into being, there must be an instant when God is without His entire manifestation, — when there is no full reflection of the infinite Mind.

Man in Science is neither young nor old. He has neither birth nor death. He is not a beast, a vegetable, nor a migratory mind. He does not pass from matter to Mind, from the mortal to the immortal, from evil to good, or from good to evil. Such admissions cast us headlong into darkness and dogma. Even Shakespeare's poetry pictures age as infancy, as helplessness and decadence, instead of assigning to man the everlasting grandeur and immortality of development, power, and prestige. *Man not evolved*

Gute und die Quelle allen Seins ist, erzeugt Er keine moralische oder physische Missbildung; deshalb ist eine solche Missbildung nicht wirklich, sondern eine Illusion, das Trugbild des Irrtums. Die göttliche Wissenschaft enthüllt diese großartigen Tatsachen. Auf deren Grundlage demonstrierte Jesus LEBEN, wobei er niemals den Irrtum in irgendeiner Form fürchtete noch ihm gehorchte.

<small>Missbildung und Vollkommenheit</small>

Wenn wir alle unsere Vorstellungen über den Menschen von dem herleiten müssten, was sich zwischen Wiege und Grab ereignet, dann hätten Glück und Güte keine bleibende Stätte im Menschen und die Würmer würden ihn seines Fleisches berauben; aber Paulus schreibt: „Das Gesetz des GEISTES des Lebens in Christus Jesus hat mich freigemacht vom Gesetz der Sünde und des Todes."

Der Mensch, der Geburt, Reife und Verfall durchmacht, gleicht den Tieren und Pflanzen — er ist den Gesetzen des Verfalls unterworfen. Wenn der Mensch im frühesten Stadium seines Daseins Erde wäre, könnten wir der Hypothese zustimmen, dass er schließlich zu seinem ursprünglichen Zustand zurückkehren wird; aber der Mensch war nie mehr und nie weniger als ein Mensch.

<small>Der Mensch niemals weniger als ein Mensch</small>

Wenn der Mensch im Tod erlischt oder von der Materie aus ins Sein kommt, dann muss es einen Augenblick geben, in dem GOTT ohne Seine gesamte Manifestation ist — in dem es keine vollständige Widerspiegelung des unendlichen GEMÜTS gibt.

In der Wissenschaft ist der Mensch weder jung noch alt. Für ihn gibt es weder Geburt noch Tod. Er ist kein Tier, keine Pflanze und kein Wandergemüt. Er geht nicht von der Materie in das GEMÜT über, vom Sterblichen in das Unsterbliche, vom Bösen in das Gute oder vom Guten in das Böse. Solche Zugeständnisse stürzen uns kopfüber in Dunkelheit und Dogma. Selbst Shakespeares Dichtung beschreibt das Alter als kindisch, als Hilflosigkeit und Verfall, statt dem Menschen die immerwährende Größe und Unsterblichkeit der Entwicklung, der Kraft und des Ansehens zuzuerkennen.

<small>Der Mensch nicht durch Evolution hervorgebracht</small>

The error of thinking that we are growing old, and the benefits of destroying that illusion, are illustrated in a sketch from the history of an English woman, published in the London medical magazine called The Lancet.

Disappointed in love in her early years, she became insane and lost all account of time. Believing that she was still living in the same hour which parted her from her lover, taking no note of years, she stood daily before the window watching for her lover's coming. In this mental state she remained young. Having no consciousness of time, she literally grew no older. Some American travellers saw her when she was seventy-four, and supposed her to be a young woman. She had no care-lined face, no wrinkles nor gray hair, but youth sat gently on cheek and brow. Asked to guess her age, those unacquainted with her history conjectured that she must be under twenty.

Perpetual youth

This instance of youth preserved furnishes a useful hint, upon which a Franklin might work with more certainty than when he coaxed the enamoured lightning from the clouds. Years had not made her old, because she had taken no cognizance of passing time nor thought of herself as growing old. The bodily results of her belief that she was young manifested the influence of such a belief. She could not age while believing herself young, for the mental state governed the physical.

Impossibilities never occur. One instance like the foregoing proves it possible to be young at seventy-four; and the primary of that illustration makes it plain that decrepitude is not according to law, nor is it a necessity of nature, but an illusion.

The infinite never began nor will it ever end. Mind

Der Irrtum zu denken, dass wir alt werden, und der Segen, der in der Zerstörung dieser Illusion liegt, wird durch einen Aufsatz über die Lebensgeschichte einer Engländerin veranschaulicht, der in der Londoner medizinischen Zeitschrift *The Lancet* veröffentlicht wurde.

Als junges Mädchen war sie durch eine Enttäuschung in der Liebe geisteskrank geworden und hatte jedes Zeitgefühl verloren. Sie glaubte, dass sie noch immer in derselben Stunde lebte, in der sie von ihrem Geliebten getrennt worden war; sie bemerkte die Jahre nicht, stand täglich am Fenster und wartete auf die Ankunft ihres Geliebten. In diesem mentalen Zustand blieb sie jung. Weil sie kein Bewusstsein von Zeit hatte, wurde sie buchstäblich nicht älter. Einige amerikanische Reisende sahen sie, als sie vierundsiebzig Jahre alt war, und hielten sie für eine junge Frau. Sie hatte keine Sorgenfalten im Gesicht, keine Runzeln und kein graues Haar, sondern Jugend ruhte sanft auf Wangen und Stirn. Als diejenigen, die ihre Lebensgeschichte nicht kannten, ihr Alter schätzen sollten, meinten sie, dass sie unter zwanzig sein müsse.

Immerwährende Jugend

Dieses Beispiel bewahrter Jugend liefert einen nützlichen Hinweis, von dem aus ein Franklin mit größerer Gewissheit hätte arbeiten können, als er seinerzeit den Wolken den faszinierenden Blitz entlockte. Die Jahre hatten die Frau nicht altern lassen, denn sie hatte nicht zur Kenntnis genommen, wie die Zeit verstrich, noch hatte sie über sich gedacht, dass sie älter werde. Die körperlichen Auswirkungen ihres Glaubens, dass sie jung sei, zeigten den Einfluss eines solchen Glaubens. Sie konnte nicht altern, solange sie sich für jung hielt, denn der mentale Zustand regierte den physischen.

Unmögliches kommt niemals vor. *Ein* Beispiel wie das gerade angeführte beweist, dass es möglich ist, mit vierundsiebzig Jahren jung zu sein; und der wichtigste Gedanke dieses Beispiels macht klar, dass Altersschwäche weder gesetzmäßig noch eine Naturnotwendigkeit ist, sondern eine Illusion.

Das Unendliche hat niemals angefangen noch wird es jemals enden. Gemüt und seine Formationen können niemals vernichtet

and its formations can never be annihilated. Man is not a pendulum, swinging between evil and good, joy and sorrow, sickness and health, life and death. Life and its faculties are not measured by calendars. The perfect and immortal are the eternal likeness of their Maker. Man is by no means a material germ rising from the imperfect and endeavoring to reach Spirit above his origin. The stream rises no higher than its source.

Man reflects God

The measurement of life by solar years robs youth and gives ugliness to age. The radiant sun of virtue and truth coexists with being. Manhood is its eternal noon, undimmed by a declining sun. As the physical and material, the transient sense of beauty fades, the radiance of Spirit should dawn upon the enraptured sense with bright and imperishable glories.

Never record ages. Chronological data are no part of the vast forever. Time-tables of birth and death are so many conspiracies against manhood and womanhood. Except for the error of measuring and limiting all that is good and beautiful, man would enjoy more than threescore years and ten and still maintain his vigor, freshness, and promise. Man, governed by immortal Mind, is always beautiful and grand. Each succeeding year unfolds wisdom, beauty, and holiness.

Undesirable records

Life is eternal. We should find this out, and begin the demonstration thereof. Life and goodness are immortal. Let us then shape our views of existence into loveliness, freshness, and continuity, rather than into age and blight.

True life eternal

Acute and chronic beliefs reproduce their own types.

werden. Der Mensch ist kein Pendel, das zwischen Böse und Gut, Freude und Leid, Krankheit und Gesundheit, Leben und Tod hin und her schwingt. LEBEN und seine Fähigkeiten werden nicht nach Kalendern bemessen. Das Vollkommene und das Unsterbliche sind das ewige Gleichnis ihres Schöpfers. Der Mensch ist keinesfalls ein materieller Keim, der aus dem Unvollkommenen hervorgeht und sich bemüht GEIST zu erreichen, der über seinem Ursprung steht. Der Strom steigt nicht höher als seine Quelle.

Der Mensch spiegelt GOTT wider

Das Leben nach Sonnenjahren zu bemessen beraubt die Jugend und macht das Alter hässlich. Die strahlende Sonne der Tugend und der Wahrheit besteht zugleich mit dem Sein. Dessen ewiger Mittag, der von keiner sinkenden Sonne verdunkelt wird, ist das Menschentum. Wenn das Physische und Materielle, die vergängliche Auffassung von Schönheit, verblasst, sollte der Strahlenglanz des GEISTES mit hellen und unvergänglichen Herrlichkeiten über den entzückten Sinnen aufgehen.

Berichte niemals über Alter. Chronologische Daten sind kein Teil der unermesslichen Ewigkeit. Zeittafeln über Geburt und Tod sind lauter Verschwörer gegen Männlichkeit und Weiblichkeit. Ohne den Irrtum, alles, was gut und schön ist, zu messen und zu begrenzen, würde der Mensch mehr als siebzig Jahre genießen und seine Kraft, Frische und Verheißung bewahren. Der Mensch, der vom unsterblichen GEMÜT regiert wird, ist immer schön und edel. Mit jedem kommenden Jahr entfalten sich Weisheit, Schönheit und Heiligkeit.

Nicht wünschenswerte Berichte

LEBEN ist ewig. Wir sollten dies entdecken und beginnen, es zu demonstrieren. LEBEN und Güte sind unsterblich. Lasst uns also unsere Anschauungen über das Dasein zu Lieblichkeit, Frische und Fortdauer gestalten statt zu Alter und Verkümmerung.

Wahres Leben ewig

Akute und chronische Vorstellungen bringen ihre eigenen

The acute belief of physical life comes on at a remote period, and is not so disastrous as the chronic belief.

I have seen age regain two of the elements it had lost, sight and teeth. A woman of eighty-five, whom I knew, had a return of sight. Another woman at ninety had new teeth, incisors, cuspids, bicuspids, and one molar. One man at sixty had retained his full set of upper and lower teeth without a decaying cavity. *Eyes and teeth renewed*

Beauty, as well as truth, is eternal; but the beauty of material things passes away, fading and fleeting as mortal belief. Custom, education, and fashion form the transient standards of mortals. Immortality, exempt from age or decay, has a glory of its own, — the radiance of Soul. Immortal men and women are models of spiritual sense, drawn by perfect Mind and reflecting those higher conceptions of loveliness which transcend all material sense. *Eternal beauty*

Comeliness and grace are independent of matter. Being possesses its qualities before they are perceived humanly. Beauty is a thing of life, which dwells forever in the eternal Mind and reflects the charms of His goodness in expression, form, outline, and color. It is Love which paints the petal with myriad hues, glances in the warm sunbeam, arches the cloud with the bow of beauty, blazons the night with starry gems, and covers earth with loveliness. *The divine loveliness*

The embellishments of the person are poor substitutes for the charms of being, shining resplendent and eternal over age and decay.

The recipe for beauty is to have less illusion and more Soul, to retreat from the belief of pain or pleasure

Merkmale hervor. Die akute Vorstellung von physischem Leben tritt zu einer späteren Zeit auf und ist nicht so unheilvoll wie die chronische.

Ich habe erlebt, wie im Alter zwei Dinge wiedererlangt wurden, die verloren gegangen waren: Sehkraft und Zähne. Eine mir bekannte Frau erlangte mit fünfundachtzig ihre Sehkraft wieder. Eine andere Frau bekam mit neunzig neue Zähne — Schneidezähne, Eckzähne, vordere Backenzähne und einen hinteren Backenzahn. Ein Mann hatte mit sechzig noch alle seine oberen und unteren Zähne, ohne eine hohle Stelle. *Sehkraft und Zähne erneuert*

Schönheit, ebenso wie Wahrheit, ist ewig; aber die Schönheit materieller Dinge vergeht, verblassend und flüchtig wie die sterbliche Vorstellung. Gewohnheit, Erziehung und Mode formen die vergänglichen Normen der Sterblichen. Die Unsterblichkeit, frei von Alter oder Verfall, hat eine ihr eigene Herrlichkeit — den Strahlenglanz der SEELE. Unsterbliche Männer und Frauen sind Modelle des geistigen Sinnes, die vom vollkommenen GEMÜT entworfen sind und jene höheren Vorstellungen von Lieblichkeit widerspiegeln, die jeden materiellen Sinn übersteigen. *Ewige Schönheit*

Schönheit und Anmut sind unabhängig von der Materie. Das Sein besitzt seine Eigenschaften, bevor sie menschlich wahrgenommen werden. Schönheit gehört zum Leben; sie wohnt immerdar im ewigen GEMÜT und spiegelt den Zauber Seiner Güte in Ausdruck, Form, Umriss und Farbe wider. LIEBE ist es, die das Blumenblatt in unzähligen Farbtönen malt, im warmen Sonnenstrahl glänzt, die Wolke mit dem Bogen der Schönheit überspannt, die Nacht mit Sternjuwelen schmückt und die Erde mit Lieblichkeit bedeckt. *Die göttliche Lieblichkeit*

Die Ausschmückung der Person ist ein schwacher Ersatz für den Zauber des Seins, der Alter und Verfall leuchtend und ewig überstrahlt.

Das Rezept für Schönheit heißt, weniger Illusion und mehr SEELE zu haben und sich von dem Glauben an Schmerz oder Freude

in the body into the unchanging calm and glorious freedom of spiritual harmony.

Love never loses sight of loveliness. Its halo rests upon its object. One marvels that a friend can ever seem less than beautiful. Men and women of riper years and larger lessons ought to ripen into health and immortality, instead of lapsing into darkness or gloom. Immortal Mind feeds the body with supernal freshness and fairness, supplying it with beautiful images of thought and destroying the woes of sense which each day brings to a nearer tomb.

Love's endowment

The sculptor turns from the marble to his model in order to perfect his conception. We are all sculptors, working at various forms, moulding and chiseling thought. What is the model before mortal mind? Is it imperfection, joy, sorrow, sin, suffering? Have you accepted the mortal model? Are you reproducing it? Then you are haunted in your work by vicious sculptors and hideous forms. Do you not hear from all mankind of the imperfect model? The world is holding it before your gaze continually. The result is that you are liable to follow those lower patterns, limit your life-work, and adopt into your experience the angular outline and deformity of matter models.

Mental sculpture

To remedy this, we must first turn our gaze in the right direction, and then walk that way. We must form perfect models in thought and look at them continually, or we shall never carve them out in grand and noble lives. Let unselfishness, goodness, mercy, justice, health, holiness, love — the kingdom of heaven — reign within us, and sin, disease, and death will diminish until they finally disappear.

Perfect models

im Körper in die unveränderliche Ruhe und herrliche Freiheit geistiger Harmonie zurückzuziehen.

LIEBE verliert niemals Lieblichkeit aus den Augen. Ihr Glorienschein ruht auf dem, was sie liebt. Es käme uns sonderbar vor, wenn uns ein Freund jemals anders als schön erschiene. Männer und Frauen reiferer Jahre und mit größerer Lebenserfahrung sollten zu Gesundheit und Unsterblichkeit heranreifen, statt in Dunkelheit oder Trübsinn zu verfallen. Das unsterbliche GEMÜT nährt den Körper mit überirdischer Frische und Schönheit, indem es ihn mit schönen Gedankenbildern versorgt und das Elend der Sinne zerstört, das jeden Tag dem Grabe näher bringt.

Gabe der LIEBE

Der Bildhauer wendet sich vom Marmor seinem Modell zu, um seine Vorstellung zu vervollkommnen. Wir alle sind Bildhauer, die an unterschiedlichen Formen arbeiten, den Gedanken gestalten und meißeln. Was für ein Vorbild hat das sterbliche Gemüt? Ist es Unvollkommenheit, Vergnügen, Kummer, Sünde, Leiden? Hast du das sterbliche Vorbild akzeptiert? Bildest du es nach? Dann wirst du bei deiner Arbeit von bösartigen Bildhauern und scheußlichen Gestalten heimgesucht. Hörst du nicht von der ganzen Menschheit über das unvollkommene Vorbild? Die Welt hält es dir beständig vor Augen. Als Folge davon neigst du dazu, diesen niederen Mustern zu folgen, deine Lebensarbeit zu begrenzen und die verwinkelten Konturen und Missbildungen materieller Vorbilder in deine Erfahrung aufzunehmen.

Mentale Bildhauerei

Um dem abzuhelfen, müssen wir zuerst unseren Blick in die richtige Richtung lenken und dann in diese Richtung gehen. Wir müssen vollkommene Vorbilder im Denken formen und ständig auf sie schauen, sonst werden wir sie niemals zu einem großartigen und edlen Leben ausgestalten. Lasst Selbstlosigkeit, Güte, Barmherzigkeit, Gerechtigkeit, Gesundheit, Heiligkeit, Liebe — das Himmelreich — in uns herrschen, und Sünde, Krankheit und Tod werden abnehmen, bis sie schließlich verschwinden.

Vollkommene Vorbilder

Let us accept Science, relinquish all theories based on sense-testimony, give up imperfect models and illusive ideals; and so let us have one God, one Mind, and that one perfect, producing His own models of excellence.

Let the "male and female" of God's creating appear. Let us feel the divine energy of Spirit, bringing us into newness of life and recognizing no mortal nor material power as able to destroy. Let us rejoice that we are subject to the divine "powers that be." Such is the true Science of being. Any other theory of Life, or God, is delusive and mythological. *Renewed selfhood*

Mind is not the author of matter, and the creator of ideas is not the creator of illusions. Either there is no omnipotence, or omnipotence is the only power. God is the infinite, and infinity never began, will never end, and includes nothing unlike God. Whence then is soulless matter?

Life is, like Christ, "the same yesterday, and to-day, and forever." Organization and time have nothing to do with Life. You say, "I dreamed last night." What a mistake is that! The I is Spirit. God never slumbers, and His likeness never dreams. Mortals are the Adam dreamers. *Illusive dreams*

Sleep and apathy are phases of the dream that life, substance, and intelligence are material. The mortal night-dream is sometimes nearer the fact of being than are the thoughts of mortals when awake. The night-dream has less matter as its accompaniment. It throws off some material fetters. It falls short of the skies, but makes its mundane flights quite ethereal.

Man is the reflection of Soul. He is the direct opposite of material sensation, and there is but one Ego. We

Lasst uns die Wissenschaft akzeptieren, alle auf dem Zeugnis der Sinne beruhenden Theorien fallen lassen, unvollkommene Vorbilder und trügerische Ideale aufgeben; und lasst uns so *einen* GOTT, *ein* GEMÜT haben, das vollkommen ist, und Seine eigenen Vorbilder der Vortrefflichkeit hervorbringt.

Lasst „Mann und Frau" so erscheinen, wie GOTT sie erschaffen hat. Lasst uns die göttliche Energie des GEISTES fühlen, die uns zu neuem Leben führt und weder einer sterblichen noch einer materiellen Kraft die Fähigkeit zu zerstören zuerkennt. Freuen wir uns, dass wir der göttlichen „Obrigkeit" unterstehen. Das ist die wahre Wissenschaft des Seins. Jede andere Theorie von LEBEN oder GOTT ist trügerisch und mythologisch.

Erneuertes Selbst

GEMÜT ist nicht der Urheber der Materie, und der Schöpfer von Ideen ist nicht der Schöpfer von Illusionen. Entweder gibt es keine Allmacht, oder Allmacht ist die einzige Macht. GOTT ist das Unendliche und die Unendlichkeit hat niemals angefangen, wird niemals enden und schließt nichts ein, was GOTT unähnlich ist. Woher kommt dann die seelenlose Materie?

LEBEN ist, wie Christus, dasselbe „gestern und heute und auch in Ewigkeit". Organismus und Zeit haben nichts mit LEBEN zu tun.

Du sagst: „Ich habe vergangene Nacht geträumt." Was für ein Fehler das ist! Das Ich ist GEIST. GOTT schlummert niemals, und Sein Gleichnis träumt niemals. Die Sterblichen sind die Adam-Träumer.

Trügerische Träume

Schlaf und Apathie sind Phasen des Traums, dass Leben, Substanz und Intelligenz materiell seien. Der sterbliche Traum in der Nacht kommt der Tatsache des Seins manchmal näher als die Gedanken der Sterblichen im wachen Zustand. Der nächtliche Traum enthält nicht so viel Materie als Begleiterscheinung. Er wirft einen Teil der materiellen Fesseln ab. Er erreicht den Himmel nicht ganz, doch gestaltet er seine irdischen Flüge recht ätherisch.

Der Mensch ist die Widerspiegelung der SEELE. Er ist das direkte Gegenteil materieller Empfindung, und es gibt nur *ein* Ego. Wir

run into error when we divide Soul into souls, multiply Mind into minds and suppose error to be mind, then mind to be in matter and matter to be a lawgiver, unintelligence to act like intelligence, and mortality to be the matrix of immortality. *Philosophical blunders*

Mortal existence is a dream; mortal existence has no real entity, but saith "It is I." Spirit is the Ego which never dreams, but understands all things; which never errs, and is ever conscious; which never believes, but knows; which is never born and never dies. Spiritual man is the likeness of this Ego. *Spirit the one Ego*
Man is not God, but like a ray of light which comes from the sun, man, the outcome of God, reflects God.

Mortal body and mind are one, and that one is called man; but a mortal is not man, for man is immortal. A mortal may be weary or pained, enjoy or suffer, according to the dream he entertains in sleep. *Mortal existence a dream* When that dream vanishes, the mortal finds himself experiencing none of these dream-sensations. To the observer, the body lies listless, undisturbed, and sensationless, and the mind seems to be absent.

Now I ask, Is there any more reality in the waking dream of mortal existence than in the sleeping dream? There cannot be, since whatever appears to be a mortal man is a mortal dream. Take away the mortal mind, and matter has no more sense as a man than it has as a tree. But the spiritual, real man is immortal.

Upon this stage of existence goes on the dance of mortal mind. Mortal thoughts chase one another like snowflakes, and drift to the ground. Science reveals Life as not being at the mercy of death, nor will Science admit that happiness is ever the sport of circumstance.

gehen in die Irre, wenn wir SEELE in Seelen aufteilen, GEMÜT zu Gemütern vervielfachen und annehmen, dass Irrtum Gemüt sei und schließlich, dass Gemüt in der Materie und die Materie ein Gesetzgeber sei, dass Unintelligenz wie Intelligenz handle und dass die Sterblichkeit der Nährboden der Unsterblichkeit sei.

Philosophischer Unsinn

Die sterbliche Existenz ist ein Traum; die sterbliche Existenz hat keine wirkliche Wesenheit, doch sie sagt: „Das bin ich." GEIST ist das Ego, das niemals träumt, aber alle Dinge versteht; das sich niemals irrt und immer bewusst ist; das niemals glaubt, sondern weiß; das niemals geboren wird und niemals stirbt. Der geistige Mensch ist das Gleichnis dieses Egos. Der Mensch ist nicht GOTT, aber wie ein Lichtstrahl, der von der Sonne kommt, spiegelt der Mensch, die Auswirkung GOTTES, GOTT wider.

GEIST das eine Ego

Der sterbliche Körper und das sterbliche Gemüt sind eins, und dieses *eine* wird Mensch genannt; aber ein Sterblicher ist nicht der Mensch, denn der Mensch ist unsterblich. Ein Sterblicher kann je nach dem Traum, den er im Schlaf hat, müde oder schmerzgeplagt sein, er kann genießen oder leiden. Wenn dieser Traum vergeht, stellt der Sterbliche fest, dass er keine dieser Traumempfindungen erlebt. Für den Beobachter liegt der Körper teilnahmslos, ruhig und ohne Empfindung da, und das Gemüt scheint abwesend zu sein.

Sterbliche Existenz ein Traum

Nun frage ich: Ist mehr Wirklichkeit in dem wachen Traum der sterblichen Existenz als im Traum des Schlafs? Das kann nicht sein, denn alles, was ein sterblicher Mensch zu sein scheint, ist ein sterblicher Traum. Nimm das sterbliche Gemüt hinweg und die Materie hat als Mensch ebenso wenig Wahrnehmungsvermögen wie als Baum. Doch der geistige, wirkliche Mensch ist unsterblich.

Auf dieser Bühne der Existenz spielt sich der Tanz des sterblichen Gemüts ab. Sterbliche Gedanken jagen einander wie Schneeflocken und fallen zur Erde. Die Wissenschaft offenbart, dass LEBEN nicht dem Tod ausgeliefert ist, sie räumt auch nicht ein, dass das Glück jemals der Spielball der Umstände sein kann.

Error is not real, hence it is not more imperative as it hastens towards self-destruction. The so-called belief of mortal mind apparent as an abscess should not grow more painful before it suppurates, neither should a fever become more severe before it ends.

Error self-destroyed

Fright is so great at certain stages of mortal belief as to drive belief into new paths. In the illusion of death, mortals wake to the knowledge of two facts: (1) that they are not dead; (2) that they have but passed the portals of a new belief. Truth works out the nothingness of error in just these ways. Sickness, as well as sin, is an error that Christ, Truth, alone can destroy.

Illusion of death

We must learn how mankind govern the body, — whether through faith in hygiene, in drugs, or in willpower. We should learn whether they govern the body through a belief in the necessity of sickness and death, sin and pardon, or govern it from the higher understanding that the divine Mind makes perfect, acts upon the so-called human mind through truth, leads the human mind to relinquish all error, to find the divine Mind to be the only Mind, and the healer of sin, disease, death. This process of higher spiritual understanding improves mankind until error disappears, and nothing is left which deserves to perish or to be punished.

Mortal mind's disappearance

Ignorance, like intentional wrong, is not Science. Ignorance must be seen and corrected before we can attain harmony. Inharmonious beliefs, which rob Mind, calling it matter, and deify their own notions, imprison themselves in what they create.

Spiritual ignorance

Irrtum ist nicht wirklich, deshalb wird er auch nicht zwingender, wenn er der Selbstzerstörung entgegeneilt. Die sogenannte Vorstellung des sterblichen Gemüts, die als Geschwür sichtbar wird, sollte vor dem Eitern nicht schmerzvoller werden, noch sollte Fieber heftiger werden, bevor es verschwindet.

Irrtum selbstzerstört

In bestimmten Stadien der sterblichen Vorstellung ist der Schrecken so groß, dass er die Vorstellung in neue Bahnen treibt. In der Illusion des Todes erwachen die Sterblichen zur Erkenntnis zweier Tatsachen: erstens, dass sie nicht tot sind; zweitens, dass sie nur die Pforten einer neuen Vorstellung durchschritten haben. Auf genau diese Weise arbeitet WAHRHEIT das Nichts des Irrtums heraus. Krankheit ist, ebenso wie Sünde, ein Irrtum, den allein Christus, WAHRHEIT, zerstören kann.

Illusion des Todes

Wir müssen uns darüber klar werden, wie die Menschen den Körper regieren — ob durch den Glauben an Gesundheitslehren, an Medikamente oder an Willenskraft. Wir sollten uns darüber klar werden, ob sie den Körper durch einen Glauben an die Notwendigkeit von Krankheit und Tod, von Sünde und Vergebung oder von dem höheren Verständnis aus regieren, dass das göttliche GEMÜT vollkommen macht, dass es durch die Wahrheit auf das sogenannte menschliche Gemüt wirkt, es dahin führt, allen Irrtum aufzugeben und zu erkennen, dass das göttliche GEMÜT das einzige GEMÜT und der Heiler von Sünde, Krankheit, Tod ist. Dieser Vorgang des höheren geistigen Verständnisses veredelt die Menschheit, bis der Irrtum verschwindet und nichts übrig bleibt, was Untergang oder Strafe verdient.

Verschwinden des sterblichen Gemüts

Unwissenheit, ebenso wie vorsätzliches Unrecht, ist nicht Wissenschaft. Unwissenheit muss erkannt und korrigiert werden, bevor wir Harmonie erlangen können. Unharmonische Auffassungen, die GEMÜT berauben, es Materie nennen und ihre eigenen Vorstellungen vergöttern, machen sich selbst zu Gefangenen in dem, was sie erschaffen.

Geistige Unwissenheit

They are at war with Science, and as our Master said, "If a kingdom be divided against itself, that kingdom cannot stand."

Human ignorance of Mind and of the recuperative energies of Truth occasions the only skepticism regarding the pathology and theology of Christian Science.

When false human beliefs learn even a little of their own falsity, they begin to disappear. A knowledge of error and of its operations must precede that understanding of Truth which destroys error, until the entire mortal, material error finally disappears, and the eternal verity, man created by and of Spirit, is understood and recognized as the true likeness of his Maker.

Eternal man recognized

The false evidence of material sense contrasts strikingly with the testimony of Spirit. Material sense lifts its voice with the arrogance of reality and says:

I am wholly dishonest, and no man knoweth it. I can cheat, lie, commit adultery, rob, murder, and I elude detection by smooth-tongued villainy. Animal in propensity, deceitful in sentiment, fraudulent in purpose, I mean to make my short span of life one gala day. What a nice thing is sin! How sin succeeds, where the good purpose waits! The world is my kingdom. I am enthroned in the gorgeousness of matter. But a touch, an accident, the law of God, may at any moment annihilate my peace, for all my fancied joys are fatal. Like bursting lava, I expand but to my own despair, and shine with the resplendency of consuming fire.

Testimony of sense

Spirit, bearing opposite testimony, saith:

I am Spirit. Man, whose senses are spiritual, is my

Sie kämpfen gegen die Wissenschaft an, und wie unser Meister sagte: „Wenn ein Reich mit sich selbst entzweit ist, kann es nicht bestehen."

Die menschliche Unwissenheit über GEMÜT und über die wiederherstellenden Energien der WAHRHEIT verursacht den einzigen Zweifel an der Pathologie und Theologie der Christlichen Wissenschaft.

Wenn die falschen menschlichen Anschauungen auch nur ein wenig von ihrer eigenen Falschheit erfahren, beginnen sie zu verschwinden. Eine Kenntnis des Irrtums und seiner Wirkungsweise muss dem Verständnis der WAHRHEIT vorausgehen, das den Irrtum zerstört, bis der gesamte sterbliche, materielle Irrtum schließlich verschwindet und die ewige Wirklichkeit, der durch und von GEIST geschaffene Mensch, als das wahre Gleichnis seines Schöpfers verstanden und anerkannt wird.

Der ewige Mensch anerkannt

Die falsche Aussage des materiellen Sinnes steht in auffälligem Widerspruch zum Zeugnis des GEISTES. Der materielle Sinn erhebt seine Stimme mit der Anmaßung von Wirklichkeit und sagt:

Ich bin ganz und gar unehrlich und kein Mensch weiß es. Ich kann betrügen, lügen, Ehebruch begehen, rauben, morden, und der Entdeckung entgehe ich durch glattzüngige Schurkerei. Tierisch in den Trieben, hinterlistig in der Gesinnung, betrügerisch im Vorhaben, habe ich vor, mein kurzes Leben zu einem einzigen Festtag zu machen. Wie ist doch die Sünde so schön! Wie erfolgreich ist doch die Sünde da, wo die gute Absicht warten muss! Die Welt ist mein Königreich. Ich throne in der Pracht der Materie. Aber die leiseste Berührung, ein Unfall, das Gesetz GOTTES können jeden Augenblick meinen Frieden vernichten, denn alle meine eingebildeten Freuden sind verhängnisvoll. Wie hervorbrechende Lava breite ich mich nur zu meiner eigenen Verzweiflung aus und leuchte mit dem Glanz verzehrenden Feuers.

Zeugnis des Sinnes

GEIST, der gegenteiliges Zeugnis ablegt, sagt:

Ich bin GEIST. Der Mensch, dessen Sinne geistig sind, ist mein

likeness. He reflects the infinite understanding, for I am Infinity. The beauty of holiness, the perfection of being, imperishable glory, — all are Mine, for I am God. I give immortality to man, for I am Truth. I include and impart all bliss, for I am Love. I give life, without beginning and without end, for I am Life. I am supreme and give all, for I am Mind. I am the substance of all, because I AM THAT I AM.

Testimony of Soul

I hope, dear reader, I am leading you into the understanding of your divine rights, your heaven-bestowed harmony, — that, as you read, you see there is no cause (outside of erring, mortal, material sense which is not power) able to make you sick or sinful; and I hope that you are conquering this false sense. Knowing the falsity of so-called material sense, you can assert your prerogative to overcome the belief in sin, disease, or death.

Heaven-bestowed prerogative

If you believe in and practise wrong knowingly, you can at once change your course and do right. Matter can make no opposition to right endeavors against sin or sickness, for matter is inert, mindless. Also, if you believe yourself diseased, you can alter this wrong belief and action without hindrance from the body.

Right endeavor possible

Do not believe in any supposed necessity for sin, disease, or death, knowing (as you ought to know) that God never requires obedience to a so-called material law, for no such law exists. The belief in sin and death is destroyed by the law of God, which is the law of Life instead of death, of harmony instead of discord, of Spirit instead of the flesh.

The divine demand, "Be ye therefore perfect," is sci-

Gleichnis. Er spiegelt das unendliche Verständnis wider, denn Ich bin Unendlichkeit. Die Schönheit der Heiligkeit, die Vollkommenheit des Seins, die unvergängliche Herrlichkeit — alle sind Mein, denn Ich bin Gott. Ich gebe dem Menschen Unsterblichkeit, denn Ich bin Wahrheit. Ich umfasse und verleihe alle Seligkeit, denn Ich bin Liebe. Ich gebe Leben ohne Anfang und ohne Ende, denn Ich bin Leben. Ich bin allerhaben und gebe alles, denn Ich bin Gemüt. Ich bin die Substanz von allem, denn *Ich bin, der Ich bin.*

Zeugnis der Seele

Ich hoffe, liebe Leserin, lieber Leser, dass ich dich zum Verständnis deiner göttlichen Rechte führe, zu deiner dir vom Himmel verliehenen Harmonie — dass du beim Lesen erkennst, dass es keine Ursache gibt (außerhalb des irrenden, sterblichen, materiellen Sinnes, der keine Macht ist), die dich krank oder sündig machen kann; und ich hoffe, dass du diesen falschen Sinn besiegst. Wenn du die Falschheit dieses sogenannten materiellen Sinnes erkennst, kannst du dein Vorrecht geltend machen, den Glauben an Sünde, Krankheit oder Tod zu überwinden.

Vom Himmel verliehenes Vorrecht

Wenn du das Unrechte wissentlich glaubst und tust, kannst du deinen Kurs sofort ändern und recht handeln. Materie kann den aufrichtigen Bemühungen gegen Sünde oder Krankheit keinen Widerstand leisten, denn die Materie ist träge, gemütlos. Ferner, wenn du dich für krank hältst, kannst du diesen falschen Glauben und diese falsche Tätigkeit ändern, ohne dass der Körper es verhindern kann.

Rechtes Bemühen möglich

Glaube nicht an irgendeine vermeintliche Notwendigkeit für Sünde, Krankheit oder Tod, weil du weißt (wie du es wissen solltest), dass Gott niemals Gehorsam gegen ein sogenanntes materielles Gesetz verlangt, denn ein solches Gesetz gibt es nicht. Der Glaube an Sünde und Tod wird durch das Gesetz Gottes zerstört, das das Gesetz des Lebens ist anstatt des Todes, der Harmonie anstatt der Disharmonie, des Geistes anstatt des Fleisches.

Die göttliche Forderung „Darum sollt ihr vollkommen sein" ist

entific, and the human footsteps leading to perfection are indispensable. Individuals are consistent who, watching and praying, can "run, and not be weary; … walk, and not faint," who gain good rapidly and hold their position, or attain slowly and yield not to discouragement. God requires perfection, but not until the battle between Spirit and flesh is fought and the victory won. To stop eating, drinking, or being clothed materially before the spiritual facts of existence are gained step by step, is not legitimate. When we wait patiently on God and seek Truth righteously, He directs our path. Imperfect mortals grasp the ultimate of spiritual perfection slowly; but to *begin* aright and to continue the strife of demonstrating the great problem of being, is doing much.

<small>Patience and final perfection</small>

During the sensual ages, absolute Christian Science may not be achieved prior to the change called death, for we have not the power to demonstrate what we do not understand. But the human self must be evangelized. This task God demands us to accept lovingly to-day, and to abandon so fast as practical the material, and to work out the spiritual which determines the outward and actual.

If you venture upon the quiet surface of error and are in sympathy with error, what is there to disturb the waters? What is there to strip off error's disguise?

If you launch your bark upon the ever-agitated but healthful waters of truth, you will encounter storms. Your good will be evil spoken of. This is the cross. Take it up and bear it, for through it you win and wear the crown. Pilgrim on earth, thy home is heaven; stranger, thou art the guest of God.

<small>The cross and crown</small>

wissenschaftlich, und die menschlichen Schritte, die zur Vollkommenheit führen, sind unerlässlich. Die Menschen sind konsequent, die wachen und beten, die „laufen" können „und nicht matt werden, ... vorwärtsgehen" können „und nicht müde werden", die das Gute schnell erringen und ihre Stellung behaupten oder die es langsam erreichen und sich nicht entmutigen lassen. Gott verlangt Vollkommenheit, aber nicht bevor die Schlacht zwischen Geist und Fleisch ausgefochten und der Sieg errungen ist. Es ist nicht vertretbar, aufzuhören zu essen, zu trinken oder sich materiell zu bekleiden, bevor wir die geistigen Tatsachen des Daseins Schritt für Schritt erreicht haben. Wenn wir geduldig auf Gott warten und Wahrheit aufrichtig suchen, wird Er uns recht führen. Die unvollkommenen Sterblichen begreifen die grundlegende geistige Vollkommenheit nur langsam; aber richtig *anfangen* und im Ringen um die Demonstration der großen Aufgabe des Seins fortfahren, heißt viel vollbringen.

<small>Geduld und schließliche Vollkommenheit</small>

In den Zeitaltern der Sinnengebundenheit mag die absolute Christliche Wissenschaft vor der Veränderung, die Tod genannt wird, nicht erreicht werden, denn wir haben nicht die Macht, das zu demonstrieren, was wir nicht verstehen. Aber das menschliche Selbst muss mit dem Geist des Evangeliums erfüllt werden. Gott fordert von uns, dass wir diese Aufgabe heute liebevoll auf uns nehmen und das Materielle so schnell wie möglich aufgeben und das Geistige, das das Äußere und Tatsächliche bestimmt, herausarbeiten.

Wenn du dich auf die ruhige Oberfläche des Irrtums hinauswagst und mit dem Irrtum sympathisierst, was soll dann die Wasser erregen? Was könnte dann dem Irrtum seine Maske herunterreißen?

Wenn du mit deinem Nachen auf die immer-bewegten, aber heilsamen Wasser der Wahrheit hinausfährst, wirst du Stürmen begegnen. Deine guten Werke werden verleumdet werden. Das ist das Kreuz. Nimm es auf dich und trage es, denn durch das Kreuz gewinnst und trägst du die Krone. Pilger auf Erden, deine Heimat ist der Himmel; Fremder, du bist der Gast Gottes.

<small>Das Kreuz und die Krone</small>

Chapter 9

Creation

> *Thy throne is established of old:*
> *Thou art from everlasting.* — PSALMS.
>
> *For we know that the whole creation groaneth*
> *and travaileth in pain together until now.*
> *And not only they, but ourselves also,*
> *which have the firstfruits of the Spirit,*
> *even we ourselves groan within ourselves,*
> *waiting for the adoption, to wit,*
> *the redemption of our body.* — PAUL.

Eternal Truth is changing the universe. As mortals drop off their mental swaddling-clothes, thought expands into expression. "Let there be light," is the perpetual demand of Truth and Love, changing chaos into order and discord into the music of the spheres. The mythical human theories of creation, anciently classified as the higher criticism, sprang from cultured scholars in Rome and in Greece, but they afforded no foundation for accurate views of creation by the divine Mind.
<small>Inadequate theories of creation</small>

Mortal man has made a covenant with his eyes to belittle Deity with human conceptions. In league with material sense, mortals take limited views of all things. That God is corporeal or material, no man should affirm.
<small>Finite views of Deity</small>

The human form, or physical finiteness, cannot be made the basis of any true idea of the infinite Godhead. Eye hath not seen Spirit, nor hath ear heard His voice.

Kapitel 9

Die Schöpfung

*Von Anbeginn steht Dein Thron fest,
Du bist seit Ewigkeit.* — Aus den Psalmen.

*Denn wir wissen, dass die ganze Schöpfung
zusammen seufzt und in Wehen liegt bis jetzt.
Aber nicht nur sie, sondern auch wir selbst,
die wir die Erstlingsgabe des Geistes haben,
auch wir selbst seufzen in uns selbst
und erwarten die Sohnschaft,
die Erlösung unseres Leibes.* — Paulus.

Die ewige Wahrheit wandelt das Universum um. In dem Verhältnis, wie die Sterblichen ihre mentalen Windeln ablegen, erweitert sich der Gedanke zum Ausdruck. „Es werde Licht" ist die beständige Forderung von Wahrheit und Liebe, die Chaos in Ordnung und Disharmonie in Sphärenmusik verwandelt. Die mythischen menschlichen Schöpfungstheorien, die man im Altertum als die höhere Kritik einordnete, stammten von gebildeten Gelehrten in Rom und Griechenland, aber sie boten keine Grundlage für richtige Anschauungen über die Schöpfung durch das göttliche Gemüt.

<small>Unzulängliche Schöpfungstheorien</small>

Der sterbliche Mensch hat mit seinen Augen einen Bund geschlossen, um die Gottheit durch menschliche Vorstellungen herabzusetzen. Mit dem materiellen Sinn im Bunde akzeptieren die Sterblichen begrenzte Anschauungen von allen Dingen. Kein Mensch sollte behaupten, dass Gott körperlich oder materiell sei.

<small>Endliche Anschauungen über die Gottheit</small>

Die menschliche Form oder physische Endlichkeit kann nicht zur Grundlage einer wahren Idee von der unendlichen Gottheit gemacht werden. Das Auge hat Geist nicht gesehen noch hat das Ohr Seine Stimme gehört.

Progress takes off human shackles. The finite must yield to the infinite. Advancing to a higher plane of action, thought rises from the material sense to the spiritual, from the scholastic to the inspirational, and from the mortal to the immortal. All things are created spiritually. Mind, not matter, is the creator. Love, the divine Principle, is the Father and Mother of the universe, including man.

No material creation

The theory of three persons in one God (that is, a personal Trinity or Tri-unity) suggests polytheism, rather than the one ever-present I AM. "Hear, O Israel: the Lord our God is one Lord."

Tritheism impossible

The everlasting I AM is not bounded nor compressed within the narrow limits of physical humanity, nor can He be understood aright through mortal concepts. The precise form of God must be of small importance in comparison with the sublime question, What is infinite Mind or divine Love?

No divine corporeality

Who is it that demands our obedience? He who, in the language of Scripture, "doeth according to His will in the army of heaven, and among the inhabitants of the earth; and none can stay His hand, or say unto Him, What doest Thou?"

No form nor physical combination is adequate to represent infinite Love. A finite and material sense of God leads to formalism and narrowness; it chills the spirit of Christianity.

A limitless Mind cannot proceed from physical limitations. Finiteness cannot present the idea or the vastness of infinity. A mind originating from a finite or material source must be limited and finite. Infinite Mind is the creator, and creation is the

Limitless Mind

Der Fortschritt nimmt der Menschheit die Fesseln ab. Das Endliche muss dem Unendlichen weichen. Indem das Denken zu einer höheren Ebene der Tätigkeit voranschreitet, erhebt es sich vom materiellen Sinn zum geistigen, vom Schulmäßigen zum Inspirierten und vom Sterblichen zum Unsterblichen. Alle Dinge sind geistig erschaffen. Gemüt, nicht Materie, ist der Schöpfer. Liebe, das göttliche Prinzip, ist Vater und Mutter des Universums, einschließlich des Menschen. *Keine materielle Schöpfung*

Die Theorie von drei Personen in *einem* Gott (das heißt von einer persönlichen Trinität oder Dreieinigkeit) weist eher auf Vielgötterei hin als auf den *einen* immer-gegenwärtigen *Ich bin*. „Höre, Israel, der Herr, unser Gott, ist Herr allein." *Tritheismus unmöglich*

Der ewige *Ich bin* ist nicht an die engen Grenzen der physischen Menschheit gebunden noch in diese hineingezwängt, noch kann Er durch sterbliche Begriffe richtig verstanden werden. Die genaue Form Gottes muss von geringer Wichtigkeit sein im Vergleich zu der erhabenen Frage: Was ist unendliches Gemüt oder göttliche Liebe? *Keine göttliche Körperlichkeit*

Wer ist es, der unseren Gehorsam fordert? Er, von dem es in der Sprache der Heiligen Schrift heißt: „Er macht es, wie Er will, mit dem Heer des Himmels und mit denen, die auf Erden wohnen; und niemand kann Seiner Hand wehren noch zu Ihm sagen: ‚Was machst Du?'"

Keine Form noch physische Verbindung ist ausreichend, um die unendliche Liebe darzustellen. Eine endliche und materielle Auffassung von Gott führt zu Formalismus und Enge; sie lässt den Geist des Christentums erstarren.

Ein grenzenloses Gemüt kann nicht aus physischen Begrenzungen hervorgehen. Endlichkeit kann die Idee oder die Unermesslichkeit der Unendlichkeit nicht darstellen. Ein Gemüt, das aus einer endlichen oder materiellen Quelle hervorgeht, muss begrenzt und endlich sein. Das unendliche Gemüt ist der Schöpfer, und die Schöpfung ist das unendliche Bild oder die *Grenzenloses Gemüt*

infinite image or idea emanating from this Mind. If Mind is within and without all things, then all is Mind; and this definition is scientific.

If matter, so-called, is substance, then Spirit, matter's unlikeness, must be shadow; and shadow cannot produce substance. The theory that Spirit is not the only substance and creator is pantheistic heterodoxy, which ultimates in sickness, sin, and death; it is the belief in a bodily soul and a material mind, a soul governed by the body and a mind in matter. This belief is shallow pantheism.

Matter is not substance

Mind creates His own likeness in ideas, and the substance of an idea is very far from being the supposed substance of non-intelligent matter. Hence the Father Mind is not the father of matter. The material senses and human conceptions would translate spiritual ideas into material beliefs, and would say that an anthropomorphic God, instead of infinite Principle, — in other words, divine Love, — is the father of the rain, "who hath begotten the drops of dew," who bringeth "forth Mazzaroth in his season," and guideth "Arcturus with his sons."

Finite mind manifests all sorts of errors, and thus proves the material theory of mind in matter to be the antipode of Mind. Who hath found finite life or love sufficient to meet the demands of human want and woe, — to still the desires, to satisfy the aspirations? Infinite Mind cannot be limited to a finite form, or Mind would lose its infinite character as inexhaustible Love, eternal Life, omnipotent Truth.

Inexhaustible divine Love

It would require an infinite form to contain infinite Mind. Indeed, the phrase *infinite form* involves a contradiction of terms. Finite man cannot be the image and

unendliche Idee, die von diesem GEMÜT ausgeht. Wenn GEMÜT innerhalb und außerhalb aller Dinge ist, dann ist alles GEMÜT; und diese Definition ist wissenschaftlich.

Wenn die sogenannte Materie Substanz ist, dann muss GEIST, das Ungleichnis der Materie, Schatten sein; und Schatten kann keine Substanz hervorbringen. Die Theorie, dass GEIST nicht die einzige Substanz und der einzige Schöpfer ist, ist eine pantheistische Irrlehre, die in Krankheit, Sünde und Tod endet; sie ist der Glaube an eine körperliche Seele und an ein materielles Gemüt, an eine Seele, die vom Körper regiert wird, und an ein Gemüt in der Materie. Dieser Glaube ist oberflächlicher Pantheismus.

Materie ist nicht Substanz

GEMÜT schafft Sein eigenes Gleichnis als Ideen, und die Substanz einer Idee ist sehr weit davon entfernt, die vermeintliche Substanz nicht-intelligenter Materie zu sein. Daher ist das Vater-GEMÜT nicht der Vater der Materie. Die materiellen Sinne und die menschlichen Vorstellungen wollen geistige Ideen in materielle Auffassungen übersetzen und behaupten, dass ein vermenschlichter GOTT anstelle des unendlichen PRINZIPS — mit anderen Worten, anstelle der göttlichen LIEBE — der Vater des Regens sei, der „die Tropfen des Taues gezeugt" hat, der „die Sterne des Tierkreises" hervorbringt „zu ihrer Zeit" und „den Großen Bären am Himmel mit seinen Jungen" führt.

Das endliche Gemüt zeigt sich in den verschiedensten Irrtümern und beweist damit, dass die materielle Theorie von Gemüt in der Materie das genaue Gegenteil von GEMÜT ist. Wer hat erlebt, dass endliches Leben oder endliche Liebe ausgereicht hätten, um den Anforderungen menschlicher Not und menschlichen Kummers zu begegnen — um Verlangen und Sehnsüchte zu stillen? Das unendliche GEMÜT kann nicht auf eine endliche Form begrenzt werden, sonst würde GEMÜT seinen unendlichen Charakter als unerschöpfliche LIEBE, ewiges LEBEN, allmächtige WAHRHEIT verlieren.

Unerschöpfliche göttliche LIEBE

Es würde eine unendliche Form erfordern, um darin das unendliche GEMÜT zu fassen. Tatsächlich enthält die Bezeichnung *unendliche Form* einen Widerspruch der Begriffe. Der endliche

likeness of the infinite God. A mortal, corporeal, or finite conception of God cannot embrace the glories of limitless, incorporeal Life and Love. Hence the unsatisfied human craving for something better, higher, holier, than is afforded by a material belief in a physical God and man. The insufficiency of this belief to supply the true idea proves the falsity of material belief.

Infinite physique impossible

Man is more than a material form with a mind inside, which must escape from its environments in order to be immortal. Man reflects infinity, and this reflection is the true idea of God.

Infinity's reflection

God expresses in man the infinite idea forever developing itself, broadening and rising higher and higher from a boundless basis. Mind manifests all that exists in the infinitude of Truth. We know no more of man as the true divine image and likeness, than we know of God.

The infinite Principle is reflected by the infinite idea and spiritual individuality, but the material so-called senses have no cognizance of either Principle or its idea. The human capacities are enlarged and perfected in proportion as humanity gains the true conception of man and God.

Mortals have a very imperfect sense of the spiritual man and of the infinite range of his thought. To him belongs eternal Life. Never born and never dying, it were impossible for man, under the government of God in eternal Science, to fall from his high estate.

Individual permanency

Through spiritual sense you can discern the heart of divinity, and thus begin to comprehend in Science the

Mensch kann nicht das Bild und Gleichnis des unendlichen GOTTES sein. Eine sterbliche, körperliche oder endliche Vorstellung von GOTT kann die Herrlichkeiten des grenzenlosen, unkörperlichen LEBENS und der grenzenlosen unkörperlichen LIEBE nicht umfassen. Daher das ungestillte menschliche Sehnen nach etwas Besserem, Höherem und Heiligerem, als der materielle Glaube an einen physischen GOTT und einen physischen Menschen bieten kann. Die Unzulänglichkeit dieses Glaubens, die wahre Idee zu vermitteln, beweist die Falschheit materieller Auffassungen.

Unendliche Körperlichkeit unmöglich

Der Mensch ist mehr als eine materielle Form mit einem Gemüt darin, das seiner Umgebung entrinnen muss, um unsterblich zu sein. Der Mensch spiegelt Unendlichkeit wider, und diese Widerspiegelung ist die wahre Idee GOTTES.

Widerspiegelung der Unendlichkeit

GOTT bringt im Menschen die unendliche Idee zum Ausdruck, die sich unaufhörlich entwickelt, sich erweitert und von einer grenzenlosen Basis aus höher und höher steigt. GEMÜT manifestiert alles, was in der Unendlichkeit der WAHRHEIT existiert. Wir wissen vom Menschen als dem wahren göttlichen Bild und Gleichnis nicht mehr, als wir von GOTT wissen.

Das unendliche PRINZIP wird von der unendlichen Idee und von der geistigen Individualität widergespiegelt, aber die materiellen sogenannten Sinne haben weder vom PRINZIP noch von seiner Idee Kenntnis. Die menschlichen Fähigkeiten erweitern und vervollkommnen sich in dem Verhältnis, wie die Menschheit die wahre Auffassung vom Menschen und von GOTT erlangt.

Die Sterblichen haben eine sehr unvollkommene Auffassung vom geistigen Menschen und von der unendlichen Reichweite seines Denkens. Ihm gehört ewiges LEBEN. Für den Menschen, der nie geboren wird und niemals stirbt, ist es unter der Regierung GOTTES in der ewigen Wissenschaft unmöglich, seine hohe Würde zu verlieren.

Individuelle Fortdauer

Durch den geistigen Sinn kannst du das Herz der Göttlichkeit erkennen und dadurch beginnen, den Gattungsbegriff *Mensch*

generic term *man*. Man is not absorbed in Deity, and man cannot lose his individuality, for he reflects eternal Life; nor is he an isolated, solitary idea, for he represents infinite Mind, the sum of all substance.

God's man discerned

In divine Science, man is the true image of God. The divine nature was best expressed in Christ Jesus, who threw upon mortals the truer reflection of God and lifted their lives higher than their poor thought-models would allow, — thoughts which presented man as fallen, sick, sinning, and dying. The Christlike understanding of scientific being and divine healing includes a perfect Principle and idea, — perfect God and perfect man, — as the basis of thought and demonstration.

If man was once perfect but has now lost his perfection, then mortals have never beheld in man the reflex image of God. The *lost* image is no image. The true likeness cannot be lost in divine reflection. Understanding this, Jesus said: "Be ye therefore perfect, even as your Father which is in heaven is perfect."

The divine image not lost

Mortal thought transmits its own images, and forms its offspring after human illusions. God, Spirit, works spiritually, not materially. Brain or matter never formed a human concept. Vibration is not intelligence; hence it is not a creator. Immortal ideas, pure, perfect, and enduring, are transmitted by the divine Mind through divine Science, which corrects error with truth and demands spiritual thoughts, divine concepts, to the end that they may produce harmonious results.

Immortal models

Deducing one's conclusions as to man from imperfec-

in der Wissenschaft zu begreifen. Der Mensch geht nicht in der Gottheit auf, und er kann seine Individualität nicht verlieren, denn er spiegelt ewiges LEBEN wider; auch ist er keine isolierte Einzelidee, denn er stellt das unendliche GEMÜT dar, die Summe aller Substanz.

GOTTES Mensch erkannt

In der göttlichen Wissenschaft ist der Mensch das wahre Bild GOTTES. Die göttliche Natur kam am besten in Christus Jesus zum Ausdruck, der den Sterblichen die wahrere Widerspiegelung GOTTES vor Augen hielt und ihr Leben höher hob, als ihre armseligen Denkmodelle es ermöglicht hätten — Gedanken, die den Menschen als gefallen, krank, sündig und sterbend darstellten. Das christusgleiche Verständnis vom wissenschaftlichen Sein und vom göttlichen Heilen umfasst als Grundlage des Denkens und der Demonstration ein vollkommenes PRINZIP und eine vollkommene Idee — einen vollkommenen GOTT und einen vollkommenen Menschen.

Wenn der Mensch einmal vollkommen gewesen ist, jetzt aber seine Vollkommenheit verloren hat, dann haben die Sterblichen im Menschen niemals das Spiegelbild GOTTES erblickt. Das *verlorene* Bild ist kein Bild. In der göttlichen Widerspiegelung kann das wahre Gleichnis nicht verloren gehen. Weil Jesus das verstand, sagte er: „Darum sollt ihr vollkommen sein, so wie euer Vater im Himmel vollkommen ist."

Das göttliche Bild nicht verloren

Das sterbliche Denken überträgt seine eigenen Bilder und formt seine Nachkommen menschlichen Illusionen gemäß. GOTT, GEIST, wirkt geistig, nicht materiell. Das Gehirn oder die Materie haben nie einen menschlichen Begriff geformt. Hirnströme sind nicht Intelligenz; daher sind sie kein Schöpfer. Unsterbliche Ideen, rein, vollkommen und dauerhaft, werden vom göttlichen GEMÜT durch die göttliche Wissenschaft übertragen, die Irrtum mit Wahrheit berichtigt und geistige Gedanken, göttliche Begriffe, fordert, damit sie harmonische Ergebnisse hervorbringen mögen.

Unsterbliche Vorbilder

Wenn wir unsere Schlussfolgerungen über den Menschen von

tion instead of perfection, one can no more arrive at the true conception or understanding of man, and make himself like it, than the sculptor can perfect his outlines from an imperfect model, or the painter can depict the form and face of Jesus, while holding in thought the character of Judas.

The conceptions of mortal, erring thought must give way to the ideal of all that is perfect and eternal. Through many generations human beliefs will be attaining diviner conceptions, and the immortal and perfect model of God's creation will finally be seen as the only true conception of being. *Spiritual discovery*

Science reveals the possibility of achieving all good, and sets mortals at work to discover what God has already done; but distrust of one's ability to gain the goodness desired and to bring out better and higher results, often hampers the trial of one's wings and ensures failure at the outset.

Mortals must change their ideals in order to improve their models. A sick body is evolved from sick thoughts. Sickness, disease, and death proceed from fear. Sensualism evolves bad physical and moral conditions. *Requisite change of our ideals*

Selfishness and sensualism are educated in mortal mind by the thoughts ever recurring to one's self, by conversation about the body, and by the expectation of perpetual pleasure or pain from it; and this education is at the expense of spiritual growth. If we array thought in mortal vestures, it must lose its immortal nature.

If we look to the body for pleasure, we find pain; for Life, we find death; for Truth, we find error; for Spirit,

der Unvollkommenheit anstatt von der Vollkommenheit ableiten, können wir ebenso wenig zur wahren Vorstellung oder zum wahren Verständnis vom Menschen gelangen und uns diesem nachbilden, wie der Bildhauer seine Umrisse nach einem unvollkommenen Modell vervollkommnen oder der Maler die Gestalt und das Gesicht Jesu malen kann, während er sich den Charakter des Judas vorstellt.

Die Vorstellungen des sterblichen, irrenden Denkens müssen dem Ideal alles Vollkommenen und Ewigen weichen. Durch viele Generationen hindurch werden menschliche Auffassungen zu göttlicheren Begriffen gelangen, und das unsterbliche und vollkommene Vorbild der Schöpfung GOTTES wird schließlich als die einzig wahre Auffassung des Seins erkannt werden.

Geistige Entdeckung

Die Wissenschaft offenbart die Möglichkeit, alles Gute zu erreichen, und führt die Sterblichen dazu, das zu entdecken, was GOTT bereits getan hat; aber Misstrauen in die eigene Fähigkeit, das erstrebte Gute zu erlangen und bessere und höhere Ergebnisse zu erzielen, hemmt uns oft, unsere Schwingen zu erproben, und macht das Versagen von vornherein zur Gewissheit.

Die Sterblichen müssen ihre Ideale ändern, um ihre Vorbilder zu verbessern. Ein kranker Körper entsteht aus kranken Gedanken. Krankheit, Leiden und Tod gehen aus Furcht hervor. Aus Sinnlichkeit entstehen schlechte physische und moralische Zustände.

Notwendige Veränderung unserer Ideale

Selbstsucht und Sinnlichkeit werden im sterblichen Gemüt durch die Gedanken gebildet, die immer wieder auf das eigene Ich zurückkommen, durch Gespräche über den Körper und dadurch, dass man dauernd Freude und Schmerz von ihm erwartet; und diese Erziehung geht auf Kosten des geistigen Wachstums. Wenn wir das Denken in sterbliche Gewänder hüllen, muss es seine unsterbliche Natur verlieren.

Suchen wir Freude im Körper, so finden wir Schmerz; LEBEN, so finden wir Tod; WAHRHEIT, so finden wir Irrtum; GEIST, so finden

we find its opposite, matter. Now reverse this action. Look away from the body into Truth and Love, the Principle of all happiness, harmony, and immortality. Hold thought steadfastly to the enduring, the good, and the true, and you will bring these into your experience proportionably to their occupancy of your thoughts.

Thoughts are things

The effect of mortal mind on health and happiness is seen in this: If one turns away from the body with such absorbed interest as to forget it, the body experiences no pain. Under the strong impulse of a desire to perform his part, a noted actor was accustomed night after night to go upon the stage and sustain his appointed task, walking about as actively as the youngest member of the company. This old man was so lame that he hobbled every day to the theatre, and sat aching in his chair till his cue was spoken, — a signal which made him as oblivious of physical infirmity as if he had inhaled chloroform, though he was in the full possession of his so-called senses.

Unreality of pain

Detach sense from the body, or matter, which is only a form of human belief, and you may learn the meaning of God, or good, and the nature of the immutable and immortal. Breaking away from the mutations of time and sense, you will neither lose the solid objects and ends of life nor your own identity. Fixing your gaze on the realities supernal, you will rise to the spiritual consciousness of being, even as the bird which has burst from the egg and preens its wings for a skyward flight.

Immutable identity of man

We should forget our bodies in remembering good and the human race. Good demands of man every hour, in

wir sein Gegenteil, die Materie. Kehre jetzt diesen Vorgang um.
Schau vom Körper weg in WAHRHEIT und LIEBE hinein, Gedanken sind Dinge
in das PRINZIP aller Glückseligkeit, Harmonie und
Unsterblichkeit. Halte das Denken beständig auf das Dauernde, das
Gute und das Wahre gerichtet, und du wirst diese in dem Verhältnis
erleben, wie sie dein Denken beschäftigen.

Die Wirkung des sterblichen Gemüts auf Gesundheit und Wohlbefinden ist aus Folgendem ersichtlich: Wenn man so intensiv in
etwas anderes vertieft ist, dass man sich vom Körper Unwirklichkeit von Schmerz
abwendet und ihn vergisst, spürt der Körper keinen
Schmerz. Getrieben von dem heißen Wunsch, seine Rolle zu spielen,
ging ein berühmter Schauspieler Abend für Abend auf die Bühne,
um seine ihm aufgetragene Aufgabe zu erfüllen, wobei er so lebhaft
umherging wie das jüngste Mitglied des Ensembles. Dieser alte
Mann konnte so schlecht laufen, dass er jeden Tag zum Theater
humpelte und schmerzerfüllt auf seinem Stuhl saß, bis sein Stichwort fiel — ein Zeichen, das ihn alle seine physischen Beschwerden
vergessen ließ, so als hätte er Chloroform eingeatmet, obwohl er
im Vollbesitz seiner sogenannten Sinne war.

Trenne den Sinn vom Körper oder von der Materie, der nur eine
Form menschlicher Vorstellung ist, und du kannst die Bedeutung
GOTTES, des Guten, und die Natur des Unveränder- Unveränderliche Identität des Menschen
lichen und Unsterblichen erkennen. Wenn du dich
von den Veränderungen von Zeit und Sinn befreist,
wirst du weder die festen Zwecke und Ziele des Lebens noch deine
eigene Identität verlieren. Wenn du deinen Blick auf die höheren
Wirklichkeiten heftest, wirst du dich zum geistigen Bewusstsein des
Seins erheben, wie der Vogel, der aus dem Ei geschlüpft ist und sich
seine Flügel putzt für einen Flug himmelwärts.

Wir sollten unseren Körper vergessen, indem wir uns auf
das Gute und die Menschheit besinnen. Das Gute fordert
vom Menschen, dass er zu jeder Stunde das Problem des Seins

which to work out the problem of being. Consecration to good does not lessen man's dependence on God, but heightens it. Neither does consecration diminish man's obligations to God, but shows the paramount necessity of meeting them. Christian Science takes naught from the perfection of God, but it ascribes to Him the entire glory. By putting "off the old man with his deeds," mortals "put on immortality."

Forgetfulness of self

We cannot fathom the nature and quality of God's creation by diving into the shallows of mortal belief. We must reverse our feeble flutterings — our efforts to find life and truth in matter — and rise above the testimony of the material senses, above the mortal to the immortal idea of God. These clearer, higher views inspire the Godlike man to reach the absolute centre and circumference of his being.

Job said: "I have heard of Thee by the hearing of the ear: but now mine eye seeth Thee." Mortals will echo Job's thought, when the supposed pain and pleasure of matter cease to predominate. They will then drop the false estimate of life and happiness, of joy and sorrow, and attain the bliss of loving unselfishly, working patiently, and conquering all that is unlike God. Starting from a higher standpoint, one rises spontaneously, even as light emits light without effort; for "where your treasure is, there will your heart be also."

The true sense

The foundation of mortal discord is a false sense of man's origin. To begin rightly is to end rightly. Every concept which seems to begin with the brain begins falsely. Divine Mind is the only cause or Principle of existence. Cause does not exist in matter, in mortal mind, or in physical forms.

Mind the only cause

ausarbeitet. Hingabe an das Gute vermindert die Abhängigkeit des Menschen von GOTT nicht, sondern erhöht sie. Ebenso wenig vermindert die Hingabe die Verpflichtungen des Menschen GOTT gegenüber, sondern sie zeigt die höchste Notwendigkeit sie zu erfüllen. Die Christliche Wissenschaft nimmt der Vollkommenheit GOTTES nichts, sondern schreibt Ihm die ganze Herrlichkeit zu. Indem die Sterblichen „den alten Menschen mit seinen Werken" ausziehen, ziehen sie „die Unsterblichkeit" an.

Das Selbst vergessen

Wir können das Wesen und die Qualität der Schöpfung GOTTES nicht dadurch ergründen, dass wir in die Untiefen einer sterblichen Auffassung eintauchen. Wir müssen unseren zaghaften Flugversuchen — unseren Bemühungen, Leben und Wahrheit in der Materie zu finden — die entgegengesetzte Richtung geben und uns über das Zeugnis der materiellen Sinne erheben, über das Sterbliche zur unsterblichen Idee GOTTES. Diese klareren, höheren Anschauungen inspirieren den GOTT-ähnlichen Menschen, den absoluten Mittelpunkt und Umkreis seines Seins zu erreichen.

Hiob sagte: „Nur vom Hörensagen hatte ich von Dir gehört; aber nun hat mein Auge Dich gesehen." Die Sterblichen werden Hiobs Gedanken nachempfinden, wenn der vermeintliche Schmerz und die vermeintliche Lust in der Materie aufhören vorzuherrschen. Dann werden sie die falsche Einschätzung von Leben und Glück, von Freude und Leid fallen lassen und die Glückseligkeit erlangen, selbstlos zu lieben, geduldig zu arbeiten und alles zu überwinden, was GOTT unähnlich ist. Wenn wir von einem höheren Standpunkt ausgehen, erheben wir uns spontan, so wie Licht mühelos Licht ausstrahlt; „denn wo euer Schatz ist, da ist auch euer Herz".

Der wahre Sinn

Die Grundlage sterblicher Disharmonie ist eine falsche Auffassung vom Ursprung des Menschen. Richtig anfangen heißt richtig enden. Jeder Begriff, der mit dem Gehirn zu beginnen scheint, beginnt falsch. Das göttliche GEMÜT ist die einzige Ursache oder das einzige PRINZIP des Daseins. Es gibt keine Ursache in der Materie, im sterblichen Gemüt oder in physischen Formen.

GEMÜT die einzige Ursache

Mortals are egotists. They believe themselves to be independent workers, personal authors, and even privileged originators of something which Deity would not or could not create. The creations of mortal mind are material. Immortal spiritual man alone represents the truth of creation.

Human egotism

When mortal man blends his thoughts of existence with the spiritual and works only as God works, he will no longer grope in the dark and cling to earth because he has not tasted heaven. Carnal beliefs defraud us. They make man an involuntary hypocrite, — producing evil when he would create good, forming deformity when he would outline grace and beauty, injuring those whom he would bless. He becomes a general mis-creator, who believes he is a semi-god. His "touch turns hope to dust, the dust we all have trod." He might say in Bible language: "The good that I would, I do not: but the evil which I would not, *that I do.*"

Mortal man a mis-creator

There can be but one creator, who has created all. Whatever seems to be a new creation, is but the discovery of some distant idea of Truth; else it is a new multiplication or self-division of mortal thought, as when some finite sense peers from its cloister with amazement and attempts to pattern the infinite.

No new creation

The multiplication of a human and mortal sense of persons and things is not creation. A sensual thought, like an atom of dust thrown into the face of spiritual immensity, is dense blindness instead of a scientific eternal consciousness of creation.

The fading forms of matter, the mortal body and ma-

Die Sterblichen sind Egotisten. Sie halten sich für unabhängige Arbeiter, persönliche Urheber und sogar privilegierte Schöpfer von etwas, das die Gottheit nicht schaffen wollte oder konnte. Die Schöpfungen des sterblichen Gemüts sind materiell. Allein der unsterbliche geistige Mensch stellt die Wahrheit der Schöpfung dar.

Menschlicher Egotismus

Wenn der sterbliche Mensch seine Gedanken über das Dasein im Geistigen aufgehen lässt und nur so wirkt, wie Gott wirkt, dann wird er nicht länger im Dunkeln tappen und sich an die Erde klammern, weil er den Himmel nicht gekostet hat. Fleischliche Vorstellungen betrügen uns. Sie machen den Menschen zum unfreiwilligen Heuchler — der Böses hervorbringt, wenn er Gutes schaffen möchte, der Missgestalt formt, wenn er Anmut und Schönheit darstellen möchte, der die verletzt, die er segnen möchte. Er wird insgesamt zu einem Missschöpfer, der glaubt, er sei ein Halbgott. Seine „Berührung lässt die Hoffnung zu Staub zerfallen, zum Staub, auf dem wir alle gewandelt sind". Er könnte mit den Worten der Bibel sagen: „Das Gute, das ich will, tue ich nicht; sondern das Böse, das ich nicht will, *das tue ich*."

Der sterbliche Mensch ein Missschöpfer

Es kann nur *einen* Schöpfer geben, der alles erschaffen hat. Was auch immer wie eine neue Schöpfung aussieht, ist nur die Entdeckung einer fernen Idee der Wahrheit; wenn nicht, ist es eine neue Vervielfältigung oder Selbstteilung des sterblichen Gedankens, als würde eine endliche Auffassung erstaunt aus ihrer Abgeschiedenheit herausschauen und versuchen, das Unendliche nachzuahmen.

Keine neue Schöpfung

Die Vervielfältigung einer menschlichen und sterblichen Auffassung von Personen und Dingen ist nicht Schöpfung. Ein sinnlicher Gedanke, der wie ein Staubkorn in das Angesicht der geistigen Unermesslichkeit geschleudert wird, ist törichte Blindheit anstelle eines wissenschaftlichen ewigen Bewusstseins von der Schöpfung.

Die schwindenden Formen der Materie, der sterbliche Körper

terial earth, are the fleeting concepts of the human mind. They have their day before the permanent facts and their perfection in Spirit appear. The crude crea- *Mind's true camera* tions of mortal thought must finally give place to the glorious forms which we sometimes behold in the camera of divine Mind, when the mental picture is spiritual and eternal. Mortals must look beyond fading, finite forms, if they would gain the true sense of things. Where shall the gaze rest but in the unsearchable realm of Mind? We must look where we would walk, and we must act as possessing all power from Him in whom we have our being.

As mortals gain more correct views of God and man, multitudinous objects of creation, which before were invisible, will become visible. When we *Self-completeness* realize that Life is Spirit, never in nor of matter, this understanding will expand into self-completeness, finding all in God, good, and needing no other consciousness.

Spirit and its formations are the only realities of being. Matter disappears under the microscope of Spirit. Sin is unsustained by Truth, and sickness and death were overcome by Jesus, who proved *Spiritual proofs of existence* them to be forms of error. Spiritual living and blessedness are the only evidences, by which we can recognize true existence and feel the unspeakable peace which comes from an all-absorbing spiritual love.

When we learn the way in Christian Science and recognize man's spiritual being, we shall behold and understand God's creation, — all the glories of earth and heaven and man.

The universe of Spirit is peopled with spiritual beings,

und die materielle Erde, sind die flüchtigen Begriffe des menschlichen Gemüts. Sie haben ihre Zeit, bevor die bleibenden Tatsachen und deren Vollkommenheit im GEIST erscheinen. Die groben Schöpfungen des sterblichen Denkens müssen schließlich den herrlichen Formen Raum geben, die wir manchmal in der Kamera des göttlichen GEMÜTS erblicken, wenn das mentale Bild geistig und ewig ist. Die Sterblichen müssen über die schwindenden, endlichen Formen hinausschauen, wenn sie die wahre Auffassung von den Dingen erlangen wollen. Wo soll der Blick ruhen außer in dem unerforschlichen Reich des GEMÜTS? Wir müssen dorthin schauen, wohin wir gehen wollen, und wir müssen handeln wie einer, der alle Macht von Ihm besitzt, in dem wir unser Sein haben.

Die wahre Kamera des GEMÜTS

Wenn die Sterblichen korrektere Anschauungen über GOTT und den Menschen erlangen, werden zahllose Dinge der Schöpfung sichtbar werden, die vorher unsichtbar waren. Wenn wir uns vergegenwärtigen, dass LEBEN GEIST ist — niemals in noch von der Materie —, dann wird sich dieses Verständnis zur Selbstvollendung erweitern, alles in GOTT, dem Guten, finden und kein anderes Bewusstsein benötigen.

Selbstvollendung

GEIST und seine Formationen sind die einzigen Wirklichkeiten des Seins. Die Materie verschwindet unter dem Mikroskop des GEISTES. Sünde wird von WAHRHEIT nicht gestützt, und Krankheit und Tod wurden von Jesus überwunden, der bewies, dass sie Formen des Irrtums sind. Geistiges Leben und Gesegnetsein sind die einzigen Beweise, an denen wir das wahre Dasein erkennen können und durch die wir den unaussprechlichen Frieden empfinden, der aus einer allumfassenden, geistigen Liebe kommt.

Geistige Beweise des Daseins

Wenn wir den Weg in der Christlichen Wissenschaft kennenlernen und das geistige Sein des Menschen erkennen, werden wir GOTTES Schöpfung erblicken und verstehen — all die Herrlichkeiten der Erde und des Himmels und des Menschen.

Das Universum des GEISTES ist von geistigen Wesen bevölkert,

and its government is divine Science. Man is the offspring, not of the lowest, but of the highest qualities of Mind. Man understands spiritual existence in proportion as his treasures of Truth and Love are enlarged. Mortals must gravitate Godward, their affections and aims grow spiritual, — they must near the broader interpretations of being, and gain some proper sense of the infinite, — in order that sin and mortality may be put off.

Godward gravitation

This scientific sense of being, forsaking matter for Spirit, by no means suggests man's absorption into Deity and the loss of his identity, but confers upon man enlarged individuality, a wider sphere of thought and action, a more expansive love, a higher and more permanent peace.

The senses represent birth as untimely and death as irresistible, as if man were a weed growing apace or a flower withered by the sun and nipped by untimely frosts; but this is true only of a mortal, not of a man in God's image and likeness. The truth of being is perennial, and the error is unreal and obsolete.

Mortal birth and death

Who that has felt the loss of human peace has not gained stronger desires for spiritual joy? The aspiration after heavenly good comes even before we discover what belongs to wisdom and Love. The loss of earthly hopes and pleasures brightens the ascending path of many a heart. The pains of sense quickly inform us that the pleasures of sense are mortal and that joy is spiritual.

Blessings from pain

The pains of sense are salutary, if they wrench away false pleasurable beliefs and transplant the affections

und seine Regierung ist die göttliche Wissenschaft. Der Mensch geht nicht aus den niedrigsten, sondern aus den höchsten Eigenschaften des GEMÜTS hervor. Der Mensch versteht das geistige Dasein in dem Verhältnis, wie sich seine Schätze an WAHRHEIT und LIEBE vergrößern. Die Sterblichen müssen zu GOTT hinstreben, ihre Neigungen und Ziele müssen geistig werden — sie müssen sich den umfassenderen Interpretationen des Seins nähern und etwas von der eigentlichen Bedeutung des Unendlichen erlangen —, damit sie Sünde und Sterblichkeit ablegen können.

Zu GOTT hinstreben

Diese wissenschaftliche Auffassung vom Sein, die Materie für GEIST aufgibt, bedeutet keinesfalls, dass der Mensch in der Gottheit aufgeht und seine Identität einbüßt, sondern sie verleiht dem Menschen eine erweiterte Individualität, eine umfangreichere Sphäre des Denkens und Handelns, eine umfassendere Liebe, einen höheren und beständigeren Frieden.

Die Sinne stellen die Geburt als verfrüht und den Tod als unabwendbar dar, als wäre der Mensch ein schnell wachsendes Unkraut oder eine Blume, die in der Sonne verdorrt und von verfrühtem Frost dahingerafft wird; doch das trifft nur auf den Sterblichen zu, nicht auf den Menschen als Bild und Gleichnis GOTTES. Die Wahrheit des Seins ist beständig, und der Irrtum ist unwirklich und überholt.

Sterbliche Geburt und sterblicher Tod

Wer den Verlust menschlichen Friedens erfahren hat, spürt der nicht ein stärkeres Verlangen nach geistiger Freude? Das Streben nach dem himmlischen Guten kommt sogar schon bevor wir entdecken, was zu Weisheit und LIEBE gehört. Der Verlust irdischer Hoffnungen und Freuden erhellt für manches Herz den aufsteigenden Pfad. Die Schmerzen der Sinne belehren uns bald, dass die Genüsse der Sinne sterblich sind, Freude jedoch geistig ist.

Segnungen aus dem Schmerz

Die Schmerzen der Sinne sind heilsam, wenn sie uns angenehme, aber dennoch falsche Vorstellungen entreißen und die

from sense to Soul, where the creations of God are good, "rejoicing the heart." Such is the sword of Science, with which Truth decapitates error, materiality giving place to man's higher individuality and destiny.

Decapitation of error

Would existence without personal friends be to you a blank? Then the time will come when you will be solitary, left without sympathy; but this seeming vacuum is already filled with divine Love. When this hour of development comes, even if you cling to a sense of personal joys, spiritual Love will force you to accept what best promotes your growth. Friends will betray and enemies will slander, until the lesson is sufficient to exalt you; for "man's extremity is God's opportunity." The author has experienced the foregoing prophecy and its blessings. Thus He teaches mortals to lay down their fleshliness and gain spirituality. This is done through self-abnegation. Universal Love is the divine way in Christian Science.

Uses of adversity

The sinner makes his own hell by doing evil, and the saint his own heaven by doing right. The opposite persecutions of material sense, aiding evil with evil, would deceive the very elect.

Mortals must follow Jesus' sayings and his demonstrations, which dominate the flesh. Perfect and infinite Mind enthroned is heaven. The evil beliefs which originate in mortals are hell. Man is the idea of Spirit; he reflects the beatific presence, illuming the universe with light. Man is deathless, spiritual. He is above sin or frailty. He does not cross the barriers of time into the vast forever of Life, but he coexists with God and the universe.

Beatific presence

Neigungen vom Sinn in die SEELE verpflanzen, wo die Schöpfungen GOTTES gut sind und „das Herz [erfreuen]". So ist das Schwert der Wissenschaft, mit dem WAHRHEIT den Irrtum enthauptet, damit die Materialität der höheren Individualität und Bestimmung des Menschen Raum gibt.

Enthauptung des Irrtums

Wäre das Dasein ohne persönliche Freunde leer für dich? Dann wird die Zeit kommen, in der du einsam sein und Mitgefühl vermissen wirst; aber dieses scheinbare Vakuum ist bereits von göttlicher LIEBE erfüllt. Wenn diese Stunde der Entwicklung kommt, wird die geistige LIEBE dich zwingen, das zu akzeptieren, was dein Wachstum am meisten fördert, selbst wenn du an einer Vorstellung von persönlichen Freuden festhältst. Freunde werden dich betrügen und Feinde dich verleumden, bis die Lektion ausreicht, dich zu erheben; denn „wenn die Not am größten, ist Gottes Hilf' am nächsten". Die Autorin hat diese Prophezeiung und deren Segnungen selbst erfahren. So lehrt Er die Sterblichen, ihre fleischliche Gesinnung abzulegen und Geistigkeit zu gewinnen. Dies geschieht durch Selbstverleugnung. Allumfassende LIEBE ist der göttliche Weg in der Christlichen Wissenschaft.

Nutzen widriger Umstände

Der Sünder schafft sich seine eigene Hölle, indem er Böses tut, und der Heilige bereitet sich seinen eigenen Himmel, indem er recht handelt. Die gegnerischen Verfolgungen durch den materiellen Sinn, die das Böse durch Böses unterstützen, versuchen sogar die Auserwählten zu verführen.

Die Sterblichen müssen Jesu Worten und seinen Demonstrationen folgen, die das Fleisch beherrschen. Das vollkommene und unendliche GEMÜT, auf den Thron erhoben, ist der Himmel. Die üblen Auffassungen, die ihren Ursprung in den Sterblichen haben, sind die Hölle. Der Mensch ist die Idee des GEISTES; er spiegelt die beseligende Gegenwart wider, die das Universum mit Licht erleuchtet. Der Mensch ist unsterblich, geistig. Er steht über der Sünde oder der Gebrechlichkeit. Er schreitet nicht über die Grenzen der Zeit in die unermessliche Ewigkeit des LEBENS, sondern er besteht zugleich mit GOTT und dem Universum.

Beseligende Gegenwart

Every object in material thought will be destroyed, but the spiritual idea, whose substance is in Mind, is eternal. The offspring of God start not from matter or ephemeral dust. They are in and of Spirit, divine Mind, and so forever continue. God is one. The allness of Deity is His oneness. Generically man is one, and specifically man means all men.

The infinitude of God

It is generally conceded that God is Father, eternal, self-created, infinite. If this is so, the forever Father must have had children prior to Adam. The great I AM made all "that was made." Hence man and the spiritual universe coexist with God.

Christian Scientists understand that, in a religious sense, they have the same authority for the appellative mother, as for that of brother and sister. Jesus said: "For whosoever shall do the will of my Father which is in heaven, the same is my brother, and sister, and mother."

When examined in the light of divine Science, mortals present more than is detected upon the surface, since inverted thoughts and erroneous beliefs must be counterfeits of Truth. Thought is borrowed from a higher source than matter, and by reversal, errors serve as waymarks to the one Mind, in which all error disappears in celestial Truth. The robes of Spirit are "white and glistering," like the raiment of Christ. Even in this world, therefore, "let thy garments be always white." "Blessed is the man that endureth [overcometh] temptation: for when he is tried, [proved faithful], he shall receive the crown of life, which the Lord hath promised to them that love him." (James i. 12.)

Waymarks to eternal Truth

Jeder Gegenstand im materiellen Denken wird zerstört werden, aber die geistige Idee, deren Substanz im GEMÜT liegt, ist ewig. Die Kinder GOTTES beginnen nicht in der Materie oder in vergänglichem Staub. Sie sind in und von GEIST, dem göttlichen GEMÜT, und daher von ewiger Dauer. GOTT ist *Einer*. Die Allheit der Gottheit ist Ihre Einheit. Als Gattung gesehen ist der Mensch *einer* und im Besonderen bedeutet Mensch alle Menschen.

Die Unendlichkeit GOTTES

Es wird allgemein zugegeben, dass GOTT der Vater ist, dass Er ewig ist, selbsterschaffen, unendlich. Wenn das zutrifft, dann muss der ewige Vater schon vor Adam Kinder gehabt haben. Der große *Ich bin* hat alles gemacht, „was gemacht ist". Daher bestehen der Mensch und das geistige Universum zugleich mit GOTT.

Die Christlichen Wissenschaftler verstehen, dass sie im religiösen Sinne ebenso berechtigt sind, die Anrede Mutter zu verwenden wie die Anrede Bruder und Schwester. Jesus sagte: „Denn wer den Willen meines Vaters im Himmel tut, der ist mir Bruder und Schwester und Mutter."

Wenn man die Sterblichen im Licht der göttlichen Wissenschaft betrachtet, stellen sie mehr dar, als man an der Oberfläche entdeckt, denn umgekehrte Gedanken und irrige Auffassungen müssen Fälschungen der WAHRHEIT sein. Der Gedanke ist einer höheren Quelle als der Materie entlehnt, und durch Umkehrung dienen die Irrtümer als Wegzeichen zu dem *einen* GEMÜT, in dem aller Irrtum in der himmlischen WAHRHEIT verschwindet. Die Kleider des GEISTES sind „weiß" und glänzen wie das Gewand Christi. Darum „lass deine Kleider immer weiß sein", schon in dieser Welt. „Glückselig ist der Mann, der die Anfechtung erduldet [überwindet]; denn nachdem er bewährt ist [Treue bewiesen hat], wird er die Krone des Lebens empfangen, die der Herr denen verheißen hat, die ihn lieben." (Jakobus 1:12.)

Wegzeichen zur ewigen WAHRHEIT

Chapter 10

Science of Being

That which was from the beginning, which we have heard,
which we have seen with our eyes, which we have looked upon,
and our hands have handled, of the Word of life, ...
That which we have seen and heard declare we unto you,
that ye also may have fellowship with us:
and truly our fellowship is with the Father,
and with His Son Jesus Christ. — JOHN, First Epistle.

Here I stand. I can do no otherwise;
so help me God! Amen! — MARTIN LUTHER.

In the material world, thought has brought to light with great rapidity many useful wonders. With like activity have thought's swift pinions been rising towards the realm of the real, to the spiritual cause of those lower things which give impulse to inquiry. Belief in a material basis, from which may be deduced all rationality, is slowly yielding to the idea of a metaphysical basis, looking away from matter to Mind as the cause of every effect. Materialistic hypotheses challenge metaphysics to meet in final combat. In this revolutionary period, like the shepherd-boy with his sling, woman goes forth to battle with Goliath.

  In this final struggle for supremacy, semi-metaphysical systems afford no substantial aid to scientific metaphysics, for their arguments are based on the false testimony of the material senses as well as on the facts of Mind. These semi-metaphysical

Materialistic challenge

Confusion confounded

Kapitel 10

Die Wissenschaft des Seins

*Was von Anfang an war, was wir gehört haben,
was wir gesehen haben mit unseren Augen,
was wir angeschaut haben und unsere Hände betastet haben:
es betrifft das Wort des Lebens; ...
was wir gesehen und gehört haben, das verkündigen wir euch,
damit auch ihr mit uns Gemeinschaft habt;
und unsere Gemeinschaft ist mit dem Vater
und mit Seinem Sohn Jesus Christus.* — JOHANNES, 1. Brief.

*Hier stehe ich! Ich kann nicht anders;
Gott helfe mir! Amen.* — MARTIN LUTHER.

1 In der materiellen Welt hat das Denken mit großer Geschwindigkeit viele nützliche Wunder ans Licht gebracht. Mit gleicher
3 Emsigkeit haben sich die schnellen Schwingen des Denkens in den Bereich des Wirklichen erhoben, zur geistigen Ursache jener niederen Dinge, die zur Forschung anregen. Der
6 Glaube an eine materielle Grundlage, von der alles Vernunftgemäße abzuleiten sei, weicht langsam der Idee einer metaphysischen Grundlage, er wendet sich von der Materie ab und
9 dem GEMÜT als Ursache einer jeden Wirkung zu. Materialistische Hypothesen fordern die Metaphysik zum Entscheidungskampf heraus. In dieser Zeit der Umwälzungen macht sich die Frau auf,
12 wie der Hirtenknabe mit seiner Schleuder, um mit dem Goliat zu kämpfen.

    In diesem letzten Kampf um die Oberherrschaft bieten halb-
15 metaphysische Systeme der wissenschaftlichen Metaphysik keine wesentliche Hilfe, denn ihre Argumente beruhen sowohl auf dem falschen Zeugnis der materiellen Sinne als
18 auch auf den Tatsachen des GEMÜTS. Diese halb-metaphysischen

Materialistische Herausforderung

Verwirrung vergrößert

systems are one and all pantheistic, and savor of Pandemonium, a house divided against itself.

From first to last the supposed coexistence of Mind and matter and the mingling of good and evil have resulted from the philosophy of the serpent. Jesus' demonstrations sift the chaff from the wheat, and unfold the unity and the reality of good, the unreality, the nothingness, of evil.

Human philosophy has made God manlike. Christian Science makes man Godlike. The first is error; the latter is truth. Metaphysics is above physics, and matter does not enter into metaphysical premises or conclusions. The categories of metaphysics rest on one basis, the divine Mind. Metaphysics resolves things into thoughts, and exchanges the objects of sense for the ideas of Soul. *Divine metaphysics*

These ideas are perfectly real and tangible to spiritual consciousness, and they have this advantage over the objects and thoughts of material sense, — they are good and eternal.

The testimony of the material senses is neither absolute nor divine. I therefore plant myself unreservedly on the teachings of Jesus, of his apostles, of the prophets, and on the testimony of the Science of Mind. Other foundations there are none. All other systems — systems based wholly or partly on knowledge gained through the material senses — are reeds shaken by the wind, not houses built on the rock. *Biblical foundations*

The theories I combat are these: (1) that all is matter; (2) that matter originates in Mind, and is as real as Mind, possessing intelligence and life. The first theory, that matter is everything, is quite as *Rejected theories*

Systeme sind samt und sonders pantheistisch und erinnern an das Pandämonium, das Haus, das mit sich selbst entzweit ist.

Von Anfang bis Ende sind die vermeintliche Koexistenz von GEMÜT und Materie und die Vermischung von Gut und Böse aus der Philosophie der Schlange entstanden. Jesu Demonstrationen trennen die Spreu vom Weizen und entfalten die Einheit und die Wirklichkeit des Guten sowie die Unwirklichkeit, das Nichts, des Bösen.

Die menschliche Philosophie hat GOTT dem Menschen ähnlich gemacht. Die Christliche Wissenschaft macht den Menschen GOTT ähnlich. Ersteres ist Irrtum; Letzteres ist Wahrheit. Die Metaphysik steht über der Physik, und die Materie spielt in metaphysischen Prämissen und Schlussfolgerungen keine Rolle. Die Kategorien der Metaphysik beruhen auf *einer* Grundlage, dem göttlichen GEMÜT. Die Metaphysik löst Dinge in Gedanken auf und tauscht die Gegenstände des Sinnes gegen die Ideen der SEELE ein. Göttliche Metaphysik

Diese Ideen sind für das geistige Bewusstsein vollkommen wirklich und greifbar, und gegenüber den Gegenständen und Gedanken des materiellen Sinnes haben sie den Vorteil, dass sie gut und ewig sind.

Das Zeugnis der materiellen Sinne ist weder absolut noch göttlich. Ich gründe mich deshalb uneingeschränkt auf die Lehren Jesu, seiner Apostel, der Propheten und auf das Zeugnis der Wissenschaft des GEMÜTS. Andere Grundlagen gibt es nicht. Alle anderen Systeme — Systeme, die sich ganz oder teilweise auf das Wissen gründen, das durch die materiellen Sinne erlangt wird — sind wie das Schilfrohr, das vom Wind hin und her bewegt wird, nicht wie Häuser, die auf Felsen gebaut sind. Biblische Grundlagen

Die Theorien, die ich bekämpfe, sind folgende: erstens, dass alles Materie ist; zweitens, dass Materie ihren Ursprung im GEMÜT hat, dass sie so wirklich ist wie GEMÜT und Intelligenz und Leben besitzt. Die erste Theorie, dass Materie alles Verworfene Theorien

reasonable as the second, that Mind and matter coexist and cooperate. One only of the following statements can be true: (1) that everything is matter; (2) that everything is Mind. Which one is it?

Matter and Mind are opposites. One is contrary to the other in its very nature and essence; hence both cannot be real. If one is real, the other must be unreal. Only by understanding that there is but one power, — not two powers, matter and Mind, — are scientific and logical conclusions reached. Few deny the hypothesis that intelligence, apart from man and matter, governs the universe; and it is generally admitted that this intelligence is the eternal Mind or divine Principle, Love.

The prophets of old looked for something higher than the systems of their times; hence their foresight of the new dispensation of Truth. But they knew not what would be the precise nature of the teaching and demonstration of God, divine Mind, in His more infinite meanings, — the demonstration which was to destroy sin, sickness, and death, establish the definition of omnipotence, and maintain the Science of Spirit. *Prophetic ignorance*

The pride of priesthood is the prince of this world. It has nothing in Christ. Meekness and charity have divine authority. Mortals think wickedly; consequently they are wicked. They think sickly thoughts, and so become sick. If sin makes sinners, Truth and Love alone can unmake them. If a sense of disease produces suffering and a sense of ease antidotes suffering, disease is mental, not material. Hence the fact that the human mind alone suffers, is sick, and that the divine Mind alone heals.

The life of Christ Jesus was not miraculous, but it was indigenous to his spirituality, — the good soil wherein the

ist, ist ebenso vernunftgemäß wie die zweite, dass GEMÜT und Materie koexistieren und kooperieren. Nur *eine* der folgenden Aussagen kann wahr sein: erstens, dass alles Materie ist; zweitens, dass alles GEMÜT ist. Welche ist es?

Materie und GEMÜT sind Gegensätze. Ihrer ureigenen Natur und ihrem ureigenen Wesen nach stehen sie einander entgegen; daher können nicht beide wirklich sein. Wenn das *eine* wirklich ist, muss das andere unwirklich sein. Nur durch das Verständnis, dass es nur *eine* Macht gibt — nicht zwei Mächte, Materie und GEMÜT —, gelangt man zu wissenschaftlichen und logischen Schlussfolgerungen. Wenige bestreiten die Hypothese, dass eine vom Menschen und von der Materie getrennte Intelligenz das Universum regiert; und es wird allgemein zugegeben, dass diese Intelligenz das ewige GEMÜT oder das göttliche PRINZIP, LIEBE, ist.

Die Propheten des Alten Testaments suchten nach etwas Höherem als den Systemen ihrer Zeit; daher sahen sie die neue Gabe der WAHRHEIT voraus. Aber sie wussten nicht, was das genaue Wesen der Lehre und Demonstration GOTTES, des göttlichen GEMÜTS, in Seinen unendlichen Bedeutungen sein würde — der Demonstration, die Sünde, Krankheit und Tod zerstören, die Definition der Allmacht festlegen und die Wissenschaft des GEISTES aufrechterhalten sollte.

Unwissenheit der Propheten

Der Stolz des Priestertums ist der Fürst dieser Welt. Er findet nichts an Christus. Sanftmut und Nächstenliebe haben göttliche Autorität. Die Sterblichen haben böse Gedanken; folglich handeln sie böse. Sie haben ungesunde Gedanken und so werden sie krank. Wenn Sünde Sünder schafft, können nur WAHRHEIT und LIEBE sie abschaffen. Wenn ein Gefühl von Krankheit Leiden hervorruft und ein Gefühl von Wohlbefinden dem Leiden entgegenwirkt, ist Krankheit mental und nicht materiell. Daher die Tatsache, dass allein das menschliche Gemüt leidet, krank ist und dass allein das göttliche GEMÜT heilt.

Das Leben Christi Jesu war nicht übernatürlich, sondern erwuchs

seed of Truth springs up and bears much fruit. Christ's Christianity is the chain of scientific being reappearing in all ages, maintaining its obvious correspondence with the Scriptures and uniting all periods in the design of God. Neither emasculation, illusion, nor insubordination exists in divine Science.

Jesus instructed his disciples whereby to heal the sick through Mind instead of matter. He knew that the philosophy, Science, and proof of Christianity were in Truth, casting out all inharmony.

In Latin the word rendered *disciple* signifies student; and the word indicates that the power of healing was not a supernatural gift to those learners, but the result of their cultivated spiritual understanding of the divine Science, which their Master demonstrated by healing the sick and sinning. Hence the universal application of his saying: "Neither pray I for these alone, but for them also which shall believe on me [understand me] through their word." *Studious disciples*

Our Master said, "But the Comforter ... shall teach you all things." When the Science of Christianity appears, it will lead you into all truth. The Sermon on the Mount is the essence of this Science, and the eternal life, not the death of Jesus, is its outcome. *New Testament basis*

Those, who are willing to leave their nets or to cast them on the right side for Truth, have the opportunity now, as aforetime, to learn and to practise Christian healing. The Scriptures contain it. The spiritual import of the Word imparts this power. But, as Paul says, "How shall they hear without a preacher? and how shall they preach, except they be *Modern evangel*

aus seiner Geistigkeit — dem guten Boden, in dem die Saat der WAHRHEIT aufgeht und viel Frucht bringt. Das Christentum Christi ist die Kette des wissenschaftlichen Seins, das zu allen Zeiten wiedererscheint, seine offensichtliche Übereinstimmung mit der Heiligen Schrift bewahrt und alle Zeiten in GOTTES Plan vereint. Weder Verweichlichung, Illusion noch Widersetzlichkeit existieren in der göttlichen Wissenschaft.

Jesus lehrte seine Jünger, wie sie die Kranken durch GEMÜT anstatt durch Materie heilen konnten. Er wusste, dass die Philosophie, die Wissenschaft und der Beweis des Christentums auf WAHRHEIT beruhen, die alle Disharmonie austreibt.

Im Lateinischen bedeutet das mit *Jünger* wiedergegebene Wort Schüler; und das Wort weist darauf hin, dass die Heilkraft keine übernatürliche Gabe an jene Lernenden war, sondern das Resultat ihres entwickelten geistigen Verständnisses von der göttlichen Wissenschaft, die ihr Meister durch das Heilen der Kranken und Sündigen demonstrierte. Daher die universale Bedeutung seiner Worte: „Ich bitte aber nicht allein für sie, sondern auch für die, die durch ihr Wort an mich glauben [mich verstehen] werden." <small>Lernbegierige Jünger</small>

Unser Meister sagte: „Aber der Tröster ... wird euch alles lehren." Wenn die Wissenschaft des Christentums erscheint, wird sie euch in alle Wahrheit leiten. Die Bergpredigt ist die Essenz dieser Wissenschaft und das ewige Leben Jesu, nicht sein Tod, ist ihr Ergebnis. <small>Neutestamentliche Grundlage</small>

Diejenigen, die willens sind, ihre Netze zu verlassen oder sie auf der rechten Seite nach der WAHRHEIT auszuwerfen, haben heute wie damals die Gelegenheit, das christliche Heilen zu erlernen und zu praktizieren. In der Heiligen Schrift ist es enthalten. Die geistige Bedeutung von GOTTES Wort verleiht diese Macht. Doch, wie Paulus sagt: „Wie sollen sie aber hören ohne Prediger? Wie sollen sie aber predigen, wenn sie nicht <small>Modernes Evangelium</small>

sent?" If sent, how shall they preach, convert, and heal multitudes, except the people hear?

The spiritual sense of truth must be gained before Truth can be understood. This sense is assimilated only as we are honest, unselfish, loving, and meek. In the soil of an "honest and good heart" the seed must be sown; else it beareth not much fruit, for the swinish element in human nature uproots it. Jesus said: "Ye do err, not knowing the Scriptures." The spiritual sense of the Scriptures brings out the scientific sense, and is the new tongue referred to in the last chapter of Mark's Gospel.

Spirituality of Scripture

Jesus' parable of "the sower" shows the care our Master took not to impart to dull ears and gross hearts the spiritual teachings which dulness and grossness could not accept. Reading the thoughts of the people, he said: "Give not that which is holy unto the dogs, neither cast ye your pearls before swine."

It is the spiritualization of thought and Christianization of daily life, in contrast with the results of the ghastly farce of material existence; it is chastity and purity, in contrast with the downward tendencies and earthward gravitation of sensualism and impurity, which really attest the divine origin and operation of Christian Science. The triumphs of Christian Science are recorded in the destruction of error and evil, from which are propagated the dismal beliefs of sin, sickness, and death.

Unspiritual contrasts

The divine Principle of the universe must interpret the universe. God is the divine Principle of all that represents Him and of all that really exists. Christian Science, as demonstrated by Jesus, alone reveals the natural, divine Principle of Science.

God the Principle of all

gesandt sind?" Wenn sie aber gesandt sind, wie sollen sie predigen, bekehren und die Menge heilen, es sei denn, die Leute hören?

Die geistige Auffassung von Wahrheit muss erlangt werden, bevor Wahrheit verstanden werden kann. Diese Auffassung eignen wir uns nur dann an, wenn wir ehrlich, selbstlos, liebevoll und sanftmütig sind. In den Boden von einem „feinen und guten Herzen" muss der Same gesät werden; sonst trägt er nicht viel Frucht, denn das säuische Element in der menschlichen Natur entwurzelt ihn. Jesus sagte: „Ihr irrt, weil ihr … die Schriften [nicht] kennt." Der geistige Sinn der Heiligen Schrift bringt die wissenschaftliche Bedeutung ans Licht, und das ist die neue Sprache, auf die im letzten Kapitel des Markusevangeliums hingewiesen wird.

<small>Geistigkeit der Heiligen Schrift</small>

Jesu Gleichnis vom „Sämann" zeigt die Sorgfalt, die unser Meister darauf verwendete, nicht tauben Ohren und verstockten Herzen die geistigen Lehren mitzuteilen, die von Taubheit und Verstocktheit nicht akzeptiert werden konnten. Weil er die Gedanken der Menschen las, sagte er: „Ihr sollt das Heilige nicht den Hunden geben, und eure Perlen sollt ihr nicht vor die Säue werfen."

Was wirklich den göttlichen Ursprung und das göttliche Wirken der Christlichen Wissenschaft bezeugt, ist die Vergeistigung des Denkens und die Verchristlichung des täglichen Lebens, im Gegensatz zu den Ergebnissen der grausigen Posse der materiellen Existenz, es sind Keuschheit und Reinheit, im Gegensatz zu den herabziehenden Tendenzen und der auf das Irdische gerichteten Anziehungskraft von Sinnlichkeit und Unreinheit. Die Siege der Christlichen Wissenschaft werden durch die Zerstörung des Irrtums und des Bösen bezeugt, aus denen sich die trostlosen Vorstellungen von Sünde, Krankheit und Tod fortpflanzen.

<small>Ungeistige Gegensätze</small>

Das göttliche Prinzip des Universums muss das Universum interpretieren. Gott ist das göttliche Prinzip von allem, was Ihn darstellt, und von allem, was wirklich besteht. Allein die Christliche Wissenschaft, wie sie von Jesus demonstriert wurde, offenbart das natürliche, göttliche Prinzip der Wissenschaft.

<small>Gott das Prinzip von allem</small>

Matter and its claims of sin, sickness, and death are contrary to God, and cannot emanate from Him. There is no *material* truth. The physical senses can take no cognizance of God and spiritual Truth. Human belief has sought out many inventions, but not one of them can solve the problem of being without the divine Principle of divine Science. Deductions from material hypotheses are not scientific. They differ from real Science because they are not based on the divine law.

Divine Science reverses the false testimony of the material senses, and thus tears away the foundations of error. Hence the enmity between Science and the senses, and the impossibility of attaining perfect understanding till the errors of sense are eliminated.

Science versus sense

The so-called laws of matter and of medical science have never made mortals whole, harmonious, and immortal. Man is harmonious when governed by Soul. Hence the importance of understanding the truth of being, which reveals the laws of spiritual existence.

God never ordained a material law to annul the spiritual law. If there were such a material law, it would oppose the supremacy of Spirit, God, and impugn the wisdom of the creator. Jesus walked on the waves, fed the multitude, healed the sick, and raised the dead in direct opposition to material laws. His acts were the demonstration of Science, overcoming the false claims of material sense or law.

Spiritual law the only law

Science shows that material, conflicting mortal opinions and beliefs emit the effects of error at all times, but this atmosphere of mortal mind cannot be destructive to morals and health when it is opposed promptly and per-

Materie und ihre Ansprüche von Sünde, Krankheit und Tod stehen im Widerspruch zu GOTT und können nicht von Ihm ausgehen. Es gibt keine *materielle* Wahrheit. Die physischen Sinne können von GOTT und der geistigen WAHRHEIT keine Kenntnis nehmen. Die menschliche Vorstellung sucht viele Künste, aber nicht *eine* davon kann die Aufgabe des Seins ohne das göttliche PRINZIP der göttlichen Wissenschaft lösen. Ableitungen aus materiellen Hypothesen sind nicht wissenschaftlich. Sie weichen von der wirklichen Wissenschaft ab, weil sie nicht auf das göttliche Gesetz gegründet sind.

Die göttliche Wissenschaft kehrt das falsche Zeugnis der materiellen Sinne um und entzieht so dem Irrtum die Grundlagen. Daher die Feindschaft zwischen der Wissenschaft und den Sinnen und daher auch die Unmöglichkeit, ein vollkommenes Verständnis zu erlangen, bis die Irrtümer der Sinne entfernt worden sind.

Wissenschaft im Gegensatz zum Sinn

Die sogenannten Gesetze der Materie und der medizinischen Wissenschaft haben die Sterblichen niemals gesund, harmonisch und unsterblich gemacht. Der Mensch ist harmonisch, wenn er von SEELE regiert wird. Daher ist es so wichtig, die Wahrheit des Seins zu verstehen, die die Gesetze des geistigen Daseins offenbart.

GOTT hat niemals ein materielles Gesetz erlassen, um das geistige Gesetz aufzuheben. Wenn es ein solches materielles Gesetz gäbe, würde es sich der Oberhoheit des GEISTES, GOTTES, widersetzen und die Weisheit des Schöpfers bestreiten. In direktem Gegensatz zu den materiellen Gesetzen ging Jesus auf dem Wasser, speiste die Menschenmenge, heilte die Kranken und weckte die Toten auf. Seine Taten waren die Demonstration der Wissenschaft, die die falschen Ansprüche des materiellen Sinnes oder des materiellen Gesetzes überwindet.

Geistiges Gesetz das einzige Gesetz

Die Wissenschaft zeigt, dass materielle, sich widersprechende sterbliche Meinungen und Vorstellungen zu allen Zeiten die Wirkungen von Irrtum aussenden, aber diese Atmosphäre des sterblichen Gemüts kann nicht zerstörend auf Moral und Gesundheit wirken, wenn man ihr sofort und beharrlich mit der Christlichen

sistently by Christian Science. Truth and Love antidote this mental miasma, and thus invigorate and sustain existence. Unnecessary knowledge gained from the five senses is only temporal, — the conception of mortal mind, the offspring of sense, not of Soul, Spirit, — and symbolizes all that is evil and perishable. *Natural science,* as it is commonly called, is not really natural nor scientific, because it is deduced from the evidence of the material senses. Ideas, on the contrary, are born of Spirit, and are not mere inferences drawn from material premises.

<small>Material knowledge illusive</small>

The senses of Spirit abide in Love, and they demonstrate Truth and Life. Hence Christianity and the Science which expounds it are based on spiritual understanding, and they supersede the so-called laws of matter. Jesus demonstrated this great verity. When what we erroneously term the five physical senses are misdirected, they are simply the manifested beliefs of mortal mind, which affirm that life, substance, and intelligence are material, instead of spiritual. These false beliefs and their products constitute the flesh, and the flesh wars against Spirit.

<small>Five senses deceptive</small>

Divine Science is absolute, and permits no half-way position in learning its Principle and rule — establishing it by demonstration. The conventional firm, called matter and mind, God never formed. Science and understanding, governed by the unerring and eternal Mind, destroy the imaginary copartnership, matter and mind, formed only to be destroyed in a manner and at a period as yet unknown. This suppositional partnership is already obsolete, for matter, examined in the light of divine metaphysics, disappears.

<small>Impossible partnership</small>

Wissenschaft entgegentritt. WAHRHEIT und LIEBE wirken diesen mentalen Krankheitserregern entgegen und beleben und erhalten so das Dasein. Das unnötige Wissen, das durch die fünf Sinne erlangt wird, ist nur zeitlich — die Vorstellung des sterblichen Gemüts, das Erzeugnis der Sinne, nicht von SEELE, GEIST —, und es symbolisiert alles, was böse und vergänglich ist. Das, was man allgemein *Naturwissenschaft* nennt, ist im Grunde genommen weder natürlich noch wissenschaftlich, weil es von dem Zeugnis der materiellen Sinne abgeleitet wird. Im Gegensatz dazu werden Ideen von GEIST geboren und sind nicht bloße Folgerungen aus materiellen Prämissen.

Materielles Wissen illusorisch

Die Sinne des GEISTES bleiben in der LIEBE, und sie demonstrieren WAHRHEIT und LEBEN. Daher sind das Christentum und die Wissenschaft, die es auslegt, auf geistiges Verständnis gegründet, und sie heben die sogenannten Gesetze der Materie auf. Jesus demonstrierte diese große Wahrheit. Wenn die irrtümlich von uns so bezeichneten fünf physischen Sinne fehlgeleitet werden, sind sie einfach die kundgewordenen Auffassungen des sterblichen Gemüts, die behaupten, Leben, Substanz und Intelligenz seien materiell anstatt geistig. Diese falschen Auffassungen und ihre Wirkungen bilden das Fleisch, und das Fleisch streitet wider den GEIST.

Die fünf Sinne trügerisch

Die göttliche Wissenschaft ist absolut und erlaubt keine halbherzige Einstellung beim Erlernen ihres PRINZIPS und ihrer Regel — denn sie begründet diese durch Demonstration. Die konventionelle Firma, Materie und Gemüt genannt, hat GOTT niemals gegründet. Die Wissenschaft und das Verständnis, die vom unfehlbaren und ewigen GEMÜT regiert werden, zerstören die vermeintliche Arbeitsgemeinschaft, Materie und Gemüt, die nur gegründet wurde, um zerstört zu werden — wie und wann, ist jetzt noch nicht bekannt. Diese mutmaßliche Partnerschaft ist bereits überholt, denn die Materie verschwindet, wenn sie im Licht der göttlichen Metaphysik geprüft wird.

Unmögliche Partnerschaft

Matter has no life to lose, and Spirit never dies. A partnership of mind with matter would ignore omnipresent and omnipotent Mind. This shows that matter did not originate in God, Spirit, and is not eternal. Therefore matter is neither substantial, living, nor intelligent. The starting-point of divine Science is that God, Spirit, is All-in-all, and that there is no other might nor Mind, — that God is Love, and therefore He is divine Principle.

Spirit the starting-point

To grasp the reality and order of being in its Science, you must begin by reckoning God as the divine Principle of all that really is. Spirit, Life, Truth, Love, combine as one, — and are the Scriptural names for God. All substance, intelligence, wisdom, being, immortality, cause, and effect belong to God. These are His attributes, the eternal manifestations of the infinite divine Principle, Love. No wisdom is wise but His wisdom; no truth is true, no love is lovely, no life is Life but the divine; no good is, but the good God bestows.

Divine synonyms

Divine metaphysics, as revealed to spiritual understanding, shows clearly that all is Mind, and that Mind is God, omnipotence, omnipresence, omniscience, — that is, all power, all presence, all Science. Hence all is in reality the manifestation of Mind.

The divine completeness

Our material human theories are destitute of Science. The true understanding of God is spiritual. It robs the grave of victory. It destroys the false evidence that misleads thought and points to other gods, or other so-called powers, such as matter, disease, sin, and death, superior or contrary to the one Spirit.

Truth, spiritually discerned, is scientifically understood. It casts out error and heals the sick.

Materie hat kein Leben zu verlieren und GEIST stirbt niemals. Eine Partnerschaft des Gemüts mit der Materie würde das allgegenwärtige und allmächtige GEMÜT außer Acht lassen. Das zeigt, dass die Materie nicht aus GOTT, GEIST, hervorgegangen und nicht ewig ist. Deshalb ist die Materie weder substanziell, lebendig noch intelligent. Der Ausgangspunkt der göttlichen Wissenschaft ist, dass GOTT, GEIST, Alles-in-allem ist und dass es keine andere Macht und kein anderes GEMÜT gibt — dass GOTT LIEBE ist und dass Er daher das göttliche PRINZIP ist.

GEIST der Ausgangspunkt

Um die Wirklichkeit und Ordnung des Seins in ihrer Wissenschaft zu erfassen, musst du damit anfangen, GOTT als das göttliche PRINZIP von allem anzusehen, was wirklich besteht. GEIST, LEBEN, WAHRHEIT, LIEBE vereinigen sich zu Einem — sie sind die biblischen Namen für GOTT. Alle Substanz, Intelligenz, Weisheit, alles Sein, alle Unsterblichkeit, Ursache und Wirkung gehören GOTT an. Sie sind Seine Attribute, die ewigen Manifestationen des unendlichen göttlichen PRINZIPS, LIEBE. Keine Weisheit ist weise als Seine Weisheit; keine Wahrheit ist wahr, keine Liebe ist lieblich, kein Leben ist LEBEN als das göttliche; nichts Gutes gibt es außer dem Guten, das GOTT verleiht.

Göttliche Synonyme

Die göttliche Metaphysik, wie sie sich dem geistigen Verständnis offenbart, zeigt klar, dass alles GEMÜT ist und dass GEMÜT GOTT ist, Allmacht, Allgegenwart, Allwissenheit — das heißt, alle Macht, alle Gegenwart, alle Wissenschaft. Daher ist in Wirklichkeit alles die Manifestation des GEMÜTS.

Die göttliche Vollständigkeit

Unsere materiellen, menschlichen Theorien entbehren der Wissenschaft. Das wahre Verständnis von GOTT ist geistig. Es raubt dem Grab den Sieg. Es zerstört den falschen Augenschein, der das Denken irreleitet und auf andere Götter oder andere sogenannte Mächte hinweist, wie Materie, Krankheit, Sünde und Tod, dem *einen* GEIST überlegen oder entgegengesetzt.

Wenn WAHRHEIT geistig erkannt wird, ist sie wissenschaftlich verstanden. Sie treibt Irrtum aus und heilt die Kranken.

Having one God, one Mind, unfolds the power that heals the sick, and fulfils these sayings of Scripture, "I am the Lord that healeth thee," and "I have found a ransom." When the divine precepts are understood, they unfold the foundation of fellowship, in which one mind is not at war with another, but all have one Spirit, God, one intelligent source, in accordance with the Scriptural command: "Let this Mind be in you, which was also in Christ Jesus." Man and his Maker are correlated in divine Science, and real consciousness is cognizant only of the things of God.

Universal brotherhood

The realization that all inharmony is unreal brings objects and thoughts into human view in their true light, and presents them as beautiful and immortal. Harmony in man is as real and immortal as in music. Discord is unreal and mortal.

If God is admitted to be the only Mind and Life, there ceases to be any opportunity for sin and death. When we learn in Science how to be perfect even as our Father in heaven is perfect, thought is turned into new and healthy channels,— towards the contemplation of things immortal and away from materiality to the Principle of the universe, including harmonious man.

Perfection requisite

Material beliefs and spiritual understanding never mingle. The latter destroys the former. Discord is the *nothingness* named error. Harmony is the *somethingness* named Truth.

Nature and revelation inform us that like produces like. Divine Science does not gather grapes from thorns nor figs from thistles. Intelligence never produces non-intelligence; but matter is

Like evolving like

Einen GOTT, *ein* GEMÜT, zu haben entfaltet die Macht, die die Kranken heilt, und erfüllt die Worte der Heiligen Schrift: „Ich bin der Herr, dein Arzt" und „Ich habe ein Lösegeld gefunden". Wenn die göttlichen Weisungen verstanden werden, entfalten sie die Grundlage der Gemeinschaft, in der ein Gemüt nicht mit einem anderen im Streit liegt, sondern alle *einen* GEIST, GOTT, *eine* intelligente Quelle haben, in Übereinstimmung mit dem Gebot der Bibel: „Lasst das GEMÜT in euch sein, das auch in Christus Jesus war."* Der Mensch und sein Schöpfer stehen in der göttlichen Wissenschaft in Wechselbeziehung zueinander, und das wirkliche Bewusstsein kennt nur die Dinge GOTTES.

<small>Universale Brüderlichkeit</small>

Die Erkenntnis, dass alle Disharmonie unwirklich ist, lässt der menschlichen Anschauung Dinge und Gedanken in ihrem wahren Licht erscheinen und zeigt, dass sie schön und unsterblich sind. Harmonie im Menschen ist ebenso wirklich und unsterblich wie in der Musik. Disharmonie ist unwirklich und sterblich.

Wenn wir zugeben, dass GOTT das einzige GEMÜT und das einzige LEBEN ist, dann endet jede Gelegenheit für Sünde und Tod. Wenn wir in der Wissenschaft lernen, wie wir vollkommen sein können, so wie unser Vater im Himmel vollkommen ist, wird das Denken in neue und gesunde Bahnen geleitet — zur Betrachtung unsterblicher Dinge und von der Materialität weg zu dem PRINZIP des Universums, einschließlich des harmonischen Menschen.

<small>Vollkommenheit erforderlich</small>

Materielle Vorstellungen und geistiges Verständnis vermischen sich niemals. Letzteres zerstört die Ersteren. Disharmonie ist das *Nichts*, Irrtum genannt. Harmonie ist das *Etwas*, WAHRHEIT genannt.

Natur und Offenbarung lehren uns: Gleiches bringt Gleiches hervor. Die göttliche Wissenschaft erntet nicht Trauben von Dornen oder Feigen von Disteln. Intelligenz erzeugt niemals Nicht-Intelligenz; aber die Materie ist immer nicht-intelligent

<small>Gleiches bringt Gleiches hervor</small>

---

* Nach der King-James-Bibel

ever non-intelligent and therefore cannot spring from intelligence. To all that is unlike unerring and eternal Mind, this Mind saith, "Thou shalt surely die;" and elsewhere the Scripture says that dust returns to dust. The non-intelligent relapses into its own unreality. Matter never produces mind. The immortal never produces the mortal. Good cannot result in evil. As God Himself is good and is Spirit, goodness and spirituality must be immortal. Their opposites, evil and matter, are mortal error, and error has no creator. If goodness and spirituality are real, evil and materiality are unreal and cannot be the outcome of an infinite God, good.

Natural history presents vegetables and animals as preserving their original species, — like reproducing like. A mineral is not produced by a vegetable nor the man by the brute. In reproduction, the order of genus and species is preserved throughout the entire round of nature. This points to the spiritual truth and Science of being. Error relies upon a reversal of this order, asserts that Spirit produces matter and matter produces all the ills of flesh, and therefore that good is the origin of evil. These suppositions contradict even the order of material so-called science.

The realm of the real is Spirit. The unlikeness of Spirit is matter, and the opposite of the real is not divine, — it is a human concept. Matter is an error of statement. This error in the premise leads to errors in the conclusion in every statement into which it enters. Nothing we can say or believe regarding matter is immortal, for matter is temporal and is therefore a mortal phenomenon, a human concept, sometimes beautiful, always erroneous.

Material error

und kann deshalb nicht von der Intelligenz ausgehen. Zu allem, was dem unfehlbaren und ewigen GEMÜT nicht gleicht, sagt dieses GEMÜT: Du wirst „gewiss sterben"; und an anderer Stelle sagt die Heilige Schrift, dass Staub wieder zu Staub wird. Das Nicht-Intelligente sinkt in seine eigene Unwirklichkeit zurück. Materie erzeugt niemals Gemüt. Das Unsterbliche erzeugt niemals das Sterbliche. Gutes kann nicht in Bösem enden. Weil GOTT selbst das Gute ist und GEIST ist, müssen Güte und Geistigkeit unsterblich sein. Ihre Gegensätze, Böses und Materie, sind sterblicher Irrtum, und Irrtum hat keinen Schöpfer. Wenn Güte und Geistigkeit wirklich sind, dann sind Böses und Materialität unwirklich und können nicht das Ergebnis eines unendlichen GOTTES, des Guten, sein.

Die Naturgeschichte zeigt, dass Pflanzen und Tiere ihre ursprüngliche Art bewahren — Gleiches bringt Gleiches hervor. Ein Mineral wird nicht von einer Pflanze erzeugt noch der Mensch vom Tier. Bei der Fortpflanzung bleibt die Ordnung der Gattungen und Arten im ganzen Kreislauf der Natur erhalten. Das weist auf die geistige Wahrheit und Wissenschaft des Seins hin. Der Irrtum stützt sich auf eine Umkehrung dieser Ordnung, er behauptet, dass GEIST Materie erzeuge und dass Materie alle Übel des Fleisches hervorbringe und folglich, dass das Gute der Ursprung des Bösen sei. Diese Mutmaßungen widersprechen sogar der Ordnung der materiellen sogenannten Wissenschaft.

Das Reich des Wirklichen ist GEIST. Das Ungleichnis des GEISTES ist Materie, und das Gegenteil des Wirklichen ist nicht göttlich — es ist ein menschliches Konzept. Materie ist ein Irrtum in der Behauptung. Dieser Irrtum in der Prämisse führt bei jeder Behauptung, in die er eingeht, zu Irrtümern in der Schlussfolgerung. Nichts, was wir über die Materie sagen oder glauben können, ist unsterblich, denn die Materie ist zeitlich und deshalb ein sterbliches Phänomen, sie ist ein menschliches Konzept, das manchmal schön, aber immer irrig ist.

Materieller Irrtum

Is Spirit the source or creator of matter? Science reveals nothing in Spirit out of which to create matter. Divine metaphysics explains away matter. Spirit is the only substance and consciousness recognized by divine Science. The material senses oppose this, but there are no material senses, for matter has no mind. In Spirit there is no matter, even as in Truth there is no error, and in good no evil. It is a false supposition, the notion that there is real substance-matter, the opposite of Spirit. Spirit, God, is infinite, all. Spirit can have no opposite.

Substance versus supposition

That matter is substantial or has life and sensation, is one of the false beliefs of mortals, and exists only in a supposititious mortal consciousness. Hence, as we approach Spirit and Truth, we lose the consciousness of matter. The admission that there can be material substance requires another admission, — namely, that Spirit is not infinite and that matter is self-creative, self-existent, and eternal. From this it would follow that there are two eternal causes, warring forever with each other; and yet we say that Spirit is supreme and all-presence.

One cause supreme

The belief of the eternity of matter contradicts the demonstration of life as Spirit, and leads to the conclusion that if man is material, he originated in matter and must return to dust, — logic which would prove his annihilation.

All that we term sin, sickness, and death is a mortal belief. We define matter as error, because it is the opposite of life, substance, and intelligence. Matter, with its mortality, cannot be substantial if Spirit is substantial and eternal. Which ought to

Substance is Spirit

Ist GEIST die Quelle oder der Schöpfer von Materie? Die Wissenschaft offenbart, dass es im GEIST nichts gibt, woraus Materie erschaffen werden könnte. Die göttliche Metaphysik erklärt Materie zum Nichts. GEIST ist die einzige Substanz und das einzige Bewusstsein, das von der göttlichen Wissenschaft anerkannt wird. Die materiellen Sinne widersetzen sich dem, aber es gibt keine materiellen Sinne, denn Materie hat kein Gemüt. Im GEIST gibt es keine Materie, so wie es in der WAHRHEIT keinen Irrtum und im Guten nichts Böses gibt. Die Annahme, dass es wirkliche Substanz-Materie, das Gegenteil von GEIST, gebe, ist eine falsche Vorstellung. GEIST, GOTT, ist unendlich, ist alles. GEIST kann kein Gegenteil haben.

Substanz im Gegensatz zu Vorstellung

Dass Materie substanziell ist oder Leben und Empfindung hat, ist eine der falschen Auffassungen der Sterblichen und existiert nur in einem mutmaßlichen sterblichen Bewusstsein. Somit verlieren wir, wenn wir uns GEIST und WAHRHEIT nähern, das Bewusstsein von Materie. Das Zugeständnis, dass es materielle Substanz geben könne, erfordert ein weiteres Zugeständnis — nämlich, dass GEIST nicht unendlich und dass Materie selbstschöpferisch sei, durch sich selbst bestehend und ewig. Daraus würde folgen, dass es zwei ewige Ursachen gäbe, die sich für immer bekämpfen; und doch behaupten wir, dass GEIST allerhaben und Allgegenwart ist.

Eine allerhabene Ursache

Die Auffassung von der Ewigkeit von Materie widerspricht der Demonstration vom Leben als GEIST und führt zu der Schlussfolgerung, dass der Mensch, wenn er materiell ist, aus Materie hervorgegangen ist und wieder zu Erde werden muss — eine Logik, die seine Vernichtung bestätigen würde.

Alles, was wir Sünde, Krankheit und Tod nennen, ist eine sterbliche Vorstellung. Wir definieren Materie als Irrtum, weil sie das Gegenteil von Leben, Substanz und Intelligenz ist. Die Materie mit ihrer Sterblichkeit kann nicht substanziell sein, wenn GEIST substanziell und ewig ist. Was sollte für uns

Substanz ist GEIST

be substance to us, — the erring, changing, and dying, the mutable and mortal, or the unerring, immutable, and immortal? A New Testament writer plainly describes faith, a quality of mind, as "the *substance* of things hoped for."

The doom of matter establishes the conclusion that matter, slime, or protoplasm never originated in the immortal Mind, and is therefore not eternal. Matter is neither created by Mind nor for the manifestation and support of Mind.

Material mortality

Ideas are tangible and real to immortal consciousness, and they have the advantage of being eternal. Spirit and matter can neither coexist nor cooperate, and one can no more create the other than Truth can create error, or *vice versa*.

Spiritual tangibility

In proportion as the belief disappears that life and intelligence are in or of matter, the immortal facts of being are seen, and their only idea or intelligence is in God. Spirit is reached only through the understanding and demonstration of eternal Life and Truth and Love.

Every system of human philosophy, doctrine, and medicine is more or less infected with the pantheistic belief that there is mind in matter; but this belief contradicts alike revelation and right reasoning. A logical and scientific conclusion is reached only through the knowledge that there are not two bases of being, matter and mind, but one alone, — Mind.

Pantheistic tendencies

Pantheism, starting from a material sense of God, seeks cause in effect, Principle in its idea, and life and intelligence in matter.

Substanz sein — das Irrende, Veränderliche und Sterbende, das Wandelbare und Sterbliche, oder das Unfehlbare, Unveränderliche und Unsterbliche? Ein neutestamentlicher Schreiber beschreibt den Glauben, eine Eigenschaft des Gemüts, deutlich als die „*Wirklichkeit [Substanz*]* dessen, was man hofft".

Der Untergang der Materie begründet die Schlussfolgerung, dass Materie, Schleim oder Protoplasma, niemals aus dem unsterblichen GEMÜT hervorging und deshalb nicht ewig ist. Materie ist weder von GEMÜT erschaffen noch dazu bestimmt worden, GEMÜT zum Ausdruck zu bringen und zu unterstützen. Materielle Sterblichkeit

Ideen sind für das unsterbliche Bewusstsein greifbar und wirklich, und sie haben den Vorzug, dass sie ewig sind. GEIST und Materie können weder koexistieren noch kooperieren, und das eine kann das andere ebenso wenig erschaffen, wie WAHRHEIT Irrtum erschaffen kann oder umgekehrt. Geistige Greifbarkeit

In dem Verhältnis, wie der Glaube verschwindet, dass Leben und Intelligenz in oder von der Materie seien, werden die unsterblichen Tatsachen des Seins erkannt, und ihre einzige Idee oder Intelligenz ist in GOTT. GEIST wird nur durch das Verständnis und die Demonstration des ewigen LEBENS und der ewigen WAHRHEIT und LIEBE erreicht.

Jedes System menschlicher Philosophie, Lehre und Medizin ist mehr oder weniger durch den pantheistischen Glauben infiziert, dass Gemüt in der Materie sei; aber dieser Glaube widerspricht gleichermaßen der Offenbarung und dem richtigen Folgern. Zu einer logischen und wissenschaftlichen Schlussfolgerung gelangen wir nur durch das Wissen, dass es nicht zwei Grundlagen des Seins gibt, Materie und Gemüt, sondern nur *eine* — GEMÜT. Pantheistische Tendenzen

Der Pantheismus, der von einer materiellen Auffassung von GOTT ausgeht, sucht die Ursache in der Wirkung, das PRINZIP in seiner Idee und Leben und Intelligenz in der Materie.

* Nach der King-James-Bibel

In the infinitude of Mind, matter must be unknown. Symbols and elements of discord and decay are not products of the infinite, perfect, and eternal *All*. From Love and from the light and harmony which are the abode of Spirit, only reflections of good can come. All things beautiful and harmless are ideas of Mind. Mind creates and multiplies them, and the product must be mental.

The things of God are beautiful

Finite belief can never do justice to Truth in any direction. Finite belief limits all things, and would compress Mind, which is infinite, beneath a skull bone. Such belief can neither apprehend nor worship the infinite; and to accommodate its finite sense of the divisibility of Soul and substance, it seeks to divide the one Spirit into persons and souls.

Through this error, human belief comes to have "gods many and lords many." Moses declared as Jehovah's first command of the Ten: "Thou shalt have no other gods before me!" But behold the zeal of belief to establish the opposite error of many minds. The argument of the serpent in the allegory, "Ye shall be as gods," urges through every avenue the belief that Soul is in body, and that infinite Spirit, and Life, is in finite forms.

Belief in many gods

Rightly understood, instead of possessing a sentient material form, man has a sensationless body; and God, the Soul of man and of all existence, being perpetual in His own individuality, harmony, and immortality, imparts and perpetuates these qualities in man, — through Mind, not matter. The only excuse for entertaining human opinions and rejecting the Science of being is our mortal ignorance of Spirit, — ignorance

Sensationless body

In der Unendlichkeit des Gemüts muss Materie unbekannt sein. Symbole und Elemente der Disharmonie und des Verfalls sind nicht Erzeugnisse des unendlichen, vollkommenen und ewigen *Alles-in-allem*. Aus Liebe und aus dem Licht und der Harmonie, die die Wohnstätte des Geistes sind, können nur Widerspiegelungen des Guten kommen. Alle schönen und unschädlichen Dinge sind Ideen des Gemüts. Gemüt erschafft und vervielfältigt sie und das Erzeugnis muss mental sein.

Die Dinge Gottes sind schön

Eine endliche Auffassung kann der Wahrheit niemals in irgendeiner Hinsicht gerecht werden. Die endliche Auffassung begrenzt alle Dinge und will Gemüt, das unendlich ist, in eine Hirnschale zwängen. Eine solche Auffassung kann das Unendliche weder begreifen noch anbeten; und um ihrer endlichen Vorstellung von der Teilbarkeit der Seele und der Substanz zu genügen, versucht sie, den *einen* Geist in Personen und Seelen zu unterteilen.

Durch diesen Irrtum kommt der menschliche Glaube dazu, „viele Götter und viele Herren" zu haben. Mose verkündete als erstes der Zehn Gebote Jahwes: „Du sollst keine anderen Götter haben neben mir!" Doch sieh, wie eifrig der Glaube sich bemüht, den gegenteiligen Irrtum von vielen Gemütern zu begründen. Das Argument der Schlange aus der Allegorie: „Ihr werdet sein wie Gott", nötigt auf allen möglichen Wegen zu dem Glauben, dass Seele im Körper sei und dass unendlicher Geist, ebenso wie Leben, in endlichen Formen seien.

Glaube an viele Götter

Richtig verstanden hat der Mensch anstelle einer empfindenden materiellen Gestalt einen gefühllosen Körper; und Gott, die Seele des Menschen und allen Daseins, der sich unaufhörlich in Seiner eigenen Individualität, Harmonie und Unsterblichkeit befindet, verleiht diese Eigenschaften und erhält sie im Menschen aufrecht — durch Gemüt, nicht durch Materie. Die einzige Entschuldigung dafür, dass wir menschliche Meinungen hegen und die Wissenschaft des Seins verwerfen, ist unsere sterbliche Unwissenheit über Geist — eine Unwissenheit, die nur dem

Gefühlloser Körper

which yields only to the understanding of divine Science, the understanding by which we enter into the kingdom of Truth on earth and learn that Spirit is infinite and supreme. Spirit and matter no more commingle than light and darkness. When one appears, the other disappears.

Error presupposes man to be both mind and matter. Divine Science contradicts the corporeal senses, rebukes mortal belief, and asks: What is the Ego, whence its origin and what its destiny? The Ego-man is the reflection of the Ego-God; the Ego-man is the image and likeness of perfect Mind, Spirit, divine Principle.

God and His image

The one Ego, the one Mind or Spirit called God, is infinite individuality, which supplies all form and comeliness and which reflects reality and divinity in individual spiritual man and things.

The mind supposed to exist in matter or beneath a skull bone is a myth, a misconceived sense and false conception as to man and Mind. When we put off the false sense for the true, and see that sin and mortality have neither Principle nor permanency, we shall learn that sin and mortality are without actual origin or rightful existence. They are native nothingness, out of which error would simulate creation through a man formed from dust.

Divine Science does not put new wine into old bottles, Soul into matter, nor the infinite into the finite. Our false views of matter perish as we grasp the facts of Spirit. The old belief must be cast out or the new idea will be spilled, and the inspiration, which is to change our standpoint, will be

The true new idea

Verständnis der göttlichen Wissenschaft weicht, dem Verständnis, durch das wir ins Reich der WAHRHEIT auf Erden kommen und erkennen, dass GEIST unendlich und allerhaben ist. GEIST und Materie vermischen sich ebenso wenig miteinander wie Licht und Dunkelheit. Wenn das eine erscheint, verschwindet das andere.

Der Irrtum setzt voraus, dass der Mensch beides sei, Gemüt und Materie. Die göttliche Wissenschaft widerspricht den körperlichen Sinnen, tadelt den sterblichen Glauben und fragt: Was ist das Ego, wo ist sein Ursprung und was ist seine Bestimmung? Der Ego-Mensch ist die Widerspiegelung des Ego-GOTTES; der Ego-Mensch ist das Bild und Gleichnis des vollkommenen GEMÜTS, des GEISTES, des göttlichen PRINZIPS.

GOTT und Sein Bild

Das *eine* Ego, das *eine* GEMÜT oder der *eine* GEIST, GOTT genannt, ist unendliche Individualität, die alle Form und Anmut verleiht und die die Wirklichkeit und Göttlichkeit im individuellen geistigen Menschen und in individuellen geistigen Dingen widerspiegelt.

Das Gemüt, das angeblich in der Materie oder unter einer Hirnschale existieren soll, ist ein Mythos, ein Missverständnis und eine falsche Vorstellung vom Menschen und von GEMÜT. Wenn wir die falsche Auffassung für die richtige aufgeben und erkennen, dass Sünde und Sterblichkeit weder PRINZIP noch Bestand haben, dann werden wir verstehen lernen, dass Sünde und Sterblichkeit weder einen tatsächlichen Ursprung noch eine rechtmäßige Existenz haben. Sie sind von Natur aus ein Nichts, aus dem heraus der Irrtum die Schöpfung durch einen aus Erde geformten Menschen nachahmen möchte.

Die göttliche Wissenschaft füllt nicht neuen Wein in alte Schläuche, nicht SEELE in die Materie noch das Unendliche in das Endliche. Unsere falschen Anschauungen über die Materie vergehen in dem Maße, wie wir die Tatsachen des GEISTES erfassen. Der alte Glaube muss ausgetrieben werden, sonst wird die neue Idee verschüttet und die Inspiration, die

Die wahre neue Idee

lost. Now, as of old, Truth casts out evils and heals the sick.

The real Life, or Mind, and its opposite, the so-called material life and mind, are figured by two geometrical symbols, a circle or sphere and a straight line. The circle represents the infinite without beginning or end; the straight line represents the finite, which has both beginning and end. The sphere represents good, the self-existent and eternal individuality or Mind; the straight line represents evil, a belief in a self-made and temporary material existence. Eternal Mind and temporary material existence never unite in figure or in fact. *Figures of being*

A straight line finds no abiding-place in a curve, and a curve finds no adjustment to a straight line. Similarly, matter has no place in Spirit, and Spirit has no place in matter. Truth has no home in error, and error has no foothold in Truth. Mind cannot pass into non-intelligence and matter, nor can non-intelligence become Soul. At no point can these opposites mingle or unite. Even though they seem to touch, one is still a curve and the other a straight line. *Opposite symbols*

There is no inherent power in matter; for all that is material is a material, human, mortal thought, always governing itself erroneously.

Truth is the intelligence of immortal Mind. Error is the so-called intelligence of mortal mind.

Whatever indicates the fall of man or the opposite of God or God's absence, is the Adam-dream, which is neither Mind nor man, for it is not begotten of the Father. The rule of inversion infers from error its opposite, Truth; but Truth is the light which *Truth is not inverted*

unseren Standpunkt verändern soll, geht verloren. Heute wie damals treibt WAHRHEIT die Übel aus und heilt die Kranken.

Das wirkliche LEBEN oder GEMÜT und sein Gegenteil, das sogenannte materielle Leben und Gemüt, werden durch zwei geometrische Figuren symbolisiert, durch einen Kreis oder eine Kugel und durch eine gerade Strecke. Der Kreis stellt das Unendliche ohne Anfang oder Ende dar; die gerade Strecke stellt das Endliche dar, das beides hat: Anfang und Ende. Die Kugel stellt das Gute dar, die durch sich selbst bestehende und ewige Individualität oder das GEMÜT; die gerade Strecke stellt das Böse dar, einen Glauben an eine selbstgeschaffene und zeitliche materielle Existenz. Das ewige GEMÜT und die zeitliche materielle Existenz vereinen sich niemals, weder im Bild noch in der Tatsache.

Bilder des Seins

Eine gerade Strecke findet in einer Kurve keinen Platz zum Verweilen, und eine Kurve kann sich einer geraden Strecke nicht anpassen. Ebenso hat die Materie keinen Platz im GEIST, und GEIST hat keinen Platz in der Materie. WAHRHEIT ist nicht im Irrtum zu Hause, und Irrtum hat keinen Halt in der WAHRHEIT. GEMÜT kann nicht in Nicht-Intelligenz und Materie eingehen noch kann Nicht-Intelligenz zu SEELE werden. An keiner Stelle können sich diese Gegensätze verschmelzen oder sich verbinden. Selbst wenn sie sich zu berühren scheinen, bleibt das eine immer noch eine Kurve und das andere eine gerade Strecke.

Entgegengesetzte Symbole

Es gibt keine der Materie innewohnende Macht; denn alles, was materiell ist, ist ein materieller, menschlicher, sterblicher Gedanke, der sich selbst immer falsch regiert.

WAHRHEIT ist die Intelligenz des unsterblichen GEMÜTS. Irrtum ist die sogenannte Intelligenz des sterblichen Gemüts.

Alles, was auf den Fall des Menschen oder auf das Gegenteil GOTTES oder auf GOTTES Abwesenheit hinweist, ist der Adam-Traum, der weder GEMÜT noch Mensch ist, denn er ist nicht vom Vater geboren. Die Umkehrregel lässt vom Irrtum auf sein Gegenteil, auf WAHRHEIT, schließen; WAHRHEIT

WAHRHEIT ist nicht umgekehrt

dispels error. As mortals begin to understand Spirit, they give up the belief that there is any true existence apart from God.

Mind is the source of all movement, and there is no inertia to retard or check its perpetual and harmonious action. Mind is the same Life, Love, and wisdom "yesterday, and to-day, and forever." Matter and its effects — sin, sickness, and death — are states of mortal mind which act, react, and then come to a stop. They are not facts of Mind. They are not ideas, but illusions. Principle is absolute. It admits of no error, but rests upon understanding.

Source of all life and action

But what say prevalent theories? They insist that Life, or God, is one and the same with material life so-called. They speak of both Truth and error as *mind,* and of good and evil as *spirit.* They claim that to be life which is but the objective state of material sense, — such as the structural life of the tree and of material man, — and deem this the manifestation of the one Life, God.

This false belief as to what really constitutes life so detracts from God's character and nature, that the true sense of His power is lost to all who cling to this falsity. The divine Principle, or Life, cannot be practically demonstrated in length of days, as it was by the patriarchs, unless its Science be accurately stated. We must receive the divine Principle in the understanding, and live it in daily life; and unless we so do, we can no more demonstrate Science, than we can teach and illustrate geometry by calling a curve a straight line or a straight line a sphere.

Spiritual structure

Are mentality, immortality, consciousness, resident in

jedoch ist das Licht, das Irrtum vertreibt. In dem Verhältnis wie die Sterblichen anfangen GEIST zu verstehen, geben sie den Glauben auf, dass es irgendeine von GOTT getrennte wahre Existenz gebe.

GEMÜT ist die Quelle aller Bewegung, und es gibt keine Trägheit, die seine unaufhörliche und harmonische Tätigkeit verzögern oder hemmen könnte. GEMÜT ist dasselbe LEBEN, dieselbe LIEBE und Weisheit „gestern und heute und auch in Ewigkeit". Materie und ihre Wirkungen — Sünde, Krankheit und Tod — sind Zustände des sterblichen Gemüts, die agieren, reagieren und dann zum Stillstand kommen. Sie sind keine Tatsachen des GEMÜTS. Sie sind keine Ideen, sondern Illusionen. PRINZIP ist absolut. Es lässt keinen Irrtum zu, sondern gründet sich auf Verständnis.

Quelle allen Lebens und aller Tätigkeit

Aber was sagen die vorherrschenden Theorien? Sie bestehen darauf, dass LEBEN oder GOTT ein und dasselbe ist wie das sogenannte materielle Leben. Sie sprechen sowohl bei WAHRHEIT als auch bei Irrtum von *Gemüt* und bei Gutem und Bösem von *Geist*. Sie behaupten, dass das Leben sei, was nur der objektive Zustand des materiellen Sinnes ist — wie das organische Leben des Baumes und des materiellen Menschen —, und halten dies für die Manifestation des *einen* LEBENS, GOTTES.

Dieser falsche Glaube in Bezug auf das, was das Leben wirklich ausmacht, lenkt so von GOTTES Charakter und Natur ab, dass die wahre Auffassung Seiner Macht für alle verloren geht, die an dieser Unwahrheit festhalten. Das göttliche PRINZIP oder LEBEN kann nicht, wie bei den Patriarchen, durch Langlebigkeit praktisch demonstriert werden, ohne dass seine Wissenschaft exakt dargelegt worden ist. Wir müssen das göttliche PRINZIP in unser Verständnis aufnehmen und es im täglichen Leben leben; wenn wir das nicht tun, können wir die Wissenschaft ebenso wenig demonstrieren, wie wir Geometrie lehren und veranschaulichen können, wenn wir eine Kurve eine gerade Strecke oder eine gerade Strecke eine Kugel nennen.

Geistige Struktur

Haben Mentalität, Unsterblichkeit und Bewusstsein ihren Sitz

matter? It is not rational to say that Mind is infinite, but dwells in finiteness, — in matter, — or that matter is infinite and the medium of Mind.

If God were limited to man or matter, or if the infinite could be circumscribed within the finite, God would be corporeal, and unlimited Mind would seem to spring from a limited body; but this is an impossibility. Infinite Mind can have no starting-point, and can return to no limit. It can never be in bonds, nor be fully manifested through corporeality. *Mind never limited*

Is God's image or likeness matter, or a mortal, sin, sickness, and death? Can matter recognize Mind? Can infinite Mind recognize matter? Can the infinite dwell in the finite or know aught unlike the infinite? Can Deity be known through the material senses? Can the material senses, which receive no direct evidence of Spirit, give correct testimony as to spiritual life, truth, and love? *Material recognition impossible*

The answer to all these questions must forever be in the negative.

The physical senses can obtain no proof of God. They can neither see Spirit through the eye nor hear it through the ear, nor can they feel, taste, or smell Spirit. Even the more subtle and misnamed material elements are beyond the cognizance of these senses, and are known only by the effects commonly attributed to them. *Our physical insensibility to Spirit*

According to Christian Science, the only real senses of man are spiritual, emanating from divine Mind. Thought passes from God to man, but neither sensation nor report goes from material body to Mind. The intercommunication is always from God to His idea, man.

in der Materie? Es ist nicht vernünftig zu behaupten, dass GEMÜT unendlich sei, sich aber in der Endlichkeit — in der Materie — befinde, oder dass Materie unendlich und das Mittel des GEMÜTS sei.

Wenn GOTT auf den Menschen oder die Materie beschränkt wäre oder wenn das Unendliche innerhalb des Endlichen eingegrenzt werden könnte, wäre GOTT körperlich und das unbegrenzte GEMÜT ginge scheinbar aus einem begrenzten Körper hervor; aber das ist unmöglich. Das unendliche GEMÜT kann keinen Ausgangspunkt haben und in keine Begrenzung zurückkehren. Es kann niemals in Fesseln liegen noch vollständig durch Körperlichkeit offenbar werden.

GEMÜT niemals begrenzt

Ist GOTTES Bild oder Gleichnis Materie oder ein Sterblicher, Sünde, Krankheit und Tod? Kann Materie GEMÜT erkennen? Kann das unendliche GEMÜT Materie erkennen? Kann das Unendliche im Endlichen wohnen oder etwas kennen, was dem Unendlichen unähnlich ist? Kann die Gottheit durch die materiellen Sinne erkannt werden? Können die materiellen Sinne, die keinen direkten Beweis vom GEIST erhalten, über das geistige Leben, die geistige Wahrheit und Liebe korrektes Zeugnis ablegen?

Materielles Erkennen unmöglich

Die Antwort auf alle diese Fragen muss für immer Nein sein.

Die physischen Sinne können keinen Beweis von GOTT erlangen. Sie können GEIST weder mit dem Auge sehen noch mit dem Ohr hören noch können sie GEIST fühlen, schmecken oder riechen. Sogar die feineren und fälschlich materiell genannten Elemente liegen jenseits des Wahrnehmungsvermögens dieser Sinne und werden nur an den Wirkungen erkannt, die ihnen im Allgemeinen zugeschrieben werden.

Unsere physische Unempfänglichkeit für GEIST

Der Christlichen Wissenschaft zufolge sind die einzigen wirklichen Sinne des Menschen geistig, sie gehen vom göttlichen GEMÜT aus. Der Gedanke geht von GOTT zum Menschen, aber weder Empfindung noch Nachricht werden vom materiellen Körper zum GEMÜT übertragen. Die wechselseitige Kommunikation geht immer von GOTT aus zu Seiner Idee, dem Menschen.

Matter is not sentient and cannot be cognizant of good or of evil, of pleasure or of pain. Man's individuality is not material. This Science of being obtains not alone hereafter in what men call Paradise, but here and now; it is the great fact of being for time and eternity.

What, then, is the material personality which suffers, sins, and dies? It is not man, the image and likeness of God, but man's counterfeit, the inverted likeness, the *unlikeness* called sin, sickness, and death. The unreality of the claim that a mortal is the true image of God is illustrated by the opposite natures of Spirit and matter, Mind and body, for one is intelligence while the other is non-intelligence.

The human counterfeit

Is God a physical personality? Spirit is not physical. The belief that a material body is man is a false conception of man. The time has come for a finite conception of the infinite and of a material body as the seat of Mind to give place to a diviner sense of intelligence and its manifestations, — to the better understanding that Science gives of the Supreme Being, or divine Principle, and idea.

Material misconceptions

By interpreting God as a corporeal Saviour but not as the saving Principle, or divine Love, we shall continue to seek salvation through pardon and not through reform, and resort to matter instead of Spirit for the cure of the sick. As mortals reach, through knowledge of Christian Science, a higher sense, they will seek to learn, not from matter, but from the divine Principle, God, how to demonstrate the Christ, Truth, as the healing and saving power.

Salvation is through reform

It is essential to understand, instead of believe, what

Die Materie hat keine Empfindung und kann vom Guten oder Bösen, von Lust oder Schmerz keine Kenntnis nehmen. Die Individualität des Menschen ist nicht materiell. Diese Wissenschaft des Seins besteht nicht nur im Jenseits, in dem, was die Menschen Paradies nennen, sondern hier und jetzt; sie ist die große Tatsache des Seins für Zeit und Ewigkeit.

Was ist dann die materielle Persönlichkeit, die leidet, sündigt und stirbt? Sie ist nicht der Mensch, das Bild und Gleichnis GOTTES, sondern die Fälschung des Menschen, das umgekehrte Gleichnis, das *Ungleichnis,* das Sünde, Krankheit und Tod genannt wird. Die Unwirklichkeit der Behauptung, ein Sterblicher sei das wahre Bild GOTTES, wird durch die gegensätzliche Natur von GEIST und Materie, von GEMÜT und Körper veranschaulicht, denn das eine ist Intelligenz, während das andere Nicht-Intelligenz ist. *Die menschliche Fälschung*

Ist GOTT eine physische Persönlichkeit? GEIST ist nicht physisch. Der Glaube, dass ein materieller Körper der Mensch sei, ist eine falsche Vorstellung vom Menschen. Die Zeit ist gekommen, in der die endliche Vorstellung vom Unendlichen und von einem materiellen Körper als Sitz des GEMÜTS einer göttlicheren Auffassung von Intelligenz und ihren Manifestationen weichen muss — dem besseren Verständnis, welches die Wissenschaft vom Höchsten Wesen oder göttlichen PRINZIP und von der Idee vermittelt. *Materielle falsche Vorstellungen*

Wenn wir GOTT als einen körperlichen Erlöser deuten, aber nicht als erlösendes PRINZIP oder göttliche LIEBE, werden wir weiterhin die Erlösung durch Vergebung und nicht durch Besserung suchen und zur Materie statt zum GEIST Zuflucht nehmen, um die Kranken zu heilen. Wenn die Sterblichen durch die Kenntnis der Christlichen Wissenschaft zu einer höheren Auffassung gelangen, werden sie nicht von der Materie, sondern vom göttlichen PRINZIP, GOTT, zu lernen suchen, wie sie den Christus, WAHRHEIT, als die heilende und erlösende Kraft demonstrieren können. *Erlösung durch Besserung*

Es ist unerlässlich zu verstehen, was aufs Engste mit dem Glück

relates most nearly to the happiness of being. To seek Truth through belief in a human doctrine is not to understand the infinite. We must not seek the immutable and immortal through the finite, mutable, and mortal, and so depend upon belief instead of demonstration, for this is fatal to a knowledge of Science. The understanding of Truth gives full faith in Truth, and spiritual understanding is better than all burnt offerings.

The Master said, "No man cometh unto the Father [the divine Principle of being] but by me," Christ, Life, Truth, Love; for Christ says, "I am the way." Physical causation was put aside from first to last by this original man, Jesus. He knew that the divine Principle, Love, creates and governs all that is real.

In the Saxon and twenty other tongues *good* is the term for God. The Scriptures declare all that He made to be good, like Himself, — good in Principle and in idea. Therefore the spiritual universe is good, and reflects God as He is.

Goodness a portion of God

God's thoughts are perfect and eternal, are substance and Life. Material and temporal thoughts are human, involving error, and since God, Spirit, is the only cause, they lack a divine cause. The temporal and material are not then creations of Spirit. They are but counterfeits of the spiritual and eternal. Transitory thoughts are the antipodes of everlasting Truth, though (by the supposition of opposite qualities) error must also say, "I am true." But by this saying error, the lie, destroys itself.

Spiritual thoughts

Sin, sickness, and death are comprised in human material belief, and belong not to the divine Mind. They

des Seins verbunden ist, anstatt es nur zu glauben. WAHRHEIT durch den Glauben an eine menschliche Lehre zu suchen heißt den Unendlichen nicht zu verstehen. Wir dürfen das Unwandelbare und Unsterbliche nicht durch das Endliche, Wandelbare und Sterbliche suchen und uns so auf Glauben statt auf Demonstration verlassen, denn das ist für eine Kenntnis der Wissenschaft verhängnisvoll. Das Verständnis der WAHRHEIT verleiht volles Vertrauen auf die WAHRHEIT, und geistiges Verständnis ist besser als alle Brandopfer.

Der Meister sagte: „Niemand kommt zum Vater [dem göttlichen PRINZIP des Seins] außer durch mich", durch Christus, durch LEBEN, WAHRHEIT, LIEBE; denn Christus sagt: „Ich bin der Weg." Physische Ursächlichkeit wurde von diesem Original-Menschen, Jesus, von Anfang bis Ende verworfen. Er wusste, dass das göttliche PRINZIP, LIEBE, alles Wirkliche erschafft und regiert.

Im Angelsächsischen und in zwanzig anderen Sprachen ist *das Gute* die Bezeichnung für GOTT. Die Heilige Schrift erklärt, dass alles, was Er erschaffen hat, gut ist wie Er selbst — gut im PRINZIP und in der Idee. Daher ist das geistige Universum gut und spiegelt GOTT so wider, wie Er ist.

<small>Güte ein Teil GOTTES</small>

GOTTES Gedanken sind vollkommen und ewig, sie sind Substanz und LEBEN. Materielle und zeitliche Gedanken sind menschlich, sie schließen Irrtum ein und da GOTT, GEIST, die einzige Ursache ist, fehlt ihnen eine göttliche Ursache. Das Zeitliche und Materielle sind also nicht Schöpfungen des Geistes. Sie sind nichts als Fälschungen des Geistigen und Ewigen. Vergängliche Gedanken sind das Gegenteil der ewigen WAHRHEIT, obwohl der Irrtum (durch die Voraussetzung entgegengesetzter Eigenschaften) auch sagen muss: „Ich bin wahr." Aber durch diese Aussage zerstört sich der Irrtum oder die Lüge selbst.

<small>Geistige Gedanken</small>

Sünde, Krankheit und Tod sind in der menschlichen materiellen Auffassung enthalten und gehören nicht zum göttlichen GEMÜT. Sie

are without a real origin or existence. They have neither Principle nor permanence, but belong, with all that is material and temporal, to the nothingness of error, which simulates the creations of Truth. All creations of Spirit are eternal; but creations of matter must return to dust.

Error supposes man to be both mental and material. Divine Science contradicts this postulate and maintains man's spiritual identity.

We call the absence of Truth, *error*. Truth and error are unlike. In Science, Truth is divine, and the *infinite* God can have no unlikeness. Did God, Truth, create error? No! "Doth a fountain send forth at the same place sweet water and bitter?" God being everywhere and all-inclusive, how can He be absent or suggest the absence of omnipresence and omnipotence? How can there be more than *all*? *Divine allness*

Neither understanding nor truth accompanies error, nor is error the offshoot of Mind. Evil calls itself something, when it is nothing. It saith, "I am man, but I am not the image and likeness of God;" whereas the Scriptures declare that man was made in God's likeness.

Error is false, mortal belief; it is illusion, without spiritual identity or foundation, and it has no real existence. The supposition that life, substance, and intelligence are *in* matter, or *of* it, is an error. Matter is neither a thing nor a person, but merely the objective supposition of Spirit's opposite. The five material senses testify to truth and error as united in a mind both good and evil. Their false evidence will finally yield to Truth, — to the recognition of Spirit and of the spiritual creation. *Error unveiled*

Truth cannot be contaminated by error. The state-

sind ohne wirklichen Ursprung oder wirkliche Existenz. Sie haben weder PRINZIP noch Dauer, sondern gehören mit allem, was materiell und zeitlich ist, zum Nichts des Irrtums, der die Schöpfungen der WAHRHEIT simuliert. Alle Schöpfungen des GEISTES sind ewig; aber die Schöpfungen der Materie müssen wieder zu Erde werden. Der Irrtum nimmt an, der Mensch sei sowohl mental als auch materiell. Die göttliche Wissenschaft widerspricht diesem Postulat und besteht auf der geistigen Identität des Menschen.

Wir nennen die Abwesenheit von WAHRHEIT *Irrtum*. WAHRHEIT und Irrtum sind sich unähnlich. In der Wissenschaft ist WAHRHEIT göttlich, und der *unendliche* GOTT kann kein Ungleichnis haben. Hat GOTT, WAHRHEIT, Irrtum erschaffen? Nein! „Lässt etwa die Quelle aus derselben Öffnung süßes und bitteres Wasser fließen?" Da GOTT überall ist und alles einschließt, wie kann Er abwesend sein oder die Abwesenheit der Allgegenwart und Allmacht andeuten? Wie kann es mehr als *alles* geben?

<small>Göttliche Allheit</small>

Weder Verständnis noch Wahrheit begleiten den Irrtum, noch ist der Irrtum ein Ableger des GEMÜTS. Das Böse bezeichnet sich selbst als Etwas, während es doch nichts ist. Es sagt: „Ich bin Mensch, aber ich bin nicht das Bild und Gleichnis GOTTES"; wohingegen die Heilige Schrift erklärt, dass der Mensch zu GOTTES Gleichnis geschaffen wurde.

Irrtum ist eine falsche, sterbliche Auffassung; er ist eine Illusion, ohne geistige Identität oder Grundlage, und er hat keine wirkliche Existenz. Die Voraussetzung, dass Leben, Substanz und Intelligenz *in* oder *von* der Materie seien, ist ein Irrtum. Materie ist weder ein Ding noch eine Person, sondern bloß die objektive Voraussetzung vom Gegenteil des GEISTES. Die fünf materiellen Sinne bezeugen, dass Wahrheit und Irrtum sich in einem Gemüt vereinen, das sowohl gut als auch böse ist. Ihr falscher Augenschein wird schließlich der WAHRHEIT weichen — der Erkenntnis des GEISTES und der geistigen Schöpfung.

<small>Irrtum aufgedeckt</small>

WAHRHEIT kann nicht durch Irrtum verunreinigt werden. Die

ment that *Truth is real* necessarily includes the correlated statement, that *error, Truth's unlikeness, is unreal.*

The suppositional warfare between truth and error is only the mental conflict between the evidence of the spiritual senses and the testimony of the material senses, and this warfare between the Spirit and flesh will settle all questions through faith in and the understanding of divine Love.

<small>The great conflict</small>

Superstition and understanding can never combine. When the final physical and moral effects of Christian Science are fully apprehended, the conflict between truth and error, understanding and belief, Science and material sense, foreshadowed by the prophets and inaugurated by Jesus, will cease, and spiritual harmony reign. The lightnings and thunderbolts of error may burst and flash till the cloud is cleared and the tumult dies away in the distance. Then the raindrops of divinity refresh the earth. As St. Paul says: "There remaineth therefore a rest to the people of God" (of Spirit).

The chief stones in the temple of Christian Science are to be found in the following postulates: that Life is God, good, and not evil; that Soul is sinless, not to be found in the body; that Spirit is not, and cannot be, materialized; that Life is not subject to death; that the spiritual real man has no birth, no material life, and no death.

<small>The chief stones in the temple</small>

Science reveals the glorious possibilities of immortal man, forever unlimited by the mortal senses. The Christ-element in the Messiah made him the Way-shower, Truth and Life.

<small>The Christ-element</small>

The eternal Truth destroys what mortals seem to have learned from error, and man's real existence as a child

Aussage, dass WAHRHEIT *wirklich ist*, schließt notwendigerweise die entsprechende Aussage ein, dass *Irrtum, das Ungleichnis der* WAHRHEIT, *unwirklich ist*.

Der vermeintliche Kampf zwischen Wahrheit und Irrtum ist nur der mentale Konflikt zwischen dem Beweis der geistigen Sinne und dem Zeugnis der materiellen Sinne, und dieser Kampf zwischen dem GEIST und dem Fleisch wird alle Fragen durch den Glauben an die göttliche LIEBE und durch das Verständnis von ihr entscheiden. Der große Konflikt

Aberglaube und Verständnis können sich niemals verbinden. Wenn die endgültigen physischen und moralischen Wirkungen der Christlichen Wissenschaft vollständig verstanden sind, wird der Konflikt zwischen Wahrheit und Irrtum, Verständnis und Annahme, zwischen der Wissenschaft und dem materiellen Sinn aufhören, jener Konflikt, der von den Propheten vorausgesehen und von Jesus ausgelöst wurde, und geistige Harmonie wird herrschen. Die Blitze und Donnerschläge des Irrtums mögen krachen und aufleuchten, bis sich die Wolken lichten und das Getöse in der Ferne verhallt. Dann erfrischen die Regentropfen der Göttlichkeit die Erde. Wie Paulus sagt: „Also ist noch eine Sabbatruhe vorhanden für das Volk Gottes" (des GEISTES).

Die Ecksteine im Tempel der Christlichen Wissenschaft sind in den folgenden Postulaten zu finden: dass LEBEN GOTT, das Gute, ist, und nicht das Böse; dass SEELE sündlos und nicht im Körper zu finden ist; dass GEIST nicht materialisiert ist und nicht materialisiert werden kann; dass LEBEN dem Tod nicht unterworfen ist; dass es für den geistigen wirklichen Menschen keine Geburt, kein materielles Leben und keinen Tod gibt. Die Ecksteine im Tempel

Die Wissenschaft offenbart die herrlichen Möglichkeiten des unsterblichen Menschen, der für immer von den sterblichen Sinnen unbegrenzt ist. Das Christus-Element im Messias machte ihn zum Wegweiser, zur WAHRHEIT und zum LEBEN. Das Christus-Element

Die ewige WAHRHEIT zerstört, was die Sterblichen vom Irrtum gelernt zu haben scheinen, und das wirkliche Dasein des Menschen

of God comes to light. Truth demonstrated is eternal life. Mortal man can never rise from the temporal *débris* of error, belief in sin, sickness, and death, until he learns that God is the only Life. The belief that life and sensation are in the body should be overcome by the understanding of what constitutes man as the image of God. Then Spirit will have overcome the flesh.

A wicked mortal is not the idea of God. He is little else than the expression of error. To suppose that sin, lust, hatred, envy, hypocrisy, revenge, have life abiding in them, is a terrible mistake. Life and Life's idea, Truth and Truth's idea, never make men sick, sinful, or mortal. *Wickedness is not man*

The fact that the Christ, or Truth, overcame and still overcomes death proves the "king of terrors" to be but a mortal belief, or error, which Truth destroys with the spiritual evidences of Life; and this shows that what appears to the senses to be death is but a mortal illusion, for to the real man and the real universe there is no death-process. *Death but an illusion*

The belief that matter has life results, by the universal law of mortal mind, in a belief in death. So man, tree, and flower are supposed to die; but the fact remains, that God's universe is spiritual and immortal.

The spiritual fact and the material belief of things are contradictions; but the spiritual is true, and therefore the material must be untrue. Life is not in matter. Therefore it cannot be said to pass out of matter. Matter and death are mortal illusions. Spirit and all things spiritual are the real and eternal. *Spiritual offspring*

Man is not the offspring of flesh, but of Spirit, — of Life, not of matter. Because Life is God, Life must be

als ein Kind GOTTES kommt ans Licht. Die demonstrierte WAHRHEIT ist ewiges Leben. Der sterbliche Mensch kann sich niemals aus den zeitlichen Trümmern des Irrtums, aus dem Glauben an Sünde, Krankheit und Tod erheben, bevor er versteht, dass GOTT das einzige LEBEN ist. Der Glaube, dass Leben und Empfindung im Körper seien, sollte durch das Verständnis von dem überwunden werden, was den Menschen als das Bild GOTTES ausmacht. Dann wird GEIST das Fleisch überwunden haben.

Ein böswilliger Sterblicher ist nicht die Idee GOTTES. Er ist kaum etwas anderes als der Ausdruck des Irrtums. Anzunehmen, dass Sünde, Begierde, Hass, Neid, Heuchelei, Rache Leben in sich haben, ist ein schrecklicher Fehler. LEBEN und die Idee des LEBENS, WAHRHEIT und die Idee der WAHRHEIT machen den Menschen niemals krank, sündig oder sterblich.

Böswilligkeit nicht der Mensch

Die Tatsache, dass der Christus oder WAHRHEIT den Tod überwunden hat und noch überwindet, beweist, dass der „König des Schreckens" nur eine sterbliche Vorstellung oder Irrtum ist, den WAHRHEIT mit den geistigen Beweisen des LEBENS zerstört; und das zeigt, dass das, was den Sinnen als Tod erscheint, nur eine sterbliche Illusion ist, denn für den wirklichen Menschen und für das wirkliche Universum gibt es keinen Todesvorgang.

Tod nur eine Illusion

Der Glaube, dass Materie Leben in sich habe, führt durch das allgemeine Gesetz des sterblichen Gemüts zum Glauben an den Tod. Und so wird angenommen, dass der Mensch, der Baum und die Blume sterben müssen; aber die Tatsache bleibt bestehen, dass GOTTES Universum geistig und unsterblich ist.

Die geistige Tatsache und die materielle Auffassung von den Dingen sind Widersprüche; doch das Geistige ist wahr, und daher muss das Materielle unwahr sein. LEBEN ist nicht in der Materie. Deshalb kann man nicht sagen, dass es die Materie verlässt. Materie und Tod sind sterbliche Illusionen. GEIST und alle geistigen Dinge sind das Wirkliche und Ewige.

Geistige Nachkommen

Der Mensch stammt nicht vom Fleisch ab, sondern von GEIST — von LEBEN, nicht von der Materie. Weil LEBEN GOTT ist, muss

eternal, self-existent. Life is the everlasting I AM, the Being who was and is and shall be, whom nothing can erase.

Death no advantage

If the Principle, rule, and demonstration of man's being are not in the least understood before what is termed death overtakes mortals, they will rise no higher spiritually in the scale of existence on account of that single experience, but will remain as material as before the transition, still seeking happiness through a material, instead of through a spiritual sense of life, and from selfish and inferior motives. That Life or Mind is finite and physical or is manifested through brain and nerves, is false. Hence Truth comes to destroy this error and its effects, — sickness, sin, and death. To the spiritual class, relates the Scripture: "On such the second death hath no power."

Future purification

If the change called *death* destroyed the belief in sin, sickness, and death, happiness would be won at the moment of dissolution, and be forever permanent; but this is not so. Perfection is gained only by perfection. They who are unrighteous shall be unrighteous still, until in divine Science Christ, Truth, removes all ignorance and sin.

Sin is punished

The sin and error which possess us at the instant of death do not cease at that moment, but endure until the death of these errors. To be wholly spiritual, man must be sinless, and he becomes thus only when he reaches perfection. The murderer, though slain in the act, does not thereby forsake sin. He is no more spiritual for believing that his body died and learning that his cruel mind died not. His thoughts are no purer until evil is disarmed by good. His body is as material as his mind, and *vice versa*.

LEBEN ewig, durch sich selbst bestehend sein. LEBEN ist der ewige *Ich bin*, das Wesen, das war und ist und sein wird; nichts kann es auslöschen.

Wenn das PRINZIP, die Regel und die Demonstration des Seins des Menschen nicht im Geringsten verstanden werden, bevor die Sterblichen das ereilt, was man Tod nennt, dann werden sie wegen dieser einen Erfahrung auf der Stufenleiter des Daseins geistig nicht höher steigen, sondern werden ebenso materiell bleiben wie vor dem Übergang und das Glück immer noch durch eine materielle statt durch eine geistige Auffassung vom Leben und aus selbstsüchtigen und niedrigen Motiven suchen. Dass LEBEN oder GEMÜT endlich und physisch ist oder sich durch Gehirn und Nerven ausdrückt, stimmt nicht. Daher kommt WAHRHEIT, um diesen Irrtum und seine Wirkungen — Krankheit, Sünde und Tod — zu zerstören. Das Bibelzitat „Über diese hat der zweite Tod keine Macht" bezieht sich auf die geistig Gesinnten.

<small>Tod kein Vorteil</small>

Wenn die Veränderung, die *Tod* genannt wird, den Glauben an Sünde, Krankheit und Tod zerstörte, dann würde die Glückseligkeit im Augenblick der Auflösung erlangt werden und von ewiger Dauer sein; aber das trifft nicht zu. Vollkommenheit wird nur durch Vollkommenheit erlangt. Diejenigen, die unredlich sind, werden weiterhin unredlich bleiben, bis Christus, WAHRHEIT, in der göttlichen Wissenschaft alle Unwissenheit und Sünde beseitigt.

<small>Zukünftige Läuterung</small>

Die Sünde und der Irrtum, die uns im Augenblick des Todes beherrschen, hören mit diesem Augenblick nicht auf, sondern dauern bis zum Tod dieser Irrtümer an. Um völlig geistig zu sein, muss der Mensch sündlos sein und das wird er nur, wenn er die Vollkommenheit erreicht. Der Mörder, der bei seiner Tat getötet wird, lässt dadurch nicht von der Sünde ab. Er ist nicht geistiger, weil er glaubt, sein Körper sei gestorben, dann aber erkennt, dass sein grausames Gemüt nicht gestorben ist. Seine Gedanken sind nicht reiner, bis das Böse durch das Gute entwaffnet worden ist. Sein Körper ist ebenso materiell wie sein Gemüt und umgekehrt.

<small>Sünde wird bestraft</small>

The suppositions that sin is pardoned while unforsaken, that happiness can be genuine in the midst of sin, that the so-called death of the body frees from sin, and that God's pardon is aught but the destruction of sin, — these are grave mistakes. We know that all will be changed "in the twinkling of an eye," when the last trump shall sound; but this last call of wisdom cannot come till mortals have already yielded to each lesser call in the growth of Christian character. Mortals need not fancy that belief in the experience of death will awaken them to glorified being.

Universal salvation rests on progression and probation, and is unattainable without them. Heaven is not a locality, but a divine state of Mind in which all the manifestations of Mind are harmonious and immortal, because sin is not there and man is found having no righteousness of his own, but in possession of "the mind of the Lord," as the Scripture says.

Salvation and probation

"In the place where the tree falleth, there it shall be." So we read in Ecclesiastes. This text has been transformed into the popular proverb, "As the tree falls, so it must lie." As man falleth asleep, so shall he awake. As death findeth mortal man, so shall he be after death, until probation and growth shall effect the needed change. Mind never becomes dust. No resurrection from the grave awaits Mind or Life, for the grave has no power over either.

No final judgment awaits mortals, for the judgment-day of wisdom comes hourly and continually, even the judgment by which mortal man is divested of all material error. As for spiritual error there is none.

Day of judgment

Die Voraussetzungen, dass Sünde vergeben werde, solange sie nicht aufgegeben ist, dass Glück inmitten von Sünde echt sein könne, dass der sogenannte Tod des Körpers von Sünde befreie und dass GOTTES Vergebung etwas anderes sei als die Zerstörung der Sünde — das alles sind schwerwiegende Fehler. Wir wissen, dass alles „in einem Augenblick" verwandelt sein wird, wenn die letzte Posaune ertönt; aber dieser letzte Ruf der Weisheit kann nicht erschallen, solange die Sterblichen nicht schon jedem leiseren Ruf zum Wachstum im christlichen Charakter gefolgt sind. Die Sterblichen sollten sich nicht einbilden, dass der Glaube an die Todeserfahrung sie zum verherrlichten Sein erwecken werde.

Allgemeine Erlösung beruht auf Fortschritt und Bewährung und ist ohne diese nicht erreichbar. Der Himmel ist kein Ort, sondern ein göttlicher Zustand des GEMÜTS, in dem alle Manifestationen des GEMÜTS harmonisch und unsterblich sind, weil es dort keine Sünde gibt und es sich zeigt, dass der Mensch keine eigene Gerechtigkeit hat, sondern „den Sinn des Herrn" besitzt, wie die Heilige Schrift sagt.

Erlösung und Bewährung

„Auf welchen Ort [der Baum] fällt, da wird er liegen." So lesen wir im Prediger Salomo. Aus diesem Zitat hat sich das bekannte Sprichwort entwickelt: „Wie der Baum fällt, so liegt er." Wie ein Mensch einschläft, so wird er erwachen. Wie der Tod den sterblichen Menschen findet, so wird dieser nach dem Tod sein, bis Bewährung und Wachstum die erforderliche Veränderung bewirken. GEMÜT wird niemals zu Erde. GEMÜT oder LEBEN erwartet keine Auferstehung aus dem Grab, denn über keines von beiden hat das Grab Macht.

Kein jüngstes Gericht erwartet die Sterblichen, denn der Tag des Gerichts der Weisheit kommt stündlich und ständig, jenes Gericht, durch das der sterbliche Mensch allen materiellen Irrtums entkleidet wird. Geistigen Irrtum gibt es nicht.

Tag des Gerichts

When the last mortal fault is destroyed, then the final trump will sound which will end the battle of Truth with error and mortality; "but of that day and hour, knoweth no man." Here prophecy pauses. Divine Science alone can compass the heights and depths of being and reveal the infinite.

Truth will be to us "the resurrection and the life" only as it destroys all error and the belief that Mind, the only immortality of man, can be fettered by the body, and Life be controlled by death. A sinful, sick, and dying mortal is not the likeness of God, the perfect and eternal.

Primitive error

Matter is the primitive belief of mortal mind, because this so-called mind has no cognizance of Spirit. To mortal mind, matter is substantial, and evil is real. The so-called senses of mortals are material. Hence the so-called life of mortals is dependent on matter.

Explaining the origin of material man and mortal mind, Jesus said: "Why do ye not understand my speech? Even because ye cannot hear my word. Ye are of your father, the devil [evil], and the lusts of your father ye will do. He was a murderer from the beginning, and abode not in the truth, because there is no truth in him. When he speaketh a lie, he speaketh of his own: for he is a liar, and the father of it."

This carnal material mentality, misnamed *mind*, is mortal. Therefore man would be annihilated, were it not for the spiritual real man's indissoluble connection with his God, which Jesus brought to light. In his resurrection and ascension, Jesus showed that a mortal man is not the real essence of manhood, and

Immortal man

Wenn der letzte sterbliche Fehler zerstört ist, wird die letzte Posaune erschallen, die den Kampf der WAHRHEIT gegen Irrtum und Sterblichkeit beenden wird; „den Tag aber und die Stunde weiß niemand". Hier hält die Prophezeiung inne. Allein die göttliche Wissenschaft kann die Höhen und Tiefen des Seins umfassen und das Unendliche offenbaren.

WAHRHEIT wird nur dann „die Auferstehung und das Leben" für uns werden, wenn sie allen Irrtum zerstört wie auch den Glauben, dass GEMÜT, die einzige Unsterblichkeit des Menschen, vom Körper gefesselt und LEBEN vom Tod beherrscht werden könne. Ein sündiger, kranker und sterbender Sterblicher ist nicht das Gleichnis GOTTES, des Vollkommenen und Ewigen.

Ursprünglicher Irrtum

Materie ist die Grundauffassung des sterblichen Gemüts, weil dieses sogenannte Gemüt keine Kenntnis von GEIST hat. Für das sterbliche Gemüt ist Materie substanziell und das Böse ist wirklich. Die sogenannten Sinne der Sterblichen sind materiell. Daher ist das sogenannte Leben der Sterblichen von Materie abhängig.

Als Jesus den Ursprung des materiellen Menschen und des sterblichen Gemüts erklärte, sagte er: „Warum versteht ihr denn meine Sprache nicht? Weil ihr mein Wort nicht anhören könnt. Ihr seid von dem Vater, dem Teufel [Bösen], und die Gelüste eures Vaters wollt ihr tun. Der ist ein Mörder von Anfang an und stand nicht in der Wahrheit; denn die Wahrheit ist nicht in ihm. Wenn er die Lüge redet, dann redet er aus dem Eigenen; denn er ist ein Lügner und der Vater derselben."

Diese fleischliche materielle Mentalität, fälschlicherweise *Gemüt* genannt, ist sterblich. Deshalb würde der Mensch vernichtet werden, wenn nicht die unauflösliche Verbindung des geistigen wirklichen Menschen zu seinem GOTT bestünde, die Jesus ans Licht brachte. Durch seine Auferstehung und Himmelfahrt zeigte Jesus, dass ein sterblicher Mensch nicht die wirkliche

Unsterblicher Mensch

that this unreal material mortality disappears in presence of the reality.

Electricity is not a vital fluid, but the least material form of illusive consciousness, — the material mindlessness, which forms no link between matter and Mind, and which destroys itself. Matter and mortal mind are but different strata of human belief. The grosser substratum is named matter or body; the more ethereal is called mind. This so-called mind and body is the illusion called a mortal, a mind in matter. In reality and in Science, both strata, mortal mind and mortal body, are false representatives of man.

Elementary electricity

The material so-called gases and forces are counterfeits of the spiritual forces of divine Mind, whose potency is Truth, whose attraction is Love, whose adhesion and cohesion are Life, perpetuating the eternal facts of being. Electricity is the sharp surplus of materiality which counterfeits the true essence of spirituality or truth, — the great difference being that electricity is not intelligent, while spiritual truth is Mind.

There is no vapid fury of mortal mind — expressed in earthquake, wind, wave, lightning, fire, bestial ferocity — and this so-called mind is self-destroyed. The manifestations of evil, which counterfeit divine justice, are called in the Scriptures, "The anger of the Lord." In reality, they show the self-destruction of error or matter and point to matter's opposite, the strength and permanency of Spirit. Christian Science brings to light Truth and its supremacy, universal harmony, the entireness of God, good, and the nothingness of evil.

The counterfeit forces

The five physical senses are the avenues and instru-

Natur des Menschseins ist und dass diese unwirkliche, materielle Sterblichkeit in Gegenwart der Wirklichkeit verschwindet.

Elektrizität ist kein Lebensfluidum, sondern die am wenigsten materielle Form des illusorischen Bewusstseins — die materielle Gemütlosigkeit, die keine Verbindung zwischen Materie und GEMÜT bildet und die sich selbst zerstört. Materie und sterbliches Gemüt sind nur verschiedene Ebenen der menschlichen Vorstellungswelt. Das gröbere Substrat wird Materie oder Körper genannt; das ätherischere wird als Gemüt bezeichnet. Dieses sogenannte Gemüt und dieser sogenannte Körper ist die Illusion, die als ein Sterblicher, als ein Gemüt in der Materie bezeichnet wird. In Wirklichkeit und in der Wissenschaft sind beide Ebenen, das sterbliche Gemüt und der sterbliche Körper, falsche Darstellungen des Menschen.

Elementare Elektrizität

Die materiellen sogenannten Gase und Kräfte sind Fälschungen der geistigen Kräfte des göttlichen GEMÜTS, dessen Wirkungsvermögen WAHRHEIT, dessen Anziehungskraft LIEBE und dessen Adhäsion und Kohäsion LEBEN ist, welche die ewigen Tatsachen des Seins aufrechterhalten. Elektrizität ist der scharfe Überschuss an Materialität, der das wahre Wesen der Geistigkeit oder der Wahrheit fälscht — der große Unterschied liegt darin, dass Elektrizität nicht intelligent ist, während die geistige Wahrheit GEMÜT ist.

Es gibt keine sinnlose Raserei des sterblichen Gemüts — die sich in Erdbeben, Wind, Wellen, Blitz, Feuer und bestialischer Grausamkeit ausdrückt —, und dieses sogenannte Gemüt zerstört sich selbst. Die Manifestationen des Bösen, die die göttliche Gerechtigkeit fälschen, werden in der Heiligen Schrift „der Zorn des Herrn" genannt. In Wirklichkeit zeigen sie die Selbstzerstörung des Irrtums oder der Materie und weisen auf das Gegenteil der Materie hin, auf die Stärke und Beständigkeit des GEISTES. Die Christliche Wissenschaft bringt WAHRHEIT und ihre Allerhabenheit, die universale Harmonie, die Ganzheit GOTTES, des Guten, und das Nichts des Bösen ans Licht.

Die gefälschten Kräfte

Die fünf physischen Sinne sind die Zugänge und Werkzeuge

ments of human error, and they correspond with error. These senses indicate the common human belief, that life, substance, and intelligence are a unison of matter with Spirit. This is pantheism, and carries within itself the seeds of all error.

Instruments of error

If man is both mind and matter, the loss of one finger would take away some quality and quantity of the man, for matter and man would be one.

The belief that matter thinks, sees, or feels is not more real than the belief that matter enjoys and suffers. This mortal belief, misnamed *man,* is error, saying: "Matter has intelligence and sensation. Nerves feel. Brain thinks and sins. The stomach can make a man cross. Injury can cripple and matter can kill man." This verdict of the so-called material senses victimizes mortals, taught, as they are by physiology and pathology, to revere false testimony, even the errors that are destroyed by Truth through spiritual sense and Science.

Mortal verdict

The lines of demarcation between immortal man, representing Spirit, and mortal man, representing the error that life and intelligence are in matter, show the pleasures and pains of matter to be myths, and human belief in them to be the father of mythology, in which matter is represented as divided into intelligent gods. Man's genuine selfhood is recognizable only in what is good and true. Man is neither self-made nor made by mortals. God created man.

Mythical pleasure

The inebriate believes that there is pleasure in intoxication. The thief believes that he gains something by stealing, and the hypocrite that he is hiding himself. The Science of Mind corrects such mistakes, for Truth demonstrates the falsity of error.

des menschlichen Irrtums, und sie stimmen mit dem Irrtum überein. Diese Sinne deuten auf den allgemeinen menschlichen Glauben hin, dass Leben, Substanz und Intelligenz ein Einklang von Materie und GEIST seien. Das ist Pantheismus und trägt die Saat allen Irrtums in sich.

Werkzeuge des Irrtums

Wäre der Mensch beides, Gemüt und Materie, würde der Verlust *eines* Fingers dem Menschen qualitativ und quantitativ etwas nehmen, denn Materie und Mensch wären eins.

Der Glaube, dass Materie denkt, sieht oder fühlt, ist nicht wirklicher als der Glaube, dass Materie genießt und leidet. Dieser sterbliche Glaube, fälschlicherweise *Mensch* genannt, ist der Irrtum, der sagt: „Materie hat Intelligenz und Empfindung. Nerven fühlen. Das Gehirn denkt und sündigt. Der Magen kann einen Menschen verstimmen. Eine Verletzung kann den Menschen zum Behinderten machen, und die Materie kann ihn töten." Dieses Urteil der sogenannten materiellen Sinne macht die Sterblichen zu Opfern, denn sie sind durch die Physiologie und die Pathologie dazu erzogen worden, das falsche Zeugnis zu ehren, gerade die Irrtümer, die WAHRHEIT durch den geistigen Sinn und die Wissenschaft zerstört.

Sterbliches Urteil

Die Scheidelinien zwischen dem unsterblichen Menschen, der GEIST darstellt, und dem sterblichen Menschen, der den Irrtum darstellt, dass Leben und Intelligenz in der Materie seien, zeigen, dass die Freuden und Leiden der Materie Mythen sind und der menschliche Glaube an sie der Vater der Mythologie ist, in der die Materie so dargestellt wird, als sei sie in intelligente Götter unterteilt. Das echte Selbst des Menschen ist nur in dem erkennbar, was gut und wahr ist. Der Mensch ist weder selbsterschaffen noch von Sterblichen erschaffen worden. GOTT hat den Menschen erschaffen.

Mythische Freuden

Der Trinker glaubt, dass Genuss im Rausch liege. Der Dieb glaubt, dass er durch Stehlen etwas gewinne, und der Heuchler, dass er sich verstecke. Die Wissenschaft des GEMÜTS berichtigt solche Fehler, denn WAHRHEIT beweist die Falschheit des Irrtums.

The belief that a severed limb is aching in the old location, the sensation seeming to be in nerves which are no longer there, is an added proof of the unreliability of physical testimony.

Severed members

God creates and governs the universe, including man. The universe is filled with spiritual ideas, which He evolves, and they are obedient to the Mind that makes them. Mortal mind would transform the spiritual into the material, and then recover man's original self in order to escape from the mortality of this error. Mortals are not like immortals, created in God's own image; but infinite Spirit being all, mortal consciousness will at last yield to the scientific fact and disappear, and the real sense of being, perfect and forever intact, will appear.

Mortals unlike immortals

The manifestation of God through mortals is as light passing through the window-pane. The light and the glass never mingle, but as matter, the glass is less opaque than the walls. The mortal mind through which Truth appears most vividly is that one which has lost much materiality — much error — in order to become a better transparency for Truth. Then, like a cloud melting into thin vapor, it no longer hides the sun.

Goodness transparent

All that is called mortal thought is made up of error. The theoretical mind is matter, named *brain,* or *material consciousness,* the exact opposite of real Mind, or Spirit. Brainology teaches that mortals are created to suffer and die. It further teaches that when man is dead, his immortal soul is resurrected from death and mortality. Thus error theorizes that spirit is born of matter and returns to mat-

Brainology a myth

Die Annahme, dass ein amputiertes Körperglied an der alten Stelle schmerze — wobei die Empfindung in den Nerven zu liegen scheint, die nicht mehr vorhanden sind —, ist ein weiterer Beweis für die Unzuverlässigkeit des physischen Zeugnisses.

Amputierte Körperglieder

GOTT erschafft und regiert das Universum, einschließlich des Menschen. Das Universum ist von geistigen Ideen erfüllt, die Er hervorbringt, und diese sind dem GEMÜT gehorsam, das sie erschafft. Das sterbliche Gemüt möchte das Geistige in das Materielle umwandeln und dann das ursprüngliche Selbst des Menschen zurückgewinnen, um der Sterblichkeit dieses Irrtums zu entrinnen. Die Sterblichen sind nicht wie die Unsterblichen, die zu GOTTES eigenem Bild erschaffen sind; weil aber der unendliche GEIST alles ist, wird sich das sterbliche Bewusstsein schließlich der wissenschaftlichen Tatsache ergeben und verschwinden, und die wirkliche Auffassung vom Sein, die vollkommen und immer unversehrt ist, wird erscheinen.

Sterbliche den Unsterblichen nicht gleich

Die Manifestation GOTTES durch die Sterblichen ist wie das Licht, das durch die Fensterscheibe dringt. Das Licht und das Glas vermischen sich niemals, aber als Materie ist Glas weniger undurchsichtig als Mauern. Das sterbliche Gemüt, durch das WAHRHEIT am lebendigsten erscheint, ist dasjenige, das viel Materialität — viel Irrtum — verloren hat, um eine bessere Transparenz für WAHRHEIT zu werden. Wie eine Wolke, die sich in leichten Dunst auflöst, verbirgt es dann nicht länger die Sonne.

Güte transparent

Alles, was sterbliches Denken genannt wird, setzt sich aus Irrtum zusammen. Das theoretische Gemüt ist Materie, *Gehirn* oder *materielles Bewusstsein* genannt, das genaue Gegenteil des wirklichen GEMÜTS oder des GEISTES. Die Gehirnkunde lehrt, dass die Sterblichen erschaffen sind, um zu leiden und zu sterben. Sie lehrt weiter, dass, wenn der Mensch tot ist, seine unsterbliche Seele aus dem Tod und der Sterblichkeit auferweckt wird. Damit stellt der Irrtum die Theorie auf, dass Geist aus der

Gehirnkunde ein Mythos

ter, and that man has a resurrection from dust; whereas Science unfolds the eternal verity, that man is the spiritual, eternal reflection of God.

Progress is born of experience. It is the ripening of mortal man, through which the mortal is dropped for the immortal. Either here or hereafter, suf- *Scientific purgation* fering or Science must destroy all illusions regarding life and mind, and regenerate material sense and self. The old man with his deeds must be put off. Nothing sensual or sinful is immortal. The death of a false material sense and of sin, not the death of organic matter, is what reveals man and Life, harmonious, real, and eternal.

The so-called pleasures and pains of matter perish, and they must go out under the blaze of Truth, spiritual sense, and the actuality of being. Mortal belief must lose all satisfaction in error and sin in order to part with them.

Whether mortals will learn this sooner or later, and how long they will suffer the pangs of destruction, depends upon the tenacity of error.

The knowledge obtained from the corporeal senses leads to sin and death. When the evidence of Spirit and matter, Truth and error, seems to com- *Mixed testimony* mingle, it rests upon foundations which time is wearing away. Mortal mind judges by the testimony of the material senses, until Science obliterates this false testimony. An improved belief is one step out of error, and aids in taking the next step and in understanding the situation in Christian Science.

Mortal belief is a liar from the beginning, not deserving power. It says to mortals, "You are wretched!" and they

Materie geboren ist und zur Materie zurückkehrt und dass der Mensch aus der Erde aufersteht; dagegen entfaltet die Wissenschaft die ewige Wahrheit, dass der Mensch die geistige, ewige Widerspiegelung GOTTES ist.

Fortschritt wird aus Erfahrung geboren. Es ist das Heranreifen des sterblichen Menschen, durch das das Sterbliche für das Unsterbliche aufgegeben wird. Entweder hier oder hiernach muss Leiden oder Wissenschaft alle Illusionen über Leben und Gemüt zerstören und die materielle Auffassung und das materielle Selbst umwandeln. Der alte Mensch mit seinen Werken muss ausgezogen werden. Nichts Sinnliches oder Sündiges ist unsterblich. Der Tod eines falschen materiellen Sinnes und der Sünde, nicht der Tod der organischen Materie, offenbart den Menschen und das LEBEN als harmonisch, wirklich und ewig. *Wissenschaftliche Reinigung*

Die sogenannten Freuden und Leiden der Materie vergehen und sie müssen im hellen Licht der WAHRHEIT, in der geistigen Wahrnehmung und in der Tatsächlichkeit des Seins verschwinden. Die sterbliche Auffassung muss jegliche Befriedigung im Irrtum und in der Sünde verlieren, um sich von ihnen zu trennen.

Ob die Sterblichen das früher oder später lernen und wie lange sie die Qualen der Zerstörung erdulden werden, hängt von der Hartnäckigkeit des Irrtums ab.

Das Wissen, das man von den körperlichen Sinnen erwirbt, führt zu Sünde und Tod. Wenn das Zeugnis des GEISTES und der Materie, der WAHRHEIT und des Irrtums, sich zu vermischen scheint, ruht es auf Grundlagen, die die Zeit untergräbt. Das sterbliche Gemüt urteilt nach dem Zeugnis der materiellen Sinne, bis die Wissenschaft dieses falsche Zeugnis zunichte macht. Eine verbesserte Auffassung ist *ein* Schritt aus dem Irrtum heraus und hilft, den nächsten Schritt zu tun und die Situation in der Christlichen Wissenschaft zu verstehen. *Verworrenes Zeugnis*

Die sterbliche Auffassung ist ein Lügner von Anfang an, und ihr steht keine Macht zu. Sie sagt zu den Sterblichen: „Ihr seid

think they are so; and nothing can change this state, until the belief changes. Mortal belief says, "You are happy!" and mortals are so; and no circumstance can alter the situation, until the belief on this subject changes. Human belief says to mortals, "You are sick!" and this testimony manifests itself on the body as sickness. It is as necessary for a health-illusion, as for an illusion of sickness, to be instructed out of itself into the understanding of what constitutes health; for a change in either a health-belief or a belief in sickness affects the physical condition.

Belief an autocrat

Erroneous belief is destroyed by truth. Change the evidence, and that disappears which before seemed real to this false belief, and the human consciousness rises higher. Thus the reality of being is attained and man found to be immortal. The only fact concerning any material concept is, that it is neither scientific nor eternal, but subject to change and dissolution.

Self-improvement

Faith is higher and more spiritual than belief. It is a chrysalis state of human thought, in which spiritual evidence, contradicting the testimony of material sense, begins to appear, and Truth, the ever-present, is becoming understood. Human thoughts have their degrees of comparison. Some thoughts are better than others. A belief in Truth is better than a belief in error, but no mortal testimony is founded on the divine rock. Mortal testimony can be shaken. Until belief becomes faith, and faith becomes spiritual understanding, human thought has little relation to the actual or divine.

Faith higher than belief

A mortal belief fulfils its own conditions. Sickness,

unglücklich!", und sie meinen, sie seien es; und nichts kann diesen Zustand ändern, bis sich die Auffassung ändert. Die sterbliche Auffassung sagt: „Ihr seid glücklich!", und die Sterblichen sind es; und kein Umstand kann die Lage ändern, bis sich die Auffassung darüber ändert. Die menschliche Auffassung sagt zu den Sterblichen: „Ihr seid krank!", und diese Aussage tut sich selbst als Krankheit am Körper kund. Für eine Illusion von Gesundheit ist es ebenso notwendig wie für eine Illusion von Krankheit, dass sie durch Belehrung aus sich selbst herausgeführt wird zum Verständnis dessen, was Gesundheit ausmacht; denn die Veränderung einer Auffassung von Gesundheit oder eines Glaubens an Krankheit wirkt sich auf den physischen Zustand aus.

Auffassung ein Autokrat

Eine irrige Auffassung wird durch die Wahrheit zerstört. Ändere die Aussage und es verschwindet das, was dieser falschen Auffassung vorher wirklich erschienen war, und das menschliche Bewusstsein steigt höher. So wird die Wirklichkeit des Seins erreicht und der Mensch als unsterblich erkannt. Die einzige Tatsache über jeden materiellen Begriff ist die, dass er weder wissenschaftlich noch ewig ist, sondern dem Wandel und der Auflösung unterliegt.

Selbstvervollkommnung

Glaube ist höher und geistiger als Annahme. Er ist ein Zustand des menschlichen Denkens, der dem einer Schmetterlingspuppe gleicht, in dem der geistige Beweis, der dem Zeugnis des materiellen Sinnes widerspricht, zu erscheinen beginnt und WAHRHEIT, die immer-gegenwärtig ist, verstanden wird. Menschliche Gedanken haben ihre Steigerungsgrade. Manche Gedanken sind besser als andere. Ein Glaube an WAHRHEIT ist besser als ein Glaube an Irrtum, aber kein sterbliches Zeugnis ist auf den göttlichen Felsen gegründet. Das sterbliche Zeugnis kann erschüttert werden. Bis wir uns von einer Annahme zum Glauben erheben und der Glaube zum geistigen Verständnis wird, hat das menschliche Denken wenig Beziehung zum Tatsächlichen oder Göttlichen.

Glaube höher als Annahme

Eine sterbliche Auffassung erfüllt ihre eigenen Bedingungen. Krankheit, Sünde und Tod sind die vagen Wirklichkeiten menschlicher

sin, and death are the vague realities of human conclusions. Life, Truth, and Love are the realities of divine Science. They dawn in faith and glow full-orbed in spiritual understanding. As a cloud hides the sun it cannot extinguish, so false belief silences for a while the voice of immutable harmony, but false belief cannot destroy Science armed with faith, hope, and fruition.

What is termed material sense can report only a mortal temporary sense of things, whereas spiritual sense can bear witness only to Truth. To material sense, the unreal is the real until this sense is corrected by Christian Science.

Truth's witness

Spiritual sense, contradicting the material senses, involves intuition, hope, faith, understanding, fruition, reality. Material sense expresses the belief that mind is in matter. This human belief, alternating between a sense of pleasure and pain, hope and fear, life and death, never reaches beyond the boundary of the mortal or the unreal. When the real is attained, which is announced by Science, joy is no longer a trembler, nor is hope a cheat. Spiritual ideas, like numbers and notes, start from Principle, and admit no materialistic beliefs. Spiritual ideas lead up to their divine origin, God, and to the spiritual sense of being.

Angels are not etherealized human beings, evolving animal qualities in their wings; but they are celestial visitants, flying on spiritual, not material, pinions. Angels are pure thoughts from God, winged with Truth and Love, no matter what their individualism may be. Human conjecture confers upon angels its own forms of thought, marked with superstitious outlines, making them human creatures with suggestive

Thought-angels

Schlussfolgerungen. Leben, Wahrheit und Liebe sind die Wirklichkeiten der göttlichen Wissenschaft. Sie dämmern auf im Glauben und erstrahlen in vollem Glanz im geistigen Verständnis. Wie eine Wolke die Sonne verbirgt, die sie nicht auslöschen kann, so bringt die falsche Auffassung die Stimme der unwandelbaren Harmonie wohl eine Weile zum Schweigen, aber die falsche Auffassung kann die Wissenschaft, die mit Glauben, Hoffnung und Erfüllung ausgerüstet ist, nicht zerstören.

Das, was als materieller Sinn bezeichnet wird, kann nur über eine sterbliche zeitliche Auffassung von den Dingen berichten, wohingegen der geistige Sinn nur für die Wahrheit Zeugnis ablegen kann. Für den materiellen Sinn ist das Unwirkliche das Wirkliche, bis dieser Sinn durch die Christliche Wissenschaft berichtigt wird.

Zeuge der Wahrheit

Der geistige Sinn, der den materiellen Sinnen widerspricht, schließt Intuition, Hoffnung, Glauben, Verständnis, Erfüllung, Wirklichkeit ein. Der materielle Sinn bringt den Glauben zum Ausdruck, dass Gemüt in der Materie sei. Dieser menschliche Glaube, der zwischen einem Gefühl von Freude und Schmerz, von Hoffnung und Furcht, von Leben und Tod hin und her pendelt, reicht niemals über die Grenzen des Sterblichen und Unwirklichen hinaus. Wenn das Wirkliche, das von der Wissenschaft angekündigt wird, erreicht ist, wird Freude nicht mehr zu erschüttern sein, noch wird Hoffnung trügerisch sein. Geistige Ideen, wie Zahlen und Töne, gehen vom Prinzip aus und lassen keine materialistischen Vorstellungen zu. Geistige Ideen führen zu ihrem göttlichen Ursprung, zu Gott, hinauf und zur geistigen Auffassung vom Sein.

Engel sind keine ätherischen menschlichen Wesen, die in ihren Flügeln tierische Fähigkeiten entwickeln; sondern sie sind himmlische Besucher, die auf geistigen, nicht materiellen Schwingen fliegen. Engel sind reine Gedanken von Gott, mit Wahrheit und Liebe beschwingt, ganz gleich, wie ihre Individualität beschaffen sein mag. Die menschliche Vermutung überträgt ihre eigenen Gedankenformen, die von abergläubischen Darstellungen gezeichnet sind, auf die Engel und macht sie zu

Gedanken-Engel

feathers; but this is only fancy. It has behind it no more reality than has the sculptor's thought when he carves his "Statue of Liberty," which embodies his conception of an unseen quality or condition, but which has no physical antecedent reality save in the artist's own observation and "chambers of imagery."

My angels are exalted thoughts, appearing at the door of some sepulchre, in which human belief has buried its fondest earthly hopes. With white fingers they point upward to a new and glorified trust, to higher ideals of life and its joys. Angels are God's representatives. These upward-soaring beings never lead towards self, sin, or materiality, but guide to the divine Principle of all good, whither every real individuality, image, or likeness of God, gathers. By giving earnest heed to these spiritual guides they tarry with us, and we entertain "angels unawares." *Our angelic messengers*

Knowledge gained from material sense is figuratively represented in Scripture as a tree, bearing the fruits of sin, sickness, and death. Ought we not then to judge the knowledge thus obtained to be untrue and dangerous, since "the tree is known by his fruit"? *Knowledge and Truth*

Truth never destroys God's idea. Truth is spiritual, eternal substance, which cannot destroy the right reflection. Corporeal sense, or error, may seem to hide Truth, health, harmony, and Science, as the mist obscures the sun or the mountain; but Science, the sunshine of Truth, will melt away the shadow and reveal the celestial peaks.

If man were solely a creature of the material senses, he would have no eternal Principle and would be mutable

menschlichen Geschöpfen, die angeblich Federn haben; aber das ist reine Phantasie. Dahinter steht nicht mehr Wirklichkeit als hinter den Gedanken des Bildhauers, wenn er die „Freiheitsstatue" meißelt, die seine Vorstellung von einer unsichtbaren Eigenschaft oder einem unsichtbaren Zustand verkörpert, die aber keine physisch schon einmal dagewesene Wirklichkeit hat, außer in der eigenen Beobachtung und den „Bilderkammern" des Künstlers.

Meine Engel sind erhabene Gedanken, die an der Pforte manch eines Grabes erscheinen, in dem die menschliche Auffassung ihre liebsten irdischen Hoffnungen begraben hat. Mit weißen Fingern zeigen sie aufwärts zu einer neuen und verherrlichten Zuversicht, zu höheren Idealen des Lebens und dessen Freuden. Engel sind GOTTES Repräsentanten. Diese aufwärtsschwebenden Wesen führen niemals zum Selbst, zur Sünde oder zur Materialität, sondern sie führen zum göttlichen PRINZIP alles Guten, dem jede wirkliche Individualität, jedes wirkliche Bild oder Gleichnis GOTTES, zustrebt. Wenn wir ernsthaft auf diese geistigen Führer achten, bleiben sie bei uns und wir beherbergen „ohne [unser] Wissen Engel".

<small>Unsere Engelsboten</small>

Das durch den materiellen Sinn erlangte Wissen wird in der Heiligen Schrift bildlich als ein Baum dargestellt, der die Früchte der Sünde, der Krankheit und des Todes trägt. Sollten wir dann nicht das so erworbene Wissen als unwahr und gefährlich einstufen, „denn an der Frucht erkennt man den Baum"?

<small>Wissen und WAHRHEIT</small>

WAHRHEIT zerstört niemals GOTTES Idee. WAHRHEIT ist geistige, ewige Substanz, die die richtige Widerspiegelung nicht zerstören kann. Es mag so scheinen, als ob der körperliche Sinn oder Irrtum WAHRHEIT, Gesundheit, Harmonie und Wissenschaft verbergen würde, so wie Nebel die Sonne oder die Berge verschleiert; aber die Wissenschaft, der Sonnenschein der WAHRHEIT, wird den Schatten vergehen lassen und die himmlischen Gipfel enthüllen.

Wenn der Mensch ausschließlich ein Geschöpf der materiellen Sinne wäre, hätte er kein ewiges PRINZIP und wäre wandelbar

and mortal. Human logic is awry when it attempts to draw correct spiritual conclusions regarding life from matter. Finite sense has no true appreciation of infinite Principle, God, or of His infinite image or reflection, man. The mirage, which makes trees and cities seem to be where they are not, illustrates the illusion of material man, who cannot be the image of God.

Old and new man

So far as the scientific statement as to man is understood, it can be proved and will bring to light the true reflection of God — the real man, or the *new* man (as St. Paul has it).

The temporal and unreal never touch the eternal and real. The mutable and imperfect never touch the immutable and perfect. The inharmonious and self-destructive never touch the harmonious and self-existent. These opposite qualities are the tares and wheat, which never really mingle, though (to mortal sight) they grow side by side until the harvest; then, Science separates the wheat from the tares, through the realization of God as ever present and of man as reflecting the divine likeness.

The tares and wheat

Spirit is God, Soul; therefore Soul is not in matter. If Spirit were in matter, God would have no representative, and matter would be identical with God. The theory that soul, spirit, intelligence, inhabits matter is taught by the schools. This theory is unscientific. The universe reflects and expresses the divine substance or Mind; therefore God is seen only in the spiritual universe and spiritual man, as the sun is seen in the ray of light which goes out from it. God is revealed only in that which reflects Life, Truth, Love, —

The divine reflection

und sterblich. Die menschliche Logik folgert verkehrt, wenn sie versucht, aus der Materie korrekte geistige Schlussfolgerungen über das Leben zu ziehen. Die begrenzte Wahrnehmung hat keine echte Wertschätzung für das unendliche PRINZIP, GOTT, noch für Sein unendliches Bild oder Seine unendliche Widerspiegelung, den Menschen. Die Fata Morgana, die Bäume und Städte da erscheinen lässt, wo sie nicht sind, veranschaulicht die Illusion des materiellen Menschen, der nicht das Bild GOTTES sein kann.

Der alte und der neue Mensch

So weit die wissenschaftliche Erklärung über den Menschen verstanden wird, kann sie bewiesen werden und wird die wahre Widerspiegelung GOTTES ans Licht bringen — den wirklichen Menschen oder den *neuen* Menschen (von dem Paulus spricht).

Das Zeitliche und Unwirkliche berühren niemals das Ewige und Wirkliche. Das Wandelbare und Unvollkommene berühren niemals das Unwandelbare und Vollkommene. Das Unharmonische und Selbstzerstörerische berühren niemals das Harmonische und durch sich selbst Bestehende. Diese entgegengesetzten Eigenschaften sind das Unkraut und der Weizen, die sich niemals wirklich vermischen, obwohl sie (für die sterbliche Sicht) bis zur Ernte nebeneinander wachsen; dann trennt die Wissenschaft den Weizen vom Unkraut durch die Erkenntnis, dass GOTT immer gegenwärtig ist und der Mensch das göttliche Gleichnis widerspiegelt.

Das Unkraut und der Weizen

GEIST ist GOTT, SEELE; daher ist SEELE nicht in der Materie. Wenn GEIST in der Materie wäre, hätte GOTT keine Darstellung, und die Materie wäre identisch mit GOTT. Die Theorie, dass Seele — Geist, Intelligenz — in der Materie wohnt, wird von den Schulen gelehrt. Diese Theorie ist unwissenschaftlich. Das Universum spiegelt die göttliche Substanz oder GEMÜT wider und drückt diese aus; deshalb wird GOTT nur im geistigen Universum und im geistigen Menschen erkannt, so wie man die Sonne in dem Lichtstrahl sieht, der von ihr ausgeht. GOTT offenbart sich nur in dem, was LEBEN, WAHRHEIT, LIEBE

Die göttliche Widerspiegelung

yea, which manifests God's attributes and power, even as the human likeness thrown upon the mirror, repeats the color, form, and action of the person in front of the mirror.

Few persons comprehend what Christian Science means by the word *reflection*. To himself, mortal and material man seems to be substance, but his sense of substance involves error and therefore is material, temporal.

On the other hand, the immortal, spiritual man is really substantial, and reflects the eternal substance, or Spirit, which mortals hope for. He reflects the divine, which constitutes the only real and eternal entity. This reflection seems to mortal sense transcendental, because the spiritual man's substantiality transcends mortal vision and is revealed only through divine Science.

As God is substance and man is the divine image and likeness, man should wish for, and in reality has, only the substance of good, the substance of Spirit, not matter. The belief that man has any other substance, or mind, is not spiritual and breaks the First Commandment, Thou shalt have one God, one Mind. Mortal man seems to himself to be material substance, while man is "image" (idea). Delusion, sin, disease, and death arise from the false testimony of material sense, which, from a supposed standpoint outside the focal distance of infinite Spirit, presents an inverted image of Mind and substance with everything turned upside down.

This falsity presupposes soul to be an unsubstantial dweller in material forms, and man to be material instead of spiritual. Immortality is not bounded by mortality.

widerspiegelt — ja, in dem, was GOTTES Attribute und Seine Macht zeigt, so wie auch das auf den Spiegel geworfene menschliche Gleichnis die Farbe, Form und Tätigkeit der Person wiedergibt, die vor dem Spiegel steht.

Wenige Menschen begreifen, was die Christliche Wissenschaft mit dem Wort *Widerspiegelung* meint. Der sterbliche und materielle Mensch hält sich selbst für Substanz, aber seine Auffassung von Substanz schließt Irrtum ein und ist deshalb materiell, zeitlich.

Der unsterbliche, geistige Mensch hingegen ist wirklich substanziell und spiegelt die ewige Substanz oder GEIST wider, auf den die Sterblichen hoffen. Er spiegelt das Göttliche wider, das die einzig wirkliche und ewige Wesenheit darstellt. Diese Widerspiegelung erscheint dem sterblichen Sinn transzendental, denn die Substanzialität des geistigen Menschen übersteigt das sterbliche Sehvermögen und wird nur durch die göttliche Wissenschaft offenbart.

Weil GOTT Substanz und der Mensch das göttliche Bild und Gleichnis ist, sollte der Mensch nicht nach Materie, sondern nur nach der Substanz des Guten, der Substanz des GEISTES trachten, die er in Wirklichkeit schon besitzt. Der Glaube, dass der Mensch irgendeine andere Substanz oder irgendein anderes Gemüt habe, ist nicht geistig und bricht das erste Gebot: Du sollst *einen* GOTT, *ein* GEMÜT, haben. Der sterbliche Mensch hält sich selbst für materielle Substanz, während der Mensch „Bild" (Idee) ist. Täuschung, Sünde, Krankheit und Tod entstehen aus dem falschen Zeugnis des materiellen Sinnes, der von einem vermeintlichen Standpunkt außerhalb der Brennweite des unendlichen GEISTES aus ein umgekehrtes Bild von GEMÜT und Substanz darstellt, in dem alles auf den Kopf gestellt ist.

Umgekehrte Bilder und Ideen

Diese Unrichtigkeit setzt voraus, dass Seele ein substanzloser Bewohner in materiellen Formen und der Mensch materiell anstatt geistig ist. Die Unsterblichkeit wird nicht durch Sterblichkeit

Soul is not compassed by finiteness. Principle is not to be found in fragmentary ideas.

The material body and mind are temporal, but the real man is spiritual and eternal. The identity of the real man is not lost, but found through this explanation; for the conscious infinitude of existence and of all identity is thereby discerned and remains unchanged. It is impossible that man should lose aught that is real, when God is all and eternally his. The notion that mind is in matter, and that the so-called pleasures and pains, the birth, sin, sickness, and death of matter, are real, is a mortal belief; and this belief is all that will ever be lost.

Identity
not lost

Continuing our definition of *man*, let us remember that harmonious and immortal man has existed forever, and is always beyond and above the mortal illusion of any life, substance, and intelligence as existent in matter. This statement is based on fact, not fable. The Science of being reveals man as perfect, even as the Father is perfect, because the Soul, or Mind, of the spiritual man is God, the divine Principle of all being, and because this real man is governed by Soul instead of sense, by the law of Spirit, not by the so-called laws of matter.

Definition
of man

God is Love. He is therefore the divine, infinite Principle, called Person or God. Man's true consciousness is in the mental, not in any bodily or personal likeness to Spirit. Indeed, the body presents no proper likeness of divinity, though mortal sense would fain have us so believe.

Even in Christian Science, reproduction by Spirit's individual ideas is but the reflection of the creative power

begrenzt. SEELE ist nicht von Endlichkeit umschlossen. PRINZIP ist nicht in fragmentarischen Ideen zu finden.

Der materielle Körper und das materielle Gemüt sind zeitlich, aber der wirkliche Mensch ist geistig und ewig. Die Identität des wirklichen Menschen geht durch diese Erklärung nicht verloren, sondern sie wird durch sie gefunden; denn durch sie wird die bewusste Unendlichkeit des Daseins und aller Identität erkannt und bleibt unverändert erhalten. Es ist unmöglich, dass der Mensch irgendetwas verlieren könnte, was wirklich ist, wenn GOTT alles ist und ewig sein GOTT bleibt. Die Vorstellung, dass Gemüt in der Materie sei und dass die sogenannten Freuden und Leiden, Geburt, Sünde, Krankheit und Tod der Materie wirklich seien, ist eine sterbliche Auffassung; und diese Auffassung ist alles, was jemals verloren gehen wird.

Identität nicht verloren

Wenn wir mit unserer Definition des *Menschen* fortfahren, lasst uns bedenken, dass der harmonische und unsterbliche Mensch immer existiert hat und immer jenseits und über der sterblichen Illusion steht, dass irgendwelches Leben, irgendwelche Substanz und Intelligenz in der Materie existiere. Diese Aussage beruht auf Tatsache, sie ist nicht erfunden. Die Wissenschaft des Seins offenbart, dass der Mensch vollkommen ist, so wie der Vater vollkommen ist, weil die SEELE oder das GEMÜT des geistigen Menschen GOTT ist, das göttliche PRINZIP allen Seins, und weil dieser wirkliche Mensch von SEELE anstatt vom Sinn, vom Gesetz des GEISTES, nicht von den sogenannten Gesetzen der Materie regiert wird.

Definition des Menschen

GOTT ist LIEBE. Er ist daher das göttliche, unendliche PRINZIP, das *Person* oder GOTT genannt wird. Das wahre Bewusstsein des Menschen ist in dem mentalen, nicht in einem körperlichen oder persönlichen Gleichnis des GEISTES. Tatsächlich stellt der Körper kein passendes Gleichnis der Göttlichkeit dar, auch wenn der sterbliche Sinn gern möchte, dass wir das glauben.

Auch ist in der Christlichen Wissenschaft die Fortpflanzung durch die individuellen Ideen des GEISTES nur die Widerspiegelung

of the divine Principle of those ideas. The reflection, through mental manifestation, of the multitudinous forms of Mind which people the realm of the real is controlled by Mind, the Principle governing the reflection. Multiplication of God's children comes from no power of propagation in matter, it is the reflection of Spirit.

Mental propagation

The minutiæ of lesser individualities reflect the one divine individuality and are comprehended in and formed by Spirit, not by material sensation. Whatever reflects Mind, Life, Truth, and Love, is spiritually conceived and brought forth; but the statement that man is conceived and evolved both spiritually and materially, or by both God and man, contradicts this eternal truth. All the vanity of the ages can never make both these contraries true. Divine Science lays the axe at the root of the illusion that life, or mind, is formed by or is in the material body, and Science will eventually destroy this illusion through the self-destruction of all error and the beatified understanding of the Science of Life.

The belief that pain and pleasure, life and death, holiness and unholiness, mingle in man, — that mortal, material man is the likeness of God and is himself a creator, — is a fatal error.

Error defined

God, without the image and likeness of Himself, would be a nonentity, or Mind unexpressed. He would be without a witness or proof of His own nature. Spiritual man is the image or idea of God, an idea which cannot be lost nor separated from its divine Principle. When the evidence before the material senses yielded to spiritual sense, the apostle declared that nothing could alienate him from

Man's entity spiritual

der schöpferischen Kraft des göttlichen PRINZIPS dieser Ideen. Die Widerspiegelung der vielfältigen Formen des GEMÜTS, die das Reich des Wirklichen bevölkern, geschieht durch mentale Manifestation und wird von GEMÜT beherrscht, dem PRINZIP, das die Widerspiegelung regiert. Die Vermehrung der Kinder GOTTES erfolgt nicht aus einer Fortpflanzungskraft in der Materie, sie ist die Widerspiegelung des GEISTES.

Mentale Fortpflanzung

Die Einzelheiten geringerer Individualitäten spiegeln die *eine* göttliche Individualität wider und sind im GEIST enthalten und vom GEIST geformt, nicht von materieller Empfindung. Alles, was GEMÜT, LEBEN, WAHRHEIT und LIEBE widerspiegelt, wird geistig empfangen und hervorgebracht; die Behauptung jedoch, der Mensch sei sowohl geistig als auch materiell oder sowohl von GOTT als auch vom Menschen empfangen und entwickelt worden, widerspricht dieser ewigen Wahrheit. Die ganze Eitelkeit der Jahrhunderte kann niemals beide dieser gegensätzlichen Behauptungen wahr machen. Die göttliche Wissenschaft legt die Axt an die Wurzel der Illusion, dass Leben oder Gemüt vom materiellen Körper geformt werde oder in ihm enthalten sei, und die Wissenschaft wird diese Illusion schließlich durch die Selbstzerstörung allen Irrtums und das beseligende Verständnis der Wissenschaft des LEBENS zerstören.

Der Glaube, dass sich Schmerz und Lust, Leben und Tod, Heiligkeit und Unheiligkeit im Menschen vermischten — dass der sterbliche, materielle Mensch das Gleichnis GOTTES und selbst ein Schöpfer sei —, ist ein verhängnisvoller Irrtum.

Irrtum definiert

Ohne das Bild und Gleichnis Seiner selbst wäre GOTT eine Nicht-Wesenheit oder nicht-ausgedrücktes GEMÜT. Er wäre ohne einen Zeugen oder Beweis Seiner eigenen Natur. Der geistige Mensch ist das Bild oder die Idee GOTTES, eine Idee, die nicht verloren gehen noch von ihrem göttlichen PRINZIP getrennt werden kann. Als der Augenschein vor den materiellen Sinnen dem geistigen Sinn wich, erklärte der Apostel,

Wesen des Menschen geistig

God, from the sweet sense and presence of Life and Truth.

It is ignorance and false belief, based on a material sense of things, which hide spiritual beauty and goodness. Understanding this, Paul said: "Neither death, nor life, ... nor things present, nor things to come, nor height, nor depth, nor any other creature, shall be able to separate us from the love of God." This is the doctrine of Christian Science: that divine Love cannot be deprived of its manifestation, or object; that joy cannot be turned into sorrow, for sorrow is not the master of joy; that good can never produce evil; that matter can never produce mind nor life result in death. The perfect man — governed by God, his perfect Principle — is sinless and eternal.

Man inseparable from Love

Harmony is produced by its Principle, is controlled by it and abides with it. Divine Principle is the Life of man. Man's happiness is not, therefore, at the disposal of physical sense. Truth is not contaminated by error. Harmony in man is as beautiful as in music, and discord is unnatural, unreal.

Harmony natural

The science of music governs tones. If mortals caught harmony through material sense, they would lose harmony, if time or accident robbed them of material sense. To be master of chords and discords, the science of music must be understood. Left to the decisions of material sense, music is liable to be misapprehended and lost in confusion. Controlled by belief, instead of understanding, music is, must be, imperfectly expressed. So man, not understanding the Science of being, — thrusting aside his divine Principle as incomprehensible, — is abandoned to conjectures, left in

nichts könne ihn von GOTT trennen, von dem beglückenden Empfinden von LEBEN und WAHRHEIT und ihrer Gegenwart.

Unwissenheit und falscher Glaube, die von einer materiellen Auffassung der Dinge ausgehen, sind es, die geistige Schönheit und Güte verbergen. Paulus, der dies verstand, sagte, dass „weder Tod noch Leben, ... weder Gegenwärtiges noch Zukünftiges, weder Hohes noch Tiefes noch irgendeine andere Kreatur uns von der Liebe Gottes zu scheiden vermag". Dies ist die Lehre der Christlichen Wissenschaft: Die göttliche LIEBE kann ihrer Manifestation oder ihres Gegenstandes nicht beraubt werden; Freude kann nicht in Leid verwandelt werden, denn Leid ist nicht der Herr über Freude; das Gute kann niemals Böses erzeugen; die Materie kann niemals Gemüt erzeugen noch kann Leben im Tod enden. Der vollkommene Mensch, der von GOTT, seinem vollkommenen PRINZIP, regiert wird, ist sündlos und ewig.

Der Mensch untrennbar von LIEBE

Harmonie wird durch ihr PRINZIP erzeugt, wird von ihm regiert und bleibt in ihm. Das göttliche PRINZIP ist das LEBEN des Menschen. Deshalb hängt das Glück des Menschen nicht vom physischen Sinn ab. WAHRHEIT wird nicht von Irrtum kontaminiert. Harmonie im Menschen ist ebenso schön wie in der Musik und Disharmonie ist unnatürlich, unwirklich.

Harmonie natürlich

Die Wissenschaft der Musik regiert die Töne. Wenn die Sterblichen die Harmonie durch den materiellen Sinn erfassten, würden sie die Harmonie verlieren, wenn Zeit oder Unfall sie des materiellen Sinnes beraubten. Um Herr über Harmonien und Dissonanzen zu sein, muss die Wissenschaft der Musik verstanden werden. Wenn die Musik den Entscheidungen des materiellen Sinnes überlassen bliebe, könnte sie leicht missverstanden werden und in Verwirrung verloren gehen. Wenn Musik durch Annahme statt durch Verständnis regiert wird, wird sie — zwangsläufig — unvollkommen zum Ausdruck gebracht. So ist der Mensch, der die Wissenschaft des Seins nicht versteht — der sein göttliches PRINZIP als unverständlich verwirft —, Mutmaßungen ausgesetzt, den Händen der Unwissenheit

the hands of ignorance, placed at the disposal of illusions, subjected to material sense which is discord. A discontented, discordant mortal is no more a *man* than discord is music.

A picture in the camera or a face reflected in the mirror is not the original, though resembling it. Man, in the likeness of his Maker, reflects the central light of being, the invisible God. As there is no corporeality in the mirrored form, which is but a reflection, so man, like all things real, reflects God, his divine Principle, not in a mortal body. *Human reflection*

Gender also is a quality, not of God, but a characteristic of mortal mind. The verity that God's image is not a creator, though he reflects the creation of Mind, God, constitutes the underlying reality of reflection. "Then answered Jesus and said unto them: Verily, verily I say unto you, the Son can do nothing of himself, but what he seeth the Father do: for what things soever He doeth, these also doeth the Son likewise."

The inverted images presented by the senses, the deflections of matter as opposed to the Science of spiritual reflection, are all unlike Spirit, God. In the illusion of life that is here to-day and gone to-morrow, man would be wholly mortal, were it not that Love, the divine Principle that obtains in divine Science, destroys all error and brings immortality to light. Because man is the reflection of his Maker, he is not subject to birth, growth, maturity, decay. These mortal dreams are of human origin, not divine. *Inverted images*

The Sadducees reasoned falsely about the resurrection, but not so blindly as the Pharisees, who believed

überlassen, Illusionen ausgeliefert und dem materiellen Sinn, der Missklang ist, unterworfen. Ein unzufriedener, unharmonischer Sterblicher ist ebenso wenig ein *Mensch* wie Missklang Musik ist.

Ein Bild in der Kamera oder ein Gesicht, das der Spiegel reflektiert, ist nicht das Original, obwohl es ihm gleicht. Der Mensch, als Gleichnis seines Schöpfers, spiegelt das zentrale Licht des Seins, den unsichtbaren GOTT, wider. So wie es keine Körperlichkeit im Spiegelbild gibt, das nur eine Widerspiegelung ist, so spiegelt der Mensch, wie alle wirklichen Dinge, GOTT, sein göttliches PRINZIP, nicht in einem sterblichen Körper wider. Menschliche Widerspiegelung

Auch Geschlecht ist eine Eigenschaft, die nicht von GOTT stammt, sondern ein Kennzeichen des sterblichen Gemüts ist. Die Wahrheit, dass GOTTES Bild kein Schöpfer ist, obwohl es die Schöpfung des GEMÜTS, GOTTES, widerspiegelt, bildet die der Widerspiegelung zugrunde liegende Wirklichkeit. „Da antwortete ihnen Jesus: ‚Wahrlich, wahrlich, ich sage euch: Der Sohn kann nichts aus sich selber tun, sondern was er den Vater tun sieht; denn was Dieser tut, das tut in gleicher Weise auch der Sohn.'"

Die umgekehrten Bilder, die von den Sinnen präsentiert werden, die Abweichungen der Materie, die der Wissenschaft der geistigen Widerspiegelung entgegengesetzt sind, sind alle GEIST, GOTT, unähnlich. In der Illusion vom Leben, das heute besteht und morgen vergangen ist, wäre der Mensch ganz und gar sterblich, wenn nicht LIEBE, das göttliche PRINZIP, das der göttlichen Wissenschaft innewohnt, allen Irrtum zerstörte und die Unsterblichkeit ans Licht brächte. Weil der Mensch die Widerspiegelung seines Schöpfers ist, unterliegt er nicht der Geburt, dem Wachstum, der Reife und dem Verfall. Diese sterblichen Träume sind menschlichen, nicht göttlichen Ursprungs. Umgekehrte Bilder

Die Sadduzäer urteilten falsch über die Auferstehung, aber nicht so blind wie die Pharisäer, die den Irrtum für ebenso unsterblich

error to be as immortal as Truth. The Pharisees thought that they could raise the spiritual from the material. They would first make life result in death, and then resort to death to reproduce spiritual life. Jesus taught them how death was to be overcome by spiritual Life, and demonstrated this beyond cavil.

Jewish traditions

Life demonstrates Life. The immortality of Soul makes man immortal. If God, who is Life, were parted for a moment from His reflection, man, during that moment there would be no divinity reflected. The Ego would be unexpressed, and the Father would be childless, — no Father.

Divinity not childless

If Life or Soul and its representative, man, unite for a period and then are separated as by a law of divorce to be brought together again at some uncertain future time and in a manner unknown, — and this is the general religious opinion of mankind, — we are left without a rational proof of immortality. But man cannot be separated for an instant from God, if man reflects God. Thus Science proves man's existence to be intact.

The myriad forms of mortal thought, made manifest as matter, are not more distinct nor real to the material senses than are the Soul-created forms to spiritual sense, which cognizes Life as permanent. Undisturbed amid the jarring testimony of the material senses, Science, still enthroned, is unfolding to mortals the immutable, harmonious, divine Principle, — is unfolding Life and the universe, ever present and eternal.

Thought-forms

God's man, spiritually created, is not material and mortal.

The parent of all human discord was the Adam-dream,

hielten wie WAHRHEIT. Die Pharisäer dachten, sie könnten das Geistige aus dem Materiellen erwecken. Für sie endete Leben zunächst im Tod, aber dann erwarteten sie vom Tod, dass durch ihn geistiges Leben wieder erstehe. Jesus lehrte sie, auf welche Weise der Tod durch geistiges LEBEN überwunden werden muss, und demonstrierte dies allen Einwendungen zum Trotz.

Jüdische Traditionen

LEBEN demonstriert LEBEN. Die Unsterblichkeit der SEELE macht den Menschen unsterblich. Wenn GOTT, der LEBEN ist, für einen Augenblick von Seiner Widerspiegelung, dem Menschen, getrennt wäre, dann würde während dieses Augenblicks keine Göttlichkeit widergespiegelt werden. Das Ego wäre unausgedrückt und der Vater wäre kinderlos — kein Vater.

Göttlichkeit nicht kinderlos

Wenn LEBEN oder SEELE und ihre Darstellung, der Mensch, sich für eine gewisse Zeit vereinigen und dann wie durch ein Scheidungsgesetz voneinander getrennt werden, um in einer ungewissen Zukunft und auf unbekannte Weise wieder zusammengebracht zu werden — und das ist die allgemeine religiöse Meinung der Menschheit —, dann bleiben wir ohne einen vernünftigen Beweis von der Unsterblichkeit. Aber der Mensch kann nicht einen Moment von GOTT getrennt sein, wenn der Mensch GOTT widerspiegelt. So beweist die Wissenschaft, dass die Existenz des Menschen intakt ist.

Die zahllosen Formen des sterblichen Denkens, die als Materie kundwerden, sind für die materiellen Sinne nicht deutlicher oder wirklicher als die von SEELE geschaffenen Formen für den geistigen Sinn, der LEBEN als fortdauernd erkennt. Unberührt inmitten des misstönenden Zeugnisses der materiellen Sinne entfaltet die allzeit über allem thronende Wissenschaft den Sterblichen das unwandelbare, harmonische, göttliche PRINZIP — entfaltet sie LEBEN und das Universum als immer gegenwärtig und ewig.

Gedankenformen

Der Mensch GOTTES ist geistig erschaffen und weder materiell noch sterblich.

Der Vater aller menschlichen Disharmonie war der Adam-Traum,

the deep sleep, in which originated the delusion that life and intelligence proceeded from and passed into matter. This pantheistic error, or so-called *serpent*, insists still upon the opposite of Truth, saying, "Ye shall be as gods;" that is, I will make error as real and eternal as Truth.

The serpent's whisper

Evil still affirms itself to be mind, and declares that there is more than one intelligence or God. It says: "There shall be lords and gods many. I declare that God makes evil minds and evil spirits, and that I aid Him. Truth shall change sides and be unlike Spirit. I will put spirit into what I call matter, and matter shall seem to have life as much as God, Spirit, who *is* the only Life."

This error has proved itself to be error. Its life is found to be not Life, but only a transient, false sense of an existence which ends in death. Error charges its lie to Truth and says: "The Lord knows it. He has made man mortal and material, out of matter instead of Spirit." Thus error partakes of its own nature and utters its own falsities. If we regard matter as intelligent, and Mind as both good and evil, every sin or supposed material pain and pleasure seems normal, a part of God's creation, and so weighs against our course Spiritward.

Bad results from error

Truth has no beginning. The divine Mind is the Soul of man, and gives man dominion over all things. Man was not created from a material basis, nor bidden to obey material laws which Spirit never made; his province is in spiritual statutes, in the higher law of Mind.

Higher statutes

Above error's awful din, blackness, and chaos, the voice of Truth still calls: "Adam, where art thou? Conscious-

der tiefe Schlaf, in dem die Täuschung, dass Leben und Intelligenz von der Materie ausgingen und in sie eingingen, ihren Ursprung hatte. Dieser pantheistische Irrtum oder diese sogenannte *Schlange* besteht noch heute auf dem Gegenteil der WAHRHEIT und sagt: „Ihr werdet sein wie Gott"; das heißt, ich werde den Irrtum so wirklich und ewig machen wie WAHRHEIT.

Die Einflüsterung der Schlange

Noch immer behauptet das Böse von sich selbst, Gemüt zu sein, und erklärt, dass es mehr als *eine* Intelligenz oder mehr als *einen* GOTT gebe. Es sagt: „Es wird viele Herren und Götter geben. Ich erkläre, dass GOTT böse Gemüter und böse Geister erschafft und dass ich Ihm helfe. WAHRHEIT wird die Seiten wechseln und dem GEIST unähnlich sein. Ich werde Geist in das hineintun, was ich Materie nenne, und Materie wird ebenso viel Leben zu haben scheinen wie GOTT, GEIST, der das einzige LEBEN *ist*."

Dieser Irrtum hat sich selbst als Irrtum erwiesen. Es hat sich gezeigt, dass sein Leben nicht LEBEN ist, sondern nur eine vergängliche, falsche Auffassung eines Daseins, das im Tod endet. Der Irrtum schreibt der WAHRHEIT seine Lüge zu und sagt: „Der Herr kennt sie. Er hat den Menschen sterblich und materiell gemacht, aus Materie statt aus GEIST." So hat der Irrtum an seiner eigenen Natur teil und äußert seine eigenen Unwahrheiten. Wenn wir die Materie für intelligent und GEMÜT für sowohl gut als auch böse halten, dann scheint jede Sünde oder jeder vermeintliche materielle Schmerz und jede vermeintliche materielle Freude normal zu sein, ein Teil der Schöpfung GOTTES, und wirkt so unserem GEIST-wärts gerichteten Lauf entgegen.

Böse Folgen des Irrtums

WAHRHEIT hat keinen Anfang. Das göttliche GEMÜT ist die SEELE des Menschen und gibt dem Menschen Herrschaft über alle Dinge. Der Mensch wurde nicht von einer materiellen Grundlage aus erschaffen noch wurde ihm geboten, materielle Gesetze zu befolgen, die GEIST niemals gemacht hat; für ihn gelten geistige Vorschriften, das höhere Gesetz des GEMÜTS.

Höhere Vorschriften

Über dem furchtbaren Getöse, der Finsternis und dem Chaos des Irrtums erhebt sich noch immer die Stimme der WAHRHEIT

ness, where art thou? Art thou dwelling in the belief that mind is in matter, and that evil is mind, or art thou in the living faith that there is and can be but one God, and keeping His commandment?" *The great question*

Until the lesson is learned that God is the only Mind governing man, mortal belief will be afraid as it was in the beginning, and will hide from the demand, "Where art thou?" This awful demand, "Adam, where art thou?" is met by the admission from the head, heart, stomach, blood, nerves, etc.: "Lo, here I am, looking for happiness and life in the body, but finding only an illusion, a blending of false claims, false pleasure, pain, sin, sickness, and death."

The Soul-inspired patriarchs heard the voice of Truth, and talked with God as consciously as man talks with man.

Jacob was *alone,* wrestling with error, — struggling with a mortal sense of life, substance, and intelligence as existent in matter with its false pleasures and pains, — when an angel, a message from Truth and Love, appeared to him and smote the sinew, or strength, of his error, till he saw its unreality; and Truth, being thereby understood, gave him spiritual strength in this Peniel of divine Science. Then said the spiritual evangel: "Let me go, for the day breaketh;" that is, the light of Truth and Love dawns upon thee. But the patriarch, perceiving his error and his need of help, did not loosen his hold upon this glorious light until his nature was transformed. When Jacob was asked, "What is thy name?" he straightway answered; and then his name was changed to Israel, for "as a prince" had he prevailed and had "power with God and with men." Then Jacob questioned his deliverer, "Tell me, *Wrestling of Jacob*

und ruft: „Adam, wo bist du? Bewusstsein, wo bist du? Verweilst du in dem Glauben, dass Gemüt in der Materie und das Böse Gemüt sei, oder lebst du in dem lebendigen Glauben, dass es nur *einen* GOTT gibt und geben kann, und hältst Sein Gebot?" Bis die Lektion gelernt ist, dass GOTT das einzige GEMÜT ist, das den Menschen regiert, wird die sterbliche Auffassung sich wie zu Anfang fürchten und vor der Frage verstecken: „Wo bist du?" Diese erschreckende Frage „Adam, wo bist du?" wird durch das Zugeständnis von Kopf, Herz, Magen, Blut, Nerven usw. beantwortet: „Siehe, hier bin ich und suche Wohlbefinden und Leben im Körper, aber ich finde nur eine Illusion, eine Mischung aus falschen Ansprüchen, falscher Freude, Schmerz, Sünde, Krankheit und Tod."

Die große Frage

Die von SEELE inspirierten Patriarchen hörten die Stimme der WAHRHEIT und sprachen so bewusst mit GOTT, wie der Mensch zum Menschen spricht.

Jakob war *allein,* als er mit dem Irrtum rang — als er mit der sterblichen Auffassung kämpfte, Leben, Substanz und Intelligenz existierten in der Materie mit ihren falschen Freuden und Leiden —, als ihm ein Engel erschien, eine Botschaft von WAHRHEIT und LIEBE, und die Sehne oder Stärke seines Irrtums schlug, bis er dessen Unwirklichkeit erkannte; und WAHRHEIT, die er dadurch verstand, gab ihm geistige Stärke in diesem Pniel der göttlichen Wissenschaft. Dann sagte der geistige Bote: „Lass mich gehen, denn die Morgenröte bricht an", das heißt, das Licht der WAHRHEIT und LIEBE geht auf über dir. Aber der Patriarch, der sich seines Irrtums und seiner Hilfsbedürftigkeit bewusst war, ließ nicht von diesem herrlichen Licht ab, bis sein Wesen umgewandelt war. Als Jakob gefragt wurde: „Wie heißt du?", antwortete er umgehend; und dann wurde sein Name in Israel umgewandelt, denn „wie ein Fürst" hatte er gesiegt und „hatte Macht mit Gott und den Menschen"*. Dann fragte Jakob seinen Befreier: „Sag mir doch, wie ist *dein* Name?", aber dieser Name

Jakobs Ringen

---

* Nach der King-James-Bibel

I pray thee, *thy* name;" but this appellation was withheld, for the messenger was not a corporeal being, but a nameless, incorporeal impartation of divine Love to man, which, to use the word of the Psalmist, *restored* his Soul, — gave him the spiritual sense of being and rebuked his material sense.

The result of Jacob's struggle thus appeared. He had conquered material error with the understanding of Spirit and of spiritual power. This changed the man. He was no longer called Jacob, but Israel, — a prince of God, or a soldier of God, who had fought a good fight. He was to become the father of those, who through earnest striving followed his demonstration of the power of Spirit over the material senses; and the children of earth who followed his example were to be called the children of Israel, until the Messiah should rename them. If these children should go astray, and forget that Life is God, good, and that good is not in elements which are not spiritual, — thus losing the divine power which heals the sick and sinning, — they were to be brought back through great tribulation, to be renamed in Christian Science and led to deny material sense, or mind in matter, even as the gospel teaches.

Israel the new name

The Science of being shows it to be impossible for infinite Spirit or Soul to be in a finite body or for man to have an intelligence separate from his Maker. It is a self-evident error to suppose that there can be such a reality as organic animal or vegetable life, when such so-called life always ends in death. Life is never for a moment extinct. Therefore it is never structural nor organic, and is never absorbed nor limited by its own formations.

Life never structural

wurde ihm vorenthalten, denn der Bote war kein körperliches Wesen, sondern eine namenlose, unkörperliche Kundwerdung der göttlichen Liebe für den Menschen, die, um das Wort des Psalmisten zu gebrauchen, seine Seele *erquickte* — ihm die geistige Auffassung des Seins gab und seinen materiellen Sinn zurechtwies.

So zeigte sich die Auswirkung von Jakobs Kampf. Er hatte den materiellen Irrtum durch das Verständnis von Geist und von der geistigen Macht besiegt. Das wandelte den Menschen um. Er wurde nicht mehr Jakob genannt, sondern Israel — ein Fürst Gottes oder ein Streiter Gottes, der einen guten Kampf gekämpft hatte. Er sollte der Vater derer werden, die durch ernsthaftes Streben seiner Demonstration der Macht des Geistes über die materiellen Sinne folgten; und die Kinder der Erde, die seinem Beispiel folgen würden, sollten die Kinder Israel heißen, bis der Messias ihnen einen neuen Namen geben würde. Sollten diese Kinder in die Irre gehen und vergessen, dass Leben Gott, das Gute, ist und dass das Gute nicht in Elementen liegt, die nicht geistig sind — sollten sie dadurch die göttliche Macht verlieren, die die Kranken und Sündigen heilt —, dann würden sie durch große Trübsal zurückgebracht werden, um in der Christlichen Wissenschaft einen neuen Namen zu erhalten und dazu geführt zu werden, den materiellen Sinn oder das Gemüt in der Materie zu leugnen, so wie es das Evangelium lehrt.

> Israel der neue Name

Die Wissenschaft des Seins zeigt, dass es für den unendlichen Geist oder die unendliche Seele unmöglich ist, in einem endlichen Körper zu sein, und dass es für den Menschen unmöglich ist, eine von seinem Schöpfer getrennte Intelligenz zu haben. Es ist ein offensichtlicher Irrtum anzunehmen, dass es eine Wirklichkeit wie organisches Leben von Tieren oder Pflanzen gebe, wenn ein solches sogenanntes Leben immer im Tod endet. Leben erlischt niemals auch nur für einen Augenblick. Deshalb ist es niemals strukturell oder organisch und wird niemals von seinen eigenen Formationen absorbiert oder begrenzt.

> Leben niemals strukturell

The artist is not in his painting. The picture is the artist's thought objectified. The human belief fancies that it delineates thought on matter, but what is matter? Did it exist prior to thought? Matter is made up of supposititious mortal mind-force; but all might is divine Mind. Thought will finally be understood and seen in all form, substance, and color, but without material accompaniments. The potter is not in the clay; else the clay would have power over the potter. God is His own infinite Mind, and expresses all.

Thought seen as substance

Day may decline and shadows fall, but darkness flees when the earth has again turned upon its axis. The sun is not affected by the revolution of the earth. So Science reveals Soul as God, untouched by sin and death, — as the central Life and intelligence around which circle harmoniously all things in the systems of Mind.

The central intelligence

Soul changeth not. We are commonly taught that there is a human soul which sins and is spiritually lost, — that soul may be lost, and yet be immortal. If Soul could sin, Spirit, Soul, would be flesh instead of Spirit. It is the belief of the flesh and of material sense which sins. If Soul sinned, Soul would die. Sin is the element of self-destruction, and spiritual death is oblivion. If there was sin in Soul, the annihilation of Spirit would be inevitable. The only Life is Spirit, and if Spirit should lose Life as God, good, then Spirit, which has no other existence, would be annihilated.

Soul imperishable

Mind is God, and God is not seen by material sense, because Mind is Spirit, which material sense cannot discern. There is neither growth, maturity, nor decay in Soul. These changes are the mutations of material sense,

Der Künstler ist nicht in seinem Gemälde. Das Bild ist der vergegenständlichte Gedanke des Künstlers. Der menschliche Glaube bildet sich ein, dass er Gedanken auf der Materie abbilde, aber was ist Materie? Hat sie schon vor dem Gedanken existiert? Materie setzt sich aus angenommener sterblicher Gemütskraft zusammen; aber alle Macht ist göttliches GEMÜT. Der Gedanke wird schließlich in aller Form, Substanz und Farbe verstanden und wahrgenommen werden, aber ohne materielle Begleiterscheinungen. Der Töpfer ist nicht im Ton; sonst hätte der Ton Macht über den Töpfer. GOTT ist Sein eigenes unendliches GEMÜT und bringt alles zum Ausdruck.

Gedanke als Substanz betrachtet

Der Tag mag sich neigen und die Schatten mögen sich senken, aber die Dunkelheit flieht, wenn sich die Erde wieder um ihre Achse gedreht hat. Die Sonne wird von der Umdrehung der Erde nicht beeinflusst. So offenbart die Wissenschaft SEELE als GOTT, unberührt von Sünde und Tod — als das zentrale LEBEN und die zentrale Intelligenz, um die alle Dinge in den Systemen des GEMÜTS harmonisch kreisen.

Die zentrale Intelligenz

SEELE verändert sich nicht. Gewöhnlich werden wir gelehrt, dass es eine menschliche Seele gibt, die sündigt und geistig verloren geht — dass die Seele verloren gehen und doch unsterblich sein kann. Wenn SEELE sündigen könnte, wäre GEIST, SEELE, Fleisch anstatt GEIST. Es ist die Vorstellung des Fleisches und des materiellen Sinnes, die sündigt. Wenn SEELE sündigte, würde SEELE sterben. Sünde ist das Element der Selbstzerstörung, und geistiger Tod ist Vergessenheit. Wenn es Sünde in der SEELE gäbe, dann wäre die Vernichtung des GEISTES unausweichlich. Das einzige LEBEN ist GEIST, und wenn GEIST das LEBEN als GOTT, das Gute, verlieren sollte, dann würde GEIST, der kein anderes Dasein hat, vernichtet.

SEELE unvergänglich

GEMÜT ist GOTT, und GOTT wird nicht vom materiellen Sinn wahrgenommen, denn GEMÜT ist GEIST, den der materielle Sinn nicht erkennen kann. In der SEELE gibt es weder Wachstum, Reife noch Verfall. Diese Veränderungen sind die Wandlungen des materiellen

the varying clouds of mortal belief, which hide the truth of being.

What we term mortal mind or carnal mind, dependent on matter for manifestation, is not Mind. God is Mind: all that Mind, God, is, or hath made, is good, and He made all. Hence evil is not made and is not real.

Soul is immortal because it is Spirit, which has no element of self-destruction. Is man lost spiritually? No, he can only lose a sense material. All sin is of the flesh. It cannot be spiritual. Sin exists here or hereafter only so long as the illusion of mind in matter remains. It is a sense of sin, and not a sinful soul, which is lost. Evil is destroyed by the sense of good. *Sin only of the flesh*

Through false estimates of soul as dwelling in sense and of mind as dwelling in matter, belief strays into a sense of temporary loss or absence of soul, spiritual truth. This state of error is the mortal dream of life and substance as existent in matter, and is directly opposite to the immortal reality of being. So long as we believe that soul can sin or that immortal Soul is in mortal body, we can never understand the Science of being. When humanity does understand this Science, it will become the law of Life to man, — even the higher law of Soul, which prevails over material sense through harmony and immortality. *Soul impeccable*

The objects cognized by the physical senses have not the reality of substance. They are only what mortal belief calls them. Matter, sin, and mortality lose all supposed consciousness or claim to life or existence, as mortals lay off a false sense of life, substance, and intelligence. But the spiritual, eternal man is not touched by these phases of mortality.

Sinnes, die wechselnden Wolken der sterblichen Auffassung, die die Wahrheit des Seins verbergen.

Was wir sterbliches Gemüt oder fleischliches Gemüt nennen, das von der Materie abhängt, um sich darstellen zu können, ist nicht GEMÜT. GOTT ist GEMÜT: Alles, was GEMÜT, GOTT, ist oder was Er gemacht hat, ist gut, und Er hat alles gemacht. Daher ist das Böse nicht gemacht und ist nicht wirklich.

SEELE ist unsterblich, weil sie GEIST ist, der kein Element der Selbstzerstörung in sich trägt. Ist der Mensch geistig verloren? Nein, er kann nur eine Wahrnehmung materieller Art verlieren. Alle Sünde ist vom Fleisch. Sie kann nicht geistig sein. Die Sünde existiert hier oder hiernach nur so lange, wie die Illusion von Gemüt in der Materie bestehen bleibt. Es ist ein Sinn für Sünde, der verloren geht, nicht eine sündige Seele. Das Böse wird durch den Sinn für das Gute zerstört.

<small>Sünde nur vom Fleisch</small>

Durch die falsche Einschätzung von Seele als im Sinn wohnend und von Gemüt als in der Materie wohnend, verirrt sich der Glaube in eine Vorstellung von zeitweiligem Verlust oder zeitweiliger Abwesenheit der Seele, der geistigen Wahrheit. Dieser Irrtumszustand ist der sterbliche Traum, dass Leben und Substanz in der Materie bestünden, und er ist das direkte Gegenteil der unsterblichen Wirklichkeit des Seins. Solange wir glauben, dass die Seele sündigen könne oder dass unsterbliche SEELE im sterblichen Körper sei, können wir die Wissenschaft des Seins niemals verstehen. Wenn die Menschheit diese Wissenschaft versteht, wird sie das Gesetz des LEBENS für den Menschen werden — nämlich das höhere Gesetz der SEELE, das durch Harmonie und Unsterblichkeit über den materiellen Sinn siegt.

<small>SEELE sündlos</small>

Die von den physischen Sinnen erkannten Dinge haben nicht die Wirklichkeit der Substanz. Sie sind nur das, was der sterbliche Glaube sie nennt. Materie, Sünde und Sterblichkeit verlieren jedes vermeintliche Bewusstsein oder jeden Anspruch auf Leben oder Existenz, wenn die Sterblichen die falsche Auffassung von Leben, Substanz und Intelligenz ablegen. Aber der geistige, ewige Mensch wird von diesen Phasen der Sterblichkeit nicht berührt.

How true it is that whatever is learned through material sense must be lost because such so-called knowledge is reversed by the spiritual facts of being in Science. That which material sense calls intangible, is found to be substance. What to material sense seems substance, becomes nothingness, as the sense-dream vanishes and reality appears.

Sense-dreams

The senses regard a corpse, not as man, but simply as matter. People say, "Man is dead;" but this death is the departure of a mortal's mind, not of matter. The matter is still there. The belief of that mortal that he must die occasioned his departure; yet you say that matter has caused his death.

People go into ecstasies over the sense of a corporeal Jehovah, though with scarcely a spark of love in their hearts; yet God *is* Love, and without Love, God, immortality cannot appear. Mortals try to believe without understanding Truth; yet God *is* Truth. Mortals claim that death is inevitable; but man's eternal Principle is ever-present Life. Mortals believe in a finite personal God; while God is infinite Love, which must be unlimited.

Vain ecstasies

Our theories are based on finite premises, which cannot penetrate beyond matter. A personal sense of God and of man's capabilities necessarily limits faith and hinders spiritual understanding. It divides faith and understanding between matter and Spirit, the finite and the infinite, and so turns away from the intelligent and divine healing Principle to the inanimate drug.

Man-made theories

Jesus' spiritual origin and his demonstration of divine Principle richly endowed him and entitled him to sonship

Wie wahr ist es doch, dass alles verloren gehen muss, was durch den materiellen Sinn erlernt wird, weil ein derartiges sogenanntes Wissen durch die geistigen Tatsachen des Seins in der Wissenschaft umgekehrt wird. Das, was der materielle Sinn als nicht greifbar bezeichnet, erweist sich als Substanz. Was dem materiellen Sinn Substanz zu sein scheint, wird zum Nichts, wenn der Traum der Sinne vergeht und die Wirklichkeit erscheint.

Träume der Sinne

Die Sinne betrachten eine Leiche nicht als Menschen, sondern einfach als Materie. Man sagt: „Der Mensch ist tot"; aber dieser Tod ist das Hinscheiden des Gemüts eines Sterblichen, nicht das Verscheiden der Materie. Die Materie ist noch da. Der Glaube jenes Sterblichen, dass er sterben müsse, verursachte sein Hinscheiden; und doch sagst du, die Materie habe seinen Tod verursacht.

Die Leute geraten beim Gedanken an einen körperlichen Jahwe in Ekstase, obwohl sie kaum einen Funken Liebe im Herzen haben; doch GOTT *ist* LIEBE, und ohne LIEBE, GOTT, kann die Unsterblichkeit nicht erscheinen. Die Sterblichen versuchen zu glauben, ohne WAHRHEIT zu verstehen; doch GOTT *ist* WAHRHEIT. Die Sterblichen behaupten, dass der Tod unvermeidlich sei; aber des Menschen ewiges PRINZIP ist immer-gegenwärtiges LEBEN. Die Sterblichen glauben an einen endlichen, persönlichen GOTT, wo doch GOTT unendliche LIEBE ist, die unbegrenzt sein muss.

Vergebliche Ekstase

Unsere Theorien basieren auf endlichen Prämissen, die nicht über die Materie hinaus vordringen können. Ein persönlicher Begriff von GOTT und von den Fähigkeiten des Menschen muss zwangsläufig den Glauben begrenzen und das geistige Verständnis behindern. Er teilt Glauben und Verständnis zwischen Materie und GEIST auf, zwischen dem Endlichen und dem Unendlichen, und wendet sich so von dem intelligenten und göttlichen heilenden PRINZIP ab und dem leblosen Medikament zu.

Menschengemachte Theorien

Jesu geistiger Ursprung und seine Demonstration des göttlichen PRINZIPS statteten ihn in reichem Maße aus und berechtigten ihn

in Science. He was the son of a virgin. The term
Christ Jesus, or Jesus the Christ (to give the full and
proper translation of the Greek), may be ren-   *The one anointed*
dered "Jesus the anointed," Jesus the God-
crowned or the divinely royal man, as it is said of him in
the first chapter of Hebrews: —

> Therefore God, even thy God, hath anointed thee
> With the oil of gladness above thy fellows.

With this agrees another passage in the same chapter, which refers to the Son as "the brightness of His [God's] glory, and the express [expressed] image of His person [infinite Mind]." It is noteworthy that the phrase "express image" in the Common Version is, in the Greek Testament, *character.* Using this word in its higher meaning, we may assume that the author of this remarkable epistle regarded Christ as the Son of God, the royal reflection of the infinite; and the cause given for the exaltation of Jesus, Mary's son, was that he "loved righteousness and hated iniquity." The passage is made even clearer in the translation of the late George R. Noyes, D.D.: "Who, being a brightness from His glory, and an image of His being."

Jesus of Nazareth was the most scientific man that ever trod the globe. He plunged beneath the material surface of things, and found the spiritual cause. To accommodate himself to imma-   *Jesus the Scientist*
ture ideas of spiritual power, — for spirituality was possessed only in a limited degree even by his disciples, — Jesus called the body, which by spiritual power he raised from the grave, "flesh and bones." To show that the substance of himself was Spirit and the body

zur Sohnschaft in der Wissenschaft. Er war der Sohn einer Jungfrau. Die Bezeichnung Christus Jesus oder Jesus, der Christus (um die vollständige und richtige Übersetzung aus dem Griechischen zu geben), kann mit „Jesus der Gesalbte", Jesus, der von GOTT Gekrönte oder der göttlich königliche Mensch wiedergegeben werden, wie es auch über ihn im ersten Kapitel des Briefes an die Hebräer heißt:

> Der *eine* Gesalbte

> Darum hat Gott, ja dein Gott, dich gesalbt
> Mit dem Öl der Freude, mehr als deinesgleichen.*

Damit stimmt eine andere Stelle im gleichen Kapitel überein, die sich auf den Sohn bezieht als den „Abglanz Seiner [GOTTES] Herrlichkeit und das ausdrückliche [ausgedrückte] Ebenbild Seines Wesens [des unendlichen GEMÜTS]"*. Es ist bemerkenswert, dass der in der King-James-Übersetzung verwendete Ausdruck „ausdrückliches Ebenbild" im griechischen Testament *Charakter* bedeutet. Wenn wir dieses Wort in seiner höheren Bedeutung gebrauchen, können wir annehmen, dass der Autor dieses bemerkenswerten Briefes Christus als den Sohn GOTTES betrachtete, als die königliche Widerspiegelung des Unendlichen; und der Grund, der für diese Erhöhung Jesu, des Sohnes der Maria, angegeben wird, lautet: „Du hast die Gerechtigkeit geliebt und die Ungerechtigkeit gehasst." Die Worte werden noch klarer in der Übersetzung des verstorbenen George R. Noyes, D.D.: „Er, der ein Glanz Seiner Herrlichkeit ist und ein Bild Seines Seins."

Jesus von Nazareth war der wissenschaftlichste Mensch, der jemals auf Erden wandelte. Er tauchte unter die materielle Oberfläche der Dinge und fand die geistige Ursache. Um sich den unreifen Vorstellungen von geistiger Macht anzupassen — denn Geistigkeit besaßen sogar seine Jünger nur in beschränktem Maße —, nannte Jesus den Körper, den er durch geistige Macht aus dem Grab auferstehen ließ, „Fleisch und Knochen". Um zu zeigen, dass seine eigene Substanz GEIST war und dass der Körper

> Jesus der Wissenschaftler

---

* Nach der King-James-Bibel

no more perfect because of death and no less material
until the ascension (his further spiritual exaltation),
Jesus waited until the mortal or fleshly sense had relinquished the belief of substance-matter, and spiritual sense had quenched all earthly yearnings. Thus he found the eternal Ego, and proved that he and the Father were inseparable as God and His reflection or spiritual man. Our Master gained the solution of being, demonstrating the existence of but one Mind without a second or equal.

The Jews, who sought to kill this man of God, showed plainly that their material views were the parents of their wicked deeds. When Jesus spoke of reproducing his body, — knowing, as he did, that Mind was the builder, — and said, "Destroy this temple, and in three days I will raise it up," they thought that he meant their material temple instead of his body. To such materialists, the real man seemed a spectre, unseen and unfamiliar, and the body, which they laid in a sepulchre, seemed to be substance. This materialism lost sight of the true Jesus; but the faithful Mary saw him, and he presented to her, more than ever before, the true idea of Life and substance.

The bodily resurrection

Because of mortals' material and sinful belief, the spiritual Jesus was imperceptible to them. The higher his demonstration of divine Science carried the problem of being, and the more distinctly he uttered the demands of its divine Principle, Truth and Love, the more odious he became to sinners and to those who, depending on doctrines and material laws to save them from sin and sickness, were submissive to death as being in supposed accord with the inevitable law of life. Jesus proved them wrong by

Opposition of materialists

durch den Tod nicht vollkommener und bis zur Himmelfahrt (seiner weiteren geistigen Erhöhung) nicht weniger materiell geworden war, wartete Jesus, bis der sterbliche oder fleischliche Sinn die Vorstellung von Substanz-Materie aufgegeben und der geistige Sinn alles irdische Sehnen gestillt hatte. Dadurch fand er das ewige Ego und bewies, dass er und der Vater als GOTT und Seine Widerspiegelung oder der geistige Mensch untrennbar waren. Unser Meister gelangte zur Lösung des Seins und bewies die Existenz von nur *einem* GEMÜT, ohne ein zweites oder gleiches.

Die Juden, die diesen Menschen GOTTES zu töten suchten, zeigten deutlich, dass ihre materiellen Anschauungen die Urheber ihrer niederträchtigen Taten waren. Als Jesus davon sprach, seinen Körper wieder erstehen zu lassen — da, wie er wusste, GEMÜT der Baumeister war —, und sagte: „Brecht diesen Tempel ab, und in drei Tagen werde ich ihn wieder aufbauen", dachten sie, er meine ihren materiellen Tempel und nicht seinen Körper. Solchen Materialisten schien der wirkliche Mensch eine Geistererscheinung zu sein, unsichtbar und unvertraut, und der Körper, den sie in ein Grab legten, schien ihnen Substanz zu sein. Dieser Materialismus verlor den wahren Jesus aus den Augen; aber die treue Maria sah ihn, und mehr als je zuvor stellte er für sie die wahre Idee von LEBEN und Substanz dar.

Körperliche Auferstehung

Wegen des materiellen und sündigen Glaubens der Sterblichen war der geistige Jesus für sie nicht wahrnehmbar. Je höher seine Demonstration der göttlichen Wissenschaft das Problem des Seins hob und je klarer er die Forderungen ihres göttlichen PRINZIPS, WAHRHEIT und LIEBE, äußerte, desto verhasster wurde er den Sündern und denen, die sich für ihre Erlösung von Sünde und Krankheit auf Glaubenslehren und materielle Gesetze verließen, die sich dem Tod unterwarfen, als stünde dieser in vermeintlicher Übereinstimmung mit dem unumgänglichen Gesetz des Lebens. Durch seine Auferstehung bewies Jesus, dass sie im

Opposition der Materialisten

his resurrection, and said: "Whosoever liveth and believeth in me shall never die."

That saying of our Master, "I and my Father are one," separated him from the scholastic theology of the rabbis. His better understanding of God was a rebuke to them. He knew of but one Mind and laid no claim to any other. He knew that the Ego was Mind instead of body and that matter, sin, and evil were not Mind; and his understanding of this divine Science brought upon him the anathemas of the age.

Hebrew theology

The opposite and false views of the people hid from their sense Christ's sonship with God. They could not discern his spiritual existence. Their carnal minds were at enmity with it. Their thoughts were filled with mortal error, instead of with God's spiritual idea as presented by Christ Jesus. The likeness of God we lose sight of through sin, which beclouds the spiritual sense of Truth; and we realize this likeness only when we subdue sin and prove man's heritage, the liberty of the sons of God.

The true sonship

Jesus' spiritual origin and understanding enabled him to demonstrate the facts of being, — to prove irrefutably how spiritual Truth destroys material error, heals sickness, and overcomes death. The divine conception of Jesus pointed to this truth and presented an illustration of creation. The history of Jesus shows him to have been more spiritual than all other earthly personalities.

Immaculate conception

Wearing in part a human form (that is, as it seemed to mortal view), being conceived by a human mother, Jesus was the mediator between Spirit and the flesh, between Truth and error. Explaining and demonstrat-

Unrecht waren, und sagte: „Wer lebt und an mich glaubt, der wird niemals mehr sterben."

Jener Ausspruch unseres Meisters „Ich und der Vater sind eins" trennte ihn von der scholastischen Theologie der Rabbiner. Sein besseres Verständnis von GOTT war ihnen ein Vorwurf. Er kannte nur *ein* GEMÜT und erhob keinerlei Anspruch auf irgendein anderes. Er wusste, dass das Ego GEMÜT anstatt Körper ist und dass Materie, Sünde und Böses nicht GEMÜT sind; und sein Verständnis von dieser göttlichen Wissenschaft brachte den Bannfluch seiner Zeit über ihn.

<small>Hebräische Theologie</small>

Die entgegengesetzten und falschen Anschauungen der Menschen verbargen vor ihren Sinnen, dass Christus GOTTES Sohn war. Sie konnten seine geistige Existenz nicht wahrnehmen. Ihre fleischlichen Gemüter standen ihr feindlich gegenüber. Ihre Gedanken waren von sterblichem Irrtum erfüllt statt von GOTTES geistiger Idee, wie sie durch Christus Jesus dargestellt wurde. Durch Sünde, die die geistige Auffassung von WAHRHEIT verdunkelt, verlieren wir das Gleichnis GOTTES aus den Augen; und dieses Gleichnis wird für uns nur dann zur Wirklichkeit, wenn wir Sünde unterwerfen und das Erbe des Menschen, die Freiheit der Kinder GOTTES, beweisen.

<small>Die wahre Sohnschaft</small>

Jesu geistiger Ursprung und sein geistiges Verständnis befähigten ihn, die Tatsachen des Seins zu demonstrieren — unwiderlegbar zu beweisen, wie geistige WAHRHEIT materiellen Irrtum zerstört, Krankheit heilt und Tod überwindet. Die göttliche Empfängnis Jesu wies auf diese Wahrheit hin und bot eine Veranschaulichung der Schöpfung. Die Geschichte Jesu zeigt, dass er geistiger war als alle anderen irdischen Persönlichkeiten.

<small>Unbefleckte Empfängnis</small>

Jesus, der zum Teil eine menschliche Gestalt trug (das heißt, so erschien es der sterblichen Anschauung), den eine menschliche Mutter empfangen hatte, war der Mittler zwischen GEIST und dem Fleisch, zwischen WAHRHEIT und Irrtum. Er erklärte und demons-

ing the way of divine Science, he became the way of salvation to all who accepted his word. From him mortals may learn how to escape from evil. The real man being linked by Science to his Maker, mortals need only turn from sin and lose sight of mortal selfhood to find Christ, the real man and his relation to God, and to recognize the divine sonship. Christ, Truth, was demonstrated through Jesus to prove the power of Spirit over the flesh, — to show that Truth is made manifest by its effects upon the human mind and body, healing sickness and destroying sin.

Jesus as mediator

Jesus represented Christ, the true idea of God. Hence the warfare between this spiritual idea and perfunctory religion, between spiritual clear-sightedness and the blindness of popular belief, which led to the conclusion that the spiritual idea could be killed by crucifying the flesh. The Christ-idea, or the Christ-man, rose higher to human view because of the crucifixion, and thus proved that Truth was the master of death. Christ presents the indestructible man, whom Spirit creates, constitutes, and governs. Christ illustrates that blending with God, his divine Principle, which gives man dominion over all the earth.

Spiritual government

The spiritual idea of God, as presented by Jesus, was scourged in person, and its Principle was rejected. That man was accounted a criminal who could prove God's divine power by healing the sick, casting out evils, spiritualizing materialistic beliefs, and raising the dead, — those dead in trespasses and sins, satisfied with the flesh, resting on the basis of matter, blind to the possibilities of Spirit and its correlative truth.

Deadness in sin

trierte den Weg der göttlichen Wissenschaft und wurde so für alle, die sein Wort annahmen, zum Weg der Erlösung. Von ihm können die Sterblichen lernen, wie sie dem Bösen entrinnen können. Weil der wirkliche Mensch durch die Wissenschaft mit seinem Schöpfer verbunden ist, brauchen sich die Sterblichen nur von der Sünde abzuwenden und das sterbliche Selbst aus den Augen zu verlieren, um Christus, den wirklichen Menschen und seine Beziehung zu Gott, zu finden und die göttliche Sohnschaft zu erkennen. Christus, Wahrheit, wurde durch Jesus demonstriert, um die Macht des Geistes über das Fleisch zu beweisen — um zu zeigen, dass Wahrheit durch ihre Wirkungen auf das menschliche Gemüt und auf den menschlichen Körper in der Heilung von Krankheit und in der Zerstörung von Sünde offenbar gemacht wird.

Jesus als Mittler

Jesus stellte Christus, die wahre Idee Gottes, dar. Daher der Kampf zwischen dieser geistigen Idee und oberflächlicher Religion, zwischen dem geistig klaren Blick und der Blindheit des allgemeinen Glaubens, die zu der Schlussfolgerung führte, dass die geistige Idee durch die Kreuzigung des Fleisches getötet werden könnte. Die Christus-Idee oder der Christus-Mensch stieg für die menschliche Anschauung durch die Kreuzigung höher und bewies damit, dass Wahrheit Herr über den Tod war. Christus stellt den unzerstörbaren Menschen dar, den Geist erschafft, gestaltet und regiert. Christus veranschaulicht jenes Verschmelzen mit Gott, seinem göttlichen Prinzip, das dem Menschen Herrschaft über die ganze Erde gibt.

Geistige Regierung

Die geistige Idee Gottes, wie Jesus sie darstellte, wurde in der Person gegeißelt und ihr Prinzip wurde abgelehnt. Dieser Mensch wurde zu den Verbrechern gerechnet, der doch Gottes göttliche Macht durch das Heilen der Kranken, das Austreiben der Übel, die Vergeistigung materialistischer Auffassungen und das Auferwecken der Toten beweisen konnte — jener, die tot waren durch Übertretungen und Sünden, zufrieden im Fleisch, auf den Grundlagen der Materie ruhend, blind für die Möglichkeiten des Geistes und für die ihm entsprechende Wahrheit.

Leblosigkeit in Sünde

Jesus uttered things which had been "secret from the foundation of the world," — since material knowledge usurped the throne of the creative divine Principle, insisted on the might of matter, the force of falsity, the insignificance of spirit, and proclaimed an anthropomorphic God.

Whosoever lives most the life of Jesus in this age and declares best the power of Christian Science, will drink of his Master's cup. Resistance to Truth will haunt his steps, and he will incur the hatred of sinners, till "wisdom is justified of her children." These blessed benedictions rest upon Jesus' followers: "If the world hate you, ye know that it hated me before it hated you;" "Lo, I am with you alway," — that is, not only in all time, but in *all ways* and conditions.

The cup of Jesus

The individuality of man is no less tangible because it is spiritual and because his life is not at the mercy of matter. The understanding of his spiritual individuality makes man more real, more formidable in truth, and enables him to conquer sin, disease, and death. Our Lord and Master presented himself to his disciples after his resurrection from the grave, as the self-same Jesus whom they had loved before the tragedy on Calvary.

To the materialistic Thomas, looking for the ideal Saviour in matter instead of in Spirit and to the testimony of the material senses and the body, more than to Soul, for an earnest of immortality, — to him Jesus furnished the proof that he was unchanged by the crucifixion. To this dull and doubting disciple Jesus remained a fleshly reality, so long as the Master remained an inhabitant of the earth. Nothing but a display of matter could make existence real

Material skepticism

Jesus äußerte Dinge, die „von Grundlegung der Welt an verborgen" gewesen waren — seit das materielle Wissen den Thron des schöpferischen göttlichen PRINZIPS an sich gerissen hatte, auf der Macht der Materie, der Gewalt der Unwahrheit, der Bedeutungslosigkeit des Geistes bestanden und einen vermenschlichten GOTT verkündet hatte.

Wer in der heutigen Zeit dem Leben Jesu am nächsten kommt und die Macht der Christlichen Wissenschaft am besten verkündet, wird aus dem Kelch seines Meisters trinken. Widerstand gegen die WAHRHEIT wird seine Schritte verfolgen und er wird sich den Hass der Sünder zuziehen, bis „die Weisheit ... gerechtfertigt worden [ist] von ihren Kindern". Diese beglückenden Segnungen ruhen auf Jesu Nachfolgern: „Wenn euch die Welt hasst, dann wisst, dass sie mich vor euch gehasst hat"; „Seht, ich bin bei euch alle Tage" — das heißt, nicht nur zu allen Zeiten, sondern auf *allen Wegen* und unter allen Umständen. *(Der Kelch Jesu)*

Die Individualität des Menschen ist nicht weniger greifbar, weil sie geistig ist und weil sein Leben nicht der Materie ausgeliefert ist. Das Verständnis seiner geistigen Individualität macht den Menschen wirklicher, gewaltiger in der Wahrheit und befähigt ihn, Sünde, Krankheit und Tod zu besiegen. Unser Herr und Meister zeigte sich seinen Jüngern nach seiner Auferstehung aus dem Grab als derselbe Jesus, den sie vor der Tragödie von Golgatha geliebt hatten.

Dem materialistischen Thomas, der den idealen Erlöser in der Materie statt im GEIST und ein Zeichen der Unsterblichkeit eher im Zeugnis der materiellen Sinne und im Körper als in der SEELE suchte, lieferte Jesus den Beweis, dass er durch die Kreuzigung unverändert geblieben war. Für diesen schwerfälligen und zweifelnden Jünger blieb Jesus eine fleischliche Wirklichkeit, solange der Meister ein Bewohner der Erde war. Nur das Vorzeigen der Materie konnte für Thomas das Dasein zur Wirklichkeit *(Materieller Skeptizismus)*

to Thomas. For him to believe in matter was no task, but for him to conceive of the substantiality of Spirit — to know that nothing can efface Mind and immortality, in which Spirit reigns — was more difficult.

Corporeal senses define diseases as realities; but the Scriptures declare that God made all, even while the corporeal senses are saying that matter causes disease and the divine Mind cannot or will not heal it. The material senses originate and support all that is material, untrue, selfish, or debased. They would put soul into soil, life into limbo, and doom all things to decay. We must silence this lie of material sense with the truth of spiritual sense. We must cause the error to cease that brought the belief of sin and death and would efface the pure sense of omnipotence.

What the senses originate

Is the sick man sinful above all others? No! but so far as he is discordant, he is not the image of God. Weary of their material beliefs, from which comes so much suffering, invalids grow more spiritual, as the error — or belief that life is in matter — yields to the reality of spiritual Life.

Sickness as discord

The Science of Mind denies the error of sensation in matter, and heals with Truth. Medical science treats disease as though disease were real, therefore right, and attempts to heal it with matter. If disease is right it is wrong to heal it. Material methods are temporary, and are not adapted to elevate mankind.

The governor is not subjected to the governed. In Science man is governed by God, divine Principle, as numbers are controlled and proved by His laws. Intelligence does not originate in numbers, but is manifested through them. The body does not include soul, but man-

werden lassen. An die Materie zu glauben, war für ihn ein Leichtes, doch die Substanzialität des GEISTES zu begreifen — zu verstehen, dass nichts GEMÜT und Unsterblichkeit, in denen GEIST regiert, auslöschen kann — war für ihn schwieriger.

Die körperlichen Sinne definieren Krankheiten als Wirklichkeiten; aber die Heilige Schrift erklärt, dass GOTT alles gemacht hat, auch wenn die körperlichen Sinne sagen, dass die Materie Krankheit verursache und dass das göttliche GEMÜT sie nicht heilen könne oder wolle. Die materiellen Sinne erzeugen und stützen alles, was materiell, unwahr, selbstsüchtig oder niedrig ist. Sie ordnen Seele dem Stofflichen zu, bringen das Leben an den Rand der Hölle und verurteilen alle Dinge zum Verfall. Wir müssen diese Lüge des materiellen Sinnes mit der Wahrheit des geistigen Sinnes zum Schweigen bringen. Wir müssen dem Irrtum, der den Glauben an Sünde und Tod gebracht hat und die reine Auffassung von der Allmacht auszulöschen sucht, ein Ende setzen.

Was die Sinne erzeugen

Ist der kranke Mensch sündiger als alle anderen? Nein! Aber insoweit er unharmonisch ist, ist er nicht das Bild GOTTES. Ihrer materiellen Auffassungen müde, aus denen so viel Leid hervorgeht, werden die Kranken in dem Maße geistiger, wie der Irrtum — oder der Glaube, dass Leben in der Materie sei — der Wirklichkeit des geistigen LEBENS weicht.

Krankheit als Disharmonie

Die Wissenschaft des GEMÜTS verneint den Irrtum, dass Empfindung in der Materie sei, und heilt mit WAHRHEIT. Die medizinische Wissenschaft behandelt Krankheit als etwas Wirkliches und daher Berechtigtes und versucht, sie durch Materie zu heilen. Wenn Krankheit berechtigt ist, dann ist es unrecht, sie zu heilen. Materielle Methoden sind vorübergehend und nicht geeignet, die Menschheit zu erheben.

Der Regierende untersteht nicht dem Regierten. In der Wissenschaft wird der Mensch von GOTT, dem göttlichen PRINZIP, regiert, wie die Zahlen durch Seine Gesetze beherrscht und bewiesen werden. Die Intelligenz hat ihren Ursprung nicht in den Zahlen, sondern wird durch sie dargestellt. Der Körper umfasst die Seele

ifests mortality, a false sense of soul. The delusion that there is life in matter has no kinship with the Life supernal.

Science depicts disease as error, as matter *versus* Mind, and error reversed as subserving the facts of health. To calculate one's life-prospects from a material basis, would infringe upon spiritual law and misguide human hope. Having faith in the divine Principle of health and spiritually understanding God, sustains man under all circumstances; whereas the lower appeal to the general faith in material means (commonly called nature) must yield to the all-might of infinite Spirit.

Unscientific introspection

Throughout the infinite cycles of eternal existence, Spirit and matter neither concur in man nor in the universe.

The varied doctrines and theories which presuppose life and intelligence to exist in matter are so many ancient and modern mythologies. Mystery, miracle, sin, and death will disappear when it becomes fairly understood that the divine Mind controls man and man has no Mind but God.

God the only Mind

The divine Science taught in the original language of the Bible came through inspiration, and needs inspiration to be understood. Hence the misapprehension of the spiritual meaning of the Bible, and the misinterpretation of the Word in some instances by uninspired writers, who only wrote down what an inspired teacher had said. A misplaced word changes the sense and misstates the Science of the Scriptures, as, for instance, to name Love as merely an attribute of God; but we can by special and proper capitalization speak of the love of Love, meaning by that what the beloved disciple meant in one of his epistles,

Scriptures misinterpreted

nicht, sondern er bekundet Sterblichkeit, eine falsche Auffassung von Seele. Es besteht keine Verwandtschaft zwischen der Täuschung, dass Leben in der Materie sei, und dem himmlischen LEBEN.

Die Wissenschaft bezeichnet Krankheit als Irrtum, als Materie im Gegensatz zu GEMÜT, und sie zeigt, dass Irrtum, wenn er umgekehrt wird, den Tatsachen der Gesundheit förderlich ist. Seine Lebensaussichten von einer materiellen Grundlage aus zu berechnen, würde gegen das geistige Gesetz verstoßen und die menschliche Hoffnung irreführen. Vertrauen in das göttliche PRINZIP der Gesundheit zu haben und GOTT geistig zu verstehen, erhält den Menschen unter allen Umständen; dagegen muss das niedrigere Zurückgreifen auf den allgemeinen Glauben an materielle Mittel (gewöhnlich Natur genannt) der Allmacht des unendlichen GEISTES weichen.

Unwissenschaftlicher Einblick

In dem unendlichen Kreislauf des ewigen Daseins treffen GEIST und Materie weder im Menschen noch im Universum zusammen.

Die unterschiedlichen Lehren und Theorien, die voraussetzen, dass Leben und Intelligenz in der Materie sind, sind nichts als alte und moderne Mythologien. Rätselhaftes, Wunder, Sünde und Tod werden verschwinden, wenn es völlig verstanden wird, dass das göttliche GEMÜT den Menschen regiert und dass der Mensch kein GEMÜT hat außer GOTT.

GOTT das einzige GEMÜT

Die göttliche Wissenschaft, die in der ursprünglichen Sprache der Bibel gelehrt wurde, kam durch Inspiration und es erfordert Inspiration, sie zu verstehen. Daher die falsche Auffassung von der geistigen Bedeutung der Bibel und in einigen Fällen die falsche Auslegung von GOTTES Wort durch uninspirierte Schreiber, die nur niederschrieben, was ein inspirierter Lehrer gesagt hatte. Ein falsch gesetztes Wort verändert den Sinn und stellt die Wissenschaft der Heiligen Schrift falsch dar, wenn man zum Beispiel LIEBE nur als ein Attribut GOTTES bezeichnet; aber durch besondere und richtig angewandte Großschreibung [im Deutschen durch Kapitälchen] können wir von der Liebe der LIEBE sprechen, womit wir das meinen, was der geliebte Jünger in

Die Heilige Schrift falsch ausgelegt

when he said, "God is love." Likewise we can speak of the truth of Truth and of the life of Life, for Christ plainly declared, "I am the way, the truth, and the life."

Metaphors abound in the Bible, and names are often expressive of spiritual ideas. The most distinguished theologians in Europe and America agree that the Scriptures have both a spiritual and literal meaning. In Smith's Bible Dictionary it is said: "The spiritual interpretation of Scripture must rest upon both the literal and moral;" and in the learned article on Noah in the same work, the familiar text, Genesis vi. 3, "And the Lord said, My spirit shall not always strive with man, for that he also is flesh," is quoted as follows, from the original Hebrew: "And Jehovah said, My spirit shall not forever rule [or be humbled] in men, seeing that they are [or, in their error they are] but flesh." Here the original text declares plainly the spiritual fact of being, even man's eternal and harmonious existence as image, idea, instead of matter (however transcendental such a thought appears), and avers that this fact is not forever to be humbled by the belief that man is flesh and matter, for according to that error man is mortal.

Interior meaning

The one important interpretation of Scripture is the spiritual. For example, the text, "In my flesh shall I see God," gives a profound idea of the divine power to heal the ills of the flesh, and encourages mortals to hope in Him who healeth all our diseases; whereas this passage is continually quoted as if Job intended to declare that even if disease and worms destroyed his body, yet in the latter days he should stand in celestial perfection before Elohim, still clad

Job, on the resurrection

einem seiner Briefe meinte, als er sagte: „Gott ist Liebe." Ebenso können wir von der Wahrheit der WAHRHEIT sprechen und von dem Leben des LEBENS, denn Christus erklärte deutlich: „Ich bin der Weg und die Wahrheit und das Leben."

Die Bibel ist voll bildlicher Ausdrücke, und Namen drücken oft geistige Ideen aus. Die bedeutendsten Theologen in Europa und Amerika stimmen darin überein, dass die Heilige Schrift sowohl eine geistige als auch eine wörtliche Bedeutung hat. In Smiths Bibellexikon heißt es: „Die geistige Auslegung der Heiligen Schrift muss auf beidem, der buchstäblichen und der moralischen Auslegung beruhen"; und in dem wissenschaftlichen Artikel über Noah in demselben Werk wird der vertraute Text aus 1. Mose 6:3 „Da sagte der Herr: ‚Mein Geist soll sich nicht für immer mit dem Menschen mühen, denn er ist Fleisch'" wie folgt nach dem hebräischen Originaltext zitiert: „Und Jahwe sagte: Mein Geist soll nicht immerdar in den Menschen herrschen [oder erniedrigt werden], da Ich sehe, dass sie nur Fleisch sind [oder es in ihrem Irrtum sind]." Hier erklärt der Originaltext deutlich die geistige Tatsache des Seins, nämlich die ewige und harmonische Existenz des Menschen als Bild, als Idee, statt als Materie (wie transzendental ein solcher Gedanke auch erscheint), und versichert, dass diese Tatsache nicht für immer durch den Glauben erniedrigt werden soll, dass der Mensch Fleisch und Materie sei, denn diesem Irrtum zufolge ist der Mensch sterblich.

Innere Bedeutung

Die einzig wichtige Auslegung der Heiligen Schrift ist die geistige. Zum Beispiel vermittelt uns die Stelle „In meinem Fleisch werde ich Gott sehen"* eine tiefgreifende Idee von der göttlichen Macht, alle Leiden des Fleisches zu heilen, und ermutigt die Sterblichen auf Ihn zu hoffen, der alle unsere Krankheiten heilt; dagegen wird diese Bibelstelle ständig so zitiert, als wollte Hiob erklären, dass, auch wenn Krankheit und Würmer seinen Körper zerstörten, er doch am letzten Tag in himmlischer Vollkommenheit vor Elohim stehen würde, immer noch im materiellen

Hiob über die Auferstehung

* Nach der King-James-Bibel

in material flesh, — an interpretation which is just the opposite of the true, as may be seen by studying the book of Job. As Paul says, in his first epistle to the Corinthians, "Flesh and blood cannot inherit the kingdom of God."

Fear of the serpent overcome

The Hebrew Lawgiver, slow of speech, despaired of making the people understand what should be revealed to him. When, led by wisdom to cast down his rod, he saw it become a serpent, Moses fled before it; but wisdom bade him come back and handle the serpent, and then Moses' fear departed. In this incident was seen the actuality of Science. Matter was shown to be a belief only. The serpent, evil, under wisdom's bidding, was destroyed through understanding divine Science, and this proof was a staff upon which to lean. The illusion of Moses lost its power to alarm him, when he discovered that what he apparently saw was really but a phase of mortal belief.

Leprosy healed

It was scientifically demonstrated that leprosy was a creation of mortal mind and not a condition of matter, when Moses first put his hand into his bosom and drew it forth white as snow with the dread disease, and presently restored his hand to its natural condition by the same simple process. God had lessened Moses' fear by this proof in divine Science, and the inward voice became to him the voice of God, which said: "It shall come to pass, if they will not believe thee, neither hearken to the voice of the first sign, that they will believe the voice of the latter sign." And so it was in the coming centuries, when the Science of being was demonstrated by Jesus, who showed his students the power of Mind by changing water into wine, and taught them how to handle

Fleisch — eine Interpretation, die das genaue Gegenteil des Wahren ist, wie man aus dem Studium des Buches Hiob sehen kann. Wie Paulus in seinem ersten Brief an die Korinther sagt, dass „Fleisch und Blut das Reich Gottes nicht ererben können".

Der hebräische Gesetzgeber, der nicht beredt war, zweifelte daran, dass er dem Volk verständlich machen könnte, was ihm offenbart werden sollte. Als die Weisheit Mose veranlasste seinen Stab auf die Erde zu werfen und er sah, wie dieser zur Schlange wurde, floh er vor ihr; aber die Weisheit hieß ihn zurückkommen und die Schlange handhaben, und dann verschwand Moses Furcht. Dieser Vorfall zeigte, dass die Wissenschaft den Tatsachen entspricht. Es wurde gezeigt, dass Materie nur eine Annahme ist. Die Schlange, das Böse, wurde auf Befehl der Weisheit durch das Verstehen der göttlichen Wissenschaft zerstört, und dieser Beweis war ein Stab, auf den Mose sich stützen konnte. Moses Illusion verlor ihre Macht ihn zu erschrecken, als er entdeckte, dass das, was er anscheinend sah, tatsächlich nur eine Phase der sterblichen Vorstellung war.

Furcht vor der Schlange überwunden

Es wurde wissenschaftlich demonstriert, dass Lepra ein Erzeugnis des sterblichen Gemüts war, nicht ein Zustand der Materie, als Mose seine Hand zum ersten Mal in den Bausch seines Gewandes steckte und sie, weiß wie Schnee von der gefürchteten Krankheit, wieder herauszog und den natürlichen Zustand seiner Hand durch den gleichen einfachen Vorgang sofort wiederherstellte. Durch diesen Beweis in der göttlichen Wissenschaft hatte GOTT Moses Furcht beschwichtigt und die innere Stimme wurde für ihn die Stimme GOTTES, die sagte: „Wenn sie dir nun bei dem einen Zeichen nicht glauben und nicht auf dich hören werden, so werden sie dir doch bei dem andern Zeichen glauben." Und so war es in den folgenden Jahrhunderten, als die Wissenschaft des Seins durch Jesus demonstriert wurde, der seinen Schülern die Macht des GEMÜTS zeigte, indem er Wasser in Wein verwandelte und sie lehrte, wie man als Beweis der Überlegenheit des GEMÜTS

Lepra geheilt

serpents unharmed, to heal the sick and cast out evils in proof of the supremacy of Mind.

When understanding changes the standpoints of life and intelligence from a material to a spiritual basis, we shall gain the reality of Life, the control of Soul over sense, and we shall perceive Christianity, or Truth, in its divine Principle. This must be the climax before harmonious and immortal man is obtained and his capabilities revealed. It is highly important — in view of the immense work to be accomplished before this recognition of divine Science can come — to turn our thoughts towards divine Principle, that finite belief may be prepared to relinquish its error.

Standpoints changed

Man's wisdom finds no satisfaction in sin, since God has sentenced sin to suffer. The necromancy of yesterday foreshadowed the mesmerism and hypnotism of to-day. The drunkard thinks he enjoys drunkenness, and you cannot make the inebriate leave his besottedness, until his physical sense of pleasure yields to a higher sense. Then he turns from his cups, as the startled dreamer who wakens from an incubus incurred through the pains of distorted sense. A man who likes to do wrong — finding pleasure in it and refraining from it only through fear of consequences — is neither a temperate man nor a reliable religionist.

Saving the inebriate

The sharp experiences of belief in the supposititious life of matter, as well as our disappointments and ceaseless woes, turn us like tired children to the arms of divine Love. Then we begin to learn Life in divine Science. Without this process of weaning, "Canst thou by searching find out God?" It is easier to desire Truth than to rid one's self of error. Mortals

Uses of suffering

unbeschadet Schlangen handhabt, die Kranken heilt und die Übel austreibt.

Wenn das Verständnis die Standpunkte des Lebens und der Intelligenz verändert und sie von einer materiellen auf eine geistige Grundlage hebt, werden wir die Wirklichkeit des LEBENS, die Herrschaft der SEELE über den Sinn, erlangen, und wir werden das Christentum, oder die WAHRHEIT, in ihrem göttlichen PRINZIP erkennen. Dies muss der Höhepunkt sein, bevor der harmonische und unsterbliche Mensch erreicht wird und seine Fähigkeiten offenbart werden. Im Hinblick auf die gewaltige Arbeit, die vollbracht werden muss, bevor dieses Erkennen der göttlichen Wissenschaft kommen kann, ist es äußerst wichtig, unsere Gedanken auf das göttliche PRINZIP zu richten, damit die endliche Auffassung bereit werde ihren Irrtum aufzugeben.

Standpunkte verändert

Die Weisheit des Menschen findet keine Befriedigung in der Sünde, weil GOTT die Sünde zum Leiden verurteilt hat. Die Totenbeschwörung von gestern deutete den Mesmerismus und Hypnotismus von heute bereits an. Der Trinker meint, den Rausch zu genießen, und man kann den Gewohnheitstrinker nicht von seiner Torheit abbringen, bis seine physische Auffassung von Genuss einer höheren Auffassung weicht. Dann wendet er sich von seinem Becher ab wie ein erschreckter Träumer, der aus einem Albdruck erwacht, den die Leiden einer verzerrten Auffassung verursachten. Ein Mensch, der gern Unrecht tut — dem dies Vergnügen bereitet und der es nur aus Furcht vor den Folgen unterlässt —, ist weder ein gemäßigter noch ein in seiner Religion zuverlässiger Mensch.

Rettung des Alkoholikers

Die bitteren Erfahrungen, die uns der Glaube an das vermeintliche Leben der Materie bringt, sowie auch unsere Enttäuschungen und unaufhörlichen Leiden treiben uns wie müde Kinder in die Arme der göttlichen LIEBE. Dann beginnen wir, LEBEN in der göttlichen Wissenschaft zu erfassen. „Die Tiefen Gottes, kannst du sie ergründen" ohne diesen Entwöhnungsprozess? Es ist leichter nach WAHRHEIT zu verlangen, als sich vom Irrtum zu befreien. Die Sterblichen mögen das Verständnis der Christlichen

Nutzen des Leidens

may seek the understanding of Christian Science, but they will not be able to glean from Christian Science the facts of being without striving for them. This strife consists in the endeavor to forsake error of every kind and to possess no other consciousness but good.

A bright outlook

Through the wholesome chastisements of Love, we are helped onward in the march towards righteousness, peace, and purity, which are the landmarks of Science. Beholding the infinite tasks of truth, we pause, — wait on God. Then we push onward, until boundless thought walks enraptured, and conception unconfined is winged to reach the divine glory.

Need and supply

In order to apprehend more, we must put into practice what we already know. We must recollect that Truth is demonstrable when understood, and that good is not understood until demonstrated. If "faithful over a few things," we shall be made rulers over many; but the one unused talent decays and is lost. When the sick or the sinning awake to realize their need of what they have not, they will be receptive of divine Science, which gravitates towards Soul and away from material sense, removes thought from the body, and elevates even mortal mind to the contemplation of something better than disease or sin. The true idea of God gives the true understanding of Life and Love, robs the grave of victory, takes away all sin and the delusion that there are other minds, and destroys mortality.

Childlike receptivity

The effects of Christian Science are not so much seen as felt. It is the "still, small voice" of Truth uttering itself. We are either turning away from this utterance, or we are listening to it and going up higher. Willingness to become as a little child and

Wissenschaft suchen, aber sie werden sich die Tatsachen des Seins nicht einfach von der Christlichen Wissenschaft aneignen können, ohne danach zu streben. Dieses Streben besteht in dem Bemühen, Irrtum jeder Art aufzugeben und kein anderes Bewusstsein zu besitzen als das Gute.

<small>Ein heller Ausblick</small>

Durch die heilsamen Zurechtweisungen der LIEBE werden wir auf dem Weg zu Gerechtigkeit, Frieden und Reinheit, die die Orientierungspunkte der Wissenschaft sind, vorangebracht. Wenn wir uns der unendlichen Aufgaben der Wahrheit bewusst werden, halten wir inne — warten auf GOTT. Dann drängen wir vorwärts, bis sich der unbegrenzte Gedanke begeistert erhebt und das uneingeschränkte Erfassen beschwingt die göttliche Herrlichkeit erreicht.

<small>Bedarf und Versorgung</small>

Um mehr erfassen zu können, müssen wir das in die Praxis umsetzen, was wir schon verstehen. Wir müssen uns darauf besinnen, dass WAHRHEIT beweisbar ist, wenn sie verstanden wird, und dass das Gute nicht verstanden ist, bis es demonstriert worden ist. Wenn wir „über wenigem treu gewesen" sind, werden wir über viel gesetzt werden; aber das eine ungenutzte Talent verkümmert und geht verloren. Wenn die Kranken oder die Sündigen erwachen, um zu erkennen, was sie benötigen, aber nicht haben, werden sie empfänglich sein für die göttliche Wissenschaft, die zur SEELE hin- und vom materiellen Sinn wegstrebt, die das Denken vom Körper abwendet und sogar das sterbliche Gemüt zur Betrachtung von etwas Besserem als Krankheit oder Sünde erhebt. Die wahre Idee von GOTT gibt das wahre Verständnis von LEBEN und LIEBE, sie raubt dem Grab den Sieg, beseitigt alle Sünde und die Täuschung, dass es andere Gemüter gebe, und zerstört die Sterblichkeit.

<small>Kindliche Empfänglichkeit</small>

Die Wirkungen der Christlichen Wissenschaft sind weniger sichtbar als fühlbar. Sie ist die „stille, sanfte Stimme"* der WAHRHEIT, die sich kundtut. Entweder wenden wir uns von dieser Verkündigung ab oder wir lauschen auf sie und steigen höher. Die Bereitwilligkeit, wie ein kleines Kind

* Nach der King-James-Bibel

to leave the old for the new, renders thought receptive of the advanced idea. Gladness to leave the false landmarks and joy to see them disappear, — this disposition helps to precipitate the ultimate harmony. The purification of sense and self is a proof of progress. "Blessed are the pure in heart: for they shall see God."

Unless the harmony and immortality of man are becoming more apparent, we are not gaining the true idea of God; and the body will reflect what governs it, whether it be Truth or error, understanding or belief, Spirit or matter. Therefore "acquaint now thyself with Him, and be at peace." Be watchful, sober, and vigilant. The way is straight and narrow, which leads to the understanding that God is the only Life. It is a warfare with the flesh, in which we must conquer sin, sickness, and death, either here or hereafter, — certainly before we can reach the goal of Spirit, or life in God.

Narrow pathway

Paul was not at first a disciple of Jesus but a persecutor of Jesus' followers. When the truth first appeared to him in Science, Paul was made blind, and his blindness was felt; but spiritual light soon enabled him to follow the example and teachings of Jesus, healing the sick and preaching Christianity throughout Asia Minor, Greece, and even in imperial Rome.

Paul's enlightenment

Paul writes, "If Christ [Truth] be not risen, then is our preaching vain." That is, if the idea of the supremacy of Spirit, which is the true conception of being, come not to your thought, you cannot be benefited by what I say.

Jesus said substantially, "He that believeth in me

zu werden und das Alte für das Neue aufzugeben, macht das Denken für die vorgeschrittene Idee empfänglich. Die Freudigkeit, die falschen Orientierungspunkte zu verlassen, und die Freude sie verschwinden zu sehen — diese Einstellung hilft die endgültige Harmonie herbeizuführen. Die Läuterung von Sinn und Selbst ist ein Beweis des Fortschritts. „Glückselig sind, die reinen Herzens sind; denn sie werden Gott schauen."

Solange die Harmonie und Unsterblichkeit des Menschen nicht sichtbarer werden, erlangen wir die wahre Idee von GOTT nicht; und der Körper wird das widerspiegeln, was ihn regiert, sei es WAHRHEIT oder Irrtum, Verständnis oder Annahme, GEIST oder Materie. Darum „mache dich nun mit Ihm vertraut und habe Frieden"*. Sei wachsam, nüchtern und achtsam. Der Weg ist gerade und schmal, der zu dem Verständnis führt, dass GOTT das einzige LEBEN ist. Es ist ein Kampf mit dem Fleisch, in dem wir Sünde, Krankheit und Tod besiegen müssen, entweder hier oder hiernach — auf jeden Fall bevor wir das Ziel des GEISTES oder das Leben in GOTT erreichen können. *Der schmale Weg*

Paulus war zuerst kein Jünger Jesu, sondern ein Verfolger der Anhänger Jesu. Als die Wahrheit ihm zum ersten Mal in der Wissenschaft erschien, wurde Paulus mit Blindheit geschlagen und er fühlte seine Blindheit; aber bald befähigte ihn geistiges Licht, dem Beispiel und den Lehren Jesu zu folgen, indem er die Kranken heilte und das Christentum in Kleinasien, Griechenland und selbst im kaiserlichen Rom predigte. *Erleuchtung des Paulus*

Paulus schreibt: „Ist aber Christus [WAHRHEIT] nicht auferstanden, dann ist also unsere Predigt vergeblich." Das heißt, wenn die Idee von der Allerhabenheit des GEISTES, die die wahre Auffassung vom Sein ist, nicht in euer Denken kommt, kann euch das, was ich sage, keinen Nutzen bringen.

Jesus sagte im Wesentlichen: „Wer an mich glaubt, der wird

---

* Nach der King-James-Bibel

shall not see death." That is, he who perceives the true idea of Life loses his belief in death. He who has the true idea of good loses all sense of evil, and by reason of this is being ushered into the undying realities of Spirit. Such a one abideth in Life, — life obtained not of the body incapable of supporting life, but of Truth, unfolding its own immortal idea. Jesus gave the true idea of being, which results in infinite blessings to mortals.

Abiding in Life

In Colossians (iii. 4) Paul writes: "When Christ, who is our life, shall appear [be manifested], then shall ye also appear [be manifested] with him in glory." When spiritual being is understood in all its perfection, continuity, and might, then shall man be found in God's image. The absolute meaning of the apostolic words is this: Then shall man be found, in His likeness, perfect as the Father, indestructible in Life, "hid with Christ in God," — with Truth in divine Love, where human sense hath not seen man.

Indestructible being

Paul had a clear sense of the demands of Truth upon mortals physically and spiritually, when he said: "Present your bodies a living sacrifice, holy, acceptable unto God, which is your reasonable service." But he, who is begotten of the beliefs of the flesh and serves them, can never reach in this world the divine heights of our Lord. The time cometh when the spiritual origin of man, the divine Science which ushered Jesus into human presence, will be understood and demonstrated.

Consecration required

When first spoken in any age, Truth, like the light, "shineth in darkness, and the darkness comprehended it not." A false sense of life, substance, and mind

den Tod nicht sehen." Das heißt, wer die wahre Idee vom LEBEN wahrnimmt, verliert seinen Glauben an den Tod. Wer die wahre Idee vom Guten hat, verliert jeden Sinn für Böses und wird somit in die unvergänglichen Wirklichkeiten des GEISTES eingeführt. Ein solcher Mensch bleibt im LEBEN — in dem Leben, das man nicht vom Körper empfängt, der unfähig ist das Leben zu erhalten, sondern von WAHRHEIT, die ihre eigene unsterbliche Idee entfaltet. Jesus gab die wahre Idee vom Sein, die unendliche Segnungen für die Sterblichen zur Folge hat.

Im LEBEN bleiben

Paulus schreibt im Brief an die Kolosser 3:4: „Wenn aber Christus, euer Leben, offenbar werden wird, dann werdet ihr auch offenbar werden mit ihm in Herrlichkeit." Wenn das geistige Sein in all seiner Vollkommenheit, Fortdauer und Macht verstanden wird, dann wird der Mensch als GOTTES Bild erkannt werden. Die absolute Bedeutung der Worte des Apostels ist die: Dann wird der Mensch in Seinem Gleichnis erkannt werden, vollkommen wie der Vater, unzerstörbar im LEBEN, „verborgen mit Christus in Gott" — mit WAHRHEIT in der göttlichen LIEBE, wo der menschliche Sinn den Menschen nicht gesehen hat.

Unzerstörbares Sein

Paulus hatte eine klare Auffassung von den Forderungen der WAHRHEIT an die Sterblichen, in körperlicher wie geistiger Hinsicht, als er sagte: „[Gebt] eure Leiber als ein lebendiges, heiliges, Gott wohlgefälliges Opfer [hin], was euer vernünftiger Gottesdienst ist." Wer aber aus den Auffassungen, die dem Fleisch angehören, geboren ist und ihnen dient, kann in dieser Welt niemals die göttlichen Höhen unseres Herrn erreichen.

Hingabe erforderlich

Die Zeit wird kommen, in der der geistige Ursprung des Menschen, die göttliche Wissenschaft, durch die Jesus in das menschliche Dasein geführt wurde, verstanden und demonstriert werden wird.

Wenn WAHRHEIT in irgendeinem Zeitalter zum ersten Mal verkündet wird, scheint sie wie das Licht „in der Finsternis, und die Finsternis hat es nicht begriffen". Eine falsche Auffassung von

hides the divine possibilities, and conceals scientific demonstration.

If we wish to follow Christ, Truth, it must be in the way of God's appointing. Jesus said, "He that believeth on me, the works that I do shall he do also." He, who would reach the source and find the divine remedy for every ill, must not try to climb the hill of Science by some other road. All nature teaches God's love to man, but man cannot love God supremely and set his whole affections on spiritual things, while loving the material or trusting in it more than in the spiritual.

Loving God supremely

We must forsake the foundation of material systems, however time-honored, if we would gain the Christ as our only Saviour. Not partially, but fully, the great healer of mortal mind is the healer of the body.

The purpose and motive to live aright can be gained now. This point won, you have started as you should. You have begun at the numeration-table of Christian Science, and nothing but wrong intention can hinder your advancement. Working and praying with true motives, your Father will open the way. "Who did hinder you, that ye should not obey the truth?"

Saul of Tarsus beheld the way — the Christ, or Truth — only when his uncertain sense of right yielded to a spiritual sense, which is always right. Then the man was changed. Thought assumed a nobler outlook, and his life became more spiritual. He learned the wrong that he had done in persecuting Christians, whose religion he had not understood, and in humility he took the new name of Paul. He beheld for the first time the true idea of Love, and learned a lesson in divine Science.

Conversion of Saul

Leben, Substanz und Gemüt entzieht die göttlichen Möglichkeiten dem Blick und verbirgt die wissenschaftliche Demonstration.

Wenn wir Christus, WAHRHEIT, folgen wollen, muss es so geschehen, wie GOTT es bestimmt hat. Jesus sagte: „Wer an mich glaubt, der wird die Werke auch tun, die ich tue." Wer die Quelle erreichen und das göttliche Heilmittel für alle Übel finden will, darf nicht versuchen, den Berg der Wissenschaft auf irgendeinem anderen Weg zu erklimmen. Die ganze Natur lehrt GOTTES Liebe zum Menschen, aber der Mensch kann GOTT nicht über alles lieben und alle seine Herzensneigungen auf geistige Dinge richten, während er das Materielle liebt oder mehr darauf vertraut als auf das Geistige.

GOTT über alles lieben

Wir müssen die Grundlage der materiellen Systeme verlassen, so altehrwürdig sie auch sein mögen, wenn wir den Christus als unseren einzigen Erlöser gewinnen wollen. Der große Heiler des sterblichen Gemüts ist nicht nur teilweise, sondern vollständig der Heiler des Körpers.

Den Vorsatz und das Motiv, recht zu leben, können wir jetzt gewinnen. Hast du diesen Punkt erreicht, dann hast du so angefangen, wie du solltest. Du hast mit dem Einmaleins der Christlichen Wissenschaft begonnen und nichts als unrechte Absicht kann deinen Fortschritt hindern. Wenn du aus wahren Motiven arbeitest und betest, wird dir dein Vater den Weg öffnen. „Wer hat euch aufgehalten, der Wahrheit nicht zu gehorchen?"

Saulus von Tarsus erblickte den Weg — den Christus oder die WAHRHEIT — erst, als seine ungewisse Auffassung vom Rechten einer geistigen Auffassung wich, die immer richtig ist. Dann wurde der Mensch umgewandelt. Das Denken gewann einen edleren Ausblick und sein Leben wurde geistiger. Er sah ein, wie unrecht er gehandelt hatte, als er die Christen verfolgte, deren Religion er nicht verstanden hatte, und in Demut nahm er den neuen Namen Paulus an. Zum ersten Mal erblickte er die wahre Idee der LIEBE und lernte eine Lektion in der göttlichen Wissenschaft.

Bekehrung des Saulus

Reform comes by understanding that there is no abiding pleasure in evil, and also by gaining an affection for good according to Science, which reveals the immortal fact that neither pleasure nor pain, appetite nor passion, can exist in or of matter, while divine Mind can and does destroy the false beliefs of pleasure, pain, or fear and all the sinful appetites of the human mind.

What a pitiful sight is malice, finding pleasure in revenge! Evil is sometimes a man's highest conception of right, until his grasp on good grows stronger. Then he loses pleasure in wickedness, and it becomes his torment. The way to escape the misery of sin is to cease sinning. There is no other way. Sin is the image of the beast to be effaced by the sweat of agony. It is a moral madness which rushes forth to clamor with midnight and tempest.

Image of the beast

To the physical senses, the strict demands of Christian Science seem peremptory; but mortals are hastening to learn that Life is God, good, and that evil has in reality neither place nor power in the human or the divine economy.

Peremptory demands

Fear of punishment never made man truly honest. Moral courage is requisite to meet the wrong and to proclaim the right. But how shall we reform the man who has more animal than moral courage, and who has not the true idea of good? Through human consciousness, convince the mortal of his mistake in seeking material means for gaining happiness. Reason is the most active human faculty. Let that inform the sentiments and awaken the man's dormant sense of moral obligation, and by degrees he will learn the nothingness of the pleasures of human sense

Moral courage

Umwandlung kommt durch das Verständnis, dass es keine bleibende Befriedigung im Bösen gibt, und auch dadurch, dass man eine Liebe zum Guten der Wissenschaft entsprechend gewinnt, die die unsterbliche Tatsache offenbart, dass weder Freude noch Schmerz, weder Lust noch Leidenschaft in der Materie existieren noch von ihr kommen können, während das göttliche GEMÜT die falschen Vorstellungen von Freude, Schmerz oder Furcht und all die sündigen Begierden des menschlichen Gemüts zerstören kann und es auch tut.

Was für einen erbärmlichen Anblick bietet die Bosheit, die sich an Rache freut! Das Böse ist manchmal eines Menschen höchste Vorstellung vom Rechten, bis sein Erfassen des Guten stärker wird. Dann verliert er die Freude an der Bosheit und sie wird ihm zur Qual. Der Weg, dem Elend der Sünde zu entkommen, ist: aufhören zu sündigen. Es gibt keinen anderen Weg. Sünde ist das Bild des Tieres, das durch den Schweiß des Todeskampfes ausgelöscht werden muss. Sie ist moralischer Wahnsinn, der hervorbricht, um in Nacht und Sturm zu lärmen. *Das Bild des Tieres*

Den physischen Sinnen erscheinen die strengen Forderungen der Christlichen Wissenschaft gebieterisch; aber die Sterblichen eilen der Erkenntnis entgegen, dass LEBEN GOTT, das Gute, ist und dass das Böse in Wirklichkeit in der menschlichen oder der göttlichen Ordnung weder Raum noch Macht hat. *Gebieterische Forderungen*

Die Furcht vor Strafe hat den Menschen niemals wirklich ehrlich gemacht. Es erfordert moralischen Mut, dem Unrecht entgegenzutreten und das Rechte zu verkünden. Aber wie sollen wir den Menschen umwandeln, der mehr tierischen als moralischen Mut hat und der nicht die wahre Idee vom Guten hat? Überzeuge den Sterblichen durch das menschliche Bewusstsein davon, dass er einen Fehler begeht, wenn er das Glück mit materiellen Mitteln zu gewinnen versucht. Vernunft ist die aktivste menschliche Fähigkeit. Lass sie zu den Gefühlen sprechen und des Menschen schlummernden Sinn für seine moralische Verpflichtung wecken, und er wird nach und nach die Nichtigkeit der Freuden des menschlichen Sinnes und die Erhabenheit und Glückseligkeit eines geistigen *Moralischer Mut*

and the grandeur and bliss of a spiritual sense, which silences the material or corporeal. Then he not only will be saved, but *is* saved.

Mortals suppose that they can live without goodness, when God is good and the only real Life. What is the result? Understanding little about the divine Principle which saves and heals, mortals get rid of sin, sickness, and death only in belief. These errors are not thus really destroyed, and must therefore cling to mortals until, here or hereafter, they gain the true understanding of God in the Science which destroys human delusions about Him and reveals the grand realities of His allness. *Final destruction of error*

This understanding of man's power, when he is equipped by God, has sadly disappeared from Christian history. For centuries it has been dormant, a lost element of Christianity. Our missionaries carry the Bible to India, but can it be said that they explain it practically, as Jesus did, when hundreds of persons die there annually from serpent-bites? Understanding spiritual law and knowing that there is no material law, Jesus said: "These signs shall follow them that believe, … they shall take up serpents, and if they drink any deadly thing, it shall not hurt them. They shall lay hands on the sick, and they shall recover." It were well had Christendom believed and obeyed this sacred saying. *Promise perpetual*

Jesus' promise is perpetual. Had it been given only to his immediate disciples, the Scriptural passage would read *you*, not *they*. The purpose of his great life-work extends through time and includes universal humanity. Its Principle is infinite, reaching beyond the pale of a

Sinnes erkennen, der den materiellen oder körperlichen Sinn verstummen lässt. Dann wird der Mensch nicht nur erlöst werden, dann *ist* er erlöst.

Die Sterblichen nehmen an, dass sie ohne Güte leben können, wo doch Gott gut und das einzig wirkliche Leben ist. Zu welchem Ergebnis führt das? Weil die Sterblichen wenig vom göttlichen Prinzip verstehen, das erlöst und heilt, werden sie nur der Annahme nach von Sünde, Krankheit und Tod frei. Diese Irrtümer sind somit nicht wirklich zerstört und müssen daher den Sterblichen anhängen, bis sie hier oder hiernach das wahre Verständnis von Gott in jener Wissenschaft erlangen, die die menschlichen Täuschungen über Ihn zerstört und die großartigen Wirklichkeiten Seiner Allheit offenbart.

Endgültige Zerstörung des Irrtums

Dieses Verständnis von der Macht des Menschen, wenn er von Gott ausgerüstet ist, ist leider aus der christlichen Geschichte verschwunden. Jahrhundertelang schlummerte es, ein verlorengegangenes Element des Christentums. Unsere Missionare tragen die Bibel nach Indien, aber kann man behaupten, dass sie sie praktisch erklären, so wie Jesus es tat, wenn dort jedes Jahr Hunderte von Menschen an Schlangenbissen sterben? Jesus, der das geistige Gesetz verstand und wusste, dass es kein materielles Gesetz gibt, sagte: „Die Zeichen aber, die denen folgen, die glauben, sind folgende: In meinem Namen werden sie ... Schlangen aufheben; und wenn sie etwas Tödliches trinken, wird es ihnen nicht schaden; auf die Kranken werden sie die Hände legen, und sie werden gesund werden." Es wäre gut gewesen, wenn die Christenheit diesem heiligen Ausspruch geglaubt hätte und ihm gefolgt wäre.

Verheißung immerwährend

Jesu Verheißung gilt für alle Zeiten. Wäre sie nur seinen unmittelbaren Jüngern gegeben worden, würde die Schriftstelle *ihr* und nicht *sie* lauten. Der Zweck seines großen Lebenswerkes erstreckt sich auf alle Zeiten und schließt die ganze Menschheit ein. Sein Prinzip ist unendlich, es reicht über die Grenzen einer einzelnen

single period or of a limited following. As time moves on, the healing elements of pure Christianity will be fairly dealt with; they will be sought and taught, and will glow in all the grandeur of universal goodness.

A little leaven leavens the whole lump. A little understanding of Christian Science proves the truth of all that I say of it. Because you cannot walk on the water and raise the dead, you have no right to question the great might of divine Science in these directions. Be thankful that Jesus, who was the true demonstrator of Science, did these things, and left his example for us. In Science we can use only what we understand. We must prove our faith by demonstration.

Imitation of Jesus

One should not tarry in the storm if the body is freezing, nor should he remain in the devouring flames. Until one is able to prevent bad results, he should avoid their occasion. To be discouraged, is to resemble a pupil in addition, who attempts to solve a problem of Euclid, and denies the rule of the problem because he fails in his first effort.

There is no hypocrisy in Science. Principle is imperative. You cannot mock it by human will. Science is a divine demand, not a human. Always right, its divine Principle never repents, but maintains the claim of Truth by quenching error. The pardon of divine mercy is the destruction of error. If men understood their real spiritual source to be all blessedness, they would struggle for recourse to the spiritual and be at peace; but the deeper the error into which mortal mind is plunged, the more intense the opposition to spirituality, till error yields to Truth.

Error destroyed, not pardoned

Human resistance to divine Science weakens in pro-

Periode oder einer begrenzten Anzahl von Nachfolgern hinaus. Im Laufe der Zeit wird mit den heilenden Elementen des reinen Christentums gerecht umgegangen werden; sie werden gesucht und gelehrt werden, und sie werden in all der Erhabenheit universaler Güte erstrahlen.

Ein wenig Sauerteig durchsäuert den ganzen Teig. Schon ein geringes Verständnis von der Christlichen Wissenschaft beweist die Wahrheit von allem, was ich über sie sage. Weil du nicht auf dem Wasser gehen und die Toten auferwecken kannst, hast du kein Recht, die großartige Macht der göttlichen Wissenschaft in dieser Hinsicht anzuzweifeln. Sei dankbar, dass Jesus, der wahre Beweisführer der Wissenschaft, diese Dinge getan und uns sein Beispiel hinterlassen hat. In der Wissenschaft können wir nur das anwenden, was wir verstehen. Wir müssen unseren Glauben durch Demonstration beweisen. Jesus nachahmen

Man sollte sich nicht im Sturm aufhalten, wenn der Körper friert, noch sollte man in den verzehrenden Flammen zurückbleiben. Ehe man imstande ist, schlimme Folgen zu verhindern, sollte man ihren Anlass vermeiden. Wer sich entmutigen lässt, gleicht einem Schüler, der gerade addieren lernt und sich an eine Aufgabe der Geometrie heranwagt und den Lösungsweg für die Aufgabe leugnet, weil er beim ersten Versuch gescheitert ist.

Es gibt keine Heuchelei in der Wissenschaft. PRINZIP ist gebieterisch. Du kannst ihm nicht durch menschlichen Willen trotzen. Die Wissenschaft ist eine göttliche Forderung, nicht eine menschliche. Ihr göttliches PRINZIP, das immer richtig ist, bereut niemals, sondern besteht auf dem Anspruch der WAHRHEIT, indem es den Irrtum auslöscht. Die Vergebung durch die göttliche Barmherzigkeit ist die Zerstörung des Irrtums. Wenn die Menschen verstünden, dass ihre wirkliche geistige Quelle alle Glückseligkeit ist, dann würden sie darum ringen, ihre Zuflucht im Geistigen zu finden, und hätten Frieden; aber je tiefer der Irrtum, in den das sterbliche Gemüt gesunken ist, desto heftiger ist der Widerstand gegen die Geistigkeit, bis der Irrtum sich der WAHRHEIT ergibt. Irrtum zerstört, nicht vergeben

Der menschliche Widerstand gegen die göttliche Wissenschaft

portion as mortals give up error for Truth and the understanding of being supersedes mere belief. Until the author of this book learned the vastness of Christian Science, the fixedness of mortal illusions, and the human hatred of Truth, she cherished sanguine hopes that Christian Science would meet with immediate and universal acceptance.

The hopeful outlook

When the following platform is understood and the letter and the spirit bear witness, the infallibility of divine metaphysics will be demonstrated.

I. God is infinite, the only Life, substance, Spirit, or Soul, the only intelligence of the universe, including man. Eye hath neither seen God nor His image and likeness. Neither God nor the perfect man can be discerned by the material senses. The individuality of Spirit, or the infinite, is unknown, and thus a knowledge of it is left either to human conjecture or to the revelation of divine Science.

The deific supremacy

II. God is what the Scriptures declare Him to be, — Life, Truth, Love. Spirit is divine Principle, and divine Principle is Love, and Love is Mind, and Mind is not both good and bad, for God is Mind; therefore there is in reality one Mind only, because there is one God.

The deific definitions

III. The notion that both evil and good are real is a delusion of material sense, which Science annihilates. Evil is nothing, no thing, mind, nor power. As manifested by mankind it stands for a lie, nothing claiming to be something, — for lust, dishonesty, selfishness, envy, hypocrisy, slander, hate, theft, adultery, murder, dementia, insanity, inanity, devil, hell, with all the etceteras that word includes.

Evil obsolete

wird in dem Verhältnis schwächer, wie die Sterblichen den Irrtum für WAHRHEIT aufgeben und das Verständnis vom Sein an die Stelle von bloßer Vorstellung tritt. Bevor die Autorin dieses Buches die Unermesslichkeit der Christlichen Wissenschaft, die Hartnäckigkeit sterblicher Illusionen und den menschlichen Hass gegen WAHRHEIT erlebte, hegte sie die zuversichtliche Hoffnung, dass die Christliche Wissenschaft sofortige und universale Aufnahme finden würde.

Der hoffnungsvolle Ausblick

Wenn die folgenden Grundsätze verstanden werden und der Buchstabe und der Geist Zeugnis ablegen, wird die Unfehlbarkeit der göttlichen Metaphysik demonstriert werden.

I. GOTT ist unendlich, das einzige LEBEN, die einzige Substanz, der einzige GEIST oder die einzige SEELE, die einzige Intelligenz des Universums, einschließlich des Menschen. Das Auge hat weder GOTT noch Sein Bild und Gleichnis gesehen. Weder GOTT noch der vollkommene Mensch kann durch die materiellen Sinne wahrgenommen werden. Die Individualität des GEISTES oder des Unendlichen ist unbekannt, und so bleibt das Wissen darüber entweder der menschlichen Vermutung oder der Offenbarung durch die göttliche Wissenschaft überlassen.

Die Überlegenheit der Gottheit

II. GOTT ist das, was die Heilige Schrift von Ihm verkündet— LEBEN, WAHRHEIT, LIEBE. GEIST ist göttliches PRINZIP, und das göttliche PRINZIP ist LIEBE, und LIEBE ist GEMÜT, und GEMÜT ist nicht beides, gut und schlecht, denn GOTT ist GEMÜT; somit gibt es in Wirklichkeit nur *ein* GEMÜT, weil es nur *einen* GOTT gibt.

Die Definitionen der Gottheit

III. Die Vorstellung, dass sowohl das Böse als auch das Gute wirklich sind, ist eine Täuschung des materiellen Sinnes, die durch die Wissenschaft vernichtet wird. Das Böse ist nichts, kein Ding, kein Gemüt, keine Macht. So wie es sich durch die Menschheit zeigt, bedeutet es eine Lüge, nichts, das behauptet, etwas zu sein — es bedeutet Begierde, Unehrlichkeit, Selbstsucht, Neid, Heuchelei, Verleumdung, Hass, Diebstahl, Ehebruch, Mord, Demenz, Geisteskrankheit, geistige Leere, Teufel, Hölle, mit all den Etceteras, die dieses Wort einschließt.

Das Böse veraltet

IV. God is divine Life, and Life is no more confined to the forms which reflect it than substance is in its shadow. If life were in mortal man or material things, it would be subject to their limitations and would end in death. Life is Mind, the creator reflected in His creations. If He dwelt within what He creates, God would not be reflected but absorbed, and the Science of being would be forever lost through a mortal sense, which falsely testifies to a beginning and an end.

Life the creator

V. The Scriptures imply that God is All-in-all. From this it follows that nothing possesses reality nor existence except the divine Mind and His ideas. The Scriptures also declare that God is Spirit. Therefore in Spirit all is harmony, and there can be no discord; all is Life, and there is no death. Everything in God's universe expresses Him.

Allness of Spirit

VI. God is individual, incorporeal. He is divine Principle, Love, the universal cause, the only creator, and there is no other self-existence. He is all-inclusive, and is reflected by all that is real and eternal and by nothing else. He fills all space, and it is impossible to conceive of such omnipresence and individuality except as infinite Spirit or Mind. Hence all is Spirit and spiritual.

The universal cause

VII. Life, Truth, and Love constitute the triune Person called God, — that is, the triply divine Principle, Love. They represent a trinity in unity, three in one, — the same in essence, though multiform in office: God the Father-Mother; Christ the spiritual idea of sonship; divine Science or the Holy Comforter. These three express in divine Science the threefold, essen-

Divine trinity

IV. Gott ist göttliches Leben, und Leben ist ebenso wenig auf die Formen begrenzt, die es widerspiegeln, wie Substanz in ihrem Schatten ist. Wenn Leben im sterblichen Menschen oder in materiellen Dingen wäre, dann würde es deren Begrenzungen unterliegen und im Tod enden. Leben ist Gemüt, der Schöpfer, der sich in Seinen Schöpfungen widerspiegelt. Wenn Er in dem wäre, was Er erschafft, dann würde Gott nicht widergespiegelt, sondern absorbiert, und die Wissenschaft des Seins ginge für immer durch eine sterbliche Auffassung verloren, die fälschlicherweise von einem Anfang und einem Ende zeugt.

Leben der Schöpfer

V. Die Heilige Schrift gibt zu verstehen, dass Gott Alles-in-allem ist. Daraus folgt, dass nichts außer dem göttlichen Gemüt und Seinen Ideen Wirklichkeit oder Dasein besitzt. Die Heilige Schrift erklärt auch, dass Gott Geist ist. Deshalb ist im Geist alles Harmonie und es kann keine Disharmonie geben; alles ist Leben und es gibt keinen Tod. Alles in Gottes Universum bringt Ihn zum Ausdruck.

Allheit des Geistes

VI. Gott ist individuell, unkörperlich. Er ist göttliches Prinzip, Liebe, die universale Ursache, der einzige Schöpfer, und es gibt keine andere Selbstexistenz. Er ist allumfassend und wird von allem widergespiegelt, was wirklich und ewig ist, und von nichts anderem. Er füllt allen Raum, und es ist unmöglich, sich eine solche Allgegenwart und Individualität anders denn als unendlichen Geist oder als Gemüt vorzustellen. Daher ist alles Geist und alles geistig.

Die universale Ursache

VII. Leben, Wahrheit und Liebe bilden die dreieinige Person, die Gott genannt wird — das heißt, das dreifach göttliche Prinzip, Liebe. Sie stellen eine Dreiheit in der Einheit dar, drei in *einem* — gleich im Wesen, doch vielgestaltig in der Aufgabe: Gott, Vater-Mutter; Christus, die geistige Idee der Sohnschaft; die göttliche Wissenschaft oder der Heilige Tröster. Diese drei drücken in der göttlichen Wissenschaft die dreifache

Göttliche Dreieinigkeit

tial nature of the infinite. They also indicate the divine Principle of scientific being, the intelligent relation of God to man and the universe.

VIII. Father-Mother is the name for Deity, which indicates His tender relationship to His spiritual creation. As the apostle expressed it in words which he quoted with approbation from a classic poet: "For we are also His offspring." *Father-Mother*

IX. Jesus was born of Mary. Christ is the true idea voicing good, the divine message from God to men speaking to the human consciousness. The Christ is incorporeal, spiritual, — yea, the divine image and likeness, dispelling the illusions of the senses; the Way, the Truth, and the Life, healing the sick and casting out evils, destroying sin, disease, and death. As Paul says: "There is one God, and one mediator between God and men, the man Christ Jesus." The corporeal man Jesus was human. *The Son of God*

X. Jesus demonstrated Christ; he proved that Christ is the divine idea of God — the Holy Ghost, or Comforter, revealing the divine Principle, Love, and leading into all truth. *Holy Ghost or Comforter*

XI. Jesus was the son of a virgin. He was appointed to speak God's word and to appear to mortals in such a form of humanity as they could understand as well as perceive. Mary's conception of him was spiritual, for only purity could reflect Truth and Love, which were plainly incarnate in the good and pure Christ Jesus. He expressed the highest type of divinity, which a fleshly form could express in that age. Into the real and ideal man the fleshly element cannot enter. Thus it is that Christ illustrates the coincidence, *Christ Jesus*

grundlegende Natur des Unendlichen aus. Sie weisen auch auf das göttliche PRINZIP des wissenschaftlichen Seins hin, auf die intelligente Beziehung von GOTT zum Menschen und zum Universum.

VIII. Vater-Mutter ist der Name für die Gottheit, der auf Ihr inniges Verhältnis zu Ihrer geistigen Schöpfung hinweist. Wie es der Apostel in Worten ausdrückte, die er mit innerer Zustimmung von einem klassischen Dichter zitierte: „Wir sind von Seiner Art."

<small>Vater-Mutter</small>

IX. Jesus wurde von Maria geboren. Christus ist die wahre Idee, die das Gute verkündet, die göttliche Botschaft von GOTT an die Menschen, die zum menschlichen Bewusstsein spricht. Der Christus ist unkörperlich, geistig — ja, das göttliche Bild und Gleichnis, das die Illusionen der Sinne vertreibt; er ist der Weg, die WAHRHEIT und das LEBEN, heilt die Kranken und treibt Übel aus, zerstört Sünde, Krankheit und Tod. Wie Paulus sagt: „Es ist *ein* Gott und *ein* Mittler zwischen Gott und den Menschen, nämlich der Mensch Christus Jesus." Der körperliche Mensch Jesus war menschlich.

<small>Der Sohn GOTTES</small>

X. Jesus demonstrierte Christus; er bewies, dass Christus die göttliche Idee GOTTES ist — der Heilige Geist oder Tröster, der das göttliche PRINZIP, LIEBE, offenbart und der in alle Wahrheit führt.

<small>Der Heilige Geist oder Tröster</small>

XI. Jesus war der Sohn einer Jungfrau. Er war dazu berufen, den Sterblichen GOTTES Wort zu verkünden und ihnen in einer menschlichen Gestalt zu erscheinen, die sie sowohl verstehen als auch wahrnehmen konnten. Marias Empfängnis von ihm war geistig, denn nur Reinheit konnte WAHRHEIT und LIEBE widerspiegeln, die in dem guten und reinen Christus Jesus deutlich Fleisch geworden waren. Er drückte die höchste Form von Göttlichkeit aus, die eine fleischliche Gestalt in jener Zeit ausdrücken konnte. In den wirklichen und idealen Menschen kann das fleischliche Element nicht eindringen. So kommt es, dass

<small>Christus Jesus</small>

or spiritual agreement, between God and man in His image.

XII. The word *Christ* is not properly a synonym for Jesus, though it is commonly so used. Jesus was a human name, which belonged to him in common with other Hebrew boys and men, for it is identical with the name Joshua, the renowned Hebrew leader. On the other hand, Christ is not a name so much as the divine title of Jesus. Christ expresses God's spiritual, eternal nature. The name is synonymous with Messiah, and alludes to the spirituality which is taught, illustrated, and demonstrated in the life of which Christ Jesus was the embodiment. The proper name of our Master in the Greek was Jesus the Christ; but Christ Jesus better signifies the Godlike.

Messiah or Christ

XIII. The advent of Jesus of Nazareth marked the first century of the Christian era, but the Christ is without beginning of years or end of days. Throughout all generations both before and after the Christian era, the Christ, as the spiritual idea, — the reflection of God, — has come with some measure of power and grace to all prepared to receive Christ, Truth. Abraham, Jacob, Moses, and the prophets caught glorious glimpses of the Messiah, or Christ, which baptized these seers in the divine nature, the essence of Love. The divine image, idea, or Christ was, is, and ever will be inseparable from the divine Principle, God. Jesus referred to this unity of his spiritual identity thus: "Before Abraham was, I am;" "I and my Father are one;" "My Father is greater than I." The one Spirit includes all identities.

The divine Principle and idea

XIV. By these sayings Jesus meant, not that the hu-

Christus die Koinzidenz oder die geistige Übereinstimmung zwischen GOTT und dem zu Seinem Bild erschaffenen Menschen darstellt.

XII. Das Wort *Christus* ist eigentlich kein Synonym für Jesus, obwohl es im Allgemeinen so gebraucht wird. Jesus war ein menschlicher Name, den er gemeinsam mit anderen hebräischen Jungen und Männern trug; er ist identisch mit Josua, dem Namen des berühmten hebräischen Führers. Christus hingegen ist weniger ein Name als der göttliche Titel für Jesus. Christus drückt GOTTES geistige, ewige Natur aus. Der Name ist gleichbedeutend mit Messias und bezieht sich auf die Geistigkeit, die in dem Leben, das Christus Jesus verkörperte, gelehrt, veranschaulicht und demonstriert wurde. Der eigentliche Name unseres Meisters war im Griechischen Jesus der Christus; aber Christus Jesus bezeichnet besser den GOTT-Ähnlichen.

<small>Messias oder Christus</small>

XIII. Die Ankunft Jesu von Nazareth markierte das erste Jahrhundert der christlichen Zeitrechnung, aber der Christus ist ohne Anfang der Jahre oder Ende der Tage. In allen Generationen, vor wie nach der christlichen Zeitrechnung, ist der Christus als die geistige Idee — die Widerspiegelung GOTTES — mit einem gewissen Maß an Macht und Gnade zu all denen gekommen, die bereit waren, Christus, WAHRHEIT, zu empfangen. Abraham, Jakob, Mose und die Propheten erlebten herrliche Lichtblicke von dem Messias oder Christus, die diese Seher mit der göttlichen Natur, dem Wesen der LIEBE, tauften. Das göttliche Bild, die göttliche Idee oder Christus war, ist und bleibt immer untrennbar vom göttlichen PRINZIP, GOTT. Jesus bezog sich auf diese Einheit seiner geistigen Identität und sagte: „Bevor Abraham war, bin ich." „Ich und der Vater sind eins." „Mein Vater ist größer als ich." Der *eine* GEIST umfasst alle Identitäten.

<small>Das göttliche PRINZIP und die göttliche Idee</small>

XIV. Mit diesen Aussprüchen meinte Jesus nicht, dass der

man Jesus was or is eternal, but that the divine idea or Christ was and is so and therefore antedated Abraham; not that the corporeal Jesus was one with the Father, but that the spiritual idea, Christ, dwells forever in the bosom of the Father, God, from which it illumines heaven and earth; not that the Father is greater than Spirit, which is God, but greater, infinitely greater, than the fleshly Jesus, whose earthly career was brief.

Spiritual oneness

XV. The invisible Christ was imperceptible to the so-called personal senses, whereas Jesus appeared as a bodily existence. This dual personality of the unseen and the seen, the spiritual and material, the eternal Christ and the corporeal Jesus manifest in flesh, continued until the Master's ascension, when the human, material concept, or Jesus, disappeared, while the spiritual self, or Christ, continues to exist in the eternal order of divine Science, taking away the sins of the world, as the Christ has always done, even before the human Jesus was incarnate to mortal eyes.

The Son's duality

XVI. This was "the Lamb slain from the foundation of the world," — slain, that is, according to the testimony of the corporeal senses, but undying in the deific Mind. The Revelator represents the Son of man as saying (Revelation i. 17, 18): "I am the first and the last: I am he that liveth, and was dead [not understood]; and, behold, I am alive for evermore, [Science has explained me]." This is a mystical statement of the eternity of the Christ, and is also a reference to the human sense of Jesus crucified.

Eternity of the Christ

XVII. Spirit being God, there is but one Spirit, for there can be but one infinite and therefore one God.

menschliche Jesus ewig war oder ist, sondern dass die göttliche Idee oder der Christus ewig war und ist und somit schon vor Abraham da war; er meinte nicht, dass der körperliche Jesus eins ist mit dem Vater, sondern dass die geistige Idee, Christus, für immer im Schoß des Vaters, GOTTES, wohnt, von wo aus sie Himmel und Erde erleuchtet; er meinte nicht, dass der Vater größer ist als GEIST, der GOTT ist, aber größer, unendlich viel größer als der fleischliche Jesus, dessen irdische Laufbahn kurz war.

Geistige Einheit

XV. Der unsichtbare Christus war für die sogenannten persönlichen Sinne nicht wahrnehmbar, Jesus dagegen erschien als ein körperliches Wesen. Diese zweifache Persönlichkeit des Unsichtbaren und des Sichtbaren, des Geistigen und des Materiellen, des ewigen Christus und des im Fleisch dargestellten körperlichen Jesus dauerte fort bis zur Himmelfahrt des Meisters, bei der der menschliche, materielle Begriff oder Jesus verschwand, während das geistige Selbst oder Christus in der ewigen Ordnung der göttlichen Wissenschaft fortbesteht und die Sünden der Welt wegnimmt, wie es der Christus immer getan hat, schon bevor der menschliche Jesus für die sterbliche Sicht Fleisch geworden war.

Die Dualität des Sohnes

XVI. Das war das Lamm, „das geschlachtet ist von Grundlegung der Welt an" — geschlachtet, das heißt dem Zeugnis der körperlichen Sinne zufolge, aber unvergänglich im GEMÜT der Gottheit. Der Offenbarer schildert, dass der Menschensohn sagt (Offenbarung 1:17, 18): „Ich bin der Erste und der Letzte und der Lebendige; ich war tot [nicht verstanden], und sieh, ich bin lebendig von Ewigkeit zu Ewigkeit [die Wissenschaft hat mich erklärt]." Das ist eine symbolische Aussage über die Ewigkeit des Christus und ist auch ein Hinweis auf die menschliche Auffassung von dem gekreuzigten Jesus.

Ewigkeit des Christus

XVII. Weil GEIST GOTT ist, gibt es nur *einen* GEIST, denn es kann nur *einen* Unendlichen und somit nur *einen* GOTT geben.

There are neither spirits many nor gods many. There is no evil in Spirit, because God is Spirit. The theory, that Spirit is distinct from matter but must pass through it, or into it, to be individualized, would reduce God to dependency on matter, and establish a basis for pantheism.

Infinite Spirit

XVIII. Spirit, God, has created all in and of Himself. Spirit never created matter. There is nothing in Spirit out of which matter could be made, for, as the Bible declares, without the Logos, the Æon or Word of God, "was not anything made that was made." Spirit is the only substance, the invisible and indivisible infinite God. Things spiritual and eternal are substantial. Things material and temporal are insubstantial.

The only substance

XIX. Soul and Spirit being one, God and Soul are one, and this one never included in a limited mind or a limited body. Spirit is eternal, divine. Nothing but Spirit, Soul, can evolve Life, for Spirit is more than all else. Because Soul is immortal, it does not exist in mortality. Soul must be incorporeal to be Spirit, for Spirit is not finite. Only by losing the false sense of Soul can we gain the eternal unfolding of Life as immortality brought to light.

Soul and Spirit one

XX. Mind is the divine Principle, Love, and can produce nothing unlike the eternal Father-Mother, God. Reality is spiritual, harmonious, immutable, immortal, divine, eternal. Nothing unspiritual can be real, harmonious, or eternal. Sin, sickness, and mortality are the suppositional antipodes of Spirit, and must be contradictions of reality.

The one divine Mind

XXI. The Ego is deathless and limitless, for limits

Es gibt weder viele Geister noch viele Götter. Es gibt nichts Böses im GEIST, denn GOTT ist GEIST. Die Theorie, dass GEIST sich von Materie unterscheidet, aber durch sie hindurch- oder in sie hineingehen muss, um individualisiert zu werden, würde GOTT zur Abhängigkeit von der Materie erniedrigen und eine Grundlage für den Pantheismus schaffen.

Unendlicher GEIST

XVIII. GEIST, GOTT, hat alles in und aus sich selbst erschaffen. GEIST hat niemals Materie erschaffen. Es gibt im GEIST nichts, woraus Materie gemacht werden könnte, denn ohne den Logos, den Äon oder das Wort GOTTES „ist nichts gemacht, was gemacht ist", wie die Bibel erklärt. GEIST ist die einzige Substanz, der unsichtbare und unteilbare unendliche GOTT. Geistige und ewige Dinge sind substanziell. Materielle und zeitliche Dinge sind nicht substanziell.

Die einzige Substanz

XIX. Weil SEELE und GEIST eins sind, sind GOTT und SEELE eins, und dieses *eine* ist niemals in einem begrenzten Gemüt oder einem begrenzten Körper eingeschlossen. GEIST ist ewig, göttlich. Nichts außer GEIST, SEELE, kann LEBEN hervorbringen, denn GEIST ist mehr als alles andere. Weil SEELE unsterblich ist, existiert sie nicht in der Sterblichkeit. SEELE muss unkörperlich sein, um GEIST zu sein, denn GEIST ist nicht endlich. Nur wenn wir den falschen Begriff von SEELE verlieren, können wir die ewige Entfaltung des LEBENS als die ans Licht gebrachte Unsterblichkeit erlangen.

SEELE und GEIST eins

XX. GEMÜT ist das göttliche PRINZIP, LIEBE, und es kann nichts hervorbringen, was dem ewigen Vater-Mutter, GOTT, unähnlich ist. Die Wirklichkeit ist geistig, harmonisch, unveränderlich, unsterblich, göttlich, ewig. Nichts Ungeistiges kann wirklich, harmonisch oder ewig sein. Sünde, Krankheit und Sterblichkeit sind die mutmaßlichen Gegensätze des GEISTES und sie müssen Widersprüche der Wirklichkeit sein.

Das eine göttliche GEMÜT

XXI. Das Ego ist unvergänglich und grenzenlos, denn Grenzen

would imply and impose ignorance. Mind is the I AM, or infinity. Mind never enters the finite. Intelligence never passes into non-intelligence, or matter. Good never enters into evil, the unlimited into the limited, the eternal into the temporal, nor the immortal into mortality. The divine Ego, or individuality, is reflected in all spiritual individuality from the infinitesimal to the infinite.

The divine Ego

XXII. Immortal man was and is God's image or idea, even the infinite expression of infinite Mind, and immortal man is coexistent and coeternal with that Mind. He has been forever in the eternal Mind, God; but infinite Mind can never be in man, but is reflected by man. The spiritual man's consciousness and individuality are reflections of God. They are the emanations of Him who is Life, Truth, and Love. Immortal man is not and never was material, but always spiritual and eternal.

The real manhood

XXIII. God is indivisible. A portion of God could not enter man; neither could God's fulness be reflected by a single man, else God would be manifestly finite, lose the deific character, and become less than God. Allness is the measure of the infinite, and nothing less can express God.

Indivisibility of the infinite

XXIV. God, the divine Principle of man, and man in God's likeness are inseparable, harmonious, and eternal. The Science of being furnishes the rule of perfection, and brings immortality to light. God and man are not the same, but in the order of divine Science, God and man coexist and are eternal. God is the parent Mind, and man is God's spiritual offspring.

God the parent Mind

XXV. God is individual and personal in a scientific

würden Unwissenheit einschließen und auferlegen. GEMÜT ist der *Ich bin* oder die Unendlichkeit. GEMÜT tritt niemals in das Endliche ein. Intelligenz geht niemals in Nicht-Intelligenz oder in Materie über. Das Gute tritt niemals in das Böse ein, das Unbegrenzte nicht in das Begrenzte, das Ewige nicht in das Zeitliche noch das Unsterbliche in die Sterblichkeit. Das göttliche Ego oder die göttliche Individualität spiegelt sich in aller geistigen Individualität wider, vom unendlich Kleinen bis zum Unendlichen.

Das göttliche Ego

XXII. Der unsterbliche Mensch war und ist GOTTES Bild oder Idee, der unendliche Ausdruck des unendlichen GEMÜTS, und der unsterbliche Mensch koexistiert auf ewig mit diesem GEMÜT. Er ist immer in dem ewigen GEMÜT, in GOTT, gewesen; aber das unendliche GEMÜT kann niemals im Menschen sein, sondern wird vom Menschen widergespiegelt. Das Bewusstsein und die Individualität des geistigen Menschen sind Widerspiegelungen GOTTES. Sie sind die Auswirkungen von Ihm, der LEBEN, WAHRHEIT und LIEBE ist. Der unsterbliche Mensch ist nicht und war niemals materiell, sondern immer geistig und ewig.

Das wirkliche Menschsein

XXIII. GOTT ist unteilbar. Ein Teil von GOTT könnte nicht in den Menschen eingehen; noch könnte GOTTES Fülle von einem einzelnen Menschen widergespiegelt werden, sonst wäre GOTT offensichtlich endlich, Er würde seinen göttlichen Charakter verlieren und zu weniger als GOTT werden. Allheit ist das Maß des Unendlichen und nichts Geringeres kann GOTT ausdrücken.

Unteilbarkeit des Unendlichen

XXIV. GOTT, das göttliche PRINZIP des Menschen, und der Mensch als GOTTES Gleichnis sind untrennbar, harmonisch und ewig. Die Wissenschaft des Seins liefert die Richtschnur der Vollkommenheit und bringt Unsterblichkeit ans Licht. GOTT und der Mensch sind nicht dasselbe, aber in der Ordnung der göttlichen Wissenschaft existieren GOTT und der Mensch zusammen und sind ewig. GOTT ist das Eltern-GEMÜT, und der Mensch ist GOTTES geistiges Kind.

GOTT das Eltern-GEMÜT

XXV. GOTT ist individuell und persönlich in einem wissenschaft-

sense, but not in any anthropomorphic sense. Therefore man, reflecting God, cannot lose his individuality; but as material sensation, or a soul in the body, blind mortals do lose sight of spiritual individuality. Material personality is not realism; it is not the reflection or likeness of Spirit, the perfect God. Sensualism is not bliss, but bondage. For true happiness, man must harmonize with his Principle, divine Love; the Son must be in accord with the Father, in conformity with Christ. According to divine Science, man is in a degree as perfect as the Mind that forms him. The truth of being makes man harmonious and immortal, while error is mortal and discordant.

Man reflects the perfect God

XXVI. Christian Science demonstrates that none but the pure in heart can see God, as the gospel teaches. In proportion to his purity is man perfect; and perfection is the order of celestial being which demonstrates Life in Christ, Life's spiritual ideal.

Purity the path to perfection

XXVII. The true idea of man, as the reflection of the invisible God, is as incomprehensible to the limited senses as is man's infinite Principle. The visible universe and material man are the poor counterfeits of the invisible universe and spiritual man. Eternal things (verities) are God's thoughts as they exist in the spiritual realm of the real. Temporal things are the thoughts of mortals and are the unreal, being the opposite of the real or the spiritual and eternal.

True idea of man

XXVIII. Subject sickness, sin, and death to the rule of health and holiness in Christian Science, and you ascertain that this Science is demonstrably true, for it heals the sick and sinning as no

Truth demonstrated

lichen, aber nicht in einem vermenschlichten Sinne. Deshalb kann der Mensch, da er GOTT widerspiegelt, seine Individualität nicht verlieren; aber als materielle Empfindung oder als eine Seele im Körper verlieren die blinden Sterblichen die geistige Individualität aus den Augen. Die materielle Persönlichkeit ist keine Wirklichkeit; sie ist nicht die Widerspiegelung oder das Gleichnis des GEISTES, des vollkommenen GOTTES. Sinnlichkeit ist nicht Seligkeit, sondern Knechtschaft. Um wahrhaft glücklich zu sein, muss der Mensch mit seinem PRINZIP, der göttlichen LIEBE, harmonieren; der Sohn muss im Einklang mit dem Vater sein, in Übereinstimmung mit Christus. Der göttlichen Wissenschaft zufolge ist der Mensch in gewissem Grade so vollkommen wie das GEMÜT, das ihn bildet. Die Wahrheit des Seins zeigt, dass der Mensch harmonisch und unsterblich ist, während Irrtum sterblich und unharmonisch ist.

Der Mensch spiegelt den vollkommenen GOTT wider

XXVI. Die Christliche Wissenschaft demonstriert, dass nur die, die reinen Herzens sind, GOTT schauen können, wie es das Evangelium lehrt. Im Verhältnis zu seiner Reinheit ist der Mensch vollkommen; und Vollkommenheit ist die Ordnung des himmlischen Seins, die das LEBEN in Christus, dem geistigen Ideal des LEBENS, demonstriert.

Reinheit der Weg zur Vollkommenheit

XXVII. Die wahre Idee vom Menschen, als Widerspiegelung des unsichtbaren GOTTES, ist den begrenzten Sinnen ebenso unbegreiflich wie das unendliche PRINZIP des Menschen. Das sichtbare Universum und der materielle Mensch sind dürftige Fälschungen des unsichtbaren Universums und des geistigen Menschen. Ewige Dinge (Wahrheiten) sind GOTTES Gedanken, wie sie im geistigen Reich des Wirklichen existieren. Zeitliche Dinge sind die Gedanken der Sterblichen, und sie sind das Unwirkliche, weil sie das Gegenteil des Wirklichen oder des Geistigen und Ewigen sind.

Wahre Idee vom Menschen

XXVIII. Unterwirf Krankheit, Sünde und Tod der Regel von Gesundheit und Heiligkeit in der Christlichen Wissenschaft und du stellst fest, dass diese Wissenschaft demonstrierbar wahr ist, denn sie heilt die Kranken und die

WAHRHEIT demonstriert

other system can. Christian Science, rightly understood, leads to eternal harmony. It brings to light the only living and true God and man as made in His likeness; whereas the opposite belief — that man originates in matter and has beginning and end, that he is both soul and body, both good and evil, both spiritual and material — terminates in discord and mortality, in the error which must be destroyed by Truth. The mortality of material man proves that error has been ingrafted into the premises and conclusions of material and mortal humanity.

XXIX. The word *Adam* is from the Hebrew *adamah*, signifying the *red color of the ground, dust, nothingness.* Divide the name Adam into two syllables, and it reads, *a dam*, or obstruction. This suggests the thought of something fluid, of mortal mind in solution. It further suggests the thought of that "darkness ... upon the face of the deep," when matter or dust was deemed the agent of Deity in creating man, — when matter, as that which is accursed, stood opposed to Spirit. Here *a dam* is not a mere play upon words; it stands for obstruction, error, even the supposed separation of man from God, and the obstacle which the serpent, sin, would impose between man and his creator. The dissection and definition of words, aside from their metaphysical derivation, is not scientific. Jehovah declared the ground was accursed; and from this ground, or matter, sprang Adam, notwithstanding God had blessed the earth "for man's sake." From this it follows that Adam was not the ideal man for whom the earth was blessed. The ideal man was revealed in due time, and was known as Christ Jesus.

Adam not ideal man

Sündigen, wie kein anderes System es kann. Richtig verstanden führt die Christliche Wissenschaft zu ewiger Harmonie. Sie bringt den einzigen lebendigen und wahren GOTT und den zu Seinem Gleichnis erschaffenen Menschen ans Licht; der entgegengesetzte Glaube jedoch — dass der Mensch aus Materie hervorgehe und Anfang und Ende habe, dass er sowohl Seele als auch Körper sei, sowohl gut als auch böse, sowohl geistig als auch materiell — endet in Disharmonie und Sterblichkeit, in dem Irrtum, der durch WAHRHEIT zerstört werden muss. Die Sterblichkeit des materiellen Menschen beweist, dass den Prämissen und Schlussfolgerungen der materiellen sterblichen Menschheit Irrtum aufgepfropft worden ist.

XXIX. Das Wort *Adam* stammt von dem hebräischen Wort *adamah* ab und bedeutet die *rote Farbe des Bodens, Erde, Nichts*. Trenne den Namen Adam in zwei Silben und er lautet [im Englischen] *a dam (ein Damm)* oder Hemmnis. Das legt den Gedanken an etwas Flüssiges nahe, an das sterbliche Gemüt in Auflösung. Ferner deutet es jene Finsternis „über der Tiefe" an, in der Materie oder Erde für die wirkende Kraft der Gottheit zur Erschaffung des Menschen gehalten wurde — in der die Materie als das, was verflucht wurde, dem GEIST entgegenstand. Hier ist *a dam (ein Damm)* kein bloßes Wortspiel; der Ausdruck steht für das Hemmnis, Irrtum, nämlich die angebliche Trennung des Menschen von GOTT, und das Hindernis, das die Schlange, die Sünde, zwischen dem Menschen und seinem Schöpfer errichten wollte. Das Zerlegen und Definieren von Wörtern ist, außer bei der metaphysischen Ableitung, nicht wissenschaftlich. Jahwe erklärte den Acker für verflucht; und aus dieser Erde oder Materie entstand Adam, obwohl GOTT die Erde „um der Menschen willen" gesegnet hatte. Daraus folgt, dass Adam nicht der ideale Mensch war, für den die Erde gesegnet worden war. Der ideale Mensch wurde zu rechter Zeit offenbart und war als Christus Jesus bekannt.

> Adam nicht der ideale Mensch

XXX. The destruction of sin is the divine method of pardon. Divine Life destroys death, Truth destroys error, and Love destroys hate. Being destroyed, sin needs no other form of forgiveness. Does not God's pardon, destroying any one sin, prophesy and involve the final destruction of all sin?

Divine pardon

XXXI. Since God is All, there is no room for His unlikeness. God, Spirit, alone created all, and called it good. Therefore evil, being contrary to good, is unreal, and cannot be the product of God. A sinner can receive no encouragement from the fact that Science demonstrates the unreality of evil, for the sinner would make a reality of sin, — would make that real which is unreal, and thus heap up "wrath against the day of wrath." He is joining in a conspiracy against himself, — against his own awakening to the awful unreality by which he has been deceived. Only those, who repent of sin and forsake the unreal, can fully understand the unreality of evil.

Evil not produced by God

XXXII. As the mythology of pagan Rome has yielded to a more spiritual idea of Deity, so will our material theories yield to spiritual ideas, until the finite gives place to the infinite, sickness to health, sin to holiness, and God's kingdom comes "in earth, as it is in heaven." The basis of all health, sinlessness, and immortality is the great fact that God is the only Mind; and this Mind must be not merely believed, but it must be understood. To get rid of sin through Science, is to divest sin of any supposed mind or reality, and never to admit that sin can have intelligence or power, pain or pleasure. You conquer error by denying its verity. Our various theories will never lose

Basis of health and immortality

XXX. Die Zerstörung der Sünde ist die göttliche Methode der Vergebung. Das göttliche LEBEN zerstört Tod, WAHRHEIT zerstört Irrtum und LIEBE zerstört Hass. Sünde, die zerstört ist, braucht keine andere Form der Vergebung. Ist es nicht so, dass GOTTES Vergebung, wenn sie *eine* Sünde zerstört, die endgültige Zerstörung aller Sünde voraussagt und mit sich bringt?

<small>Göttliche Vergebung</small>

XXXI. Weil GOTT Alles ist, gibt es keinen Raum für Sein Ungleichnis. GOTT, GEIST, allein hat alles erschaffen und nannte es gut. Somit ist das Böse, das dem Guten entgegengesetzt ist, unwirklich und kann nicht das Erzeugnis GOTTES sein. Ein Sünder kann keine Ermutigung aus der Tatsache empfangen, dass die Wissenschaft die Unwirklichkeit des Bösen demonstriert, denn der Sünder möchte eine Wirklichkeit aus der Sünde machen — er möchte das wirklich machen, was unwirklich ist, und so „Zorn ... für den Tag des Zorns" aufhäufen. Er nimmt an einer Verschwörung gegen sich selbst teil — gegen sein eigenes Erwachen zu der schrecklichen Unwirklichkeit, durch die er getäuscht worden ist. Nur wer Sünde bereut und das Unwirkliche aufgibt, kann die Unwirklichkeit des Bösen völlig verstehen.

<small>Böses nicht von GOTT erzeugt</small>

XXXII. Wie die Mythologie des heidnischen Rom einer geistigeren Vorstellung von der Gottheit gewichen ist, so werden unsere materiellen Theorien geistigen Ideen weichen, bis das Endliche dem Unendlichen, bis Krankheit der Gesundheit und Sünde der Heiligkeit Raum gibt und GOTTES Reich „auf Erden wie im Himmel" kommt. Die Grundlage aller Gesundheit, Sündlosigkeit und Unsterblichkeit ist die große Tatsache, dass GOTT das einzige GEMÜT ist; und dieses GEMÜT muss nicht nur geglaubt, sondern es muss verstanden werden. Um durch die Wissenschaft von Sünde frei zu werden, musst du der Sünde jedes vermeintliche Gemüt oder jede vermeintliche Wirklichkeit nehmen und niemals gelten lassen, dass Sünde Intelligenz oder Macht, Schmerz oder Lust haben kann. Du besiegst den Irrtum, indem du seine Wirklichkeit verneinst. Unsere verschiedenartigen Theorien werden ihre imaginäre Macht zum Guten oder Bösen

<small>Grundlage der Gesundheit und Unsterblichkeit</small>

their imaginary power for good or evil, until we lose our faith in them and make life its own proof of harmony and God.

This text in the book of Ecclesiastes conveys the Christian Science thought, especially when the word *duty*, which is not in the original, is omitted: "Let us hear the conclusion of the whole matter: Fear God, and keep His commandments: for this is the whole duty of man." In other words: Let us hear the conclusion of the whole matter: love God and keep His commandments: for this is the whole of man in His image and likeness. Divine Love is infinite. Therefore all that really exists is in and of God, and manifests His love.

"Thou shalt have no other gods before me." (Exodus xx. 3.) The First Commandment is my favorite text. It demonstrates Christian Science. It inculcates the tri-unity of God, Spirit, Mind; it signifies that man shall have no other spirit or mind but God, eternal good, and that all men shall have one Mind. The divine Principle of the First Commandment bases the Science of being, by which man demonstrates health, holiness, and life eternal. One infinite God, good, unifies men and nations; constitutes the brotherhood of man; ends wars; fulfils the Scripture, "Love thy neighbor as thyself;" annihilates pagan and Christian idolatry, — whatever is wrong in social, civil, criminal, political, and religious codes; equalizes the sexes; annuls the curse on man, and leaves nothing that can sin, suffer, be punished or destroyed.

niemals verlieren, bis wir unseren Glauben an sie verlieren und das Leben zu seinem eigenen Beweis der Harmonie und zum Beweis GOTTES machen.

Der folgende Text aus dem Prediger Salomo [hier nach der King-James-Bibel] vermittelt den christlich-wissenschaftlichen Gedanken, besonders, wenn man das Wort *Pflicht* auslässt, das nicht im Originaltext steht: „Lasst uns die Schlussfolgerung aus der ganzen Sache hören: Fürchte Gott und halte Seine Gebote: denn dies ist die ganze Pflicht des Menschen." Mit anderen Worten: Lasst uns die Schlussfolgerung aus der ganzen Sache hören: Liebe GOTT und halte Seine Gebote: denn das ist der ganze Mensch in Seinem Bild und Gleichnis. Die göttliche LIEBE ist unendlich. Deshalb ist alles, was wirklich existiert, in und von GOTT und offenbart Seine Liebe.

„Du sollst keine anderen Götter haben neben mir." (2. Mose 20:3.) Das Erste Gebot ist mein Lieblingsvers. Es demonstriert die Christliche Wissenschaft. Es prägt uns die Dreieinigkeit von GOTT, GEIST, GEMÜT ein; es bedeutet, dass der Mensch keinen anderen Geist oder kein anderes Gemüt haben soll als GOTT, das ewige Gute, und dass alle Menschen *ein* GEMÜT haben sollen. Das göttliche PRINZIP des Ersten Gebots liegt der Wissenschaft des Seins zugrunde, durch die der Mensch Gesundheit, Heiligkeit und ewiges Leben demonstriert. Der *eine* unendliche GOTT, das Gute, vereint Menschen und Völker, begründet die Brüderlichkeit unter den Menschen, beendet Kriege, erfüllt die Bibelstelle: „Du sollst deinen Nächsten lieben wie dich selbst", vernichtet heidnische und christliche Abgötterei — alles, was in sozialen, bürgerlichen, strafrechtlichen, politischen und religiösen Gesetzen falsch ist, stellt die Geschlechter gleich, hebt den Fluch über den Menschen auf und lässt nichts übrig, was sündigen, leiden, was bestraft oder zerstört werden könnte.

Chapter 11

Some Objections Answered

And because I tell you the truth, ye believe me not.
Which of you convinceth me of sin?
And if I say the truth, why do ye not believe me? — JESUS.

But if the spirit of Him that raised up Jesus
from the dead dwell in you, He that raised up Christ
from the dead shall also quicken your mortal bodies
by His spirit that dwelleth in you. — PAUL.

The strictures on this volume would condemn to oblivion the truth, which is raising up thousands from helplessness to strength and elevating them from a theoretical to a practical Christianity. These criticisms are generally based on detached sentences or clauses separated from their context. Even the Scriptures, which grow in beauty and consistency from one grand root, appear contradictory when subjected to such usage. Jesus said, "Blessed are the pure in heart: for they shall see God" [Truth].

In Christian Science mere opinion is valueless. Proof is essential to a due estimate of this subject. Sneers at the application of the word *Science* to Christianity cannot prevent that from being scientific which is based on divine Principle, demonstrated according to a divine given rule, and subjected to proof. The facts are so absolute and numerous in support of Christian Science, that misrepresentation and denuncia-

Supported by facts

Kapitel 11

Erwiderung auf einige Einwände

Weil ich aber die Wahrheit sage, glaubt ihr mir nicht.
Wer unter euch kann mich einer Sünde beschuldigen?
Wenn ich euch aber die Wahrheit sage,
warum glaubt ihr mir nicht? — Jesus.

Wenn nun der Geist dessen, der Jesus von den Toten auferweckt hat,
in euch wohnt, so wird Er, der Christus von den Toten auferweckt hat,
auch eure sterblichen Leiber lebendig machen durch den Geist,
der in euch wohnt. — Paulus.

Die kritischen Bemerkungen über dieses Buch möchten die Wahrheit, die Tausende aus Hilflosigkeit zu Stärke erweckt und sie aus einem theoretischen zu einem praktischen Christentum erhebt, zur Vergessenheit verurteilen. Diese Kritik beruht im Allgemeinen auf herausgelösten Sätzen oder aus dem Zusammenhang gerissenen Satzteilen. Sogar die Heilige Schrift, die in Schönheit und Folgerichtigkeit aus *einer* großartigen Wurzel wächst, erscheint widersprüchlich, wenn sie einer solchen Behandlung unterzogen wird. Jesus sagte: „Glückselig sind, die reinen Herzens sind; denn sie werden Gott [Wahrheit] schauen."

In der Christlichen Wissenschaft sind bloße Meinungen wertlos. Beweise sind erforderlich, um dieses Thema angemessen zu würdigen. Höhnische Bemerkungen über die Verwendung des Wortes *Wissenschaft* für das Christentum können nicht verhindern, dass das wissenschaftlich ist, was auf dem göttlichen Prinzip beruht, was einer göttlich gegebenen Regel entsprechend demonstriert und einer Prüfung unterzogen worden ist. Die Tatsachen, die die Christliche Wissenschaft stützen, sind so absolut und zahlreich, dass falsche Darstellungen und Verurteilungen

Von Tatsachen gestützt

tion cannot overthrow it. Paul alludes to "doubtful disputations." The hour has struck when proof and demonstration, instead of opinion and dogma, are summoned to the support of Christianity, "making wise the simple."

In the result of some unqualified condemnations of scientific Mind-healing, one may see with sorrow the sad effects on the sick of denying Truth. He that decries this Science does it presumptuously, in the face of Bible history and in defiance of the direct command of Jesus, "Go ye into all the world, and preach the gospel," to which command was added the promise that his students should cast out evils and heal the sick. He bade the seventy disciples, as well as the twelve, heal the sick in any town where they should be hospitably received. *Commands of Jesus*

If Christianity is not scientific, and Science is not of God, then there is no invariable law, and truth becomes an accident. Shall it be denied that a system which works according to the Scriptures has Scriptural authority? *Christianity scientific*

Christian Science awakens the sinner, reclaims the infidel, and raises from the couch of pain the helpless invalid. It speaks to the dumb the words of Truth, and they answer with rejoicing. It causes the deaf to hear, the lame to walk, and the blind to see. Who would be the first to disown the Christliness of good works, when our Master says, "By their fruits ye shall know them"? *Argument of good works*

If Christian Scientists were teaching or practising pharmacy or obstetrics according to the common theories, no denunciations would follow them, even if their treatment resulted in the death of a patient. The people

sie nicht umstürzen können. Paulus spricht vom Streit „über Meinungen". Die Stunde hat geschlagen, in der Beweis und Demonstration anstelle von Meinung und Dogma aufgerufen sind, das Christentum zu verteidigen, denn sie machen „die Unverständigen weise".

An den Folgen einiger unqualifizierter Verurteilungen des wissenschaftlichen Heilens durch GEMÜT mag man mit Bedauern die traurigen Wirkungen auf die Kranken sehen, die das Leugnen der WAHRHEIT mit sich bringt. Wer diese Wissenschaft herabsetzt, handelt anmaßend angesichts der biblischen Geschichte und dem direkten Gebot Jesu zum Hohn: „Geht hin in die ganze Welt und predigt das Evangelium der ganzen Schöpfung", dem Gebot, dem die Verheißung hinzugefügt wurde, dass seine Schüler die Übel austreiben und die Kranken heilen sollten. Er gebot sowohl den siebzig als auch den zwölf Jüngern, die Kranken in jedem Ort zu heilen, in dem sie gastfreundlich aufgenommen würden.

<small>Jesu Gebote</small>

Wenn das Christentum nicht wissenschaftlich und die Wissenschaft nicht von GOTT ist, dann gibt es kein unveränderliches Gesetz, und Wahrheit wird zum Zufall. Kann man leugnen, dass ein System, das in Übereinstimmung mit der Heiligen Schrift wirkt, biblische Autorität hat?

<small>Christentum wissenschaftlich</small>

Die Christliche Wissenschaft weckt den Sünder auf, bekehrt den Ungläubigen und lässt den hilflosen Kranken vom Schmerzenslager aufstehen. Sie spricht die Worte der WAHRHEIT zu den Stummen und sie antworten freudig. Sie lässt die Tauben hören, die Lahmen gehen und die Blinden sehen. Wer möchte der Erste sein, der die Christlichkeit guter Werke leugnet, wenn unser Meister sagt: „Ihr werdet sie an ihren Früchten erkennen."*?

<small>Argument guter Werke</small>

Wenn die Christlichen Wissenschaftler Pharmazeutik oder Geburtshilfe den allgemeinen Theorien entsprechend lehrten oder praktizierten, würden sie nicht mit Anschuldigungen verfolgt werden, selbst wenn ihre Behandlung den Tod eines Patienten zur Folge hätte. Die Menschen sind gelehrt worden, in solchen Fällen

---

* Nach der King-James-Bibel

are taught in such cases to say, Amen. Shall I then be smitten for healing and for teaching Truth as the Principle of healing, and for proving my word by my deed? James said: "Show me thy faith without thy works, and I will show thee my faith by my works."

Is not finite mind ignorant of God's method? This makes it doubly unfair to impugn and misrepresent the facts, although, without this cross-bearing, *Personal experience* one might not be able to say with the apostle, "None of these things move me." The sick, the halt, and the blind look up to Christian Science with blessings, and Truth will not be forever hidden by unjust parody from the quickened sense of the people.

Jesus strips all disguise from error, when his teachings are fully understood. By parable and argument he explains the impossibility of good producing evil; *Proof from miracles* and he also scientifically demonstrates this great fact, proving by what are wrongly called miracles, that sin, sickness, and death are beliefs — illusive errors — which he could and did destroy.

It would sometimes seem as if truth were rejected because meekness and spirituality are the conditions of its acceptance, while Christendom generally demands so much less.

Anciently those apostles who were Jesus' students, as well as Paul who was not one of his students, healed the sick and reformed the sinner by their religion. *Example of the disciples* Hence the mistake which allows words, rather than works, to follow such examples! Whoever is the first meekly and conscientiously to press along the line of gospel-healing, is often accounted a heretic.

Ja und Amen zu sagen. Soll ich denn bestraft werden, weil ich heile und die WAHRHEIT als das PRINZIP des Heilens lehre und weil ich mein Wort durch meine Tat beweise? Jakobus sagte: „Zeige mir deinen Glauben ohne deine Werke, dann werde ich dir meinen Glauben aus meinen Werken zeigen."

Befindet sich das endliche Gemüt nicht in Unwissenheit über GOTTES Methode? Das macht es doppelt ungerecht, wenn die Tatsachen bestritten und falsch dargestellt werden, auch wenn man ohne dieses Kreuz auf sich zu nehmen vielleicht nicht mit dem Apostel sagen könnte: „Ich achte das für nichts." Die Kranken, die Lahmen und die Blinden schauen zur Christlichen Wissenschaft auf und preisen sie, und WAHRHEIT wird nicht für immer durch ungerechte Parodien dem geschärften Sinn der Menschen verborgen bleiben.

Persönliche Erfahrung

Jesus nimmt dem Irrtum jede Verkleidung ab, wenn seine Lehren völlig verstanden werden. Durch Gleichnis und Argument erklärt er, dass es für das Gute unmöglich ist Böses hervorzubringen; und er demonstriert diese große Tatsache auch wissenschaftlich, indem er durch das, was man fälschlicherweise Wunder nennt, beweist, dass Sünde, Krankheit und Tod Auffassungen sind — trügerische Irrtümer —, die er zerstören konnte und tatsächlich zerstörte.

Beweis durch Wunder

Manchmal mag es so scheinen, als würde die Wahrheit deshalb abgelehnt, weil Sanftmut und Geistigkeit die Bedingungen für ihre Anerkennung sind, während die Christenheit im Allgemeinen so viel weniger verlangt.

Früher heilten die Apostel, die Jesu Jünger waren, ebenso wie Paulus, der nicht einer seiner Jünger war, durch ihre Religion die Kranken und wandelten die Sünder durch sie um. Daher ist es ein Fehler, diesen Beispielen Worte anstelle von Taten folgen zu lassen! Wer immer als Erster sanftmütig und gewissenhaft in die Richtung des Evangelium-Heilens vordringt, wird oft als Ketzer betrachtet.

Beispiel der Jünger

It is objected to Christian Science that it claims God as the only absolute Life and Soul, and man to be His idea, — that is, His image. It should be added that this is claimed to represent the normal, healthful, and sinless condition of man in divine Science, and that this claim is made because the Scriptures say that God has created man in His own image and after His likeness. Is it sacrilegious to assume that God's likeness is not found in matter, sin, sickness, and death?

Strong position

Were it more fully understood that Truth heals and that error causes disease, the opponents of a demonstrable Science would perhaps mercifully withhold their misrepresentations, which harm the sick; and until the enemies of Christian Science test its efficacy according to the rules which disclose its merits or demerits, it would be just to observe the Scriptural precept, "Judge not."

Efficacy may be attested

There are various methods of treating disease, which are not included in the commonly accepted systems; but there is only one which should be presented to the whole world, and that is the Christian Science which Jesus preached and practised and left to us as his rich legacy.

The one divine method

Why should one refuse to investigate this method of treating disease? Why support the popular systems of medicine, when the physician may perchance be an infidel and may lose ninety-and-nine patients, while Christian Science cures its hundred? Is it because allopathy and homœopathy are more fashionable and less spiritual?

In the Bible the word *Spirit* is so commonly applied

Es wird gegen die Christliche Wissenschaft vorgebracht, dass sie behauptet, GOTT sei das einzige absolute LEBEN und die einzige absolute SEELE und der Mensch sei Seine Idee — das heißt Sein Bild. Es sollte hinzugefügt werden, dass dies den normalen, gesunden und sündlosen Zustand des Menschen in der göttlichen Wissenschaft darzustellen beansprucht und dass dieser Anspruch erhoben wird, weil die Heilige Schrift sagt, dass GOTT den Menschen zu Seinem eigenen Bild und nach Seinem Gleichnis erschaffen hat. Ist es gotteslästerlich anzunehmen, dass GOTTES Gleichnis nicht in der Materie, in Sünde, Krankheit und Tod zu finden ist?

Starker Standpunkt

Würde es besser verstanden, dass WAHRHEIT heilt und Irrtum Krankheit verursacht, wären die Gegner einer demonstrierbaren Wissenschaft vielleicht so barmherzig, ihre falschen Darstellungen zurückzuhalten, die den Kranken schaden; und bis die Gegner der Christlichen Wissenschaft deren Wirksamkeit nach den Regeln prüfen, die ihre Verdienste oder Mängel ans Licht bringen, wäre es gerecht, das biblische Gebot zu beachten: „Richtet nicht."

Wirksamkeit kann bewiesen werden

Es gibt verschiedene Methoden Krankheit zu behandeln, die nicht Teil der allgemein anerkannten Systeme sind; aber es gibt nur *eine*, die der ganzen Welt präsentiert werden sollte, und das ist die Christliche Wissenschaft, die Jesus predigte und praktizierte und uns als sein reiches Vermächtnis hinterließ.

Die eine göttliche Methode

Warum sollte man sich weigern, diese Methode der Behandlung von Krankheit zu erforschen? Warum sollte man die populären medizinischen Systeme unterstützen, wenn der Arzt möglicherweise ungläubig ist und neunundneunzig Patienten verliert, während die Christliche Wissenschaft ihre hundert Fälle heilt? Liegt es daran, dass Allopathie und Homöopathie mehr in Mode und weniger geistig sind?

In der Bibel wird das Wort GEIST so allgemein auf die Gottheit

to Deity, that Spirit and God are often regarded as synonymous terms; and it is thus they are uniformly used and understood in Christian Science. As it is evident that the likeness of Spirit cannot be material, does it not follow that God cannot be in His unlikeness and work through drugs to heal the sick? When the omnipotence of God is preached and His absoluteness is set forth, Christian sermons will heal the sick.

Omnipotence set forth

It is sometimes said, in criticising Christian Science, that the mind which contradicts itself neither knows itself nor what it is saying. It is indeed no small matter to know one's self; but in this volume of mine there are no contradictory statements, — at least none which are apparent to those who understand its propositions well enough to pass judgment upon them. One who understands Christian Science can heal the sick on the divine Principle of Christian Science, and this practical proof is the only feasible evidence that one does understand this Science.

Contradictions not found

Anybody, who is able to perceive the incongruity between God's idea and poor humanity, ought to be able to discern the distinction (made by Christian Science) between God's man, made in His image, and the sinning race of Adam.

The apostle says: "For if a man think himself to be something, when he is nothing, he deceiveth himself." This thought of human, material nothingness, which Science inculcates, enrages the carnal mind and is the main cause of the carnal mind's antagonism.

It is not the purpose of Christian Science to "educate the idea of God, or treat it for disease," as is alleged

angewandt, dass GEIST und GOTT oft als synonyme Ausdrücke betrachtet werden; und in der Christlichen Wissenschaft werden sie durchweg so gebraucht und verstanden. Da es offensichtlich ist, dass das Gleichnis des GEISTES nicht materiell sein kann, folgt daraus nicht, dass GOTT nicht in Seinem Ungleichnis sein kann und nicht durch Medikamente wirkt, um die Kranken zu heilen? Wenn die Allmacht GOTTES gepredigt und Seine Absolutheit dargelegt wird, dann werden christliche Predigten die Kranken heilen.

Allmacht dargelegt

In der Kritik an der Christlichen Wissenschaft wird manchmal gesagt, dass das Gemüt, das sich selbst widerspricht, weder sich selbst kennt, noch weiß, was es sagt. Es ist in der Tat keine Kleinigkeit, sich selbst zu kennen; aber in diesem von mir verfassten Buch gibt es keine widersprüchlichen Aussagen — zumindest nicht für diejenigen, die die Lehrsätze dieses Buches ausreichend verstehen, um sie beurteilen zu können. Wer die Christliche Wissenschaft versteht, kann die Kranken durch das göttliche PRINZIP der Christlichen Wissenschaft heilen und dieser praktische Nachweis ist der einzig geeignete Beweis dafür, dass man diese Wissenschaft wirklich versteht.

Keine Widersprüche gefunden

Jeder, der die fehlende Übereinstimmung zwischen der Idee GOTTES und der armseligen Menschheit wahrnehmen kann, sollte auch fähig sein, den Unterschied zu erkennen (den die Christliche Wissenschaft macht) zwischen dem Menschen GOTTES, der zu Seinem Bild erschaffen ist, und dem sündigen Adamsgeschlecht.

Der Apostel sagt: „Denn wenn jemand meint, er sei etwas, obwohl er doch nichts ist, der betrügt sich selbst." Dieser Gedanke der menschlichen, materiellen Nichtigkeit, den die Wissenschaft einschärft, erregt den Zorn des fleischlichen Gemüts und ist die Hauptursache für den Widerstreit des fleischlichen Gemüts.

Es ist nicht der Zweck der Christlichen Wissenschaft, „die Idee Gottes zu erziehen oder sie gegen Krankheit zu behandeln", wie

by one critic. I regret that such criticism confounds *man* with Adam. When man is spoken of as made in God's image, it is not sinful and sickly mortal man who is referred to, but the ideal man, reflecting God's likeness.

God's idea the ideal man

It is sometimes said that Christian Science teaches the nothingness of sin, sickness, and death, and then teaches how this nothingness is to be saved and healed. The nothingness of nothing is plain; but we need to understand that error *is* nothing, and that its nothingness is not saved, but must be demonstrated in order to prove the somethingness — yea, the allness — of Truth. It is self-evident that we are harmonious only as we cease to manifest evil or the belief that we suffer from the sins of others. Disbelief in error destroys error, and leads to the discernment of Truth. There are no vacuums. How then can this demonstration be "fraught with falsities painful to behold"?

Nothingness of error

We treat error through the understanding of Truth, because Truth is error's antidote. If a dream ceases, it is self-destroyed, and the terror is over. When a sufferer is convinced that there is no reality in his belief of pain, — because matter has no sensation, hence pain in matter is a false belief, — how can he suffer longer? Do you feel the pain of tooth-pulling, when you believe that nitrous-oxide gas has made you unconscious? Yet, in your concept, the tooth, the operation, and the forceps are unchanged.

Truth antidotes error

Material beliefs must be expelled to make room for spiritual understanding. We cannot serve both God and mammon at the same time; but is not this what frail mortals are trying to do? Paul says:

Serving two masters

ein Kritiker behauptet. Ich bedaure, dass solche Kritik den *Menschen* mit Adam verwechselt. Wenn vom Menschen gesprochen wird, der zu GOTTES Bild erschaffen ist, so ist damit nicht der sündige und kränkliche sterbliche Mensch gemeint, sondern der ideale Mensch, der GOTTES Gleichnis widerspiegelt.

<small>GOTTES Idee der ideale Mensch</small>

Manchmal wird gesagt, dass die Christliche Wissenschaft die Nichtsheit von Sünde, Krankheit und Tod lehrt und dass sie dann lehrt, wie diese Nichtsheit erlöst und geheilt werden soll. Das Nichtsein von Nichts ist klar; aber wir müssen verstehen, dass Irrtum nichts *ist* und dass sein Nichtsein nicht errettet wird, sondern dass es demonstriert werden muss, um zu beweisen, dass die WAHRHEIT etwas — ja, alles — ist. Es versteht sich von selbst, dass wir nur insoweit harmonisch sind, wie wir aufhören, das Böse oder den Glauben zu bekunden, dass wir unter den Sünden anderer leiden. Die Weigerung, an Irrtum zu glauben, zerstört den Irrtum und führt zur Erkenntnis der WAHRHEIT. Es gibt kein Vakuum. Wie kann dann diese Demonstration „voller peinlicher Unwahrheiten" sein?

<small>Das Nichts des Irrtums</small>

Wir behandeln den Irrtum durch das Verständnis der WAHRHEIT, weil WAHRHEIT das Gegenmittel gegen Irrtum ist. Wenn ein Traum aufhört, hat er sich selbst zerstört und der Schrecken ist vorbei. Wenn ein Leidender davon überzeugt ist, dass keine Wirklichkeit in seiner Vorstellung von Schmerz liegt — weil die Materie keine Empfindung hat und der Schmerz in der Materie daher eine falsche Vorstellung ist —, wie kann er dann länger leiden? Fühlst du den Schmerz beim Zahnziehen, wenn du glaubst, dass dich Lachgas bewusstlos gemacht hat? Und doch bleiben der Zahn, die Operation und die Zange in deiner Vorstellung unverändert.

<small>WAHRHEIT wirkt Irrtum entgegen</small>

Materielle Vorstellungen müssen ausgetrieben werden, um dem geistigen Verständnis Raum zu geben. Wir können nicht gleichzeitig GOTT und dem Mammon dienen; aber ist es nicht gerade das, was die schwachen Sterblichen zu tun versuchen? Paulus sagt: „Unsere selbstsüchtige Natur kämpft

<small>Zwei Herren dienen</small>

"The flesh lusteth against the Spirit, and the Spirit against the flesh." Who is ready to admit this?

It is said by one critic, that to verify this wonderful philosophy Christian Science declares that whatever is mortal or discordant has no origin, existence, nor realness. Nothing really has Life but God, who is infinite Life; hence all is Life, and death has no dominion. This writer infers that if anything needs to be doctored, it must be the one God, or Mind. Had he stated his syllogism correctly, the conclusion would be that there is nothing left to be doctored.

Critics should consider that the so-called mortal man is not the reality of man. Then they would behold the signs of Christ's coming. Christ, as the spiritual or true idea of God, comes now as of old, preaching the gospel to the poor, healing the sick, and casting out evils. Is it error which is restoring an essential element of Christianity, — namely, apostolic, divine healing? No; it is the Science of Christianity which is restoring it, and is the light shining in darkness, which the darkness comprehends not.

Essential element of Christianity

If Christian Science takes away the popular gods, — sin, sickness, and death, — it is Christ, Truth, who destroys these evils, and so proves their nothingness.

The dream that matter and error are something must yield to reason and revelation. Then mortals will behold the nothingness of sickness and sin, and sin and sickness will disappear from consciousness. The harmonious will appear real, and the inharmonious unreal. These critics will then see that error is indeed the nothingness, which they chide us for

gegen den GEIST und der GEIST gegen unsere selbstsüchtige Natur." Wer ist bereit, das zuzugeben?

Ein Kritiker sagt, um diese wundervolle Philosophie zu verifizieren, erkläre die Christliche Wissenschaft, dass alles, was sterblich oder unharmonisch ist, weder Ursprung noch Dasein noch Wirklichkeit habe. Nichts habe wirklich LEBEN außer GOTT, der unendliches LEBEN ist; somit sei alles LEBEN, und der Tod habe keine Herrschaft. Dieser Kritiker folgert, wenn überhaupt etwas behandelt werden müsse, dann sei es der *eine* GOTT, das *eine* GEMÜT. Hätte er seinen Vernunftschluss richtig gezogen, würde die Schlussfolgerung lauten, dass nichts übrig bleibt, was behandelt werden muss.

Kritiker sollten bedenken, dass der sogenannte sterbliche Mensch nicht die Wirklichkeit des Menschen ist. Dann würden sie die Zeichen von dem Kommen Christi erblicken. Christus, als die geistige oder wahre Idee GOTTES, kommt heute wie damals, predigt den Armen das Evangelium, heilt die Kranken und treibt die Übel aus. Ist es Irrtum, der ein grundlegendes Element des Christentums wiederherstellt — nämlich das apostolische, göttliche Heilen? Nein; es ist die Wissenschaft des Christentums, die es wiederherstellt; sie ist das Licht, das in der Finsternis scheint und das die Finsternis nicht begreift.

Grundlegendes Element des Christentums

Wenn die Christliche Wissenschaft die populären Götter — Sünde, Krankheit und Tod — beseitigt, dann ist es Christus, WAHRHEIT, der diese Übel zerstört und so ihr Nichtsein beweist.

Der Traum, dass Materie und Irrtum etwas sind, muss der Vernunft und der Offenbarung weichen. Dann werden die Sterblichen das Nichts von Krankheit und Sünde sehen, und Sünde und Krankheit werden aus dem Bewusstsein verschwinden. Das Harmonische wird wirklich und das Unharmonische unwirklich erscheinen. Diese Kritiker werden dann einsehen, dass der Irrtum tatsächlich das Nichts ist, von dem sie uns vorwerfen, dass wir es

naming nothing and which we desire neither to honor nor to fear.

Medical theories virtually admit the nothingness of hallucinations, even while treating them as disease; and who objects to this? Ought we not, then, to approve any cure, which is effected by making the disease appear to be — what it really is — an illusion?

Here is the difficulty: it is not generally understood how one disease can be just as much a delusion as another. It is a pity that the medical faculty and clergy have not learned this, for Jesus established this foundational fact, when devils, delusions, were cast out and the dumb spake. *All disease a delusion*

Are we irreverent towards sin, or imputing too much power to God, when we ascribe to Him almighty Life and Love? I deny His cooperation with evil, because I desire to have no faith in evil or in any power but God, good. Is it not well to eliminate from so-called mortal mind that which, so long as it remains in mortal mind, will show itself in forms of sin, sickness, and death? Instead of tenaciously defending the supposed rights of disease, while complaining of the suffering disease brings, would it not be well to abandon the defence, especially when by so doing our own condition can be improved and that of other persons as well? *Elimination of sickness*

I have never supposed the world would immediately witness the full fruitage of Christian Science, or that sin, disease, and death would not be believed for an indefinite time; but this I do aver, that, as a result of teaching Christian Science, ethics and temperance have received an impulse, health has been restored, and longevity increased. If such are the pres- *Full fruitage yet to come*

als nichts bezeichnen und das wir weder ehren noch fürchten wollen.

Medizinische Theorien geben im Grunde die Nichtigkeit von Halluzinationen zu, selbst während sie diese als Krankheit behandeln; und wer widerspricht dem? Sollten wir dann nicht jede Heilung gutheißen, die dadurch bewirkt wird, dass man die Krankheit als das erscheinen lässt, was sie wirklich ist — eine Illusion?

Hierin liegt die Schwierigkeit: Es wird nicht allgemein verstanden, dass die eine Krankheit ebenso eine Täuschung sein kann wie die andere. Es ist bedauerlich, dass die Ärzteschaft und die Geistlichkeit das nicht gelernt haben, denn Jesus hat diese fundamentale Tatsache bewiesen, als Dämonen, Täuschungen, ausgetrieben wurden und die Stummen redeten.

<small>Alle Arten von Krankheit eine Täuschung</small>

Sind wir der Sünde gegenüber respektlos oder messen wir GOTT zu viel Macht bei, wenn wir Ihm allmächtiges LEBEN und allmächtige LIEBE zuschreiben? Ich verneine Seine Kooperation mit dem Bösen, weil ich keinen Glauben an das Böse oder an irgendeine andere Macht als GOTT, das Gute, haben möchte. Ist es nicht richtig, das aus dem sogenannten sterblichen Gemüt zu beseitigen, was sich, solange es im sterblichen Gemüt bleibt, in Form von Sünde, Krankheit und Tod zeigt? Statt hartnäckig die vermeintlichen Rechte der Krankheit zu verteidigen, während man über das Leiden klagt, das die Krankheit mit sich bringt, sollten wir da nicht lieber diese Verteidigung aufgeben, besonders, wenn unser eigener Zustand und auch der anderer Menschen dadurch gebessert werden kann?

<small>Beseitigung von Krankheit</small>

Ich habe niemals angenommen, dass die Welt alle Früchte der Christlichen Wissenschaft sofort anerkennen würde oder dass Sünde, Krankheit und Tod nicht noch auf unbestimmte Zeit geglaubt würden; aber das behaupte ich, dass Ethik und Mäßigkeit als Ergebnis des Lehrens der Christlichen Wissenschaft einen Impuls erhalten haben, dass Gesundheit wiederhergestellt worden ist und die Langlebigkeit zugenommen hat. Wenn das die gegenwärtigen Früchte sind, was wird dann die

<small>Die volle Ernte kommt erst noch</small>

ent fruits, what will the harvest be, when this Science is more generally understood?

As Paul asked of the unfaithful in ancient days, so the rabbis of the present day ask concerning our healing and teaching, "Through breaking the law, dishonorest thou God?" We have the gospel, however, and our Master annulled material law by healing contrary to it. We propose to follow the Master's example. We should subordinate material law to spiritual law. Two essential points of Christian Science are, that neither Life nor man dies, and that God is not the author of sickness.

Law and gospel

The chief difficulty in conveying the teachings of divine Science accurately to human thought lies in this, that like all other languages, English is inadequate to the expression of spiritual conceptions and propositions, because one is obliged to use material terms in dealing with spiritual ideas. The elucidation of Christian Science lies in its spiritual sense, and this sense must be gained by its disciples in order to grasp the meaning of this Science. Out of this condition grew the prophecy concerning the Christian apostles, "They shall speak with new tongues."

Language inadequate

Speaking of the things of Spirit while dwelling on a material plane, material terms must be generally employed. Mortal thought does not at once catch the higher meaning, and can do so only as thought is educated up to spiritual apprehension. To a certain extent this is equally true of all learning, even that which is wholly material.

In Christian Science, substance is understood to be Spirit, while the opponents of Christian Science believe

Ernte sein, wenn diese Wissenschaft allgemeiner verstanden wird?

Wie Paulus einst die Ungläubigen fragte, so stellen uns die heutigen Rabbiner zu unserem Heilen und Lehren die Frage: „Du ... schändest Gott durch Übertretung des Gesetzes?" *Gesetz und Evangelium* Wir jedoch haben das Evangelium, und unser Meister hob das materielle Gesetz auf, indem er im Gegensatz zu ihm heilte. Wir haben uns vorgenommen, dem Beispiel des Meisters zu folgen. Wir sollten das materielle Gesetz dem geistigen Gesetz unterwerfen. Zwei wesentliche Punkte der Christlichen Wissenschaft sind, dass weder LEBEN noch der Mensch stirbt und dass GOTT nicht der Urheber von Krankheit ist.

Die Hauptschwierigkeit, dem menschlichen Denken die Lehren der göttlichen Wissenschaft exakt zu vermitteln, besteht darin, dass die englische Sprache, wie alle anderen *Sprache unzulänglich* Sprachen, unzulänglich ist, geistige Begriffe und Lehrsätze auszudrücken, weil man materielle Ausdrücke verwenden muss, wenn man sich mit geistigen Ideen befasst. Die Erläuterungen der Christlichen Wissenschaft beruhen auf ihrer geistigen Auffassung, und diese Auffassung muss von ihren Schülern erlangt werden, damit sie den Gehalt dieser Wissenschaft erfassen können. Aus diesem Umstand ergab sich die Prophezeiung für die christlichen Apostel: Sie werden „mit neuen Sprachen reden".

Wenn man von den Dingen des GEISTES spricht, während man auf einer materiellen Ebene lebt, müssen im Allgemeinen materielle Ausdrücke verwendet werden. Das sterbliche Denken erfasst die höhere Bedeutung nicht sofort und es kann das auch nur, wenn das Denken zur geistigen Wahrnehmung erzogen wird. In gewissem Maße gilt das ebenso für alles Lernen, auch für das völlig materielle.

In der Christlichen Wissenschaft versteht man unter Substanz GEIST, während die Gegner der Christlichen Wissenschaft glauben,

substance to be matter. They think of matter as something and almost the only thing, and of the things which pertain to Spirit as next to nothing, or as very far removed from daily experience. Christian Science takes exactly the opposite view.

Substance spiritual

To understand all our Master's sayings as recorded in the New Testament, sayings infinitely important, his followers must grow into that stature of manhood in Christ Jesus which enables them to interpret his spiritual meaning. Then they know how Truth casts out error and heals the sick. His words were the offspring of his deeds, both of which must be understood. Unless the works are comprehended which his words explained, the words are blind.

Both words and works

The Master often refused to explain his words, because it was difficult in a material age to apprehend spiritual Truth. He said: "This people's heart is waxed gross, and their ears are dull of hearing, and their eyes they have closed; lest at any time they should see with their eyes, and hear with their ears, and should understand with their heart, and should be converted, and I should heal them."

"The Word was made flesh." Divine Truth must be known by its effects on the body as well as on the mind, before the Science of being can be demonstrated. Hence its embodiment in the incarnate Jesus, — that life-link forming the connection through which the real reaches the unreal, Soul rebukes sense, and Truth destroys error.

The divine life-link

In Jewish worship the Word was materially explained, and the spiritual sense was scarcely perceived. The

Substanz sei Materie. Sie halten die Materie für etwas, ja, für nahezu das Einzige, und die Dinge, die den GEIST betreffen, für nahezu nichts oder der täglichen Erfahrung sehr fernliegend. Die Christliche Wissenschaft vertritt genau die entgegengesetzte Ansicht.

Substanz geistig

Um alle Aussprüche unseres Meisters zu verstehen, wie sie im Neuen Testament aufgezeichnet sind, Aussprüche von unendlicher Wichtigkeit, müssen seine Nachfolger zu der Größe des Menschseins in Christus Jesus heranwachsen, wodurch sie befähigt werden, die geistige Bedeutung seiner Worte auszulegen. Dann wissen sie, wie WAHRHEIT den Irrtum austreibt und die Kranken heilt. Seine Worte folgten aus seinen Taten und beide müssen verstanden werden. Wenn die Werke, die seine Worte erklärten, nicht begriffen werden, dann sind die Worte vergeblich.

Sowohl Worte als auch Werke

Der Meister weigerte sich oft seine Worte zu erklären, denn in einem materiellen Zeitalter war es schwierig, die geistige WAHRHEIT zu erfassen. Er sagte: „Das Herz dieses Volkes ist verstockt, und ihre Ohren hören schwer, und ihre Augen haben sie geschlossen, damit sie nicht mit den Augen sehen und mit den Ohren hören und mit dem Herzen verstehen und sich bekehren und ich sie heile."

„Das Wort ward Fleisch."* Die göttliche WAHRHEIT muss sowohl an ihren Wirkungen auf den Körper als auch auf das Gemüt erkannt werden, bevor die Wissenschaft des Seins demonstriert werden kann. Daher ihre Verkörperung in dem fleischgewordenen Jesus — jenem Lebensglied, das die Verbindung bildet, durch die das Wirkliche das Unwirkliche erreicht, durch das SEELE den Sinn zurechtweist und WAHRHEIT den Irrtum zerstört.

Das göttliche Lebensglied

In der jüdischen Anbetung wurde das Wort GOTTES materiell erklärt und sein geistiger Sinn wurde kaum wahrgenommen. Die

---
* Nach der King-James-Bibel

religion which sprang from half-hidden Israelitish history was pedantic and void of healing power. When we lose faith in God's power to heal, we distrust the divine Principle which demonstrates Christian Science, and then we cannot heal the sick. Neither can we heal through the help of Spirit, if we plant ourselves on a material basis. *Truth a present help*

The author became a member of the orthodox Congregational Church in early years. Later she learned that her own prayers failed to heal her as did the prayers of her devout parents and the church; but when the spiritual sense of the creed was discerned in the Science of Christianity, this spiritual sense was a *present help*. It was the living, palpitating presence of Christ, Truth, which healed the sick.

We cannot bring out the practical proof of Christianity, which Jesus required, while error seems as potent and real to us as Truth, and while we make a personal devil and an anthropomorphic God our starting-points, — especially if we consider Satan as a being coequal in power with Deity, if not superior to Him. Because such starting-points are neither spiritual nor scientific, they cannot work out the Spirit-rule of Christian healing, which proves the nothingness of error, discord, by demonstrating the all-inclusiveness of harmonious Truth. *Fatal premises*

The Israelites centred their thoughts on the material in their attempted worship of the spiritual. To them matter was substance, and Spirit was shadow. They thought to worship Spirit from a material standpoint, but this was impossible. They might appeal to Jehovah, but their prayer brought down no *Fruitless worship*

Religion, die aus der teilweise verborgenen israelitischen Geschichte hervorging, war pedantisch und ihr fehlte die heilende Kraft. Wenn wir den Glauben an GOTTES Kraft zu heilen verlieren, misstrauen wir dem göttlichen PRINZIP, das die Christliche Wissenschaft demonstriert, und dann können wir die Kranken nicht heilen. Auch können wir nicht mit Hilfe des GEISTES heilen, wenn wir uns auf eine materielle Grundlage stellen.

WAHRHEIT eine gegenwärtige Hilfe

In ihrer Jugend wurde die Autorin Mitglied der orthodoxen Kongregationalistischen Kirche. Später erkannte sie, dass ihre eigenen Gebete wie auch die ihrer frommen Eltern und der Kirche sie nicht zu heilen vermochten; als aber der geistige Sinn des Glaubensbekenntnisses in der Wissenschaft des Christentums erkannt wurde, war dieser geistige Sinn eine *gegenwärtige Hilfe*. Es war die lebendige, pulsierende Gegenwart des Christus, der WAHRHEIT, die die Kranken heilte.

Wir können den praktischen Beweis des Christentums, den Jesus forderte, nicht erbringen, solange uns der Irrtum ebenso mächtig und wirklich erscheint wie WAHRHEIT und solange wir einen persönlichen Teufel und einen vermenschlichten GOTT zu unseren Ausgangspunkten machen — besonders, wenn wir den Satan für ein Wesen halten, das der Gottheit an Macht gleicht, wenn nicht gar überlegen ist. Weil derartige Ausgangspunkte weder geistig noch wissenschaftlich sind, können sie die auf GEIST gegründete Regel des christlichen Heilens nicht ausarbeiten, die das Nichts von Irrtum, Disharmonie, durch die Demonstration der Tatsache beweist, dass die harmonische WAHRHEIT alles umfasst.

Verhängnisvolle Prämissen

In ihrem Versuch, das Geistige anzubeten, machten die Israeliten das Materielle zum Mittelpunkt ihrer Gedanken. Für sie war Materie Substanz und GEIST war Schatten. Sie dachten, sie könnten GEIST von einem materiellen Standpunkt aus anbeten, aber das war unmöglich. Sie mögen Jahwe angerufen haben, aber ihre Gebete erbrachten keinen Beweis, dass sie erhört

Fruchtlose Anbetung

proof that it was heard, because they did not sufficiently understand God to be able to demonstrate His power to heal, — to make harmony the reality and discord the unreality.

Our Master declared that his material body was not spirit, evidently considering it a mortal and material belief of flesh and bones, whereas the Jews took a diametrically opposite view. To Jesus, not materiality, but spirituality, was the reality of man's existence, while to the rabbis the spiritual was the intangible and uncertain, if not the unreal.

Spirit the tangible

Would a mother say to her child, who is frightened at imaginary ghosts and sick in consequence of the fear: "I know that ghosts are real. They exist, and are to be feared; but you must not be afraid of them"?

Ghosts not realities

Children, like adults, *ought* to fear a reality which can harm them and which they do not understand, for at any moment they may become its helpless victims; but instead of increasing children's fears by declaring ghosts to be real, merciless, and powerful, thus watering the very roots of childish timidity, children should be assured that their fears are groundless, that ghosts are not realities, but traditional beliefs, erroneous and man-made.

In short, children should be told not to believe in ghosts, because there are no such things. If belief in their reality is destroyed, terror of ghosts will depart and health be restored. The objects of alarm will then vanish into nothingness, no longer seeming worthy of fear or honor. To accomplish a good result, it is certainly not irrational to tell the truth about ghosts.

wurden, denn sie verstanden GOTT nicht ausreichend, um Seine Heilkraft demonstrieren zu können — Seine Kraft, Harmonie zur Wirklichkeit und Disharmonie zur Unwirklichkeit zu machen.

Unser Meister erklärte, dass sein materieller Körper nicht Geist war, da er ihn offensichtlich als eine sterbliche und materielle Vorstellung von Fleisch und Knochen betrachtete, wohingegen die Juden eine diametral entgegengesetzte Anschauung vertraten. Für Jesus war nicht die Materialität, sondern die Geistigkeit die Wirklichkeit des Daseins des Menschen, während das Geistige für die Rabbiner das Nicht-Greifbare und Ungewisse, wenn nicht sogar das Unwirkliche war.

<small>GEIST das Greifbare</small>

Würde eine Mutter zu ihrem Kind, das sich vor eingebildeten Gespenstern fürchtet und als Folge dieser Furcht krank ist, sagen: „Ich weiß, dass Gespenster wirklich sind. Sie existieren und man muss sich vor ihnen fürchten; aber du brauchst keine Angst vor ihnen zu haben."?

<small>Gespenster keine Wirklichkeiten</small>

Kinder wie Erwachsene *sollten* eine Wirklichkeit fürchten, die ihnen schaden kann und die sie nicht verstehen, denn sie könnten jeden Augenblick deren hilflose Opfer werden; aber statt die Furcht der Kinder zu vergrößern, indem man erklärt, dass Gespenster wirklich, erbarmungslos und mächtig seien, und so die Wurzeln kindlicher Furchtsamkeit zu nähren, sollte den Kindern versichert werden, dass ihre Ängste grundlos und Gespenster keine Wirklichkeiten sind, sondern nur traditionelle Vorstellungen, irrig und von Menschen gemacht.

Kurz gesagt, es sollte Kindern gesagt werden, dass sie nicht an Gespenster zu glauben brauchen, weil es so etwas nicht gibt. Wenn der Glaube an ihre Wirklichkeit zerstört ist, wird der Schrecken vor Gespenstern verschwinden und die Gesundheit wiederhergestellt werden. Die beunruhigenden Erscheinungen werden sich dann in nichts auflösen, und man muss sie nicht länger fürchten oder beachten. Um ein gutes Ergebnis zu erzielen, ist es sicherlich nicht unvernünftig, die Wahrheit über Gespenster zu sagen.

The Christianly scientific real is the sensuous unreal. Sin, disease, whatever seems real to material sense, is unreal in divine Science. The physical senses and Science have ever been antagonistic, and they will so continue, till the testimony of the physical senses yields entirely to Christian Science.

The real and the unreal

How can a Christian, having the stronger evidence of Truth which contradicts the evidence of error, think of the latter as real or true, either in the form of sickness or of sin? All must admit that Christ is "the way, the truth, and the life," and that omnipotent Truth certainly does destroy error.

The age has not wholly outlived the sense of ghostly beliefs. It still holds them more or less. Time has not yet reached eternity, immortality, complete reality. All the real is eternal. Perfection underlies reality. Without perfection, nothing is wholly real. All things will continue to disappear, until perfection appears and reality is reached. We must give up the spectral at all points. We must not continue to admit the somethingness of superstition, but we must yield up all belief in it and be wise. When we learn that error is not real, we shall be ready for progress, "forgetting those things which are behind."

Superstition obsolete

The grave does not banish the ghost of materiality. So long as there are supposed limits to Mind, and those limits are human, so long will ghosts seem to continue. Mind is limitless. It never was material. The true idea of being is spiritual and immortal, and from this it follows that whatever is laid off is the ghost, some unreal belief. Mortal beliefs can neither demonstrate Christianity nor apprehend the reality of Life.

Das christlich-wissenschaftlich Wirkliche ist das sinnlich Unwirkliche. Sünde, Krankheit und alles, was dem materiellen Sinn wirklich erscheint, ist in der göttlichen Wissenschaft unwirklich. Die physischen Sinne und die Wissenschaft waren von jeher antagonistisch, und sie werden es weiterhin sein, bis das Zeugnis der physischen Sinne sich der Christlichen Wissenschaft völlig ergibt.

Das Wirkliche und das Unwirkliche

Wie kann ein Christ, der den stärkeren Beweis der WAHRHEIT hat, den dazu im Widerspruch stehenden Augenschein des Irrtums für wirklich oder wahr halten, sei es in Form von Krankheit oder Sünde? Alle müssen zugeben, dass Christus „der Weg und die Wahrheit und das Leben" ist und dass die allmächtige WAHRHEIT den Irrtum zweifellos zerstört.

Dieses Zeitalter ist dem Glauben an Spuk noch nicht völlig entwachsen. Es hält noch mehr oder weniger daran fest. Die Zeit hat die Ewigkeit, Unsterblichkeit, vollständige Wirklichkeit noch nicht erreicht. Alles Wirkliche ist ewig. Vollkommenheit liegt der Wirklichkeit zugrunde. Ohne Vollkommenheit ist nichts völlig wirklich. Alle Dinge werden weiter verschwinden, bis die Vollkommenheit erscheint und die Wirklichkeit erreicht ist. Wir müssen den Glauben an spukhafte Erscheinungen in allen Punkten aufgeben. Wir dürfen nicht weiter zugeben, dass der Aberglaube etwas sei, sondern wir müssen allen Glauben an ihn aufgeben und weise sein. Wenn uns klar wird, dass Irrtum nicht wirklich ist, werden wir für den Fortschritt bereit sein und vergessen, „was hinter [uns] liegt".

Aberglaube überholt

Das Grab verbannt den Spuk der Materialität nicht. Solange es vermeintliche Grenzen für GEMÜT gibt — und diese Grenzen sind menschlich —, so lange wird es weiter spukhafte Erscheinungen zu geben scheinen. GEMÜT ist unbegrenzt. Es war niemals materiell. Die wahre Idee des Seins ist geistig und unsterblich, und daraus folgt, dass alles, was je abgelegt wird, der Spuk ist, eine unwirkliche Vorstellung. Sterbliche Vorstellungen können weder das Christentum demonstrieren noch die Wirklichkeit des LEBENS erfassen.

Are the protests of Christian Science against the notion that there can be material life, substance, or mind "utter falsities and absurdities," as some aver? Why then do Christians try to obey the Scriptures and war against "the world, the flesh, and the devil"? Why do they invoke the divine aid to enable them to leave all for Christ, Truth? Why do they use this phraseology, and yet deny Christian Science, when it teaches precisely this thought? The words of divine Science find their immortality in deeds, for their Principle heals the sick and spiritualizes humanity.

Christian warfare

On the other hand, the Christian opponents of Christian Science neither give nor offer any proofs that their Master's religion can heal the sick. Surely it is not enough to cleave to barren and desultory dogmas, derived from the traditions of the elders who thereunto have set their seals.

Healing omitted

Consistency is seen in example more than in precept. Inconsistency is shown by words without deeds, which are like clouds without rain. If our words fail to express our deeds, God will redeem that weakness, and out of the mouth of babes He will perfect praise. The night of materiality is far spent, and with the dawn Truth will waken men spiritually to hear and to speak the new tongue.

Scientific consistency

Sin should become unreal to every one. It is in itself inconsistent, a divided kingdom. Its supposed realism has no divine authority, and I rejoice in the apprehension of this grand verity.

The opponents of divine Science must be charitable, if they would be Christian. If the letter of Christian Science appears inconsistent, they should

Spiritual meaning

Sind die Einsprüche, die die Christliche Wissenschaft gegen die Vorstellung erhebt, dass es materielles Leben, materielle Substanz oder materielles Gemüt geben könnte, „völlige Unwahrheiten und Absurditäten", wie einige behaupten? Warum versuchen dann die Christen, der Heiligen Schrift zu gehorchen und gegen „Welt, Fleisch und Teufel" zu kämpfen? Warum erflehen sie göttliche Hilfe, die sie befähigen soll, alles für Christus, WAHRHEIT, zu verlassen? Warum verwenden sie diese Ausdrucksweise und leugnen doch die Christliche Wissenschaft, die genau dieses Denken lehrt? Die Worte der göttlichen Wissenschaft finden ihre Unsterblichkeit in Taten, denn ihr PRINZIP heilt die Kranken und vergeistigt die Menschheit.

Christlicher Kampf

Andererseits liefern oder bieten die christlichen Gegner der Christlichen Wissenschaft keine Beweise dafür, dass die Religion ihres Meisters die Kranken heilen kann. Es reicht sicherlich nicht aus, an fruchtlosen und oberflächlichen Dogmen festzuhalten, die von den Überlieferungen der Ältesten herstammen und denen diese ihr Siegel aufgedrückt haben.

Heilen ausgelassen

Konsequenz wird eher am Vorbild als an Vorschriften erkannt. Inkonsequenz zeigt sich in Worten ohne Taten, die wie Wolken ohne Regen sind. Wenn unsere Worte nicht ausreichen, um unsere Taten zu beschreiben, wird GOTT diese Schwäche ausgleichen und sich aus dem Mund der Unmündigen Lob bereiten. Die Nacht der Materialität ist vorgerückt, und mit der Dämmerung wird WAHRHEIT die Menschen geistig aufwecken, damit sie hören und in der neuen Sprache reden.

Wissenschaftliche Konsequenz

Sünde sollte für jeden unwirklich werden. Sie ist in sich inkonsequent, ein Reich, das mit sich selbst entzweit ist. Ihre vermeintliche Wirklichkeit hat keine göttliche Vollmacht, und ich freue mich über das Erfassen dieser erhabenen Wahrheit.

Die Gegner der göttlichen Wissenschaft müssen Nächstenliebe üben, wenn sie christlich sein wollen. Wenn ihnen der Buchstabe der Christlichen Wissenschaft inkonsequent erscheint, sollten sie sich die geistige Bedeutung der

Geistige Bedeutung

gain the spiritual meaning of Christian Science, and then the ambiguity will vanish.

The charge of inconsistency in Christianly scientific methods of dealing with sin and disease is met by something practical, — namely, the proof of the utility of these methods; and proofs are better than mere verbal arguments or prayers which evince no spiritual power to heal. *Practical arguments*

As for sin and disease, Christian Science says, in the language of the Master, "Follow me; and let the dead bury their dead." Let discord of every name and nature be heard no more, and let the harmonious and true sense of Life and being take possession of human consciousness.

What is the relative value of the two conflicting theories regarding Christian healing? One, according to the commands of our Master, heals the sick. The other, popular religion, declines to admit that Christ's religion has exercised any systematic healing power since the first century.

The statement that the teachings of Christian Science in this work are "absolutely false, and the most egregious fallacies ever offered for acceptance," is an opinion wholly due to a misapprehension both of the divine Principle and practice of Christian Science and to a consequent inability to demonstrate this Science. Without this understanding, no one is capable of impartial or correct criticism, because demonstration and spiritual understanding are God's immortal keynotes, proved to be such by our Master and evidenced by the sick who are cured and by the sinners who are reformed. *Conditions of criticism*

Strangely enough, we ask for material theories in sup-

Christlichen Wissenschaft aneignen, und dann wird die Doppeldeutigkeit verschwinden.

Dem Vorwurf der Inkonsequenz in christlich-wissenschaftlichen Methoden bei der Behandlung von Sünde und Krankheit wird auf praktische Weise entgegengetreten — nämlich mit dem Beweis der Nützlichkeit dieser Methoden; und Beweise sind besser als rein verbale Argumente oder Gebete, die keine geistige Heilkraft erkennen lassen. *Praktische Argumente*

Über Sünde und Krankheit sagt die Christliche Wissenschaft in der Sprache unseres Meisters: „Folge du mir, und lass die Toten ihre Toten begraben!" Lass Disharmonie jedes Namens und jeder Art nicht mehr gehört werden und lass die harmonische und wahre Auffassung von LEBEN und Sein vom menschlichen Bewusstsein Besitz ergreifen.

Worin liegt der relative Wert der beiden sich widersprechenden Theorien über das christliche Heilen? Die eine, entsprechend den Geboten unseres Meisters, heilt die Kranken. Die andere, die allgemein verbreitete Religion, weigert sich zuzugeben, dass die Religion Christi seit dem ersten Jahrhundert eine systematisch heilende Kraft ausgeübt hat.

Die Behauptung, dass die Lehren der Christlichen Wissenschaft in diesem Buch „absolut falsch und die ungeheuerlichsten Trugschlüsse" seien, „die einem jemals zugemutet worden sind", ist eine Meinung, die ganz und gar auf einer falschen Auffassung sowohl vom göttlichen PRINZIP als auch von der Praxis der Christlichen Wissenschaft beruht und auf einer daraus folgenden Unfähigkeit, diese Wissenschaft zu demonstrieren. Ohne dieses Verständnis ist niemand zu einer unparteiischen oder korrekten Kritik fähig, denn Demonstration und geistiges Verständnis sind GOTTES unsterbliche Grundtöne, die als solche von unserem Meister bewiesen und durch die geheilten Kranken und die umgewandelten Sünder bezeugt wurden. *Bedingungen für Kritik*

Seltsamerweise verlangen wir materielle Theorien zur Bekräftigung

port of spiritual and eternal truths, when the two are so antagonistic that the material thought must become spiritualized before the spiritual fact is attained. So-called material existence affords no evidence of spiritual existence and immortality. Sin, sickness, and death do not prove man's entity or immortality. Discord can never establish the facts of harmony. Matter is not the vestibule of Spirit.

Weakness of material theories

Jesus reasoned on this subject practically, and controlled sickness, sin, and death on the basis of his spirituality. Understanding the nothingness of material things, he spoke of flesh and Spirit as the two opposites, — as error and Truth, not contributing in any way to each other's happiness and existence. Jesus knew, "It is the spirit that quickeneth; the flesh profiteth nothing."

Irreconcilable differences

There is neither a present nor an eternal copartnership between error and Truth, between flesh and Spirit. God is as incapable of producing sin, sickness, and death as He is of experiencing these errors. How then is it possible for Him to create man subject to this triad of errors, — man who is made in the divine likeness?

Copartnership impossible

Does God create a material man out of Himself, Spirit? Does evil proceed from good? Does divine Love commit a fraud on humanity by making man inclined to sin, and then punishing him for it? Would any one call it wise and good to create the primitive, and then punish its derivative?

Does subsequent follow its antecedent? It does. Was there original self-creative sin? Then there must have been more than one creator, more than one God.

geistiger und ewiger Wahrheiten, obwohl die beiden doch so antagonistisch sind, dass das materielle Denken erst vergeistigt werden muss, bevor die geistige Tatsache erlangt wird. Die sogenannte materielle Existenz bietet keinen Beweis für das geistige Dasein und die Unsterblichkeit. Sünde, Krankheit und Tod beweisen das Wesen oder die Unsterblichkeit des Menschen nicht. Disharmonie kann niemals die Tatsachen der Harmonie beweisen. Die Materie ist nicht der Vorhof des GEISTES.

Schwäche materieller Theorien

Jesus urteilte praktisch über dieses Thema und beherrschte Krankheit, Sünde und Tod von der Grundlage seiner Geistigkeit aus. Weil er die Nichtigkeit materieller Dinge verstand, sprach er von Fleisch und GEIST als den zwei Gegensätzen — wie Irrtum und WAHRHEIT, die in keiner Weise zu Glück und Existenz des anderen beitragen. Jesus wusste: „Der Geist ist es, der lebendig macht; das Fleisch ist nichts nütze."

Unversöhnliche Unterschiede

Es gibt weder eine gegenwärtige noch eine ewige Partnerschaft zwischen Irrtum und WAHRHEIT, zwischen Fleisch und GEIST. GOTT ist ebenso unfähig, Sünde, Krankheit und Tod zu erzeugen, wie es Ihm unmöglich ist, diese Irrtümer an sich selbst zu erfahren. Wie ist es Ihm dann möglich, einen Menschen zu erschaffen, der dieser Dreiheit von Irrtümern unterworfen ist — den Menschen, der zum göttlichen Gleichnis geschaffen ist?

Partnerschaft unmöglich

Schafft GOTT aus sich selbst, aus GEIST, einen materiellen Menschen? Geht das Böse aus dem Guten hervor? Begeht die göttliche LIEBE einen Betrug an der Menschheit, indem sie den Menschen zu sündigen geneigt macht und ihn dann dafür straft? Würde irgendjemand es weise und gut nennen, die Urform zu schaffen und dann das zu strafen, was von ihr abgeleitet wird?

Folgt das Nachfolgende dem Vorhergehenden? Ja. Hat es ursprüngliche, selbstschöpferische Sünde gegeben? Dann muss es mehr als *einen* Schöpfer gegeben haben, mehr als *einen* GOTT.

In common justice, we must admit that God will not punish man for doing what He created man capable of doing, and knew from the outset that man would do. God is "of purer eyes than to behold evil." We sustain Truth, not by accepting, but by rejecting a lie.

Two infinite creators absurd

Jesus said of personified evil, that it was "a liar, and the father of it." Truth creates neither a lie, a capacity to lie, nor a liar. If mankind would relinquish the belief that God makes sickness, sin, and death, or makes man capable of suffering on account of this malevolent triad, the foundations of error would be sapped and error's destruction ensured; but if we theoretically endow mortals with the creativeness and authority of Deity, how dare we attempt to destroy what He hath made, or even to deny that God made man evil and made evil good?

History teaches that the popular and false notions about the Divine Being and character have originated in the human mind. As there is in reality but one God, one Mind, wrong notions about God must have originated in a false supposition, not in immortal Truth, and they are fading out. They are false claims, which will eventually disappear, according to the vision of St. John in the Apocalypse.

Anthropomorphism

If what opposes God is real, there must be two powers, and God is not supreme and infinite. Can Deity be almighty, if another mighty and self-creative cause exists and sways mankind? Has the Father "Life in Himself," as the Scriptures say, and, if so, can Life, or God, dwell in evil and create it? Can matter drive Life, Spirit, hence, and so defeat omnipotence?

One supremacy

Wir müssen gerechterweise zugeben, dass GOTT den Menschen nicht für etwas strafen wird, dessen Er ihn fähig gemacht hat und wovon Er von Anfang an wusste, dass der Mensch es tun würde. GOTT, „Deine Augen sind zu rein, um Böses mitanzusehen". Wir bekräftigen die WAHRHEIT nicht dadurch, dass wir eine Lüge anerkennen, sondern dadurch, dass wir sie zurückweisen.

Zwei unendliche Schöpfer absurd

Jesus sagte von dem personifizierten Bösen: „Er ist ein Lügner und der Vater derselben." WAHRHEIT erschafft weder eine Lüge, noch die Fähigkeit zu lügen noch einen Lügner. Wenn die Menschheit den Glauben aufgäbe, dass GOTT Krankheit, Sünde und Tod schaffen oder den Menschen dazu befähigen würde, wegen dieser bösartigen Dreiheit zu leiden, dann würden die Grundlagen des Irrtums untergraben und die Zerstörung des Irrtums sichergestellt; aber wenn wir die Sterblichen theoretisch mit der Kreativität und Autorität der Gottheit ausstatten, wie können wir es dann wagen, das zu zerstören, was Er gemacht hat, oder gar leugnen, dass GOTT den Menschen böse und das Böse gut gemacht hat?

Die Geschichte lehrt, dass die weit verbreiteten und falschen Vorstellungen vom Göttlichen Wesen und Charakter ihren Ursprung im menschlichen Gemüt haben. Weil es in Wirklichkeit nur *einen* GOTT, *ein* GEMÜT, gibt, müssen die verkehrten Vorstellungen über GOTT ihren Ursprung in einer falschen Mutmaßung haben, nicht in der unsterblichen WAHRHEIT, und sie sind im Vergehen begriffen. Sie sind falsche Behauptungen, die entsprechend der Vision des Johannes in der Offenbarung schließlich verschwinden werden.

Anthropomorphismus

Wenn das, was sich GOTT widersetzt, wirklich ist, dann muss es zwei Mächte geben und GOTT ist nicht allerhaben und unendlich. Kann die Gottheit allmächtig sein, wenn eine andere mächtige und selbstschöpferische Ursache existiert und die Menschheit beherrscht? Hat der Vater „LEBEN in sich selber"*, wie die Heilige Schrift sagt, und wenn dem so ist, kann dann LEBEN oder GOTT im Bösen sein und es erschaffen? Kann die Materie LEBEN, GEIST, vertreiben und so die Allmacht besiegen?

Eine Oberhoheit

* Nach der King-James-Bibel

Is the woodman's axe, which destroys a tree's so-called life, superior to omnipotence? Can a leaden bullet deprive a man of Life, — that is, of God, who is man's Life? If God is at the mercy of matter, then matter is omnipotent. Such doctrines are "confusion worse confounded." If two statements directly contradict each other and one is true, the other must be false. Is Science thus contradictory?

Matter impotent

Christian Science, understood, coincides with the Scriptures, and sustains logically and demonstratively every point it presents. Otherwise it would not be Science, and could not present its proofs. Christian Science is neither made up of contradictory aphorisms nor of the inventions of those who scoff at God. It presents the calm and clear verdict of Truth against error, uttered and illustrated by the prophets, by Jesus, by his apostles, as is recorded throughout the Scriptures.

Scientific and Biblical facts

Why are the words of Jesus more frequently cited for our instruction than are his remarkable works? Is it not because there are few who have gained a true knowledge of the great import to Christianity of those works?

Sometimes it is said: "Rest assured that whatever effect Christian Scientists may have on the sick, comes through rousing within the sick a belief that in the removal of disease these healers have wonderful power, derived from the Holy Ghost." Is it likely that church-members have more faith in some Christian Scientist, whom they have perhaps never seen and against whom they have been warned, than they have in their own accredited and orthodox

Personal confidence

Ist die Axt des Holzfällers, die das sogenannte Leben eines Baumes zerstört, der Allmacht überlegen? Kann eine Bleikugel einem Menschen das LEBEN — also GOTT — nehmen, der das LEBEN des Menschen ist? Wenn GOTT der Materie ausgeliefert ist, dann ist Materie allmächtig. Solche Lehren erzeugen „Verwirrung, die noch mehr Verwirrung schafft". Wenn zwei Aussagen einander direkt widersprechen und eine davon wahr ist, dann muss die andere falsch sein. Ist die Wissenschaft auf diese Weise widersprüchlich? *Materie machtlos*

Wenn die Christliche Wissenschaft verstanden wird, stimmt sie mit der Heiligen Schrift überein und belegt logisch und überzeugend jeden Punkt, den sie vertritt. Sonst wäre sie keine Wissenschaft und könnte ihre Beweise nicht liefern. Die Christliche Wissenschaft besteht weder aus widersprüchlichen Aphorismen noch aus den Erfindungen derer, die über GOTT spotten. Sie stellt das ruhige und klare Urteil der WAHRHEIT über Irrtum dar, das die Propheten, Jesus und seine Apostel aussprachen und veranschaulichten, wie die ganze Heilige Schrift hindurch berichtet wird. *Wissenschaftliche und biblische Tatsachen*

Warum werden zu unserer Belehrung Jesu Worte häufiger zitiert als seine bemerkenswerten Werke? Liegt es nicht daran, dass nur wenige eine wahre Kenntnis der großen Bedeutung dieser Werke für das Christentum erlangt haben?

Manchmal wird gesagt: „Sie können sicher sein, dass jede Wirkung, die Christliche Wissenschaftler auf die Kranken haben mögen, dadurch entsteht, dass man bei den Kranken den Glauben erweckt, diese Heiler hätten bei der Beseitigung der Krankheit eine wunderbare, vom Heiligen Geist stammende Kraft." Ist es möglich, dass Mitglieder einer Kirche mehr Vertrauen zu einem Christlichen Wissenschaftler haben, den sie vielleicht niemals getroffen haben und vor dem sie gewarnt worden sind, als zu ihren eigenen ordinierten und orthodoxen *Persönliches Vertrauen*

pastors, whom they have seen and have been taught to love and to trust?

Let any clergyman try to cure his friends by their faith in him. Will that faith heal them? Yet Scientists will take the same cases, and cures will follow. Is this because the patients have more faith in the Scientist than in their pastor? I have healed infidels whose only objection to this method was, that I as a Christian Scientist believed in the Holy Spirit, while they, the patients, did not.

Even though you aver that the material senses are indispensable to man's existence or entity, you must change the human concept of life, and must at length know yourself spiritually and scientifically. The evidence of the existence of Spirit, Soul, is palpable only to spiritual sense, and is not apparent to the material senses, which cognize only that which is the opposite of Spirit.

True Christianity is to be honored wherever found, but when shall we arrive at the goal which that word implies? From Puritan parents, the discoverer of Christian Science early received her religious education. In childhood, she often listened with joy to these words, falling from the lips of her saintly mother, "God is able to raise you up from sickness;" and she pondered the meaning of that Scripture she so often quotes: "And these signs shall follow them that believe; ... they shall lay hands on the sick, and they shall recover."

Author's parentage

A Christian Scientist and an opponent are like two artists. One says: "I have spiritual ideals, indestructible and glorious. When others see them as I do, in their true light and loveliness, — and

Two different artists

Pfarrern, die sie getroffen haben und die zu lieben und ihnen zu vertrauen sie gelehrt wurden?

Lasst doch einen Geistlichen versuchen, seine Freunde durch deren Glauben an ihn zu heilen. Wird dieser Glaube sie heilen? Wissenschaftler jedoch werden dieselben Fälle übernehmen und Heilungen werden folgen. Liegt es daran, dass die Patienten mehr Glauben an den Wissenschaftler haben als an ihren Pfarrer? Ich habe Menschen geheilt, die nicht an GOTT glaubten, deren einziger Einwand gegen diese Methode darin bestand, dass ich als Christliche Wissenschaftlerin an den Heiligen Geist glaubte, während sie, die Patienten, das nicht taten.

Auch wenn du behauptest, dass die materiellen Sinne für das Dasein des Menschen oder für sein Wesen unentbehrlich sind, musst du den menschlichen Begriff vom Leben ändern und schließlich dich selbst auf geistige und wissenschaftliche Weise sehen. Der Beweis für die Existenz des GEISTES, der SEELE, ist nur für den geistigen Sinn fassbar, aber für die materiellen Sinne, die nur das erkennen, was das Gegenteil des GEISTES ist, ist er nicht wahrnehmbar.

Das wahre Christentum muss man überall ehren, wo man es auch findet, aber wann werden wir das Ziel erreichen, das in diesem Wort liegt? Die Entdeckerin der Christlichen Wissenschaft erhielt ihre religiöse Erziehung frühzeitig von puritanischen Eltern. Als Kind lauschte sie oft freudig den folgenden Worten aus dem Munde ihrer frommen Mutter: „Gott kann dich von Krankheit erretten"; und sie dachte über die Bedeutung jener Bibelstelle nach, die sie so oft zitierte: „Die Zeichen aber, die denen folgen, die glauben, sind folgende: ... auf die Kranken werden sie die Hände legen, und sie werden gesund werden." *Die Eltern der Autorin*

Ein Christlicher Wissenschaftler und ein Gegner sind wie zwei Künstler. Der eine sagt: „Ich habe geistige Ideale, die unzerstörbar und herrlich sind. Wenn andere sie so wie ich in ihrem wahren Licht und ihrer wahren *Zwei unterschiedliche Künstler*

know that these ideals are real and eternal because drawn from Truth, — they will find that nothing is lost, and all is won, by a right estimate of what is real."

The other artist replies: "You wrong my experience. I have no mind-ideals except those which are both mental and material. It is true that materiality renders these ideals imperfect and destructible; yet I would not exchange mine for thine, for mine give me such personal pleasure, and they are not so shockingly transcendental. They require less self-abnegation, and keep Soul well out of sight. Moreover, I have no notion of losing my old doctrines or human opinions."

Dear reader, which mind-picture or externalized thought shall be real to you, — the material or the spiritual? Both you cannot have. You are bringing out your own ideal. This ideal is either temporal or eternal. Either Spirit or matter is your model. If you try to have two models, then you practically have none. Like a pendulum in a clock, you will be thrown back and forth, striking the ribs of matter and swinging between the real and the unreal.

Choose ye to-day

Hear the wisdom of Job, as given in the excellent translation of the late Rev. George R. Noyes, D.D.: —

> Shall mortal man be more just than God?
> Shall man be more pure than his Maker?
> Behold, He putteth no trust in His ministering spirits,
> And His angels He chargeth with frailty.

Of old, the Jews put to death the Galilean Prophet, the best Christian on earth, for the truth he spoke and demonstrated, while to-day, Jew and Christian can unite in doctrine and denomination on the very basis of Jesus' words and works. The Jew believes that the Messiah or

Herrlichkeit sehen und wissen, dass diese Ideale wirklich und ewig sind, weil sie von WAHRHEIT hergeleitet sind —, werden sie feststellen, dass durch eine richtige Einschätzung dessen, was wirklich ist, nichts verloren geht und alles gewonnen wird."

Der andere Künstler erwidert: „Du tust meiner Erfahrung Unrecht. Ich habe keine Ideale im Gemüt außer solchen, die beides sind, mental und materiell. Es ist wahr, dass Materialität diese Ideale unvollkommen und zerstörbar macht; und doch würde ich meine Ideale nicht gegen deine tauschen, denn meine bereiten mir so viel persönliches Vergnügen und sie sind nicht so erschreckend transzendental. Sie verlangen weniger Selbstverleugnung und lassen SEELE aus dem Spiel. Außerdem habe ich nicht vor, meine alten Lehren oder menschlichen Meinungen aufzugeben."

Liebe Leserin, lieber Leser, welches mentale Bild oder welcher verkörperte Gedanke soll für dich wirklich sein — der materielle oder der geistige? Beide kannst du nicht haben. Du bringst dein eigenes Ideal zum Ausdruck. Dieses Ideal ist entweder zeitlich oder ewig. Entweder ist GEIST oder Materie dein Vorbild. Wenn du versuchst zwei Vorbilder zu haben, dann hast du im Grunde gar keines. Wie ein Pendel in einer Uhr wirst du hin- und hergeworfen werden, an die Streben der Materie stoßen und zwischen dem Wirklichen und dem Unwirklichen hin und her schwingen.

Erwählt heute

Hört die Weisheit Hiobs, wie sie in der ausgezeichneten Übersetzung des verstorbenen Rev. George R. Noyes, D.D., lautet:

> Soll der Sterbliche gerechter sein als Gott?
> Soll der Mensch reiner sein als sein Schöpfer?
> Siehe, Er hat kein Vertrauen zu Seinen dienenden Geistern,
> Und Seine Engel zeiht Er der Schwachheit.

Damals haben die Juden den galiläischen Propheten, den besten Christen auf Erden, wegen der Wahrheit, die er sprach und demonstrierte, hingerichtet, während sich heute Juden und Christen auf ebenjener Grundlage der Worte und Werke Jesu in Lehre und Glaubensgemeinschaft vereinen können. Der Jude glaubt, dass der

Christ has not yet come; the Christian believes that Christ is God. Here Christian Science intervenes, explains these doctrinal points, cancels the disagreement, and settles the question. Christ, as the true spiritual idea, is the ideal of God now and forever, here and everywhere. The Jew who believes in the First Commandment is a monotheist; he has one omnipresent God. Thus the Jew unites with the Christian's doctrine that God is come and is present now and forever. The Christian who believes in the First Commandment is a monotheist. Thus he virtually unites with the Jew's belief in one God, and recognizes that Jesus Christ is not God, as Jesus himself declared, but is the Son of God. This declaration of Jesus, understood, conflicts not at all with another of his sayings: "I and my Father are one," — that is, one in quality, not in quantity. As a drop of water is one with the ocean, a ray of light one with the sun, even so God and man, Father and son, are one in being. The Scripture reads: "For in Him we live, and move, and have our being."

I have revised SCIENCE AND HEALTH only to give a clearer and fuller expression of its original meaning. Spiritual ideas unfold as we advance. A human perception of divine Science, however limited, must be correct in order to be Science and subject to demonstration. A germ of infinite Truth, though least in the kingdom of heaven, is the higher hope on earth, but it will be rejected and reviled until God prepares the soil for the seed. That which when sown bears immortal fruit, enriches mankind only when it is understood, — hence the many readings given the Scriptures, and the requisite revisions of SCIENCE AND HEALTH WITH KEY TO THE SCRIPTURES.

Messias oder Christus noch nicht gekommen sei; der Christ glaubt, dass Christus GOTT sei. Hier greift die Christliche Wissenschaft ein, erklärt diese doktrinären Punkte, hebt die Meinungsverschiedenheit auf und entscheidet die Frage. Christus, als die wahre geistige Idee, ist das Ideal GOTTES jetzt und für immer, hier und überall. Der Jude, der an das erste Gebot glaubt, ist ein Monotheist; er hat *einen* allgegenwärtigen GOTT. So vereint sich der Jude mit der Lehre des Christen, dass GOTT gekommen und jetzt und für alle Zeiten gegenwärtig ist. Der Christ, der an das erste Gebot glaubt, ist ein Monotheist. So vereint er sich im Grunde mit dem Glauben des Juden an *einen* GOTT und erkennt, dass Jesus Christus nicht GOTT ist, wie Jesus selbst erklärte, sondern dass er der Sohn GOTTES ist. Wenn diese Erklärung Jesu verstanden wird, widerspricht sie keinesfalls einer anderen seiner Äußerungen: „Ich und der Vater sind eins" — das heißt, eins in Qualität, nicht in Quantität. Wie ein Wassertropfen eins ist mit dem Ozean, wie ein Lichtstrahl eins ist mit der Sonne, so sind GOTT und Mensch, Vater und Sohn, eins im Sein. In der Heiligen Schrift lesen wir: „Denn in Ihm leben, weben und sind wir."

Ich habe *Wissenschaft und Gesundheit* nur revidiert, um die ursprüngliche Bedeutung des Buches klarer und besser zum Ausdruck zu bringen. Geistige Ideen entfalten sich, wenn wir vorwärts schreiten. Eine menschliche Wahrnehmung der göttlichen Wissenschaft, so begrenzt sie auch sein mag, muss korrekt sein, um Wissenschaft zu sein und demonstriert werden zu können. Ein Samenkorn der unendlichen WAHRHEIT, sei es auch das Kleinste im Himmelreich, ist die höhere Hoffnung auf Erden, aber es wird abgelehnt und verleumdet werden, bis GOTT den Boden für die Saat bereitet. Das, was nach dem Aussäen unsterbliche Früchte trägt, kann die Menschheit nur bereichern, wenn es verstanden wird — daher die vielen Lesarten der Heiligen Schrift und die notwendigen Revisionen von *Wissenschaft und Gesundheit mit Schlüssel zur Heiligen Schrift*.

Chapter 12

Christian Science Practice

> Why art thou cast down, O my soul [sense]?
> And why art thou disquieted within me?
> Hope thou in God; for I shall yet praise Him,
> Who is the health of my countenance and my God. — PSALMS.

> And these signs shall follow them that believe:
> In my name shall they cast out devils:
> they shall speak with new tongues; they shall take up serpents;
> and if they drink any deadly thing, it shall not hurt them;
> they shall lay hands on the sick, and they shall recover. — JESUS.

It is related in the seventh chapter of Luke's Gospel that Jesus was once the honored guest of a certain Pharisee, by name Simon, though he was quite unlike Simon the disciple. While they were at meat, an unusual incident occurred, as if to interrupt the scene of Oriental festivity. A "strange woman" came in. Heedless of the fact that she was debarred from such a place and such society, especially under the stern rules of rabbinical law, as positively as if she were a Hindoo pariah intruding upon the household of a high-caste Brahman, this woman (Mary Magdalene, as she has since been called) approached Jesus. According to the custom of those days, he reclined on a couch with his head towards the table and his bare feet away from it. It was therefore easy for the Magdalen to come behind

A gospel narrative

Kapitel 12

Die Praxis der Christlichen Wissenschaft

Was betrübst du dich, meine Seele [Sinn],
und bist so unruhig in mir? Warte vertrauend auf Gott!
Denn ich werde Ihm noch danken, dass Er
meines Angesichts Hilfe und mein Gott ist. — Aus den Psalmen.

Die Zeichen aber, die denen folgen, die glauben, sind folgende:
In meinem Namen werden sie Dämonen austreiben,
mit neuen Sprachen reden, Schlangen aufheben;
und wenn sie etwas Tödliches trinken, wird es ihnen nicht schaden;
auf die Kranken werden sie die Hände legen,
und sie werden gesund werden. — Jesus.

Im siebten Kapitel des Lukasevangeliums wird berichtet, dass Jesus einmal der geehrte Gast eines gewissen Pharisäers mit Namen Simon war, der jedoch ganz anders als der Jünger Simon war. Als sie zu Tisch saßen, ereignete sich ein ungewöhnlicher Vorfall, eine Unterbrechung dieser Szene orientalischer Festlichkeit. Eine „fremde Frau" kam herein. Ungeachtet dessen, dass sie besonders wegen der strengen Vorschriften des rabbinischen Gesetzes von einem solchen Ort und einer solchen Gesellschaft ebenso gewiss ausgeschlossen war, als wäre sie eine Hindu-Paria, die in den Haushalt eines Brahmanen der obersten Kaste eindringen würde, kam diese Frau (seitdem Maria von Magdala genannt) auf Jesus zu. Der Sitte jener Zeit entsprechend ruhte er auf einer Liege, hatte den Kopf dem Tisch zu- und seine bloßen Füße von ihm abgewandt. Daher war es leicht für Maria von Magdala, von hinten an die Liege

Eine Evangeliumserzählung

the couch and reach his feet. She bore an alabaster jar containing costly and fragrant oil, — sandal oil perhaps, which is in such common use in the East. Breaking the sealed jar, she perfumed Jesus' feet with the oil, wiping them with her long hair, which hung loosely about her shoulders, as was customary with women of her grade.

Did Jesus spurn the woman? Did he repel her adoration? No! He regarded her compassionately. Nor was this all. Knowing what those around him were saying in their hearts, especially his host, — that they were wondering why, being a prophet, the exalted guest did not at once detect the woman's immoral status and bid her depart, — knowing this, Jesus rebuked them with a short story or parable. He described two debtors, one for a large sum and one for a smaller, who were released from their obligations by their common creditor. "Which of them will love him most?" was the Master's question to Simon the Pharisee; and Simon replied, "He to whom he forgave most." Jesus approved the answer, and so brought home the lesson to all, following it with that remarkable declaration to the woman, "Thy sins are forgiven."

Parable of the creditor

Why did he thus summarize her debt to divine Love? Had she repented and reformed, and did his insight detect this unspoken moral uprising? She bathed his feet with her tears before she anointed them with the oil. In the absence of other proofs, was her grief sufficient evidence to warrant the expectation of her repentance, reformation, and growth in wisdom? Certainly there was encouragement in the mere fact that she was showing her affection for a man

Divine insight

zu gelangen und seine Füße zu erreichen. Sie trug ein Alabastergefäß mit kostbarem und duftendem Öl — vielleicht Sandelholzöl, dessen Verwendung im Vorderen Orient so weit verbreitet ist. Sie öffnete das versiegelte Gefäß, salbte Jesu Füße mit dem Öl und trocknete sie mit ihrem langen Haar, das ihr offen auf die Schultern fiel, wie es für Frauen ihres Standes üblich war.

Wies Jesus die Frau verächtlich zurück? Wies er ihre Verehrung ab? Nein! Er betrachtete sie voller Mitgefühl. Doch das war nicht alles. Weil er wusste, was die Anwesenden, besonders sein Gastgeber, in ihrem Herzen dachten — dass sie sich darüber wunderten, warum der hohe Gast, der ein Prophet war, den unmoralischen Stand dieser Frau nicht sofort durchschaute und sie hinauswies —, weil er dies wusste, tadelte Jesus die anderen durch eine kurze Erzählung oder ein Gleichnis. Er beschrieb zwei Schuldner, von denen einer eine große und der andere eine kleinere Summe schuldete und denen ihr gemeinsamer Gläubiger ihre Schulden erlassen hatte. „Welcher von ihnen wird ihn mehr lieben?", lautete die Frage des Meisters an Simon den Pharisäer; und Simon antwortete: „Der, dem er mehr geschenkt hat." Jesus stimmte der Antwort zu und erteilte so allen eine deutliche Lektion, der er die bemerkenswerte Erklärung an die Frau folgen ließ: „Dir sind deine Sünden vergeben."

Gleichnis vom Gläubiger

Warum fasste er ihre Schuld gegen die göttliche LIEBE auf diese Weise zusammen? Hatte sie bereut und sich gewandelt und hatte sein Scharfblick diese unausgesprochene sittliche Erhebung bemerkt? Sie wusch seine Füße mit ihren Tränen, bevor sie sie mit dem Öl salbte. War in Ermanglung anderer Beweise ihr Kummer ausreichend, um die Erwartung ihrer Reue, ihrer Umwandlung und ihres Wachstums an Weisheit zu rechtfertigen? Zweifellos war die bloße Tatsache ermutigend, dass sie ihre Zuneigung zu einem Menschen von unbestrittener Güte und Reinheit zeigte, der seither mit Recht

Göttlicher Scharfblick

of undoubted goodness and purity, who has since been rightfully regarded as the best man that ever trod this planet. Her reverence was unfeigned, and it was manifested towards one who was soon, though they knew it not, to lay down his mortal existence in behalf of all sinners, that through his word and works they might be redeemed from sensuality and sin.

Which was the higher tribute to such ineffable affection, the hospitality of the Pharisee or the contrition of the Magdalen? This query Jesus answered by rebuking self-righteousness and declaring the absolution of the penitent. He even said that this poor woman had done what his rich entertainer had neglected to do, — wash and anoint his guest's feet, a special sign of Oriental courtesy.

Penitence or hospitality

Here is suggested a solemn question, a question indicated by one of the needs of this age. Do Christian Scientists seek Truth as Simon sought the Saviour, through material conservatism and for personal homage? Jesus told Simon that such seekers as he gave small reward in return for the spiritual purgation which came through the Messiah. If Christian Scientists are like Simon, then it must be said of them also that they *love* little.

On the other hand, do they show their regard for Truth, or Christ, by their genuine repentance, by their broken hearts, expressed by meekness and human affection, as did this woman? If so, then it may be said of them, as Jesus said of the unwelcome visitor, that they indeed love much, because much is forgiven them.

Genuine repentance

Did the careless doctor, the nurse, the cook, and the

als der beste Mensch gilt, der je auf dieser Erde gewandelt ist. Ihre Verehrung war nicht geheuchelt und wurde einem Menschen erwiesen, der, was die Anwesenden nicht wussten, bald sein sterbliches Dasein für alle Sünder aufgeben sollte, damit diese durch sein Wort und seine Werke von Sinnlichkeit und Sünde erlöst werden könnten.

Welches war der höhere Tribut für diese unbeschreibliche Liebe — die Gastfreundschaft des Pharisäers oder die Zerknirschung der Maria von Magdala? Diese Frage beantwortete Jesus, indem er die Selbstgerechtigkeit tadelte und der Büßerin Absolution erteilte. Er sagte sogar, dass diese arme Frau das getan habe, was sein reicher Gastgeber zu tun versäumt hatte — die Füße seines Gastes zu waschen und zu salben, ein besonderes Zeichen orientalischer Höflichkeit. Reue oder Gastfreundschaft

Hier wird eine ernste Frage gestellt, eine Frage, die angesichts einer dringenden Notwendigkeit unserer Zeit angebracht ist. Suchen die Christlichen Wissenschaftler die WAHRHEIT so wie Simon den Erlöser suchte, durch materiellen Konservatismus und um der persönlichen Huldigung willen? Jesus sagte zu Simon, dass solche Sucher wie er nur ein geringes Entgelt für die geistige Läuterung gäben, die durch den Messias kam. Wenn die Christlichen Wissenschaftler wie Simon sind, muss auch über sie gesagt werden, dass sie wenig *lieben*.

Zeigen sie andererseits ihre Achtung für WAHRHEIT oder Christus wie diese Frau, durch echte Reue, durch ihre zerknirschten Herzen, die sich in Demut und menschlicher Zuneigung ausdrücken? Wenn dem so ist, dann kann über sie gesagt werden, was Jesus über die ungebetene Besucherin sagte, dass sie tatsächlich viel lieben, weil ihnen viel vergeben worden ist. Echte Buße

Wenn der unachtsame Arzt, der Pfleger, der Koch und der

brusque business visitor sympathetically know the thorns they plant in the pillow of the sick and the heavenly homesick looking away from earth, — Oh, did they know! — this knowledge would do much more towards healing the sick and preparing their helpers for the "midnight call," than all cries of "Lord, Lord!" The benign thought of Jesus, finding utterance in such words as "Take no thought for your life," would heal the sick, and so enable them to rise above the supposed necessity for physical thought-taking and doctoring; but if the unselfish affections be lacking, and common sense and common humanity are disregarded, what mental quality remains, with which to evoke healing from the outstretched arm of righteousness?

Compassion requisite

If the Scientist reaches his patient through divine Love, the healing work will be accomplished at one visit, and the disease will vanish into its native nothingness like dew before the morning sunshine. If the Scientist has enough Christly affection to win his own pardon, and such commendation as the Magdalen gained from Jesus, then he is Christian enough to practise scientifically and deal with his patients compassionately; and the result will correspond with the spiritual intent.

Speedy healing

If hypocrisy, stolidity, inhumanity, or vice finds its way into the chambers of disease through the would-be healer, it would, if it were possible, convert into a den of thieves the temple of the Holy Ghost, — the patient's spiritual power to resuscitate himself. The unchristian practitioner is not giving to mind or body the joy and strength of Truth. The poor suffering heart needs its rightful nutriment, such as peace,

Truth desecrated

barsche Geschäftsmann, der zu Besuch kommt, nachempfänden, was für Dornen sie streuen in die Kissen der Kranken und derer, die sich voll Heimweh nach dem Himmel von der Erde abwenden — wenn sie es doch wüssten! —, dieses Wissen würde viel mehr zur Heilung der Kranken beitragen und ihre Helfer besser auf den „Ruf um Mitternacht" vorbereiten als alles Flehen: „Herr, Herr!" Der liebevolle Gedanke Jesu, der sich zum Beispiel in den Worten zeigt: „Sorgt euch nicht um euer Leben", würde die Kranken heilen und sie so befähigen, sich über die vermeintliche Notwendigkeit zu erheben, sich um den Körper zu sorgen und ihn zu heilen; wenn aber die selbstlose Liebe fehlt und der gesunde Menschenverstand und die allgemeine Menschenliebe außer Acht gelassen werden — welche mentale Eigenschaft bleibt dann noch, um von dem ausgestreckten Arm der Gerechtigkeit Heilung zu erwirken?

<small>Mitgefühl erforderlich</small>

Wenn der Wissenschaftler seinen Patienten durch die göttliche LIEBE erreicht, wird die Heilarbeit in *einem* Besuch vollbracht werden und die Krankheit wird wie der Tau vor der Morgensonne in ihr natürliches Nichts vergehen. Wenn der Wissenschaftler genügend christliche Nächstenliebe hat, um seine eigene Vergebung und solches Lob zu erlangen, wie Maria von Magdala es von Jesus empfing, dann ist er christlich genug, um wissenschaftlich zu praktizieren und erbarmungsvoll mit seinen Patienten umzugehen; und das Ergebnis wird seinem geistigen Bestreben entsprechen.

<small>Schnelles Heilen</small>

Wenn Heuchelei, Gleichgültigkeit, Unmenschlichkeit oder Laster durch den angeblichen Heiler Eingang in die Krankenzimmer finden, würde das, wenn es möglich wäre, den Tempel des Heiligen Geistes — die geistige Kraft des Patienten, sich wieder zu neuem Leben zu erheben — in eine Räuberhöhle verwandeln. Der unchristliche Praktiker gibt weder dem Gemüt noch dem Körper die Freude und Stärke der WAHRHEIT. Das arme, leidende Herz braucht seine rechtmäßige Nahrung, wie

<small>WAHRHEIT entweiht</small>

patience in tribulation, and a priceless sense of the dear Father's loving-kindness.

In order to cure his patient, the metaphysician must first cast moral evils out of himself and thus attain the spiritual freedom which will enable him to cast physical evils out of his patient; but heal he cannot, while his own spiritual barrenness debars him from giving drink to the thirsty and hinders him from reaching his patient's thought, — yea, while mental penury chills his faith and understanding.

Moral evils to be cast out

The physician who lacks sympathy for his fellow-being is deficient in human affection, and we have the apostolic warrant for asking: "He that loveth not his brother whom he hath seen, how can he love God whom he hath not seen?" Not having this spiritual affection, the physician lacks faith in the divine Mind and has not that recognition of infinite Love which alone confers the healing power. Such so-called Scientists will strain out gnats, while they swallow the camels of bigoted pedantry.

The true physician

The physician must also watch, lest he be overwhelmed by a sense of the odiousness of sin and by the unveiling of sin in his own thoughts. The sick are terrified by their sick beliefs, and sinners should be affrighted by their sinful beliefs; but the Christian Scientist will be calm in the presence of both sin and disease, knowing, as he does, that Life is God and God is All.

Source of calmness

If we would open their prison doors for the sick, we must first learn to bind up the broken-hearted. If we would heal by the Spirit, we must not hide the talent

Frieden, Geduld in Trübsal und das unschätzbare Gefühl von des lieben Vaters liebevoller Güte.

Um seinen Patienten zu heilen, muss der Metaphysiker erst moralische Übel aus sich selbst austreiben und so die geistige Freiheit erlangen, die ihn befähigen wird, physische Übel aus seinem Patienten auszutreiben; er kann aber nicht heilen, solange seine eigene geistige Dürftigkeit es ihm unmöglich macht, dem Durstigen zu trinken zu geben, und ihn hindert das Denken seines Patienten zu erreichen — ja, solange geistige Dürftigkeit seinen Glauben und sein Verständnis erstarren lässt.

Moralische Übel müssen ausgetrieben werden

Dem Heiler, dem das Mitgefühl für seine Mitmenschen fehlt, mangelt es an Menschenliebe und wir haben die apostolische Befugnis zu fragen: „Wer seinen Bruder nicht liebt, den er sieht, wie kann er Gott lieben, den er nicht sieht?" Wenn der Heiler diese geistige Liebe nicht hat, fehlt ihm der Glaube an das göttliche GEMÜT und er besitzt nicht die Erkenntnis der unendlichen LIEBE, die allein die heilende Macht verleiht. Solche sogenannten Wissenschaftler werden Mücken aussieben, während sie die Kamele bigotter Pedanterie verschlucken.

Der wahre Heiler

Der Heiler muss sich auch davor hüten, dass ihn nicht ein Gefühl von der Abscheulichkeit der Sünde und die Enthüllung der Sünde in seinem eigenen Denken überwältigen. Die Kranken werden durch ihre kranken Auffassungen in Schrecken versetzt, und die Sünder sollten vor ihren sündigen Vorstellungen erschrecken; aber der Christliche Wissenschaftler wird in Gegenwart von Sünde wie auch von Krankheit ruhig bleiben, da er weiß, dass LEBEN GOTT ist und dass GOTT alles ist.

Quelle der Ruhe

Wenn wir den Kranken ihre Gefängnistüren öffnen wollen, müssen wir erst lernen die zerbrochenen Herzen zu verbinden. Wenn wir durch GEIST heilen wollen, dürfen wir die Fähigkeit des geistigen Heilens nicht unter dem Tuch ihrer Form verbergen

of spiritual healing under the napkin of its form, nor bury the *morale* of Christian Science in the grave-clothes of its letter. The tender word and Christian encouragement of an invalid, pitiful patience with his fears and the removal of them, are better than hecatombs of gushing theories, stereotyped borrowed speeches, and the doling of arguments, which are but so many parodies on legitimate Christian Science, aflame with divine Love. *Genuine healing*

This is what is meant by seeking Truth, Christ, not "for the loaves and fishes," nor, like the Pharisee, with the arrogance of rank and display of scholarship, but like Mary Magdalene, from the summit of devout consecration, with the oil of gladness and the perfume of *gratitude,* with tears of repentance and with those hairs all numbered by the Father. *Gratitude and humility*

A Christian Scientist occupies the place at this period of which Jesus spoke to his disciples, when he said: "Ye are the salt of the earth." "Ye are the light of the world. A city that is set on an hill cannot be hid." Let us watch, work, and pray that this salt lose not its saltness, and that this light be not hid, but radiate and glow into noontide glory. *The salt of the earth*

The infinite Truth of the Christ-cure has come to this age through a "still, small voice," through silent utterances and divine anointing which quicken and increase the beneficial effects of Christianity. I long to see the consummation of my hope, namely, the student's higher attainments in this line of light.

Because Truth is infinite, error should be known as nothing. Because Truth is omnipotent in goodness, error, Truth's opposite, has no might. Evil is but the

noch den Geist der Christlichen Wissenschaft in den Grabtüchern ihres Buchstabens begraben. Ein liebevolles Wort und die christliche Ermutigung eines Kranken, mitfühlende Geduld mit seinen Ängsten und deren Beseitigung sind besser als Hekatomben überschwänglicher Theorien, besser als stereotype, entlehnte Redensarten und das Austeilen von Argumenten, die lauter Parodien auf die rechtmäßige Christliche Wissenschaft sind, die von göttlicher LIEBE erglüht.

Echtes Heilen

Das ist es, was mit dem Gedanken gemeint ist, WAHRHEIT, Christus, nicht „um der Brote und der Fische willen" zu suchen noch wie der Pharisäer mit der Arroganz seines Standes und der Zurschaustellung seiner Gelehrtheit, sondern wie Maria von Magdala vom Gipfel inniger Hingabe aus, mit dem Öl der Freude und dem Duft der *Dankbarkeit*, mit den Tränen der Reue und mit jenen Haaren, die alle von dem Vater gezählt sind.

Dankbarkeit und Demut

Ein Christlicher Wissenschaftler nimmt in der heutigen Zeit den Platz ein, von dem Jesus zu seinen Jüngern sprach, als er sagte: „Ihr seid das Salz der Erde." „Ihr seid das Licht der Welt. Die Stadt, die auf einem Berg liegt, kann nicht verborgen bleiben." Lasst uns wachen, arbeiten und beten, dass dieses Salz nicht fade wird und dass dieses Licht nicht verborgen bleibt, sondern in mittäglicher Herrlichkeit erstrahlt und erglänzt.

Das Salz der Erde

Die unendliche WAHRHEIT des Christus-Heilens ist zu diesem Zeitalter durch eine „stille, sanfte Stimme"* gekommen, durch stille Äußerungen und göttliche Salbung, die die heilsamen Wirkungen des Christentums beleben und mehren. Ich sehne mich danach, meine Hoffnung erfüllt zu sehen, nämlich die höheren Errungenschaften des Schülers auf diesem Weg des Lichts.

Weil WAHRHEIT unendlich ist, sollte der Irrtum als nichts erkannt werden. Weil WAHRHEIT allmächtig in Güte ist, hat der Irrtum, das Gegenteil der WAHRHEIT, keine Macht. Das

---

* Nach der King-James-Bibel

counterpoise of nothingness. The greatest wrong is but a supposititious opposite of the highest right. The confidence inspired by Science lies in the fact that Truth is real and error is unreal. Error is a coward before Truth. Divine Science insists that time will prove all this. Both truth and error have come nearer than ever before to the apprehension of mortals, and truth will become still clearer as error is self-destroyed.

Real and counterfeit

Against the fatal beliefs that error is as real as Truth, that evil is equal in power to good if not superior, and that discord is as normal as harmony, even the hope of freedom from the bondage of sickness and sin has little inspiration to nerve endeavor. When we come to have more faith in the truth of being than we have in error, more faith in Spirit than in matter, more faith in living than in dying, more faith in God than in man, then no material suppositions can prevent us from healing the sick and destroying error.

Results of faith in Truth

That Life is not contingent on bodily conditions is proved, when we learn that life and man survive this body. Neither evil, disease, nor death can be spiritual, and the material belief in them disappears in the ratio of one's spiritual growth. Because matter has no consciousness or Ego, it cannot act; its conditions are illusions, and these false conditions are the source of all seeming sickness. Admit the existence of matter, and you admit that mortality (and therefore disease) has a foundation in fact. Deny the existence of matter, and you can destroy the belief in material conditions. When fear disappears, the foundation of disease is gone. Once let the mental physician believe in the

Life independent of matter

Böse ist nur das Gegengewicht des Nichts. Das größte Unrecht ist nur ein vermeintliches Gegenteil des höchsten Rechts. Das Vertrauen, das die Wissenschaft einflößt, beruht auf der Tatsache, dass WAHRHEIT wirklich und Irrtum unwirklich ist. Der Irrtum ist ein Feigling vor der WAHRHEIT.

Das Wirkliche und die Fälschung

Die göttliche Wissenschaft besteht darauf, dass dies alles im Laufe der Zeit bewiesen wird. Wahrheit und Irrtum sind dem Verständnis der Sterblichen näher gekommen als je zuvor, und Wahrheit wird in dem Maße noch klarer werden, wie der Irrtum sich selbst zerstört.

Dass Irrtum so wirklich ist wie WAHRHEIT, dass das Böse dem Guten an Macht gleichkommt oder ihm gar überlegen ist und dass Disharmonie so normal ist wie Harmonie, diesen verhängnisvollen Auffassungen gegenüber gibt selbst die Hoffnung auf Freiheit von der Knechtschaft der Krankheit und der Sünde wenig Anregung zu verstärktem Bemühen. Wenn es uns gelingt, mehr Glauben an die Wahrheit des Seins als an den Irrtum zu haben, mehr Glauben an GEIST als an Materie, mehr Glauben an Leben als an Sterben, mehr Glauben an GOTT als an den Menschen, dann können uns keine materiellen Voraussetzungen daran hindern, die Kranken zu heilen und Irrtum zu zerstören.

Ergebnisse des Glaubens an WAHRHEIT

Dass LEBEN nicht von körperlichen Zuständen abhängt, wird bewiesen, wenn wir verstehen, dass das Leben und der Mensch diesen Körper überleben. Weder Böses, Krankheit noch Tod können geistig sein, und der materielle Glaube an sie verschwindet im Verhältnis zu unserem geistigen Wachstum. Weil Materie weder Bewusstsein noch Ego besitzt, kann sie nicht handeln; ihre Zustände sind Illusionen, und diese falschen Zustände sind die Quelle aller scheinbaren Krankheit. Gib die Existenz der Materie zu und du gibst zu, dass Sterblichkeit (und folglich Krankheit) sich auf Tatsachen gründet. Verneine die Existenz der Materie und du kannst den Glauben an materielle Zustände zerstören. Wenn die Furcht verschwindet, ist die Grundlage der Krankheit verschwunden. Lass den mentalen Heiler erst

LEBEN unabhängig von Materie

reality of matter, and he is liable to admit also the reality of all discordant conditions, and this hinders his destroying them. Thus he is unfitted for the successful treatment of disease.

In proportion as matter loses to human sense all entity as man, in that proportion does man become its master. He enters into a diviner sense of the facts, and comprehends the theology of Jesus as demonstrated in healing the sick, raising the dead, and walking over the wave. All these deeds manifested Jesus' control over the belief that matter is substance, that it can be the arbiter of life or the constructor of any form of existence. *Man's entity*

We never read that Luke or Paul made a reality of disease in order to discover some means of healing it. Jesus never asked if disease were acute or chronic, and he never recommended attention to laws of health, never gave drugs, never prayed to know if God were willing that a man should live. He understood man, whose Life is God, to be immortal, and knew that man has not two lives, one to be destroyed and the other to be made indestructible. *The Christ treatment*

The prophylactic and therapeutic (that is, the preventive and curative) arts belong emphatically to Christian Science, as would be readily seen, if psychology, or the Science of Spirit, God, was understood. Unscientific methods are finding their dead level. Limited to matter by their own law, what have they of the advantages of Mind and immortality? *Matter not medicine*

No man is physically healed in wilful error or by it, any more than he is morally saved in or by sin. It is error even to murmur or to be angry over sin. To be

einmal an die Wirklichkeit der Materie glauben, und er wird dazu neigen, auch die Wirklichkeit aller unharmonischen Zustände zuzugeben, und das hindert ihn sie zu zerstören. Deshalb ist er für die erfolgreiche Behandlung von Krankheit ungeeignet.

In dem Verhältnis, wie Materie für den menschlichen Sinn jede Wesenheit als Mensch verliert, wird der Mensch ihr Meister. Er gelangt zu einer göttlicheren Auffassung von den Tatsachen und begreift die Theologie Jesu, wie sie im Heilen der Kranken, im Auferwecken der Toten und im Gehen auf dem Wasser demonstriert wurde. Alle diese Taten zeigten deutlich Jesu Herrschaft über den Glauben, dass die Materie Substanz sei, dass sie der Gebieter über das Leben oder der Erbauer irgendeiner Daseinsform sein könne. Wesen des Menschen

Wir lesen nirgends, dass Lukas oder Paulus eine Wirklichkeit aus der Krankheit gemacht haben, um Mittel zu ihrer Heilung zu entdecken. Jesus fragte niemals danach, ob Krankheit akut oder chronisch sei, und niemals empfahl er die Beachtung von Gesundheitsgesetzen, niemals verabreichte er Medikamente, niemals betete er, um zu erfahren, ob es GOTTES Wille sei, dass ein Mensch lebe. Er verstand, dass der Mensch, dessen LEBEN GOTT ist, unsterblich ist, und er wusste, dass der Mensch nicht zwei Leben hat, von denen das eine zerstört und das andere unzerstörbar gemacht werden muss. Die Behandlung durch Christus

Die prophylaktischen und die therapeutischen (das heißt die vorbeugenden und die heilenden) Künste gehören ausdrücklich der Christlichen Wissenschaft an, was leicht ersichtlich wäre, wenn die Psychologie, oder die Wissenschaft des GEISTES, GOTTES, verstanden würde. Unwissenschaftliche Verfahren sind an ihrem toten Punkt angekommen. Welche der Vorteile des GEMÜTS und der Unsterblichkeit haben sie, da sie durch ihr eigenes Gesetz auf die Materie beschränkt sind? Materie nicht Medizin

Kein Mensch wird unter vorsätzlichem Irrtum oder durch ihn physisch geheilt, ebenso wenig wird er in oder durch Sünde moralisch erlöst. Es ist Irrtum, über Sünde auch nur zu murren oder sich darüber zu ärgern. Um ganz und gar gesund zu sein, muss der

every whit whole, man must be better spiritually as well as physically. To be immortal, we must forsake the mortal sense of things, turn from the lie of false belief to Truth, and gather the facts of being from the divine Mind. The body improves under the same regimen which spiritualizes the thought; and if health is not made manifest under this regimen, this proves that fear is governing the body. This is the law of cause and effect, or like producing like.

No healing in sin

Homœopathy furnishes the evidence to the senses, that symptoms, which might be produced by a certain drug, are removed by using the same drug which might cause the symptoms. This confirms my theory that faith in the drug is the sole factor in the cure. The effect, which mortal mind produces through one belief, it removes through an opposite belief, but it uses the same medicine in both cases.

Like curing like

The moral and spiritual facts of health, whispered into thought, produce very direct and marked effects on the body. A physical diagnosis of disease — since mortal mind must be the cause of disease — tends to induce disease.

According to both medical testimony and individual experience, a drug may eventually lose its supposed power and do no more for the patient. Hygienic treatment also loses its efficacy. Quackery likewise fails at length to inspire the credulity of the sick, and then they cease to improve. These lessons are useful. They should naturally and genuinely change our basis from sensation to Christian Science, from error to Truth, from matter to Spirit.

Transient potency of drugs

Physicians examine the pulse, tongue, lungs, to dis-

Mensch sowohl geistig wie physisch besser sein. Um unsterblich zu sein, müssen wir die sterbliche Auffassung von den Dingen aufgeben, uns von der Lüge der falschen Vorstellung zur WAHRHEIT wenden und die Tatsachen des Seins dem göttlichen GEMÜT entnehmen. Unter derselben Lebensführung, die das Denken vergeistigt, verbessert sich der Körper; und wenn unter dieser Lebensführung die Gesundheit nicht sichtbar wird, so beweist dies, dass Furcht den Körper regiert. Das ist das Gesetz von Ursache und Wirkung, oder vom Gleichen, das Gleiches hervorbringt.

Keine Heilung in Sünde

Die Homöopathie liefert den Sinnen den Augenschein dafür, dass Symptome, die vielleicht durch einen bestimmten Wirkstoff hervorgerufen werden, durch die Anwendung desselben Wirkstoffs, der die Symptome verursachen kann, beseitigt werden. Das bestätigt meine Theorie, dass der Glaube an den Wirkstoff der einzige Faktor bei der Heilung ist. Die Wirkung, die das sterbliche Gemüt durch *eine* Annahme hervorruft, beseitigt es durch eine andere, entgegengesetzte Annahme, aber in beiden Fällen verwendet es das gleiche Medikament.

Gleiches heilt Gleiches

Die moralischen und geistigen Tatsachen der Gesundheit, die dem Denken zugeflüstert werden, rufen unmittelbare und deutliche Wirkungen am Körper hervor. Weil das sterbliche Gemüt die Ursache von Krankheit sein muss, trägt eine physische Krankheitsdiagnose dazu bei, Krankheit herbeizuführen.

Medizinischen Aussagen und individueller Erfahrung zufolge kann ein Medikament schließlich seine vermeintliche Kraft verlieren und für den Patienten nichts mehr ausrichten. Auch die auf Gesundheitslehren beruhende Behandlung verliert ihre Wirksamkeit. Ebenso regt die Quacksalberei die Leichtgläubigkeit der Kranken am Ende nicht mehr an, und die Genesung stockt. Diese Lektionen sind nützlich. Sie sollten unsere Grundlage natürlich und wahrhaftig verändern — von sinnlicher Empfindung zu Christlicher Wissenschaft, von Irrtum zu WAHRHEIT, von Materie zu GEIST.

Vorübergehende Wirksamkeit von Medikamenten

Die Ärzte untersuchen den Puls, die Zunge und die Lungen, um

cover the condition of matter, when in fact all is Mind. The body is the substratum of mortal mind, and this so-called mind must finally yield to the mandate of immortal Mind.   *Diagnosis of matter*

Disquisitions on disease have a mental effect similar to that produced on children by telling ghost-stories in the dark. By those uninstructed in Christian Science, nothing is really understood of material existence.   *Ghost-stories inducing fear*   Mortals are believed to be here without their consent and to be removed as involuntarily, not knowing why nor when. As frightened children look everywhere for the imaginary ghost, so sick humanity sees danger in every direction, and looks for relief in all ways except the right one. Darkness induces fear. The adult, in bondage to his beliefs, no more comprehends his real being than does the child; and the adult must be taken out of his darkness, before he can get rid of the illusive sufferings which throng the gloaming. The way in divine Science is the only way out of this condition.

I would not transform the infant at once into a man, nor would I keep the suckling a lifelong babe. No impossible thing do I ask when urging the claims of Christian Science; but because this teaching is in advance of the age, we   *Mind imparts purity, health, and beauty*   should not deny our need of its spiritual unfoldment. Mankind will improve through Science and Christianity. The necessity for uplifting the race is father to the fact that Mind can do it; for Mind can impart purity instead of impurity, strength instead of weakness, and health instead of disease. Truth is an alterative in the entire system, and can make it "every whit whole."

den Zustand der Materie festzustellen, während in Wirklichkeit alles GEMÜT ist. Der Körper ist das Substrat des sterblichen Gemüts, und dieses sogenannte Gemüt muss sich schließlich dem Machtwort des unsterblichen GEMÜTS beugen.

Diagnose der Materie

Abhandlungen über Krankheit haben eine ähnliche mentale Wirkung wie Gespenstergeschichten, die man Kindern im Dunkeln erzählt. Wer in der Christlichen Wissenschaft nicht unterrichtet ist, versteht im Grunde nichts von der materiellen Existenz. Es wird angenommen, dass die Sterblichen ohne ihre Zustimmung hier sind und ebenso unfreiwillig wieder entfernt werden, ohne zu wissen, warum oder wann. Wie verängstigte Kinder überall nach dem eingebildeten Gespenst Ausschau halten, so sieht die kranke Menschheit in jeder Richtung Gefahr und sucht auf allen Wegen nach Linderung — nur nicht auf dem richtigen. Dunkelheit flößt Furcht ein. Der Erwachsene, der in seinen Auffassungen gefangen ist, versteht sein wirkliches Sein ebenso wenig wie ein Kind; und der Erwachsene muss aus seiner Dunkelheit herausgeholt werden, bevor er die illusorischen Leiden loswerden kann, die sich im Zwielicht drängen. Der einzige Weg, der aus diesem Zustand herausführt, ist der Weg in der göttlichen Wissenschaft.

Gespenstergeschichten, die Furcht einflößen

Ich meine nicht, ein Kleinkind sollte plötzlich in einen Erwachsenen verwandelt werden noch ein Säugling sein Leben lang ein Baby bleiben. Ich verlange nichts Unmögliches, wenn ich auf den Forderungen der Christlichen Wissenschaft bestehe; aber weil diese Lehre der Zeit voraus ist, sollten wir nicht leugnen, dass wir ihre geistige Entfaltung brauchen. Die Menschheit wird sich durch Wissenschaft und Christentum bessern. Die Notwendigkeit, das Menschengeschlecht zu erheben, ist Ursache der Tatsache, dass GEMÜT es tun kann; denn GEMÜT kann Reinheit statt Unreinheit, Stärke statt Schwäche und Gesundheit statt Krankheit verleihen. WAHRHEIT ist ein veränderndes Mittel für den ganzen Organismus und kann „den ganzen Menschen ... gesund" machen.

GEMÜT verleiht Reinheit, Gesundheit und Schönheit

Remember, brain is not mind. Matter cannot be sick, and Mind is immortal. The mortal body is only an erroneous mortal belief of mind in matter. What you call matter was originally error in solution, elementary mortal mind, — likened by Milton to "chaos and old night." One theory about this mortal mind is, that its sensations can reproduce man, can form blood, flesh, and bones. The Science of being, in which all is divine Mind, or God and His idea, would be clearer in this age, but for the belief that matter is the medium of man, or that man can enter his own embodied thought, bind himself with his own beliefs, and then call his bonds material and name them divine law.

Brain not intelligent

When man demonstrates Christian Science absolutely, he will be perfect. He can neither sin, suffer, be subject to matter, nor disobey the law of God. Therefore he will be as the angels in heaven. Christian Science and Christianity are one. How, then, in Christianity any more than in Christian Science, can we believe in the reality and power of both Truth and error, Spirit and matter, and hope to succeed with contraries? Matter is not self-sustaining. Its false supports fail one after another. Matter succeeds for a period only by falsely parading in the vestments of law.

Veritable success

"Whosoever shall deny me before men, him will I also deny before my Father which is in heaven." In Christian Science, a denial of Truth is fatal, while a just acknowledgment of Truth and of what it has done for us is an effectual help. If pride, superstition, or any error prevents the honest recognition of benefits received, this will be a hindrance to the recovery of the sick and the success of the student.

Recognition of benefits

Bedenke, dass Gehirn nicht Gemüt ist. Materie kann nicht krank sein, und GEMÜT ist unsterblich. Der sterbliche Körper ist nur eine irrige sterbliche Auffassung von Gemüt in der Materie. Das, was du Materie nennst, war ursprünglich Irrtum in Auflösung, elementares sterbliches Gemüt, das Milton mit „Chaos und alter Zeit der Finsternis" vergleicht. Eine der Theorien über dieses sterbliche Gemüt ist, dass seine Empfindungen den Menschen fortpflanzen und Blut, Fleisch und Knochen bilden können. Die Wissenschaft des Seins, in der alles göttliches GEMÜT oder GOTT und Seine Idee ist, wäre diesem Zeitalter klarer, wenn nicht der Glaube bestünde, dass Materie das Ausdrucksmittel des Menschen sei oder dass der Mensch in sein eigenes verkörpertes Denken eindringen, sich mit seinen eigenen Vorstellungen fesseln und dann seine Fesseln materiell nennen und ihnen den Namen göttliches Gesetz geben könne.

Gehirn nicht intelligent

Wenn der Mensch die Christliche Wissenschaft absolut demonstriert, wird er vollkommen sein. Er kann weder sündigen, leiden, der Materie unterworfen sein noch das Gesetz GOTTES übertreten. Daher wird er wie die Engel im Himmel sein. Christliche Wissenschaft und Christentum sind eins. Wie können wir dann — im Christentum nicht anders als in der Christlichen Wissenschaft — an die Wirklichkeit und Macht von WAHRHEIT und Irrtum, GEIST und Materie glauben und hoffen, mit Gegensätzen erfolgreich zu sein? Materie ist nicht selbsterhaltend. Ihre falschen Stützen versagen eine nach der anderen. Materie ist nur dadurch eine Zeit lang erfolgreich, dass sie sich unrechtmäßigerweise in den Gewändern des Gesetzes zur Schau stellt.

Wirklicher Erfolg

„Wer mich aber vor den Menschen verleugnet, den werde ich auch vor meinem himmlischen Vater verleugnen." In der Christlichen Wissenschaft ist es verhängnisvoll, WAHRHEIT zu leugnen, während eine gerechte Anerkennung der WAHRHEIT und dessen, was sie für uns getan hat, eine wirksame Hilfe ist. Wenn Stolz, Aberglaube oder irgendein Irrtum die ehrliche Anerkennung der empfangenen Wohltaten verhindert, wird das ein Hindernis für die Genesung der Kranken und den Erfolg des Schülers sein.

Anerkennung von Wohltaten

If we are Christians on all moral questions, but are in darkness as to the physical exemption which Christianity includes, then we must have more faith in God on this subject and be more alive to His promises. It is easier to cure the most malignant disease than it is to cure sin. The author has raised up the dying, partly because they were willing to be restored, while she has struggled long, and perhaps in vain, to lift a student out of a chronic sin. Under all modes of pathological treatment, the sick recover more rapidly from disease than does the sinner from his sin. Healing is easier than teaching, if the teaching is faithfully done.

Disease far more docile than iniquity

The fear of disease and the love of sin are the sources of man's enslavement. "The fear of the Lord is the beginning of wisdom," but the Scriptures also declare, through the exalted thought of John, that "perfect Love casteth out fear."

Love frees from fear

The fear occasioned by ignorance can be cured; but to remove the effects of fear produced by sin, you must rise above both fear and sin. Disease is expressed not so much by the lips as in the functions of the body. Establish the scientific sense of health, and you relieve the oppressed organ. The inflammation, decomposition, or deposit will abate, and the disabled organ will resume its healthy functions.

When the blood rushes madly through the veins or languidly creeps along its frozen channels, we call these conditions disease. This is a misconception. Mortal mind is producing the propulsion or the languor, and we prove this to be so when by mental means the circulation is changed, and returns to that standard

Mind circulates blood

Wenn wir in allen moralischen Fragen Christen sind, uns aber über unsere physische Befreiung, die das Christentum mit sich bringt, im Unklaren sind, dann müssen wir in diesem Punkt mehr Glauben an GOTT haben und aufmerksamer auf Seine Verheißungen achten. Die bösartigste Krankheit ist leichter zu heilen als Sünde. Die Autorin hat Sterbende auferstehen lassen, zum Teil deshalb, weil sie bereit waren wiederhergestellt zu werden, während sie lange und vielleicht vergeblich darum gekämpft hat, einen Schüler von einer chronischen Sünde zu befreien. Unter allen Formen der pathologischen Behandlung werden die Kranken schneller von Leiden als der Sünder von seiner Sünde frei. Heilen ist leichter als Lehren, wenn das Lehren gewissenhaft geschieht.

Krankheit weicht viel leichter als Sünde

Die Furcht vor Krankheit und die Liebe zur Sünde sind die Quelle der Versklavung des Menschen. „Die Furcht des Herrn ist der Anfang der Weisheit", aber die Heilige Schrift erklärt durch das erhobene Denken des Johannes auch: „Die vollendete LIEBE treibt die Furcht aus."

LIEBE befreit von Furcht

Die durch Unwissenheit verursachte Furcht kann geheilt werden; um aber die Wirkungen der durch Sünde erzeugten Furcht zu beseitigen, musst du dich sowohl über Furcht als auch über Sünde erheben. Krankheit wird weniger durch Worte als durch die Funktionen des Körpers ausgedrückt. Richte den wissenschaftlichen Begriff von Gesundheit auf und du verschaffst dem geplagten Organ Erleichterung. Die Entzündung, Zersetzung oder Ablagerung wird nachlassen, und das unfähig gewordene Organ wird seine gesunden Funktionen wieder aufnehmen.

Wenn das Blut wild durch die Adern jagt oder träge durch seine erstarrten Kanäle kriecht, bezeichnen wir diese Zustände als Krankheit. Das ist eine falsche Auffassung. Das sterbliche Gemüt erzeugt den Antrieb oder die Trägheit, und wir beweisen das, wenn die Zirkulation durch mentale Mittel verändert wird und zu dem Standard zurückkehrt,

Gemüt Antrieb des Blutkreislaufs

which mortal mind has decided upon as essential for health. Anodynes, counter-irritants, and depletion never reduce inflammation scientifically, but the truth of being, whispered into the ear of mortal mind, will bring relief.

Hatred and its effects on the body are removed by Love. Because mortal mind seems to be conscious, the sick say: "How can my mind cause a disease I never thought of and knew nothing about, until it appeared on my body?" The author has answered this question in her explanation of disease as originating in human belief before it is consciously apparent on the body, which is in fact the objective state of mortal mind, though it is called matter. This mortal blindness and its sharp consequences show our need of divine metaphysics. Through immortal Mind, or Truth, we can destroy all ills which proceed from mortal mind.

Mind can destroy all ills

Ignorance of the cause or approach of disease is no argument against the mental origin of disease. You confess to ignorance of the future and incapacity to preserve your own existence, and this belief helps rather than hinders disease. Such a state of mind induces sickness. It is like walking in darkness on the edge of a precipice. You cannot forget the belief of danger, and your steps are less firm because of your fear, and ignorance of mental cause and effect.

Heat and cold are products of mortal mind. The body, when bereft of mortal mind, at first cools, and afterwards it is resolved into its primitive mortal elements. Nothing that lives ever dies, and vice versa. Mortal mind produces animal heat, and then expels it through the abandonment of a belief, or increases it to the point of self-destruction. Hence it is

Temperature is mental

den das sterbliche Gemüt als wesentlich für die Gesundheit bestimmt hat. Schmerzstillende Mittel, Gegenreizmittel und Blutentnahme lindern eine Entzündung niemals wissenschaftlich, aber die dem sterblichen Gemüt ins Ohr geflüsterte Wahrheit des Seins bringt Linderung.

Hass und seine Wirkungen auf den Körper werden durch LIEBE beseitigt. Weil das sterbliche Gemüt bewusst zu sein scheint, sagen die Kranken: „Wie kann mein Gemüt eine Krankheit verursachen, an die ich nie gedacht habe und von der ich nichts wusste, bevor sie an meinem Körper auftrat?"

<small>GEMÜT kann alle Leiden zerstören</small>

Die Autorin hat diese Frage mit ihrer Erklärung beantwortet, dass Krankheit in der menschlichen Vorstellung entsteht, bevor sie bewusst am Körper erscheint, der tatsächlich der gegenständliche Zustand des sterblichen Gemüts ist, obwohl er Materie genannt wird. Diese sterbliche Blindheit und ihre schlimmen Folgen zeigen, dass wir die göttliche Metaphysik brauchen. Durch das unsterbliche GEMÜT oder WAHRHEIT können wir alle Leiden zerstören, die aus dem sterblichen Gemüt hervorgehen.

Unkenntnis über die Ursache oder das Herannahen von Krankheit ist kein Argument gegen den mentalen Ursprung von Krankheit. Du gibst zu, dass du die Zukunft nicht kennst und unfähig bist, dein eigenes Dasein zu erhalten, und diese Auffassung begünstigt Krankheit eher, als dass sie sie verhindert. Ein solcher Gemütszustand führt Krankheit herbei. Es ist, als liefest du im Dunkeln am Rande eines Abgrunds entlang. Du kannst die Vorstellung von Gefahr nicht vergessen, und deine Schritte sind weniger fest infolge deiner Furcht und deiner Unwissenheit über die mentale Ursache und Wirkung.

Hitze und Kälte sind Ergebnisse des sterblichen Gemüts. Wenn dem Körper das sterbliche Gemüt genommen wird, wird er zuerst kalt und löst sich danach in seine ursprünglichen sterblichen Elemente auf. Nichts, was lebt, stirbt jemals,

<small>Temperatur ist mental</small>

und umgekehrt. Das sterbliche Gemüt erzeugt tierische Hitze und vertreibt sie dann durch das Aufgeben einer Vorstellung, oder es steigert sie bis zur Selbstzerstörung. Somit ist es das sterbliche

mortal mind, not matter, which says, "I die." Heat would pass from the body as painlessly as gas dissipates into the air when it evaporates but for the belief that inflammation and pain must accompany the separation of heat from the body.

Chills and heat are often the form in which fever manifests itself. Change the mental state, and the chills and fever disappear. The old-school physician proves this when his patient says, "I am better," but the patient believes that matter, not mind, has helped him. The Christian Scientist demonstrates that divine Mind heals, while the hypnotist dispossesses the patient of his individuality in order to control him. No person is benefited by yielding his mentality to any mental despotism or malpractice. All unscientific mental practice is erroneous and powerless, and should be understood and so rendered fruitless. The genuine Christian Scientist is adding to his patient's mental and moral power, and is increasing his patient's spirituality while restoring him physically through divine Love. *Science versus hypnotism*

Palsy is a belief that matter governs mortals, and can paralyze the body, making certain portions of it motionless. Destroy the belief, show mortal mind that muscles have no power to be lost, for Mind is supreme, and you cure the palsy. *Cure for palsy*

Consumptive patients always show great hopefulness and courage, even when they are supposed to be in hopeless danger. This state of mind seems anomalous except to the expert in Christian Science. This mental state is not understood, simply because it is a stage of fear so excessive that it amounts to fortitude. The belief in consumption presents to mor- *Latent fear diagnosed*

Gemüt, nicht die Materie, das sagt: „Ich sterbe." Hitze würde den Körper ebenso schmerzlos verlassen, wie Gas in die Luft entweicht, wenn es sich verflüchtigt, gäbe es nicht die Auffassung, dass Entzündung und Schmerz mit der Wärmeabgabe des Körpers einhergehen müssten.

Schüttelfrost und Hitze sind oft die Art und Weise, in der sich Fieber zeigt. Verändere den mentalen Zustand, und Schüttelfrost und Fieber verschwinden. Der Arzt der alten Schule beweist das, wenn sein Patient sagt: „Es geht mir besser", aber der Patient glaubt, dass Materie und nicht Gemüt ihm geholfen habe. Der Christliche Wissenschaftler demonstriert, dass das göttliche GEMÜT heilt, während der Hypnotiseur dem Patienten seine Individualität raubt, um ihn zu beherrschen. Es tut niemandem gut, seine Mentalität mentalem Despotismus oder mentaler Malpraxis zu überlassen. Alle unwissenschaftliche mentale Praxis ist irrig und machtlos, sie sollte verstanden und auf diese Weise unwirksam gemacht werden. Der echte Christliche Wissenschaftler stärkt die mentale und moralische Kraft seines Patienten und erhöht dessen Geistigkeit, während er ihn physisch durch die göttliche LIEBE wiederherstellt.

Wissenschaft versus Hypnotismus

Lähmung ist ein Glaube, dass Materie die Sterblichen regiert und den Körper lähmen kann, indem sie bestimmte Teile von ihm bewegungslos macht. Zerstöre diesen Glauben, zeige dem sterblichen Gemüt, dass Muskeln keine Kraft zu verlieren haben, weil GEMÜT allerhaben ist, und du heilst die Lähmung.

Heilverfahren für Lähmung

Tuberkulose-Patienten zeigen immer große Zuversicht und großen Mut, selbst wenn man annimmt, dass sie sich in hoffnungsloser Gefahr befinden. Dieser Gemütszustand erscheint unnormal, außer für den erfahrenen Christlichen Wissenschaftler. Dieser mentale Zustand wird einfach deswegen nicht verstanden, weil er ein Stadium so übersteigerter Furcht ist, dass er zu Unerschrockenheit führt. Der Glaube an Tuberkulose präsentiert dem sterblichen Denken einen hoffnungslosen Zustand, ein

Latente Furcht diagnostiziert

tal thought a hopeless state, an image more terrifying than that of most other diseases. The patient turns involuntarily from the contemplation of it, but though unacknowledged, the latent fear and the despair of recovery remain in thought.

Just so is it with the greatest sin. It is the most subtle, and does its work almost self-deceived. The diseases deemed dangerous sometimes come from the most hidden, undefined, and insidious beliefs. The pallid invalid, whom you declare to be wasting away with consumption of the blood, should be told that blood never gave life and can never take it away, — that Life is Spirit, and that there is more life and immortality in one good motive and act, than in all the blood which ever flowed through mortal veins and simulated a corporeal sense of life.

Insidious concepts

If the body is material, it cannot, for that very reason, suffer with a fever. Because the so-called material body is a mental concept and governed by mortal mind, it manifests only what that so-called mind expresses. Therefore the efficient remedy is to destroy the patient's false belief by both silently and audibly arguing the true facts in regard to harmonious being, — representing man as healthy instead of diseased, and showing that it is impossible for matter to suffer, to feel pain or heat, to be thirsty or sick. Destroy fear, and you end fever. Some people, mistaught as to Mind-science, inquire when it will be safe to check a fever. Know that in Science you cannot check a fever after admitting that it must have its course. To fear and admit the power of disease, is to paralyze mental and scientific demonstration.

Remedy for fever

erschreckenderes Bild als das der meisten anderen Krankheiten. Der Patient wendet sich unwillkürlich von der Betrachtung dieses Bildes ab, doch die latente Furcht und das Verzweifeln an der Genesung bleiben im Denken, auch wenn das nicht erkannt wird.

Ebenso verhält es sich mit der größten Sünde. Sie ist die hinterlistigste und vollbringt ihr Werk fast im Selbstbetrug. Die Krankheiten, die als gefährlich gelten, stammen manchmal aus den verborgensten, unbestimmtesten und heimtückischsten Auffassungen. Dem blassen Kranken, von dem du behauptest, dass er an Anämie dahinsieche, sollte erklärt werden, dass Blut niemals Leben gegeben hat und es niemals nehmen kann — dass LEBEN GEIST ist und dass mehr Leben und Unsterblichkeit in *einem* guten Motiv und in *einer* guten Tat liegen als in all dem Blut, das je durch sterbliche Adern geflossen ist und einen körperlichen Sinn von Leben simuliert hat.

<small>Heimtückische Begriffe</small>

Wenn der Körper materiell ist, kann er aus ebendiesem Grund nicht unter Fieber leiden. Weil der sogenannte materielle Körper ein mentaler Begriff ist und vom sterblichen Gemüt regiert wird, stellt er nur dar, was dieses sogenannte Gemüt ausdrückt. Deshalb besteht das wirksame Heilmittel in der Zerstörung der falschen Auffassung des Patienten, indem man sowohl still wie auch hörbar die wahren Tatsachen über das harmonische Sein geltend macht — die den Menschen gesund anstatt krank darstellen und zeigen, dass es für die Materie unmöglich ist zu leiden, Schmerz oder Hitze zu empfinden, durstig oder krank zu sein. Zerstöre die Furcht und du machst dem Fieber ein Ende. Manche Menschen, die über die Wissenschaft des GEMÜTS falsch unterrichtet sind, fragen, wann es sicher sei, dem Fieber Einhalt zu gebieten. Sei dir bewusst, dass du in der Wissenschaft dem Fieber nicht Einhalt gebieten kannst, nachdem du zugegeben hast, dass es seinen Lauf nehmen muss. Die Macht der Krankheit zu fürchten und zuzugeben, bedeutet die mentale und wissenschaftliche Demonstration lahmzulegen.

<small>Heilmittel gegen Fieber</small>

If your patient believes in taking cold, mentally convince him that matter cannot take cold, and that thought governs this liability. If grief causes suffering, convince the sufferer that affliction is often the source of joy, and that he should rejoice always in ever-present Love.

Invalids flee to tropical climates in order to save their lives, but they come back no better than when they went away. Then is the time to cure them through Christian Science, and prove that they can be healthy in all climates, when their fear of climate is exterminated. *Climate harmless*

Through different states of mind, the body becomes suddenly weak or abnormally strong, showing mortal mind to be the producer of strength or weakness. A sudden joy or grief has caused what is termed instantaneous death. Because a belief originates unseen, the mental state should be continually watched that it may not produce blindly its bad effects. The author never knew a patient who did not recover when the belief of the disease had gone. Remove the leading error or governing fear of this lower so-called mind, and you remove the cause of all disease as well as the morbid or excited action of any organ. You also remove in this way what are termed organic diseases as readily as functional difficulties. *Mind governs body*

The cause of all so-called disease is mental, a mortal fear, a mistaken belief or conviction of the necessity and power of ill-health; also a fear that Mind is helpless to defend the life of man and incompetent to control it. Without this ignorant human belief, any circumstance is of itself powerless to produce suffering. It is latent belief in disease, as well as the fear of disease, which associates sick-

Wenn dein Patient glaubt, dass er sich erkälten kann, überzeuge ihn mental davon, dass Materie sich nicht erkälten kann und dass das Denken diese Anfälligkeit regiert. Wenn Trauer Leiden verursacht, so überzeuge den Leidtragenden davon, dass Trübsal oft die Quelle der Freude ist und dass er sich stets der immer-gegenwärtigen Liebe erfreuen sollte.

Kranke fliehen in tropische Klimaregionen, um ihr Leben zu retten, aber sie kommen nicht gesünder zurück, als sie bei ihrer Abfahrt waren. Dann ist es an der Zeit, sie durch die Christliche Wissenschaft zu heilen und zu beweisen, dass sie in jedem Klima gesund sein können, wenn ihre Furcht vor klimatischen Bedingungen ausgelöscht worden ist. *Klima unschädlich*

Durch unterschiedliche Gemütszustände wird der Körper plötzlich schwach oder ungewöhnlich stark, was zeigt, dass das sterbliche Gemüt der Erzeuger von Stärke oder Schwäche ist. Eine plötzliche Freude oder ein plötzlicher Kummer hat das verursacht, was als sofortiger Tod bezeichnet wird. Weil eine Vorstellung unbemerkt entsteht, sollte man ständig über den mentalen Zustand wachen, damit er nicht blindlings seine schlimmen Wirkungen hervorbringen kann. Die Autorin hat keinen Patienten gekannt, der nicht gesund geworden ist, sobald der Glaube an die Krankheit verschwunden war. Beseitige den Hauptirrtum oder die herrschende Furcht dieses niederen sogenannten Gemüts und du beseitigst die Ursache aller Krankheit wie auch die krankhafte oder gereizte Tätigkeit eines jeden Organs. Auch beseitigst du auf diese Weise sogenannte organische Krankheiten ebenso leicht wie funktionelle Störungen. *Gemüt regiert den Körper*

Die Ursache aller sogenannten Krankheit ist mental, eine sterbliche Furcht, eine falsche Auffassung oder eine Überzeugung von der Notwendigkeit und Macht schlechter Gesundheit; auch ist sie eine Befürchtung, dass Gemüt außerstande sei, das Leben des Menschen zu verteidigen, und unfähig es zu regieren. Ohne diese unwissende menschliche Auffassung hat kein Umstand an sich Macht, Leiden zu erzeugen. Der latente Glaube an Krankheit, ebenso wie die Furcht vor Krankheit, bringt die Krankheit mit bestimmten

ness with certain circumstances and causes the two to appear conjoined, even as poetry and music are reproduced in union by human memory. Disease has no intelligence. Unwittingly you sentence yourself to suffer. The understanding of this will enable you to commute this self-sentence, and meet every circumstance with truth. Disease is less than mind, and Mind can control it.

Without the so-called human mind, there can be no inflammatory nor torpid action of the system. Remove the error, and you destroy its effects. By looking a tiger fearlessly in the eye, Sir Charles Napier sent it cowering back into the jungle. An animal may infuriate another by looking it in the eye, and both will fight for nothing. A man's gaze, fastened fearlessly on a ferocious beast, often causes the beast to retreat in terror. This latter occurrence represents the power of Truth over error, — the might of intelligence exercised over mortal beliefs to destroy them; whereas hypnotism and hygienic drilling and drugging, adopted to cure matter, is represented by two material erroneous bases.

Latent power

Disease is not an intelligence to dispute the empire of Mind or to dethrone Mind and take the government into its own hands. Sickness is not a God-given, nor a self-constituted material power, which copes astutely with Mind and finally conquers it. God never endowed matter with power to disable Life or to chill harmony with a long and cold night of discord. Such a power, without the divine permission, is inconceivable; and if such a power could be divinely directed, it would manifest less wisdom than we usually find displayed in human governments.

Disease powerless

Umständen in Zusammenhang und bewirkt, dass beide vereint auftreten, ebenso wie Dichtung und Musik vom menschlichen Gedächtnis als Einheit wiedergegeben werden. Krankheit hat keine Intelligenz. Unwissentlich verurteilst du dich selbst zum Leiden. Wenn du das verstehst, wirst du befähigt, diese Selbstverurteilung abzuändern und jedem Umstand mit der Wahrheit entgegenzutreten. Krankheit ist geringer als Gemüt, und GEMÜT kann sie beherrschen.

Ohne das sogenannte menschliche Gemüt kann der Organismus weder entzündet noch gelähmt sein. Beseitige den Irrtum und du zerstörst seine Wirkungen. Indem Sir Charles Napier einem Tiger furchtlos ins Auge sah, zwang er ihn, geduckt in den Dschungel zurückzukriechen. Ein Tier kann ein anderes in Wut versetzen, indem es ihm ins Auge sieht, und beide werden ohne Grund miteinander kämpfen. Der Blick eines Menschen, der furchtlos ein reißendes Tier fixiert, führt oft dazu, dass es sich voller Schrecken zurückzieht. Dieser erwähnte Vorfall stellt die Macht der WAHRHEIT über den Irrtum dar — die Macht der Intelligenz, die sie über sterbliche Vorstellungen ausübt, um diese zu zerstören; dagegen werden Hypnotismus sowie gesundheitsfördernde Übungen und Medikamente, die man zum Heilen der Materie heranzieht, durch zwei materielle irrige Grundlagen dargestellt.

Latente Macht

Krankheit ist keine Intelligenz, die das Reich des GEMÜTS infrage stellen oder GEMÜT entthronen und die Regierung selbst in die Hand nehmen könnte. Krankheit ist weder eine von GOTT gegebene noch eine selbst-eingesetzte materielle Macht, die es listig mit GEMÜT aufnimmt und es schließlich besiegt. GOTT hat der Materie niemals die Macht gegeben, LEBEN zu beeinträchtigen oder Harmonie durch eine lange und kalte Nacht der Disharmonie erstarren zu lassen. Eine solche Macht wäre ohne göttliche Erlaubnis unvorstellbar; und wenn eine solche Macht göttlich gelenkt werden könnte, würde sie weniger Weisheit zeigen, als gewöhnlich in menschlichen Regierungen zum Ausdruck gebracht wird.

Krankheit machtlos

If disease can attack and control the body without the consent of mortals, sin can do the same, for both are errors, announced as partners in the beginning. The Christian Scientist finds only effects, where the ordinary physician looks for causes. The real jurisdiction of the world is in Mind, controlling every effect and recognizing all causation as vested in divine Mind.

Jurisdiction of Mind

A felon, on whom certain English students experimented, fancied himself bleeding to death, and died because of that belief, when only a stream of warm water was trickling over his arm. Had he known his sense of bleeding was an illusion, he would have risen above the false belief. Let the despairing invalid, inspecting the hue of her blood on a cambric handkerchief, think of the experiment of those Oxford boys, who caused the death of a man, when not a drop of his blood was shed. Then let her learn the opposite statement of Life as taught in Christian Science, and she will understand that she is not dying on account of the state of her blood, but is suffering from her belief that blood is destroying her life. The so-called vital current does not affect the invalid's health, but her belief produces the very results she dreads.

Power of imagination

Fevers are errors of various types. The quickened pulse, coated tongue, febrile heat, dry skin, pain in the head and limbs, are pictures drawn on the body by a mortal mind. The images, held in this disturbed mind, frighten conscious thought. Unless the fever-picture, drawn by millions of mortals and imaged on the body through the belief that mind is in matter and discord is as real as harmony, is destroyed through

Fevers the effect of fear

Wenn Krankheit den Körper ohne die Einwilligung der Sterblichen befallen und beherrschen kann, dann kann Sünde dasselbe tun, denn beide sind Irrtümer, die am Anfang als Verbündete angekündigt wurden. Der Christliche Wissenschaftler findet nur Wirkungen, wo der normale Arzt nach Ursachen sucht. Die wirkliche Rechtsprechung der Welt liegt im GEMÜT, das jede Wirkung beherrscht und dem göttlichen GEMÜT alle Ursächlichkeit zuerkennt. *Rechtsprechung des GEMÜTS*

Ein Verbrecher, an dem einige englische Studenten Experimente vornahmen, bildete sich ein zu verbluten, und er starb durch diese Vorstellung, obwohl nur ein Rinnsal warmen Wassers über seinen Arm rann. Hätte er gewusst, dass sein Gefühl zu bluten eine Illusion war, hätte er sich über die falsche Vorstellung erhoben. Die verzweifelnde Kranke, die ihr blutbeflecktes Batisttaschentuch betrachtet, sollte an das Experiment jener Oxforder Studenten denken, die den Tod eines Menschen verursachten, obwohl nicht ein Tropfen seines Blutes vergossen worden war. Dann sollte sie die entgegengesetzte Darlegung von LEBEN erkennen, wie sie in der Christlichen Wissenschaft gelehrt wird, und sie wird verstehen, dass sie nicht wegen des Zustands ihres Blutes stirbt, sondern dass sie durch ihren Glauben leidet, dass Blut ihr Leben zerstöre. Der sogenannte Lebensstrom beeinflusst die Gesundheit der Kranken nicht, aber ihr Glaube bringt gerade die Ergebnisse hervor, die sie fürchtet. *Macht der Einbildung*

Fieberkrankheiten sind Irrtümer verschiedener Art. Der beschleunigte Puls, die belegte Zunge, die Fieberhitze, die trockene Haut, die Kopf- und Gliederschmerzen sind Bilder, die ein sterbliches Gemüt auf dem Körper abzeichnet. Die Bilder, die dieses verstörte Gemüt festhält, ängstigen das bewusste Denken. Wenn das Bild von Fieber, das Millionen Sterbliche sich in Gedanken machen und das sich am Körper durch den Glauben zeigt, dass Gemüt in der Materie und Disharmonie so wirklich wie Harmonie sei — wenn dieses Bild nicht durch die Wissenschaft zerstört wird, dann kann es sich schließlich in einem *Fieber die Wirkung von Furcht*

Science, it may rest at length on some receptive thought, and become a fever case, which ends in a belief called death, which belief must be finally conquered by eternal Life. Truth is always the victor. Sickness and sin fall by their own weight. Truth is the rock of ages, the headstone of the corner, "but on whomsoever it shall fall, it will grind him to powder."

Contending for the evidence or indulging the demands of sin, disease, or death, we virtually contend against the control of Mind over body, and deny the power of Mind to heal. This false method is as though the defendant should argue for the plaintiff in favor of a decision which the defendant knows will be turned against himself. *Misdirected contention*

The physical effects of fear illustrate its illusion. Gazing at a chained lion, crouched for a spring, should not terrify a man. The body is affected only with the belief of disease produced by a so-called mind ignorant of the truth which chains disease. Nothing but the power of Truth can prevent the fear of error, and prove man's dominion over error. *Benefits of metaphysics*

Many years ago the author made a spiritual discovery, the scientific evidence of which has accumulated to prove that the divine Mind produces in man health, harmony, and immortality. Gradually this evidence will gather momentum and clearness, until it reaches its culmination of scientific statement and proof. Nothing is more disheartening than to believe that there is a power opposite to God, or good, and that God endows this opposing power with strength to be used against Himself, against Life, health, harmony. *A higher discovery*

Every law of matter or the body, supposed to govern

empfänglichen Denken festsetzen und zu einem Fall von Fieber werden, der in einer Überzeugung endet, die Tod genannt wird; diese Überzeugung muss schließlich durch das ewige LEBEN besiegt werden. WAHRHEIT ist immer der Sieger. Krankheit und Sünde fallen durch ihr eigenes Gewicht. WAHRHEIT ist der Fels der Zeiten, der Eckstein, „auf wen er aber fällt, den wird er zermalmen".

Wenn wir für den Augenschein von Sünde, Krankheit oder Tod eintreten oder deren Forderungen nachgeben, kämpfen wir im Grunde gegen die Herrschaft des GEMÜTS über den Körper an und verneinen die Macht des GEMÜTS zu heilen. Diese falsche Vorgehensweise ist mit dem Argumentieren eines Angeklagten für den Kläger vergleichbar, zugunsten einer Entscheidung, von der er weiß, dass sie gegen ihn gerichtet sein wird.

Fehlgeleiteter Streit

Die physischen Auswirkungen der Furcht veranschaulichen ihre Illusion. Der Anblick eines angeketteten Löwen, der sich zum Sprung duckt, sollte niemanden erschrecken. Der Körper wird nur von der Vorstellung von Krankheit beeinflusst, die ein sogenanntes Gemüt hervorbringt, das nichts von der Wahrheit weiß, die der Krankheit die Ketten anlegt. Nichts als die Macht der WAHRHEIT kann die Furcht vor Irrtum verhüten und die Herrschaft des Menschen über den Irrtum beweisen.

Vorteile der Metaphysik

Vor vielen Jahren machte die Autorin eine geistige Entdeckung, deren wissenschaftliches Beweismaterial zusammengenommen belegt, dass das göttliche GEMÜT Gesundheit, Harmonie und Unsterblichkeit im Menschen erzeugt. Dieses Beweismaterial wird allmählich an Boden und Klarheit gewinnen, bis es den Höhepunkt von wissenschaftlicher Aussage und Beleg erreicht. Nichts ist entmutigender als zu glauben, dass es eine GOTT oder dem Guten entgegengesetzte Macht gebe und dass GOTT dieser entgegengesetzten Macht Stärke verleihe, damit sie gegen Ihn selbst, gegen LEBEN, Gesundheit, Harmonie, verwendet werde.

Eine höhere Entdeckung

Jedes Gesetz der Materie oder des Körpers, das den Menschen

man, is rendered null and void by the law of Life, God. Ignorant of our God-given rights, we submit to unjust decrees, and the bias of education enforces this slavery. Be no more willing to suffer the illusion that you are sick or that some disease is developing in the system, than you are to yield to a sinful temptation on the ground that sin has its necessities.

Ignorance of our rights

When infringing some supposed law, you say that there is danger. This fear is the danger and induces the physical effects. We cannot in reality suffer from breaking anything except a moral or spiritual law. The so-called laws of mortal belief are destroyed by the understanding that Soul is immortal, and that mortal mind cannot legislate the times, periods, and types of disease, with which mortals die. God is the lawmaker, but He is not the author of barbarous codes. In infinite Life and Love there is no sickness, sin, nor death, and the Scriptures declare that we live, move, and have our being in the infinite God.

No laws of matter

Think less of the enactments of mortal mind, and you will sooner grasp man's God-given dominion. You must understand your way out of human theories relating to health, or you will never believe that you are quite free from some ailment. The harmony and immortality of man will never be reached without the understanding that Mind is not in matter. Let us banish sickness as an outlaw, and abide by the rule of perpetual harmony, — God's law. It is man's moral right to annul an unjust sentence, a sentence never inflicted by divine authority.

God-given dominion

Christ Jesus overruled the error which would impose penalties for transgressions of the physical laws of

angeblich regiert, wird durch das Gesetz des LEBENS, das Gesetz GOTTES, null und nichtig gemacht. Weil wir unsere von GOTT verliehenen Rechte nicht kennen, unterwerfen wir uns ungerechten Verordnungen und die Beeinflussung durch einseitige Erziehung zwingt uns diese Knechtschaft auf. Weigere dich ebenso die Illusion zu dulden, dass du krank bist oder dass sich in deinem Organismus eine Krankheit entwickelt, wie du dich weigerst, einer sündigen Versuchung nachzugeben mit der Begründung, dass Sünde notwendig sei.

Unkenntnis unserer Rechte

Wenn du ein vermeintliches Gesetz übertrittst, sagst du, das sei gefährlich. Diese Furcht ist die Gefahr und führt die physischen Wirkungen herbei. In Wirklichkeit können wir nicht dadurch leiden, dass wir ein anderes als ein moralisches oder ein geistiges Gesetz übertreten. Die sogenannten Gesetze der sterblichen Auffassung werden durch das Verständnis zerstört, dass SEELE unsterblich ist und dass das sterbliche Gemüt nicht die Zeiten, die Dauer und die Arten von Krankheit gesetzlich verordnen kann, an denen die Sterblichen sterben. GOTT ist der Gesetzgeber, aber Er ist nicht der Urheber grausamer Gesetze. Im unendlichen LEBEN und in der unendlichen LIEBE gibt es weder Krankheit, Sünde noch Tod, und die Heilige Schrift erklärt, dass wir in dem unendlichen GOTT leben, weben und sind.

Keine Gesetze der Materie

Denke weniger an die Verfügungen des sterblichen Gemüts und du wirst die GOTT-gegebene Herrschaft des Menschen eher begreifen. Du musst durch Verständnis den Weg finden, der dich aus den menschlichen Gesundheitstheorien herausführt, sonst wirst du niemals glauben, dass du ganz frei von irgendwelchen Leiden bist. Die Harmonie und Unsterblichkeit des Menschen werden niemals ohne das Verständnis erlangt werden, dass GEMÜT nicht in der Materie ist. Lasst uns Krankheit wie einen Geächteten verbannen und bei der Regel ewiger Harmonie bleiben — bei GOTTES Gesetz. Es ist das moralische Recht des Menschen, ein ungerechtes Urteil aufzuheben, ein Urteil, das niemals durch göttliche Autorität verhängt wurde.

GOTT-gegebene Herrschaft

Christus Jesus verwarf den Irrtum, der für die Übertretung

health; he annulled supposed laws of matter, opposed to the harmonies of Spirit, lacking divine authority and having only human approval for their sanction.

Begin rightly

If half the attention given to hygiene were given to the study of Christian Science and to the spiritualization of thought, this alone would usher in the millennium. Constant bathing and rubbing to alter the secretions or to remove unhealthy exhalations from the cuticle receive a useful rebuke from Jesus' precept, "Take no thought... for the body." We must beware of making clean merely the outside of the platter.

Hygiene excessive

He, who is ignorant of what is termed hygienic law, is more receptive of spiritual power and of faith in one God, than is the devotee of supposed hygienic law, who comes to teach the so-called ignorant one. Must we not then consider the so-called law of matter a canon "more honored in the breach than the observance"? A patient thoroughly booked in medical theories is more difficult to heal through Mind than one who is not. This verifies the saying of our Master: "Whosoever shall not receive the kingdom of God as a little child, shall in no wise enter therein."

Blissful ignorance

One whom I rescued from seeming spiritual oblivion, in which the senses had engulfed him, wrote to me: "I should have died, but for the glorious Principle you teach, — supporting the power of Mind over the body and showing me the nothingness of the so-called pleasures and pains of sense. The treatises I had read and the medicines I had taken only abandoned me to more hopeless suffering and despair. Adherence to hygiene was useless. Mortal mind needed to be set right. The ailment was not bodily,

physischer Gesundheitsgesetze Strafen verhängen will; er hob die vermeintlichen Gesetze der Materie auf, die den Harmonien des GEISTES entgegenstehen, die keine göttliche Vollmacht und nur menschliche Zustimmung als Bestätigung haben.

Beginne richtig

Wenn dem Studium der Christlichen Wissenschaft und der Vergeistigung des Denkens nur halb so viel Aufmerksamkeit gewidmet würde wie den Gesundheitslehren, würde schon das allein das Millennium einleiten. Das ständige Baden und Abreiben, um die Absonderungen zu ändern oder ungesunde Ausdünstungen von der Haut zu entfernen, erhält einen nützlichen Tadel durch Jesu Gebot: „Sorgt euch nicht ... um euren Leib." Wir müssen uns davor hüten, die Schüsseln nur außen zu reinigen.

Übertriebene Hygiene

Wer das, was man Gesundheitsgesetze nennt, nicht kennt, ist für die geistige Kraft und den Glauben an *einen* GOTT empfänglicher als der eifrige Anhänger der vermeintlichen Gesundheitsgesetze, der den sogenannten Unwissenden belehren möchte. Müssen wir das sogenannte Gesetz der Materie dann nicht als eine Regel betrachten, deren „Bruch mehr ehrt als die Befolgung"? Ein Patient, der in medizinischen Theorien bewandert ist, ist schwieriger durch GEMÜT zu heilen als einer, der es nicht ist. Das bestätigt den Ausspruch unseres Meisters: „Wer das Reich Gottes nicht annimmt wie ein Kind, der wird nicht hineinkommen."

Glückselige Unwissenheit

Jemand, den ich aus scheinbarer geistiger Umnachtung rettete, in die ihn die Sinne gestürzt hatten, schrieb mir: „Ich wäre gestorben, gäbe es nicht das herrliche PRINZIP, das Sie lehren — das die Macht des GEMÜTS über den Körper bekräftigt und mir die Nichtigkeit der sogenannten Freuden und Schmerzen der Sinne zeigte. Die Abhandlungen, die ich gelesen, und die Medikamente, die ich genommen hatte, ließen mich nur in noch hoffnungsloserem Leiden und größerer Verzweiflung zurück. Die Beachtung der Gesundheitsregeln war nutzlos. Das sterbliche Gemüt musste korrigiert werden. Das Leiden war nicht körperlich, sondern mental,

but mental, and I was cured when I learned my way in Christian Science."

A clean mind and body We need a clean body and a clean mind, — a body rendered pure by Mind as well as washed by water. One says: "I take good care of my body." To do this, the pure and exalting influence of the divine Mind on the body is requisite, and the Christian Scientist takes the best care of his body when he leaves it most out of his thought, and, like the Apostle Paul, is "willing rather to be absent from the body, and to be present with the Lord."

A hint may be taken from the emigrant, whose filth does not affect his happiness, because mind and body rest on the same basis. To the mind equally gross, dirt gives no uneasiness. It is the native element of such a mind, which is symbolized, and not chafed, by its surroundings; but impurity and uncleanliness, which do not trouble the gross, could not be borne by the refined. This shows that the mind must be clean to keep the body in proper condition.

Beliefs illusive The tobacco-user, eating or smoking poison for half a century, sometimes tells you that the weed preserves his health, but does this make it so? Does his assertion prove the use of tobacco to be a salubrious habit, and man to be the better for it? Such instances only prove the illusive physical effect of a false belief, confirming the Scriptural conclusion concerning a man, "As he thinketh in his heart, so is he."

The movement-cure — pinching and pounding the poor body, to make it sensibly well when it ought to be insensibly so — is another medical mistake, resulting from the common notion that health depends on inert matter

und ich wurde geheilt, als ich meinen Weg in der Christlichen Wissenschaft fand."

Wir brauchen einen reinen Körper und ein reines Gemüt — einen Körper, der sowohl durch GEMÜT gereinigt als auch mit Wasser gewaschen ist. Jemand mag sagen: „Ich sorge gut für meinen Körper." Um dies zu tun ist der reine und erhebende Einfluss des göttlichen GEMÜTS auf den Körper erforderlich, und der Christliche Wissenschaftler sorgt am besten für seinen Körper, wenn er ihn möglichst aus seinem Denken ausschließt und wie der Apostel Paulus „umso mehr Lust [hat], aus dem Leib auszuziehen und daheim zu sein beim Herrn".

Ein reines Gemüt und ein reiner Körper

Ein lehrreiches Beispiel ist der Auswanderer, dessen Schmutz sein Glück nicht berührt, weil Gemüt und Körper auf derselben Grundlage stehen. Einem derartig groben Gemüt verursacht Schmutz kein Unbehagen. Er ist das natürliche Element eines solchen Gemüts, das durch seine Umgebung versinnbildlicht wird und sich an ihr nicht stört; aber Unreinheit und Unsauberkeit, die den groben Menschen nicht stören, sind für den Feinfühligen unerträglich. Das zeigt, dass das Gemüt rein sein muss, um den Körper in ordentlichem Zustand zu erhalten.

Wer tabaksüchtig ist und ein halbes Jahrhundert lang Gift kaut oder raucht, behauptet manchmal, dass dieses Kraut seine Gesundheit erhalte, aber stimmt das deshalb? Beweist seine Behauptung, dass der Genuss von Tabak eine zuträgliche Gewohnheit und der Mensch durch sie gesünder ist? Solche Fälle beweisen nur die illusorische physische Wirkung einer falschen Auffassung, wodurch sie die biblische Schlussfolgerung über einen Menschen bestätigen: „Wie er in seinem Herzen denkt, so ist er."*

Auffassungen illusorisch

Die Krankengymnastik — die den armen Körper drückt und knetet, um ihn spürbar gesund zu machen, während er das unbewusst sein sollte — ist ein weiterer medizinischer Fehler, der sich aus der allgemeinen Vorstellung ergibt, dass Gesundheit von der trägen

---

* Nach der King-James-Bibel

instead of on Mind. Can matter, or what is termed matter, either feel or act without mind?

We should relieve our minds from the depressing thought that we have transgressed a material law and must of necessity pay the penalty. Let us reassure ourselves with the law of Love. God never punishes man for doing right, for honest labor, or for deeds of kindness, though they expose him to fatigue, cold, heat, contagion. If man seems to incur the penalty through matter, this is but a belief of mortal mind, not an enactment of wisdom, and man has only to enter his protest against this belief in order to annul it. Through this action of thought and its results upon the body, the student will prove to himself, by small beginnings, the grand verities of Christian Science.

Corporeal penalties

If exposure to a draught of air while in a state of perspiration is followed by chills, dry cough, influenza, congestive symptoms in the lungs, or hints of inflammatory rheumatism, your Mind-remedy is safe and sure. If you are a Christian Scientist, such symptoms are not apt to follow exposure; but if you believe in laws of matter and their fatal effects when transgressed, you are not fit to conduct your own case or to destroy the bad effects of your belief. When the fear subsides and the conviction abides that you have broken no law, neither rheumatism, consumption, nor any other disease will ever result from exposure to the weather. In Science this is an established fact which all the evidence before the senses can never overrule.

Not matter, but Mind

Sickness, sin, and death must at length quail before the divine rights of intelligence, and then the power of Mind over the entire functions and organs of the

Materie statt vom GEMÜT abhinge. Kann die Materie oder das, was Materie genannt wird, ohne Gemüt fühlen oder handeln?

Wir sollten unsere Gemüter von dem deprimierenden Gedanken befreien, dass wir ein materielles Gesetz übertreten haben und unausweichlich die Strafe dafür zahlen müssen. Lasst uns mit dem Gesetz der LIEBE wieder Mut fassen. GOTT straft den Menschen niemals für Rechttun, für ehrliche Arbeit oder für Taten der Freundlichkeit, auch wenn sie ihn der Ermüdung, der Kälte, Hitze oder Ansteckung aussetzen. Wenn der Mensch sich scheinbar eine Strafe durch die Materie zuzieht, so ist das nur ein Glaube des sterblichen Gemüts, nicht eine Verfügung der Weisheit, und der Mensch muss nur seinen Einspruch gegen diesen Glauben einlegen, um ihn zunichte zu machen. Durch diese gedankliche Tätigkeit und ihre Wirkungen auf den Körper wird sich der Schüler die erhabenen Wahrheiten der Christlichen Wissenschaft in kleinen Anfängen selbst beweisen.

Körperliche Strafen

Wenn du in schwitzendem Zustand der Zugluft ausgesetzt bist und sich dann Schüttelfrost, Husten, Grippe, Symptome von Verschleimung der Lunge oder Anzeichen rheumatischer Entzündungen einstellen, dann ist dein Heilmittel, GEMÜT, sicher und gewiss. Wenn du Christlicher Wissenschaftler bist, ist es unwahrscheinlich, dass dieser ungeschützten Situation solche Symptome folgen; aber wenn du an die Gesetze der Materie und die verhängnisvollen Wirkungen bei deren Übertretung glaubst, bist du nicht tauglich, deinen eigenen Fall in die Hand zu nehmen oder die schlimmen Wirkungen deines Glaubens zu zerstören. Wenn die Furcht sich legt und die Überzeugung bleibt, dass du kein Gesetz gebrochen hast, werden weder Rheumatismus, Tuberkulose noch irgendeine andere Krankheit jemals daraus entstehen, dass du dem Wetter ausgesetzt warst. In der Wissenschaft ist das eine erwiesene Tatsache, die kein Augenschein der Sinne jemals außer Kraft setzen kann.

Nicht Materie, sondern GEMÜT

Krankheit, Sünde und Tod müssen schließlich vor den göttlichen Rechten der Intelligenz zurückweichen, und dann wird die Macht des GEMÜTS über die gesamten Funktionen und Organe des

human system will be acknowledged. It is proverbial that Florence Nightingale and other philanthropists engaged in humane labors have been able to undergo without sinking fatigues and exposures which ordinary people could not endure. The explanation lies in the support which they derived from the divine law, rising above the human. The spiritual demand, quelling the material, supplies energy and endurance surpassing all other aids, and forestalls the penalty which our beliefs would attach to our best deeds. Let us remember that the eternal law of right, though it can never annul the law which makes sin its own executioner, exempts man from all penalties but those due for wrong-doing.

<small>Benefit of philanthropy</small>

Constant toil, deprivations, exposures, and all untoward conditions, *if without sin,* can be experienced without suffering. Whatever it is your duty to do, you can do without harm to yourself. If you sprain the muscles or wound the flesh, your remedy is at hand. Mind decides whether or not the flesh shall be discolored, painful, swollen, and inflamed.

<small>Honest toil has no penalty</small>

You say that you have not slept well or have overeaten. You are a law unto yourself. Saying this and believing it, you will suffer in proportion to your belief and fear. Your sufferings are not the penalty for having broken a law of matter, for it is a law of mortal mind which you have disobeyed. You say or think, because you have partaken of salt fish, that you must be thirsty, and you are thirsty accordingly, while the opposite belief would produce the opposite result.

<small>Our sleep and food</small>

Any supposed information, coming from the body or from inert matter as if either were intelligent, is an illu-

menschlichen Organismus anerkannt werden. Es ist sprichwörtlich, dass Florence Nightingale und andere Menschenfreunde, die sich humanitärer Arbeit gewidmet haben, in der Lage waren, ohne schwächer zu werden, Strapazen und Gefahren durchzustehen, die normale Menschen nicht hätten ertragen können. Das erklärt sich aus der Hilfe, die sie vom göttlichen Gesetz erhielten, das sich über das menschliche Gesetz erhebt. Die geistige Forderung, die die materielle bezwingt, verleiht eine Energie und Ausdauer, die alle anderen Hilfsmittel übertrifft und der Strafe zuvorkommt, die unsere Ansichten unseren besten Taten anheften wollen. Denken wir daran, dass das ewige Gesetz des Rechten den Menschen von allen Strafen verschont, außer denen, die auf Unrechttun stehen, auch wenn es das Gesetz, das die Sünde zu ihrem eigenen Vollstrecker macht, niemals aufheben kann.

Nutzen der Philanthropie

Ununterbrochene Schwerstarbeit, Entbehrungen, gefährliche Situationen und alle widrigen Umstände kann man, *wenn ohne Sünde,* ohne Leiden ertragen. Was auch immer deine Pflicht ist, kannst du tun, ohne dir zu schaden. Wenn du dir die Muskeln zerrst oder das Fleisch verwundest, ist dein Heilmittel zur Hand. Das Gemüt entscheidet, ob das Fleisch sich verfärben, schmerzen, anschwellen oder sich entzünden wird oder nicht.

Auf ehrliche anstrengende Arbeit steht keine Strafe

Du sagst, dass du nicht gut geschlafen oder zu viel gegessen hast. Du bist dir selbst ein Gesetz. Wenn du das sagst und es glaubst, wirst du deinem Glauben und deiner Furcht entsprechend leiden. Deine Leiden sind nicht die Strafe dafür, dass du ein Gesetz der Materie gebrochen hast, denn es ist ein Gesetz des sterblichen Gemüts, das du übertreten hast. Weil du salzigen Fisch gegessen hast, sagst oder denkst du, dass du durstig sein müsstest, und entsprechend bist du durstig, während der entgegengesetzte Glaube zum entgegengesetzten Ergebnis führen würde.

Unser Schlaf und unsere Nahrung

Jede vermeintliche Information, die vom Körper oder von der trägen Materie ausgeht, als wären beide intelligent, ist eine Illusion

sion of mortal mind, — one of its dreams. Realize that the evidence of the senses is not to be accepted in the case of sickness, any more than it is in the case of sin.

Doubtful evidence

Expose the body to certain temperatures, and belief says that you may catch cold and have catarrh; but no such result occurs without mind to demand it and produce it. So long as mortals declare that certain states of the atmosphere produce catarrh, fever, rheumatism, or consumption, those effects will follow, — not because of the climate, but on account of the belief. The author has in too many instances healed disease through the action of Truth on the minds of mortals, and the corresponding effects of Truth on the body, not to know that this is so.

Climate and belief

A blundering despatch, mistakenly announcing the death of a friend, occasions the same grief that the friend's real death would bring. You think that your anguish is occasioned by your loss. Another despatch, correcting the mistake, heals your grief, and you learn that your suffering was merely the result of your belief. Thus it is with all sorrow, sickness, and death. You will learn at length that there is no cause for grief, and divine wisdom will then be understood. Error, not Truth, produces all the suffering on earth.

Erroneous despatch

If a Christian Scientist had said, while you were laboring under the influence of the belief of grief, "Your sorrow is without cause," you would not have understood him, although the correctness of the assertion might afterwards be proved to you. So, when our friends pass from our sight and we lament, that lamentation is needless and causeless. We shall

Mourning causeless

des sterblichen Gemüts — einer seiner Träume. Vergegenwärtige dir, dass der Augenschein der Sinne im Fall von Krankheit ebenso wenig zu akzeptieren ist wie im Fall von Sünde.

Zweifelhafter Augenschein

Setze den Körper gewissen Temperaturen aus und die Überzeugung sagt, dass du dich erkälten und Schnupfen bekommen könntest; aber solche Folgen treten nicht ein ohne ein Gemüt, das sie fordert und hervorruft. Solange die Sterblichen erklären, dass gewisse Zustände der Atmosphäre Schnupfen, Fieber, Rheumatismus oder Tuberkulose hervorrufen, werden diese Wirkungen auftreten — nicht wegen des Klimas, sondern aufgrund dieser Überzeugung. Die Autorin hat in zu vielen Fällen Krankheit durch das Wirken der WAHRHEIT auf die Gemüter der Sterblichen und die entsprechenden Wirkungen der WAHRHEIT auf den Körper geheilt, als dass sie nicht wüsste, dass dies so ist.

Klima und Überzeugung

Eine versehentliche Nachricht, die irrtümlicherweise den Tod eines Freundes mitteilt, verursacht den gleichen Kummer, den der wirkliche Tod des Freundes mit sich bringen würde. Du meinst, dein Schmerz sei durch deinen Verlust verursacht worden. Eine zweite Nachricht, die den Fehler berichtigt, heilt deinen Kummer und du erkennst, dass dein Leid nur die Folge deiner Vorstellung war. So ist es mit allem Leid, mit Krankheit und Tod. Du wirst schließlich erkennen, dass es keine Ursache für Kummer gibt, und die göttliche Weisheit wird dann verstanden werden. Irrtum, nicht WAHRHEIT, erzeugt alles Leid auf Erden.

Irrtümliche Nachricht

Wenn dir ein Christlicher Wissenschaftler gesagt hätte: „Deine Trauer ist grundlos", während du dich in kummervoller Vorstellung quältest, hättest du ihn nicht verstanden, obwohl dir die Richtigkeit dieser Zusicherung nachher hätte bewiesen werden können. Wenn also unsere Freunde aus unserem Gesichtskreis scheiden und wir trauern, dann ist diese Trauer unnötig und unbegründet. Wir werden das als wahr

Trauer grundlos

perceive this to be true when we grow into the understanding of Life, and know that there is no death.

Because mortal mind is kept active, must it pay the penalty in a softened brain? Who dares to say that actual Mind can be overworked? When we reach our limits of mental endurance, we conclude that intellectual labor has been carried sufficiently far; but when we realize that immortal Mind is ever active, and that spiritual energies can neither wear out nor can so-called material law trespass upon God-given powers and resources, we are able to rest in Truth, refreshed by the assurances of immortality, opposed to mortality. *Mind heals brain-disease*

Our thinkers do not die early because they faithfully perform the natural functions of being. If printers and authors have the shortest span of earthly existence, it is not because they occupy the most important posts and perform the most vital functions in society. That man does not pay the severest penalty who does the most good. By adhering to the realities of eternal existence, — instead of reading disquisitions on the inconsistent supposition that death comes in obedience to the law of life, and that God punishes man for doing good, — one cannot suffer as the result of any labor of love, but grows stronger because of it. It is a law of so-called mortal mind, misnamed matter, which causes all things discordant. *Right never punishable*

The history of Christianity furnishes sublime proofs of the supporting influence and protecting power bestowed on man by his heavenly Father, omnipotent Mind, who gives man faith and understanding whereby to defend himself, not only from temptation, but from bodily suffering. *Christian history*

erkennen, wenn wir in das Verständnis des LEBENS hineinwachsen und verstehen, dass es keinen Tod gibt.

Muss das sterbliche Gemüt, weil es ständig aktiv gehalten wird, mit Gehirnerweichung bestraft werden? Wer wagt es zu sagen, dass das wirkliche GEMÜT sich überarbeiten könne? Wenn wir die Grenzen unserer mentalen Ausdauer erreichen, schließen wir daraus, dass die intellektuelle Arbeit weit genug gegangen ist; aber wenn uns klar wird, dass das unsterbliche GEMÜT immer tätig ist und dass sich geistige Energien niemals verbrauchen noch das sogenannte materielle Gesetz die von GOTT verliehenen Kräfte und Mittel angreifen kann, können wir in der WAHRHEIT ausruhen, erfrischt durch die Gewissheit der Unsterblichkeit, die der Sterblichkeit entgegengesetzt ist.

GEMÜT heilt Gehirnkrankheit

Unsere Denker sterben nicht darum so früh, weil sie getreu die natürlichen Funktionen des Seins erfüllen. Wenn Drucker und Schriftsteller die kürzeste Lebensdauer haben, liegt das nicht daran, dass sie die wichtigsten Posten bekleiden und die bedeutendsten Aufgaben in der Gesellschaft erfüllen. Derjenige, der das meiste Gute tut, zahlt nicht die schwerste Strafe. Wenn man sich an die Wirklichkeiten des ewigen Daseins hält — statt Abhandlungen über die unlogische Vermutung zu lesen, dass der Tod als Folge von Gehorsam gegen das Gesetz des Lebens eintritt und dass GOTT den Menschen für Gutestun straft —, dann kann man nicht als Folge eines Liebesdienstes leiden, sondern man wird durch ihn stärker. Es ist ein Gesetz des sogenannten sterblichen Gemüts, fälschlicherweise Materie genannt, das alles verursacht, was unharmonisch ist.

Das Rechte ist niemals strafbar

Die Geschichte des Christentums liefert erhabene Beweise für den erhaltenden Einfluss und die schützende Macht, die dem Menschen von seinem himmlischen Vater, dem allmächtigen GEMÜT, verliehen werden, dem Vater, der dem Menschen Glauben und Verständnis gibt, womit er sich nicht nur gegen Versuchung, sondern auch gegen körperliches Leiden verteidigen kann.

Christliche Geschichte

The Christian martyrs were prophets of Christian Science. Through the uplifting and consecrating power of divine Truth, they obtained a victory over the corporeal senses, a victory which Science alone can explain. Stolidity, which is a resisting state of mortal mind, suffers less, only because it knows less of material law.

The Apostle John testified to the divine basis of Christian Science, when dire inflictions failed to destroy his body. Idolaters, believing in more than one mind, had "gods many," and thought that they could kill the body with matter, independently of mind.

Sustenance spiritual — Admit the common hypothesis that food is the nutriment of life, and there follows the necessity for another admission in the opposite direction, — that food has power to destroy Life, God, through a deficiency or an excess, a quality or a quantity. This is a specimen of the ambiguous nature of all material health-theories. They are self-contradictory and self-destructive, constituting a "kingdom divided against itself," which is "brought to desolation." If food was prepared by Jesus for his disciples, it cannot destroy life.

God sustains man — The fact is, food does not affect the absolute Life of man, and this becomes self-evident, when we learn that God is our Life. Because sin and sickness are not qualities of Soul, or Life, we have hope in immortality; but it would be foolish to venture beyond our present understanding, foolish to stop eating until we gain perfection and a clear comprehension of the living Spirit. In that perfect day of understanding, we shall neither eat to live nor live to eat.

If mortals think that food disturbs the harmonious functions of mind and body, either the food or this thought

Die christlichen Märtyrer waren Propheten der Christlichen Wissenschaft. Durch die erhebende und heiligende Macht der göttlichen WAHRHEIT errangen sie den Sieg über die körperlichen Sinne, einen Sieg, den allein die Wissenschaft erklären kann. Die Gleichgültigkeit, die eine Widersetzlichkeit des sterblichen Gemüts ist, leidet nur deshalb weniger, weil sie vom materiellen Gesetz weniger weiß.

Der Apostel Johannes bezeugte die göttliche Grundlage der Christlichen Wissenschaft, als die schrecklichen ihm zugefügten Leiden seinen Körper nicht zerstören konnten. Die Götzendiener, die an mehr als *ein* Gemüt glaubten, hatten „viele Götter" und meinten, dass sie den Körper durch die Materie unabhängig vom Gemüt töten könnten.

Gib die allgemeine Hypothese zu, dass Speise die Nahrung des Lebens sei, und es folgt daraus unvermeidlich ein anderes Zugeständnis in der entgegengesetzten Richtung — dass Speise die Macht hat, LEBEN, GOTT, durch Mangel oder Übermaß, durch Qualität oder Quantität zu zerstören. Das ist ein Beispiel für die Zweideutigkeit aller materiellen Gesundheitstheorien. Sie sind in sich widersprüchlich und selbstzerstörerisch, sie bilden ein „Reich, das mit sich selbst entzweit ist", ein Reich, das „verwüstet" wird. Wenn Jesus Speise für seine Jünger bereitet hat, kann sie nicht das Leben zerstören.

<small>Lebenserhalt geistig</small>

Tatsache ist, dass Speise das absolute LEBEN des Menschen nicht beeinflusst, und das wird offensichtlich, wenn uns bewusst wird, dass GOTT unser LEBEN ist. Weil Sünde und Krankheit keine Eigenschaften von SEELE oder LEBEN sind, haben wir Hoffnung auf Unsterblichkeit; aber es wäre töricht, uns über unser gegenwärtiges Verständnis hinauszuwagen, töricht, nicht mehr zu essen, bevor wir die Vollkommenheit und ein klares Verständnis von dem lebendigen GEIST erlangen. An jenem vollkommenen Tag des Verständnisses werden wir weder essen, um zu leben, noch leben, um zu essen.

<small>GOTT erhält den Menschen</small>

Wenn die Sterblichen meinen, dass Nahrung die harmonischen Funktionen des Gemüts und des Körpers stört, muss entweder die Nahrung oder dieser Gedanke aufgegeben werden, denn die

must be dispensed with, for the penalty is coupled with the belief. Which shall it be? If this decision be left to Christian Science, it will be given in behalf of the control of Mind over this belief and every erroneous belief, or material condition. The less we know or think about hygiene, the less we are predisposed to sickness. Recollect that it is not the nerves, not matter, but mortal mind, which reports food as undigested. Matter does not inform you of bodily derangements; it is supposed to do so. This pseudo-mental testimony can be destroyed only by the better results of Mind's opposite evidence. Diet and digestion

Our dietetic theories first admit that food sustains the life of man, and then discuss the certainty that food can kill man. This false reasoning is rebuked in Scripture by the metaphors about the fount and stream, the tree and its fruit, and the kingdom divided against itself. If God has, as prevalent theories maintain, instituted laws that food shall support human life, He cannot annul these regulations by an opposite law that food shall be inimical to existence. Scripture rebukes

Materialists contradict their own statements. Their belief in material laws and in penalties for their infraction is the ancient error that there is fraternity between pain and pleasure, good and evil, God and Satan. This belief totters to its falling before the battle-axe of Science. Ancient confusion

A case of convulsions, produced by indigestion, came under my observation. In her belief the woman had chronic liver-complaint, and was then suffering from a complication of symptoms connected with this belief. I cured her in a few minutes. One instant she spoke de-

Strafe ist mit dem Glauben verbunden. Für was soll man sich entscheiden? Wenn diese Entscheidung der Christlichen Wissenschaft überlassen bleibt, dann wird sie zugunsten der Herrschaft des GEMÜTS über diesen Glauben und über jeden Irrglauben oder jeden materiellen Zustand gefällt. Je weniger wir über Gesundheitslehren wissen oder nachdenken, desto weniger sind wir für Krankheit anfällig. Denke daran, es sind weder die Nerven noch die Materie, sondern es ist das sterbliche Gemüt, das meldet, die Speise sei nicht verdaut. Die Materie informiert dich nicht über körperliche Störungen; es wird nur angenommen, dass sie dies tue. Dieses pseudomentale Zeugnis kann nur durch die besseren Ergebnisse zerstört werden, die der Gegenbeweis des GEMÜTS hervorbringt.

Ernährung und Verdauung

Unsere Ernährungstheorien geben zunächst zu, dass Nahrung das Leben des Menschen erhält, und erörtern dann die Gewissheit, dass Nahrung den Menschen töten kann. Diese falschen Überlegungen werden in der Heiligen Schrift durch die Metaphern von der Quelle und dem Wasser, dem Baum und seiner Frucht und dem Reich, das mit sich selbst entzweit ist, zurechtgewiesen. Wenn GOTT, wie die vorherrschenden Theorien behaupten, Gesetze darüber erlassen hat, dass Nahrung das menschliche Leben erhalten soll, so kann Er diese Regelungen nicht durch ein gegenteiliges Gesetz aufheben, wonach Nahrung für das Dasein schädlich sein soll.

Die Heilige Schrift weist zurecht

Die Materialisten widersprechen ihren eigenen Aussagen. Ihr Glaube an materielle Gesetze und an die Strafen für deren Übertretung ist der uralte Irrtum, dass eine Bruderschaft zwischen Leid und Lust, Gut und Böse, GOTT und Satan bestehe. Dieser Glaube schwankt, bis er durch die Streitaxt der Wissenschaft fällt.

Uralte Verwirrung

Ein Fall von Krämpfen, die durch Verdauungsstörungen verursacht wurden, wurde mir übergeben. Ihrer Annahme nach hatte die Frau ein chronisches Leberleiden und litt nun an einer Komplikation der Symptome, die mit dieser Annahme verbunden waren. Ich heilte sie in wenigen Minuten. Eben noch sprach sie verzweifelt

spairingly of herself. The next minute she said, "My food is all digested, and I should like something more to eat."

We cannot deny that Life is self-sustained, and we should never deny the everlasting harmony of Soul, simply because, to the mortal senses, there is seeming discord. It is our ignorance of God, the divine Principle, which produces apparent discord, and the right understanding of Him restores harmony. Truth will at length compel us all to exchange the pleasures and pains of sense for the joys of Soul.

Ultimate harmony

When the first symptoms of disease appear, dispute the testimony of the material senses with divine Science. Let your higher sense of justice destroy the false process of mortal opinions which you name law, and then you will not be confined to a sick-room nor laid upon a bed of suffering in payment of the last farthing, the last penalty demanded by error. "Agree with thine adversary quickly, whiles thou art in the way with him." Suffer no claim of sin or of sickness to grow upon the thought. Dismiss it with an abiding conviction that it is illegitimate, because you know that God is no more the author of sickness than He is of sin. You have no law of His to support the necessity either of sin or sickness, but you have divine authority for denying that necessity and healing the sick.

Unnecessary prostration

"Agree to disagree" with approaching symptoms of chronic or acute disease, whether it is cancer, consumption, or smallpox. Meet the incipient stages of disease with as powerful mental opposition as a legislator would employ to defeat the passage of an inhuman law. Rise in the conscious strength of the

Treatment of disease

über ihren Zustand. Im nächsten Augenblick sagte sie: „Was ich gegessen habe, ist verdaut, und ich möchte gerne etwas mehr zu essen haben."

Wir können nicht leugnen, dass Leben sich selbst erhält, und wir sollten niemals die immerwährende Harmonie der Seele nur deshalb leugnen, weil es für die sterblichen Sinne scheinbare Disharmonie gibt. Es ist unsere Unwissenheit über Gott, das göttliche Prinzip, die offensichtliche Disharmonie hervorbringt, und das richtige Verständnis von Ihm stellt die Harmonie wieder her. Wahrheit wird uns schließlich alle dazu zwingen, die Freuden und Leiden der Sinne gegen die Freuden der Seele einzutauschen. Endgültige Harmonie

Wenn die ersten Symptome einer Krankheit erscheinen, bestreite das Zeugnis der materiellen Sinne mit der göttlichen Wissenschaft. Lass deinen höheren Gerechtigkeitssinn die falsche Entwicklung sterblicher Meinungen zerstören, die du Gesetz nennst, und dann wirst du nicht in ein Krankenzimmer eingesperrt noch an das Krankenbett gefesselt sein, um den letzten Heller zu bezahlen, die letzte Strafe, die der Irrtum fordert. „Verständige dich schnell mit deinem Gegner, während du noch mit ihm auf dem Weg bist." Dulde nicht, dass sich im Denken ein Anspruch von Sünde oder Krankheit entwickelt. Weise ihn mit der festen Überzeugung zurück, dass er unrechtmäßig ist, weil du weißt, dass Gott ebenso wenig der Urheber von Krankheit wie von Sünde ist. Du hast kein Gesetz von Ihm, das für die Notwendigkeit von Sünde oder von Krankheit spricht, aber du hast göttliche Vollmacht, diese Notwendigkeit zu verneinen und die Kranken zu heilen. *Unnötige Unterwerfung*

„Sei willig, nicht einzuwilligen" bei aufkommenden Symptomen chronischer oder akuter Krankheit, sei es Krebs, Tuberkulose oder Pocken. Tritt den Anfangsstadien der Krankheit mit dem gleichen kraftvollen mentalen Widerstand entgegen, wie ihn ein Gesetzgeber leisten würde, um die Verabschiedung eines unmenschlichen Gesetzes zu verhindern. Erhebe dich in der *Behandlung von Krankheit*

spirit of Truth to overthrow the plea of mortal mind, *alias* matter, arrayed against the supremacy of Spirit. Blot out the images of mortal thought and its beliefs in sickness and sin. Then, when thou art delivered to the judgment of Truth, Christ, the judge will say, "Thou art whole!"

Instead of blind and calm submission to the incipient or advanced stages of disease, rise in rebellion against them. Banish the belief that you can possibly entertain a single intruding pain which cannot be ruled out by the might of Mind, and in this way you can prevent the development of pain in the body. No law of God hinders this result. It is error to suffer for aught but your own sins. Christ, or Truth, will destroy all other supposed suffering, and real suffering for your own sins will cease in proportion as the sin ceases.

Righteous rebellion

Justice is the moral signification of law. Injustice declares the absence of law. When the body is supposed to say, "I am sick," never plead guilty. Since matter cannot talk, it must be mortal mind which speaks; therefore meet the intimation with a protest. If you say, "I am sick," you plead guilty. Then your adversary will deliver you to the judge (mortal mind), and the judge will sentence you. Disease has no intelligence to declare itself something and announce its name. Mortal mind alone sentences itself. Therefore make your own terms with sickness, and be just to yourself and to others.

Contradict error

Mentally contradict every complaint from the body, and rise to the true consciousness of Life as Love, — as all that is pure, and bearing the fruits of Spirit. Fear is the fountain of sickness,

Sin to be overcome

bewussten Stärke des Geistes der WAHRHEIT, um den Einspruch des sterblichen Gemüts, auch Materie genannt, umzustürzen, den es gegen die Oberhoheit des GEISTES erhoben hat. Lösche die Bilder des sterblichen Denkens und dessen Glauben an Krankheit und Sünde aus. Wenn du dann dem Urteil der WAHRHEIT, Christi, überantwortet wirst, wird der Richter sagen: „Du bist gesund!"

Statt dich blind und gelassen dem Anfangsstadium oder dem vorgeschrittenen Stadium der Krankheit zu unterwerfen, lehne dich dagegen auf. Verbanne den Glauben, dass du auch nur einen einzigen auf dich eindringenden Schmerz zu ertragen hast, den die Macht des GEMÜTS nicht vertreiben kann, und du kannst auf diese Weise die Entwicklung von Schmerz im Körper verhindern. Kein Gesetz GOTTES hindert dieses Ergebnis. Es ist Irrtum, für etwas anderes als für deine eigenen Sünden zu leiden. Christus, oder WAHRHEIT, wird alles andere vermeintliche Leiden zerstören und das tatsächliche Leiden für deine eigenen Sünden wird in dem Verhältnis aufhören, wie die Sünde aufhört.

Berechtigte Auflehnung

Gerechtigkeit ist die moralische Bedeutung von Gesetz. Ungerechtigkeit zeigt die Abwesenheit von Gesetz. Wenn der Körper angeblich sagt: „Ich bin krank", bekenne dich niemals schuldig. Weil die Materie nicht sprechen kann, muss es das sterbliche Gemüt sein, das spricht; deshalb tritt dieser Einschüchterung mit Protest entgegen. Wenn du sagst: „Ich bin krank", bekennst du dich schuldig. Dann wird dich dein Gegner dem Richter (dem sterblichen Gemüt) überantworten und der Richter wird dich verurteilen. Krankheit hat keine Intelligenz, um sich als etwas auszugeben und ihren Namen zu verkünden. Das sterbliche Gemüt allein verurteilt sich selbst. Stelle daher der Krankheit deine eigenen Bedingungen und sei gerecht gegen dich und andere.

Widersprich dem Irrtum

Widersprich mental jeder Beschwerde des Körpers und erhebe dich zu dem wahren Bewusstsein von LEBEN als LIEBE — als allem, was rein ist und die Früchte des GEISTES trägt. Furcht ist die Quelle der Krankheit, und du meisterst

Sünde muss überwunden werden

and you master fear and sin through divine Mind; hence it is through divine Mind that you overcome disease. Only while fear or sin remains can it bring forth death. To cure a bodily ailment, every broken moral law should be taken into account and the error be rebuked. Fear, which is an element of all disease, must be cast out to readjust the balance for God. Casting out evil and fear enables truth to outweigh error. The only course is to take antagonistic grounds against all that is opposed to the health, holiness, and harmony of man, God's image.

Illusions about nerves

The physical affirmation of disease should always be met with the mental negation. Whatever benefit is produced on the body, must be expressed mentally, and thought should be held fast to this ideal. If you believe in inflamed and weak nerves, you are liable to an attack from that source. You will call it neuralgia, but we call it a belief. If you think that consumption is hereditary in your family, you are liable to the development of that thought in the form of what is termed pulmonary disease, unless Science shows you otherwise. If you decide that climate or atmosphere is unhealthy, it will be so to you. Your decisions will master you, whichever direction they take.

Guarding the door

Reverse the case. Stand porter at the door of thought. Admitting only such conclusions as you wish realized in bodily results, you will control yourself harmoniously. When the condition is present which you say induces disease, whether it be air, exercise, heredity, contagion, or accident, then perform your office as porter and shut out these unhealthy thoughts and fears. Exclude from mortal mind the offending errors; then the body cannot suffer from them. The issues of pain or

Furcht und Sünde durch das göttliche GEMÜT; also ist es das göttliche GEMÜT, durch das du Krankheit überwindest. Nur solange Furcht oder Sünde bestehen, können sie Tod hervorbringen. Um ein körperliches Leiden zu heilen, sollte jedes übertretene moralische Gesetz in Betracht gezogen und der Irrtum zurechtgewiesen werden. Die Furcht, die ein Element jeder Krankheit ist, muss ausgetrieben werden, um das Gleichgewicht für GOTT wiederherzustellen. Das Austreiben des Bösen und der Furcht befähigt die Wahrheit den Irrtum zu überwiegen. Das einzig Richtige ist, eine antagonistische Haltung gegenüber allem einzunehmen, was der Gesundheit, Heiligkeit und Harmonie des Menschen, des Bildes GOTTES, entgegensteht.

Der physischen Bejahung von Krankheit solltest du immer mit der mentalen Verneinung entgegentreten. Alles, was dem Körper guttut, muss mental ausgedrückt werden, und das Denken sollte an diesem Ideal festhalten. Wenn du an entzündete und schwache Nerven glaubst, bist du dadurch für einen solchen Angriff anfällig. Du magst es Neuralgie nennen, aber wir nennen es eine Annahme. Wenn du meinst, dass Tuberkulose in deiner Familie erblich sei, bist du für die Entwicklung dieses Gedankens in Form einer sogenannten Lungenkrankheit anfällig, es sei denn, dass die Wissenschaft dich eines Besseren belehrt. Wenn du entscheidest, dass Klima oder Atmosphäre ungesund sind, werden sie es für dich sein. Deine Entscheidungen werden dich beherrschen, welche Richtung sie auch nehmen.

Illusionen über Nerven

Kehre den Fall um. Steh Wache an der Tür des Denkens. Wenn du nur solche Schlüsse zulässt, die du in körperlichen Resultaten verwirklicht sehen möchtest, wirst du dich harmonisch regieren. Ist die Bedingung gegeben, die deiner Meinung nach Krankheit verursacht, sei es die Luft, körperliche Betätigung, Vererbung, Ansteckung oder Unfall, so erfülle deine Aufgabe als Türhüter und schließe diese ungesunden Gedanken und Befürchtungen aus. Halte die schädlichen Irrtümer vom sterblichen Gemüt fern; dann kann der Körper nicht unter ihnen leiden. Die Entscheidungen über Schmerz oder Wohlergehen müssen durch

Die Tür bewachen

pleasure must come through mind, and like a watchman forsaking his post, we admit the intruding belief, forgetting that through divine help we can forbid this entrance.

The body seems to be self-acting, only because mortal mind is ignorant of itself, of its own actions, and of their results, — ignorant that the predisposing, remote, and exciting cause of all bad effects is a law of so-called mortal mind, not of matter. Mind is the master of the corporeal senses, and can conquer sickness, sin, and death. Exercise this God-given authority. Take possession of your body, and govern its feeling and action. Rise in the strength of Spirit to resist all that is unlike good. God has made man capable of this, and nothing can vitiate the ability and power divinely bestowed on man.

The strength of Spirit

Be firm in your understanding that the divine Mind governs, and that in Science man reflects God's government. Have no fear that matter can ache, swell, and be inflamed as the result of a law of any kind, when it is self-evident that matter can have no pain nor inflammation. Your body would suffer no more from tension or wounds than the trunk of a tree which you gash or the electric wire which you stretch, were it not for mortal mind.

No pain in matter

When Jesus declares that "the light of the body is the eye," he certainly means that light depends upon Mind, not upon the complex humors, lenses, muscles, the iris and pupil, constituting the visual organism.

Man is never sick, for Mind is not sick and matter cannot be. A false belief is both the tempter and the tempted, the sin and the sinner, the disease and its cause. It is well to be calm in sickness;

No real disease

das Gemüt getroffen werden und wie ein Türhüter, der seinen Posten verlässt, lassen wir die sich hereindrängende Vorstellung ein und vergessen, dass wir durch göttliche Hilfe dieses Eindringen verhindern können.

Der Körper scheint nur deshalb selbsttätig zu sein, weil das sterbliche Gemüt nichts von sich selbst, von seinen eigenen Funktionen und deren Folgen weiß — weil es nicht weiß, dass die vorbereitende, die mittelbare und die erregende Ursache aller schlechten Wirkungen ein Gesetz des sogenannten sterblichen Gemüts ist, nicht der Materie. GEMÜT ist Herr über die körperlichen Sinne und kann Krankheit, Sünde und Tod besiegen. Übe diese von GOTT gegebene Autorität aus. Ergreife Besitz von deinem Körper und regiere sein Empfinden und sein Tun. Erhebe dich in der Stärke des GEISTES, um allem zu widerstehen, was dem Guten unähnlich ist. GOTT hat den Menschen dazu fähig gemacht und nichts kann die dem Menschen göttlich verliehene Fähigkeit und Macht aufheben.

Die Stärke des GEISTES

Sei fest in deinem Verständnis, dass das göttliche GEMÜT regiert und dass der Mensch in der Wissenschaft GOTTES Regierung widerspiegelt. Fürchte nicht, dass als Ergebnis eines Gesetzes irgendwelcher Art die Materie schmerzen, anschwellen und entzündet sein könnte, da es offensichtlich ist, dass Materie weder Schmerz noch Entzündung haben kann. Dein Körper würde ebenso wenig unter Druck oder Wunden leiden wie der Baumstamm, den du einkerbst, oder die elektrische Leitung, die du spannst, wenn das sterbliche Gemüt nicht wäre.

Kein Schmerz in der Materie

Wenn Jesus erklärt, dass „das Auge ... des Leibes Licht" ist, dann meint er sicherlich, dass Licht von GEMÜT abhängt, nicht von komplexen Körperflüssigkeiten, Linsen, Muskeln, von Iris und Pupille, die das Sehorgan bilden.

Der Mensch ist niemals krank, denn GEMÜT ist nicht krank und Materie kann es nicht sein. Eine falsche Auffassung ist beides, der Versucher und der Versuchte, die Sünde und der Sünder, die Krankheit und ihre Ursache. Es ist gut, in Krankheit ruhig zu bleiben; hoffnungsvoll zu sein ist noch besser;

Keine wirkliche Krankheit

to be hopeful is still better; but to understand that sickness is not real and that Truth can destroy its seeming reality, is best of all, for this understanding is the universal and perfect remedy.

By conceding power to discord, a large majority of doctors depress mental energy, which is the only real recuperative power. Knowledge that we can accomplish the good we hope for, stimulates the system to act in the direction which Mind points out. The admission that any bodily condition is beyond the control of Mind disarms man, prevents him from helping himself, and enthrones matter through error. To those struggling with sickness, such admissions are discouraging, — as much so as would be the advice to a man who is down in the world, that he should not try to rise above his difficulties.

<small>Recuperation mental</small>

Experience has proved to the author the fallacy of material systems in general, — that their theories are sometimes pernicious, and that their denials are better than their affirmations. Will you bid a man let evils overcome him, assuring him that all misfortunes are from God, against whom mortals should not contend? Will you tell the sick that their condition is hopeless, unless it can be aided by a drug or climate? Are material means the only refuge from fatal chances? Is there no divine permission to conquer discord of every kind with harmony, with Truth and Love?

We should remember that Life is God, and that God is omnipotent. Not understanding Christian Science, the sick usually have little faith in it till they feel its beneficent influence. This shows that faith is not the healer in such cases. The sick

<small>Arguing wrongly</small>

aber zu verstehen, dass Krankheit nicht wirklich ist und dass WAHRHEIT deren scheinbare Wirklichkeit zerstören kann, ist das Allerbeste, denn dieses Verständnis ist das universale und vollkommene Heilmittel.

Dadurch, dass eine große Mehrheit der Ärzte der Disharmonie Macht zugesteht, drückt sie die mentale Energie herab, die die einzige wirkliche Kraft zur Wiederherstellung ist. Die Erkenntnis, dass wir das Gute, das wir erhoffen, vollbringen können, regt den Organismus an, so zu arbeiten, wie es das GEMÜT aufzeigt. Das Zugeständnis, dass irgendein körperlicher Zustand die Herrschaft des GEMÜTS übersteigt, entwaffnet den Menschen, hindert ihn daran, sich selbst zu helfen und hebt die Materie durch Irrtum auf den Thron. Für diejenigen, die mit Krankheit ringen, sind solche Zugeständnisse entmutigend — geradeso wie der Rat an einen in Not geratenen Menschen, er solle gar nicht erst versuchen, sich über seine Schwierigkeiten zu erheben.

Wiederherstellung mental

Die Erfahrung hat der Autorin das Trügerische der materiellen Systeme im Allgemeinen bewiesen — dass deren Theorien manchmal schädlich sind und dass es besser ist, sie zu verneinen, als ihnen zuzustimmen. Willst du einen Menschen auffordern, sich vom Bösen überwinden zu lassen, indem du ihm versicherst, alles Unglück komme von GOTT, gegen den die Sterblichen nicht angehen sollten? Willst du den Kranken sagen, dass ihr Zustand hoffnungslos sei, wenn ihm nicht durch ein Medikament oder einen Klimawechsel abgeholfen werden kann? Sind materielle Mittel die einzige Zuflucht vor verhängnisvollen Zufällen? Gibt es keine göttliche Erlaubnis, Disharmonie jeder Art durch Harmonie, durch WAHRHEIT und LIEBE zu besiegen?

Wir sollten daran denken, dass LEBEN GOTT ist und dass GOTT allmächtig ist. Weil die Kranken die Christliche Wissenschaft nicht verstehen, haben sie für gewöhnlich wenig Vertrauen zu ihr, bis sie ihren wohltuenden Einfluss spüren. Das zeigt, dass der Glaube in solchen Fällen nicht der Heiler ist. Die Kranken

Falsches Argumentieren

unconsciously argue for suffering, instead of against it. They admit its reality, whereas they should deny it. They should plead in opposition to the testimony of the deceitful senses, and maintain man's immortality and eternal likeness to God.

Like the great Exemplar, the healer should speak to disease as one having authority over it, leaving Soul to master the false evidences of the corporeal senses and to assert its claims over mortal- *Divine authority* ity and disease. The same Principle cures both sin and sickness. When divine Science overcomes faith in a carnal mind, and faith in God destroys all faith in sin and in material methods of healing, then sin, disease, and death will disappear.

Prayers, in which God is not asked to heal but is besought to take the patient to Himself, do not benefit the sick. An ill-tempered, complaining, or deceitful person should not be a nurse. The nurse *Aids in sickness* should be cheerful, orderly, punctual, patient, full of faith, — receptive to Truth and Love.

It is mental quackery to make disease a reality — to hold it as something seen and felt — and then to attempt its cure through Mind. It is no less erroneous *Mental quackery* to believe in the real existence of a tumor, a cancer, or decayed lungs, while you argue against their reality, than it is for your patient to feel these ills in physical belief. Mental practice, which holds disease as a reality, fastens disease on the patient, and it may appear in a more alarming form.

The knowledge that brain-lobes cannot kill a man nor affect the functions of mind would prevent the brain from becoming diseased, though a moral offence is indeed the

argumentieren unbewusst für das Leiden statt dagegen. Sie geben seine Wirklichkeit zu, während sie diese verneinen sollten. Sie sollten gegen das Zeugnis der trügerischen Sinne auftreten und die Unsterblichkeit des Menschen und seine ewige GOTT-Ähnlichkeit behaupten.

So wie unser großer Beispielgeber sollte der Heiler zur Krankheit sprechen wie jemand, der Vollmacht über sie hat, und es SEELE überlassen, den falschen Augenschein der körperlichen Sinne zu meistern und ihre Ansprüche gegenüber Sterblichkeit und Krankheit geltend zu machen. Dasselbe PRINZIP heilt beides, Sünde und Krankheit. Wenn die göttliche Wissenschaft den Glauben an ein fleischliches Gemüt überwindet und der Glaube an GOTT jeden Glauben an Sünde und an materielle Heilverfahren zerstört, dann werden Sünde, Krankheit und Tod verschwinden.   *Göttliche Autorität*

Gebete, in denen man GOTT nicht um Heilung bittet, sondern Ihn anfleht, den Patienten zu sich zu nehmen, helfen dem Kranken nicht. Eine mürrische, nörgelnde oder unaufrichtige Person sollte nicht Pfleger sein. Die Pflegeperson sollte freudig, ordentlich, pünktlich, geduldig und voll Vertrauen sein — empfänglich für WAHRHEIT und LIEBE.   *Hilfen bei Krankheit*

Es ist mentale Quacksalberei, aus Krankheit eine Wirklichkeit zu machen — sie für etwas zu halten, was man sieht und fühlt — und dann zu versuchen, sie durch GEMÜT zu heilen. Es ist ebenso irrig, an die wirkliche Existenz eines Tumors, einer Krebserkrankung oder zersetzter Lungen zu glauben, während du gegen deren Wirklichkeit argumentierst, wie es für deinen Patienten falsch ist, diese Übel der physischen Vorstellung gemäß zu fühlen. Eine mentale Praxis, die Krankheit für eine Wirklichkeit hält, heftet die Krankheit dem Patienten an, sodass diese in einer beunruhigenderen Form auftreten kann.   *Mentale Quacksalberei*

Das Wissen darum, dass die Gehirnlappen den Menschen weder töten noch die Funktionen des Gemüts beeinflussen können, würde verhindern, dass das Gehirn erkrankt, obgleich eine moralische

worst of diseases. One should never hold in mind the thought of disease, but should efface from thought all forms and types of disease, both for one's own sake and for that of the patient.

Effacing images of disease

Avoid talking illness to the patient. Make no unnecessary inquiries relative to feelings or disease. Never startle with a discouraging remark about recovery, nor draw attention to certain symptoms as unfavorable, avoid speaking aloud the name of the disease. Never say beforehand how much you have to contend with in a case, nor encourage in the patient's thought the expectation of growing worse before a crisis is passed.

Avoid talking disease

The refutation of the testimony of material sense is not a difficult task in view of the conceded falsity of this testimony. The refutation becomes arduous, not because the testimony of sin or disease is true, but solely on account of the tenacity of belief in its truth, due to the force of education and the overwhelming weight of opinions on the wrong side, — all teaching that the body suffers, as if matter could have sensation.

False testimony refuted

At the right time explain to the sick the power which their beliefs exercise over their bodies. Give them divine and wholesome understanding, with which to combat their erroneous sense, and so efface the images of sickness from mortal mind. Keep distinctly in thought that man is the offspring of God, not of man; that man is spiritual, not material; that Soul is Spirit, outside of matter, never in it, never giving the body life and sensation. It breaks the dream of disease to understand that sickness is formed by the human mind, not by matter nor by the divine Mind.

Healthful explanation

Übertretung tatsächlich die schlimmste aller Krankheiten ist. Man sollte niemals den Gedanken an Krankheit im Gemüt festhalten, sondern um seiner selbst willen ebenso wie um des Patienten willen alle Formen und Arten der Krankheit im Denken auslöschen.

Krankheitsbilder auslöschen

Vermeide es, mit dem Patienten über Krankheit zu sprechen. Stelle keine unnötigen Fragen über das Befinden oder die Krankheit. Beunruhige ihn niemals durch eine entmutigende Bemerkung über die Genesung und lenke die Aufmerksamkeit auch nicht auf gewisse Symptome, als seien diese ungünstig; vermeide es, den Namen der Krankheit auszusprechen. Sage niemals im Voraus, wie sehr du in einem bestimmten Fall zu kämpfen haben wirst, noch bestärke die Erwartung im Denken des Patienten, dass es schlimmer werden muss, bevor die Krisis vorbei ist.

Vermeide, über Krankheit zu reden

Das Zeugnis des materiellen Sinnes zu widerlegen ist angesichts der zugestandenen Unwahrheit dieses Zeugnisses keine schwierige Aufgabe. Es zu widerlegen wird nicht deshalb schwierig, weil das Zeugnis von Sünde oder Krankheit wahr ist, sondern allein, weil man so hartnäckig an seine Wahrheit glaubt, aufgrund des Einflusses der Erziehung und des überwältigenden Gewichts von Meinungen auf der falschen Seite — die alle lehren, dass der Körper leidet, als ob die Materie Empfindung haben könnte.

Falsches Zeugnis widerlegt

Zum richtigen Zeitpunkt erkläre den Kranken, welche Macht ihre Auffassungen über ihren Körper ausüben. Gib ihnen ein göttliches und heilsames Verständnis, mit dem sie ihre falsche Wahrnehmung bekämpfen und so die Krankheitsbilder aus dem sterblichen Gemüt auslöschen können. Halte klar im Denken fest, dass der Mensch von GOTT abstammt, nicht vom Menschen; dass der Mensch geistig ist, nicht materiell; dass SEELE GEIST ist, dass sie außerhalb, nie in der Materie ist und dem Körper niemals Leben und Empfindung gibt. Der Traum von Krankheit wird zerstört, wenn wir verstehen, dass Krankheit vom menschlichen Gemüt gebildet wird, weder von Materie noch vom göttlichen GEMÜT.

Gesunde Erklärung

By not perceiving vital metaphysical points, not seeing how mortal mind affects the body, — acting beneficially or injuriously on the health, as well as on the morals and the happiness of mortals, — we are misled in our conclusions and methods. We throw the mental influence on the wrong side, thereby actually injuring those whom we mean to bless.

Misleading methods

Suffering is no less a mental condition than is enjoyment. You cause bodily sufferings and increase them by admitting their reality and continuance, as directly as you enhance your joys by believing them to be real and continuous. When an accident happens, you think or exclaim, "I am hurt!" Your thought is more powerful than your words, more powerful than the accident itself, to make the injury real.

Remedy for accidents

Now reverse the process. Declare that you are not hurt and understand the reason why, and you will find the ensuing good effects to be in exact proportion to your disbelief in physics, and your fidelity to divine metaphysics, confidence in God as All, which the Scriptures declare Him to be.

To heal the sick, one must be familiar with the great verities of being. Mortals are no more material in their waking hours than when they act, walk, see, hear, enjoy, or suffer in dreams. We can never treat mortal mind and matter separately, because they combine as one. Give up the belief that mind is, even temporarily, compressed within the skull, and you will quickly become more manly or womanly. You will understand yourself and your Maker better than before.

Independent mentality

Wenn wir die wesentlichen metaphysischen Punkte nicht erfassen, wenn wir nicht erkennen, wie das sterbliche Gemüt den Körper beeinflusst — wie es sich wohltuend oder schädlich auf die Gesundheit wie auf die Moral und das Glück der Sterblichen auswirkt —, dann werden wir in unseren Schlussfolgerungen und Methoden irregeführt. Wir setzen unseren mentalen Einfluss auf der falschen Seite ein und schaden dadurch eigentlich denen, die wir segnen wollen.

Irreführende Methoden

Körperliches Leiden ist ebenso ein mentaler Zustand wie Genießen. Du verursachst körperliche Leiden und verschlimmerst sie ebenso direkt, indem du ihre Wirklichkeit und Dauer zugibst, wie du deine Freuden dadurch steigerst, dass du sie für wirklich und bleibend hältst. Wenn sich ein Unfall ereignet, denkst du oder rufst du aus: „Ich habe mich verletzt!" Dein Denken trägt mehr dazu bei, die Verletzung wirklich zu machen, als deine Worte, mehr als der Unfall selbst.

Heilmittel bei Unfällen

Jetzt kehre den Vorgang um. Erkläre, dass du nicht verletzt bist, und verstehe den Grund weshalb, und du wirst feststellen, dass die guten Wirkungen, die sich daraus ergeben, genau im Verhältnis zu deiner Ablehnung physischer Gesetze stehen und zu deiner Treue zur göttlichen Metaphysik, zu deinem Vertrauen darauf, dass GOTT Alles ist, wie die Heilige Schrift von Ihm sagt.

Um die Kranken zu heilen, muss man mit den großen Wahrheiten des Seins vertraut sein. Die Sterblichen sind in ihren wachen Stunden nicht materieller, als wenn sie in ihren Träumen handeln, wandeln, sehen, hören, genießen oder leiden.

Unabhängige Mentalität

Wir können das sterbliche Gemüt und die Materie niemals getrennt behandeln, denn sie bilden eine Einheit. Gib den Glauben auf, dass das Gemüt, wenn auch nur vorübergehend, in den Schädel hineingezwängt sei, und du wirst schnell mehr Männlichkeit oder Weiblichkeit ausdrücken. Du wirst dich und deinen Schöpfer besser verstehen als zuvor.

Sometimes Jesus called a disease by name, as when he said to the epileptic boy, "Thou dumb and deaf spirit, I charge thee, come out of him, and enter no more into him." It is added that "the spirit [error] cried, and rent him sore and came out of him, and he was as one dead," — clear evidence that the malady was not material. These instances show the concessions which Jesus was willing to make to the popular ignorance of spiritual Life-laws. Often he gave no name to the distemper he cured. To the synagogue ruler's daughter, whom they called dead but of whom he said, "she is not dead, but sleepeth," he simply said, "Damsel, I say unto thee, arise!" To the sufferer with the withered hand he said, "Stretch forth thine hand," and it "was restored whole, like as the other."

Naming maladies

Homœopathic remedies, sometimes not containing a particle of medicine, are known to relieve the symptoms of disease. What produces the change? It is the faith of the doctor and the patient, which reduces self-inflicted sufferings and produces a new effect upon the body. In like manner destroy the illusion of pleasure in intoxication, and the desire for strong drink is gone. Appetite and disease reside in mortal mind, not in matter.

The action of faith

So also faith, cooperating with a belief in the healing effects of time and medication, will soothe fear and change the belief of disease to a belief of health. Even a blind faith removes bodily ailments for a season, but hypnotism changes such ills into new and more difficult forms of disease. The Science of Mind must come to the rescue, to work a radical cure. Then we understand the process. The great fact remains that evil is not mind. Evil has

Manchmal nannte Jesus eine Krankheit mit Namen, so auch, als er zu dem epileptischen Jungen sagte: „Du stummer und tauber Geist, ich gebiete dir: Fahre von ihm aus und fahre nicht mehr in ihn hinein!" Weiter heißt es: „Da schrie er [der Irrtum] und riss ihn sehr und fuhr aus. Und er wurde wie tot" — ein klarer Beweis, dass die Krankheit nicht materiell war. Diese Beispiele zeigen die Zugeständnisse, zu denen Jesus gegenüber der allgemeinen Unkenntnis der geistigen Gesetze des LEBENS bereit war. Oft gab er der Krankheit, die er heilte, keinen Namen. Zu der Tochter des Vorstehers der Synagoge, die sie für tot hielten, von der er aber sagte: „Sie ist nicht gestorben, sondern sie schläft", sagte er einfach: „Mädchen, ich sage dir, steh auf!" Zu dem Leidenden mit der verdorrten Hand sagte er: „Strecke deine Hand aus!", und sie „wurde wiederhergestellt, gesund wie die andere."

Krankheiten benennen

Es ist bekannt, dass homöopathische Mittel, die manchmal nicht eine Spur Medizin enthalten, Krankheitssymptome lindern. Was führt zu dieser Veränderung? Es ist der Glaube des Arztes und des Patienten, der die selbstauferlegten Leiden lindert und eine neue Wirkung auf den Körper ausübt. Zerstöre auf dieselbe Weise die Illusion vom Vergnügen am Rausch, und das Verlangen nach alkoholischen Getränken ist verschwunden. Begierde und Krankheit haben ihren Sitz im sterblichen Gemüt, nicht in der Materie.

Die Wirkung des Glaubens

So wird auch der Glaube, der mit einer Annahme von den heilenden Wirkungen von Zeit und medizinischer Behandlung zusammenwirkt, die Furcht beschwichtigen und die Vorstellung von Krankheit in eine Vorstellung von Gesundheit verwandeln. Sogar blinder Glaube beseitigt körperliche Leiden für kurze Zeit, aber der Hypnotismus verwandelt solche Übel in neue und schwierigere Krankheitsformen. Die Wissenschaft des GEMÜTS muss zu Hilfe kommen, um eine gründliche Heilung zu bewirken. Dann verstehen wir den Vorgang. Die große Tatsache bleibt bestehen, dass das Böse nicht Gemüt ist. Das Böse hat keine Macht und keine

no power, no intelligence, for God is good, and therefore good is infinite, is All.

Corporeal combinations — You say that certain material combinations produce disease; but if the material body causes disease, can matter cure what matter has caused? Mortal mind prescribes the drug, and administers it. Mortal mind plans the exercise, and puts the body through certain motions. No gastric gas accumulates, not a secretion nor combination can operate, apart from the action of mortal thought, *alias* mortal mind.

Automatic mechanism — So-called mortal mind sends its despatches over its body, but this so-called mind is both the service and message of this telegraphy. Nerves are unable to talk, and matter can return no answer to immortal Mind. If Mind is the only actor, how can mechanism be automatic? Mortal mind perpetuates its own thought. It constructs a machine, manages it, and then calls it material. A mill at work or the action of a water-wheel is but a derivative from, and continuation of, the primitive mortal mind. Without this force the body is devoid of action, and this deadness shows that so-called mortal life is mortal mind, not matter.

Mental strength — Scientifically speaking, there is no mortal mind out of which to make material beliefs, springing from illusion. This misnamed mind is not an entity. It is only a false sense of matter, since matter is not sensible. The one Mind, God, contains no mortal opinions. All that is real is included in this immortal Mind.

Confirmation in a parable — Our Master asked: "How can one enter into a strong man's house and spoil his goods, except he first bind the strong man?" In other words: How can I heal the body, without beginning with so-called

Intelligenz, denn Gott ist das Gute, und deshalb ist das Gute unendlich, es ist Alles.

Du sagst, dass gewisse materielle Kombinationen Krankheit hervorrufen; wenn aber der materielle Körper Krankheit verursacht, kann die Materie dann heilen, was die Materie selbst verursacht hat? Das sterbliche Gemüt verschreibt das Medikament und verabreicht es. Das sterbliche Gemüt plant die Übung für den Körper und lässt ihn bestimmte Bewegungen machen. Außer durch die Tätigkeit des sterblichen Denkens, also des sterblichen Gemüts, staut sich keine Blähung und kann keine Sekretion noch Kombination wirken. *Körperliche Kombinationen*

Das sogenannte sterbliche Gemüt sendet seine Meldungen über seinen Körper aus, aber dieses sogenannte Gemüt ist sowohl der Übermittler wie auch die Botschaft dieser Nachrichtenübertragung. Die Nerven können nicht sprechen und die Materie kann dem unsterblichen Gemüt keine Antwort geben. Wenn allein Gemüt tätig ist, wie kann ein Mechanismus dann automatisch sein? Das sterbliche Gemüt setzt sein eigenes Denken fort. Es konstruiert eine Maschine, bedient sie und nennt sie dann materiell. Eine Mühle in Betrieb oder das Drehen eines Wasserrades ist nur eine abgeleitete Form und Weiterführung des ursprünglichen sterblichen Gemüts. Ohne diese Kraft ist der Körper regungslos und diese Leblosigkeit zeigt, dass das sogenannte sterbliche Leben sterbliches Gemüt ist, nicht Materie. *Automatischer Mechanismus*

Wissenschaftlich betrachtet gibt es kein sterbliches Gemüt, aus dem materielle Vorstellungen hervorgehen könnten, die der Illusion entspringen. Dieses Gemüt, das fälschlicherweise Gemüt genannt wird, ist kein Wesen an sich. Es ist nur eine falsche Auffassung von Materie, denn Materie selbst kann weder denken noch fühlen. In dem *einen* Gemüt, Gott, gibt es keine sterblichen Meinungen. Alles, was wirklich ist, ist in diesem unsterblichen Gemüt eingeschlossen. *Mentale Stärke*

Unser Meister fragte: „Wie kann jemand ins Haus eines Starken eindringen und ihm seinen Hausrat rauben, wenn er nicht zuvor den Starken bindet?" Mit *Bestätigung durch ein Gleichnis*

mortal mind, which directly controls the body? When disease is once destroyed in this so-called mind, the fear of disease is gone, and therefore the disease is thoroughly cured. Mortal mind is "the strong man," which must be held in subjection before its influence upon health and morals can be removed. This error conquered, we can despoil "the strong man" of his goods, — namely, of sin and disease.

Mortals obtain the harmony of health, only as they forsake discord, acknowledge the supremacy of divine Mind, and abandon their material beliefs. Eradicate the image of disease from the perturbed thought before it has taken tangible shape in conscious thought, *alias* the body, and you prevent the development of disease. This task becomes easy, if you understand that every disease is an error, and has no character nor type, except what mortal mind assigns to it. By lifting thought above error, or disease, and contending persistently for truth, you destroy error.

Eradicate error from thought

When we remove disease by addressing the disturbed mind, giving no heed to the body, we prove that thought alone creates the suffering. Mortal mind rules all that is mortal. We see in the body the images of this mind, even as in optics we see painted on the retina the image which becomes visible to the senses. The action of so-called mortal mind must be destroyed by the divine Mind to bring out the harmony of being. Without divine control there is discord, manifest as sin, sickness, and death.

Mortal mind controlled

The Scriptures plainly declare the baneful influence of sinful thought on the body. Even our Master felt this. It is recorded that in certain localities he did not many

anderen Worten: Wie kann ich den Körper heilen, ohne mit dem sogenannten sterblichen Gemüt zu beginnen, das den Körper unmittelbar beherrscht? Wenn Krankheit erst einmal in diesem sogenannten Gemüt zerstört ist, dann ist die Furcht vor Krankheit verschwunden, und deshalb ist die Krankheit völlig geheilt. Das sterbliche Gemüt ist der „Starke", der im Zaum gehalten werden muss, bevor sein Einfluss auf Gesundheit und Moral beseitigt werden kann. Wenn dieser Irrtum überwunden ist, können wir dem „Starken" seinen Hausrat — nämlich Sünde und Krankheit — rauben.

Die Sterblichen erlangen die Harmonie der Gesundheit nur dann, wenn sie Disharmonie aufgeben, die Allerhabenheit des göttlichen GEMÜTS anerkennen und sich von ihren materiellen Vorstellungen trennen. Rotte das Krankheitsbild aus dem beunruhigten Denken aus, bevor es im bewussten Denken, mit anderen Worten im Körper, greifbare Formen angenommen hat, und du verhinderst die Entwicklung von Krankheit. Diese Aufgabe wird leicht, wenn du verstehst, dass jede Krankheit ein Irrtum ist und dass sie außer dem, was das sterbliche Gemüt ihr zuordnet, weder Charakter noch Merkmal hat. Indem du das Denken über den Irrtum, oder die Krankheit, erhebst und beharrlich für die Wahrheit streitest, zerstörst du den Irrtum.

Rotte Irrtum aus dem Denken aus

Wenn wir die Krankheit dadurch beseitigen, dass wir das beunruhigte Gemüt ansprechen und den Körper nicht beachten, beweisen wir, dass allein das Denken das Leiden hervorbringt. Das sterbliche Gemüt regiert alles, was sterblich ist. Wir sehen die Bilder dieses Gemüts am Körper, so wie wir nach den Gesetzen der Optik das Bild auf der Netzhaut abgebildet sehen, das für die Sinne sichtbar wird. Die Tätigkeit des sogenannten sterblichen Gemüts muss vom göttlichen GEMÜT zerstört werden, um die Harmonie des Seins ans Licht zu bringen. Ohne die göttliche Herrschaft gibt es Disharmonie, die sich als Sünde, Krankheit und Tod auswirkt.

Sterbliches Gemüt wird beherrscht

Die Heilige Schrift erklärt unmissverständlich den verhängnisvollen Einfluss sündiger Gedanken auf den Körper. Sogar unser Meister empfand dies. Es wird berichtet, dass er an manchen Orten

mighty works "because of their unbelief" in Truth. Any human error is its own enemy, and works against itself; it does nothing in the right direction and much in the wrong. If so-called mind is cherishing evil passions and malicious purposes, it is not a healer, but it engenders disease and death.

Mortal mind not a healer

If faith in the truth of being, which you impart mentally while destroying error, causes chemicalization (as when an alkali is destroying an acid), it is because the truth of being must transform the error to the end of producing a higher manifestation. This fermentation should not aggravate the disease, but should be as painless to man as to a fluid, since matter has no sensation and mortal mind only feels and sees materially.

Effect of opposites

What I term *chemicalization* is the upheaval produced when immortal Truth is destroying erroneous mortal belief. Mental chemicalization brings sin and sickness to the surface, forcing impurities to pass away, as is the case with a fermenting fluid.

The only effect produced by medicine is dependent upon mental action. If the mind were parted from the body, could you produce any effect upon the brain or body by applying the drug to either? Would the drug remove paralysis, affect organization, or restore will and action to cerebrum and cerebellum?

Medicine and brain

Until the advancing age admits the efficacy and supremacy of Mind, it is better for Christian Scientists to leave surgery and the adjustment of broken bones and dislocations to the fingers of a surgeon, while the mental healer confines himself chiefly to mental reconstruction and to the prevention of inflammation.

Skilful surgery

nicht viele mächtige Werke tat „wegen ihres Unglaubens" an die
WAHRHEIT. Jeder menschliche Irrtum ist sein eigener Feind und
arbeitet gegen sich selbst; er tut nichts in der richtigen
Richtung und viel in der falschen. Wenn das sogenannte
Gemüt an üblen Leidenschaften und boshaften Absichten
festhält, ist es kein Heiler, sondern erzeugt Krankheit und Tod.

Sterbliches Gemüt kein Heiler

    Wenn der Glaube an die Wahrheit des Seins, den du mental
mitteilst, während du den Irrtum zerstörst, eine Chemikalisation
hervorruft (wie wenn eine Lauge eine Säure zerstört),
so deshalb, weil die Wahrheit des Seins den Irrtum umwandeln muss, um eine höhere Manifestation hervorzubringen.
Diese Gärung sollte die Krankheit nicht verschlimmern, sondern sie
sollte beim Menschen ebenso schmerzlos sein wie bei einer Flüssigkeit, denn die Materie hat keine Empfindung und nur das sterbliche
Gemüt fühlt und sieht materiell.

Wirkung von Gegensätzen

    Das, was ich *Chemikalisation* nenne, ist die Umwälzung, die
entsteht, wenn die unsterbliche WAHRHEIT die irrige sterbliche
Vorstellung zerstört. Mentale Chemikalisation bringt Sünde und
Krankheit an die Oberfläche und zwingt Unreinheiten zu vergehen,
wie es bei einer gärenden Flüssigkeit der Fall ist.

    Die einzige Wirkung, die eine Medizin hervorruft, hängt von
der mentalen Tätigkeit ab. Wenn das Gemüt vom Körper getrennt
wäre, könntest du dann durch die Anwendung eines
Medikaments irgendeine Wirkung auf das Gehirn oder
den Körper hervorrufen? Würde das Medikament die Lähmung
beseitigen, den Organismus beeinflussen oder Willen und Tätigkeit
im Großhirn und im Kleinhirn wiederherstellen?

Medizin und Gehirn

    Bis das fortschreitende Zeitalter die Wirksamkeit und Ober-
hoheit des GEMÜTS zugibt, ist es besser, wenn Christliche Wissenschaftler die Chirurgie und das Einrichten von gebrochenen Knochen und Verrenkungen den Händen eines
Chirurgen überlassen, während der mentale Heiler sich hauptsächlich auf die mentale Wiederherstellung und die Verhütung von

Geschickte Chirurgie

Christian Science is always the most skilful surgeon, but surgery is the branch of its healing which will be last acknowledged. However, it is but just to say that the author has already in her possession well-authenticated records of the cure, by herself and her students through mental surgery alone, of broken bones, dislocated joints, and spinal vertebræ.

The time approaches when mortal mind will forsake its corporeal, structural, and material basis, when immortal Mind and its formations will be apprehended in Science, and material beliefs will not interfere with spiritual facts. Man is indestructible and eternal. Sometime it will be learned that mortal mind constructs the mortal body with this mind's own mortal materials. In Science, no breakage nor dislocation can really occur. You say that accidents, injuries, and disease kill man, but this is not true. The life of man is Mind. The material body manifests only what mortal mind believes, whether it be a broken bone, disease, or sin. *Indestructible life of man*

We say that one human mind can influence another and in this way affect the body, but we rarely remember that we govern our own bodies. The error, mesmerism — or hypnotism, to use the recent term — illustrates the fact just stated. The operator would make his subjects believe that they cannot act voluntarily and handle themselves as they should do. If they yield to this influence, it is because their belief is not better instructed by spiritual understanding. Hence the proof that hypnotism is not scientific; Science cannot produce both disorder and order. The involuntary pleasure or pain of the person under hypnotic control is proved to be a belief without a real cause. *The evil of mesmerism*

Entzündung beschränkt. Die Christliche Wissenschaft ist immer der geschickteste Chirurg, aber die Chirurgie ist der Zweig ihres Heilens, der zuletzt anerkannt werden wird. Um der Gerechtigkeit willen muss allerdings gesagt werden, dass sich im Besitz der Autorin bereits wohlverbürgte Berichte über Heilungen von gebrochenen Knochen, verrenkten Gelenken und Rückenwirbeln befinden, die von ihr und ihren Schülern allein durch mentale Chirurgie bewirkt wurden.

Die Zeit rückt näher, in der das sterbliche Gemüt seine körperliche, strukturelle und materielle Grundlage aufgeben wird, in der das unsterbliche GEMÜT und seine Formationen in der Wissenschaft erfasst und materielle Auffassungen die geistigen Tatsachen nicht mehr beeinträchtigen werden.

Unzerstörbares Leben des Menschen

Der Mensch ist unzerstörbar und ewig. Irgendwann wird es verstanden werden, dass das sterbliche Gemüt den sterblichen Körper mit den eigenen sterblichen Materialien dieses Gemüts aufbaut. In der Wissenschaft kann tatsächlich weder ein Bruch noch eine Verrenkung vorkommen. Du sagst, dass Unfälle, Verletzungen und Krankheit den Menschen töten, aber das ist nicht wahr. Das Leben des Menschen ist GEMÜT. Am materiellen Körper zeigt sich nur das, was das sterbliche Gemüt glaubt, sei es ein gebrochener Knochen, Krankheit oder Sünde.

Wir sagen, dass ein menschliches Gemüt ein anderes beeinflussen und so auf den Körper wirken kann, aber wir denken selten daran, dass wir unsere eigenen Körper regieren. Der Irrtum, der Mesmerismus — oder Hypnotismus, um den neueren Ausdruck zu verwenden — veranschaulicht die eben erwähnte Tatsache. Der Hypnotiseur möchte seine Versuchspersonen glauben machen, dass sie nicht aus eigenem Willen handeln und sich so verhalten können, wie sie sollten. Wenn sie sich dieser Beeinflussung ergeben, dann deshalb, weil ihr Glaube durch das geistige Verständnis nicht besser belehrt wurde. Das beweist, dass der Hypnotismus nicht wissenschaftlich ist; die Wissenschaft kann nicht beides hervorrufen, Unordnung und Ordnung. Die unfreiwillige Freude oder der unfreiwillige Schmerz eines Menschen unter hypnotischem Einfluss erweist sich als eine Vorstellung ohne wirkliche Ursache.

Das Böse des Mesmerismus

So the sick through their beliefs have induced their own diseased conditions. The great difference between voluntary and involuntary mesmerism is that voluntary mesmerism is induced consciously and should and does cause the perpetrator to suffer, while self-mesmerism is induced unconsciously and by his mistake a man is often instructed. In the first instance it is understood that the difficulty is a mental illusion, while in the second it is believed that the misfortune is a material effect. The human mind is employed to remove the illusion in one case, but matter is appealed to in the other. In reality, both have their origin in the human mind, and can be healed only by the divine Mind.

Wrong-doer should suffer

You command the situation if you understand that mortal existence is a state of self-deception and not the truth of being. Mortal mind is constantly producing on mortal body the results of false opinions; and it will continue to do so, until mortal error is deprived of its imaginary powers by Truth, which sweeps away the gossamer web of mortal illusion. The most Christian state is one of rectitude and spiritual understanding, and this is best adapted for healing the sick. Never conjure up some new discovery from dark forebodings regarding disease and then acquaint your patient with it.

Error's power imaginary

The mortal so-called mind produces all that is unlike the immortal Mind. The human mind determines the nature of a case, and the practitioner improves or injures the case in proportion to the truth or error which influences his conclusions. The mental conception and development of disease are not understood by the patient, but the physician should be familiar

Disease-production

So haben die Kranken durch ihre Vorstellungen ihre eigenen krankhaften Zustände herbeigeführt. Der große Unterschied zwischen absichtlichem und unabsichtlichem Mesmerismus liegt darin, dass absichtlicher Mesmerismus bewusst herbeigeführt wird und dem Täter Leiden verursachen sollte und tatsächlich verursacht, während Selbstmesmerismus unbewusst herbeigeführt wird und der Mensch oft durch seine Fehler belehrt wird. Im ersten Fall versteht man, dass die Schwierigkeit eine mentale Illusion ist, während man im zweiten Fall glaubt, das Unglück sei eine materielle Wirkung. In dem einen Fall wird das menschliche Gemüt eingesetzt, um die Illusion zu beseitigen, doch in dem anderen wendet man sich an die Materie. In Wirklichkeit haben beide ihren Ursprung im menschlichen Gemüt und können nur durch das göttliche Gemüt geheilt werden.

Der Übeltäter sollte leiden

Du beherrschst die Lage, wenn du verstehst, dass die sterbliche Existenz ein Zustand der Selbsttäuschung ist und nicht die Wahrheit des Seins. Das sterbliche Gemüt bringt ständig die Resultate falscher Meinungen am sterblichen Körper hervor; und es wird das so lange tun, bis der sterbliche Irrtum seiner eingebildeten Kräfte durch die Wahrheit beraubt wird, die die Spinnweben der sterblichen Illusion hinwegfegt. Die christlichste Einstellung ist Aufrichtigkeit und geistiges Verständnis, und diese ist für das Heilen der Kranken am besten geeignet. Beschwöre niemals neue Entdeckungen aus dunklen Vorahnungen über Krankheit herauf, um deinen Patienten dann damit vertraut zu machen.

Die Macht des Irrtums eingebildet

Das sterbliche sogenannte Gemüt erzeugt alles, was dem unsterblichen Gemüt unähnlich ist. Das menschliche Gemüt bestimmt die Art eines Falles, und der Praktiker bessert oder verschlimmert den Fall in dem Verhältnis, wie Wahrheit oder Irrtum seine Schlussfolgerungen beeinflusst. Die mentale Auslösung und Entwicklung von Krankheit werden vom Patienten nicht verstanden, aber der Heiler sollte mit den mentalen Vorgängen

Erzeugung von Krankheit

with mental action and its effect in order to judge the case according to Christian Science.

If a man is an inebriate, a slave to tobacco, or the special servant of any one of the myriad forms of sin, meet and destroy these errors with the truth of being, — by exhibiting to the wrong-doer the suffering which his submission to such habits brings, and by convincing him that there is no real pleasure in false appetites. A corrupt mind is manifested in a corrupt body. Lust, malice, and all sorts of evil are diseased beliefs, and you can destroy them only by destroying the wicked motives which produce them. If the evil is over in the repentant mortal mind, while its effects still remain on the individual, you can remove this disorder as God's law is fulfilled and reformation cancels the crime. The healthy sinner is the hardened sinner.

Appetites to be abandoned

The temperance reform, felt all over our land, results from metaphysical healing, which cuts down every tree that brings not forth good fruit. This conviction, that there is no real pleasure in sin, is one of the most important points in the theology of Christian Science. Arouse the sinner to this new and true view of sin, show him that sin confers no pleasure, and this knowledge strengthens his moral courage and increases his ability to master evil and to love good.

Temperance reform

Healing the sick and reforming the sinner are one and the same thing in Christian Science. Both cures require the same method and are inseparable in Truth. Hatred, envy, dishonesty, fear, and so forth, make a man sick, and neither material medicine nor Mind can help him permanently, even in body, unless it makes him better mentally, and so delivers him

Sin or fear the root of sickness

und ihren Wirkungen vertraut sein, um den Fall der Christlichen Wissenschaft entsprechend beurteilen zu können.

Wenn jemand Alkoholiker ist, ein Sklave des Tabaks oder der spezielle Knecht der Sünde in einer ihrer zahllosen Formen, dann tritt diesen Irrtümern entgegen und zerstöre sie mit der Wahrheit des Seins — indem du dem falsch Handelnden das Leiden vor Augen führst, das seine Unterwerfung unter solche Gewohnheiten mit sich bringt, und indem du ihn davon überzeugst, dass es keinen wirklichen Genuss in falschen Begierden gibt. Ein verdorbenes Gemüt zeigt sich in einem verdorbenen Körper. Begierden, Bosheit und alle Arten des Bösen sind krankhafte Einstellungen, und du kannst sie nur zerstören, wenn du die schlechten Motive zerstörst, die sie erzeugen. Wenn das Böse aus dem reumütigen sterblichen Gemüt verschwunden ist, während seine Auswirkungen dem Betreffenden immer noch anhaften, kannst du diese Störung in dem Maße beseitigen, wie GOTTES Gesetz erfüllt wird und Umwandlung das Verbrechen tilgt. Der gesunde Sünder ist der verhärtete Sünder.

<small>Begierden müssen aufgegeben werden</small>

Die Temperenz-Reform, die überall in unserem Land zu spüren ist, ist die Folge des metaphysischen Heilens, das jeden Baum abhaut, der keine gute Frucht bringt. Diese Überzeugung, dass es kein wirkliches Vergnügen in der Sünde gibt, ist einer der wichtigsten Punkte in der Theologie der Christlichen Wissenschaft. Rüttle den Sünder zu dieser neuen und wahren Anschauung von Sünde auf, zeige ihm, dass Sünde kein Vergnügen bereitet, und diese Erkenntnis stärkt seinen moralischen Mut und steigert seine Fähigkeit, das Böse zu meistern und das Gute zu lieben.

<small>Temperenz-Reform</small>

Das Heilen der Kranken und das Umwandeln der Sünder ist in der Christlichen Wissenschaft ein und dasselbe. Beide Heilverfahren erfordern dieselbe Methode und sind in der WAHRHEIT untrennbar. Hass, Neid, Unehrlichkeit, Furcht usw. machen den Menschen krank, und weder materielle Medizin noch GEMÜT kann ihm auf Dauer helfen, nicht einmal körperlich, bis es ihn mental bessert und so von seinen

<small>Sünde oder Furcht die Wurzel der Krankheit</small>

from his destroyers. The basic error is mortal mind. Hatred inflames the brutal propensities. The indulgence of evil motives and aims makes any man, who is above the lowest type of manhood, a hopeless sufferer.

Christian Science commands man to master the propensities, — to hold hatred in abeyance with kindness, to conquer lust with chastity, revenge with charity, and to overcome deceit with honesty. Choke these errors in their early stages, if you would not cherish an army of conspirators against health, happiness, and success. They will deliver you to the judge, the arbiter of truth against error. The judge will deliver you to justice, and the sentence of the moral law will be executed upon mortal mind and body. Both will be manacled until the last farthing is paid, — until you have balanced your account with God. "Whatsoever a man soweth, that shall he also reap." The good man finally can overcome his fear of sin. This is sin's necessity, — to destroy itself. Immortal man demonstrates the government of God, good, in which is no power to sin.

Mental conspirators

It were better to be exposed to every plague on earth than to endure the cumulative effects of a guilty conscience. The abiding consciousness of wrongdoing tends to destroy the ability to do right. If sin is not regretted and is not lessening, then it is hastening on to physical and moral doom. You are conquered by the moral penalties you incur and the ills they bring. The pains of sinful sense are less harmful than its pleasures. Belief in material suffering causes mortals to retreat from their error, to flee from body to Spirit, and to appeal to divine sources outside of themselves.

Cumulative repentance

Zerstörern befreit. Der grundlegende Irrtum ist das sterbliche Gemüt. Hass entfacht die tierischen Triebe. Schlechten Motiven und Zielen nachzugehen macht jeden, der über der niedrigsten Stufe des Menschseins steht, zum hoffnungslos Leidenden.

Die Christliche Wissenschaft gebietet dem Menschen die Triebe zu meistern — Hass mit Freundlichkeit im Zaum zu halten, Lust durch Keuschheit, Rache durch Nächstenliebe zu besiegen und Betrug durch Ehrlichkeit zu überwinden.

Mentale Verschwörer

Ersticke diese Irrtümer in ihren Anfängen, wenn du nicht ein Heer von Verschwörern gegen Gesundheit, Glück und Erfolg unterhalten willst. Sie werden dich dem Richter überantworten, dem Schiedsrichter der Wahrheit gegen den Irrtum. Der Richter wird dich der Gerechtigkeit überantworten, und das Urteil des moralischen Gesetzes wird am sterblichen Gemüt und Körper vollstreckt werden. Beide werden gefesselt sein, bis der letzte Heller bezahlt ist — bis du deine Rechnung mit GOTT ausgeglichen hast. „Was der Mensch sät, das wird er auch ernten." Der gute Mensch kann schließlich seine Furcht vor Sünde überwinden. Es liegt im Wesen der Sünde, sich selbst zu zerstören. Der unsterbliche Mensch demonstriert die Regierung GOTTES, des Guten, in der es keine Macht zu sündigen gibt.

Es wäre besser, jeder Plage auf Erden ausgesetzt zu sein, als die sich steigernden Auswirkungen eines schuldbewussten Gewissens ertragen zu müssen. Das dauernde Bewusstsein Unrecht zu tun neigt dazu, die Fähigkeit, recht zu handeln, zu zerstören.

Sich steigernde Reue

Wenn Sünde nicht bereut wird und nicht abnimmt, eilt sie dem physischen und moralischen Untergang entgegen. Du wirst von den moralischen Strafen, die du dir zuziehst, und durch die Übel, die sie bringen, besiegt. Die Leiden des sündigen Sinnes sind weniger schädlich als seine Freuden. Der Glaube an materielles Leiden führt die Sterblichen dazu, von ihrem Irrtum abzulassen, vom Körper zum GEIST zu fliehen und sich an göttliche Quellen außerhalb ihrer selbst zu wenden.

The Bible contains the recipe for all healing. "The leaves of the tree were for the healing of the nations." Sin and sickness are both healed by the same Principle. The tree is typical of man's divine Principle, which is equal to every emergency, offering full salvation from sin, sickness, and death. Sin will submit to Christian Science when, in place of modes and forms, the power of God is understood and demonstrated in the healing of mortals, both mind and body. "Perfect Love casteth out fear."

The leaves of healing

The Science of being unveils the errors of sense, and spiritual perception, aided by Science, reaches Truth. Then error disappears. Sin and sickness will abate and seem less real as we approach the scientific period, in which mortal sense is subdued and all that is unlike the true likeness disappears. The moral man has no fear that he will commit a murder, and he should be as fearless on the question of disease.

Sickness will abate

Resist evil — error of every sort — and it will flee from you. Error is opposed to Life. We can, and ultimately shall, so rise as to avail ourselves in every direction of the supremacy of Truth over error, Life over death, and good over evil, and this growth will go on until we arrive at the fulness of God's idea, and no more fear that we shall be sick and die. Inharmony of any kind involves weakness and suffering, — a loss of control over the body.

Resist to the end

The depraved appetite for alcoholic drinks, tobacco, tea, coffee, opium, is destroyed only by Mind's mastery of the body. This normal control is gained through divine strength and understanding. There is no enjoyment in getting drunk, in becoming a

Morbid cravings

Die Bibel enthält das Rezept für alles Heilen. „Die Blätter des Baumes dienten zur Heilung der Völker." Sünde und Krankheit werden beide durch dasselbe PRINZIP geheilt. Der Baum symbolisiert das göttliche PRINZIP des Menschen, das jeder Notlage gewachsen ist und vollständige Erlösung von Sünde, Krankheit und Tod gewährt. Die Sünde wird sich der Christlichen Wissenschaft unterwerfen, wenn anstelle von Bräuchen und Formen die Macht GOTTES verstanden und im Heilen der Sterblichen, sowohl des Gemüts als auch des Körpers, demonstriert wird. „Die vollendete LIEBE treibt die Furcht aus."

Die Blätter des Heilens

Die Wissenschaft des Seins deckt die Irrtümer des Sinnes auf und mithilfe der Wissenschaft erreicht die geistige Wahrnehmung die WAHRHEIT. Dann verschwindet der Irrtum. Sünde und Krankheit werden abnehmen und weniger wirklich erscheinen, wenn wir uns dem wissenschaftlichen Zeitalter nähern, in dem der sterbliche Sinn unterworfen ist und alles verschwindet, was dem wahren Gleichnis unähnlich ist. Der moralisch gesinnte Mensch fürchtet nicht, dass er einen Mord begehen wird, und er sollte ebenso furchtlos sein, wenn es sich um Krankheit handelt.

Krankheit wird abnehmen

Widersteht dem Bösen — Irrtum jeder Art — und es wird von euch fliehen. Irrtum steht dem LEBEN entgegen. Wir können und werden uns schließlich so erheben, dass wir uns in jeder Hinsicht die Überlegenheit der WAHRHEIT über Irrtum, des LEBENS über Tod, des Guten über Böses zunutze machen, und dieses Wachstum wird weitergehen, bis wir die Fülle der Idee GOTTES erreichen und nicht mehr fürchten, dass wir krank werden und sterben. Alles Unharmonische schließt Schwäche und Leiden ein — einen Verlust der Herrschaft über den Körper.

Widersteht bis ans Ende

Das lasterhafte Verlangen nach alkoholischen Getränken, nach Tabak, Tee, Kaffee, Opium wird nur durch die Beherrschung des Körpers durch GEMÜT zerstört. Diese normale Herrschaft wird durch göttliche Stärke und göttliches Verständnis gewonnen. Es liegt kein Genuss darin, sich zu betrinken, sich zum Narren oder zum Gegenstand des Abscheus zu machen;

Krankhafte Begierden

fool or an object of loathing; but there is a very sharp remembrance of it, a suffering inconceivably terrible to man's self-respect. Puffing the obnoxious fumes of tobacco, or chewing a leaf naturally attractive to no creature except a loathsome worm, is at least disgusting.

Man's enslavement to the most relentless masters — passion, selfishness, envy, hatred, and revenge — is conquered only by a mighty struggle. Every hour of delay makes the struggle more severe. *Universal panacea* If man is not victorious over the passions, they crush out happiness, health, and manhood. Here Christian Science is the sovereign panacea, giving strength to the weakness of mortal mind, — strength from the immortal and omnipotent Mind, — and lifting humanity above itself into purer desires, even into spiritual power and good-will to man.

Let the slave of wrong desire learn the lessons of Christian Science, and he will get the better of that desire, and ascend a degree in the scale of health, happiness, and existence.

If delusion says, "I have lost my memory," contradict it. No faculty of Mind is lost. In Science, all being is eternal, spiritual, perfect, harmonious in every action. Let the perfect model be *Immortal memory* present in your thoughts instead of its demoralized opposite. This spiritualization of thought lets in the light, and brings the divine Mind, Life not death, into your consciousness.

There are many species of insanity. All sin is insanity in different degrees. Sin is spared from *Sin a form of insanity* this classification, only because its method of madness is in consonance with common mortal belief.

aber eine bittere Erinnerung daran bleibt zurück, ein Schmerz, der für die Selbstachtung des Menschen unvorstellbar schrecklich ist. Abscheulichen Tabakrauch in die Luft zu blasen oder ein Blatt zu kauen, das von Natur aus für keine Kreatur anziehend ist, außer für einen ekelerregenden Wurm, ist zumindest widerlich.

Die Knechtschaft des Menschen unter den unnachgiebigsten Herren — Leidenschaft, Selbstsucht, Neid, Hass und Rache — wird nur durch einen mächtigen Kampf überwunden. Jede Stunde des Zögerns macht den Kampf schwerer. Wenn der Mensch nicht über die Leidenschaften siegt, vernichten sie Glück, Gesundheit und Menschentum. Hier ist die Christliche Wissenschaft das souveräne Allheilmittel, das der Schwäche des sterblichen Gemüts Stärke verleiht — Stärke vom unsterblichen und allmächtigen GEMÜT — und das die Menschheit über sich selbst hinaus zu reinerem Verlangen emporhebt, ja, zu geistiger Macht und zu Wohlwollen gegen die Menschen. *Universales Allheilmittel*

Lass den Sklaven unrechten Verlangens die Lektionen der Christlichen Wissenschaft lernen, und er wird dieses Verlangen überwinden und schrittweise zu einer höheren Ebene von Gesundheit, Glück und Dasein aufsteigen.

Wenn die Täuschung sagt: „Ich habe das Gedächtnis verloren", dann widersprich dem. Keine Fähigkeit des GEMÜTS geht verloren. In der Wissenschaft ist alles Sein ewig, geistig, vollkommen und in jeder Tätigkeit harmonisch. Lass das vollkommene Vorbild anstelle seines demoralisierten Gegenteils in deinen Gedanken gegenwärtig sein. Diese Vergeistigung des Denkens lässt das Licht ein und bringt das göttliche GEMÜT, bringt LEBEN, nicht Tod, in dein Bewusstsein. *Unsterbliches Gedächtnis*

Es gibt viele Arten von Geisteskrankheit. Jede Sünde ist Geisteskrankheit in verschiedenen Graden. Sünde wird nur deshalb von dieser Klassifizierung ausgenommen, weil ihre Methode des Irrsinns im Einklang mit dem *Sünde eine Form von Geisteskrankheit*

Every sort of sickness is error, — that is, sickness is loss of harmony. This view is not altered by the fact that sin is worse than sickness, and sickness is not acknowledged nor discovered to be error by many who are sick.

There is a universal insanity of so-called health, which mistakes fable for fact throughout the entire round of the material senses, but this general craze cannot, in a scientific diagnosis, shield the individual case from the special name of insanity. Those unfortunate people who are committed to insane asylums are only so many distinctly defined instances of the baneful effects of illusion on mortal minds and bodies.

The supposition that we can correct insanity by the use of purgatives and narcotics is in itself a mild species of insanity. Can drugs go of their own accord to the brain and destroy the so-called inflammation of disordered functions, thus reaching mortal mind through matter? Drugs do not affect a corpse, and Truth does not distribute drugs through the blood, and from them derive a supposed effect on intelligence and sentiment. A dislocation of the tarsal joint would produce insanity as perceptibly as would congestion of the brain, were it not that mortal mind thinks that the tarsal joint is less intimately connected with the mind than is the brain. Reverse the belief, and the results would be perceptibly different. *Drugs and brain-lobes*

The unconscious thought in the corporeal substratum of brain produces no effect, and that condition of the body which we call sensation in matter is unreal. Mortal mind is ignorant of itself, — ignorant of the errors it includes and of their *Matter and animate error*

allgemeinen sterblichen Glaubens steht. Jede Art von Krankheit ist Irrtum — das heißt, Krankheit ist der Verlust von Harmonie. Daran ändert auch die Tatsache nichts, dass Sünde schlimmer ist als Krankheit und dass Krankheit von vielen, die krank sind, weder als Irrtum anerkannt noch aufgedeckt wird.

Es gibt einen allgemeinen Wahn sogenannter Gesundheit, der im ganzen Reich der materiellen Sinne Fabel mit Tatsache verwechselt; aber diese allgemeine Manie kann in einer wissenschaftlichen Diagnose den individuellen Fall nicht vor der speziellen Bezeichnung Geisteskrankheit bewahren. Jene unglücklichen Menschen, die in Nervenheilanstalten eingewiesen werden, sind nur lauter deutlich ausgeprägte Beispiele für die verhängnisvollen Wirkungen einer Illusion auf sterbliche Gemüter und Körper.

Die Vermutung, dass wir Geisteskrankheit durch Abführ- und Betäubungsmittel beheben könnten, ist an sich schon eine milde Form von Geisteskrankheit. Können Medikamente selbständig zum Gehirn gelangen und die sogenannte Entzündung gestörter Funktionen beseitigen und so durch die Materie das sterbliche Gemüt erreichen? Bei einer Leiche sind Medikamente wirkungslos, und WAHRHEIT verteilt keine Medikamente durch das Blut und bekommt von ihnen keine vermeintliche Wirkung auf Intelligenz und Empfindung. Eine Verrenkung des Fußwurzelgelenks würde ebenso deutlich zu Geisteskrankheit führen wie Blutstau im Gehirn, wenn nicht das sterbliche Gemüt denken würde, dass das Fußwurzelgelenk nicht in so enger Verbindung mit dem Gemüt stehe wie das Gehirn. Kehre die Auffassung um, und die Ergebnisse werden deutlich anders ausfallen.

Medikamente und Gehirnlappen

Der unbewusste Gedanke in dem körperlichen Substrat des Gehirns erzeugt keine Wirkung, und jener Zustand des Körpers, den wir Empfindung in der Materie nennen, ist unwirklich. Das sterbliche Gemüt weiß nichts von sich selbst — weiß nichts von den Irrtümern, die es einschließt, und nichts von

Materie und belebter Irrtum

effects. Intelligent matter is an impossibility. You may say: "But if disease obtains in matter, why do you insist that disease is formed by mortal mind and not by matter?" *Mortal mind* and body combine as one, and the nearer matter approaches its final statement, — animate error called nerves, brain, mind, — the more prolific it is likely to become in sin and disease-beliefs.

Unconscious mortal mind — *alias* matter, brain — cannot dictate terms to consciousness nor say, "I am sick." The belief, that the unconscious substratum of mortal mind, termed the body, suffers and reports disease independently of this so-called conscious mind, is the error which prevents mortals from knowing how to govern their bodies. Dictation of error

The so-called conscious mortal mind is believed to be superior to its unconscious substratum, matter, and the stronger never yields to the weaker, except through fear or choice. The animate should be governed by God alone. The real man is spiritual and immortal, but the mortal and imperfect so-called "children of men" are counterfeits from the beginning, to be laid aside for the pure reality. This mortal is put off, and the new man or real man is put on, in proportion as mortals realize the Science of man and seek the true model. So-called superiority

We have no right to say that life depends on matter now, but will not depend on it after death. We cannot spend our days here in ignorance of the Science of Life, and expect to find beyond the grave a reward for this ignorance. Death will not make us harmonious and immortal as a recompense for ignorance. Death no benefactor

deren Wirkungen. Intelligente Materie ist etwas Unmögliches. Du magst sagen: „Aber wenn Krankheit in der Materie besteht, warum beharrst du dann darauf, dass Krankheit vom sterblichen Gemüt und nicht von der Materie gebildet wird?" Das *sterbliche Gemüt* und der Körper bilden eine Einheit, und je näher die Materie ihrer endgültigen Darstellung kommt — dem belebten Irrtum, Nerven, Gehirn und Gemüt genannt —, umso reicher wird sie wahrscheinlich an Sünde und Krankheitsvorstellungen werden.

Das unbewusste sterbliche Gemüt — alias Materie, Gehirn — kann dem Bewusstsein weder Bedingungen diktieren noch sagen: „Ich bin krank." Der Glaube, dass das unbewusste Substrat des sterblichen Gemüts, Körper genannt, leidet und unabhängig von diesem sogenannten bewussten Gemüt Krankheit meldet, ist der Irrtum, der die Sterblichen daran hindert zu erkennen, wie sie ihren Körper regieren sollen. _{Diktat des Irrtums}

Man glaubt, das sogenannte bewusste sterbliche Gemüt sei seinem unbewussten Substrat, der Materie, überlegen; das Stärkere ergibt sich niemals dem Schwächeren, es sei denn aus Furcht oder eigener Entscheidung. Das Belebte sollte allein von GOTT regiert werden. Der wirkliche Mensch ist geistig und unsterblich, aber die sterblichen und unvollkommenen sogenannten „Menschenkinder"* sind Fälschungen von Anfang an, die zugunsten der reinen Wirklichkeit abgelegt werden müssen. Dieses Sterbliche wird ausgezogen und der neue Mensch oder der wirkliche Mensch wird in dem Verhältnis angezogen, wie sich die Sterblichen die Wissenschaft vom Menschen vergegenwärtigen und das wahre Vorbild suchen. _{Sogenannte Überlegenheit}

Wir haben kein Recht zu behaupten, dass das Leben jetzt von der Materie abhängt, nach dem Tod aber von ihr unabhängig sein wird. Wir können unsere Tage hier nicht in Unwissenheit über die Wissenschaft des LEBENS verbringen und erwarten, jenseits des Grabes eine Belohnung für diese Unwissenheit vorzufinden. Der Tod wird uns als Belohnung für Unwissenheit _{Der Tod kein Wohltäter}

---

* Nach der King-James-Bibel

If here we give no heed to Christian Science, which is spiritual and eternal, we shall not be ready for spiritual Life hereafter.

"This is life eternal," says Jesus, — *is,* not *shall be;* and then he defines everlasting life as a present knowledge of his Father and of himself, — the knowledge of Love, Truth, and Life. "This is life eternal, that they might know Thee, the only true God, and Jesus Christ, whom Thou hast sent." The Scriptures say, "Man shall not live by bread *alone,* but by every word that proceedeth out of the mouth of God," showing that Truth is the actual life of man; but mankind objects to making this teaching practical.

Life eternal and present

Every trial of our faith in God makes us stronger. The more difficult seems the material condition to be overcome by Spirit, the stronger should be our faith and the purer our love. The Apostle John says: "There is no fear in Love, but perfect Love casteth out fear. ... He that feareth is not made perfect in Love." Here is a definite and inspired proclamation of Christian Science.

Love casteth out fear

Mental Treatment Illustrated

The Science of mental practice is susceptible of no misuse. Selfishness does not appear in the practice of Truth or Christian Science. If mental practice is abused or is used in any way except to promote right thinking and doing, the power to heal mentally will diminish, until the practitioner's healing ability is wholly lost. Christian scientific practice begins with Christ's keynote of harmony, "Be not afraid!"

Be not afraid

nicht harmonisch und unsterblich machen. Wenn wir der Christlichen Wissenschaft, die geistig und ewig ist, hier keine Beachtung schenken, werden wir für das geistige LEBEN hiernach nicht bereit sein.

„Das ist aber das ewige Leben", sagt Jesus — *ist,* nicht *wird sein;* und dann definiert er das immerwährende Leben als eine gegenwärtige Kenntnis seines Vaters und seiner selbst — die Kenntnis von LIEBE, WAHRHEIT und LEBEN. „Das ist aber das ewige Leben, dass sie Dich, der Du allein wahrer Gott bist, und den Du gesandt hast, Jesus Christus, erkennen." In der Heiligen Schrift steht: „Der Mensch lebt nicht vom Brot *allein*, sondern von jedem Wort, das aus dem Mund Gottes kommt", womit sie zeigt, dass WAHRHEIT das tatsächliche Leben des Menschen ist; aber die Menschheit weigert sich, diese Lehre praktisch anzuwenden.

<small>Leben ewig und gegenwärtig</small>

Jede Bewährung unseres Glaubens an GOTT macht uns stärker. Je schwieriger der materielle Umstand zu sein scheint, der durch GEIST überwunden werden muss, desto stärker sollte unser Glaube und desto reiner unsere Liebe sein. Der Apostel Johannes sagt: „Furcht ist nicht in der LIEBE, sondern die vollendete LIEBE treibt die Furcht aus; … Wer sich fürchtet, der ist noch nicht vollendet worden in der LIEBE." Hier haben wir eine eindeutige und inspirierte Verkündigung der Christlichen Wissenschaft.

<small>LIEBE treibt die Furcht aus</small>

VERANSCHAULICHUNG DER MENTALEN BEHANDLUNG

Die Wissenschaft der mentalen Praxis lässt keinen Missbrauch zu. Selbstsucht kommt in der Praxis von WAHRHEIT oder der Christlichen Wissenschaft nicht vor. Wenn die mentale Praxis missbraucht oder in einer anderen Weise als zur Förderung rechten Denkens und Handelns angewandt wird, dann wird die Macht mental zu heilen abnehmen, bis dem Praktiker die heilende Fähigkeit völlig verloren geht. Die christlich-wissenschaftliche Praxis beginnt mit Christi Grundton der

<small>Fürchtet euch nicht</small>

Said Job: "The thing which I greatly feared is come upon me."

My first discovery in the student's practice was this: If the student silently called the disease by name, when he argued against it, as a general rule the body would respond more quickly, — just as a person replies more readily when his name is spoken; but this was because the student was not perfectly attuned to divine Science, and needed the arguments of truth for reminders. If Spirit or the power of divine Love bear witness to the truth, this is the ultimatum, the scientific way, and the healing is instantaneous. *Naming diseases*

It is recorded that once Jesus asked the name of a disease, — a disease which moderns would call *dementia*. The demon, or evil, replied that his name was Legion. Thereupon Jesus cast out the evil, and the insane man was changed and straightway became whole. The Scripture seems to import that Jesus caused the evil to be self-seen and so destroyed. *Evils cast out*

The procuring cause and foundation of all sickness is fear, ignorance, or sin. Disease is always induced by a false sense mentally entertained, not destroyed. Disease is an image of thought externalized. The mental state is called a material state. Whatever is cherished in mortal mind as the physical condition is imaged forth on the body. *Fear as the foundation*

Always begin your treatment by allaying the fear of patients. Silently reassure them as to their exemption from disease and danger. Watch the result of this simple rule of Christian Science, and you will find that it alleviates the symptoms of every disease. If you succeed in wholly removing the fear, *Unspoken pleading*

Harmonie: „Fürchtet euch nicht!" Hiob sagte: „Was ich gefürchtet habe, ist über mich gekommen."

Als erstes fiel mir bei der Praxis der Schüler Folgendes auf: Wenn der Schüler die Krankheit im Stillen beim Namen nannte, während er gegen sie argumentierte, reagierte der Körper in der Regel schneller — geradeso wie ein Mensch bereitwilliger antwortet, wenn sein Name genannt wird; aber das lag daran, dass der Schüler noch nicht vollständig auf die göttliche Wissenschaft eingestellt war und die Argumente der Wahrheit zu seiner Erinnerung brauchte. Wenn GEIST oder die Macht der göttlichen LIEBE für die Wahrheit zeugen, dann ist dies das Ultimatum, der wissenschaftliche Weg, und die Heilung erfolgt augenblicklich.

Krankheiten beim Namen nennen

Es wird berichtet, dass Jesus einmal nach dem Namen einer Krankheit fragte — einer Krankheit, die man heute Geisteskrankheit nennen würde. Der böse Geist oder das Böse antwortete, sein Name sei Legion. Daraufhin trieb Jesus das Böse aus, und der Geisteskranke wurde umgewandelt und sogleich gesund. Diese Bibelstelle scheint zu besagen, dass Jesus das Böse veranlasste, sich selbst zu erkennen und so zerstört zu werden.

Böse Geister ausgetrieben

Die bewirkende Ursache und die Grundlage aller Krankheit ist Furcht, Unwissenheit oder Sünde. Krankheit wird immer durch eine im Denken beherbergte falsche Auffassung hervorgerufen, die nicht zerstört ist. Krankheit ist ein äußerlich sichtbar gewordenes Gedankenbild. Der mentale Zustand wird ein materieller Zustand genannt. Alles, was im sterblichen Gemüt als physischer Zustand gehegt wird, bildet sich am Körper ab.

Furcht als Grundlage

Beginne deine Behandlung immer damit, dass du die Furcht der Patienten beschwichtigst. Versichere ihnen schweigend, dass sie gegen Krankheit und Gefahr immun sind. Achte auf die Wirkung dieser einfachen Regel der Christlichen Wissenschaft und du wirst feststellen, dass sie die Symptome jeder Krankheit lindert. Wenn es dir gelingt, die Furcht

Unausgesprochenes Verteidigen

your patient is healed. The great fact that God lovingly governs all, never punishing aught but sin, is your standpoint, from which to advance and destroy the human fear of sickness. Mentally and silently plead the case scientifically for Truth. You may vary the arguments to meet the peculiar or general symptoms of the case you treat, but be thoroughly persuaded in your own mind concerning the truth which you think or speak, and you will be the victor.

You may call the disease by name when you mentally deny it; but by naming it audibly, you are liable under some circumstances to impress it upon the thought. *Eloquent silence* The power of Christian Science and divine Love is omnipotent. It is indeed adequate to unclasp the hold and to destroy disease, sin, and death.

To prevent disease or to cure it, the power of Truth, of divine Spirit, must break the dream of the material senses. To heal by argument, find the type of the ailment, get its name, and array your *Insistence requisite* mental plea against the physical. Argue at first mentally, not audibly, that the patient has no disease, and conform the argument so as to destroy the evidence of disease. Mentally insist that harmony is the fact, and that sickness is a temporal dream. Realize the presence of health and the fact of harmonious being, until the body corresponds with the normal conditions of health and harmony.

If the case is that of a young child or an infant, it needs to be met mainly through the parent's thought, silently or audibly on the aforesaid basis of Christian Science. The Scientist knows that there can *The cure of infants* be no hereditary disease, since matter is not intelligent

vollständig zu beseitigen, ist dein Patient geheilt. Die große Tatsache, dass GOTT alles liebevoll regiert, niemals etwas anderes als Sünde bestraft, ist dein Standpunkt, von dem du ausgehen und die menschliche Furcht vor Krankheit zerstören musst. Argumentiere in dem Fall mental und schweigend wissenschaftlich für die WAHRHEIT. Du kannst die Argumente variieren, um den besonderen oder allgemeinen Symptomen des Falls, den du behandelst, zu begegnen, sei jedoch in deinem eigenen Gemüt von der Wahrheit, die du denkst oder aussprichst, ganz und gar überzeugt, und du wirst Sieger sein.

Du kannst die Krankheit beim Namen nennen, wenn du sie mental verneinst; aber durch hörbares Nennen läufst du unter Umständen Gefahr, sie dem Denken einzuprägen. Die Macht der Christlichen Wissenschaft und der göttlichen LIEBE ist allmächtig. Sie ist tatsächlich ausreichend, um den Bann zu brechen und Krankheit, Sünde und Tod zu zerstören. *Beredtes Schweigen*

Um Krankheit zu verhindern oder zu heilen, muss die Macht der WAHRHEIT, des göttlichen GEISTES, den Traum der materiellen Sinne zerstören. Wenn du durch Argumente heilen willst, stelle die Art des Leidens und dessen Namen fest und stelle deine mentale Verteidigung gegen das Physische auf. Argumentiere zunächst mental, nicht hörbar, dass der Patient keine Krankheit hat, und wähle die Argumente so, dass das Erscheinungsbild der Krankheit zerstört wird. Bestehe mental darauf, dass Harmonie die Tatsache und Krankheit ein zeitlicher Traum ist. Vergegenwärtige dir die Gegenwart der Gesundheit und die Tatsache des harmonischen Seins, bis der Körper den normalen Zuständen von Gesundheit und Harmonie entspricht. *Beharrlichkeit erforderlich*

Wenn es sich um ein kleines Kind oder einen Säugling handelt, muss man dem Fall vor allem über das Denken der Eltern auf der zuvor genannten Grundlage der Christlichen Wissenschaft still oder hörbar entgegentreten. Der Wissenschaftler weiß, dass es keine Erbkrankheit geben kann, weil Materie *Die Heilung von Kleinkindern*

and cannot transmit good or evil intelligence to man, and God, the only Mind, does not produce pain in matter. The act of yielding one's thoughts to the undue contemplation of physical wants or conditions induces those very conditions. A single requirement, beyond what is necessary to meet the simplest needs of the babe is harmful. Mind regulates the condition of the stomach, bowels, and food, the temperature of children and of men, and matter does not. The wise or unwise views of parents and other persons on these subjects produce good or bad effects on the health of children.

The daily ablutions of an infant are no more natural nor necessary than would be the process of taking a fish out of water every day and covering it with dirt in order to make it thrive more vigorously in its own element. "Cleanliness is next to godliness," but washing should be only for the purpose of keeping the body clean, and this can be effected without scrubbing the whole surface daily. Water is not the natural habitat of humanity. I insist on bodily cleanliness within and without. I am not patient with a speck of dirt; but in caring for an infant one need not wash his little body all over each day in order to keep it sweet as the new-blown flower. *Ablutions for cleanliness*

Giving drugs to infants, noticing every symptom of flatulency, and constantly directing the mind to such signs, — that mind being laden with illusions about disease, health-laws, and death, — these actions convey mental images to children's budding thoughts, and often stamp them there, making it probable at any time that such ills may be reproduced in the very ailments feared. A child may have worms, if you say so, or any other malady, timorously held in the beliefs con- *Juvenile ailments*

nicht intelligent ist und keine gute oder böse Intelligenz auf den Menschen übertragen kann und GOTT, das einzige GEMÜT, keinen Schmerz in der Materie erzeugt. Wenn man seine Gedanken der übermäßigen Betrachtung physischer Mängel oder Zustände überlässt, führt das gerade diese Zustände herbei. Ein einziges Erfordernis, das über das hinausgeht, was notwendig ist, um die einfachsten Bedürfnisse des Säuglings zu stillen, ist schädlich. Nicht Materie, sondern GEMÜT regelt den Zustand des Magens, der inneren Organe und der Nahrung, die Temperatur bei Kindern und Erwachsenen. Die weisen oder unweisen Ansichten der Eltern und anderer Leute über diese Dinge erzeugen gute oder schlechte Wirkungen auf die Gesundheit der Kinder.

Es ist ebenso unnatürlich oder unnötig einen Säugling täglich zu baden wie es ist, einen Fisch täglich aus dem Wasser zu nehmen und ihn mit Erde zu bedecken, damit er in seinem eigenen Element kräftiger gedeihe. „Reinlichkeit kommt gleich nach der Frömmigkeit", aber das Waschen sollte nur der Reinhaltung des Körpers dienen und das kann man erreichen, ohne täglich den ganzen Körper zu schrubben. Wasser ist nicht der natürliche Lebensraum der Menschheit. Ich bestehe auf körperlicher Reinlichkeit innen und außen. Ich dulde nicht eine Spur von Schmutz; aber bei der Versorgung eines Säuglings muss man nicht jeden Tag seinen kleinen Körper von oben bis unten waschen, um ihn so frisch wie eine eben erblühte Blume zu erhalten. *Waschen, um rein zu sein*

Kindern Medikamente zu geben, auf jedes Anzeichen von Blähungen zu achten und das Gemüt ständig auf solche Zeichen hinzulenken — das Gemüt, das mit Illusionen über Krankheit, Gesundheitsgesetze und Tod beladen ist —, solches Verhalten überträgt mentale Bilder in die sich entwickelnden Gedanken der Kinder und prägt sie dort oft ein, was es jederzeit wahrscheinlich macht, dass solche Übel gerade in den befürchteten Leiden hervorgebracht werden können. Ein Kind kann Würmer haben, wenn du es behauptest, oder irgendeine andere Krankheit, die du ängstlich in den Vorstellungen über seinen Körper festhältst. *Kinderkrankheiten*

cerning his body. Thus are laid the foundations of the belief in disease and death, and thus are children educated into discord.

The treatment of insanity is especially interesting. However obstinate the case, it yields more readily than do most diseases to the salutary action of truth, which counteracts error. The arguments to be used in curing insanity are the same as in other diseases: namely, the impossibility that matter, brain, can control or derange mind, can suffer or cause suffering; also the fact that truth and love will establish a healthy state, guide and govern mortal mind or the thought of the patient, and destroy all error, whether it is called dementia, hatred, or any other discord.

Cure of insanity

To fix truth steadfastly in your patients' thoughts, explain Christian Science to them, but not too soon, — not until your patients are prepared for the explanation, — lest you array the sick against their own interests by troubling and perplexing their thought. The Christian Scientist's argument rests on the Christianly scientific basis of being. The Scripture declares, "The Lord He is God [good]; there is none else beside Him." Even so, harmony is universal, and discord is unreal. Christian Science declares that Mind is substance, also that matter neither feels, suffers, nor enjoys. Hold these points strongly in view. Keep in mind the verity of being, — that man is the image and likeness of God, in whom all being is painless and permanent. Remember that man's perfection is real and unimpeachable, whereas imperfection is blameworthy, unreal, and is not brought about by divine Love.

Matter cannot be inflamed. Inflammation is fear, an

So werden die Grundlagen des Glaubens an Krankheit und Tod gelegt und so werden Kindern unharmonische Zustände anerzogen.

Die Behandlung von Geisteskrankheit ist besonders interessant. Wie hartnäckig der Fall auch sei, sie weicht leichter als die meisten Krankheiten der heilenden Tätigkeit der Wahrheit, die dem Irrtum entgegenwirkt. Die Argumente, die beim Heilen von Geisteskrankheit angewandt werden müssen, sind dieselben wie bei anderen Krankheiten: nämlich die Unmöglichkeit, dass Materie, Gehirn, das Gemüt regieren oder verwirren, Leiden erdulden oder verursachen kann; zudem die Tatsache, dass Wahrheit und Liebe einen gesunden Zustand hervorbringen, das sterbliche Gemüt oder das Denken des Patienten leiten und regieren und allen Irrtum zerstören werden, ob er nun Geisteskrankheit, Hass oder irgendeine andere Disharmonie genannt wird.

Heilung von Geisteskrankheit

Um die Wahrheit in dem Denken deiner Patienten fest zu verankern, erkläre ihnen die Christliche Wissenschaft, aber nicht zu früh — nicht bevor deine Patienten auf die Erklärung vorbereitet sind —, damit du die Kranken nicht gegen ihre eigenen Interessen aufbringst, indem du ihr Denken beunruhigst und verwirrst. Das Argument des Christlichen Wissenschaftlers beruht auf der christlich-wissenschaftlichen Grundlage des Seins. Die Heilige Schrift erklärt, „dass der Herr allein Gott [gut] ist und sonst keiner". Ebenso ist Harmonie universal und Disharmonie ist unwirklich. Die Christliche Wissenschaft erklärt, dass GEMÜT Substanz ist, und auch, dass Materie weder fühlt, leidet noch genießt. Behalte diese Punkte fest im Blick. Bleibe dir der Wahrheit des Seins bewusst, — dass der Mensch das Bild und Gleichnis GOTTES ist, in dem alles Sein schmerzlos und beständig ist. Denke daran, dass die Vollkommenheit des Menschen wirklich und unanfechtbar ist, wohingegen Unvollkommenheit verwerflich und unwirklich ist und nicht von der göttlichen LIEBE hervorgerufen wird.

Materie kann sich nicht entzünden. Entzündung ist Furcht, ein

excited state of mortals which is not normal. Immortal Mind is the only cause; therefore disease is neither a cause nor an effect. Mind in every case is the eternal God, good. Sin, disease, and death have no foundations in Truth. Inflammation as a mortal belief quickens or impedes the action of the system, because thought moves quickly or slowly, leaps or halts when it contemplates unpleasant things, or when the individual looks upon some object which he dreads. Inflammation never appears in a part which mortal thought does not reach. That is why opiates relieve inflammation. They quiet the thought by inducing stupefaction and by resorting to matter instead of to Mind. Opiates do not remove the pain in any scientific sense. They only render mortal mind temporarily less fearful, till it can master an erroneous belief.

Matter is not inflamed

Note how thought makes the face pallid. It either retards the circulation or quickens it, causing a pale or flushed cheek. In the same way thought increases or diminishes the secretions, the action of the lungs, of the bowels, and of the heart. The muscles, moving quickly or slowly and impelled or palsied by thought, represent the action of all the organs of the human system, including brain and viscera. To remove the error producing disorder, you must calm and instruct mortal mind with immortal Truth.

Truth calms the thought

Etherization will apparently cause the body to disappear. Before the thoughts are fully at rest, the limbs will vanish from consciousness. Indeed, the whole frame will sink from sight along with surrounding objects, leaving the pain standing forth as distinctly as a mountain-peak, as if it were a separate

Effects of etherization

erregter Zustand der Sterblichen, der nicht normal ist. Das unsterbliche GEMÜT ist die einzige Ursache; deshalb ist Krankheit weder eine Ursache noch eine Wirkung. GEMÜT ist in jedem Fall der ewige GOTT, das Gute. Sünde, Krankheit und Tod haben keine Grundlagen in der WAHRHEIT. Entzündung als eine sterbliche Vorstellung beschleunigt oder behindert die Tätigkeit des Organismus, denn der Gedanke bewegt sich schnell oder langsam, springt oder zögert, wenn er unerfreuliche Dinge betrachtet oder wenn der Mensch auf etwas schaut, wovor er sich sehr fürchtet. Eine Entzündung tritt niemals in einem Körperteil auf, den das sterbliche Denken nicht erreicht. Deshalb verschaffen Opiate bei Entzündung Linderung. Sie beruhigen das Denken durch Betäubung sowie dadurch, dass sie Zuflucht zur Materie statt zu GEMÜT nehmen. Opiate beseitigen den Schmerz nicht in einem wissenschaftlichen Sinn. Sie veranlassen das sterbliche Gemüt nur, eine Zeit lang weniger furchtsam zu sein, bis es eine irrige Vorstellung meistern kann.

Materie ist nicht entzündet

Beobachte einmal, wie ein Gedanke das Gesicht erblassen lässt. Er verzögert oder beschleunigt den Kreislauf und verursacht blasse oder gerötete Wangen. Ebenso vermehrt oder vermindert der Gedanke die Sekretionen, die Tätigkeit der Lungen, der inneren Organe und des Herzens. Die Muskeln, die sich schnell oder langsam bewegen und durch den Gedanken angetrieben oder gelähmt werden, stellen die Tätigkeit aller Organe des menschlichen Organismus dar, einschließlich des Gehirns und der inneren Organe. Um den Irrtum zu beseitigen, der die Störung bewirkt, musst du das sterbliche Gemüt mit der unsterblichen WAHRHEIT beruhigen und belehren.

WAHRHEIT beruhigt den Gedanken

Äther lässt den Körper für den, der betäubt wurde, anscheinend verschwinden. Bevor die Gedanken völlig zur Ruhe gekommen sind, werden die Glieder aus dem Bewusstsein schwinden. Tatsächlich wird der ganze Körper zusammen mit allem, was ihn umgibt, aus dem Blick verschwinden und den Schmerz so deutlich wie einen Berggipfel zurücklassen, als ob er ein

Wirkungen der Betäubung

bodily member. At last the agony also vanishes. This process shows the pain to be in the mind, for the inflammation is not suppressed; and the belief of pain will presently return, unless the mental image occasioning the pain be removed by recognizing the truth of being.

A hypodermic injection of morphine is administered to a patient, and in twenty minutes the sufferer is quietly asleep. To him there is no longer any pain. Yet any physician — allopathic, homœopathic, botanic, eclectic — will tell you that the troublesome material cause is unremoved, and that when the soporific influence of the opium is exhausted, the patient will find himself in the same pain, unless the belief which occasions the pain has meanwhile been changed. Where is the pain while the patient sleeps?

Sedatives valueless

The material body, which you call *me,* is mortal mind, and this mind is material in sensation, even as the body, which has originated from this material sense and been developed according to it, is material. This materialism of parent and child is only in mortal mind, as the dead body proves; for when the mortal has resigned his body to dust, the body is no longer the parent, even in appearance.

The so-called physical ego

The sick know nothing of the mental process by which they are depleted, and next to nothing of the metaphysical method by which they can be healed. If they ask about their disease, tell them only what is best for them to know. Assure them that they think too much about their ailments, and have already heard too much on that subject. Turn their thoughts away from their bodies to higher objects. Teach them that their being is sustained by

Evil thought depletes

Körperglied für sich wäre. Schließlich verschwindet auch der heftige Schmerz. Dieser Vorgang zeigt, dass der Schmerz im Gemüt liegt, denn die Entzündung ist nicht behoben; und die Vorstellung von Schmerz wird sofort wiederkommen, wenn nicht das mentale Bild, das den Schmerz verursacht hat, durch die Erkenntnis der Wahrheit des Seins beseitigt worden ist.

Ein Patient bekommt eine Morphiumspritze und innerhalb von zwanzig Minuten ist der Leidende ruhig eingeschlafen. Für ihn gibt es keinen Schmerz mehr. Doch jeder Arzt — sei er Allopath, Homöopath, Kräuterheiler oder Eklektiker — wird dir sagen, dass die störende materielle Ursache nicht behoben ist und dass der Patient, wenn die einschläfernde Wirkung des Opiums nachlässt, denselben Schmerz empfinden wird, wenn sich nicht die Einstellung, die den Schmerz verursacht, inzwischen geändert hat. Wo ist der Schmerz, während der Patient schläft?

Beruhigungsmittel wertlos

Der materielle Körper, den du *Ich* nennst, ist das sterbliche Gemüt, und dieses Gemüt ist in der Empfindung ebenso materiell wie der Körper, der aus diesem materiellen Sinn hervorging und von ihm dementsprechend entwickelt worden ist. Dieser Materialismus von Eltern und Kind befindet sich nur im sterblichen Gemüt, wie es der tote Körper beweist; denn wenn der Sterbliche seinen Körper der Erde übergeben hat, ist der Körper nicht mehr Vater oder Mutter, nicht einmal mehr dem Anschein nach.

Das sogenannte physische Ego

Die Kranken wissen nichts von dem mentalen Vorgang, der sie schwächt, und nahezu nichts von der metaphysischen Methode, durch die sie geheilt werden können. Wenn sie nach ihrer Krankheit fragen, sage ihnen nur das, was für sie zu wissen gut ist. Versichere ihnen, dass sie zu viel über ihre Leiden nachdenken und dass sie bereits zu viel über dieses Thema gehört haben. Lenke ihre Gedanken vom Körper weg auf höhere Dinge hin. Lehre sie, dass ihr Sein von GEIST erhalten wird,

Böses Denken führt zu Erschöpfung

Spirit, not by matter, and that they find health, peace, and harmony in God, divine Love.

    Give sick people credit for sometimes knowing more than their doctors. Always support their trust in the power of Mind to sustain the body. Never tell the sick that they have more courage than strength. Tell them rather, that their strength is in proportion to their courage. If you make the sick realize this great truism, there will be no reaction from over-exertion or from excited conditions. Maintain the facts of Christian Science, — that Spirit is God, and therefore cannot be sick; that what is termed matter cannot be sick; that all causation is Mind, acting through spiritual law. Then hold your ground with the unshaken understanding of Truth and Love, and you will win. When you silence the witness against your plea, you destroy the evidence, for the disease disappears. The evidence before the corporeal senses is not the Science of immortal man.

Helpful encouragement

    To the Christian Science healer, sickness is a dream from which the patient needs to be awakened. Disease should not appear real to the physician, since it is demonstrable that the way to cure the patient is to make disease unreal to him. To do this, the physician must understand the unreality of disease in Science.

Disease to be made unreal

    Explain audibly to your patients, as soon as they can bear it, the complete control which Mind holds over the body. Show them how mortal mind seems to induce disease by certain fears and false conclusions, and how divine Mind can cure by opposite thoughts. Give your patients an underlying understanding to support them

nicht von der Materie, und dass sie Gesundheit, Frieden und Harmonie in Gott, der göttlichen Liebe, finden.

Traue den Kranken zu, dass sie manchmal mehr wissen als ihre Ärzte. Bestärke sie immer in ihrem Vertrauen darauf, dass die Macht des Gemüts den Körper erhält. Sage den Kranken niemals, dass sie mehr Mut als Stärke haben. Hilfreiche Ermutigung Sage ihnen vielmehr, dass ihre Stärke im Verhältnis zu ihrem Mut steht. Wenn du die Kranken dahin bringst, sich diese große, wahre Tatsache zu vergegenwärtigen, wird kein Rückfall durch Überanstrengung oder durch erregte Zustände eintreten. Bestehe auf den Tatsachen der Christlichen Wissenschaft: dass Geist Gott ist und deshalb nicht krank sein kann; dass das, was Materie genannt wird, nicht krank sein kann; dass alle Ursächlichkeit Gemüt ist, das durch geistiges Gesetz wirkt. Dann behaupte deine Stellung mit dem unerschütterlichen Verständnis von Wahrheit und Liebe, und du wirst siegen. Wenn du den Zeugen, der gegen deine Verteidigung auftritt, zum Schweigen bringst, zerstörst du den Augenschein, denn die Krankheit verschwindet. Der Augenschein vor den körperlichen Sinnen ist nicht die Wissenschaft des unsterblichen Menschen.

Für den christlich-wissenschaftlichen Heiler ist Krankheit ein Traum, aus dem der Patient aufgeweckt werden muss. Krankheit sollte dem Heiler nicht wirklich erscheinen, denn es ist beweisbar, dass das Verfahren, den Patienten zu heilen, darin besteht, ihm die Krankheit unwirklich zu machen. Krankheit muss unwirklich gemacht werden Um das zu tun, muss der Heiler die Unwirklichkeit von Krankheit in der Wissenschaft verstehen.

Sobald deine Patienten es vertragen können, erkläre ihnen hörbar die vollständige Herrschaft, die Gemüt über den Körper hat. Zeige ihnen, wie das sterbliche Gemüt durch gewisse Befürchtungen und falsche Schlüsse Krankheit herbeizuführen scheint und wie das göttliche Gemüt durch entgegengesetzte Gedanken heilen kann. Gib deinen Patienten ein grundlegendes Verständnis, das sie

and to shield them from the baneful effects of their own conclusions. Show them that the conquest over sickness, as well as over sin, depends on mentally destroying all belief in material pleasure or pain.

Stick to the truth of being in contradistinction to the error that life, substance, or intelligence can be in matter. Plead with an honest conviction of truth and a clear perception of the unchanging, unerring, and certain effect of divine Science. Then, if your fidelity is half equal to the truth of your plea, you will heal the sick.

Christian pleading

It must be clear to you that sickness is no more the reality of being than is sin. This mortal dream of sickness, sin, and death should cease through Christian Science. Then one disease would be as readily destroyed as another. Whatever the belief is, if arguments are used to destroy it, the belief must be repudiated, and the negation must extend to the supposed disease and to whatever decides its type and symptoms. Truth is affirmative, and confers harmony. All metaphysical logic is inspired by this simple rule of Truth, which governs all reality. By the truthful arguments you employ, and especially by the spirit of Truth and Love which you entertain, you will heal the sick.

Truthful arguments

Include moral as well as physical belief in your efforts to destroy error. Cast out all manner of evil. "Preach the gospel to every creature." Speak the truth to every form of error. Tumors, ulcers, tubercles, inflammation, pain, deformed joints, are waking dream-shadows, dark images of mortal thought, which flee before the light of Truth.

Morality required

unterstützt und vor den schädlichen Wirkungen ihrer eigenen Schlussfolgerungen beschützt. Zeige ihnen, dass der Sieg über Krankheit wie über Sünde davon abhängt, dass man jeden Glauben an materielle Freude oder materielles Leid mental zerstört.

Bleibe fest bei der Wahrheit des Seins, die im Gegensatz zu dem Irrtum steht, dass Leben, Substanz oder Intelligenz in der Materie sein können. Argumentiere mit einer ehrlichen Überzeugung von der Wahrheit und einer klaren Wahrnehmung der unveränderlichen, unfehlbaren und sicheren Wirkung der göttlichen Wissenschaft. Dann wirst du, wenn deine Treue nur halbwegs der Wahrheit deiner Argumente entspricht, die Kranken heilen.

Christliche Verteidigung

Es muss dir klar sein, dass Krankheit ebenso wenig die Wirklichkeit des Seins ist wie Sünde. Dieser sterbliche Traum von Krankheit, Sünde und Tod sollte durch die Christliche Wissenschaft aufhören. Dann würde eine Krankheit ebenso leicht zerstört werden wie die andere. Was auch immer die Vorstellung sei, wenn Argumente gebraucht werden, um sie zu zerstören, muss die Vorstellung zurückgewiesen werden und die Verneinung muss sich auf die vermeintliche Krankheit erstrecken und auf alles, was über ihre Art und ihre Symptome entscheidet. WAHRHEIT ist bejahend und verleiht Harmonie. Jede metaphysische Logik wird durch diese einfache Regel der WAHRHEIT inspiriert, die alle Wirklichkeit regiert. Durch die wahrheitsgemäßen Argumente, die du anwendest, und besonders durch den Geist von WAHRHEIT und LIEBE, den du hegst, wirst du die Kranken heilen.

Wahrheitsgemäße Argumente

Schließe bei deinen Bemühungen Irrtum zu zerstören sowohl moralische als auch physische Vorstellungen ein. Treibe Böses jeder Art aus. „Predigt das Evangelium der ganzen Schöpfung." Sprich die Wahrheit zu jeder Form des Irrtums. Tumore, Geschwüre, Tuberkeln, Entzündung, Schmerz, deformierte Gelenke sind Schatten des Tagtraums, dunkle Bilder sterblichen Denkens, die vor dem Licht der WAHRHEIT fliehen.

Moralisches Verhalten gefordert

A moral question may hinder the recovery of the sick. Lurking error, lust, envy, revenge, malice, or hate will perpetuate or even create the belief in disease. Errors of all sorts tend in this direction. Your true course is to destroy the foe, and leave the field to God, Life, Truth, and Love, remembering that God and His ideas alone are real and harmonious.

If your patient from any cause suffers a relapse, meet the cause mentally and courageously, knowing that there can be no reaction in Truth. Neither disease itself, sin, nor fear has the power to cause disease or a relapse. Disease has no intelligence with which to move itself about or to change itself from one form to another. If disease moves, mind, not matter, moves it; therefore be sure that you move it off. Meet every adverse circumstance as its master. Observe mind instead of body, lest aught unfit for development enter thought. Think less of material conditions and more of spiritual. *Relapse unnecessary*

Mind produces all action. If the action proceeds from Truth, from immortal Mind, there is harmony; but mortal mind is liable to any phase of belief. A relapse cannot in reality occur in mortals or so-called mortal minds, for there is but one Mind, one God. Never fear the mental malpractitioner, the mental assassin, who, in attempting to rule mankind, tramples upon the divine Principle of metaphysics, for God is the only power. To succeed in healing, you must conquer your own fears as well as those of your patients, and rise into higher and holier consciousness. *Conquer beliefs and fears*

If it is found necessary to treat against relapse, know that disease or its symptoms cannot change forms, nor

Eine moralische Frage kann der Genesung der Kranken im Weg sein. Verborgener Irrtum, Lust, Neid, Rache, Arglist oder Hass lassen den Glauben an Krankheit fortbestehen oder rufen ihn sogar erst hervor. Irrtümer aller Art führen in diese Richtung. Dein richtiger Weg ist der, den Feind zu zerstören und GOTT, LEBEN, WAHRHEIT und LIEBE, das Feld zu überlassen und dich daran zu erinnern, dass allein GOTT und Seine Ideen wirklich und harmonisch sind.

Wenn dein Patient aus irgendeinem Grund einen Rückfall erleidet, dann tritt der Ursache mental und mutig entgegen, weil du weißt, dass es in der WAHRHEIT keine Reaktion geben kann. Weder die Krankheit selbst noch Sünde oder Furcht hat die Macht, Krankheit oder einen Rückfall zu verursachen. Krankheit hat keine Intelligenz, durch die sie sich verlagern oder von einer Form in eine andere verwandeln kann. Wenn sich die Krankheit verlagert, dann ist es das Gemüt, nicht Materie, das sie verlagert; darum achte darauf, dass du sie austreibst. Tritt jedem widrigen Umstand als sein Meister entgegen. Beobachte das Gemüt anstelle des Körpers, damit nichts in das Denken eindringt, was sich dort nicht entwickeln sollte. Denke weniger an materielle Zustände und mehr an geistige.

Rückfall unnötig

GEMÜT erzeugt alle Tätigkeit. Wenn die Tätigkeit von WAHRHEIT, vom unsterblichen GEMÜT, ausgeht, herrscht Harmonie; aber das sterbliche Gemüt ist für jede Phase von Vorstellungen anfällig. Ein Rückfall kann bei den Sterblichen oder den sogenannten sterblichen Gemütern in Wirklichkeit nicht vorkommen, denn es gibt nur *ein* GEMÜT, *einen* GOTT. Fürchte niemals den mentalen Malpraktiker, den mentalen Meuchelmörder, der bei dem Versuch, die Menschheit zu beherrschen, das göttliche PRINZIP der Metaphysik mit Füßen tritt, denn GOTT ist die einzige Macht. Um beim Heilen Erfolg zu haben, musst du deine eigenen Befürchtungen ebenso wie die deiner Patienten überwinden und dich zu einem höheren und heiligeren Bewusstsein erheben.

Besiege Vorstellungen und Befürchtungen

Wenn es sich als notwendig erweist, gegen Rückfall zu behandeln, dann wisse, dass Krankheit oder ihre Symptome ihre Form nicht verändern noch von einem Körperteil auf einen anderen übergreifen

go from one part to another, for Truth destroys disease. There is no metastasis, no stoppage of harmonious action, no paralysis. Truth not error, Love not hate, Spirit not matter, governs man. If students do not readily heal themselves, they should early call an experienced Christian Scientist to aid them. If they are unwilling to do this for themselves, they need only to know that error cannot produce this unnatural reluctance.

<small>True government of man</small>

Instruct the sick that they are not helpless victims, for if they will only accept Truth, they can resist disease and ward it off, as positively as they can the temptation to sin. This fact of Christian Science should be explained to invalids when they are in a fit mood to receive it, — when they will not array themselves against it, but are ready to become receptive to the new idea. The fact that Truth overcomes both disease and sin reassures depressed hope. It imparts a healthy stimulus to the body, and regulates the system. It increases or diminishes the action, as the case may require, better than any drug, alterative, or tonic.

<small>Positive reassurance</small>

Mind is the natural stimulus of the body, but erroneous belief, taken at its best, is not promotive of health or happiness. Tell the sick that they can meet disease fearlessly, if they only realize that divine Love gives them all power over every physical action and condition.

<small>Proper stimulus</small>

If it becomes necessary to startle mortal mind to break its dream of suffering, vehemently tell your patient that he must awake. Turn his gaze from the false evidence of the senses to the harmonious facts of Soul and immortal being. Tell him that he suffers

<small>Awaken the patient</small>

können, denn WAHRHEIT zerstört Krankheit. Es gibt keine Metastase, keine Unterbrechung harmonischer Funktionen, keine Lähmung. WAHRHEIT, nicht Irrtum, LIEBE, nicht Hass, GEIST, nicht Materie regiert den Menschen. Wenn Schüler sich nicht selbst schnell heilen, sollten sie beizeiten einen erfahrenen Christlichen Wissenschaftler bitten ihnen zu helfen. Wenn sie nicht bereit sind, das für sich zu tun, brauchen sie nur zu wissen, dass Irrtum diesen unnatürlichen Widerstand nicht bewirken kann.

Wahre Regierung des Menschen

Lehre die Kranken, dass sie nicht hilflose Opfer sind, denn sie können der Krankheit ebenso wie der Versuchung zu sündigen sicher widerstehen und sie abwehren, wenn sie nur die WAHRHEIT akzeptieren wollen. Diese Tatsache der Christlichen Wissenschaft sollte den Kranken erklärt werden, wenn sie sich in einer geeigneten Verfassung befinden, um sie aufzunehmen — wenn sie sich nicht dagegen sträuben, sondern bereit sind, für die neue Idee empfänglich zu werden. Die Tatsache, dass WAHRHEIT sowohl Krankheit wie Sünde überwindet, richtet die niedergedrückte Hoffnung wieder auf. Sie gibt dem Körper einen gesunden Stimulus und reguliert den Organismus. Je nachdem, wie es der Fall erfordern mag, steigert oder vermindert sie die Tätigkeit besser als irgendein Medikament, ein alterierendes oder stärkendes Mittel.

Positive neue Zuversicht

GEMÜT ist der natürliche Stimulus für den Körper, aber eine irrige Auffassung ist der Gesundheit und dem Wohlbefinden selbst im besten Fall nicht förderlich. Sage den Kranken, dass sie der Krankheit furchtlos entgegentreten können, wenn sie sich nur vergegenwärtigen, dass die göttliche LIEBE ihnen alle Macht über jede Körperfunktion und jeden Zustand des Körpers gibt.

Der richtige Stimulus

Wenn es notwendig wird, das sterbliche Gemüt aufzuschrecken, um den Traum des Leidens zu durchbrechen, dann fordere deinen Patienten energisch auf aufzuwachen. Lenke seinen starren Blick von dem falschen Augenschein der Sinne auf die harmonischen Tatsachen der SEELE und des unsterblichen Seins. Sage ihm, dass er nur wie die Geisteskranken unter falschen

Wecke den Patienten auf

only as the insane suffer, from false beliefs. The only difference is, that insanity implies belief in a diseased brain, while physical ailments (so-called) arise from the belief that other portions of the body are deranged. Derangement, or *disarrangement,* is a word which conveys the true definition of all human belief in ill-health, or disturbed harmony. Should you thus startle mortal mind in order to remove its beliefs, afterwards make known to the patient your motive for this shock, showing him that it was to facilitate recovery.

If a crisis occurs in your treatment, you must treat the patient less for the disease and more for the mental disturbance or fermentation, and subdue the symptoms by removing the belief that this chemicalization produces pain or disease. Insist vehemently on the great fact which covers the whole ground, that God, Spirit, is all, and that there is none beside Him. There is *no disease.* When the supposed suffering is gone from mortal mind, there can be no pain; and when the fear is destroyed, the inflammation will subside. Calm the excitement sometimes induced by chemicalization, which is the alterative effect produced by Truth upon error, and sometimes explain the symptoms and their cause to the patient. *How to treat a crisis*

It is no more Christianly scientific to see disease than it is to experience it. If you would destroy the sense of disease, you should not build it up by wishing to see the forms it assumes or by employing a single material application for its relief. The perversion of Mind-science is like asserting that the products of eight multiplied by five, and of seven by ten, are both forty, and that their combined *No perversion of Mind-science*

Vorstellungen leidet. Der einzige Unterschied besteht darin, dass Geisteskrankheit den Glauben an ein erkranktes Gehirn einschließt, während (sogenannte) physische Leiden aus dem Glauben entstehen, dass andere Teile des Körpers gestört seien. Gestörtheit — *Durcheinander* — ist ein Ausdruck, der die wahre Natur allen menschlichen Glaubens an schlechte Gesundheit oder gestörte Harmonie definiert. Wenn du das sterbliche Gemüt auf diese Weise aufschreckst, um seine Vorstellungen zu beseitigen, dann erkläre dem Patienten anschließend deinen Beweggrund für diesen Schock und zeige ihm, dass er den Zweck hatte, die Genesung zu fördern.

Wenn während deiner Behandlung eine Krisis eintritt, musst du den Patienten weniger gegen die Krankheit und mehr gegen den mentalen Aufruhr oder die mentale Gärung behandeln, und du musst die Symptome dadurch überwinden, dass du den Glauben beseitigst, diese Chemikalisation erzeuge Schmerz oder Krankheit. Bestehe mit Nachdruck auf der großen Tatsache, die alles umfasst: dass GOTT, GEIST, alles ist und dass es keinen außer Ihm gibt. Es gibt *keine Krankheit*. Wenn das vermeintliche Leiden aus dem sterblichen Gemüt verschwunden ist, kann es keinen Schmerz geben; und wenn die Furcht zerstört ist, wird die Entzündung abklingen. Beruhige die mitunter durch Chemikalisation hervorgerufene Erregung, die die verändernde Wirkung auf den Irrtum ist, die WAHRHEIT auslöst, und erkläre dem Patienten manchmal die Symptome und deren Ursache.

Wie eine Krisis behandelt wird

Es ist ebenso wenig christlich-wissenschaftlich, Krankheit zu sehen wie sie zu erleben. Wenn du das Gefühl krank zu sein zerstören willst, solltest du die Krankheit nicht dadurch aufbauen, dass du die Formen, die sie annimmt, sehen möchtest oder dass du auch nur ein einziges materielles Mittel zu ihrer Linderung anwendest. Die Verdrehung der Wissenschaft des GEMÜTS ist geradeso, als wolltest du behaupten, dass die Ergebnisse von acht multipliziert mit fünf und sieben multipliziert mit zehn beide vierzig seien und dass die Summe aus beiden fünfzig

Keine Verdrehung der Wissenschaft des GEMÜTS

sum is fifty, and then calling the process mathematics. Wiser than his persecutors, Jesus said: "If I by Beelzebub cast out devils, by whom do your children cast them out?"

If the reader of this book observes a great stir throughout his whole system, and certain moral and physical symptoms seem aggravated, these indications are favorable. Continue to read, and the book will become the physician, allaying the tremor which Truth often brings to error when destroying it.

Effect of this book

Patients, unfamiliar with the cause of this commotion and ignorant that it is a favorable omen, may be alarmed. If such be the case, explain to them the law of this action. As when an acid and alkali meet and bring out a third quality, so mental and moral chemistry changes the material base of thought, giving more spirituality to consciousness and causing it to depend less on material evidence. These changes which go on in mortal mind serve to reconstruct the body. Thus Christian Science, by the alchemy of Spirit, destroys sin and death.

Disease neutralized

Let us suppose two parallel cases of bone-disease, both similarly produced and attended by the same symptoms. A surgeon is employed in one case, and a Christian Scientist in the other. The surgeon, holding that matter forms its own conditions and renders them fatal at certain points, entertains fears and doubts as to the ultimate outcome of the injury. Not holding the reins of government in his own hands, he believes that something stronger than Mind — namely, matter — governs the case. His treatment is therefore tentative. This mental state invites defeat. The belief

Bone-healing by surgery

betrage, und diesen Vorgang dann Mathematik nennen. Jesus, der weiser war als seine Verfolger, sagte: „Wenn ich aber die Dämonen durch Beelzebub austreibe, durch wen treiben eure Söhne sie aus?"

Wenn der Leser dieses Buches in seinem ganzen Organismus einen großen Aufruhr spürt und gewisse moralische und physische Symptome sich zu verschlimmern scheinen, so sind diese Anzeichen günstig. Lies weiter, und das Buch wird der Arzt werden, der die Erregung beruhigt, die WAHRHEIT oft beim Irrtum auslöst, wenn sie ihn zerstört. Wirkung dieses Buches

Patienten, die mit der Ursache dieses Aufruhrs nicht vertraut sind und nicht wissen, dass er ein günstiges Anzeichen ist, könnten beunruhigt sein. Wenn das der Fall ist, erkläre ihnen das Gesetz dieses Vorgangs. So wie beim Zusammentreffen einer Säure mit einer Lauge ein dritter Stoff entsteht, so verändert die mentale und moralische Chemie die materielle Grundlage des Denkens; sie gibt dem Bewusstsein mehr Geistigkeit und veranlasst es, sich weniger auf den materiellen Augenschein zu verlassen. Diese Veränderungen, die im sterblichen Gemüt vorgehen, dienen der Wiederherstellung des Körpers. So zerstört die Christliche Wissenschaft durch die Alchemie des GEISTES Sünde und Tod. Krankheit neutralisiert

Nehmen wir an, dass wir zwei parallele Fälle von Knochenkrankheit vor uns haben, die beide auf ähnliche Weise entstanden und von den gleichen Symptomen begleitet sind. Der eine Fall wird einem Chirurgen übergeben, der andere einem Christlichen Wissenschaftler. Der Chirurg, der meint, dass die Materie ihre eigenen Zustände bildet und diese in bestimmten Stadien tödlich werden lässt, hegt Befürchtungen und Zweifel über die schließlichen Folgen der Verletzung. Weil er die Zügel der Regierung nicht in der Hand hält, glaubt er, dass etwas Stärkeres als GEMÜT — nämlich Materie — den Fall regiere. Seine Behandlung ist deshalb ein Versuch. Diese mentale Einstellung führt Niederlage herbei. Der Glaube, dass er in der Knochenheilung durch Chirurgie

that he has met his master in matter and may not be able to mend the bone, increases his fear; yet this belief should not be communicated to the patient, either verbally or otherwise, for this fear greatly diminishes the tendency towards a favorable result. Remember that the unexpressed belief oftentimes affects a sensitive patient more strongly than the expressed thought.

Scientific corrective

The Christian Scientist, understanding scientifically that all is Mind, commences with mental causation, the truth of being, to destroy the error. This corrective is an alterative, reaching to every part of the human system. According to Scripture, it searches "the joints and marrow," and it restores the harmony of man.

Coping with difficulties

The matter-physician deals with matter as both his foe and his remedy. He regards the ailment as weakened or strengthened according to the evidence which matter presents. The metaphysician, making Mind his basis of operation irrespective of matter and regarding the truth and harmony of being as superior to error and discord, has rendered himself strong, instead of weak, to cope with the case; and he proportionately strengthens his patient with the stimulus of courage and conscious power. Both Science and consciousness are now at work in the economy of being according to the law of Mind, which ultimately asserts its absolute supremacy.

Formation from thought

Ossification or any abnormal condition or derangement of the body is as directly the action of mortal mind as is dementia or insanity. Bones have only the substance of thought which forms them. They are only phenomena of the mind of mortals. The so-called substance of bone is formed first

Materie seinen Meister gefunden habe und vielleicht nicht in der Lage sei, den Knochen zu heilen, vergrößert seine Furcht; aber dieser Glaube sollte dem Patienten nicht mitgeteilt werden, weder durch Worte noch auf andere Weise, denn diese Furcht vermindert die Aussicht auf ein günstiges Ergebnis erheblich. Denke daran, dass der unausgesprochene Gedanke einen empfindsamen Patienten oft stärker beeinflusst als der ausgesprochene Gedanke.

Der Christliche Wissenschaftler, der wissenschaftlich versteht, dass alles GEMÜT ist, beginnt mit der mentalen Ursächlichkeit, der Wahrheit des Seins, um den Irrtum zu zerstören. Dieses Heilmittel ist ein alterierendes Mittel, das jeden Teil des menschlichen Organismus erreicht. Der Heiligen Schrift zufolge erforscht es „Mark und Bein" und stellt die Harmonie des Menschen wieder her. *Wissenschaftliches Besserungsmittel*

Der Materie-Arzt behandelt die Materie als beides, als seinen Feind und sein Heilmittel. Er betrachtet das Leiden als abgeschwächt oder verstärkt, je nach dem Augenschein, den die Materie präsentiert. Der Metaphysiker, der, ohne Rücksicht auf die Materie, GEMÜT zu seiner Arbeitsgrundlage macht und die Wahrheit und Harmonie des Seins dem Irrtum und der Disharmonie für überlegen hält, hat sich selbst stark anstatt schwach gemacht, um den Fall zu meistern; und entsprechend stärkt er seinen Patienten mit dem Ansporn des Muts und der bewussten Macht. Wissenschaft und Bewusstsein sind jetzt beide in der Ordnung des Seins am Werk, entsprechend dem Gesetz des GEMÜTS, das schließlich seine absolute Überlegenheit behauptet. *Schwierigkeiten meistern*

Verknöcherung oder jeder abnorme Zustand oder jede Störung des Körpers ist ebenso direkt eine Tätigkeit des sterblichen Gemüts wie Demenz oder Geisteskrankheit. Knochen haben nur die Substanz des Gedankens, der sie formt. Sie sind nur Phänomene des Gemüts der Sterblichen. Die sogenannte Knochensubstanz wird zuerst durch das Gemüt der Eltern *Formung durch Gedanken*

by the parent's mind, through self-division. Soon the child becomes a separate, individualized mortal mind, which takes possession of itself and its own thoughts of bones.

Accidents are unknown to God, or immortal Mind, and we must leave the mortal basis of belief and unite with the one Mind, in order to change the notion of chance to the proper sense of God's unerring direction and thus bring out harmony.

Accidents unknown to God

Under divine Providence there can be no accidents, since there is no room for imperfection in perfection.

In medical practice objections would be raised if one doctor should administer a drug to counteract the working of a remedy prescribed by another doctor. It is equally important in metaphysical practice that the *minds* which surround your patient should not act against your influence by continually expressing such opinions as may alarm or discourage, — either by giving antagonistic advice or through unspoken thoughts resting on your patient. While it is certain that the divine Mind can remove any obstacle, still you need the ear of your auditor. It is not more difficult to make yourself heard mentally while others are thinking about your patients or conversing with them, if you understand Christian Science — the oneness and the allness of divine Love; but it is well to be alone with God and the sick when treating disease.

Opposing mentality

To prevent or to cure scrofula and other so-called hereditary diseases, you must destroy the belief in these ills and the faith in the possibility of their transmission. The patient may tell you that he has a humor in the blood, a scrofulous diathesis. His

Mind removes scrofula

gebildet, durch Selbstteilung. Bald wird das Kind ein separates, individualisiertes sterbliches Gemüt, das von sich und seinen eigenen Gedanken über Knochen Besitz ergreift.

Unfälle sind GOTT oder dem unsterblichen GEMÜT unbekannt, und wir müssen die sterbliche Grundlage der Vorstellung verlassen und uns mit dem *einen* GEMÜT vereinen, um die Vorstellung von Zufall in die richtige Auffassung von GOTTES unfehlbarer Führung umzuwandeln und dadurch Harmonie hervorzubringen.

<small>Unfälle GOTT unbekannt</small>

Unter der göttlichen Vorsehung kann es keine Unfälle geben, weil es in der Vollkommenheit keinen Raum für Unvollkommenheit gibt.

In der medizinischen Praxis würde man Einspruch erheben, wenn ein Arzt ein Medikament verabreichte, um die Wirkung eines Mittels aufzuheben, das von einem anderen Arzt verschrieben wurde. Ebenso wichtig ist es in der metaphysischen Praxis, dass die *Gemüter*, die deinen Patienten umgeben, deinem Einfluss nicht dadurch entgegenwirken, dass sie ständig solche Meinungen äußern, die beunruhigen oder entmutigen — entweder durch entgegengesetzte Ratschläge, die sie geben, oder durch unausgesprochene Gedanken, die sie über deinen Patienten hegen. Wenn es auch sicher ist, dass das göttliche GEMÜT jedes Hindernis beseitigen kann, so brauchst du doch die Aufmerksamkeit deines Zuhörers. Es ist nicht schwieriger, dir mental Gehör zu verschaffen, während andere über deine Patienten nachdenken oder sich mit ihnen unterhalten, wenn du die Christliche Wissenschaft verstehst — die Einheit und die Allheit der göttlichen LIEBE; doch ist es gut, mit GOTT und dem Kranken allein zu sein, wenn du Krankheit behandelst.

<small>Widerstreitende Mentalität</small>

Um Skrofulose oder andere sogenannte Erbkrankheiten zu verhindern oder zu heilen, musst du den Glauben an diese Krankheiten und den Glauben an die Möglichkeit zerstören, dass sie übertragbar seien. Der Patient sagt dir vielleicht, dass er schlechtes Blut habe, eine Anlage zu Skrofulose. Seine

<small>GEMÜT beseitigt Skrofulose</small>

parents or some of his progenitors farther back have so believed. Mortal mind, not matter, induces this conclusion and its results. You will have humors, just so long as you believe them to be safety-valves or to be ineradicable.

Nothing to consume

If the case to be mentally treated is consumption, take up the leading points included (according to belief) in this disease. Show that it is not inherited; that inflammation, tubercles, hemorrhage, and decomposition are beliefs, images of mortal thought superimposed upon the body; that they are not the truth of man; that they should be treated as error and put out of thought. Then these ills will disappear.

The lungs re-formed

If the body is diseased, this is but one of the beliefs of mortal mind. Mortal man will be less mortal, when he learns that matter never sustained existence and can never destroy God, who is man's Life. When this is understood, mankind will be more spiritual and know that there is nothing to consume, since Spirit, God, is All-in-all. What if the belief is consumption? God is more to a man than his belief, and the less we acknowledge matter or its laws, the more immortality we possess. Consciousness constructs a better body when faith in matter has been conquered. Correct material belief by spiritual understanding, and Spirit will form you anew. You will never fear again except to offend God, and you will never believe that heart or any portion of the body can destroy you.

Soundness maintained

If you have sound and capacious lungs and want them to remain so, be always ready with the mental protest against the opposite belief in heredity. Discard all notions about lungs, tubercles, in-

Eltern oder einige seiner Vorfahren haben das geglaubt. Das sterbliche Gemüt, nicht die Materie, ruft diese Schlussfolgerung und ihre Resultate hervor. Du wirst nur so lange schlechte Körpersäfte haben, wie du glaubst, dass sie Sicherheitsventile seien oder dass sie unausrottbar seien.

Wenn der mental zu behandelnde Fall Tuberkulose ist, dann greife die Hauptpunkte auf, die diese Krankheit (der Annahme nach) einschließt. Zeige, dass die Krankheit nicht ererbt ist; dass Entzündung, Tuberkeln, Blutungen und Zerfall Auffassungen sind, Bilder des sterblichen Denkens, die dem Körper aufgedrängt wurden; dass sie nicht die Wahrheit über den Menschen sind; dass sie als Irrtum behandelt und aus dem Denken ausgeschlossen werden sollten. Dann werden diese Leiden verschwinden.

Es gibt nichts, das schwinden kann

Wenn der Körper erkrankt ist, dann ist das nur eine der Ansichten des sterblichen Gemüts. Der sterbliche Mensch wird weniger sterblich sein, wenn er versteht, dass Materie das Dasein niemals erhalten hat und dass sie GOTT, der das LEBEN des Menschen ist, niemals zerstören kann. Wenn das verstanden worden ist, wird die Menschheit geistiger sein und wissen, dass es nichts gibt, was schwinden kann, weil GEIST, GOTT, Alles-in-allem ist. Was macht es, wenn man glaubt, dass es sich um Tuberkulose handelt? GOTT ist mehr für einen Menschen als sein Glaube, und je weniger wir die Materie und ihre Gesetze anerkennen, desto mehr Unsterblichkeit besitzen wir. Das Bewusstsein baut einen besseren Körper auf, wenn der Glaube an Materie überwunden worden ist. Berichtige die materielle Auffassung durch geistiges Verständnis, und GEIST wird dich neu bilden. Du wirst nie wieder etwas anderes fürchten, als GOTT Unrecht zu tun, und du wirst niemals glauben, dass das Herz oder irgendein Teil des Körpers dich zerstören könnte.

Die Lungen neu gebildet

Wenn du gesunde und weite Lungen hast und willst, dass sie so bleiben, dann sei immer bereit, gegen den entgegengesetzten Glauben an Vererbung mental Einspruch zu erheben. Gib alle Vorstellungen über Lungen, Tuberkeln, vererbte

Gesundheit erhalten

herited consumption, or disease arising from any circumstance, and you will find that mortal mind, when instructed by Truth, yields to divine power, which steers the body into health.

The discoverer of Christian Science finds the path less difficult when she has the high goal always before her thoughts, than when she counts her footsteps in endeavoring to reach it. When the destination is desirable, expectation speeds our progress. The struggle for Truth makes one strong instead of weak, resting instead of wearying one. If the belief in death were obliterated, and the understanding obtained that there is no death, this would be a "tree of life," known by its fruits. Man should renew his energies and endeavors, and see the folly of hypocrisy, while also learning the necessity of working out his own salvation. When it is learned that disease cannot destroy life, and that mortals are not saved from sin or sickness by death, this understanding will quicken into newness of life. It will master either a desire to die or a dread of the grave, and thus destroy the great fear that besets mortal existence.

Our footsteps heavenward

The relinquishment of all faith in death and also of the fear of its sting would raise the standard of health and morals far beyond its present elevation, and would enable us to hold the banner of Christianity aloft with unflinching faith in God, in Life eternal. Sin brought death, and death will disappear with the disappearance of sin. Man is immortal, and the body cannot die, because matter has no life to surrender. The human concepts named matter, death, disease, sickness, and sin are all that can be destroyed.

Christian standard

Tuberkulose oder Krankheit, die aus irgendeinem Umstand erwächst, auf, und du wirst feststellen, dass das sterbliche Gemüt, wenn es durch Wאhrheit belehrt wird, sich der göttlichen Macht ergibt, die den Körper zu Gesundheit führt.

Die Entdeckerin der Christlichen Wissenschaft findet den Weg weniger schwierig, wenn sie ihre Gedanken immer auf das hohe Ziel gerichtet hält, als wenn sie ihre Schritte zählt bei ihrem Bestreben, es zu erreichen. Wenn das Ziel erstrebenswert ist, beschleunigt die Erwartung unseren Fortschritt. Das Ringen um WAHRHEIT macht uns stark anstatt schwach, erfrischt uns anstatt uns zu ermüden. Wenn der Glaube an den Tod ausgelöscht und das Verständnis erlangt würde, dass es keinen Tod gibt, so wäre das ein „Baum des Lebens", den man an seinen Früchten erkennt. Der Mensch sollte seine Energien und Bestrebungen erneuern und die Torheit der Heuchelei erkennen, während er auch die Notwendigkeit einsieht, seine eigene Erlösung auszuarbeiten. Wenn man verstanden hat, dass Krankheit das Leben nicht zerstören kann und dass die Sterblichen nicht durch den Tod von Sünde oder Krankheit erlöst werden, dann wird dieses Verständnis uns zu neuem Leben erwecken. Es wird entweder das Verlangen zu sterben oder das Grauen vor dem Grab meistern und somit die große Furcht zerstören, die die sterbliche Existenz bedrängt.

Unsere Schritte himmelwärts

Allen Glauben an den Tod wie auch die Furcht vor seinem Stachel aufzugeben, würde die Norm der Gesundheit und der Moral weit über ihre gegenwärtige Höhe erheben und uns befähigen, das Banner des Christentums mit unerschütterlichem Glauben an GOTT, an das ewige LEBEN, hochzuhalten. Die Sünde brachte den Tod, und mit dem Verschwinden der Sünde wird auch der Tod verschwinden. Der Mensch ist unsterblich und der Körper kann nicht sterben, weil Materie kein Leben hat, das sie aufgeben könnte. Die menschlichen Begriffe, Materie, Tod, Leiden, Krankheit und Sünde genannt, sind alles, was zerstört werden kann.

Christlicher Standard

If it is true that man lives, this fact can never change in Science to the opposite belief that man dies. Life is the law of Soul, even the law of the spirit of Truth, and Soul is never without its representative. Man's individual being can no more die nor disappear in unconsciousness than can Soul, for both are immortal. If man believes in death now, he must disbelieve in it when learning that there is no reality in death, since the truth of being is deathless. The belief that existence is contingent on matter must be met and mastered by Science, before Life can be understood and harmony obtained.

Life not contingent on matter

Death is but another phase of the dream that existence can be material. Nothing can interfere with the harmony of being nor end the existence of man in Science. Man is the same after as before a bone is broken or the body guillotined. If man is never to overcome death, why do the Scriptures say, "The last enemy that shall be destroyed is death"? The tenor of the Word shows that we shall obtain the victory over death in proportion as we overcome sin. The great difficulty lies in ignorance of what God is. God, Life, Truth, and Love make man undying. Immortal Mind, governing all, must be acknowledged as supreme in the physical realm, so-called, as well as in the spiritual.

Mortality vanquished

Called to the bed of death, what material remedy has man when all such remedies have failed? Spirit is his last resort, but it should have been his first and only resort. The dream of death must be mastered by Mind here or hereafter. Thought will waken from its own material declaration, "I am dead," to catch this trumpet-word of Truth, "There

No death nor inaction

Wenn es wahr ist, dass der Mensch lebt, kann sich diese Tatsache in der Wissenschaft niemals in den entgegengesetzten Glauben verwandeln, dass der Mensch stirbt. LEBEN ist das Gesetz der SEELE, ja, das Gesetz des Geistes der WAHRHEIT, und SEELE ist niemals ohne ihren Ausdruck. Das individuelle Sein des Menschen kann ebenso wenig sterben oder in Bewusstlosigkeit verschwinden wie SEELE, denn beide sind unsterblich. Wenn der Mensch jetzt an den Tod glaubt, muss er diesen Glauben aufgeben, wenn er erkennt, dass keine Wirklichkeit im Tod ist, denn die Wahrheit des Seins ist unvergänglich. Dem Glauben, dass das Dasein von Materie abhängt, müssen wir mit der Wissenschaft entgegentreten und er muss durch die Wissenschaft gemeistert werden, bevor LEBEN verstanden und Harmonie erlangt werden kann.

<small>LEBEN nicht von Materie abhängig</small>

Der Tod ist nichts als eine andere Phase des Traums, dass das Dasein materiell sein kann. Nichts kann die Harmonie des Seins stören noch die Existenz des Menschen in der Wissenschaft beenden. Der Mensch ist nach einem Knochenbruch oder nach der Guillotinierung des Körpers derselbe wie vorher. Wenn der Mensch den Tod niemals überwinden soll, warum sagt die Heilige Schrift dann: „Der letzte Feind, der vernichtet wird, ist der Tod"? Der Tenor des Bibelwortes zeigt, dass wir den Sieg über den Tod in dem Verhältnis erlangen werden, wie wir Sünde überwinden. Die große Schwierigkeit liegt darin, dass wir nicht wissen, was GOTT ist. GOTT, LEBEN, WAHRHEIT und LIEBE machen den Menschen unvergänglich. Das unsterbliche GEMÜT, das alles regiert, muss sowohl im sogenannten physischen Bereich als auch im geistigen als allerhaben anerkannt werden.

<small>Sterblichkeit besiegt</small>

Welches materielle Heilmittel hat der Mensch, der an ein Sterbebett gerufen wird, wenn alle diese Mittel versagt haben? GEIST ist seine letzte Zuflucht, aber er hätte seine erste und einzige Zuflucht sein sollen. Der Traum vom Tod muss hier oder hiernach durch GEMÜT gemeistert werden. Das Denken wird aus seiner eigenen materiellen Erklärung „Ich bin tot" erwachen, um den Posaunenruf der WAHRHEIT zu vernehmen: „Es gibt keinen

<small>Weder Tod noch Untätigkeit</small>

is no death, no inaction, diseased action, overaction, nor reaction."

Life is real, and death is the illusion. A demonstration of the facts of Soul in Jesus' way resolves the dark visions of material sense into harmony and immortality. Man's privilege at this supreme moment is to prove the words of our Master: "If a man keep my saying, he shall never see death." To divest thought of false trusts and material evidences in order that the spiritual facts of being may appear, — this is the great attainment by means of which we shall sweep away the false and give place to the true. Thus we may establish in truth the temple, or body, "whose builder and maker is God." *Vision opening*

We should consecrate existence, not "to the unknown God" whom we "ignorantly worship," but to the eternal builder, the everlasting Father, to the Life which mortal sense cannot impair nor mortal belief destroy. We must realize the ability of mental might to offset human misconceptions and to replace them with the life which is spiritual, not material. *Intelligent consecration*

The great spiritual fact must be brought out that man *is,* not *shall be,* perfect and immortal. We must hold forever the consciousness of existence, and sooner or later, through Christ and Christian Science, we must master sin and death. The evidence of man's immortality will become more apparent, as material beliefs are given up and the immortal facts of being are admitted. *The present immortality*

The author has healed hopeless organic disease, and raised the dying to life and health through the understanding of God as the only Life. It is a sin to believe

Tod, keine Untätigkeit, keine krankhafte Tätigkeit, keine übermäßige Tätigkeit, keine Reaktion."

Leben ist wirklich und Tod ist die Illusion. Eine Demonstration der Tatsachen der Seele auf Jesu Weise löst die dunklen Visionen des materiellen Sinnes in Harmonie und Unsterblich- Eine Vision tut sich auf keit auf. In diesem erhabenen Augenblick ist es das Vorrecht des Menschen, die Worte unseres Meisters zu beweisen: „Wenn jemand mein Wort hält, dann wird er den Tod nicht sehen in Ewigkeit." Dem Denken das falsche Vertrauen und den materiellen Augenschein zu nehmen, damit die geistigen Tatsachen des Seins erscheinen können, das ist die große Errungenschaft, mit deren Hilfe wir das Falsche wegfegen und dem Wahren Raum geben werden. So können wir in Wahrheit den Tempel oder Körper aufrichten, dessen „Baumeister und Schöpfer Gott ist".

Wir sollten das Dasein nicht „dem unbekannten Gott" weihen, den wir, „ohne Ihn zu kennen", verehren, sondern dem ewigen Baumeister, dem immerwährenden Vater, dem Leben, Intelligente Hingabe das der sterbliche Sinn nicht beeinträchtigen noch die sterbliche Auffassung zerstören kann. Wir müssen uns die Fähigkeit der mentalen Macht vergegenwärtigen, menschliche Missverständnisse zu beseitigen und sie durch das Leben zu ersetzen, das geistig ist und nicht materiell.

Die große geistige Tatsache muss ans Licht gebracht werden, dass der Mensch vollkommen und unsterblich *ist,* nicht *sein wird.* Wir müssen für immer das Bewusstsein des Daseins festhalten, und früher oder später müssen wir durch Die gegenwärtige Unsterblichkeit Christus und die Christliche Wissenschaft Sünde und Tod meistern. Der Beweis der Unsterblichkeit des Menschen wird sichtbarer werden, wenn materielle Anschauungen aufgegeben und die unsterblichen Tatsachen des Seins zugegeben werden.

Die Autorin hat durch das Verständnis von Gott als dem einzigen Leben hoffnungslose organische Krankheit geheilt und Sterbende zu Leben und Gesundheit erweckt. Es ist eine Sünde zu glauben,

that aught can overpower omnipotent and eternal Life, and this Life must be brought to light by the understanding that there is no death, as well as by other graces of Spirit. We must begin, however, with the more simple demonstrations of control, and the sooner we begin the better. The final demonstration takes time for its accomplishment. When walking, we are guided by the eye. We look before our feet, and if we are wise, we look beyond a single step in the line of spiritual advancement.

Careful guidance

The corpse, deserted by thought, is cold and decays, but it never suffers. Science declares that man is subject to Mind. Mortal mind affirms that mind is subordinate to the body, that the body is dying, that it must be buried and decomposed into dust; but mortal mind's affirmation is not true. Mortals waken from the dream of death with bodies unseen by those who think that they bury the body.

Clay replying to the potter

If man did not exist before the material organization began, he could not exist after the body is disintegrated. If we live after death and are immortal, we must have lived before birth, for if Life ever had any beginning, it must also have an ending, even according to the calculations of natural science. Do you believe this? No! Do you understand it? No! This is why you doubt the statement and do not demonstrate the facts it involves. We must have faith in all the sayings of our Master, though they are not included in the teachings of the schools, and are not understood generally by our ethical instructors.

Continuity of existence

Jesus said (John viii. 51), "If a man keep my saying, he shall never see death." That statement is not con-

dass irgendetwas das allmächtige und ewige LEBEN überwältigen
könne, und dieses LEBEN muss durch das Verständnis, dass es
keinen Tod gibt, wie auch durch andere Gnadengaben Sorgfältige
des GEISTES ans Licht gebracht werden. Wir müssen Führung
jedoch mit den einfacheren Demonstrationen der Herrschaft beginnen, und je eher wir das tun, desto besser. Die endgültige Demonstration braucht Zeit für ihre Vollendung. Beim Gehen werden wir
von den Augen geführt. Wir achten auf unsere Schritte, und wenn
wir weise sind, blicken wir über einen einzelnen Schritt hinaus in
die Richtung des geistigen Fortschritts.

Die Leiche, vom Denken verlassen, ist kalt und verfällt, aber
sie leidet niemals. Die Wissenschaft erklärt, dass der Mensch dem
GEMÜT untersteht. Das sterbliche Gemüt behauptet, Der Ton
dass das Gemüt dem Körper untergeordnet ist, dass antwortet
der Körper stirbt, dass er begraben werden und zu Staub dem Töpfer
zerfallen muss; aber die Behauptung des sterblichen Gemüts ist
nicht wahr. Die Sterblichen erwachen aus dem Todestraum mit
einem Körper, der unsichtbar ist für diejenigen, die glauben, dass
sie den Körper begraben.

Wenn der Mensch nicht existiert hat, bevor die materielle
Gestaltung begann, kann er nicht existieren, nachdem der Körper
zerfallen ist. Wenn wir nach dem Tod leben und unsterb- Kontinuität
lich sind, müssen wir vor der Geburt gelebt haben, denn des Daseins
wenn LEBEN jemals einen Anfang hatte, muss es auch ein Ende
haben, selbst nach den Berechnungen der Naturwissenschaft.
Glaubst du das? Nein! Verstehst du es? Nein! Das ist der Grund,
warum du die Aussage bezweifelst und die Tatsachen nicht demonstrierst, die sie einschließt. Wir müssen an alle Worte unseres
Meisters glauben, auch wenn sie nicht in den Lehren der Schulen
enthalten sind und im Allgemeinen von unseren Ethiklehrern nicht
verstanden werden.

Jesus sagte (Johannes 8:51): „Wenn jemand mein Wort hält,
dann wird er den Tod nicht sehen in Ewigkeit." Diese Aussage ist

fined to spiritual life, but includes all the phenomena of existence. Jesus demonstrated this, healing the dying and raising the dead. Mortal mind must part with error, must put off itself with its deeds, and immortal manhood, the Christ ideal, will appear. Faith should enlarge its borders and strengthen its base by resting upon Spirit instead of matter. When man gives up his belief in death, he will advance more rapidly towards God, Life, and Love. Belief in sickness and death, as certainly as belief in sin, tends to shut out the true sense of Life and health. When will mankind wake to this great fact in Science?

Life all-inclusive

I here present to my readers an allegory illustrative of the law of divine Mind and of the supposed laws of matter and hygiene, an allegory in which the plea of Christian Science heals the sick.

Suppose a mental case to be on trial, as cases are tried in court. A man is charged with having committed liver-complaint. The patient feels ill, ruminates, and the trial commences. Personal Sense is the plaintiff. Mortal Man is the defendant. False Belief is the attorney for Personal Sense. Mortal Minds, Materia Medica, Anatomy, Physiology, Hypnotism, Envy, Greed and Ingratitude, constitute the jury. The courtroom is filled with interested spectators, and Judge Medicine is on the bench.

A mental court case

The evidence for the prosecution being called for, a witness testifies thus: —

I represent Health-laws. I was present on certain nights when the prisoner, or patient, watched with a sick friend. Although I have the superintendence of human affairs, I was personally abused on those occasions. I was told that

nicht auf das geistige Leben beschränkt, sondern umfasst alle Phänomene des Daseins. Jesus demonstrierte das, indem er die Sterbenden heilte und die Toten auferweckte. Das sterbliche Gemüt muss sich vom Irrtum trennen, es muss sich selbst mit seinen Taten ablegen, und das unsterbliche Menschsein, das Christus-Ideal, wird erscheinen. Der Glaube sollte seine Grenzen erweitern und seine Grundlage festigen, indem er sich auf GEIST anstatt auf Materie stützt. Wenn der Mensch seinen Glauben an den Tod aufgibt, wird er schneller zu GOTT, zu LEBEN und LIEBE, vordringen. Glaube an Krankheit und Tod neigt ebenso sicher wie der Glaube an Sünde dazu, die wahre Auffassung von LEBEN und Gesundheit auszuschließen. Wann wird die Menschheit zu dieser großartigen Tatsache in der Wissenschaft erwachen?

LEBEN allumfassend

Ich lege hier meinen Lesern eine Allegorie vor, die das Gesetz des göttlichen GEMÜTS und die vermeintlichen Gesetze der Materie und der Gesundheitslehren veranschaulicht, eine Allegorie, in der der Einspruch der Christlichen Wissenschaft den Kranken heilt.

Angenommen, ein mentaler Fall stünde zur Verhandlung, so wie Fälle vor Gericht verhandelt werden. Ein Mensch ist angeklagt, weil er sich eines Leberleidens schuldig gemacht hat. Der Patient fühlt sich nicht wohl, er grübelt und der Prozess beginnt. Der Persönliche Sinn ist der Kläger. Der Sterbliche Mensch ist der Angeklagte. Die Falsche Auffassung ist der Anwalt des Persönlichen Sinnes. Die Sterblichen Gemüter, die Pharmakologie, die Anatomie, die Physiologie, der Hypnotismus, der Neid, die Habgier und der Undank sind die Geschworenen. Der Gerichtssaal ist mit interessierten Zuschauern gefüllt und Richter Medizin ist der Vorsitzende.

Ein mentaler Gerichtsfall

Die Beweisaufnahme für die Anklage wird eröffnet, ein Zeuge macht folgende Aussage:

> Ich vertrete die Gesundheitsgesetze. In bestimmten Nächten war ich anwesend, als der Gefangene oder Patient bei einem kranken Freund wachte. Obwohl ich die Oberaufsicht über die menschlichen Angelegenheiten habe, wurde ich bei diesen Anlässen persönlich gekränkt. Mir

I must remain silent until called for at this trial, when I would be allowed to testify in the case. Notwithstanding my rules to the contrary, the prisoner watched with the sick every night in the week. When the sick mortal was thirsty, the prisoner gave him drink. During all this time the prisoner attended to his daily labors, partaking of food at irregular intervals, sometimes going to sleep immediately after a heavy meal. At last he committed liver-complaint, which I considered criminal, inasmuch as this offence is deemed punishable with death. Therefore I arrested Mortal Man in behalf of the state (namely, the body) and cast him into prison.

At the time of the arrest the prisoner summoned Physiology, Materia Medica, and Hypnotism to prevent his punishment. The struggle on their part was long. Materia Medica held out the longest, but at length all these assistants resigned to me, Health-laws, and I succeeded in getting Mortal Man into close confinement until I should release him.

The next witness is called: —

I am Coated Tongue. I am covered with a foul fur, placed on me the night of the liver-attack. Morbid Secretion hypnotized the prisoner and took control of his mind, making him despondent.

Another witness takes the stand and testifies: —

I am Sallow Skin. I have been dry, hot, and chilled by turns since the night of the liver-attack. I have lost my healthy hue and become unsightly, although nothing on my part has occasioned this change. I practise daily ablutions and perform my functions as usual, but I am robbed of my good looks.

wurde gesagt, ich hätte zu schweigen, bis ich bei diesem Prozess aufgerufen würde, bei dem ich über den Fall aussagen dürfe. Unter Missachtung meiner Regeln wachte der Gefangene die ganze Woche hindurch jede Nacht bei dem Kranken. Wenn der kranke Sterbliche durstig war, gab der Gefangene ihm zu trinken. Während der ganzen Zeit ging der Gefangene seinen täglichen Arbeiten nach, nahm in unregelmäßigen Abständen Nahrung zu sich und ging manchmal unmittelbar nach einer schweren Mahlzeit schlafen. Schließlich beging er das Leberleiden, was ich für strafbar halte, insbesondere, da auf dieses Vergehen die Todesstrafe steht. Darum verhaftete ich den Sterblichen Menschen im Namen des Staates (nämlich des Körpers) und warf ihn ins Gefängnis.

Zur Zeit der Verhaftung ließ der Gefangene die Physiologie, die Pharmakologie und den Hypnotismus herbeirufen, damit diese seine Bestrafung verhinderten. Sie kämpften einen langen Kampf. Die Pharmakologie hielt am längsten stand, aber schließlich ergaben sich mir, den Gesundheitsgesetzen, alle diese Hilfskräfte und es gelang mir, den Sterblichen Menschen so lange in strengen Gewahrsam zu nehmen, bis ich ihn freilassen würde.

Der nächste Zeuge wird aufgerufen:

Ich bin die Belegte Zunge. Ich bin mit einem pelzigen Belag überzogen, der mir in der Nacht des Leberanfalls aufgelegt wurde. Die Krankhafte Sekretion hypnotisierte den Gefangenen, ergriff die Herrschaft über sein Gemüt und machte ihn mutlos.

Ein anderer Zeuge tritt in den Zeugenstand und sagt aus:

Ich bin die Gelbliche Haut. Seit der Nacht des Leberanfalls bin ich abwechselnd trocken, heiß und kalt. Ich habe meine gesunde Farbe verloren und bin unansehnlich geworden, obwohl diese Veränderung durch nichts verursacht wurde, was ich zu vertreten hätte. Ich nehme tägliche Waschungen vor und verrichte meine Funktionen wie immer, aber ich bin meines guten Aussehens beraubt worden.

The next witness testifies: —

I am Nerve, the State Commissioner for Mortal Man. I am intimately acquainted with the plaintiff, Personal Sense, and know him to be truthful and upright, whereas Mortal Man, the prisoner at the bar, is capable of falsehood. I was witness to the crime of liver-complaint. I knew the prisoner would commit it, for I convey messages from my residence in matter, *alias* brain, to body.

Another witness is called for by the Court of Error and says: —

I am Mortality, Governor of the Province of Body, in which Mortal Man resides. In this province there is a statute regarding disease, — namely, that he upon whose person disease is found shall be treated as a criminal and punished with death.

The Judge asks if by doing good to his neighbor, it is possible for man to become diseased, transgress the laws, and merit punishment, and Governor Mortality replies in the affirmative.

Another witness takes the stand and testifies: —

I am Death. I was called for, shortly after the report of the crime, by the officer of the Board of Health, who protested that the prisoner had abused him, and that my presence was required to confirm his testimony. One of the prisoner's friends, Materia Medica, was present when I arrived, endeavoring to assist the prisoner to escape from the hands of justice, *alias* nature's so-called law; but my appearance with a message from the Board of Health changed the purpose of Materia Medica, and he decided at once that the prisoner should die.

Der nächste Zeuge sagt aus:

Ich bin der Nerv, der Staatsbeauftragte für den Sterblichen Menschen. Ich bin eng befreundet mit dem Kläger, dem Persönlichen Sinn, und weiß, dass er wahrhaftig und aufrichtig ist, wohingegen der Sterbliche Mensch, der Gefangene hier vor Gericht, imstande ist unehrlich zu sein. Ich war Zeuge des Verbrechens des Leberleidens. Ich wusste, dass der Gefangene es begehen würde, denn ich übermittle die Nachrichten aus meiner Wohnstätte in der Materie, mit anderen Worten, aus dem Gehirn, an den Körper.

Ein anderer Zeuge wird vom Gericht des Irrtums aufgerufen und sagt:

Ich bin die Sterblichkeit, der Regierungschef der Provinz Körper, in der der Sterbliche Mensch wohnt. In dieser Provinz gibt es eine Verordnung über Krankheit — sie lautet: Derjenige, bei dem Krankheit gefunden wird, soll als Krimineller behandelt und mit dem Tode bestraft werden.

Der Richter fragt, ob es möglich sei, dass der Mensch, wenn er seinem Nächsten Gutes tut, krank werden, die Gesetze übertreten und Strafe verdienen könne, und der Regierungschef Sterblichkeit bestätigt das.

Ein anderer Zeuge tritt in den Zeugenstand und sagt aus:

Ich bin der Tod. Kurz nach der Meldung über das Verbrechen wurde ich vom Beamten der Gesundheitsbehörde herbeigerufen, der erklärte, der Gefangene habe ihn misshandelt und meine Anwesenheit sei erforderlich, um seine Aussage zu bestätigen. Als ich erschien, war einer der Freunde des Gefangenen, die Pharmakologie, anwesend und bemühte sich darum, dem Gefangenen zu helfen dem Arm der Gerechtigkeit, das heißt, dem sogenannten Naturgesetz, zu entkommen; aber mein Erscheinen mit einer Nachricht der Gesundheitsbehörde änderte das Vorhaben der Pharmakologie und sie entschied sofort, der Gefangene müsse sterben.

The testimony for the plaintiff, Personal Sense, being closed, Judge Medicine arises, and with great solemnity addresses the jury of Mortal Minds. He analyzes the offence, reviews the testimony, and explains the law relating to liver-complaint. His conclusion is, that laws of nature render disease homicidal. In compliance with a stern duty, his Honor, Judge Medicine, urges the jury not to allow their judgment to be warped by the irrational, unchristian suggestions of Christian Science. The jury must regard in such cases only the evidence of Personal Sense against Mortal Man.   *Judge Medicine charges the jury*

As the Judge proceeds, the prisoner grows restless. His sallow face blanches with fear, and a look of despair and death settles upon it. The case is given to the jury. A brief consultation ensues, and the jury returns a verdict of "Guilty of liver-complaint in the first degree."

Judge Medicine then proceeds to pronounce the solemn sentence of death upon the prisoner. Because he has loved his neighbor as himself, Mortal Man has been guilty of benevolence in the first degree, and this has led him into the commission of the second crime, liver-complaint, which material laws condemn as homicide. For this crime Mortal Man is sentenced to be tortured until he is dead. "May God have mercy on your soul," is the Judge's solemn peroration.   *Mortal Man sentenced*

The prisoner is then remanded to his cell (sick-bed), and Scholastic Theology is sent for to prepare the frightened sense of Life, God, — which sense must be immortal, — for *death*.

Ah! but Christ, Truth, the spirit of Life and the friend of Mortal Man, can open wide those prison doors

Nach Abschluss der Beweisaufnahme für den Kläger, den Persönlichen Sinn, erhebt sich Richter Medizin und wendet sich feierlich an die Geschworenen, die Sterblichen Gemüter. Er analysiert das Vergehen, geht die Zeugenaussagen durch und erläutert das für Leberleiden geltende Gesetz. Seine Schlussfolgerung lautet, dass die Naturgesetze Krankheit tödlich machen. In Übereinstimmung mit seiner strengen Pflicht fordert der Vorsitzende, Richter Medizin, die Geschworenen auf, ihr Urteil nicht durch die irrationalen, unchristlichen Vorschläge der Christlichen Wissenschaft beeinflussen zu lassen. Die Geschworenen sollten in solchen Fällen nur die Beweismittel des Persönlichen Sinnes gegen den Sterblichen Menschen gelten lassen.

Richter Medizin unterrichtet die Geschworenen

Während der Richter weiterspricht, wird der Gefangene unruhig. Sein gelbliches Gesicht erbleicht vor Furcht und ein Ausdruck der Verzweiflung und des Todes befällt ihn. Der Fall wird den Geschworenen übergeben. Eine kurze Beratung folgt und die Geschworenen fällen ihr Urteil: „Schuldig des Leberleidens ersten Grades."

Richter Medizin schreitet dann zur Verkündung des formellen Todesurteils über den Gefangenen. Weil er seinen Nächsten wie sich selbst geliebt hat, ist der Sterbliche Mensch der Nächstenliebe im ersten Grade schuldig, und das hat ihn veranlasst, die zweite Straftat zu begehen, das Leberleiden, das von den materiellen Gesetzen als Totschlag geahndet wird. Für dieses Verbrechen wird der Sterbliche Mensch dazu verurteilt, zu Tode gefoltert zu werden. „GOTT sei deiner Seele gnädig" lautet der feierliche Schlusssatz des Richters.

Der Sterbliche Mensch verurteilt

Der Gefangene wird dann in seine Zelle (das Krankenbett) zurückgeschickt und die Scholastische Theologie wird herbeigerufen, damit sie die in Schrecken versetzte Auffassung von LEBEN, GOTT — die unsterblich sein muss — auf den *Tod* vorbereite.

Aber siehe, Christus, WAHRHEIT, der Geist des LEBENS und der Freund des Sterblichen Menschen, kann jene Gefängnistüren weit

and set the captive free. Swift on the wings of divine Love, there comes a despatch: "Delay the execution; the prisoner is not guilty." Consternation fills the prison-yard. Some exclaim, "It is contrary to law and justice." Others say, "The law of Christ supersedes *our* laws; let us follow Christ."

Appeal to a higher tribunal

After much debate and opposition, permission is obtained for a trial in the Court of Spirit, where Christian Science is allowed to appear as counsel for the unfortunate prisoner. Witnesses, judges, and jurors, who were at the previous Court of Error, are now summoned to appear before the bar of Justice and eternal Truth.

Counsel for defence

When the case for Mortal Man *versus* Personal Sense is opened, Mortal Man's counsel regards the prisoner with the utmost tenderness. The counsel's earnest, solemn eyes, kindling with hope and triumph, look upward. Then Christian Science turns suddenly to the supreme tribunal, and opens the argument for the defence: —

The prisoner at the bar has been unjustly sentenced. His trial was a tragedy, and is morally illegal. Mortal Man has had no proper counsel in the case. All the testimony has been on the side of Personal Sense, and we shall unearth this foul conspiracy against the liberty and life of Man. The only valid testimony in the case shows the alleged crime never to have been committed. The prisoner is not proved "worthy of death, or of bonds."

Your Honor, the lower court has sentenced Mortal Man to die, but God made Man immortal and amenable to Spirit only. Denying justice to the body, that court com-

öffnen und den Gefangenen befreien. Auf den Schwingen der göttlichen LIEBE kommt mit Windeseile eine Nachricht: „Hinrichtung aufschieben; Gefangener ist nicht schuldig." Bestürzung erfüllt den Gefängnishof. Einige rufen: „Das ist gegen Gesetz und Gerechtigkeit." Andere sagen: „Das Gesetz Christi hebt *unsere* Gesetze auf; lasst uns Christus folgen."

<small>Anrufung eines höheren Gerichts</small>

Nach vielem Debattieren und vielem Widerstand wird die Genehmigung für eine Untersuchung vor dem Gericht des GEISTES erlangt, wo es der Christlichen Wissenschaft gestattet ist, als Rechtsbeistand für den unglücklichen Gefangenen aufzutreten. Zeugen, Richter und Geschworene, die in der vorangegangenen Instanz des Irrtums aufgetreten waren, werden jetzt vor das Gericht der Gerechtigkeit und der ewigen WAHRHEIT geladen.

<small>Anwalt der Verteidigung</small>

Bei der Eröffnung des Verfahrens „Sterblicher Mensch gegen Persönlicher Sinn" betrachtet der Anwalt des Sterblichen Menschen den Gefangenen mit äußerstem Mitgefühl. Die ernsten Augen des Anwalts, von Hoffnung und Triumph erfüllt, blicken feierlich nach oben. Dann wendet sich die Christliche Wissenschaft unvermittelt an das hohe Gericht und eröffnet die Beweisführung für die Verteidigung:

Der Untersuchungsgefangene ist zu Unrecht verurteilt worden. Sein Prozess war eine Tragödie und ist moralisch rechtswidrig. Der Sterbliche Mensch hat in dem Verfahren keinen geeigneten Anwalt gehabt. Alle Zeugenaussagen standen auf Seiten des Persönlichen Sinnes, und wir werden diese unfaire Verschwörung gegen die Freiheit und das Leben des Menschen ans Licht bringen. Die einzige gültige Aussage in dem Verfahren zeigt, dass das angebliche Verbrechen niemals begangen worden ist. Dem Gefangenen wird nichts nachgewiesen, worauf „Tod oder Fesseln" steht.

Hohes Gericht, die Vorinstanz hat den Sterblichen Menschen zum Sterben verurteilt, aber GOTT hat den Menschen unsterblich und nur GEIST gegenüber verantwortlich gemacht. Jenes Gericht versagte dem

mended man's immortal Spirit to heavenly mercy, — Spirit which is God Himself and Man's only lawgiver! Who or what has sinned? Has the body or has Mortal Mind committed a criminal deed? Counsellor False Belief has argued that the body should die, while Reverend Theology would console conscious Mortal Mind, which alone is capable of sin and suffering. The body committed no offence. Mortal Man, in obedience to higher law, helped his fellow-man, an act which should result in good to himself as well as to others.

The law of our Supreme Court decrees that whosoever *sinneth* shall die; but good deeds are immortal, bringing joy instead of grief, pleasure instead of pain, and life instead of death. If liver-complaint was committed by trampling on Laws of Health, this was a good deed, for the agent of those laws is an outlaw, a destroyer of Mortal Man's liberty and rights. Laws of Health should be sentenced to die.

Watching beside the couch of pain in the exercise of a love that "is the fulfilling of the law," — doing "unto others as ye would that they should do unto you," — this is no infringement of law, for no demand, human or divine, renders it just to punish a man for acting justly. If mortals sin, our Supreme Judge in equity decides what penalty is due for the sin, and Mortal Man can suffer only for his sin. For naught else can he be punished, according to the law of Spirit, God.

Then what jurisdiction had his Honor, Judge Medicine, in this case? To him I might say, in Bible language, "Sittest thou to judge ... after the law, and commandest ... to be smitten contrary to the law?" The only jurisdiction to which the prisoner can submit is that of Truth, Life, and Love. If they condemn him not, neither shall Judge Medicine condemn him; and I ask that the prisoner be restored to the liberty of which he has been unjustly deprived.

Körper die Gerechtigkeit und verwies den unsterblichen GEIST des Menschen an die himmlische Gnade — an GEIST, der GOTT selbst ist und der der einzige Gesetzgeber des Menschen ist! Wer oder was hat gesündigt? Hat der Körper ein Verbrechen begangen oder das Sterbliche Gemüt? Der Anwalt Falsche Auffassung vertrat die Meinung, der Körper solle sterben, während Hochwürden Theologie das bewusste Sterbliche Gemüt, das allein der Sünde und des Leidens fähig ist, trösten wollte. Der Körper beging kein Verbrechen. Dem höheren Gesetz gehorchend hat der Sterbliche Mensch seinem Mitmenschen geholfen — eine Tat, die Gutes für ihn wie auch für andere bewirken sollte.

Das Gesetz unseres Obersten Gerichts bestimmt: wer *sündigt*, soll sterben; aber gute Taten sind unsterblich, sie bringen Freude statt Kummer, Wohlbefinden statt Schmerz und Leben statt Tod. Wenn das Leberleiden dadurch begangen wurde, dass Gesundheitsgesetze mit Füßen getreten wurden, dann war das eine gute Tat, denn der Vertreter dieser Gesetze ist ein Gesetzloser, ein Zerstörer der Freiheit und der Rechte des Sterblichen Menschen. Die Gesundheitsgesetze sollten zum Tode verurteilt werden.

In Ausübung einer Liebe, die „die Erfüllung des Gesetzes" ist, am Schmerzenslager zu wachen — anderen zu tun, „wie ihr wollt, dass euch die Leute tun sollen" —, das ist keine Übertretung von Gesetzen, denn keine Forderung, weder eine menschliche noch eine göttliche, rechtfertigt es, einen Menschen für richtiges Handeln zu bestrafen. Wenn die Sterblichen sündigen, entscheidet unser Oberster Richter nach dem Billigkeitsrecht, welche Strafe der Sünde gebührt, und der Sterbliche Mensch kann nur für seine Sünde leiden. Dem Gesetz des GEISTES, GOTTES, zufolge kann er für nichts anderes bestraft werden.

Welche Rechtsgrundlage hatte der Vorsitzende, Richter Medizin, dann in diesem Fall? Mit den Worten der Bibel könnte ich zu ihm sagen: „Sitzt du da, um ... zu richten nach dem Gesetz, und befiehlst, ... zu schlagen gegen das Gesetz?" Die einzige Rechtsprechung, der sich der Gefangene unterwerfen kann, ist die von WAHRHEIT, LEBEN und LIEBE. Wenn diese ihn nicht verurteilen, dann soll auch Richter Medizin ihn nicht verurteilen; und ich beantrage, dass dem Gefangenen die ihm widerrechtlich entzogene Freiheit zurückgegeben wird.

The principal witness (the officer of the Health-laws) deposed that he was an eye-witness to the good deeds for which Mortal Man is under sentence of death. After betraying him into the hands of your law, the Health-agent disappeared, to reappear however at the trial as a witness against Mortal Man and in the interest of Personal Sense, a murderer. Your Supreme Court must find the prisoner on the night of the alleged offence to have been acting within the limits of the divine law, and in obedience thereto. Upon this statute hangs all the law and testimony. Giving a cup of cold water in Christ's name, is a Christian service. Laying down his life for a good deed, Mortal Man should find it again. Such acts bear their own justification, and are under the protection of the Most High.

Prior to the night of his arrest, the prisoner summoned two professed friends, Materia Medica and Physiology, to prevent his committing liver-complaint, and thus save him from arrest. But they brought with them Fear, the sheriff, to precipitate the result which they were called to prevent. It was Fear who handcuffed Mortal Man and would now punish him. You have left Mortal Man no alternative. He must obey your law, fear its consequences, and be punished for his fear. His friends struggled hard to rescue the prisoner from the penalty they considered justly due, but they were compelled to let him be taken into custody, tried, and condemned. Thereupon Judge Medicine sat in judgment on the case, and substantially charged the jury, twelve Mortal Minds, to find the prisoner guilty. His Honor sentenced Mortal Man to die for the very deeds which the divine law compels man to commit. Thus the Court of Error construed obedience to the law of divine Love as disobedience to the law of Life. Claiming to protect Mortal Man in right-doing, that court pronounced a sentence of death for doing right.

One of the principal witnesses, Nerve, testified that he

Der Hauptzeuge (der Beamte der Gesundheitsgesetze) sagte unter Eid aus, dass er Augenzeuge der guten Taten gewesen sei, für die der Sterbliche Mensch zum Tod verurteilt worden ist. Dieser Gesundheitsbeamte verschwand, nachdem er ihn an eure Gesetze verraten hatte, um dann jedoch beim Prozess gegen den Sterblichen Menschen als Zeuge für den Persönlichen Sinn, einen Mörder, wieder aufzutauchen. Euer Oberstes Gericht muss feststellen, dass der Gefangene in der Nacht des angeblichen Vergehens im Rahmen des göttlichen Gesetzes gehandelt und es beachtet hat. An diesen Vorschriften hängt das ganze Gesetz und Zeugnis. Jemandem in Christi Namen einen Becher mit kaltem Wasser zu geben, ist ein christlicher Dienst. Wenn der Sterbliche Mensch sein Leben lässt für eine gute Tat, sollte er es wiederfinden. Solche Taten haben ihre eigene Rechtfertigung und stehen unter dem Schutz des Höchsten.

Vor der Nacht seiner Verhaftung hatte der Gefangene zwei angebliche Freunde zu sich gerufen, die Pharmakologie und die Physiologie, weil sie verhindern sollten, dass er sich des Leberleidens schuldig mache, und er dadurch vor der Verhaftung bewahrt werde. Aber sie brachten die Furcht mit, den Sheriff, der das Resultat beschleunigte, das zu verhindern sie gerufen worden waren. Es war die Furcht, die dem Sterblichen Menschen Handschellen anlegte und ihn jetzt bestrafen will. Ihr habt dem Sterblichen Menschen keine Wahl gelassen. Er musste eurem Gesetz gehorchen, dessen Folgen fürchten und für seine Furcht bestraft werden. Seine Freunde kämpften sehr darum, den Gefangenen vor der Strafe zu bewahren, die sie jedoch für verdient hielten, aber sie wurden genötigt zuzulassen, dass er in Gewahrsam genommen, angeklagt und verurteilt wurde. Daraufhin saß Richter Medizin zu Gericht über den Fall und verlangte im Wesentlichen von den Geschworenen, zwölf Sterblichen Gemütern, den Gefangenen schuldig zu sprechen. Der Vorsitzende verurteilte den Sterblichen Menschen genau für die Taten zum Tode, die das göttliche Gesetz vom Menschen fordert. So wertete das Gericht des Irrtums den Gehorsam gegen das Gesetz der göttlichen Liebe als Ungehorsam gegen das Gesetz des Lebens. Mit der Behauptung, den Sterblichen Menschen beim rechten Handeln zu schützen, fällte jenes Gericht ein Todesurteil für rechtes Handeln.

Der Nerv, einer der Hauptzeugen, sagte aus, dass er einer der Herr-

was a ruler of Body, in which province Mortal Man resides. He also testified that he was on intimate terms with the plaintiff, and knew Personal Sense to be truthful; that he knew Man, and that Man was made in the image of God, but was a criminal. This is a foul aspersion on man's Maker. It blots the fair escutcheon of omnipotence. It indicates malice aforethought, a determination to condemn Man in the interest of Personal Sense. At the bar of Truth, in the presence of divine Justice, before the Judge of our higher tribunal, the Supreme Court of Spirit, and before its jurors, the Spiritual Senses, I proclaim this witness, Nerve, to be destitute of intelligence and truth and to be a false witness.

Man self-destroyed; the testimony of matter respected; Spirit not allowed a hearing; Soul a criminal though recommended to mercy; the helpless innocent body tortured, — these are the terrible records of your Court of Error, and I ask that the Supreme Court of Spirit reverse this decision.

Here the opposing counsel, False Belief, called Christian Science to order for contempt of court. Various notables — Materia Medica, Anatomy, Physiology, Scholastic Theology, and Jurisprudence — rose to the question of expelling Christian Science from the bar, for such high-handed illegality. They declared that Christian Science was overthrowing the judicial proceedings of a regularly constituted court.

But Judge Justice of the Supreme Court of Spirit overruled their motions on the ground that unjust usages were not allowed at the bar of Truth, which ranks above the lower Court of Error.

The attorney, Christian Science, then read from the supreme statute-book, the Bible, certain extracts on the

scher des Körpers sei, der Provinz, in der der Sterbliche Mensch wohnt. Er sagte auch aus, dass er mit dem Kläger eng befreundet sei und wisse, dass der Persönliche Sinn die Wahrheit spreche; dass er den Menschen kenne und dass der Mensch zum Bild und Gleichnis Gottes gemacht, aber ein Krimineller sei. Das ist eine hinterhältige Verleumdung des Schöpfers des Menschen. Es besudelt den guten Ruf der Allmacht. Es weist auf vorsätzliche Bosheit hin, auf die Entschlossenheit, den Menschen im Interesse des Persönlichen Sinnes zu verurteilen. Vor dem Gericht der Wahrheit, in Gegenwart der göttlichen Gerechtigkeit, vor dem Richter unseres höheren Gerichtshofes, dem Obersten Gerichtshof des Geistes und vor seinen Geschworenen, den Geistigen Sinnen, erkläre ich, dass dieser Zeuge, der Nerv, keinerlei Intelligenz oder Wahrheit hat und ein falscher Zeuge ist.

Der Mensch durch sich selbst zerstört; das Zeugnis der Materie geachtet; dem Geist kein Gehör geschenkt; Seele als Krimineller, wenn auch der Gnade anbefohlen; der hilflose, unschuldige Körper gemartert — das enthalten die grausamen Akten eures Gerichts des Irrtums, und ich beantrage, dass der Oberste Gerichtshof des Geistes dieses Urteil aufhebt.

Hier rief der gegnerische Anwalt, die Falsche Auffassung, die Christliche Wissenschaft wegen Missachtung des Gerichts zur Ordnung. Verschiedene Würdenträger — die Pharmakologie, die Anatomie, die Physiologie, die Scholastische Theologie und die Rechtswissenschaft — erhoben die Frage, ob die Christliche Wissenschaft für solch anmaßende Ungesetzlichkeit vom Gerichtsverfahren ausgeschlossen werden solle. Sie erklärten, die Christliche Wissenschaft setze sich über gerichtliche Maßnahmen eines ordnungsgemäß konstituierten Gerichts hinweg.

Aber Richter Gerechtigkeit vom Obersten Gerichtshof des Geistes wies ihre Einwände mit der Begründung zurück, ungerechte Verfahrensweisen seien vor dem Gericht der Wahrheit nicht zulässig, das über dem untergeordneten Gericht des Irrtums steht.

Der Anwalt, die Christliche Wissenschaft, las dann gewisse Auszüge über die Rechte des Menschen aus dem höchsten Gesetzbuch,

Rights of Man, remarking that the Bible was better authority than Blackstone: —

Let us make man in our image, after our likeness; and let them have dominion.

Behold, I give unto you power ... over all the power of the enemy: and nothing shall by any means hurt you.

If a man keep my saying, he shall never see death.

Then Christian Science proved the witness, Nerve, to be a perjurer. Instead of being a ruler in the Province of Body, in which Mortal Man was reported to reside, Nerve was an insubordinate citizen, putting in false claims to office and bearing false witness against Man. Turning suddenly to Personal Sense, by this time silent, Christian Science continued: —

I ask your arrest in the name of Almighty God on three distinct charges of crime, to wit: perjury, treason, and conspiracy against the rights and life of man.

Then Christian Science continued: —

Another witness, equally inadequate, said that on the night of the crime a garment of foul fur was spread over him by Morbid Secretion, while the facts in the case show that this fur is a foreign substance, imported by False Belief, the attorney for Personal Sense, who is in partnership with Error and smuggles Error's goods into market without the inspection of Soul's government officers. When the Court of Truth summoned Furred Tongue for examination, he disappeared and was never heard of more.

Morbid Secretion is not an importer or dealer in fur, but we have heard Materia Medica explain how this fur is manufactured, and we know Morbid Secretion to be on friendly terms with the firm of Personal Sense, Error, &

der Bibel, und bemerkte, dass die Bibel eine bessere Autorität sei als Blackstone:

Lasst uns Menschen machen nach unserem Bild, uns ähnlich; sie sollen herrschen.

Seht, ich habe euch Vollmacht gegeben ... über die ganze Macht des Feindes; und nichts wird euch schaden.

Wenn jemand mein Wort hält, dann wird er den Tod nicht sehen in Ewigkeit.

Dann überführte die Christliche Wissenschaft den Zeugen Nerv des Meineids. Statt ein Herrscher in der Provinz des Körpers zu sein, in der der Sterbliche Mensch wohnen soll, war der Nerv ein aufsässiger Bürger, der Amtsanmaßung begeht und falsche Zeugenaussagen gegen den Menschen macht. Die Christliche Wissenschaft wandte sich plötzlich an den Persönlichen Sinn, der inzwischen verstummt war, und fuhr fort:

Im Namen des allmächtigen GOTTES verlange ich Ihre Verhaftung wegen dreier eindeutiger Straftatbestände, nämlich: Meineid, Verrat und Verschwörung gegen die Rechte und das Leben des Menschen.

Dann fuhr die Christliche Wissenschaft fort:

Ein anderer ebenso unzuverlässiger Zeuge sagte, dass in der Nacht des Verbrechens die Krankhafte Sekretion ein Gewand aus pelzigem Belag über ihn ausgebreitet habe, wohingegen die Tatsachen in diesem Fall beweisen, dass dieser Belag eine fremde Substanz ist, die von der Falschen Auffassung, dem Anwalt des Persönlichen Sinnes, importiert wurde, der in Partnerschaft mit dem Irrtum steht und die Produkte des Irrtums an der Inspektion der Regierungsbeamten der SEELE vorbei in den Markt hineinschmuggelt. Als das Gericht der WAHRHEIT die Belegte Zunge aufrief, um sie zu überprüfen, verschwand sie und man hörte nie wieder etwas von ihr.

Die Krankhafte Sekretion ist weder Importeur noch Händler für pelzige Beläge, aber wir haben die Erklärung der Pharmakologie über die Herstellung dieses Belages gehört und wir wissen, dass die Krankhafte Sekretion gute Beziehungen zu der Firma Persönlicher Sinn,

Co., receiving pay from them and introducing their goods into the market. Also, be it known that False Belief, the counsel for the plaintiff, Personal Sense, is a buyer for this firm. He manufactures for it, keeps a furnishing store, and advertises largely for his employers.

Death testified that he was absent from the Province of Body, when a message came from False Belief, commanding him to take part in the homicide. At this request Death repaired to the spot where the liver-complaint was in process, frightening away Materia Medica, who was then manacling the prisoner in the attempt to save him. True, Materia Medica was a misguided participant in the misdeed for which the Health-officer had Mortal Man in custody, though Mortal Man was innocent.

Christian Science turned from the abashed witnesses, his words flashing as lightning in the perturbed faces of these worthies, Scholastic Theology, Materia Medica, Physiology, the blind Hypnotism, and the masked Personal Sense, and said: —

God will smite you, O whited walls, for injuring in your ignorance the unfortunate Mortal Man who sought your aid in his struggles against liver-complaint and Death. You came to his rescue, only to fasten upon him an offence of which he was innocent. You aided and abetted Fear and Health-laws. You betrayed Mortal Man, meanwhile declaring Disease to be God's servant and the righteous executor of His laws. Our higher statutes declare you all, witnesses, jurors, and judges, to be offenders, awaiting the sentence which General Progress and Divine Love will pronounce.

We send our best detectives to whatever locality is reported to be haunted by Disease, but on visiting the spot, they learn that Disease was never there, for he could not

Irrtum & Co. hat, von der sie bezahlt wird und deren Produkte sie auf den Markt bringt. Es sei ferner bekanntgemacht, dass die Falsche Auffassung, die der Anwalt des Klägers Persönlicher Sinn ist, Einkäufer dieser Firma ist. Er produziert für sie, unterhält ein Vorratslager und wirbt weit und breit für seine Auftraggeber.

Der Tod sagte aus, dass er sich nicht in der Provinz des Körpers aufhielt, als eine Nachricht der Falschen Auffassung eintraf, die ihm befahl an dem Mord teilzunehmen. Dieser Aufforderung folgend begab sich der Tod dahin, wo das Leberleiden auftrat, und verscheuchte die Pharmakologie, die den Gefangenen bei dem Versuch, ihn zu retten, gerade fesselte. Es stimmt, dass die Pharmakologie ein irregeführter Teilnehmer an der Untat war, für die der Gesundheitsbeamte den Sterblichen Menschen, der doch unschuldig war, in Gewahrsam hielt.

Die Christliche Wissenschaft wandte sich von den beschämten Zeugen ab, ihre Worte zuckten wie Blitze über die verstörten Gesichter der Würdenträger — Scholastische Theologie, Pharmakologie, Physiologie, blinder Hypnotismus und verkappter Persönlicher Sinn — und sie sagte:

GOTT wird euch schlagen, ihr getünchten Wände, weil ihr in eurer Unwissenheit dem unglücklichen Sterblichen Menschen geschadet habt, der bei seinem Kampf gegen das Leberleiden und den Tod eure Hilfe gesucht hatte. Ihr kamt ihm nur zu Hilfe, um ihm ein Verbrechen anzuhängen, dessen er unschuldig war. Ihr habt die Furcht und die Gesundheitsgesetze unterstützt und gefördert. Ihr habt den Sterblichen Menschen verraten, während ihr gleichzeitig erklärt habt, Krankheit sei GOTTES Diener und der rechtmäßige Vollstrecker Seiner Gesetze. Unsere höheren Vorschriften erklären euch alle, Zeugen, Geschworene und Richter, zu Straftätern, die das Urteil erwartet, das der Allgemeine Fortschritt und die Göttliche LIEBE fällen werden.

Wir senden unsere besten Detektive an alle Orte, die von Krankheit heimgesucht sein sollen, aber wenn sie zur Stelle sind, erfahren sie, dass Krankheit niemals dort gewesen ist, denn es ist unmöglich,

possibly elude their search. Your Material Court of Errors, when it condemned Mortal Man on the ground of hygienic disobedience, was manipulated by the oleaginous machinations of the counsel, False Belief, whom Truth arraigns before the supreme bar of Spirit to answer for his crime. Morbid Secretion is taught how to make sleep befool reason before sacrificing mortals to their false gods.

Mortal Minds were deceived by your attorney, False Belief, and were influenced to give a verdict delivering Mortal Man to Death. Good deeds are transformed into crimes, to which you attach penalties; but no warping of justice can render disobedience to the so-called laws of Matter disobedience to God, or an act of homicide. Even penal law holds homicide, under stress of circumstances, to be justifiable. Now what greater justification can any deed have, than that it is for the good of one's neighbor? Wherefore, then, in the name of outraged justice, do you sentence Mortal Man for ministering to the wants of his fellow-man in obedience to divine law? You cannot trample upon the decree of the Supreme Bench. Mortal Man has his appeal to Spirit, God, who sentences only for sin.

The false and unjust beliefs of your human mental legislators compel them to enact wicked laws of sickness and so forth, and then render obedience to these laws punishable as crime. In the presence of the Supreme Lawgiver, standing at the bar of Truth, and in accordance with the divine statutes, I repudiate the false testimony of Personal Sense. I ask that he be forbidden to enter against Mortal Man any more suits to be tried at the Court of Material Error. I appeal to the just and equitable decisions of divine Spirit to restore to Mortal Man the rights of which he has been deprived.

Here the counsel for the defence closed, and the Chief Justice of the Supreme Court, with benign and imposing

dass sie ihren Nachforschungen entgehen könnte. Euer Materielles Gericht der Irrtümer wurde bei der Verurteilung des Sterblichen Menschen wegen Missachtung von Gesundheitsregeln durch die schmierigen Machenschaften des Anwalts Falsche Auffassung manipuliert, den WAHRHEIT vor den Obersten Gerichtshof des GEISTES bringt, damit er für sein Verbrechen geradesteht. Die Krankhafte Sekretion wird gelehrt, wie man durch Schlaf die Vernunft zum Narren halten kann, bevor sie die Sterblichen ihren falschen Göttern opfert.

Die Sterblichen Gemüter sind durch euren Anwalt, die Falsche Auffassung, getäuscht und dahingehend beeinflusst worden, den Sterblichen Menschen schuldig zu sprechen und dem Tod auszuliefern. Gute Taten werden zu Verbrechen gemacht, für die ihr Strafen verhängt; aber kein Verzerren der Gerechtigkeit kann aus Ungehorsam gegen die sogenannten Gesetze der Materie Ungehorsam gegen GOTT oder einen Fall von Totschlag machen. Selbst das Strafrecht hält Totschlag unter dem Druck der Umstände für entschuldbar. Welche größere Rechtfertigung kann nun eine Tat haben, als die, dass sie dem Guten des Nächsten dient? Warum also, im Namen der mit Füßen getretenen Gerechtigkeit, verurteilt ihr den Sterblichen Menschen dafür, dass er im Gehorsam gegen das göttliche Gesetz seinen Mitmenschen mit dem versorgt, was er nötig braucht? Ihr könnt den Erlass des Obersten Gerichtshofes nicht mit Füßen treten. Dem Sterblichen Menschen steht es zu, sich, um Berufung einzulegen, an GEIST, GOTT, zu wenden, der nur wegen Sünde verurteilt.

Die falschen und ungerechten Auffassungen eurer menschlichen mentalen Gesetzgeber zwingen diese dazu, niederträchtige Gesetze über Krankheit und dergleichen zu erlassen und dann den Gehorsam gegen diese Gesetze zu strafbaren Handlungen zu machen. In Gegenwart des Obersten Gesetzgebers, vor dem Gericht der WAHRHEIT und in Übereinstimmung mit dem göttlichen Gesetzbuch weise ich die falsche Aussage des Persönlichen Sinnes zurück. Ich beantrage, dass ihm untersagt werde, gegen den Sterblichen Menschen irgendwelche weiteren Verfahren einzuleiten, um sie vor dem Gerichtshof des Materiellen Irrtums zu verhandeln. Ich appelliere an die gerechten und billigen Entscheidungen des göttlichen GEISTES, dem Sterblichen Menschen die Rechte zurückzugeben, deren er beraubt worden ist.

Hier schloss der Verteidiger, und der Vorsitzende des Obersten

presence, comprehending and defining all law and evidence, explained from his statute-book, the Bible, that any so-called law, which undertakes to punish aught but sin, is null and void.

Charge of the Chief Justice

He also decided that the plaintiff, Personal Sense, be not permitted to enter any suits at the bar of Soul, but be enjoined to keep perpetual silence, and in case of temptation, to give heavy bonds for good behavior. He concluded his charge thus: —

The plea of False Belief we deem unworthy of a hearing. Let what False Belief utters, now and forever, fall into oblivion, "unknelled, uncoffined, and unknown." According to our statute, Material Law is a liar who cannot bear witness against Mortal Man, neither can Fear arrest Mortal Man nor can Disease cast him into prison. Our law refuses to recognize Man as sick or dying, but holds him to be forever in the image and likeness of his Maker. Reversing the testimony of Personal Sense and the decrees of the Court of Error in favor of Matter, Spirit decides in favor of Man and against Matter. We further recommend that Materia Medica adopt Christian Science and that Health-laws, Mesmerism, Hypnotism, Oriental Witchcraft, and Esoteric Magic be publicly executed at the hands of our sheriff, Progress.

The Supreme Bench decides in favor of intelligence, that no law outside of divine Mind can punish or reward Mortal Man. Your personal jurors in the Court of Error are myths. Your attorney, False Belief, is an impostor, persuading Mortal Minds to return a verdict contrary to law and gospel. The plaintiff, Personal Sense, is recorded in our Book of books as a liar. Our great Teacher of mental jurisprudence speaks of him also as "a murderer from the beginning." We have no trials for sickness before the tri-

Gerichtshofes, der alle Gesetze und Beweise erfasst und definiert, erklärte gütig und beeindruckend nach seinem Gesetzbuch, der Bibel, dass jedes sogenannte Gesetz, das etwas anderes als Sünde bestraft, null und nichtig ist.

Erklärung des Obersten Richters

Er entschied auch, dass es dem Kläger, dem Persönlichen Sinn, nicht gestattet wird, irgendwelche Verfahren vor das Gericht der Seele zu bringen, dass ihm aber lebenslängliches Schweigen auferlegt wird und dass er wegen einer möglichen Versuchung hohe Sicherheiten für gutes Benehmen bieten muss. Der Vorsitzende schloss seine Ausführungen wie folgt:

Die Einrede der Falschen Auffassung erachten wir für nicht der Anhörung wert. Lasst alles, was die Falsche Auffassung äußert, jetzt und für alle Zeiten „sang- und klanglos" vergessen sein. Nach unserem Gesetzbuch ist das Materielle Gesetz ein Lügner, der nicht gegen den Sterblichen Menschen aussagen kann, noch kann Furcht den Sterblichen Menschen verhaften oder Krankheit ihn ins Gefängnis werfen. Unser Gesetz lehnt es ab, einen Menschen als krank oder sterbend zu betrachten, sondern sieht ihn immer als das Bild und Gleichnis seines Schöpfers. Geist, der die Aussage des Persönlichen Sinnes und die Anordnungen des Gerichts des Irrtums zugunsten der Materie umkehrt, entscheidet zugunsten des Menschen und gegen die Materie. Weiterhin empfehlen wir, dass die Pharmakologie die Christliche Wissenschaft annimmt und dass Gesundheitsgesetze, Mesmerismus, Hypnotismus, Orientalische Zauberei und Esoterische Magie durch die Hand unseres Sheriffs Fortschritt öffentlich hingerichtet werden.

Das Oberste Gericht entscheidet zugunsten der Intelligenz, dass kein Gesetz außerhalb des göttlichen Gemüts den Sterblichen Menschen strafen oder belohnen kann. Eure persönlichen Geschworenen im Gericht des Irrtums sind Mythen. Euer Anwalt, Falsche Auffassung, ist ein Betrüger, der die Sterblichen Gemüter überredet, ein Urteil gegen Gesetz und Evangelium zu fällen. Der Kläger, der Persönliche Sinn, wird in unserem Buch der Bücher als Lügner geführt. Unser großer Lehrer der mentalen Rechtswissenschaft spricht von ihm auch als von einem „Mörder von Anfang an". Vor dem Gerichtshof des göttlichen Geistes gibt es

bunal of divine Spirit. There, Man is adjudged innocent of transgressing physical laws, because there are no such laws. Our statute is spiritual, our Government is divine. "Shall not the Judge of all the earth do right?"

The Jury of Spiritual Senses agreed at once upon a verdict, and there resounded throughout the vast audience-chamber of Spirit the cry, Not guilty. Then the prisoner rose up regenerated, strong, free. *Divine verdict* We noticed, as he shook hands with his counsel, Christian Science, that all sallowness and debility had disappeared. His form was erect and commanding, his countenance beaming with health and happiness. Divine Love had cast out fear. Mortal Man, no longer sick and in prison, walked forth, his feet "beautiful upon the mountains," as of one "that bringeth good tidings."

Neither animal magnetism nor hypnotism enters into the practice of Christian Science, in which truth cannot be reversed, but the reverse of error is true. An improved belief cannot retrograde. When *Christ the great physician* Christ changes a belief of sin or of sickness into a better belief, then belief melts into spiritual understanding, and sin, disease, and death disappear. Christ, Truth, gives mortals temporary food and clothing until the material, transformed with the ideal, disappears, and man is clothed and fed spiritually. St. Paul says, "Work out your own salvation with fear and trembling;" Jesus said, "Fear not, little flock; for it is your Father's good pleasure to give you the kingdom." This truth is Christian Science.

Christian Scientists, be a law to yourselves that mental malpractice cannot harm you either when asleep or when awake.

keine Verfahren wegen Krankheit. Dort hält man den Menschen nicht für schuldig, physische Gesetze übertreten zu haben, denn es gibt keine solchen Gesetze. Unser Gesetzbuch ist geistig, unsere Regierung ist göttlich. „Der Richter aller Welt, sollte der nicht gerecht richten?"

Die Geschworenen, die Geistigen Sinne, einigten sich sofort auf ein Urteil, und durch den weiten Gerichtssaal der Kammer des GEISTES hallte der Ruf: Nicht schuldig. Darauf erhob sich der Gefangene, wiederhergestellt, stark und frei. *Göttliches Urteil*

Als er seinem Verteidiger, der Christlichen Wissenschaft, die Hand schüttelte, bemerkten wir, dass die gelbliche Farbe der Haut und die Schwäche verschwunden waren. Seine Haltung war aufrecht und selbstbewusst, sein Gesicht strahlte vor Gesundheit und Glück. Die göttliche LIEBE hatte die Furcht ausgetrieben. Der Sterbliche Mensch trat hervor, nicht mehr krank und gefangen, seine Füße „lieblich ... auf den Bergen", wie die eines Boten, der „gute Nachricht" bringt.

Weder tierischer Magnetismus noch Hypnotismus gehen in die Praxis der Christlichen Wissenschaft ein, in der die Wahrheit nicht umgekehrt werden kann, die Umkehrung des Irrtums hingegen wahr ist. Eine verbesserte Auffassung kann nicht in ihren alten Zustand zurückkehren. Wenn Christus eine Vorstellung von Sünde oder Krankheit in eine bessere Auffassung verwandelt, dann löst sich diese Auffassung in geistiges Verständnis auf und Sünde, Krankheit und Tod verschwinden. Christus, WAHRHEIT, gibt den Sterblichen zeitweilige Nahrung und Kleidung, bis das Materielle durch das Ideale umgewandelt ist und verschwindet und der Mensch geistig gekleidet und ernährt wird. Paulus sagt: „Erarbeitet eure eigene Erlösung, mit Furcht und Zittern."* Jesus sagte: „Fürchte dich nicht, du kleine Herde! Denn es hat eurem Vater wohlgefallen, euch das Reich zu geben." Diese Wahrheit ist Christliche Wissenschaft. *Christus der große Arzt*

Christliche Wissenschaftler, seid euch selbst ein Gesetz, damit euch die mentale Malpraxis nicht schaden kann, weder im Schlaf noch im Wachen.

* Nach der King-James-Bibel

Chapter 13

Teaching Christian Science

Give instruction to a wise man,
and he will be yet wiser:
teach a just man,
and he will increase in learning. — PROVERBS.

When the discoverer of Christian Science is consulted by her followers as to the propriety, advantage, and consistency of systematic medical study, she tries to show them that under ordinary circumstances a resort to faith in corporeal means tends to deter those, who make such a compromise, from entire confidence in omnipotent Mind as really possessing all power. While a course of medical study is at times severely condemned by some Scientists, she feels, as she always has felt, that all are privileged to work out their own salvation according to their light, and that our motto should be the Master's counsel, "Judge not, that ye be not judged."

<small>Study of medicine</small>

If patients fail to experience the healing power of Christian Science, and think they can be benefited by certain ordinary physical methods of medical treatment, then the Mind-physician should give up such cases, and leave invalids free to resort to whatever other systems they fancy will afford relief. Thus such invalids may learn the value of the apostolic precept: "Reprove, rebuke, exhort with all longsuffering and doctrine." If the sick find these material expedients

<small>Failure's lessons</small>

Kapitel 13

Das Lehren der Christlichen Wissenschaft

Gib dem Weisen Unterweisung*,
dann wird er noch weiser werden;
lehre den Gerechten,
dann wird er in der Lehre zunehmen. — SPRÜCHE SALOMOS.

Wenn die Entdeckerin der Christlichen Wissenschaft von ihren Anhängern über die Richtigkeit, den Vorteil und die Folgerichtigkeit eines systematischen Medizinstudiums befragt wird, versucht sie ihnen zu zeigen, dass unter normalen Umständen eine Zuflucht zum Glauben an körperliche Mittel dazu führen kann, dass diejenigen, die einen solchen Kompromiss schließen, vom völligen Vertrauen auf das allmächtige GEMÜT, das in Wirklichkeit alle Macht besitzt, abgehalten werden. Während die Teilnahme am Medizinstudium zuweilen von manchen Wissenschaftlern scharf verurteilt wird, meint sie, was sie immer gemeint hat: dass allen das Recht zusteht, ihre eigene Erlösung entsprechend ihrer Erleuchtung zu erarbeiten, und dass unser Motto der Rat des Meisters sein sollte: „Richtet nicht, damit ihr nicht gerichtet werdet."

<small>Studium der Medizin</small>

Wenn Patienten die heilende Kraft der Christlichen Wissenschaft nicht an sich erfahren, und sie meinen, dass ihnen durch gewisse herkömmliche physische Behandlungsmethoden der Medizin geholfen werden kann, dann sollte der durch GEMÜT heilende Arzt solche Fälle aufgeben und es den Kranken freistellen, zu einem anderen System Zuflucht zu nehmen, das ihnen ihrer Meinung nach Erleichterung verschaffen wird. Dadurch lernen diese Kranken vielleicht den Wert der apostolischen Vorschrift: „Tadle*, weise zurecht, ermahne mit aller Langmut und Lehre." Wenn die Kranken merken, dass diese materiellen Hilfsmittel unzureichend

<small>Lektionen aus Fehlschlägen</small>

---

* Nach der King-James-Bibel

unsatisfactory, and they receive no help from them, these very failures may open their blind eyes. In some way, sooner or later, all must rise superior to materiality, and suffering is oft the divine agent in this elevation. "All things work together for good to them that love God," is the dictum of Scripture.

If Christian Scientists ever fail to receive aid from other Scientists, — their brethren upon whom they may call, — God will still guide them into the right use of temporary and eternal means. Step by step will those who trust Him find that "God is our refuge and strength, a very present help in trouble." *Refuge and strength*

Students are advised by the author to be charitable and kind, not only towards differing forms of religion and medicine, but to those who hold these differing opinions. Let us be faithful in pointing the way through Christ, as we understand it, but let us also be careful always to "judge righteous judgment," and never to condemn rashly. "Whosoever shall smite thee on thy right cheek, turn to him the other also." That is, Fear not that he will smite thee again for thy forbearance. If ecclesiastical sects or medical schools turn a deaf ear to the teachings of Christian Science, then part from these opponents as did Abraham when he parted from Lot, and say in thy heart: "Let there be no strife, I pray thee, between me and thee, and between my herdmen and thy herdmen; for we be brethren." Immortals, or God's children in divine Science, are one harmonious family; but mortals, or the "children of men" in material sense, are discordant and ofttimes false brethren. *Charity to those opposed*

The teacher must make clear to students the Science of healing, especially its ethics, — that all is Mind, and

sind und sie ihnen nicht helfen, dann können gerade diese Misserfolge ihnen die blinden Augen öffnen. Auf irgendeine Weise müssen sich früher oder später alle über die Materialität erheben, und Leiden ist oft das göttliche Mittel zu dieser Erhebung. „Denen, die Gott lieben, [dienen] alle Dinge zum Besten", verheißt die Heilige Schrift.

Wenn Christliche Wissenschaftler jemals von anderen Wissenschaftlern keine Hilfe erhalten — von ihren Brüdern, an die sie sich vielleicht wenden —, wird GOTT sie dennoch zum rechten Gebrauch zeitweiliger und ewiger Mittel führen. Schritt für Schritt werden jene, die Ihm vertrauen, feststellen: „Gott ist unsere Zuversicht und Stärke, eine Hilfe in den großen Nöten."

<small>Zuversicht und Stärke</small>

Die Autorin rät den Schülern, nicht nur gegenüber abweichenden Formen von Religion und Medizin liebevoll und freundlich zu sein, sondern auch denen gegenüber, die diese abweichenden Meinungen vertreten. Lasst uns treu sein, wenn wir den Weg durch Christus weisen, so wie wir es verstehen, aber lasst uns auch darauf achten, „ein gerechtes Gericht" zu richten und niemals vorschnell zu verurteilen. „Wenn dich jemand auf deine rechte Backe schlägt, dem halte auch die andere hin." Das heißt, fürchte nicht, dass er dich für deine Geduld wieder schlagen wird. Wenn kirchliche Sekten oder medizinische Schulen für die Lehren der Christlichen Wissenschaft taub sind, dann trenne dich von diesen Gegnern, wie Abraham es tat, als er von Lot schied, und sage in deinem Herzen: „Lass doch nicht Zank sein zwischen mir und dir und zwischen meinen Hirten und deinen Hirten; denn wir sind Brüder." Die Unsterblichen, oder die Kinder GOTTES in der göttlichen Wissenschaft, sind *eine* harmonische Familie; aber die Sterblichen oder die „Menschenkinder"* im materiellen Sinne sind unharmonisch und oft falsche Brüder.

<small>Nächstenliebe für Gegner</small>

Der Lehrer muss seinen Schülern die Wissenschaft des Heilens klarmachen, ganz besonders ihre Ethik — dass alles GEMÜT ist und

---

* Nach der King-James-Bibel

that the Scientist must conform to God's requirements. Also the teacher must thoroughly fit his students to defend themselves against sin, and to guard against the attacks of the would-be *mental assassin*, who attempts to kill morally and physically. No hypothesis as to the existence of another power should interpose a doubt or fear to hinder the demonstration of Christian Science. Unfold the latent energies and capacities for good in your pupil. Teach the great possibilities of man endued with divine Science. Teach the dangerous possibility of dwarfing the spiritual understanding and demonstration of Truth by sin, or by recourse to material means for healing. Teach the meekness and might of life "hid with Christ in God," and there will be no desire for other healing methods. You render the divine law of healing obscure and void, when you weigh the human in the scale with the divine, or limit in any direction of thought the omnipresence and omnipotence of God.

Conforming to explicit rules

Christian Science silences human will, quiets fear with Truth and Love, and illustrates the unlabored motion of the divine energy in healing the sick. Self-seeking, envy, passion, pride, hatred, and revenge are cast out by the divine Mind which heals disease. The human will which maketh and worketh a lie, hiding the divine Principle of harmony, is destructive to health, and is the cause of disease rather than its cure.

Divine energy

There is great danger in teaching Mind-healing indiscriminately, thus disregarding the morals of the student and caring only for the fees. Recalling Jefferson's words about slavery, "I tremble, when I remember that God is just," the author trembles whenever she sees a man, for the petty consideration of money,

Blight of avarice

dass der Wissenschaftler sich nach den Forderungen GOTTES richten muss. Außerdem muss der Lehrer seine Schüler gründlich dazu ausbilden, dass sie sich gegen Sünde verteidigen und vor den Angriffen des potenziellen *mentalen Meuchelmörders* schützen, der versucht, moralisch und physisch zu töten. Keine Hypothese hinsichtlich der Existenz einer anderen Macht sollte Zweifel oder Furcht aufkommen lassen und dadurch die Demonstration der Christlichen Wissenschaft hindern. Entfalte die latenten Energien und Fähigkeiten zum Guten in deinem Schüler. Lehre die großartigen Möglichkeiten des Menschen, der mit der göttlichen Wissenschaft ausgestattet ist. Lehre, dass die Gefahr besteht, dass das geistige Verständnis und die Demonstration der WAHRHEIT durch Sünde oder durch die Zuflucht zu materiellen Heilmitteln verkümmern. Lehre die Sanftmut und Macht des Lebens, das „verborgen mit Christus in Gott" ist, und es wird kein Verlangen nach anderen Heilmethoden geben. Du verdunkelst das göttliche Gesetz des Heilens und machst es wirkungslos, wenn du das Menschliche zusammen mit dem Göttlichen in einer Waagschale wiegst oder die Allgegenwart und Allmacht GOTTES in irgendeiner gedanklichen Hinsicht begrenzt.

<small>Sich an ausdrückliche Regeln halten</small>

Die Christliche Wissenschaft bringt den menschlichen Willen zum Schweigen, beschwichtigt die Furcht durch WAHRHEIT und LIEBE und veranschaulicht das mühelose Wirken der göttlichen Energie beim Heilen der Kranken. Selbstsucht, Neid, Leidenschaft, Stolz, Hass und Rache werden durch das göttliche GEMÜT, das Krankheit heilt, ausgetrieben. Der menschliche Wille, der Lüge ausübt und das göttliche PRINZIP der Harmonie verbirgt, wirkt zerstörend auf die Gesundheit und ist eher die Ursache der Krankheit als ihr Heilmittel.

<small>Göttliche Energie</small>

Es liegt eine große Gefahr darin, das Heilen durch GEMÜT unterschiedslos, ungeachtet der moralischen Einstellung des Schülers, zu lehren und nur auf die Bezahlung zu sehen. Eingedenk der Worte Jeffersons über die Sklaverei „Ich zittere, wenn ich daran denke, dass Gott gerecht ist" zittert die Autorin, wann immer sie einen Menschen sieht, der sein geringes

<small>Schädlicher Einfluss der Habsucht</small>

teaching his slight knowledge of Mind-power, — perhaps communicating his own bad morals, and in this way dealing pitilessly with a community unprepared for self-defence.

A thorough perusal of the author's publications heals sickness. If patients sometimes seem worse while reading this book, the change may either arise from the alarm of the physician, or it may mark the crisis of the disease. Perseverance in the perusal of the book has generally completely healed such cases.

Whoever practises the Science the author teaches, through which Mind pours light and healing upon this generation, can practise on no one from sinister or malicious motives without destroying his own power to heal and his own health. Good must dominate in the thoughts of the healer, or his demonstration is protracted, dangerous, and impossible in Science. A wrong motive involves defeat. In the Science of Mind-healing, it is imperative to be honest, for victory rests on the side of immutable right. To understand God strengthens hope, enthrones faith in Truth, and verifies Jesus' word: "Lo, I am with you alway, even unto the end of the world." *Exclusion of malpractice*

Resisting evil, you overcome it and prove its nothingness. Not human platitudes, but divine beatitudes, reflect the spiritual light and might which heal the sick. The exercise of will brings on a hypnotic state, detrimental to health and integrity of thought. This must therefore be watched and guarded against. Covering iniquity will prevent prosperity and the ultimate triumph of any cause. Ignorance of the error to be eradicated oftentimes subjects you to its abuse. *Iniquity overcome*

Wissen von der Macht des GEMÜTS aus kleinlichen finanziellen Erwägungen weitergibt — und vielleicht seine eigene schlechte Moral überträgt und damit unbarmherzig mit einer Gemeinschaft umgeht, die nicht darauf vorbereitet ist sich dagegen zu wehren.

Ein gründliches Durchlesen der Schriften der Autorin heilt Krankheit. Wenn es Patienten gelegentlich schlechter zu gehen scheint, während sie dieses Buch lesen, dann kann sich diese Veränderung entweder aus der Besorgnis des Arztes ergeben oder aber sie kennzeichnet die Krisis der Krankheit. Beharrlichkeit beim sorgfältigen Durchlesen des Buches hat solche Fälle für gewöhnlich völlig geheilt.

Wer die von der Autorin gelehrte Wissenschaft praktiziert, durch die GEMÜT Licht und Heilung über dieses Zeitalter ausströmen lässt, der kann niemanden aus finsteren oder bösartigen Motiven behandeln, ohne seine eigene Fähigkeit zu heilen und seine eigene Gesundheit zu zerstören. Das Gute muss in den Gedanken des Heilers vorherrschen, sonst wird seine Demonstration langwierig, gefährlich und in der Wissenschaft unmöglich. Ein falsches Motiv trägt Niederlage in sich. In der Wissenschaft des Heilens durch GEMÜT ist es zwingend geboten ehrlich zu sein, denn der Sieg liegt auf der Seite des unwandelbaren Rechts. GOTT zu verstehen stärkt die Hoffnung, erhebt den Glauben an WAHRHEIT auf den Thron und bestätigt das Wort Jesu: „Seht, ich bin bei euch alle Tage bis an das Ende der Welt."

Ausschließen der Malpraxis

Indem du dem Bösen widerstehst, überwindest du es und beweist sein Nichts. Nicht menschliche Plattitüden, sondern göttliche Seligpreisungen spiegeln das geistige Licht und die geistige Macht wider, die die Kranken heilen. Die Ausübung des Willens führt zu einem hypnotischen Zustand, der für die Gesundheit und Integrität des Denkens schädlich ist. Daher muss man sich davor in Acht nehmen und sich davor schützen. Das Verdecken von Sünde wird das Gedeihen und den schließlichen Triumph einer jeden Sache vereiteln. Unwissenheit über den Irrtum, der ausgerottet werden soll, setzt dich oft seinem Missbrauch aus.

Schlechtigkeit überwunden

The heavenly law is broken by trespassing upon man's individual right of self-government. We have no authority in Christian Science and no moral right to attempt to influence the thoughts of others, except it be to benefit them. In mental practice you must not forget that erring human opinions, conflicting selfish motives, and ignorant attempts to do good may render you incapable of knowing or judging accurately the need of your fellow-men. Therefore the rule is, heal the sick when called upon for aid, and save the victims of the mental assassins.

No trespass on human rights

Ignorance, subtlety, or false charity does not forever conceal error; evil will in time disclose and punish itself. The recuperative action of the system, when mentally sustained by Truth, goes on naturally. When sin or sickness — the reverse of harmony — seems true to material sense, impart without frightening or discouraging the patient the truth and spiritual understanding, which destroy disease. Expose and denounce the claims of evil and disease in all their forms, but realize no reality in them. A sinner is not reformed merely by assuring him that he cannot be a sinner because there is no sin. To put down the claim of sin, you must detect it, remove the mask, point out the illusion, and thus get the victory over sin and so prove its unreality. The sick are not healed merely by declaring there is no sickness, but by knowing that there is none.

Expose sin without believing in it

A sinner is afraid to cast the first stone. He may say, as a subterfuge, that evil is unreal, but to know it, he must demonstrate his statement. To assume that

Das himmlische Gesetz wird gebrochen, wenn man das individuelle Recht des Menschen auf Selbstregierung verletzt. In der Christlichen Wissenschaft haben wir keine Befugnis und kein moralisches Recht zu versuchen, die Gedanken anderer zu beeinflussen, es sei denn, um sie zu segnen. Keine Verletzung der Menschenrechte In der mentalen Praxis darfst du nicht vergessen, dass irrende menschliche Meinungen, widersprüchliche, eigennützige Motive und unwissende Versuche Gutes zu tun dich unfähig machen können, die Bedürfnisse deiner Mitmenschen zu erkennen oder sie richtig zu beurteilen. Deshalb lautet die Regel: Heile die Kranken, wenn du um Hilfe gebeten wirst, und rette die Opfer der mentalen Meuchelmörder.

Unwissenheit, Hinterlist oder falsche Nachsicht verbergen den Irrtum nicht für immer; das Böse wird sich mit der Zeit selbst aufdecken und strafen. Die wiederherstellende Tätigkeit des Organismus vollzieht sich natürlich, wenn sie durch WAHRHEIT mental unterstützt wird. Wenn Sünde oder Krankheit — die Umkehrung der Harmonie — für die materiellen Sinne wahr zu sein scheinen, dann teile dem Patienten, ohne ihn zu erschrecken oder zu entmutigen, die Wahrheit und das geistige Verständnis mit, die die Krankheit zerstören. Decke die Ansprüche des Bösen und der Krankheit in allen ihren Formen auf und verurteile sie, vergegenwärtige dir jedoch, dass keine Wirklichkeit in ihnen ist. Ein Sünder wird nicht einfach dadurch umgewandelt, dass man ihm versichert, er könne kein Sünder sein, weil es keine Sünde gibt. Um den Anspruch der Sünde niederzuschlagen, musst du ihn aufdecken, ihm die Maske abnehmen, auf die Illusion hinweisen und dadurch den Sieg über die Sünde erlangen und so ihre Unwirklichkeit beweisen. Die Kranken werden nicht einfach durch die Erklärung geheilt, dass es keine Krankheit gibt, sondern durch das Wissen, dass es keine gibt.

Ein Sünder fürchtet sich, den ersten Stein zu werfen. Als Ausrede sagt er vielleicht, dass das Böse unwirklich ist, aber um das zu wissen, muss er seine Behauptung demonstrieren. Vorauszusetzen,

there are no claims of evil and yet to indulge them, is a moral offence. Blindness and self-righteousness cling fast to iniquity. When the Publican's wail went out to the great heart of Love, it won his humble desire. Evil which obtains in the bodily senses, but which the heart condemns, has no foundation; but if evil is uncondemned, it is undenied and nurtured. Under such circumstances, to say that there is no evil, is an evil in itself. When needed tell the truth concerning the lie. Evasion of Truth cripples integrity, and casts thee down from the pinnacle.

Wicked evasions

Christian Science rises above the evidence of the corporeal senses; but if you have not risen above sin yourself, do not congratulate yourself upon your blindness to evil or upon the good you know and *do* not. A dishonest position is far from Christianly scientific. "He that covereth his sins shall not prosper: but whoso confesseth and forsaketh them shall have mercy." Try to leave on every student's mind the strong impress of divine Science, a high sense of the moral and spiritual qualifications requisite for healing, well knowing it to be impossible for error, evil, and hate to accomplish the grand results of Truth and Love. The reception or pursuit of instructions opposite to absolute Christian Science must always hinder scientific demonstration.

Truth's grand results

If the student adheres strictly to the teachings of Christian Science and ventures not to break its rules, he cannot fail of success in healing. It is Christian Science to do right, and nothing short of right-doing has any claim to the name. To talk the right and live the wrong is foolish deceit, doing one's self the most harm. Fettered by sin yourself, it is difficult to free

Adherence to righteousness

dass es keine Ansprüche des Bösen gibt, ihnen aber dennoch nachzugeben, ist ein moralisches Vergehen. Blindheit und Selbstgerechtigkeit klammern sich fest an die Sünde. Als die Klage des Zöllners sich an das große Herz der LIEBE wandte, wurde sein demütiges Verlangen erfüllt. Das Böse, das die körperlichen Sinne beherrscht, aber vom Herzen verurteilt wird, hat keine Grundlage; aber wenn das Böse nicht verurteilt wird, wird es nicht verneint, sondern genährt. Unter solchen Umständen zu sagen, dass es das Böse nicht gibt, ist an sich schon etwas Böses. Wenn nötig, sprich die Wahrheit über die Lüge aus. Wenn du WAHRHEIT umgehst, verkümmert die Integrität, und das wirft dich von der Zinne des Tempels hinab.

Arge Ausflüchte

Die Christliche Wissenschaft erhebt sich über den Augenschein der körperlichen Sinne; aber wenn du dich nicht selbst über Sünde erhoben hast, dann beglückwünsche dich nicht zu deiner Blindheit gegenüber dem Bösen oder zu dem Guten, das du weißt, aber nicht *tust*. Ein unehrlicher Standpunkt ist alles andere als christlich-wissenschaftlich. „Wer seine Sünde leugnet, dem wird es nicht gelingen; wer sie aber bekennt und lässt, wird Barmherzigkeit erfahren." Bemühe dich, im Gemüt eines jeden Schülers den starken Eindruck der göttlichen Wissenschaft zu hinterlassen, eine hohe Auffassung von den moralischen und geistigen Eigenschaften, die für das Heilen erforderlich sind, wohl wissend, dass es für Irrtum, Böses und Hass unmöglich ist, die großartigen Ergebnisse von WAHRHEIT und LIEBE zu erzielen. Wenn man Unterricht erhält oder anstrebt, der im Gegensatz zur absoluten Christlichen Wissenschaft steht, muss das immer die wissenschaftliche Demonstration hindern.

Großartige Ergebnisse der WAHRHEIT

Wenn sich der Schüler strikt an die Lehren der Christlichen Wissenschaft hält und sich nicht erlaubt, ihre Regeln zu übertreten, kann sein Erfolg beim Heilen nicht ausbleiben. Recht zu handeln ist Christliche Wissenschaft und nichts Geringeres als rechtes Handeln hat Anspruch auf diesen Namen. Das Richtige zu sagen und das Falsche zu leben, ist törichter Betrug, mit dem man sich selbst am meisten schadet. Wenn du

Festhalten an Rechtschaffenheit

another from the fetters of disease. With your own wrists manacled, it is hard to break another's chains. A little leaven causes the whole mass to ferment. A grain of Christian Science does wonders for mortals, so omnipotent is Truth, but more of Christian Science must be gained in order to continue in well doing.

The wrong done another reacts most heavily against one's self. Right adjusts the balance sooner or later. Think it "easier for a camel to go through the eye of a needle," than for you to benefit yourself by injuring others. Man's moral mercury, rising or falling, registers his healing ability and fitness to teach. You should practise well what you know, and you will then advance in proportion to your honesty and fidelity, — qualities which insure success in this Science; but it requires a higher understanding to teach this subject properly and correctly than it does to heal the most difficult case.

Right adjusts the balance

The baneful effect of evil associates is less seen than felt. The inoculation of evil human thoughts ought to be understood and guarded against. The first impression, made on a mind which is attracted or repelled according to personal merit or demerit, is a good detective of individual character. Certain minds meet only to separate through simultaneous repulsion. They are enemies without the preliminary offence. The impure are at peace with the impure. Only virtue is a rebuke to vice. A proper teacher of Christian Science improves the health and the morals of his student if the student practises what he is taught, and unless this result follows, the teacher is a Scientist only in name.

Inoculation of thought

selbst durch Sünde gefesselt bist, ist es schwirig, einen anderen aus den Fesseln der Krankheit zu befreien. Wenn einem selbst die Hände gebunden sind, fällt es schwer, die Ketten eines anderen zu sprengen. Ein wenig Sauerteig durchsäuert den ganzen Teig. Ein Körnchen der Christlichen Wissenschaft tut Wunder für die Sterblichen, so allmächtig ist WAHRHEIT, man muss sich jedoch mehr von der Christlichen Wissenschaft aneignen, um im Gutestun beharren zu können.

Das Unrecht, das man einem anderen zufügt, fällt äußerst schwer auf einen selbst zurück. Das Recht stellt das Gleichgewicht früher oder später wieder her. Bedenke: „Es ist leichter, dass ein Kamel durch ein Nadelöhr geht", als dass du davon profitierst, dass du anderen schadest. Das moralische Barometer des Menschen, das steigt oder fällt, zeigt seine Fähigkeit zu heilen und seine Eignung zum Lehren an. Du solltest das richtig anwenden, was du weißt, und dann wirst du im Verhältnis zu deiner Ehrlichkeit und Treue vorankommen — Eigenschaften, die den Erfolg in dieser Wissenschaft sichern; aber um dieses Thema in geeigneter und richtiger Weise zu lehren, ist ein höheres Verständnis erforderlich, als es für das Heilen des schwierigsten Falles notwendig ist.

Recht stellt das Gleichgewicht her

Die verderbliche Wirkung schlechten Umgangs ist weniger sichtbar als spürbar. Die Beeinflussung durch böse menschliche Gedanken sollte man durchschauen und sich davor schützen. Der erste Eindruck auf ein Gemüt, das sich je nach den persönlichen Vorzügen oder Nachteilen angezogen oder abgestoßen fühlt, ist ein gutes Mittel zur Aufdeckung des individuellen Charakters. Gewisse Gemüter begegnen sich nur, um sich durch gleichzeitiges Abstoßen wieder zu trennen. Sie sind Feinde ohne vorhergegangenes Ärgernis. Die Unreinen leben in Frieden mit den Unreinen. Allein die Tugend ist ein Vorwurf für das Laster. Der echte Lehrer der Christlichen Wissenschaft bessert die Gesundheit und die Moral seines Schülers, wenn der Schüler das praktiziert, was er gelehrt wurde, und wenn dieses Ergebnis sich nicht einstellt, ist der Lehrer nur dem Namen nach ein Wissenschaftler.

Beeinflussung der Gedanken

There is a large class of thinkers whose bigotry and conceit twist every fact to suit themselves. Their creed teaches belief in a mysterious, supernatural God, and in a natural, all-powerful devil. Another class, still more unfortunate, are so depraved that they appear to be innocent. They utter a falsehood, while looking you blandly in the face, and they never fail to stab their benefactor in the back. A third class of thinkers build with solid masonry. They are sincere, generous, noble, and are therefore open to the approach and recognition of Truth. To teach Christian Science to such as these is no task. They do not incline longingly to error, whine over the demands of Truth, nor play the traitor for place and power.

Three classes of neophytes

Some people yield slowly to the touch of Truth. Few yield without a struggle, and many are reluctant to acknowledge that they have yielded; but unless this admission is made, evil will boast itself above good. The Christian Scientist has enlisted to lessen evil, disease, and death; and he will overcome them by understanding their nothingness and the allness of God, or good. Sickness to him is no less a temptation than is sin, and he heals them both by understanding God's power over them. The Christian Scientist knows that they are errors of belief, which Truth can and will destroy.

Touchstone of Science

Who, that has felt the perilous beliefs in life, substance, and intelligence separated from God, can say that there is no error of belief? Knowing the claim of animal magnetism, that all evil combines in the belief of life, substance, and intelligence in matter, electricity, animal nature, and organic life, who will deny

False claims annihilated

Es gibt eine große Gruppe von Denkern, deren Intoleranz und Selbstgefälligkeit jede Tatsache so verdreht, dass sie ihnen passt. Ihr Glaubensbekenntnis lehrt den Glauben an einen mysteriösen, übernatürlichen GOTT und an einen natürlichen, allgewaltigen Teufel. Eine andere, noch unglückseligere Gruppe ist moralisch so verdorben, dass sie unschuldig erscheint. Sie äußert eine Unwahrheit, während sie dir höflich ins Gesicht sieht, und sie versäumt es niemals, ihrem Wohltäter in den Rücken zu fallen. Eine dritte Gruppe von Denkern baut mit festem Mauerwerk. Sie sind aufrichtig, großzügig, edel und deshalb offen für das Herannahen und das Erkennen der WAHRHEIT. Solche Menschen die Christliche Wissenschaft zu lehren, ist keine schwere Aufgabe. Sie haben kein Verlangen nach dem Irrtum, jammern nicht über die Forderungen der WAHRHEIT noch spielen sie den Verräter, wenn es um Stellung und Macht geht.

Drei Klassen von Neulingen

Manche Menschen ergeben sich nur langsam der Berührung der WAHRHEIT. Wenige ergeben sich kampflos und vielen widerstrebt es zuzugeben, dass sie sich ergeben haben; aber wenn man dieses Zugeständnis nicht macht, wird das Böse sich rühmen, über dem Guten zu stehen. Der Christliche Wissenschaftler ist angetreten, das Böse, Krankheit und Tod zu vermindern; und er wird sie durch das Verständnis ihres Nichtseins und der Allheit GOTTES oder des Guten überwinden. Für ihn ist Krankheit nicht weniger eine Versuchung als Sünde, und er heilt sie beide dadurch, dass er GOTTES Macht über sie versteht. Der Christliche Wissenschaftler weiß, dass sie irrtümlicher Glaube sind, den WAHRHEIT zerstören kann und wird.

Prüfstein der Wissenschaft

Kann jemand, der den gefährlichen Glauben an ein von GOTT getrenntes Leben, an eine von GOTT getrennte Substanz und Intelligenz empfunden hat, sagen, dass es keinen irrigen Glauben gibt? Wer, der den Anspruch des tierischen Magnetismus kennt, dass sich alles Böse in der Vorstellung von Leben, Substanz und Intelligenz in der Materie, in der Elektrizität, in der tierischen Natur und im organischen Leben

Falsche Ansprüche vernichtet

that these are the errors which Truth must and will annihilate? Christian Scientists must live under the constant pressure of the apostolic command to come out from the material world and be separate. They must renounce aggression, oppression and the pride of power. Christianity, with the crown of Love upon her brow, must be their queen of life.

Students of Christian Science, who start with its letter and think to succeed without the spirit, will either make shipwreck of their faith or be turned sadly awry. They must not only seek, but strive, to enter the narrow path of Life, for "wide is the gate, and broad is the way, that leadeth to destruction, and many there be which go in thereat." Man walks in the direction towards which he looks, and where his treasure is, there will his heart be also. If our hopes and affections are spiritual, they come from above, not from beneath, and they bear as of old the fruits of the Spirit. *Treasure in heaven*

Every Christian Scientist, every conscientious teacher of the Science of Mind-healing, knows that human will is not Christian Science, and he must recognize this in order to defend himself from the influence of human will. He feels morally obligated to open the eyes of his students that they may perceive the nature and methods of error of every sort, especially any subtle degree of evil, deceived and deceiving. All mental malpractice arises from ignorance or malice aforethought. It is the injurious action of one mortal mind controlling another from wrong motives, and it is practised either with a mistaken or a wicked purpose. *Obligations of teachers*

Show your student that mental malpractice tends to blast moral sense, health, and the human life. Instruct

verbindet, wird dann leugnen, dass dies die Irrtümer sind, die WAHRHEIT vernichten muss und wird? Die Christlichen Wissenschaftler müssen unter dem ständigen Druck des apostolischen Gebots leben, aus der materiellen Welt hinauszugehen und sich abzusondern. Sie müssen auf Aggression, Unterdrückung und den Stolz der Macht verzichten. Das Christentum, das die Krone der LIEBE auf dem Haupt trägt, muss ihre Königin des Lebens sein.

Schüler der Christlichen Wissenschaft, die mit deren Buchstaben beginnen und meinen, ohne den Geist erfolgreich sein zu können, werden entweder mit ihrem Glauben Schiffbruch erleiden oder auf traurige Weise in die Irre gehen. <small>Schatz im Himmel</small> Sie müssen nicht nur suchen, sondern darum ringen, den schmalen Weg des LEBENS zu betreten, denn „die Pforte ist weit, und der Weg ist breit, der zur Verdammnis führt; und es sind viele, die auf ihm hineingehen". Der Mensch geht in die Richtung, in die er schaut, und wo sein Schatz ist, da wird auch sein Herz sein. Wenn unsere Hoffnungen und Neigungen geistig sind, kommen sie von oben, nicht von unten und tragen wie ehemals die Früchte des GEISTES.

Jeder Christliche Wissenschaftler, jeder gewissenhafte Lehrer der Wissenschaft des Heilens durch GEMÜT, weiß, dass der menschliche Wille nicht Christliche Wissenschaft ist, und er muss das erkennen, um sich gegen den Einfluss des menschlichen Willens zu verteidigen. Er fühlt sich <small>Verpflichtungen der Lehrer</small> moralisch dazu verpflichtet, die Augen seiner Schüler zu öffnen, damit sie das Wesen und die Methoden von Irrtum jeder Art erkennen können, besonders jede hinterlistige Form des Bösen, die getäuscht wird und täuscht. Alle mentale Malpraxis entsteht aus Unwissenheit oder vorsätzlicher Bosheit. Sie ist die schädliche Tätigkeit eines sterblichen Gemüts, das ein anderes aus unrechten Motiven beherrscht, und sie wird entweder in irrtümlicher oder in böser Absicht ausgeübt.

Zeige deinem Schüler, dass die mentale Malpraxis dazu führt, moralisches Empfinden, Gesundheit und das menschliche Leben zu vernichten. Lehre ihn, wie er die Tür seines Denkens gegen diese

him how to bar the door of his thought against this seeming power, — a task not difficult, when one understands that evil has in reality no power. Incorrect reasoning leads to practical error. The wrong thought should be arrested before it has a chance to manifest itself.

Indispensable defence

Walking in the light, we are accustomed to the light and require it; we cannot see in darkness. But eyes accustomed to darkness are pained by the light. When outgrowing the old, you should not fear to put on the new. Your advancing course may provoke envy, but it will also attract respect. When error confronts you, withhold not the rebuke or the explanation which destroys error. Never breathe an immoral atmosphere, unless in the attempt to purify it. Better is the frugal intellectual repast with contentment and virtue, than the luxury of learning with egotism and vice.

Egotistic darkness

Right is radical. The teacher must know the truth himself. He must live it and love it, or he cannot impart it to others. We soil our garments with conservatism, and afterwards we must wash them clean. When the spiritual sense of Truth unfolds its harmonies, you take no risks in the policy of error. Expect to heal simply by repeating the author's words, by right talking and wrong acting, and you will be disappointed. Such a practice does not demonstrate the Science by which divine Mind heals the sick.

Unwarranted expectations

Acting from sinful motives destroys your power of healing from the right motive. On the other hand, if you had the inclination or power to practise wrongly and then should adopt Christian Science, the wrong power would be destroyed. You do

Reliable authority

scheinbare Macht verriegeln kann — eine Aufgabe, die nicht schwierig ist, wenn man versteht, dass das Böse in Wirklichkeit keine Macht hat. Fehlerhaftes Folgern führt zu Irrtum in der Praxis. Dem falschen Gedanken sollte Einhalt geboten werden, bevor er Gelegenheit hat sich kundzutun.

Unerlässliche Verteidigung

Wenn wir im Licht wandeln, sind wir an das Licht gewöhnt und brauchen es; wir können in der Dunkelheit nicht sehen. Aber den Augen, die an Dunkelheit gewöhnt sind, tut das Licht weh. Wenn du aus dem Alten herauswächst, solltest du dich nicht fürchten das Neue anzuziehen. Dein Fortschritt mag Neid erregen, aber er wird auch Respekt hervorrufen. Wenn dir Irrtum entgegentritt, dann zögere nicht mit dem Tadel oder der Erklärung, die den Irrtum zerstört. Bewege dich niemals in einer unmoralischen Atmosphäre, es sei denn in dem Bemühen, sie zu reinigen. Ein genügsames intellektuelles Mahl in Zufriedenheit und Tugend ist besser als der Luxus der Gelehrsamkeit mit Egotismus und Laster.

Egotistische Dunkelheit

Das Recht ist radikal. Der Lehrer muss selbst die Wahrheit kennen. Er muss sie leben und lieben, sonst kann er sie nicht an andere weitergeben. Wir beschmutzen unsere Gewänder durch Konservativismus, und danach müssen wir sie rein waschen. Wenn die geistige Auffassung von WAHRHEIT ihre Harmonien entfaltet, lässt du dich nicht auf die Taktik des Irrtums ein. Wenn du erwartest, nur durch die Wiederholung der Worte der Autorin zu heilen, durch rechtes Reden und unrechtes Handeln, wirst du enttäuscht werden. Eine solche Praxis demonstriert die Wissenschaft nicht, durch die das göttliche GEMÜT die Kranken heilt.

Ungerechtfertigte Erwartungen

Aus sündigen Motiven zu handeln, zerstört deine Fähigkeit aus richtigem Motiv zu heilen. Andererseits würde, wenn du die Neigung oder Fähigkeit hättest, falsch zu praktizieren, und dann die Christliche Wissenschaft annehmen würdest, die unrechte Fähigkeit zerstört werden. Du sprichst

Zuverlässige Autorität

not deny the mathematician's right to distinguish the correct from the incorrect among the examples on the blackboard, nor disbelieve the musician when he distinguishes concord from discord. In like manner it should be granted that the author understands what she is saying.

Winning the field

Right and wrong, truth and error, will be at strife in the minds of students, until victory rests on the side of invincible truth. Mental chemicalization follows the explanation of Truth, and a higher basis is thus won; but with some individuals the morbid moral or physical symptoms constantly reappear. I have never witnessed so decided effects from the use of material remedies as from the use of spiritual.

Knowledge and honesty

Teach your student that he must know himself before he can know others and minister to human needs. Honesty is spiritual power. Dishonesty is human weakness, which forfeits divine help. You uncover sin, not in order to injure, but in order to bless the corporeal man; and a right motive has its reward. Hidden sin is spiritual wickedness in high places. The masquerader in this Science thanks God that there is no evil, yet serves evil in the name of good.

Metaphysical treatment

You should treat sickness mentally just as you would sin, except that you must not tell the patient that he is sick nor give names to diseases, for such a course increases fear, the foundation of disease, and impresses more deeply the wrong mind-picture. A Christian Scientist's medicine is Mind, the divine Truth that makes man free. A Christian Scientist never recommends material hygiene, never manipulates. He does not trespass on the rights of mind nor can he practise

dem Mathematiker nicht das Recht ab, unter den Beispielen auf der Wandtafel das richtige vom falschen zu unterscheiden, und du misstraust dem Musiker nicht, wenn er Harmonie von Disharmonie unterscheidet. Ebenso sollte man der Autorin zugestehen, dass sie versteht, was sie sagt.

Recht und Unrecht, Wahrheit und Irrtum, werden in den Gemütern der Schüler gegeneinander streiten, bis der Sieg auf der Seite der unbesiegbaren Wahrheit liegt. Der Erklärung der WAHRHEIT folgt eine mentale Chemikalisation, und dadurch wird eine höhere Grundlage gewonnen; doch bei einigen Menschen tauchen die krankhaften moralischen oder physischen Symptome ständig wieder auf. Ich habe bei der Anwendung materieller Mittel niemals so ausgeprägte Wirkungen erlebt wie bei der Anwendung geistiger Mittel. <small>Den Sieg erringen</small>

Lehre deinen Schüler, dass er sich selbst kennen muss, bevor er andere Menschen kennen und den menschlichen Nöten abhelfen kann. Ehrlichkeit ist geistige Macht. Unehrlichkeit ist menschliche Schwäche, die die göttliche Hilfe verwirkt. Du deckst Sünde auf, nicht um dem körperlichen Menschen zu schaden, sondern um ihn zu segnen; und ein richtiges Motiv hat seinen Lohn. Verborgene Sünden sind die bösen Geister unter dem Himmel. Der Heuchler in dieser Wissenschaft dankt GOTT, dass es nichts Böses gibt, dient jedoch dem Bösen im Namen des Guten. <small>Wissen und Ehrlichkeit</small>

Du solltest Krankheit mental genauso behandeln, wie du Sünde behandeln würdest, nur dass du dem Patienten nicht sagen darfst, dass er krank ist, noch darfst du den Krankheiten Namen geben, denn ein derartiges Verhalten steigert die Furcht, die Grundlage der Krankheit, und prägt das falsche mentale Bild tiefer ein. Die Medizin eines Christlichen Wissenschaftlers ist GEMÜT, die göttliche WAHRHEIT, die den Menschen frei macht. Ein Christlicher Wissenschaftler empfiehlt niemals materielle Gesundheitslehren, er legt seinem Patienten niemals die Hand auf. Er verletzt die Rechte des Gemüts nicht noch kann er tierischen <small>Metaphysische Behandlung</small>

animal magnetism or hypnotism. It need not be added that the use of tobacco or intoxicating drinks is not in harmony with Christian Science.

Teach your students the omnipotence of Truth, which illustrates the impotence of error. The understanding, even in a degree, of the divine All-power destroys fear, and plants the feet in the true path, — the path which leads to the house built without hands "eternal in the heavens." Human hate has no legitimate mandate and no kingdom. Love is enthroned. That evil or matter has neither intelligence nor power, is the doctrine of absolute Christian Science, and this is the great truth which strips all disguise from error.

Impotence of hate

He, who understands in a sufficient degree the Principle of Mind-healing, points out to his student error as well as truth, the wrong as well as the right practice. Love for God and man is the true incentive in both healing and teaching. Love inspires, illumines, designates, and leads the way. Right motives give pinions to thought, and strength and freedom to speech and action. Love is priestess at the altar of Truth. Wait patiently for divine Love to move upon the waters of mortal mind, and form the perfect concept. Patience must "have her perfect work."

Love the incentive

Do not dismiss students at the close of a class term, feeling that you have no more to do for them. Let your loving care and counsel support all their feeble footsteps, until your students tread firmly in the straight and narrow way. The superiority of spiritual power over sensuous is the central point of Christian Science. Remember that the letter and mental argument are only human auxiliaries to aid in bringing

Continuity of interest

Magnetismus oder Hypnotismus praktizieren. Es braucht nicht hinzugefügt zu werden, dass der Genuss von Tabak oder berauschenden Getränken nicht in Einklang mit der Christlichen Wissenschaft steht.

Lehre deine Schüler die Allmacht der WAHRHEIT, die die Ohnmacht des Irrtums veranschaulicht. Das Verständnis der göttlichen Allmacht, selbst in geringem Grade, zerstört die Furcht und setzt die Füße auf den wahren Weg — den Weg, der zu dem Haus führt, das ohne Menschenhand gebaut ist, „das ewig ist im Himmel". Menschlicher Hass hat keine gesetzmäßige Vollmacht und kein Reich. Die LIEBE herrscht. Die Lehre der absoluten Christlichen Wissenschaft ist, dass das Böse oder die Materie weder Intelligenz noch Macht besitzt, und dies ist die große Wahrheit, die dem Irrtum jede Maske abreißt. *Ohnmacht des Hasses*

Wer das PRINZIP des Heilens durch GEMÜT ausreichend versteht, weist seinen Schüler sowohl auf den Irrtum wie auf die Wahrheit hin, auf die falsche wie auf die richtige Praxis. Liebe zu GOTT und zum Menschen ist der wahre Ansporn zum Heilen wie zum Lehren. LIEBE inspiriert, erleuchtet, bestimmt und führt den Weg. Rechte Motive geben dem Denken Schwingen und dem Reden und Handeln Stärke und Freiheit. Liebe ist die Priesterin am Altar der WAHRHEIT. Warte geduldig, bis die göttliche LIEBE über den Wassern des sterblichen Gemüts schwebt und den vollkommenen Begriff bildet. Geduld muss ihr „vollkommenes Werk haben". *Liebe der Ansporn*

Entlasse deine Schüler am Ende des Klassenunterrichts nicht mit dem Gefühl, dass du nichts weiter für sie zu tun brauchst. Lass deine liebevolle Fürsorge und deinen liebevollen Rat alle ihre zaghaften Schritte begleiten, bis deine Schüler auf dem geraden und schmalen Weg sicher gehen. Die Überlegenheit der geistigen Macht über die sinnliche ist der Kernpunkt der Christlichen Wissenschaft. Denke daran, dass der Buchstabe und das mentale Argument nur menschliche Hilfsmittel sind, die dabei *Fortdauer des Interesses*

thought into accord with the spirit of Truth and Love, which heals the sick and the sinner.

A mental state of self-condemnation and guilt or a faltering and doubting trust in Truth are unsuitable conditions for healing the sick. Such mental states indicate weakness instead of strength. *Weakness and guilt* Hence the necessity of being right yourself in order to teach this Science of healing. You must utilize the moral might of Mind in order to walk over the waves of error and support your claims by demonstration. If you are yourself lost in the belief and fear of disease or sin, and if, knowing the remedy, you fail to use the energies of Mind in your own behalf, you can exercise little or no power for others' help. "First cast out the beam out of thine own eye; and then shalt thou see clearly to cast out the mote out of thy brother's eye."

The student, who receives his knowledge of Christian Science, or metaphysical healing, from a human teacher, may be mistaken in judgment and demonstration, but God cannot mistake. God selects *The trust of the All-wise* for the highest service one who has grown into such a fitness for it as renders any abuse of the mission an impossibility. The All-wise does not bestow His highest trusts upon the unworthy. When He commissions a messenger, it is one who is spiritually near Himself. No person can misuse this mental power, if he is taught of God to discern it.

This strong point in Christian Science is not to be overlooked, — that the same fountain cannot send forth both sweet waters and bitter. The higher your attainment in the Science of mental *Integrity assured* healing and teaching, the more impossible it will be-

helfen, das Denken mit dem Geist der WAHRHEIT und LIEBE, der die Kranken und die Sünder heilt, in Einklang zu bringen.

Ein mentaler Zustand der Selbstverdammung und Schuld oder ein schwankendes und zweifelndes Vertrauen auf die WAHRHEIT sind Einstellungen, die für das Heilen der Kranken ungeeignet sind. Solche mentalen Zustände sind Zeichen von Schwäche anstatt von Stärke. Daher ist es notwendig, dass du selbst den richtigen mentalen Zustand hast, um diese Wissenschaft des Heilens zu lehren. Du musst die moralische Macht des GEMÜTS nutzen, um über die Wogen des Irrtums zu schreiten und deine Ansprüche durch Demonstration zu stützen.

<small>Schwäche und Schuld</small>

Wenn du dich selbst im Glauben an Krankheit oder Sünde und in der Furcht vor ihnen verirrt hast und wenn du, obwohl du das Heilmittel kennst, es doch unterlässt, die Energien des GEMÜTS für dich selbst zu nutzen, kannst du nur wenig oder keine Macht ausüben, um anderen zu helfen. „Zieh zuerst den Balken aus deinem Auge; danach wirst du klar sehen, um den Splitter aus deines Bruders Auge zu ziehen!"

Der Schüler, der sein Wissen über die Christliche Wissenschaft oder das metaphysische Heilen von einem menschlichen Lehrer erhält, mag sich in der Beurteilung und Demonstration irren, aber GOTT kann nicht irren. GOTT wählt für den höchsten Dienst nur den aus, der zu einer solchen Befähigung dafür herangewachsen ist, dass jeder Missbrauch der Mission unmöglich wird. Der All-Weise vertraut Seine höchsten Aufgaben nicht dem Unwürdigen an. Wenn Er einen Boten beauftragt, dann ist es jemand, der Ihm geistig nahesteht. Kein Mensch kann diese mentale Macht missbrauchen, wenn GOTT ihn gelehrt hat sie zu erkennen.

<small>Vom All-Weisen anvertraute Aufgabe</small>

Folgender wesentlicher Punkt in der Christlichen Wissenschaft darf nicht übersehen werden: Aus derselben Öffnung kann nicht süßes und bitteres Wasser fließen. Je höher deine Fähigkeit in der Wissenschaft des mentalen Heilens und im Lehren entwickelt ist, desto unmöglicher wird es dir

<small>Integrität gesichert</small>

come for you intentionally to influence mankind adverse to its highest hope and achievement.

Chicanery impossible

Teaching or practising in the name of Truth, but contrary to its spirit or rules, is most dangerous quackery. Strict adherence to the divine Principle and rules of the scientific method has secured the only success of the students of Christian Science. This alone entitles them to the high standing which most of them hold in the community, a reputation experimentally justified by their efforts. Whoever affirms that there is more than one Principle and method of demonstrating Christian Science greatly errs, ignorantly or intentionally, and separates himself from the true conception of Christian Science healing and from its possible demonstration.

No dishonest concessions

Any dishonesty in your theory and practice betrays a gross ignorance of the method of the Christ-cure. Science makes no concessions to persons or opinions. One must abide in the *morale* of truth or he cannot demonstrate the divine Principle. So long as matter is the basis of practice, illness cannot be efficaciously treated by the metaphysical process. Truth does the work, and you must both understand and abide by the divine Principle of your demonstration.

This volume indispensable

A Christian Scientist requires my work SCIENCE AND HEALTH for his textbook, and so do all his students and patients. Why? *First:* Because it is the voice of Truth to this age, and contains the full statement of Christian Science, or the Science of healing through Mind. *Second:* Because it was the first book known, containing a thorough statement of Christian Science. Hence it gave the first rules for demonstrating

werden, die Menschen vorsätzlich gegen ihre höchste Hoffnung und Vollendung zu beeinflussen.

Im Namen der WAHRHEIT, aber im Gegensatz zu ihrem Geist und ihren Regeln zu lehren oder zu praktizieren, ist höchst gefährliche Quacksalberei. Striktes Festhalten an dem göttlichen PRINZIP und den Regeln der wissenschaftlichen Methode hat den Schülern der Christlichen Wissenschaft den einzigartigen Erfolg gesichert. Das allein berechtigt sie zu dem hohen Ansehen, das die meisten von ihnen im Gemeinwesen genießen, ein Ruf, der durch die Ergebnisse ihrer Bemühungen gerechtfertigt ist. Wer behauptet, es gebe mehr als *ein* PRINZIP und *eine* Methode die Christliche Wissenschaft zu demonstrieren, der irrt sich sehr — unwissentlich oder absichtlich — und trennt sich selbst von der wahren Auffassung vom christlich-wissenschaftlichen Heilen und von der Möglichkeit, es zu demonstrieren.

<small>Täuschung unmöglich</small>

Jede Unehrlichkeit in deiner Theorie und Praxis verrät eine grobe Unwissenheit über die Methode des Heilens durch den Christus. Die Wissenschaft macht keine Zugeständnisse an Personen oder Meinungen. Man muss im Geist der Wahrheit bleiben, sonst kann man das göttliche PRINZIP nicht demonstrieren. Solange die Materie die Grundlage der Praxis ist, kann die Krankheit nicht wirkungsvoll durch den metaphysischen Vorgang behandelt werden. WAHRHEIT vollbringt die Arbeit, und du musst das göttliche PRINZIP deiner Demonstration sowohl verstehen als auch an ihm festhalten.

<small>Keine unehrlichen Zugeständnisse</small>

Ein Christlicher Wissenschaftler braucht mein Werk *Wissenschaft und Gesundheit* als sein Lehrbuch, ebenso alle seine Schüler und Patienten. Warum? *Erstens:* Weil es die Stimme der WAHRHEIT für dieses Zeitalter ist und die vollständige Darlegung der Christlichen Wissenschaft oder der Wissenschaft des Heilens durch GEMÜT enthält. *Zweitens:* Weil es das erste Buch war, von dem man weiß, dass es eine gründliche Darlegung der Christlichen Wissenschaft enthält. Deshalb lieferte es die ersten Regeln

<small>Dieses Buch unentbehrlich</small>

this Science, and registered the revealed Truth uncontaminated by human hypotheses. Other works, which have borrowed from this book without giving it credit, have adulterated the Science. *Third:* Because this book has done more for teacher and student, for healer and patient, than has been accomplished by other books.

Since the divine light of Christian Science first dawned upon the author, she has never used this newly discovered power in any direction which she fears to have fairly understood. Her prime object, since entering this field of labor, has been to prevent suffering, not to produce it. That we cannot scientifically both cure and cause disease is self-evident. In the legend of the shield, which led to a quarrel between two knights because each of them could see but one face of it, both sides were beautiful according to their degree; but to mental malpractice, prolific of evil, there is no good aspect, either silvern or golden. *Purity of science*

Christian Science is not an exception to the general rule, that there is no excellence without labor in a direct line. One cannot scatter his fire, and at the same time hit the mark. To pursue other vocations and advance rapidly in the demonstration of this Science, is not possible. Departing from Christian Science, some learners commend diet and hygiene. They even practise these, intending thereby to initiate the cure which they mean to complete with Mind, as if the non-intelligent could aid Mind! The Scientist's demonstration rests on one Principle, and there must and can be no opposite rule. Let this Principle be applied to the cure of disease without exploiting other means. *Backsliders and mistakes*

für die Demonstration dieser Wissenschaft und zeichnete die offenbarte WAHRHEIT auf, die durch keine menschlichen Hypothesen verfälscht ist. Andere Werke, die aus diesem Buch geschöpft haben, ohne es zu würdigen, haben die Wissenschaft verfälscht. *Drittens:* Weil dieses Buch für Lehrer und Schüler, für Heiler und Patient mehr getan hat, als andere Bücher je vollbracht haben.

Seit der Autorin das göttliche Licht der Christlichen Wissenschaft zum ersten Mal aufdämmerte, hat sie diese neu entdeckte Macht niemals in irgendeiner Richtung so gebraucht, dass sie den vollen Einblick anderer zu fürchten gehabt hätte. Seit sie dieses Arbeitsfeld betrat, ist ihr höchstes Ziel gewesen Leiden zu verhindern, nicht, es zu erzeugen. Dass wir Krankheit nicht wissenschaftlich sowohl heilen als auch verursachen können, ist selbstverständlich. In der Legende von dem Schild, der zu einem Streit zwischen zwei Rittern führte, weil jeder von ihnen nur *eine* Seite sehen konnte, waren beide Seiten schön, jede auf ihre Art; aber bei der mentalen Malpraxis, die voll des Bösen ist, gibt es keine gute Seite, weder eine silberne noch eine goldene.

Reinheit der Wissenschaft

Die Christliche Wissenschaft bildet keine Ausnahme von der allgemeinen Regel, dass es ohne Arbeit in einer bestimmten Richtung keine Vortrefflichkeit gibt. Man kann sein Feuer nicht streuen und gleichzeitig ins Schwarze treffen. Es ist nicht möglich, anderen Berufungen nachzugehen und in der Demonstration dieser Wissenschaft schnell voranzukommen. Einige Schüler weichen von der Christlichen Wissenschaft ab und empfehlen Diät und Gesundheitslehren. Sie praktizieren diese sogar in der Absicht, dadurch die Heilung einzuleiten, die sie mit GEMÜT zu vollenden gedenken, als ob das Nicht-Intelligente dem GEMÜT helfen könnte! Die Demonstration des Wissenschaftlers beruht auf *einem* PRINZIP und es darf und kann keine entgegengesetzte Regel geben. Lasst uns dieses PRINZIP beim Heilen von Krankheit anwenden, ohne andere Mittel heranzuziehen.

Rückfällige und Fehler

Mental quackery rests on the same platform as all other quackery. The chief plank in this platform is the doctrine that Science has two principles in partnership, one good and the other evil, — one spiritual, the other material, — and that these two may be simultaneously at work on the sick. This theory is supposed to favor practice from both a mental and a material standpoint. Another plank in the platform is this, that error will finally have the same effect as truth.

Mental charlatanism

It is anything but scientifically Christian to think of aiding the divine Principle of healing or of trying to sustain the human body until the divine Mind is ready to take the case. Divinity is always ready. *Semper paratus* is Truth's motto. Having seen so much suffering from quackery, the author desires to keep it out of Christian Science. The two-edged sword of Truth must turn in every direction to guard "the tree of life."

Divinity ever ready

Sin makes deadly thrusts at the Christian Scientist as ritualism and creed are summoned to give place to higher law, but Science will ameliorate mortal malice. The Christianly scientific man reflects the divine law, thus becoming a law unto himself. He does violence to no man. Neither is he a false accuser. The Christian Scientist wisely shapes his course, and is honest and consistent in following the leadings of divine Mind. He must prove, through living as well as healing and teaching, that Christ's way is the only one by which mortals are radically saved from sin and sickness.

The panoply of wisdom

Christianity causes men to turn naturally from matter

Die mentale Quacksalberei beruht auf den gleichen Grundsätzen wie jede andere Quacksalberei. Der Hauptbestandteil dieser Grundsätze ist die Lehre, dass die Wissenschaft zwei Prinzipien in sich vereinige, das eine gut und das andere böse — das eine geistig, das andere materiell —, und dass diese beiden gleichzeitig auf den Kranken einwirken könnten. Diese Theorie soll angeblich dafür sprechen, dass man sowohl von einem mentalen als auch von einem materiellen Standpunkt aus praktizieren könne. Ein anderer Bestandteil dieser Grundsätze ist die Behauptung, der Irrtum werde schließlich dieselbe Wirkung haben wie die Wahrheit.

Mentale Scharlatanerie

Es ist alles andere als wissenschaftlich christlich, wenn man meint, dem göttlichen PRINZIP des Heilens so lange helfen zu müssen, oder zu versuchen, den menschlichen Körper so lange zu unterstützen, bis das göttliche GEMÜT bereit ist, den Fall zu übernehmen. Die Gottheit ist immer bereit. *Semper paratus* lautet das Motto der WAHRHEIT. Weil die Autorin so viel durch Quacksalberei verursachtes Leiden gesehen hat, ist es ihr Wunsch, die Christliche Wissenschaft davon freizuhalten. Das zweischneidige Schwert der WAHRHEIT muss sich in alle Richtungen wenden, um den „Baum des Lebens" zu schützen.

Gottheit immer bereit

Die Sünde führt tödliche Schläge gegen den Christlichen Wissenschaftler, wenn Ritualismus und Glaubensbekenntnis aufgefordert werden, dem höheren Gesetz Raum zu geben, aber die Wissenschaft wird die sterbliche Bosheit mindern. Der christlich-wissenschaftliche Mensch spiegelt das göttliche Gesetz wider und wird so sich selbst ein Gesetz. Er tut keinem Menschen Gewalt an. Auch ist er kein falscher Ankläger. Der Christliche Wissenschaftler gestaltet seinen Lauf weise und folgt ehrlich und konsequent den Führungen des göttlichen GEMÜTS. Er muss sowohl durch sein Leben als auch durch Heilen und Lehren beweisen, dass der Weg Christi der einzige ist, durch den die Sterblichen von Grund auf von Sünde und Krankheit erlöst werden.

Die Rüstung der Weisheit

Das Christentum veranlasst die Menschen dazu, sich ganz

to Spirit, as the flower turns from darkness to light. Man then appropriates those things which "eye hath not seen nor ear heard." Paul and John had a clear apprehension that, as mortal man achieves no worldly honors except by sacrifice, so he must gain heavenly riches by forsaking all worldliness. Then he will have nothing in common with the worldling's affections, motives, and aims. Judge not the future advancement of Christian Science by the steps already taken, lest you yourself be condemned for failing to take the first step.

Advancement by sacrifice

Any attempt to heal mortals with erring mortal mind, instead of resting on the omnipotence of the divine Mind, must prove abortive. Committing the bare process of mental healing to frail mortals, untaught and unrestrained by Christian Science, is like putting a sharp knife into the hands of a blind man or a raging maniac, and turning him loose in the crowded streets of a city. Whether animated by malice or ignorance, a false practitioner will work mischief, and ignorance is more harmful than wilful wickedness, when the latter is distrusted and thwarted in its incipiency.

Dangerous knowledge

To mortal sense Christian Science seems abstract, but the process is simple and the results are sure if the Science is understood. The tree must be good, which produces good fruit. Guided by divine Truth and not guesswork, the *theologus* (that is, the student — the Christian and scientific expounder — of the divine law) treats disease with more certain results than any other healer on the globe. The Christian Scientist should understand and adhere strictly to the rules of divine meta-

Certainty of results

natürlich von der Materie dem GEIST zuzuwenden, wie die Blume sich von der Dunkelheit dem Licht zuwendet. Der Mensch macht sich dann jene Dinge zu eigen, die „kein Auge gesehen und kein Ohr gehört hat". Paulus und Johannes hatten ein klares Verständnis davon, dass, so wie der sterbliche Mensch weltliche Ehren nur durch Opfer erringt, er himmlische Reichtümer nur erlangen kann, indem er alle Weltlichkeit aufgibt. Dann wird er mit den Neigungen, Motiven und Zielen des weltlich gesinnten Menschen nichts gemein haben. Beurteile den künftigen Fortschritt der Christlichen Wissenschaft nicht nach den schon unternommenen Schritten, damit du nicht selbst verurteilt wirst, weil du es versäumst, den ersten Schritt zu tun.

<small>Vorankommen durch Opfer</small>

Jeder Versuch, die Sterblichen durch das irrende sterbliche Gemüt zu heilen, statt sich auf die Allmacht des göttlichen GEMÜTS zu verlassen, muss fehlschlagen. Den schwachen Sterblichen das bloße Verfahren des mentalen Heilens anzuvertrauen, ohne dass sie durch die Christliche Wissenschaft gelehrt und in Schranken gehalten sind, ist, als gäbe man einem Blinden oder einem Tobsüchtigen ein scharfes Messer in die Hand und ließe ihn dann in den belebten Straßen einer Stadt frei herumlaufen. Ein falscher Praktiker, ob von Bosheit oder Unwissenheit getrieben, wird Unheil stiften, und Unwissenheit ist schlimmer als vorsätzliche Schlechtigkeit, wenn man letzterer misstraut und sie in ihrem Anfangsstadium vereitelt.

<small>Gefährliches Wissen</small>

Dem sterblichen Sinn erscheint die Christliche Wissenschaft abstrakt, aber wenn die Wissenschaft verstanden wird, dann ist der Vorgang einfach und die Ergebnisse sind sicher. Der Baum muss gut sein, der gute Früchte bringt. Der Theologe (das heißt, der Schüler, der das göttliche Gesetz christlich und wissenschaftlich auslegt), der von der göttlichen WAHRHEIT und nicht von Vermutungen geleitet wird, behandelt Krankheit mit sichereren Resultaten als irgendein anderer Heiler auf Erden. Der Christliche Wissenschaftler sollte die Regeln der göttlichen Metaphysik, wie sie in diesem Werk dargelegt sind, verstehen und

<small>Gewissheit der Resultate</small>

physics as laid down in this work, and rest his demonstration on this sure basis.

Ontology is defined as "the science of the necessary constituents and relations of all beings," and it underlies all metaphysical practice. Our system of Mind-healing rests on the apprehension of the nature and essence of all being, — on the divine Mind and Love's essential qualities. Its pharmacy is moral, and its medicine is intellectual and spiritual, though used for physical healing. Yet this most fundamental part of metaphysics is the one most difficult to understand and demonstrate, for to the material thought all is material, till such thought is rectified by Spirit.

Ontology defined

Sickness is neither imaginary nor unreal, — that is, to the frightened, false sense of the patient. Sickness is more than fancy; it is solid conviction. It is therefore to be dealt with through right apprehension of the truth of being. If Christian healing is abused by mere smatterers in Science, it becomes a tedious mischief-maker. Instead of scientifically effecting a cure, it starts a petty crossfire over every cripple and invalid, buffeting them with the superficial and cold assertion, "Nothing ails you."

Mischievous imagination

When the Science of Mind was a fresh revelation to the author, she had to impart, while teaching its grand facts, the hue of spiritual ideas from her own spiritual condition, and she had to do this orally through the meagre channel afforded by language and by her manuscript circulated among the students. As former beliefs were gradually expelled from her thought, the teaching became clearer, until finally the shadow of old errors was no longer cast upon divine Science.

Author's early instructions

strikt einhalten und seine Demonstration auf dieser sicheren Grundlage ruhen lassen.

Die Ontologie wird als „die Wissenschaft der notwendigen Bestandteile und Beziehungen aller Wesen" definiert und liegt jeder metaphysischen Praxis zugrunde. Unser System des Heilens durch GEMÜT beruht auf dem Erfassen der Natur und des Wesens allen Seins — auf dem göttlichen GEMÜT und den wesentlichen Eigenschaften der LIEBE. Seine Pharmazie ist moralisch und seine Medizin ist intellektuell und geistig, obwohl sie zum physischen Heilen genutzt wird. Doch dieser grundlegendste Teil der Metaphysik ist am schwersten zu verstehen und zu demonstrieren, denn für das materielle Denken ist alles materiell, bis dieses Denken durch GEIST berichtigt wird.

Ontologie definiert

Krankheit ist weder eingebildet noch unwirklich — jedenfalls nicht für die verängstigte, falsche Auffassung des Patienten. Krankheit ist mehr als Phantasie; sie ist feste Überzeugung. Man muss sie deshalb durch das richtige Erfassen der Wahrheit des Seins behandeln. Wenn das christliche Heilen durch solche missbraucht wird, die nur oberflächliche Kenntnisse in der Wissenschaft haben, wird es zum lästigen Unruhestifter. Statt wissenschaftlich eine Heilung zu bewirken, wird jeder Behinderte und Kranke einem unnützen Kreuzfeuer ausgesetzt und mit der oberflächlichen und kalten Behauptung: „Dir fehlt nichts" vor den Kopf gestoßen.

Unheilstiftende Einbildung

Als die Wissenschaft des GEMÜTS für die Autorin eine neue Offenbarung war, musste sie, während sie deren großartige Tatsachen lehrte, aus ihrem eigenen geistigen Zustand heraus die feinen Schattierungen geistiger Ideen vermitteln, und sie musste es mündlich durch das armselige Mittel der Sprache tun und durch ihr Manuskript, das unter den Schülern zirkulierte. So wie ihre früheren Auffassungen allmählich aus ihrem Denken verbannt wurden, wurde ihr Lehren klarer, bis der Schatten der alten Irrtümer schließlich nicht mehr auf die göttliche Wissenschaft fiel.

Erstes Lehren der Autorin

I do not maintain that anyone can exist in the flesh without food and raiment; but I do believe that the real man is immortal and that he lives in Spirit, not matter. Christian Science must be accepted at this period by induction. We admit the whole, because a part is proved and that part illustrates and proves the entire Principle. Christian Science can be taught only by those who are morally advanced and spiritually endowed, for it is not superficial, nor is it discerned from the standpoint of the human senses. Only by the illumination of the spiritual sense, can the light of understanding be thrown upon this Science, because Science reverses the evidence before the material senses and furnishes the eternal interpretation of God and man.

Proof by induction

If you believe that you are sick, should you say, "I am sick"? No, but you should tell your belief sometimes, if this be requisite to protect others. If you commit a crime, should you acknowledge to yourself that you are a criminal? Yes. Your responses should differ because of the different effects they produce. Usually to admit that you are sick, renders your case less curable, while to recognize your sin, aids in destroying it. Both sin and sickness are error, and Truth is their remedy. The truth regarding error is, that error is not true, hence it is unreal. To prove scientifically the error or unreality of sin, you must first see the claim of sin, and then destroy it. Whereas, to prove scientifically the error or unreality of disease, you must mentally unsee the disease; then you will not feel it, and it is destroyed.

Systematic teaching and the student's spiritual growth and experience in practice are requisite for a thorough

Ich behaupte nicht, dass jemand im Fleisch ohne Nahrung und Kleidung existieren kann; aber ich glaube doch, dass der wirkliche Mensch unsterblich ist und dass er im GEIST lebt, nicht in der Materie. In dieser Zeit muss die Christliche Wissenschaft durch Induktion angenommen werden. Wir geben das Ganze zu, weil ein Teil bewiesen ist, und dieser Teil veranschaulicht und beweist das ganze PRINZIP. Die Christliche Wissenschaft kann nur von denen gelehrt werden, die moralisch fortgeschritten und geistig gerüstet sind, denn sie ist nicht oberflächlich noch wird sie vom Standpunkt der menschlichen Sinne aus wahrgenommen. Nur durch die Erleuchtung des geistigen Sinnes kann das Licht des Verständnisses auf diese Wissenschaft geworfen werden, weil die Wissenschaft den Augenschein vor den materiellen Sinnen umkehrt und die ewige Interpretation von GOTT und dem Menschen gibt.

Beweis durch Induktion

Wenn du glaubst, du seist krank, solltest du dann sagen: „Ich bin krank"? Nein, aber manchmal solltest du sagen, was du glaubst, wenn es zum Schutz anderer erforderlich ist. Wenn du ein Verbrechen begehst, solltest du dann zugeben, dass du ein Verbrecher bist? Ja. Deine Antworten sollten sich unterscheiden, weil sie unterschiedliche Wirkungen herbeiführen. Für gewöhnlich ist dein Fall weniger leicht zu heilen, wenn du zugibst, krank zu sein, während das Bekennen deiner Sünde zu deren Zerstörung beiträgt. Sowohl Sünde als auch Krankheit sind Irrtum, und WAHRHEIT ist ihr Heilmittel. Die Wahrheit über den Irrtum ist, dass Irrtum nicht wahr ist, somit ist er unwirklich. Um den Irrtum oder die Unwirklichkeit der Sünde wissenschaftlich zu beweisen, musst du zuerst den Anspruch der Sünde sehen und ihn dann zerstören. Um dagegen den Irrtum oder die Unwirklichkeit der Krankheit wissenschaftlich zu beweisen, musst du die Krankheit mental als nichts sehen; dann wirst du sie nicht fühlen, und sie ist zerstört.

Systematisches Lehren und das geistige Wachstum des Schülers und seine Erfahrung in der Praxis sind für ein gründliches Erfassen

comprehension of Christian Science. Some individuals assimilate truth more readily than others, but any student, who adheres to the divine rules of Christian Science and imbibes the spirit of Christ, can demonstrate Christian Science, cast out error, heal the sick, and add continually to his store of spiritual understanding, potency, enlightenment, and success.

Rapidity of assimilation

If the student goes away to practise Truth's teachings only in part, dividing his interests between God and mammon and substituting his own views for Truth, he will inevitably reap the error he sows. Whoever would demonstrate the healing of Christian Science must abide strictly by its rules, heed every statement, and advance from the rudiments laid down. There is nothing difficult nor toilsome in this task, when the way is pointed out; but self-denial, sincerity, Christianity, and persistence alone win the prize, as they usually do in every department of life.

Divided loyalty

Anatomy, when conceived of spiritually, is mental self-knowledge, and consists in the dissection of thoughts to discover their quality, quantity, and origin. Are thoughts divine or human? That is the important question. This branch of study is indispensable to the excision of error. The anatomy of Christian Science teaches when and how to probe the self-inflicted wounds of selfishness, malice, envy, and hate. It teaches the control of mad ambition. It unfolds the hallowed influences of unselfishness, philanthropy, spiritual love. It urges the government of the body both in health and in sickness. The Christian Scientist, through understanding mental anatomy, discerns and

Anatomy defined

der Christlichen Wissenschaft erforderlich. Manche Menschen nehmen die Wahrheit bereitwilliger auf als andere, aber jeder Schüler, der sich an die göttlichen Regeln der Christlichen Wissenschaft hält und den Geist Christi in sich aufnimmt, kann die Christliche Wissenschaft demonstrieren, Irrtum austreiben, Kranke heilen und ständig seinen Schatz an geistigem Verständnis, Stärke, Erleuchtung und Erfolg mehren.

<small>Schnelligkeit der Aufnahme</small>

Wenn der Schüler hinausgeht und die Lehren der WAHRHEIT nur teilweise praktiziert, indem er seine Interessen zwischen GOTT und dem Mammon aufteilt und WAHRHEIT durch seine eigenen Anschauungen ersetzt, dann wird er unvermeidlich den Irrtum ernten, den er sät. Wer das Heilen der Christlichen Wissenschaft demonstrieren möchte, muss sich strikt an ihre Regeln halten, jede Erklärung beachten und von den festgelegten Grundlagen ausgehen. Es liegt nichts Schwieriges oder Mühevolles in dieser Aufgabe, wenn der Weg gewiesen ist; jedoch gewinnen nur Selbstverleugnung, Aufrichtigkeit, Christlichkeit und Ausdauer den Preis, genau wie in allen anderen Lebensbereichen.

<small>Geteilte Loyalität</small>

Geistig aufgefasst ist Anatomie mentale Selbsterkenntnis und besteht im Zergliedern von Gedanken, um deren Qualität, Quantität und Ursprung zu entdecken. Sind die Gedanken göttlich oder menschlich? Das ist die wichtige Frage. Dieser Zweig des Studiums ist unerlässlich für die Ausrottung des Irrtums. Die Anatomie der Christlichen Wissenschaft lehrt, wann und wie die selbstbeigebrachten Wunden von Selbstsucht, Bosheit, Neid und Hass zu sondieren sind. Sie lehrt die Beherrschung wahnsinnigen Ehrgeizes. Sie entfaltet die geheiligten Einflüsse von Selbstlosigkeit, Menschenliebe, geistiger Liebe. Sie fordert nachdrücklich die Beherrschung des Körpers in Gesundheit wie in Krankheit. Der Christliche Wissenschaftler erkennt und behandelt die wirkliche Ursache der Krankheit

<small>Anatomie definiert</small>

deals with the real cause of disease. The material physician gropes among phenomena, which fluctuate every instant under influences not embraced in his diagnosis, and so he may stumble and fall in the darkness.

Teacher and student should also be familiar with the obstetrics taught by this Science. To attend properly the birth of the new child, or divine idea, you should so detach mortal thought from its material conceptions, that the birth will be natural and safe. Though gathering new energy, this idea cannot injure its useful surroundings in the travail of spiritual birth. A spiritual idea has not a single element of error, and this truth removes properly whatever is offensive. The new idea, conceived and born of Truth and Love, is clad in white garments. Its beginning will be meek, its growth sturdy, and its maturity undecaying. When this new birth takes place, the Christian Science infant is born of the Spirit, born of God, and can cause the mother no more suffering. By this we know that Truth is here and has fulfilled its perfect work. *Scientific obstetrics*

To decide quickly as to the proper treatment of error — whether error is manifested in forms of sickness, sin, or death — is the first step towards destroying error. Our Master treated error through Mind. He never enjoined obedience to the laws of nature, if by these are meant laws of matter, nor did he use drugs. There is a law of God applicable to healing, and it is a spiritual law instead of material. The sick are not healed by inanimate matter or drugs, as they believe that they are. Such seeming medical effect or action is that of so-called mortal mind. *Unhesitating decision*

It has been said to the author, "The world is bene-

durch das Verständnis der mentalen Anatomie. Der mit Materie arbeitende Arzt tappt zwischen Phänomenen umher, die sich jeden Augenblick ändern unter Einflüssen, die durch seine Diagnose nicht erfasst werden, und so kann er stolpern und im Dunkeln fallen.

Lehrer und Schüler sollten auch mit der Geburtshilfe vertraut sein, die diese Wissenschaft lehrt. Um der Geburt des neuen Kindes oder der göttlichen Idee richtig beizustehen, solltest du das sterbliche Denken so von seinen materiellen Vorstellungen lösen, dass die Geburt natürlich und sicher verläuft. Obwohl diese Idee neue Energie sammelt, kann sie ihre nützliche Umgebung in den Wehen der geistigen Geburt nicht verletzen. Eine geistige Idee enthält kein einziges Element des Irrtums, und diese Wahrheit entfernt alles Schädliche in der richtigen Weise. Die neue Idee, die von WAHRHEIT und LIEBE empfangen und geboren wird, ist in weiße Kleider gekleidet. Ihr Anfang wird sanft, ihr Wachstum kräftig und ihre Reife ohne Verfall sein. Wenn diese neue Geburt stattfindet, wird das christlich-wissenschaftliche Kind von GEIST geboren, von GOTT geboren, und kann der Mutter kein Leid mehr zufügen. Daran erkennen wir, dass WAHRHEIT gegenwärtig ist und ihr vollkommenes Werk erfüllt hat.

Wissenschaftliche Geburtshilfe

Die schnelle Entscheidung über die richtige Behandlung von Irrtum — ob sich der Irrtum nun in Formen von Krankheit, Sünde oder Tod manifestiert — ist der erste Schritt zur Zerstörung des Irrtums. Unser Meister behandelte Irrtum durch GEMÜT. Er verlangte niemals Gehorsam gegen die Naturgesetze, wenn damit die Gesetze der Materie gemeint sind, noch verabreichte er Medikamente. Es gibt ein Gesetz GOTTES, das auf das Heilen anwendbar ist, und das ist ein geistiges Gesetz anstelle eines materiellen. Die Kranken werden nicht, wie sie glauben, durch unbelebte Materie oder durch Medikamente geheilt. Eine solche scheinbare medizinische Wirkung oder Tätigkeit ist die des sogenannten sterblichen Gemüts.

Entscheidung ohne Zögern

Man hat zu der Autorin gesagt: „Die Welt wird durch Sie gesegnet,

fited by you, but it feels your influence without seeing you. Why do you not make yourself more widely known?" Could her friends know how little time the author has had, in which to make herself outwardly known except through her laborious publications, — and how much time and toil are still required to establish the stately operations of Christian Science, — they would understand why she is so secluded. Others could not take her place, even if willing so to do. She therefore remains unseen at her post, seeking no self-aggrandizement but praying, watching, and working for the redemption of mankind.

Seclusion of the author

If from an injury or from any cause, a Christian Scientist were seized with pain so violent that he could not treat himself mentally, — and the Scientists had failed to relieve him, — the sufferer could call a surgeon, who would give him a hypodermic injection, then, when the belief of pain was lulled, he could handle his own case mentally. Thus it is that we "prove all things; [and] hold fast that which is good."

In founding a pathological system of Christianity, the author has labored to expound divine Principle, and not to exalt personality. The weapons of bigotry, ignorance, envy, fall before an honest heart. Adulterating Christian Science, makes it void. Falsity has no foundation. "The hireling fleeth, because he is an hireling, and careth not for the sheep." Neither dishonesty nor ignorance ever founded, nor can they overthrow a scientific system of ethics.

The right motive and its reward

doch sie spürt Ihren Einfluss, ohne Sie zu sehen. Warum machen Sie sich nicht weiter bekannt?" Wenn ihre Freunde wüssten, wie wenig Zeit die Autorin gehabt hat, um sich allgemein bekannt zu machen, außer durch ihre arbeitsaufwendigen Veröffentlichungen — und wie viel Zeit und Mühe es immer noch erfordert, die bedeutenden Einrichtungen der Christlichen Wissenschaft zu verankern —, würden sie verstehen, warum sie so zurückgezogen lebt. Andere könnten ihren Platz nicht einnehmen, selbst wenn sie dazu bereit wären. Daher bleibt sie ungesehen auf ihrem Posten und sucht keine Selbstverherrlichung, sondern sie betet, wacht und arbeitet für die Erlösung der Menschheit.

Zurückgezogenheit der Autorin

Wenn ein Christlicher Wissenschaftler durch eine Verletzung oder eine andere Ursache von so heftigen Schmerzen gepackt würde, dass er sich nicht selbst mental behandeln könnte — und es den Wissenschaftlern nicht gelungen wäre ihn davon zu befreien —, dann könnte der Leidende einen Arzt rufen und sich eine subkutane Injektion geben lassen; wenn dann die Vorstellung von Schmerz beschwichtigt wäre, könnte der Wissenschaftler seinen eigenen Fall mental behandeln. So prüfen wir „alles, und [behalten] das Gute".

Bei der Gründung eines pathologischen Systems des Christentums hat die Autorin daran gearbeitet, das göttliche PRINZIP darzulegen und nicht die Persönlichkeit zu verherrlichen. Die Waffen von Bigotterie, Unwissenheit, Neid versagen vor einem ehrlichen Herzen. Wenn man die Christliche Wissenschaft verfälscht, macht man sie unwirksam. Falschheit hat keine Grundlage. „Der Mietling flieht; denn er ist ein Mietling und kümmert sich nicht um die Schafe." Weder Unehrlichkeit noch Unwissenheit haben jemals ein wissenschaftliches System der Ethik gegründet, noch können sie es umstoßen.

Das richtige Motiv und sein Lohn

Chapter 14

Recapitulation

*For precept must be upon precept, precept upon precept;
line upon line, line upon line;
here a little, and there a little.* — ISAIAH.

This chapter is from the first edition of the author's class-book, copyrighted in 1870. After much labor and increased spiritual understanding, she revised that treatise for this volume in 1875. Absolute Christian Science pervades its statements, to elucidate scientific metaphysics.

QUESTIONS AND ANSWERS

Question. — What is God?

Answer. — God is incorporeal, divine, supreme, infinite Mind, Spirit, Soul, Principle, Life, Truth, Love.

Question. — Are these terms synonymous?

Answer. — They are. They refer to one absolute God. They are also intended to express the nature, essence, and wholeness of Deity. The attributes of God are justice, mercy, wisdom, goodness, and so on.

Question. — Is there more than one God or Principle?

Answer. — There is not. Principle and its idea is one, and this one is God, omnipotent, omniscient, and omni-

Kapitel 14

Zusammenfassung

Denn es ist Gebot auf Gebot, Gebot auf Gebot,
Vorschrift auf Vorschrift, Vorschrift auf Vorschrift,
hier ein wenig, da ein wenig. — JESAJA.

Dieses Kapitel geht auf die erste Ausgabe des Manuskripts der Autorin für den Klassenunterricht zurück, das 1870 urheberrechtlich geschützt wurde. Nach viel Arbeit und nachdem ihr geistiges Verständnis gewachsen war, revidierte sie 1875 die Abhandlung für dieses Buch. Seine Darlegungen sind von absoluter Christlicher Wissenschaft durchdrungen, um die wissenschaftliche Metaphysik zu erklären.

FRAGEN UND ANTWORTEN

Frage. — Was ist GOTT?
Antwort. — GOTT ist GEMÜT, GEIST, SEELE, PRINZIP, LEBEN, WAHRHEIT, LIEBE — unkörperlich, göttlich, allerhaben, unendlich.

Frage. — Sind diese Ausdrücke synonym?
Antwort. — Ja. Sie beziehen sich auf *einen* absoluten GOTT. Sie sollen auch die Natur, die Wesenheit und die Ganzheit der Gottheit ausdrücken. Die Attribute GOTTES sind Gerechtigkeit, Barmherzigkeit, Weisheit, Güte usw.

Frage. — Gibt es mehr als *einen* GOTT oder *ein* PRINZIP?
Antwort. — Nein. PRINZIP und seine Idee ist eins, und dieses eine ist GOTT, allmächtiges, allwissendes und allgegenwärtiges

present Being, and His reflection is man and the universe. *Omni* is adopted from the Latin adjective signifying *all*. Hence God combines all-power or potency, all-science or true knowledge, all-presence. The varied manifestations of Christian Science indicate Mind, never matter, and have one Principle.

Question. — What are spirits and souls?

Answer. — To human belief, they are personalities constituted of mind and matter, life and death, truth and error, good and evil; but these contrasting pairs of terms represent contraries, as Christian Science reveals, which neither dwell together nor assimilate. Truth is immortal; error is mortal. Truth is limitless; error is limited. Truth is intelligent; error is non-intelligent. Moreover, Truth is real, and error is unreal. This last statement contains the point you will most reluctantly admit, although first and last it is the most important to understand.

<small>Real *versus* unreal</small>

The term *souls* or *spirits* is as improper as the term *gods*. Soul or Spirit signifies Deity and nothing else. There is no finite soul nor spirit. Soul or Spirit means only one Mind, and cannot be rendered in the plural. Heathen mythology and Jewish theology have perpetuated the fallacy that intelligence, soul, and life can be in matter; and idolatry and ritualism are the outcome of all man-made beliefs. The Science of Christianity comes with fan in hand to separate the chaff from the wheat. Science will declare God aright, and Christianity will demonstrate this declaration and its divine Principle, making mankind better physically, morally, and spiritually.

<small>Mankind redeemed</small>

Wesen, und Seine Widerspiegelung ist der Mensch und das Universum. Folglich vereinigt GOTT in sich alle Macht oder Kraft, alle Wissenschaft oder wahres Wissen, alle Gegenwart. Die verschiedenartigen Manifestationen der Christlichen Wissenschaft weisen auf GEMÜT hin, niemals auf Materie, und sie haben *ein* PRINZIP.

Frage. — Was sind Geister und Seelen?

Antwort. — Nach menschlichem Glauben sind sie Persönlichkeiten, die sich aus Gemüt und Materie, Leben und Tod, Wahrheit und Irrtum, Gut und Böse zusammensetzen; aber wie die Christliche Wissenschaft offenbart, stellen diese gegensätzlichen Wortpaare Gegensätze dar, die weder gleichzeitig bestehen noch miteinander verschmelzen. WAHRHEIT ist unsterblich; Irrtum ist sterblich. WAHRHEIT ist unbegrenzt; Irrtum ist begrenzt. WAHRHEIT ist intelligent; Irrtum ist nichtintelligent. Außerdem ist WAHRHEIT wirklich und Irrtum unwirklich. Diese letzte Behauptung enthält den Punkt, den du äußerst widerwillig zugeben wirst, obwohl er insgesamt der wichtigste ist, den es zu verstehen gilt.

> Wirkliches im Gegensatz zum Unwirklichen

Der Ausdruck *Seelen* oder *Geister* ist ebenso unzutreffend wie der Ausdruck *Götter*. SEELE oder GEIST bezeichnet die Gottheit und nichts anderes. Es gibt weder eine endliche Seele noch einen endlichen Geist. SEELE oder GEIST bedeutet nur *ein* GEMÜT und kann nicht im Plural wiedergegeben werden. Heidnische Mythologie und jüdische Theologie haben den Trugschluss fortbestehen lassen, dass Intelligenz, Seele und Leben in der Materie sein können; und Götzendienst und Ritualismus sind das Ergebnis aller menschengemachten Vorstellungen. Die Wissenschaft des Christentums kommt mit der Worfschaufel in der Hand, um die Spreu vom Weizen zu trennen. Die Wissenschaft wird GOTT richtig erklären und das Christentum wird diese Erklärung und ihr göttliches PRINZIP demonstrieren, indem es die Menschheit physisch, moralisch und geistig bessert.

> Die Menschheit erlöst

Question. — What are the demands of the Science of Soul?

Answer. — The first demand of this Science is, "Thou shalt have no other gods before me." This *me* is Spirit. Therefore the command means this: Thou shalt have no intelligence, no life, no substance, no truth, no love, but that which is spiritual. The second is like unto it, "Thou shalt love thy neighbor as thyself." It should be thoroughly understood that all men have one Mind, one God and Father, one Life, Truth, and Love. Mankind will become perfect in proportion as this fact becomes apparent, war will cease and the true brotherhood of man will be established. Having no other gods, turning to no other but the one perfect Mind to guide him, man is the likeness of God, pure and eternal, having that Mind which was also in Christ.

<small>Two chief commands</small>

Science reveals Spirit, Soul, as not in the body, and God as not in man but as reflected by man. The greater cannot be in the lesser. The belief that the greater can be in the lesser is an error that works ill. This is a leading point in the Science of Soul, that Principle is not in its idea. Spirit, Soul, is not confined in man, and is never in matter. We reason imperfectly from effect to cause, when we conclude that matter is the effect of Spirit; but *a priori* reasoning shows material existence to be enigmatical. Spirit gives the true mental idea. We cannot interpret Spirit, Mind, through matter. Matter neither sees, hears, nor feels.

<small>Soul not confined in body</small>

Reasoning from cause to effect in the Science of Mind, we begin with Mind, which must be understood through the idea which expresses it and cannot be learned from its opposite, matter. Thus we

<small>Sinlessness of Mind, Soul</small>

Frage. — Welche Forderungen stellt die Wissenschaft der Seele?
Antwort. — Die erste Forderung dieser Wissenschaft lautet: „Du sollst keine anderen Götter haben neben mir." Dieses *mir* ist Geist. Daher bedeutet dieses Gebot: Du sollst keine Intelligenz, kein Leben, keine Substanz, keine Wahrheit, keine Liebe haben außer der, die geistig ist. Die zweite Forderung ist ihr gleich: „Du sollst deinen Nächsten lieben wie dich selbst." Wir sollten gründlich verstehen, dass alle Menschen *ein* Gemüt, *einen* Gott und Vater, *ein* Leben, *eine* Wahrheit und *eine* Liebe haben. In dem Verhältnis, wie diese Tatsache sichtbar wird, wird die Menschheit vollkommen werden, der Krieg wird aufhören und die wahre Brüderlichkeit des Menschen wird begründet werden. Wenn der Mensch keine anderen Götter hat, sich an kein anderes als an das *eine* vollkommene Gemüt um Führung wendet, dann ist er das Gleichnis Gottes, rein und ewig, und hat das Gemüt, das auch in Christus war.

<small>Zwei Hauptgebote</small>

Die Wissenschaft offenbart, dass Geist, Seele, nicht im Körper und dass Gott nicht im Menschen ist, sondern vom Menschen widergespiegelt wird. Das Größere kann nicht im Kleineren enthalten sein. Der Glaube, dass das Größere im Kleineren sein kann, ist ein Irrtum, der üble Wirkungen hervorbringt. Ein Hauptpunkt der Wissenschaft der Seele ist der, dass Prinzip nicht in seiner Idee ist. Geist, Seele, ist nicht im Menschen eingeschlossen und ist niemals in der Materie. Wir schließen falsch von der Wirkung auf die Ursache, wenn wir folgern, dass Materie die Wirkung des Geistes ist; aber von Ursache auf Wirkung schließendes Folgern zeigt, dass die materielle Existenz rätselhaft ist. Geist gibt die wahre mentale Idee. Wir können Geist, Gemüt, nicht durch Materie interpretieren. Die Materie sieht, hört und fühlt nicht.

<small>Seele nicht im Körper eingeschlossen</small>

Wenn wir in der Wissenschaft des Gemüts von Ursache auf Wirkung schließen, beginnen wir mit Gemüt, das durch die Idee, die es ausdrückt, verstanden werden muss und nicht von seinem Gegenteil, der Materie, aus erfasst werden kann. So gelangen wir zur Wahrheit oder Intelligenz, die

<small>Sündlosigkeit von Gemüt, Seele</small>

arrive at Truth, or intelligence, which evolves its own unerring idea and never can be coordinate with human illusions. If Soul sinned, it would be mortal, for sin is mortality's self, because it kills itself. If Truth is immortal, error must be mortal, because error is unlike Truth. Because Soul is immortal, Soul cannot sin, for sin is not the eternal verity of being.

Question. — What is the scientific statement of being?

Answer. — There is no life, truth, intelligence, nor substance in matter. All is infinite Mind and its infinite manifestation, for God is All-in-all. Spirit is immortal Truth; matter is mortal error. Spirit is the real and eternal; matter is the unreal and temporal. Spirit is God, and man is His image and likeness. Therefore man is not material; he is spiritual.

Question. — What is substance?

Answer. — Substance is that which is eternal and incapable of discord and decay. Truth, Life, and Love are substance, as the Scriptures use this word in Hebrews: "The substance of things hoped for, the evidence of things not seen." Spirit, the synonym of Mind, Soul, or God, is the only real substance. The spiritual universe, including individual man, is a compound idea, reflecting the divine substance of Spirit.

Spiritual synonyms

Question. — What is Life?

Answer. — Life is divine Principle, Mind, Soul, Spirit. Life is without beginning and without end. Eternity, not time, expresses the thought of Life, and time is no part of eternity. One ceases in proportion as the other is recognized. Time is finite;

Eternity of Life

ihre eigene unfehlbare Idee entfaltet und niemals menschlichen Illusionen gleichgestellt werden kann. Wenn SEELE sündigte, wäre sie sterblich, denn die Sünde ist das Selbst der Sterblichkeit, weil sie sich selbst tötet. Wenn WAHRHEIT unsterblich ist, muss Irrtum sterblich sein, weil Irrtum der WAHRHEIT unähnlich ist. Weil SEELE unsterblich ist, kann SEELE nicht sündigen, denn Sünde ist nicht die ewige Wahrheit des Seins.

Frage. — Wie lautet die wissenschaftliche Erklärung des Seins?

Antwort. — Es ist kein Leben, keine Wahrheit, keine Intelligenz und keine Substanz in der Materie. Alles ist unendliches GEMÜT und seine unendliche Manifestation, denn GOTT ist Alles-in-allem. GEIST ist unsterbliche WAHRHEIT; Materie ist sterblicher Irrtum. GEIST ist das Wirkliche und Ewige; Materie ist das Unwirkliche und Zeitliche. GEIST ist GOTT und der Mensch ist Sein Bild und Gleichnis. Folglich ist der Mensch nicht materiell; er ist geistig.

Frage. — Was ist Substanz?

Antwort. — Substanz ist das, was ewig und zu Disharmonie und Verfall unfähig ist. WAHRHEIT, LEBEN und LIEBE sind Substanz, wie die Heilige Schrift dieses Wort im Hebräerbrief verwendet: die „Wirklichkeit [Substanz*] dessen, was man hofft, und ein Nichtzweifeln an dem, was man nicht sieht". GEIST, das Synonym für GEMÜT, SEELE oder GOTT, ist die einzig wirkliche Substanz. Das geistige Universum, einschließlich des individuellen Menschen, ist eine zusammengesetzte Idee, die die göttliche Substanz des GEISTES widerspiegelt.

Geistige Synonyme

Frage. — Was ist LEBEN?

Antwort. — LEBEN ist göttliches PRINZIP, GEMÜT, SEELE, GEIST. LEBEN ist ohne Anfang und ohne Ende. Ewigkeit, nicht Zeit, drückt den Gedanken des LEBENS aus, und Zeit ist kein Teil der Ewigkeit. Das eine hört in dem Verhältnis auf, wie das andere erkannt wird. Zeit ist endlich; Ewigkeit ist für

Ewigkeit des LEBENS

---

* Nach der King-James-Bibel

eternity is forever infinite. Life is neither in nor of matter. What is termed matter is unknown to Spirit, which includes in itself all substance and is Life eternal. Matter is a human concept. Life is divine Mind. Life is not limited. Death and finiteness are unknown to Life. If Life ever had a beginning, it would also have an ending.

Question. — What is intelligence?

Answer. — Intelligence is omniscience, omnipresence, and omnipotence. It is the primal and eternal quality of infinite Mind, of the triune Principle, — Life, Truth, and Love, — named God.

Question. — What is Mind?

Answer. — Mind is God. The exterminator of error is the great truth that God, good, is the *only* Mind, and that the supposititious opposite of infinite Mind — called *devil* or evil — is not Mind, is not Truth, but error, without intelligence or reality. There can be but one Mind, because there is but one God; and if mortals claimed no other Mind and accepted no other, sin would be unknown. We can have but one Mind, if that one is infinite. We bury the sense of infinitude, when we admit that, although God is infinite, evil has a place in this infinity, for evil can have no place, where all space is filled with God.

True sense of infinitude

We lose the high signification of omnipotence, when after admitting that God, or good, is omnipresent and has all-power, we still believe there is another power, named *evil*. This belief that there is more than one mind is as pernicious to divine theology as are ancient mythology and pagan idolatry. With

The sole governor

immer unendlich. LEBEN ist weder in noch von der Materie. Das, was Materie genannt wird, ist GEIST unbekannt, der alle Substanz in sich schließt und ewiges LEBEN ist. Die Materie ist ein menschlicher Begriff. LEBEN ist göttliches GEMÜT. LEBEN ist nicht begrenzt. Tod und Endlichkeit sind dem LEBEN unbekannt. Wenn LEBEN je einen Anfang hätte, würde es auch ein Ende haben.

Frage. — Was ist Intelligenz?
Antwort. — Intelligenz ist Allwissenheit, Allgegenwart und Allmacht. Sie ist die ursprüngliche und ewige Eigenschaft des unendlichen GEMÜTS, des dreieinigen PRINZIPS — LEBEN, WAHRHEIT und LIEBE —, das GOTT genannt wird.

Frage. — Was ist GEMÜT?
Antwort. — GEMÜT ist GOTT. Irrtum wird durch die große Wahrheit ausgerottet, dass GOTT, das Gute, das *einzige* GEMÜT ist und dass das angebliche Gegenteil des unendlichen GEMÜTS — *Teufel* oder Böses genannt — nicht GEMÜT, nicht WAHRHEIT ist, sondern Irrtum, ohne Intelligenz oder Wirklichkeit. Es kann nur *ein* GEMÜT geben, weil es nur *einen* GOTT gibt; und wenn die Sterblichen auf keinem anderen GEMÜT bestünden und kein anderes GEMÜT akzeptierten, wäre Sünde unbekannt. Wir können nur *ein* GEMÜT haben, wenn dieses *eine* unendlich ist. Wir begraben die Auffassung von Unendlichkeit, wenn wir zugeben, dass, obwohl GOTT unendlich ist, das Böse in dieser Unendlichkeit einen Platz hat, denn das Böse kann keinen Platz haben, wo aller Raum von GOTT erfüllt ist.

<small>Wahre Auffassung von Unendlichkeit</small>

Wir verlieren die hohe Bedeutung von Allmacht, wenn wir, nachdem wir zugegeben haben, dass GOTT, oder das Gute, allgegenwärtig ist und Allmacht besitzt, immer noch glauben, dass es eine andere Macht gebe, die *das Böse* genannt wird. Dieser Glaube, dass es mehr als *ein* Gemüt gibt, ist ebenso schädlich für die göttliche Theologie wie die Mythologie des Altertums und die heidnische Abgötterei. Mit *einem* Vater, nämlich GOTT,

<small>Der alleinige Herrscher</small>

one Father, even God, the whole family of man would be brethren; and with one Mind and that God, or good, the brotherhood of man would consist of Love and Truth, and have unity of Principle and spiritual power which constitute divine Science. The supposed existence of more than one mind was the basic error of idolatry. This error assumed the loss of spiritual power, the loss of the spiritual presence of Life as infinite Truth without an unlikeness, and the loss of Love as ever present and universal.

Divine Science explains the abstract statement that there is one Mind by the following self-evident proposition: If God, or good, is real, then evil, the unlikeness of God, is unreal. And evil can only seem to be real by giving reality to the unreal. The children of God have but one Mind. How can good lapse into evil, when God, the Mind of man, never sins? The standard of perfection was originally God and man. Has God taken down His own standard, and has man fallen?

The divine standard of perfection

God is the creator of man, and, the divine Principle of man remaining perfect, the divine idea or reflection, man, remains perfect. Man is the expression of God's being. If there ever was a moment when man did not express the divine perfection, then there was a moment when man did not express God, and consequently a time when Deity was unexpressed — that is, without entity. If man has lost perfection, then he has lost his perfect Principle, the divine Mind. If man ever existed without this perfect Principle or Mind, then man's existence was a myth.

Indestructible relationship

The relations of God and man, divine Principle and

würde die ganze Familie der Menschen zu Geschwistern werden; und mit *einem* GEMÜT, und zwar mit GOTT oder dem Guten, würde die Geschwisterlichkeit der Menschen aus LIEBE und WAHRHEIT bestehen und Einheit des PRINZIPS und geistige Macht besitzen, die die göttliche Wissenschaft ausmachen. Die vermeintliche Existenz von mehr als *einem* Gemüt war der grundlegende Irrtum der Abgötterei. Dieser Irrtum setzte den Verlust geistiger Macht voraus, den Verlust der geistigen Gegenwart von LEBEN als unendlicher WAHRHEIT ohne ein Ungleichnis, und den Verlust von LIEBE als immer gegenwärtig und universal.

Die göttliche Wissenschaft erklärt die abstrakte Aussage, dass es *ein* GEMÜT gibt, durch den folgenden selbstverständlichen Lehrsatz: Wenn GOTT, oder das Gute, wirklich ist, dann ist das Böse, das Ungleichnis GOTTES, unwirklich. Und das Böse kann nur wirklich scheinen, wenn man dem Unwirklichen Wirklichkeit zugesteht. Die Kinder GOTTES haben nur *ein* GEMÜT. Wie kann Gutes in Böses verfallen, wenn GOTT, das GEMÜT des Menschen, niemals sündigt? Die Norm der Vollkommenheit war ursprünglich GOTT und der Mensch. Hat GOTT Seine eigene Norm herabgesetzt, und ist der Mensch gefallen?

Die göttliche Norm der Vollkommenheit

GOTT ist der Schöpfer des Menschen, und weil das göttliche PRINZIP des Menschen vollkommen bleibt, bleibt die göttliche Idee oder Widerspiegelung, der Mensch, vollkommen. Der Mensch ist der Ausdruck von GOTTES Sein. Wenn es jemals einen Augenblick gegeben hat, in dem der Mensch die göttliche Vollkommenheit nicht ausgedrückt hat, dann hat es einen Augenblick gegeben, in dem der Mensch GOTT nicht ausgedrückt hat, und folglich eine Zeit, in der die Gottheit nicht ausgedrückt wurde — also ohne Wesenheit war. Wenn der Mensch die Vollkommenheit verloren hat, dann hat er sein vollkommenes PRINZIP, das göttliche GEMÜT, verloren. Wenn der Mensch jemals ohne dieses vollkommene PRINZIP oder GEMÜT existiert hat, dann war das Dasein des Menschen ein Mythos.

Unzerstörbare Beziehung

Die Beziehungen von GOTT und Mensch, von dem göttlichen PRINZIP und der Idee, sind in der Wissenschaft unzerstörbar; und

idea, are indestructible in Science; and Science knows no lapse from nor return to harmony, but holds the divine order or spiritual law, in which God and all that He creates are perfect and eternal, to have remained unchanged in its eternal history.

The unlikeness of Truth, — named *error,* — the opposite of Science, and the evidence before the five corporeal senses, afford no indication of the grand facts of being; even as these so-called senses receive no intimation of the earth's motions or of the science of astronomy, but yield assent to astronomical propositions on the authority of natural science. *Celestial evidence*

The facts of divine Science should be admitted, — although the evidence as to these facts is not supported by evil, by matter, or by material sense, — because the evidence that God and man coexist is fully sustained by spiritual sense. Man is, and forever has been, God's reflection. God is infinite, therefore ever present, and there is no other power nor presence. Hence the spirituality of the universe is the only fact of creation. "Let God be true, but every [material] man a liar."

Question. — Are doctrines and creeds a benefit to man?

Answer. — The author subscribed to an orthodox creed in early youth, and tried to adhere to it until she caught the first gleam of that which interprets God as above mortal sense. This view rebuked human beliefs, and gave the spiritual import, expressed through Science, of all that proceeds from the divine Mind. Since then her highest creed has been divine Science, which, reduced to human apprehension, she has named Christian Science. This Science *The test of experience*

die Wissenschaft kennt weder ein Abfallen von der Harmonie noch eine Rückkehr zu ihr, sondern sie hält die Tatsache aufrecht, dass die göttliche Ordnung oder das geistige Gesetz, demzufolge GOTT und alles, was Er erschafft, vollkommen und ewig sind, in ihrer ewigen Geschichte unverändert geblieben ist.

Das Ungleichnis der WAHRHEIT — *Irrtum* genannt —, das Gegenteil der Wissenschaft, und der Augenschein vor den fünf körperlichen Sinnen liefern keinen Hinweis auf die großartigen Tatsachen des Seins; ebenso wie diese sogenannten Sinne keine Anzeichen für die Bewegungen der Erde oder für die Wissenschaft der Astronomie erhalten, aber wegen der Autorität der Naturwissenschaft den astronomischen Lehrsätzen zustimmen.

<small>Himmlischer Beweis</small>

Die Tatsachen der göttlichen Wissenschaft sollten zugegeben werden — auch wenn der Beweis dieser Tatsachen nicht durch das Böse, durch Materie oder den materiellen Sinn gestützt wird —, denn der Beweis dafür, dass GOTT und Mensch zusammen bestehen, wird ganz und gar vom geistigen Sinn getragen. Der Mensch ist und war immer GOTTES Widerspiegelung. GOTT ist unendlich, deshalb ist Er immer gegenwärtig, und es gibt keine andere Macht noch Gegenwart. Somit ist die Geistigkeit des Universums die einzige Tatsache der Schöpfung. „Es bleibt vielmehr dabei: Gott ist wahrhaftig und alle [materiellen] Menschen sind Lügner."

Frage. — Sind Glaubenslehren und Glaubensbekenntnisse für den Menschen von Nutzen?

Antwort. — Die Autorin bekannte sich in ihrer frühen Jugend zu einem orthodoxen Glauben und bemühte sich ihm treu zu sein, bis sie einen ersten Schimmer davon erhaschte, was GOTT als über dem sterblichen Sinn erhaben darstellt. Diese Anschauung wies menschliche Auffassungen zurecht und verlieh allem, was vom göttlichen GEMÜT ausgeht, die geistige Bedeutung, die durch die Wissenschaft zum Ausdruck kommt. Seitdem ist ihr höchstes Glaubensbekenntnis die göttliche Wissenschaft gewesen, die sie der menschlichen Auffassung verständlich gemacht hat und Christliche Wissenschaft nannte. Diese

<small>Überprüfung durch Erfahrung</small>

teaches man that God is the only Life, and that this Life is Truth and Love; that God is to be understood, adored, and demonstrated; that divine Truth casts out suppositional error and heals the sick.

The way which leads to Christian Science is straight and narrow. God has set His signet upon Science, making it coordinate with all that is real and only with that which is harmonious and eternal. *God's law destroys evil*

Sickness, sin, and death, being inharmonious, do not originate in God nor belong to His government. His law, rightly understood, destroys them. Jesus furnished proofs of these statements.

Question. — What is error?

Answer. — Error is a supposition that pleasure and pain, that intelligence, substance, life, are existent in matter. Error is neither Mind nor one of Mind's faculties. Error is the contradiction of Truth. *Evanescent materiality* Error is a belief without understanding. Error is unreal because untrue. It is that which seemeth to be and is not. If error were true, its truth would be error, and we should have a self-evident absurdity — namely, *erroneous truth*. Thus we should continue to lose the standard of Truth.

Question. — Is there no sin?

Answer. — All reality is in God and His creation, harmonious and eternal. That which He creates is good, and He makes all that is made. Therefore the only reality of sin, sickness, or death is *Unrealities that seem real* the awful fact that unrealities seem real to human, erring belief, until God strips off their disguise. They are not true, because they are not of God. We learn in Christian

Wissenschaft lehrt den Menschen, dass GOTT das einzige LEBEN ist und dass dieses LEBEN WAHRHEIT und LIEBE ist; dass GOTT verstanden, angebetet und demonstriert werden muss; dass göttliche WAHRHEIT den angeblichen Irrtum austreibt und die Kranken heilt.

Der Weg, der zur Christlichen Wissenschaft führt, ist gerade und schmal. GOTT hat dieser Wissenschaft Sein Siegel aufgeprägt und stellt sie allem gleich, was wirklich ist, und nur dem, was harmonisch und ewig ist. Weil Krankheit, Sünde und Tod unharmonisch sind, gehen sie weder aus GOTT hervor, noch gehören sie zu Seiner Herrschaft. Sein Gesetz, richtig verstanden, zerstört sie. Jesus lieferte Beweise für diese Aussagen.

GOTTES Gesetz zerstört Böses

Frage. — Was ist Irrtum?

Antwort. — Irrtum ist die Mutmaßung, dass Lust und Schmerz, dass Intelligenz, Substanz, Leben in der Materie existieren. Irrtum ist weder GEMÜT noch eine der Fähigkeiten des GEMÜTS. Irrtum ist der Widerspruch zur WAHRHEIT. Irrtum ist Annahme ohne Verständnis. Irrtum ist unwirklich, weil er unwahr ist. Er ist das, was zu sein scheint, aber nicht ist. Wenn Irrtum wahr wäre, dann wäre seine Wahrheit Irrtum und wir hätten eine offensichtliche Absurdität — nämlich *irrige Wahrheit*. Somit würden wir die Norm der WAHRHEIT immer mehr verlieren.

Verschwindende Materialität

Frage. — Gibt es keine Sünde?

Antwort. — Alle Wirklichkeit ist in GOTT und Seiner Schöpfung, harmonisch und ewig. Was Er erschafft, ist gut, und Er macht alles, was gemacht ist. Somit ist die einzige Wirklichkeit von Sünde, Krankheit und Tod die schreckliche Tatsache, dass dem menschlichen, irrenden Glauben Unwirklichkeiten wirklich scheinen, bis GOTT ihnen ihre Tarnung herunterreißt. Sie sind nicht wahr, weil sie nicht von GOTT sind. Wir erfahren in der Christlichen Wissenschaft, dass alle Disharmonie

Unwirklichkeiten, die wirklich scheinen

Science that all inharmony of mortal mind or body is illusion, possessing neither reality nor identity though seeming to be real and identical.

The Science of Mind disposes of all evil. Truth, God, is not the father of error. Sin, sickness, and death are to be classified as effects of error. Christ came to destroy the belief of sin. The God-principle is omnipresent and omnipotent. God is everywhere, and nothing apart from Him is present or has power. Christ is the ideal Truth, that comes to heal sickness and sin through Christian Science, and attributes all power to God. Jesus is the name of the man who, more than all other men, has presented Christ, the true idea of God, healing the sick and the sinning and destroying the power of death. Jesus is the human man, and Christ is the divine idea; hence the duality of Jesus the Christ.

Christ the ideal Truth

In an age of ecclesiastical despotism, Jesus introduced the teaching and practice of Christianity, affording the proof of Christianity's truth and love; but to reach his example and to test its unerring Science according to his rule, healing sickness, sin, and death, a better understanding of God as divine Principle, Love, rather than personality or the man Jesus, is required.

Jesus not God

Jesus established what he said by demonstration, thus making his acts of higher importance than his words. He proved what he taught. This is the Science of Christianity. Jesus *proved* the Principle, which heals the sick and casts out error, to be divine. Few, however, except his students understood in the least his teachings and their glorious

Jesus not understood

des sterblichen Gemüts oder Körpers eine Illusion ist, die weder Wirklichkeit noch Identität besitzt, obwohl sie wirklich und identisch zu sein scheint.

Die Wissenschaft des GEMÜTS vernichtet alles Böse. WAHRHEIT, GOTT, ist nicht der Vater des Irrtums. Sünde, Krankheit und Tod müssen als Wirkungen des Irrtums klassifiziert werden. Christus kam, um den Glauben an Sünde zu zerstören. Das GOTT-Prinzip ist allgegenwärtig und allmächtig. GOTT ist überall, und nichts außer Ihm ist gegenwärtig oder hat Macht. Christus ist die ideale WAHRHEIT, die kommt, um Krankheit und Sünde durch die Christliche Wissenschaft zu heilen, und die alle Macht GOTT zuschreibt. Jesus ist der Name des Menschen, der mehr als alle anderen Menschen Christus, die wahre Idee GOTTES, dargestellt hat, welche die Kranken und Sündigen heilt und die Macht des Todes zerstört. Jesus ist der menschliche Mensch, und Christus ist die göttliche Idee; daher die Dualität von Jesus dem Christus.

Christus die ideale WAHRHEIT

In einem Zeitalter kirchlicher Gewaltherrschaft führte Jesus die Lehre und Praxis des Christentums ein, indem er den Beweis für die Wahrheit und Liebe des Christentums lieferte; um aber sein Vorbild zu erreichen und dessen unfehlbare Wissenschaft seiner Regel entsprechend durch Heilen von Krankheit, Sünde und Tod zu prüfen, ist ein besseres Verständnis von GOTT als göttliches PRINZIP, LIEBE, und nicht als Persönlichkeit oder als der Mensch Jesus erforderlich.

Jesus ist nicht GOTT

Jesus begründete, was er sagte, durch Demonstration und verlieh so seinen Taten eine höhere Bedeutung als seinen Worten. Er bewies, was er lehrte. Das ist die Wissenschaft des Christentums. Jesus *bewies*, dass das PRINZIP, das die Kranken heilt und Irrtum austreibt, göttlich ist. Doch nur wenige, außer seinen Schülern, verstanden auch nur im Mindesten etwas von seinen Lehren und ihren herrlichen Beweisen — nämlich dass

Jesus nicht verstanden

proofs, — namely, that Life, Truth, and Love (the Principle of this unacknowledged Science) destroy all error, evil, disease, and death.

Miracles rejected

The reception accorded to Truth in the early Christian era is repeated to-day. Whoever introduces the Science of Christianity will be scoffed at and scourged with worse cords than those which cut the flesh. To the ignorant age in which it first appears, Science seems to be a mistake, — hence the misinterpretation and consequent maltreatment which it receives. Christian marvels (and *marvel* is the simple meaning of the Greek word rendered *miracle* in the New Testament) will be misunderstood and misused by many, until the glorious Principle of these marvels is gained.

Divine fulfilment

If sin, sickness, and death are as real as Life, Truth, and Love, then they must all be from the same source; God must be their author. Now Jesus came to destroy sin, sickness, and death; yet the Scriptures aver, "I am not come to destroy, but to fulfil." Is it possible, then, to believe that the evils which Jesus lived to destroy are real or the offspring of the divine will?

Truth destroys falsity

Despite the hallowing influence of Truth in the destruction of error, must error still be immortal? Truth spares all that is true. If evil is real, Truth must make it so; but error, not Truth, is the author of the unreal, and the unreal vanishes, while all that is real is eternal. The apostle says that the mission of Christ is to "destroy the works of the devil." Truth destroys falsity and error, for light and darkness cannot dwell together. Light extinguishes the

Leben, Wahrheit und Liebe (das Prinzip dieser nicht anerkannten Wissenschaft) allen Irrtum, alles Böse, alle Krankheit und allen Tod zerstören.

Die Aufnahme, die der Wahrheit in der Zeit des frühen Christentums zuteil wurde, wiederholt sich heute. Wer die Wissenschaft des Christentums einführt, wird verhöhnt und gegeißelt mit Stricken, die schlimmer sind als jene, die ins Fleisch schneiden. Dem ahnungslosen Zeitalter, in dem die Wissenschaft zuerst auftritt, kommt sie wie eine Verirrung vor — daher wird sie falsch interpretiert und folglich unfreundlich behandelt. Christliche Wunder (und *Wunder* ist die einfache Bedeutung des griechischen Wortes, das im englischen Neuen Testament mit *miracle* wiedergegeben wird) werden von vielen missverstanden und missbraucht werden, bis das herrliche Prinzip dieser Wunder erlangt ist.

> Wunder zurückgewiesen

Wenn Sünde, Krankheit und Tod ebenso wirklich sind wie Leben, Wahrheit und Liebe, dann müssen sie alle aus derselben Quelle kommen; Gott muss ihr Urheber sein. Nun kam Jesus, um Sünde, Krankheit und Tod zu zerstören; doch versichert die Heilige Schrift: „Ich bin nicht gekommen aufzulösen, sondern zu erfüllen." Ist es dann möglich zu glauben, dass die Übel, die zu zerstören Jesus lebte, wirklich sind oder dem göttlichen Willen entspringen?

> Göttliche Erfüllung

Muss Irrtum, trotz des heiligenden Einflusses der Wahrheit bei der Zerstörung des Irrtums, dennoch unsterblich sein? Wahrheit verschont alles Wahre. Wenn das Böse wirklich ist, muss Wahrheit es wirklich machen; aber Irrtum, nicht Wahrheit, ist der Urheber des Unwirklichen und das Unwirkliche vergeht, während alles, was wirklich ist, ewig ist. Der Apostel sagt, dass es die Mission des Christus ist, „die Werke des Teufels zu zerstören". Wahrheit zerstört Unwahrheit und Irrtum, denn Licht und Dunkelheit können nicht zusammen wohnen. Licht vernichtet die Dunkelheit und die Heilige Schrift

> Wahrheit zerstört Unwahrheit

darkness, and the Scripture declares that there is "no night there." To Truth there is no error, — all is Truth. To infinite Spirit there is no matter, — all is Spirit, divine Principle and its idea.

Question. — What is man?

Answer. — Man is not matter; he is not made up of brain, blood, bones, and other material elements. The Scriptures inform us that man is made in the image and likeness of God. Matter is not that likeness. The likeness of Spirit cannot be so unlike Spirit. Man is spiritual and perfect; and be-cause he is spiritual and perfect, he must be so understood in Christian Science. Man is idea, the image, of Love; he is not physique. He is the compound idea of God, including all right ideas; the generic term for all that reflects God's image and likeness; the conscious identity of being as found in Science, in which man is the reflection of God, or Mind, and therefore is eternal; that which has no separate mind from God; that which has not a single quality underived from Deity; that which possesses no life, intelligence, nor creative power of his own, but reflects spiritually all that belongs to his Maker.

<small>Fleshly factors unreal</small>

And God said: "Let us make man in our image, after our likeness; and let them have dominion over the fish of the sea, and over the fowl of the air, and over the cattle, and over all the earth, and over every creeping thing that creepeth upon the earth."

Man is incapable of sin, sickness, and death. The real man cannot depart from holiness, nor can God, by whom man is evolved, engender the capacity or freedom to sin. A mortal sinner is not

<small>Man unfallen</small>

erklärt, dass es „keine Nacht geben" wird. Für WAHRHEIT gibt es keinen Irrtum — alles ist WAHRHEIT. Für den unendlichen GEIST gibt es keine Materie — alles ist GEIST, göttliches PRINZIP und seine Idee.

Frage. — Was ist der Mensch?

Antwort. — Der Mensch ist nicht Materie; er besteht nicht aus Gehirn, Blut, Knochen und anderen materiellen Elementen. Die Heilige Schrift sagt, dass der Mensch zum Bild und Gleichnis GOTTES erschaffen ist. Die Materie ist nicht dieses Gleichnis. Das Gleichnis des GEISTES kann GEIST nicht so unähnlich sein. Der Mensch ist geistig und vollkommen; und weil er geistig und vollkommen ist, muss er in der Christlichen Wissenschaft so verstanden werden. Der Mensch ist Idee, das Bild der LIEBE; er ist kein physischer Organismus. Er ist die zusammengesetzte Idee GOTTES, die alle richtigen Ideen einschließt; der Gattungsbegriff für alles, was GOTTES Bild und Gleichnis widerspiegelt; die bewusste Identität des Seins, wie wir sie in der Wissenschaft finden, in der der Mensch die Widerspiegelung von GOTT oder GEMÜT und somit ewig ist; das, was kein von GOTT getrenntes Gemüt hat; das, was nicht eine einzige Eigenschaft hat, die nicht von der Gottheit stammt; das, was kein Leben, keine Intelligenz noch schöpferische Kraft aus sich selbst besitzt, sondern alles geistig widerspiegelt, was zu seinem Schöpfer gehört.

> Fleischliche Faktoren unwirklich

Und GOTT sagte: „Lasst uns Menschen machen nach unserem Bild, uns ähnlich; sie sollen herrschen über die Fische im Meer, über die Vögel unter den Himmeln, über das Vieh, über die ganze Erde und über alle Kriechtiere, die auf Erden kriechen."

Der Mensch ist unfähig zu sündigen, krank zu sein und zu sterben. Der wirkliche Mensch kann von der Heiligkeit nicht abweichen noch kann GOTT, der den Menschen hervorgebracht hat, die Fähigkeit oder Freiheit zu sündigen erzeugen. Ein

> Der Mensch nicht gefallen

God's man. Mortals are the counterfeits of immortals. They are the children of the wicked one, or the one evil, which declares that man begins in dust or as a material embryo. In divine Science, God and the real man are inseparable as divine Principle and idea.

Error, urged to its final limits, is self-destroyed. Error will cease to claim that soul is in body, that life and intelligence are in matter, and that this matter is man. God is the Principle of man, and man is the idea of God. Hence man is not mortal nor material. Mortals will disappear, and immortals, or the children of God, will appear as the only and eternal verities of man. Mortals are not fallen children of God. They never had a perfect state of being, which may subsequently be regained. They were, from the beginning of mortal history, "conceived in sin and brought forth in iniquity." Mortality is finally swallowed up in immortality. Sin, sickness, and death must disappear to give place to the facts which belong to immortal man.

Mortals are not immortals

Learn this, O mortal, and earnestly seek the spiritual status of man, which is outside of all material selfhood. Remember that the Scriptures say of mortal man: "As for man, his days are as grass: as a flower of the field, so he flourisheth. For the wind passeth over it, and it is gone; and the place thereof shall know it no more."

Imperishable identity

When speaking of God's children, not the children of men, Jesus said, "The kingdom of God is within you;" that is, Truth and Love reign in the real man, showing that man in God's image is unfallen and eternal. Jesus beheld in Science the per-

The kingdom within

sterblicher Sünder ist nicht der Mensch GOTTES. Die Sterblichen sind Fälschungen der Unsterblichen. Sie sind die Kinder des Bösen oder des *einen* Bösen, das erklärt, der Mensch beginnt in Staub oder als materieller Embryo. In der göttlichen Wissenschaft sind GOTT und der wirkliche Mensch untrennbar als göttliches PRINZIP und göttliche Idee.

Irrtum, der an seine äußersten Grenzen getrieben wird, zerstört sich selbst. Irrtum wird aufhören zu behaupten, Seele sei im Körper, Leben und Intelligenz seien in der Materie, und diese Materie sei der Mensch. GOTT ist das PRINZIP des Menschen und der Mensch ist die Idee GOTTES. Daher ist der Mensch weder sterblich noch materiell. Die Sterblichen werden verschwinden und die Unsterblichen oder die Kinder GOTTES werden als die einzigen und ewigen Wahrheiten über den Menschen erscheinen. Die Sterblichen sind nicht gefallene Kinder GOTTES. Sie haben niemals einen vollkommenen Daseinszustand besessen, der später wiedererlangt werden könnte. Von Anfang der sterblichen Geschichte an waren sie „in Sünde empfangen und in Missetat geboren". Sterblichkeit wird schließlich in Unsterblichkeit verschlungen werden. Sünde, Krankheit und Tod müssen verschwinden, um den Tatsachen Raum zu geben, die dem unsterblichen Menschen angehören.

Sterbliche sind nicht Unsterbliche

Lerne dies, o Sterblicher, und suche ernsthaft den geistigen Status des Menschen, der außerhalb jedes materiellen Selbst liegt. Bedenke, dass die Heilige Schrift über den sterblichen Menschen sagt: „Ein Mensch ist in seinem Leben wie Gras, er blüht wie eine Blume auf dem Feld; wenn der Wind darüber geht, dann ist sie nicht mehr da, die Stelle, wo sie stand, weiß nichts mehr von ihr."

Unvergängliche Identität

Als Jesus von den Kindern GOTTES sprach, nicht von den Kindern der Menschen, sagte er: „Das Reich Gottes ist inwendig in euch"; das heißt, WAHRHEIT und LIEBE regieren im wirklichen Menschen, und das zeigt, dass der Mensch als GOTTES Bild nicht gefallen, sondern ewig ist. Jesus sah in der

Das Reich inwendig

fect man, who appeared to him where sinning mortal man appears to mortals. In this perfect man the Saviour saw God's own likeness, and this correct view of man healed the sick. Thus Jesus taught that the kingdom of God is intact, universal, and that man is pure and holy. Man is not a material habitation for Soul; he is himself spiritual. Soul, being Spirit, is seen in nothing imperfect nor material.

Whatever is material is mortal. To the five corporeal senses, man appears to be matter and mind united; but Christian Science reveals man as the idea of God, and declares the corporeal senses to be mortal and erring illusions. Divine Science shows it to be impossible that a material body, though interwoven with matter's highest stratum, misnamed mind, should be man, — the genuine and perfect man, the immortal idea of being, indestructible and eternal. Were it otherwise, man would be annihilated. *Material body never God's idea*

Question. — What are body and Soul?

Answer. — Identity is the reflection of Spirit, the reflection in multifarious forms of the living Principle, Love. Soul is the substance, Life, and intelligence of man, which is individualized, but not in matter. Soul can never reflect anything inferior to Spirit. *Reflection of Spirit*

Man is the expression of Soul. The Indians caught some glimpses of the underlying reality, when they called a certain beautiful lake "the smile of the Great Spirit." Separated from man, who expresses Soul, Spirit would be a nonentity; man, divorced from Spirit, would lose his entity. But there is, *Man inseparable from Spirit*

Wissenschaft den vollkommenen Menschen, der ihm da erschien, wo den Sterblichen der sündige sterbliche Mensch erscheint. In diesem vollkommenen Menschen sah der Erlöser GOTTES eigenes Gleichnis, und diese korrekte Anschauung vom Menschen heilte die Kranken. Auf diese Weise lehrte Jesus, dass das Reich GOTTES intakt und universal ist und dass der Mensch rein und heilig ist. Der Mensch ist keine materielle Behausung für SEELE; er selbst ist geistig. Weil SEELE GEIST ist, kann man sie in nichts Unvollkommenem oder Materiellem sehen.

Alles, was materiell ist, ist sterblich. Für die fünf körperlichen Sinne scheint der Mensch eine Verbindung von Materie und Gemüt zu sein; aber die Christliche Wissenschaft offenbart den Menschen als die Idee GOTTES und erklärt die körperlichen Sinne zu sterblichen und irrenden Illusionen. Materieller Körper niemals GOTTES Idee

Die göttliche Wissenschaft zeigt, dass es unmöglich ist, dass ein materieller Körper der Mensch sein kann — der echte und vollkommene Mensch, die unsterbliche Idee des Seins, unzerstörbar und ewig —, selbst wenn der materielle Körper mit der höchsten Schicht der Materie, fälschlicherweise Gemüt genannt, durchwoben ist. Wäre es anders, würde der Mensch vernichtet werden.

Frage. — Was sind Körper und SEELE?
Antwort. — Identität ist die Widerspiegelung des GEISTES, die Widerspiegelung des lebendigen PRINZIPS, LIEBE, in mannigfaltigen Formen. SEELE ist die Substanz, das LEBEN und die Intelligenz des Menschen, die individualisiert ist, aber nicht in der Materie. SEELE kann niemals etwas widerspiegeln, was geringer ist als GEIST. Widerspiegelung des GEISTES

Der Mensch ist der Ausdruck der SEELE. Die Indianer erhaschten einen Schimmer von der zugrunde liegenden Wirklichkeit, als sie einen bestimmten schönen See „das Lächeln des Großen Geistes" nannten. Vom Menschen getrennt, der SEELE ausdrückt, wäre GEIST eine Nicht-Wesenheit; der Mensch, getrennt von GEIST, würde seine Wesenheit verlieren. Aber eine solche Der Mensch untrennbar von GEIST

there can be, no such division, for man is coexistent with God.

What evidence of Soul or of immortality have you within mortality? Even according to the teachings of natural science, man has never beheld Spirit or Soul leaving a body or entering it. What basis is there for the theory of indwelling spirit, except the claim of mortal belief? What would be thought of the declaration that a house was inhabited, and by a certain class of persons, when no such persons were ever seen to go into the house or to come out of it, nor were they even visible through the windows? Who can see a soul in the body?

A vacant domicile

Question. — Does brain think, and do nerves feel, and is there intelligence in matter?

Answer. — No, not if God is true and mortal man a liar. The assertion that there can be pain or pleasure in matter is erroneous. That body is most harmonious in which the discharge of the natural functions is least noticeable. How can intelligence dwell in matter when matter is non-intelligent and brain-lobes cannot think? Matter cannot perform the functions of Mind. Error says, "I am man;" but this belief is mortal and far from actual. From beginning to end, whatever is mortal is composed of material human beliefs and of nothing else. That only is real which reflects God. St. Paul said, "But when it pleased God, who separated me from my mother's womb, and called me by His grace, ... I conferred not with flesh and blood."

Harmonious functions

Mortal man is really a self-contradictory phrase, for man is not mortal, "neither indeed can be;" man is im-

Trennung gibt es nicht und kann es nicht geben, denn der Mensch besteht zugleich mit GOTT.

Welchen Beweis von SEELE oder von Unsterblichkeit hast du in der Sterblichkeit? Sogar den Lehren der Naturwissenschaft zufolge hat der Mensch niemals gesehen, dass GEIST oder SEELE einen Körper verlassen oder betreten hat. Worauf gründet sich die Theorie von einem innewohnenden Geist, wenn nicht auf die Behauptung einer sterblichen Vorstellung? Was würde man von der Erklärung halten, dass ein Haus bewohnt sei, und zwar von einer bestimmten Gruppe von Personen, wenn niemand solche Personen je in dem Haus hat ein- und ausgehen sehen noch sie durch die Fenster erblickt hat? Wer kann eine Seele im Körper sehen?

> Eine unbewohnte Behausung

Frage. — Denkt das Gehirn, fühlen die Nerven, ist Intelligenz in der Materie?

Antwort. — Nein, nicht wenn GOTT wahrhaftig ist und der sterbliche Mensch ein Lügner. Die Behauptung, es könne Schmerz oder Lust in der Materie geben, ist irrig. Derjenige Körper ist am harmonischsten, in dem der Ablauf der natürlichen Funktionen am wenigsten bemerkbar ist. Wie kann Intelligenz in der Materie wohnen, wenn die Materie nicht-intelligent ist und die Gehirnlappen nicht denken können? Materie kann die Funktionen des GEMÜTS nicht ausführen. Der Irrtum sagt: „Ich bin Mensch"; aber diese Auffassung ist sterblich und weit vom Tatsächlichen entfernt. Von Anfang bis Ende besteht alles, was sterblich ist, aus materiellen menschlichen Auffassungen und aus nichts anderem. Nur das ist wirklich, was GOTT widerspiegelt. Paulus sagte: „Als es aber Gott gefiel, der mich von Mutterleib an ausgesondert und durch Seine Gnade berufen hat, ... da besprach ich mich nicht sofort mit Fleisch und Blut."

> Harmonische Funktionen

Sterblicher Mensch ist wirklich ein in sich widersprüchlicher Ausdruck, denn der Mensch ist nicht sterblich, er „kann es auch

mortal. If a child is the offspring of physical sense and not of Soul, the child must have a material, not a spiritual origin. With what truth, then, could the Scriptural rejoicing be uttered by any mother, "I have gotten a man from the Lord"? On the contrary, if aught comes from God, it cannot be mortal and material; it must be immortal and spiritual.

Immortal birthright

Matter is neither self-existent nor a product of Spirit. An image of mortal thought, reflected on the retina, is all that the eye beholds. Matter cannot see, feel, hear, taste, nor smell. It is not self-cognizant, — cannot feel itself, see itself, nor understand itself. Take away so-called mortal mind, which constitutes matter's supposed selfhood, and matter can take no cognizance of matter. Does that which we call dead ever see, hear, feel, or use any of the physical senses?

Matter's supposed selfhood

"In the beginning God created the heaven and the earth. And the earth was without form, and void; and darkness was upon the face of the deep." (Genesis i. 1, 2.) In the vast forever, in the Science and truth of being, the only facts are Spirit and its innumerable creations. Darkness and chaos are the imaginary opposites of light, understanding, and eternal harmony, and they are the elements of nothingness.

Chaos and darkness

We admit that black is not a color, because it reflects no light. So evil should be denied identity or power, because it has none of the divine hues. Paul says: "For the invisible things of Him, from the creation of the world, are clearly seen, being understood by the things that are made." (Romans i. 20.)

Spiritual reflection

nicht" sein; der Mensch ist unsterblich. Wenn ein Kind das Geschöpf des physischen Sinnes und nicht der SEELE ist, dann muss das Kind einen materiellen, nicht einen geistigen Ursprung haben. Mit welchem Recht könnte dann eine Mutter den biblischen Freudenruf äußern: „Ich habe mit der Hilfe des Herrn einen Mann hervorgebracht."? Im Gegenteil, wenn etwas von GOTT kommt, kann es nicht sterblich und materiell sein; es muss unsterblich und geistig sein.

Unsterbliches Geburtsrecht

Materie besteht weder durch sich selbst noch ist sie ein Produkt des GEISTES. Ein Bild des sterblichen Denkens, das sich auf der Netzhaut abzeichnet, ist alles, was das Auge sieht. Materie kann weder sehen, fühlen, hören, schmecken noch riechen. Sie hat keine Kenntnis von sich selbst — sie kann sich selbst nicht fühlen, sehen noch sich verstehen. Nimm das sogenannte sterbliche Gemüt hinweg, das das vermeintliche Selbst der Materie bildet, und Materie kann keine Kenntnis von der Materie nehmen. Kann das, was wir tot nennen, jemals sehen, hören, fühlen oder einen der physischen Sinne benutzen?

Vermeintliches Selbst der Materie

„Am Anfang schuf Gott die Himmel und die Erde. Und die Erde war wüst und leer, und es war finster über der Tiefe." (1. Mose 1:1, 2.) In der unermesslichen Ewigkeit, in der Wissenschaft und Wahrheit des Seins, sind GEIST und seine unzähligen Schöpfungen die einzigen Tatsachen. Finsternis und Chaos sind die imaginären Gegensätze von Licht, Verständnis und ewiger Harmonie, sie sind die Elemente des Nichts.

Chaos und Finsternis

Wir geben zu, dass Schwarz keine Farbe ist, da es kein Licht reflektiert. Ebenso sollte man dem Bösen die Identität oder Macht absprechen, weil es keinen der göttlichen Farbtöne hat. Paulus sagt: „Denn Sein unsichtbares Wesen ... ist seit der Erschaffung der Welt im Geschaffenen zu sehen

Geistige Widerspiegelung

When the substance of Spirit appears in Christian Science, the nothingness of matter is recognized. Where the spirit of God is, and there is no place where God is not, evil becomes nothing, — the opposite of the something of Spirit. If there is no spiritual reflection, then there remains only the darkness of vacuity and not a trace of heavenly tints.

Nerves are an element of the belief that there is sensation in matter, whereas matter is devoid of sensation. Consciousness, as well as action, is governed by Mind, — is in God, the origin and governor of all that Science reveals. Material sense has its realm apart from Science in the unreal. Harmonious action proceeds from Spirit, God. Inharmony has no Principle; its action is erroneous and presupposes man to be in matter. Inharmony would make matter the cause as well as the effect of intelligence, or Soul, thus attempting to separate Mind from God.

Harmony from Spirit

Man is not God, and God is not man. Again, God, or good, never made man capable of sin. It is the opposite of good — that is, evil — which seems to make men capable of wrong-doing. Hence, evil is but an illusion, and it has no real basis. Evil is a false belief. God is not its author. The supposititious parent of evil is a lie.

Evil non-existent

The Bible declares: "All things were made by Him [the divine Word]; and without Him was not anything made that was made." This is the eternal verity of divine Science. If sin, sickness, and death were understood as nothingness, they would disappear. As vapor melts before the sun, so evil would vanish before the reality of good. One must hide the

Vapor and nothingness

und zu erkennen." (Römer 1:20.) Wenn die Substanz des GEISTES in der Christlichen Wissenschaft erscheint, wird das Nichtsein der Materie erkannt. Wo der Geist GOTTES ist, und es gibt keinen Ort, wo GOTT nicht ist, da wird das Böse zum Nichts — zum Gegenteil vom Etwas des GEISTES. Wenn es keine geistige Widerspiegelung gibt, dann bleibt nur das Dunkel der Leere und keine Spur himmlischer Farbtöne.

Nerven sind ein Teil des Glaubens, dass es Empfindung in der Materie gebe, während Materie empfindungslos ist. Sowohl Bewusstsein wie auch Tätigkeit wird von GEMÜT regiert — ist in GOTT, dem Ursprung und Herrscher von allem, was die Wissenschaft offenbart. Der materielle Sinn hat sein Reich getrennt von der Wissenschaft im Unwirklichen. Harmonische Tätigkeit geht von GEIST, GOTT, aus. Disharmonie hat kein PRINZIP; ihre Tätigkeit ist irrig und setzt voraus, dass der Mensch in der Materie ist. Disharmonie versucht die Materie sowohl zur Ursache als auch zur Wirkung von Intelligenz oder SEELE zu machen und so GEMÜT von GOTT zu trennen.

> Harmonie von GEIST

Der Mensch ist nicht GOTT, und GOTT ist nicht der Mensch. Auch hat GOTT oder das Gute den Menschen niemals befähigt zu sündigen. Es ist das Gegenteil des Guten — nämlich das Böse —, das die Menschen scheinbar dazu fähig macht Unrecht zu tun. Daher ist das Böse nur eine Illusion, und es hat keine wirkliche Grundlage. Das Böse ist eine falsche Auffassung. GOTT ist nicht dessen Urheber. Der vermeintliche Ursprung des Bösen ist eine Lüge.

> Das Böse nicht-existent

Die Bibel erklärt: „Alle Dinge sind durch Dieses [das göttliche Wort] gemacht, und ohne Es ist nichts gemacht, was gemacht ist." Das ist die ewige Wahrheit der göttlichen Wissenschaft. Wenn Sünde, Krankheit und Tod als Nichts verstanden würden, dann würden sie verschwinden. Wie Dunst sich in der Sonne auflöst, so würde das Böse vor der Wirklichkeit des Guten verschwinden. Das

> Dunst und Nichts

other. How important, then, to choose good as the reality! Man is tributary to God, Spirit, and to nothing else. God's being is infinity, freedom, harmony, and boundless bliss. "Where the Spirit of the Lord is, there is liberty." Like the archpriests of yore, man is free "to enter into the holiest," — the realm of God.

Material sense never helps mortals to understand Spirit, God. Through spiritual sense only, man comprehends and loves Deity. The various contradictions of the Science of Mind by the material senses do not change the unseen Truth, which remains forever intact. The forbidden fruit of knowledge, against which wisdom warns man, is the testimony of error, declaring existence to be at the mercy of death, and good and evil to be capable of commingling. This is the significance of the Scripture concerning this "tree of the knowledge of good and evil," — this growth of material belief, of which it is said: "In the day that thou eatest thereof thou shalt surely die." Human hypotheses first assume the reality of sickness, sin, and death, and then assume the necessity of these evils because of their admitted actuality. These human verdicts are the procurers of all discord.

The fruit forbidden

If Soul sins, it must be mortal. Sin has the elements of self-destruction. It cannot sustain itself. If sin is supported, God must uphold it, and this is impossible, since Truth cannot support error. Soul is the divine Principle of man and never sins, — hence the immortality of Soul. In Science we learn that it is material sense, not Soul, which sins; and it will be found that it is the sense of sin which is lost, and not a sinful soul. When reading the Scriptures, the substitu-

Sense and pure Soul

eine muss das andere verbergen. Wie wichtig ist es also, das Gute als die Wirklichkeit zu wählen! Der Mensch untersteht Gott, Geist, und nichts anderem. Gottes Sein ist Unendlichkeit, Freiheit, Harmonie und grenzenlose Seligkeit. „Wo der Geist des Herrn ist, da ist Freiheit." Wie einst den Hohenpriestern, so steht dem Menschen der „Eintritt ins Heiligtum" — ins Reich Gottes — frei.

Der materielle Sinn hilft den Sterblichen niemals, Geist, Gott, zu verstehen. Nur durch den geistigen Sinn begreift und liebt der Mensch die Gottheit. Die verschiedenen Einwände der materiellen Sinne gegen die Wissenschaft des Gemüts ändern nichts an der unsichtbaren Wahrheit, die für immer intakt bleibt. Die verbotene Frucht der Erkenntnis, vor der die Weisheit den Menschen warnt, ist das Zeugnis des Irrtums, der behauptet, das Dasein sei dem Tod ausgeliefert und Gutes und Böses könnten sich vermischen. Das ist die Bedeutung der Bibelstelle vom „Baum der Erkenntnis des Guten und Bösen" — dieses Auswuchses der materiellen Auffassung, von der es heißt: „An dem Tag, an dem du davon isst, wirst du gewiss sterben." Zuerst nehmen die menschlichen Hypothesen die Wirklichkeit von Krankheit, Sünde und Tod an, dann halten sie diese Übel für notwendig, weil sie deren Wirklichkeit zugegeben haben. Diese menschlichen Urteile sind die Anstifter aller Disharmonie.

[Sidenote: Die verbotene Frucht]

Wenn Seele sündigt, muss sie sterblich sein. Sünde trägt die Elemente der Selbstzerstörung in sich. Sie kann sich nicht selbst erhalten. Wenn Sünde aufrechterhalten wird, dann muss Gott sie billigen, und das ist unmöglich, weil Wahrheit Irrtum nicht aufrechterhalten kann. Seele ist das göttliche Prinzip des Menschen und sündigt niemals — daher die Unsterblichkeit der Seele. In der Wissenschaft lernen wir, dass es der materielle Sinn ist, der sündigt, und nicht Seele; und man wird feststellen, dass es der Sinn für Sünde ist, der verloren geht, und nicht eine sündige Seele. Beim Lesen der Heiligen Schrift erhält man

[Sidenote: Sinn und reine Seele]

tion of the word *sense* for *soul* gives the exact meaning in a majority of cases.

Human thought has adulterated the meaning of the word *soul* through the hypothesis that soul is both an evil and a good intelligence, resident in matter. The proper use of the word *soul* can always be gained by substituting the word *God*, where the deific meaning is required. In other cases, use the word *sense*, and you will have the scientific signification. As used in Christian Science, Soul is properly the synonym of Spirit, or God; but out of Science, soul is identical with sense, with material sensation.

Soul defined

Question. — Is it important to understand these explanations in order to heal the sick?

Answer. — It is, since Christ is "the way" and the truth casting out all error. Jesus called himself "the Son of man," but not the son of Joseph. As woman is but a species of the genera, he was literally the Son of Man. Jesus was the highest human concept of the perfect man. He was inseparable from Christ, the Messiah, — the divine idea of God outside the flesh. This enabled Jesus to demonstrate his control over matter. Angels announced to the Wisemen of old this dual appearing, and angels whisper it, through faith, to the hungering heart in every age.

Sonship of Jesus

Sickness is part of the error which Truth casts out. Error will not expel error. Christian Science is the law of Truth, which heals the sick on the basis of the one Mind or God. It can heal in no other way, since the human, mortal mind so-called is not a healer, but causes the belief in disease.

Sickness erroneous

in den meisten Fällen die exakte Bedeutung, wenn man das Wort *Sinn* für *Seele* einsetzt.

Das menschliche Denken hat die Bedeutung des Wortes *Seele* durch die Hypothese verfälscht, dass Seele beides sei, eine böse und eine gute Intelligenz, die in der Materie wohnt. Das Wort *Seele* wird immer dann richtig angewandt, wenn man es dort durch das Wort GOTT ersetzt, wo die göttliche Bedeutung gefordert wird. In anderen Fällen verwende das Wort *Sinn* und du erhältst die wissenschaftliche Bedeutung. Wie das Wort SEELE in der Christlichen Wissenschaft gebraucht wird, ist es genau genommen das Synonym für GEIST oder GOTT; aber außerhalb der Wissenschaft ist das Wort Seele identisch mit dem Wort Sinn, mit materieller Empfindung.

SEELE definiert

Frage. — Ist es wichtig, diese Erklärungen zu verstehen, um die Kranken zu heilen?

Antwort. — Ja, denn Christus ist „der Weg" und die Wahrheit, die allen Irrtum austreibt. Jesus nannte sich selbst „Menschensohn", aber nicht Josefs Sohn. Da die Frau nur eine Art der Gattung ist, war er buchstäblich der Sohn des Menschen. Jesus war der höchste menschliche Begriff vom vollkommenen Menschen. Er war untrennbar von Christus, dem Messias — der göttlichen Idee GOTTES außerhalb des Fleisches. Das befähigte Jesus, seine Herrschaft über die Materie zu demonstrieren. Engel verkündeten den Weisen der alten Zeit diese zweifache Erscheinung, und Engel flüstern sie, durch den Glauben, dem hungernden Herzen in jedem Zeitalter zu.

Sohnschaft Jesu

Krankheit ist Teil des Irrtums, den WAHRHEIT austreibt. Irrtum wird Irrtum nicht vertreiben. Die Christliche Wissenschaft ist das Gesetz der WAHRHEIT, das die Kranken auf der Grundlage des *einen* GEMÜTS oder GOTTES heilt. Sie kann auf keine andere Weise heilen, weil das sogenannte menschliche, sterbliche Gemüt kein Heiler ist, sondern den Glauben an Krankheit verursacht.

Krankheit irrig

Then comes the question, how do drugs, hygiene, and animal magnetism heal? It may be affirmed that they do not heal, but only relieve suffering tempo- *True healing transcendent* rarily, exchanging one disease for another. We classify disease as error, which nothing but Truth or Mind can heal, and this Mind must be divine, not human. Mind transcends all other power, and will ultimately supersede all other means in healing. In order to heal by Science, you must not be ignorant of the moral and spiritual demands of Science nor disobey them. Moral ignorance or sin affects your demonstration, and hinders its approach to the standard in Christian Science.

After the author's sacred discovery, she affixed the name "Science" to Christianity, the name "error" to corporeal sense, and the name "substance" to Mind. Science has called the world to battle *Terms adopted by the author* over this issue and its demonstration, which heals the sick, destroys error, and reveals the universal harmony. To those natural Christian Scientists, the ancient worthies, and to Christ Jesus, God certainly revealed the spirit of Christian Science, if not the absolute letter.

Because the Science of Mind seems to bring into dishonor the ordinary scientific schools, which wrestle with material observations alone, this Science has *Science the way* met with opposition; but if any system honors God, it ought to receive aid, not opposition, from all thinking persons. And Christian Science does honor God as no other theory honors Him, and it does this in the way of His appointing, by doing many wonderful works through the divine name and nature. One must fulfil one's mission without timidity or dissimulation, for to be well done, the work must be done unselfishly. Christianity

Dann stellt sich die Frage: Wie heilen Medikamente, Gesundheitslehren und tierischer Magnetismus? Es sei versichert, dass sie nicht heilen, sondern das Leiden nur zeitweise lindern, indem sie eine Krankheit gegen eine andere austauschen. Wir klassifizieren Krankheit als Irrtum, den nichts als WAHRHEIT oder GEMÜT heilen kann, und dieses GEMÜT muss göttlich sein, nicht menschlich. GEMÜT übertrifft jede andere Kraft und wird schließlich alle anderen Heilmittel überflüssig machen.

Wahres Heilen übertrifft alles

Um durch die Wissenschaft zu heilen, darfst du hinsichtlich der moralischen und geistigen Forderungen der Wissenschaft nicht unwissend noch ihnen gegenüber ungehorsam sein. Moralische Unwissenheit oder Sünde beeinträchtigt deine Demonstration und verhindert ihre Annäherung an die Norm der Christlichen Wissenschaft.

Nachdem die Autorin ihre heilige Entdeckung gemacht hatte, fügte sie dem Christentum den Namen „Wissenschaft" hinzu und gab dem körperlichen Sinn die Bezeichnung „Irrtum" und GEMÜT die Bezeichnung „Substanz". Die Wissenschaft hat die Welt zum Kampf aufgerufen über diese Frage und deren Demonstration, die die Kranken heilt, Irrtum zerstört und die universale Harmonie offenbart. Jenen natürlichen Christlichen Wissenschaftlern, den Propheten aus alter Zeit und Christus Jesus, hat GOTT zweifellos den Geist der Christlichen Wissenschaft offenbart, wenn auch nicht den absoluten Buchstaben.

Von der Autorin eingeführte Begriffe

Weil die Wissenschaft des GEMÜTS die herkömmlichen wissenschaftlichen Richtungen, die sich nur mit materiellen Beobachtungen abmühen, in Unehre zu bringen scheint, ist diese Wissenschaft auf Widerstand gestoßen; doch wenn irgendein System GOTT ehrt, sollten ihm alle denkenden Menschen Hilfe leisten, nicht Widerstand. Und die Christliche Wissenschaft ehrt GOTT, wie keine andere Theorie Ihn ehrt, und sie tut dies in der Weise, wie Er es anordnete, indem sie durch den göttlichen Namen und die göttliche Natur viele wunderbare Werke vollbringt. Man muss seine Mission ohne Ängstlichkeit oder Heuchelei erfüllen, denn damit das Werk gut getan wird, muss es selbstlos getan werden. Das

Wissenschaft der Weg

will never be based on a divine Principle and so found to be unerring, until its absolute Science is reached. When this is accomplished, neither pride, prejudice, bigotry, nor envy can wash away its foundation, for it is built upon the rock, Christ.

Question. — Does Christian Science, or metaphysical healing, include medication, material hygiene, mesmerism, hypnotism, theosophy, or spiritualism?

Answer. — Not one of them is included in it. In divine Science, the supposed laws of matter yield to the law of Mind. What are termed natural science and material laws are the objective states of mortal mind. The physical universe expresses the conscious and unconscious thoughts of mortals. Physical force and mortal mind are one. Drugs and hygiene oppose the supremacy of the divine Mind. Drugs and inert matter are unconscious, mindless. Certain results, supposed to proceed from drugs, are really caused by the faith in them which the false human consciousness is educated to feel.

Mindless methods

Mesmerism is mortal, material illusion. Animal magnetism is the voluntary or involuntary action of error in all its forms; it is the human antipode of divine Science. Science must triumph over material sense, and Truth over error, thus putting an end to the hypotheses involved in all false theories and practices.

Animal magnetism error

Question. — Is materiality the concomitant of spirituality, and is material sense a necessary preliminary to the understanding and expression of Spirit?

Christentum wird niemals auf ein göttliches PRINZIP gegründet sein und sich so als unfehlbar erweisen, bis seine absolute Wissenschaft erreicht ist. Wenn das vollbracht ist, können weder Stolz, Vorurteil, Bigotterie noch Neid seine Grundlage hinwegspülen, denn es ist auf den Felsen, Christus, gebaut.

Frage. — Schließt die Christliche Wissenschaft oder das metaphysische Heilen medizinische Behandlung, materielle Gesundheitslehren, Mesmerismus, Hypnotismus, Theosophie oder Spiritismus ein?

Antwort. — Nichts davon ist in ihr enthalten. In der göttlichen Wissenschaft weichen die vermeintlichen Gesetze der Materie dem Gesetz des GEMÜTS. Das, was man Naturwissenschaft und materielle Gesetze nennt, sind die objektiven Zustände des sterblichen Gemüts. Das physische Universum bringt die bewussten und unbewussten Gedanken der Sterblichen zum Ausdruck. Physische Kraft und sterbliches Gemüt sind eins. Medikamente und Gesundheitslehren widersetzen sich der Oberhoheit des göttlichen GEMÜTS. Medikamente und träge Materie sind ohne Bewusstsein und ohne Gemüt. Gewisse Resultate, die vermeintlich von Medikamenten herrühren, werden in Wirklichkeit durch den Glauben an sie verursacht, zu dem das falsche menschliche Bewusstsein erzogen worden ist.

<small>Methoden ohne Gemüt</small>

Der Mesmerismus ist sterbliche, materielle Illusion. Tierischer Magnetismus ist die absichtliche oder unabsichtliche Tätigkeit von Irrtum in allen seinen Formen; er ist das menschliche Gegenteil der göttlichen Wissenschaft. Die Wissenschaft muss über den materiellen Sinn und WAHRHEIT über Irrtum triumphieren und so den Hypothesen ein Ende bereiten, die in allen falschen Theorien und Praktiken enthalten sind.

<small>Tierischer Magnetismus ist Irrtum</small>

Frage. — Ist die Materialität die Begleiterscheinung der Geistigkeit, und ist der materielle Sinn eine notwendige Voraussetzung für das Verständnis und den Ausdruck des GEISTES?

Answer. — If error is necessary to define or to reveal Truth, the answer is yes; but not otherwise. *Material sense* is an absurd phrase, for matter has no sensation. Science declares that Mind, not matter, sees, hears, feels, speaks. Whatever contradicts this statement is the false sense, which ever betrays mortals into sickness, sin, and death. If the unimportant and evil appear, only soon to disappear because of their uselessness or their iniquity, then these ephemeral views of error ought to be obliterated by Truth. Why malign Christian Science for instructing mortals how to make sin, disease, and death appear more and more unreal?

Error only ephemeral

Emerge gently from matter into Spirit. Think not to thwart the spiritual ultimate of all things, but come naturally into Spirit through better health and morals and as the result of spiritual growth. Not death, but the understanding of Life, makes man immortal. The belief that life can be in matter or soul in body, and that man springs from dust or from an egg, is the result of the mortal error which Christ, or Truth, destroys by fulfilling the spiritual law of being, in which man is perfect, even as the "Father which is in heaven is perfect." If thought yields its dominion to other powers, it cannot outline on the body its own beautiful images, but it effaces them and delineates foreign agents, called disease and sin.

Scientific translations

The heathen gods of mythology controlled war and agriculture as much as nerves control sensation or muscles measure strength. To say that strength is in matter, is like saying that the power is in the lever. The notion of any life or intelli-

Material beliefs

Antwort. — Wenn Irrtum notwendig ist, um WAHRHEIT zu definieren oder zu offenbaren, dann lautet die Antwort ja; sonst aber nicht. *Materieller Sinn* ist ein absurder Ausdruck, denn Materie hat keine Empfindung. Die Wissenschaft erklärt, dass GEMÜT, nicht Materie, sieht, hört, fühlt, spricht. Was immer dieser Aussage widerspricht, ist die falsche Auffassung, die die Sterblichen stets an Krankheit, Sünde und Tod verrät. Wenn das Unwesentliche und das Böse erscheinen, nur um durch ihre Nutzlosigkeit und Schlechtigkeit bald wieder zu verschwinden, dann sollten diese kurzlebigen irrenden Betrachtungsweisen durch die WAHRHEIT ausgelöscht werden. Warum die Christliche Wissenschaft dafür anfeinden, dass sie die Sterblichen lehrt, wie sie Sünde, Krankheit und Tod als immer unwirklicher erscheinen lassen können?

Irrtum nur kurzlebig

Erhebe dich sanft aus der Materie in den GEIST. Denke nicht, dass du dich dem geistig Höchsten widersetzen kannst, sondern komme natürlich in den GEIST hinein, durch bessere Gesundheit und Moral und als das Ergebnis geistigen Wachstums. Nicht der Tod, sondern das Verständnis von LEBEN macht den Menschen unsterblich. Der Glaube, dass Leben in der Materie oder Seele im Körper sein kann und dass der Mensch aus Erde oder einem Ei hervorgeht, ist das Ergebnis des sterblichen Irrtums, den Christus oder WAHRHEIT zerstört, und zwar durch die Erfüllung des geistigen Gesetzes vom Sein, demzufolge der Mensch vollkommen ist, „so wie euer Vater im Himmel vollkommen ist". Wenn das Denken seine Herrschaft anderen Mächten überlässt, kann es die eigenen schönen Bilder nicht am Körper abzeichnen, sondern es löscht sie aus und bildet fremde Elemente darauf ab, Krankheit und Sünde genannt.

Wissenschaftliche Übertragungen

Die heidnischen Götter der Mythologie beherrschten Krieg und Ackerbau ebenso, wie Nerven die Empfindung beherrschen oder Muskeln die Stärke bemessen. Zu sagen, dass Stärke in der Materie sei, gleicht der Behauptung, dass die Kraft im Hebel sei. Die Vorstellung, in der Materie sei irgendwelches Leben

Materielle Vorstellungen

gence in matter is without foundation in fact, and you can have no faith in falsehood when you have learned falsehood's true nature.

Suppose one accident happens to the eye, another to the ear, and so on, until every corporeal sense is quenched. What is man's remedy? To die, that he may regain these senses? Even then he must gain spiritual understanding and spiritual sense in order to possess immortal consciousness. Earth's preparatory school must be improved to the utmost. In reality man never dies. The belief that he dies will not establish his scientific harmony. Death is not the result of Truth but of error, and one error will not correct another. *Sense versus Soul*

Jesus proved by the prints of the nails, that his body was the same immediately after death as before. If death restores sight, sound, and strength to man, then death is not an enemy but a better friend than Life. Alas for the blindness of belief, which makes harmony conditional upon death and matter, and yet supposes Mind unable to produce harmony! So long as this error of belief remains, mortals will continue mortal in belief and subject to chance and change. *Death an error*

Sight, hearing, all the spiritual senses of man, are eternal. They cannot be lost. Their reality and immortality are in Spirit and understanding, not in matter, — hence their permanence. If this were not so, man would be speedily annihilated. If the five corporeal senses were the medium through which to understand God, then palsy, blindness, and deafness would place man in a terrible situation, where he would be like those "having no hope, and without God in the world;" but as a matter of fact, these calamities often *Permanent sensibility*

oder irgendwelche Intelligenz, entbehrt jeder Grundlage, und du kannst keinen Glauben an etwas Falsches haben, wenn du die wahre Natur des Falschen kennengelernt hast.

Angenommen, ein Unfall trifft das Auge, ein anderer das Ohr und so weiter, bis jeder körperliche Sinn ausgelöscht ist. Was ist dann das Heilmittel des Menschen? Soll er sterben, um diese Sinne wiederzuerlangen? Selbst dann muss er geistiges Verständnis und geistigen Sinn erlangen, um das unsterbliche Bewusstsein zu besitzen. Die Vorschule der Erde muss bis zum Äußersten ausgenutzt werden. In Wirklichkeit stirbt der Mensch niemals. Der Glaube, dass er stirbt, wird seine wissenschaftliche Harmonie nicht herstellen. Der Tod ist nicht das Ergebnis von WAHRHEIT, sondern von Irrtum, und ein Irrtum wird den anderen nicht berichtigen.

<small>Sinn im Gegensatz zu SEELE</small>

Jesus bewies durch die Nägelmale, dass sein Körper unmittelbar nach dem Tod derselbe war wie vor dem Tod. Wenn der Tod dem Menschen Sehvermögen, Gehör und Stärke wiedergibt, dann ist der Tod kein Feind, sondern ein besserer Freund als das LEBEN. Wie blind ist doch der Glaube, der Harmonie von Tod und Materie abhängig macht und außerdem annimmt, dass GEMÜT unfähig sei, Harmonie zu erzeugen! Solange dieser irrige Glaube besteht, werden die Sterblichen diesem Glauben entsprechend weiterhin sterblich sein und dem Zufall und Wechsel unterliegen.

<small>Tod ein Irrtum</small>

Sehvermögen, Gehör, alle geistigen Sinne des Menschen sind ewig. Sie können nicht verloren gehen. Ihre Wirklichkeit und Unsterblichkeit sind im GEIST und im Verständnis, nicht in der Materie — daher ihr Fortbestand. Wenn das nicht so wäre, würde der Mensch schnell vernichtet werden. Wenn die fünf körperlichen Sinne das Medium wären, durch das der Mensch GOTT versteht, dann würden Lähmung, Blindheit und Taubheit den Menschen in eine schreckliche Lage bringen, in der er wie jene wäre, die ohne „Hoffnung und ... ohne Gott in der Welt" sind; tatsächlich aber treibt solches Unglück die

<small>Dauerhaftes Wahrnehmungsvermögen</small>

drive mortals to seek and to find a higher sense of happiness and existence.

Life is deathless. Life is the origin and ultimate of man, never attainable through death, but gained by walking in the pathway of Truth both before and after that which is called death. There is more Christianity in seeing and hearing spiritually than materially. There is more Science in the perpetual exercise of the Mind-faculties than in their loss. Lost they cannot be, while Mind remains. The apprehension of this gave sight to the blind and hearing to the deaf centuries ago, and it will repeat the wonder.

Exercise of Mind-faculties

Question. — You speak of belief. Who or what is it that believes?

Answer. — Spirit is all-knowing; this precludes the need of believing. Matter cannot believe, and Mind understands. The body cannot believe. The believer and belief are one and are mortal. Christian evidence is founded on Science or demonstrable Truth, flowing from immortal Mind, and there is in reality no such thing as *mortal* mind. Mere belief is blindness without Principle from which to explain the reason of its hope. The belief that life is sentient and intelligent matter is erroneous.

Understanding versus belief

The Apostle James said, "Show me thy faith without thy works, and I will show thee my faith by my works." The understanding that Life is God, Spirit, lengthens our days by strengthening our trust in the deathless reality of Life, its almightiness and immortality.

This faith relies upon an understood Principle. This Principle makes whole the diseased, and brings out the

Sterblichen oft dazu, eine höhere Auffassung von Glück und Dasein zu suchen und zu finden.

Leben kennt keinen Tod. Leben ist der Ursprung und das endgültige Ziel des Menschen, es ist niemals durch den Tod zu erlangen, sondern wird gewonnen, indem man sowohl vor wie nach dem, was Tod genannt wird, auf dem Pfad der Wahrheit wandelt. Es liegt mehr Christlichkeit im geistigen Sehen und Hören als im materiellen. Es liegt mehr Wissenschaft im ständigen Gebrauch der Fähigkeiten des Gemüts als in deren Verlust. Sie können nicht verloren gehen, solange Gemüt besteht. Dieses Verständnis ließ vor Jahrhunderten die Blinden wieder sehen, die Tauben wieder hören, und es wird das Wunder wiederholen.

Gebrauch der Fähigkeiten des Gemüts

Frage. — Sie sprechen von Annahme. Wer oder was nimmt etwas an?

Antwort. — Geist ist allwissend; das schließt die Notwendigkeit, etwas anzunehmen, aus. Materie kann nichts annehmen und Gemüt versteht. Der Körper kann nicht etwas annehmen. Der, der etwas annimmt, und die Annahme sind eins, und sie sind sterblich. Der christliche Beweis gründet sich auf die Wissenschaft oder die demonstrierbare Wahrheit, die aus dem unsterblichen Gemüt fließen, und in Wirklichkeit gibt es so etwas wie *sterbliches* Gemüt nicht. Bloßes Annehmen ist Blindheit ohne Prinzip, aus dem sich der Grund ihrer Hoffnung erklären ließe. Die Annahme, dass Leben empfindende und intelligente Materie sei, ist irrig.

Verständnis im Gegensatz zu Annahme

Der Apostel Jakobus sagt: „Zeige mir deinen Glauben ohne deine Werke, dann werde ich dir meinen Glauben aus meinen Werken zeigen." Das Verständnis, dass Leben Gott, Geist, ist, verlängert unsere Lebenszeit, indem es unser Vertrauen auf die unvergängliche Wirklichkeit des Lebens, auf seine Allmacht und Unsterblichkeit stärkt.

Dieser Glaube beruht auf einem verstandenen Prinzip. Dieses Prinzip macht die Kranken gesund und bringt die bleibenden und

enduring and harmonious phases of things. The result of our teachings is their sufficient confirmation. When, on the strength of these instructions, you are able to banish a severe malady, the cure shows that you understand this teaching, and therefore you receive the blessing of Truth.

Confirmation by healing

The Hebrew and Greek words often translated *belief* differ somewhat in meaning from that conveyed by the English verb *believe*; they have more the significance of faith, understanding, trust, constancy, firmness. Hence the Scriptures often appear in our common version to approve and endorse belief, when they mean to enforce the necessity of understanding.

Belief and firm trust

Question. — Do the five corporeal senses constitute man?

Answer. — Christian Science sustains with immortal proof the impossibility of any material sense, and defines these so-called senses as *mortal beliefs,* the testimony of which cannot be true either of man or of his Maker. The corporeal senses can take no cognizance of spiritual reality and immortality. Nerves have no more sensation, apart from what belief bestows upon them, than the fibres of a plant. Mind alone possesses all faculties, perception, and comprehension. Therefore mental endowments are not at the mercy of organization and decomposition, — otherwise the very worms could unfashion man. If it were possible for the real senses of man to be injured, Soul could reproduce them in all their perfection; but they cannot be disturbed nor destroyed, since they exist in immortal Mind, not in matter.

All faculties from Mind

harmonischen Phasen der Dinge zum Vorschein. Das Ergebnis unserer Lehren ist deren hinreichende Bestätigung. Wenn du kraft dieser Unterweisungen fähig bist, eine schwere Krankheit zu verbannen, dann zeigt die Heilung, dass du diese Lehre verstehst, und daher empfängst du den Segen der WAHRHEIT.

Bestätigung durch Heilen

Die hebräischen und griechischen Wörter, die im Englischen oft mit *belief* übersetzt werden, unterscheiden sich etwas in ihrer Bedeutung von dem, was durch das englische Verb *believe* wiedergegeben wird; sie haben mehr die Bedeutung von Glauben, Verständnis, Vertrauen, Beständigkeit, Festigkeit. Daher scheint die Heilige Schrift in der englischen Fassung oft *belief** gutzuheißen und zu befürworten, wo sie eigentlich die Notwendigkeit von Verständnis betonen will.

Glaube und festes Vertrauen

Frage. — Bilden die fünf körperlichen Sinne den Menschen?

Antwort. — Mit unsterblichem Beweis bekräftigt die Christliche Wissenschaft die Unmöglichkeit irgendeines materiellen Sinnes und definiert diese sogenannten Sinne als *sterbliche Auffassungen*, deren Zeugnis weder über den Menschen noch über seinen Schöpfer wahr sein kann. Die körperlichen Sinne können von der geistigen Wirklichkeit und von der Unsterblichkeit keine Kenntnis nehmen. Nerven haben, abgesehen von dem, was der Glaube ihnen verleiht, nicht mehr Empfindung als die Fasern einer Pflanze. GEMÜT allein besitzt alle Fähigkeiten, alles Wahrnehmungs- und Begriffsvermögen. Daher sind die mentalen Fähigkeiten nicht dem Organismus und dem Verfall ausgeliefert, denn sonst könnten sogar die Würmer den Menschen zunichtemachen. Wenn es möglich wäre, die wirklichen Sinne des Menschen zu verletzen, dann könnte SEELE sie in all ihrer Vollkommenheit wiederherstellen; aber sie können weder gestört noch zerstört werden, weil sie im unsterblichen GEMÜT existieren, nicht in der Materie.

Alle Fähigkeiten von GEMÜT

* Zur Übersetzung von *belief* siehe Hinweis am Beginn des Buches.

The less mind there is manifested in matter the better. When the unthinking lobster loses its claw, the claw grows again. If the Science of Life were understood, it would be found that the senses of Mind are never lost and that matter has no sensation. Then the human limb would be replaced as readily as the lobster's claw, — not with an artificial limb, but with the genuine one. Any hypothesis which supposes life to be in matter is an educated belief. In infancy this belief is not equal to guiding the hand to the mouth; and as consciousness develops, this belief goes out, — yields to the reality of everlasting Life. *Possibilities of Life*

Corporeal sense defrauds and lies; it breaks all the commands of the Mosaic Decalogue to meet its own demands. How then can this sense be the God-given channel to man of divine blessings or understanding? How can man, reflecting God, be dependent on material means for knowing, hearing, seeing? Who dares to say that the senses of man can be at one time the medium for sinning against God, at another the medium for obeying God? An affirmative reply would contradict the Scripture, for the same fountain sendeth not forth sweet waters and bitter. *Decalogue disregarded*

The corporeal senses are the only source of evil or error. Christian Science shows them to be false, because matter has no sensation, and no organic construction can give it hearing and sight nor make it the medium of Mind. Outside the material sense of things, all is harmony. A wrong sense of God, man, and creation is *non-sense,* want of sense. Mortal belief would have the material senses sometimes good and sometimes bad. It assures mortals that there *Organic construction valueless*

Je weniger Gemüt sich in der Materie manifestiert, desto besser. Wenn der nicht-denkende Hummer seine Schere verliert, wächst die Schere wieder nach. Wenn die Wissenschaft des LEBENS verstanden würde, würde man feststellen, dass die Sinne des GEMÜTS niemals verloren gehen und dass Materie keine Empfindung hat. Dann würde das menschliche Körperglied ebenso leicht ersetzt werden wie die Schere des Hummers — nicht durch ein künstliches Körperglied, sondern durch das echte. Jede Hypothese, die voraussetzt, dass Leben in der Materie sei, ist ein anerzogener Glaube. In der frühen Kindheit ist dieser Glaube nicht imstande, die Hand zum Mund zu führen; und mit der Entwicklung des Bewusstseins vergeht dieser Glaube — er ergibt sich der Wirklichkeit des ewigen LEBENS. *Möglichkeiten des LEBENS*

Der körperliche Sinn betrügt und lügt; er bricht alle Gebote des Mosaischen Dekalogs, um seine eigenen Forderungen zu erfüllen. Wie kann dann dieser Sinn der dem Menschen von GOTT gegebene Kanal für die göttlichen Segnungen oder das göttliche Verständnis sein? Wie kann der Mensch, der GOTT widerspiegelt, von materiellen Mitteln abhängig sein, um zu erkennen, zu hören, zu sehen? Wer wagt zu behaupten, dass die Sinne des Menschen das eine Mal das Medium sein können, um gegen GOTT zu sündigen, und ein anderes Mal, um GOTT zu gehorchen? Eine zustimmende Antwort würde der Heiligen Schrift widersprechen, denn dieselbe Quelle lässt nicht süßes und bitteres Wasser fließen. *Dekalog missachtet*

Die körperlichen Sinne sind die einzige Quelle des Bösen oder des Irrtums. Die Christliche Wissenschaft zeigt, dass sie falsch sind, weil Materie keine Empfindung hat, und kein organischer Bau kann ihr Gehör und Sehvermögen verleihen noch sie zum Medium von GEMÜT machen. Außerhalb der materiellen Auffassung von den Dingen ist alles Harmonie. Ein falscher Sinn von GOTT, dem Menschen und der Schöpfung ist *Unsinn*, Mangel an Sinn. Der sterbliche Glaube stellt die materiellen Sinne als manchmal gut und manchmal schlecht dar. Er versichert den *Organischer Bau wertlos*

is real pleasure in sin; but the grand truths of Christian Science dispute this error.

Will-power is but a product of belief, and this belief commits depredations on harmony. Human will is an animal propensity, not a faculty of Soul. Hence it cannot govern man aright. Christian Science reveals Truth and Love as the motive-powers of man. Will — blind, stubborn, and headlong — cooperates with appetite and passion. From this cooperation arises its evil. From this also comes its powerlessness, since all power belongs to God, good.

Will-power an animal propensity

The Science of Mind needs to be understood. Until it is understood, mortals are more or less deprived of Truth. Human theories are helpless to make man harmonious or immortal, since he is so already, according to Christian Science. Our only need is to know this and reduce to practice the real man's divine Principle, Love.

Theories helpless

"Quench not the Spirit. Despise not prophesyings." Human belief — or knowledge gained from the so-called material senses — would, by fair logic, annihilate man along with the dissolving elements of clay. The scientifically Christian explanations of the nature and origin of man destroy all material sense with immortal testimony. This immortal testimony ushers in the spiritual sense of being, which can be obtained in no other way.

True nature and origin

Sleep and mesmerism explain the mythical nature of material sense. Sleep shows material sense as either oblivion, nothingness, or an illusion or dream. Under the mesmeric illusion of belief, a man will think that he is freezing when he is warm, and that he

Sleep an illusion

Sterblichen, dass die Sünde wirkliche Freuden bringt; aber die großen Wahrheiten der Christlichen Wissenschaft bestreiten diesen Irrtum.

Die Willenskraft ist nur ein Produkt der Vorstellung, und diese Vorstellung wirkt sich verheerend auf die Harmonie aus. Der menschliche Wille ist ein tierischer Trieb, nicht eine Fähigkeit der Seele. Daher kann er den Menschen nicht richtig regieren. Die Christliche Wissenschaft offenbart Wahrheit und Liebe als die treibenden Kräfte des Menschen. Der Wille — blind, eigensinnig und unbesonnen — kooperiert mit Begierde und Leidenschaft. Aus dieser Kooperation entsteht sein Übel. Daraus folgt auch seine Machtlosigkeit, denn alle Macht gehört Gott, dem Guten, an.

Willenskraft ein tierischer Trieb

Die Wissenschaft des Gemüts muss verstanden werden. Bis sie verstanden worden ist, bleibt den Sterblichen die Wahrheit mehr oder weniger vorenthalten. Menschliche Theorien sind außerstande, den Menschen harmonisch oder unsterblich zu machen, weil er es der Christlichen Wissenschaft zufolge bereits ist. Das einzige Erfordernis für uns ist, dies zu wissen und Liebe, das göttliche Prinzip des wirklichen Menschen, in die Tat umzusetzen.

Theorien hilflos

„Den Geist dämpft nicht. Weissagung verachtet nicht." Die menschliche Anschauung — oder das Wissen, das von den sogenannten materiellen Sinnen erlangt wird — würde logischerweise den Menschen zusammen mit den sich auflösenden Elementen der Erde zunichte machen. Die wissenschaftlich christlichen Erklärungen der Natur und des Ursprungs des Menschen zerstören jede materielle Auffassung durch das unsterbliche Zeugnis. Dieses unsterbliche Zeugnis führt die geistige Auffassung des Seins ein, die auf keinem anderen Weg erlangt werden kann.

Wahre Natur und wahrer Ursprung

Schlaf und Mesmerismus erklären die mythische Natur des materiellen Sinnes. Der Schlaf zeigt, dass der materielle Sinn entweder Vergessenheit, Nichtsein, ist oder eine Illusion oder ein Traum. Unter der hypnotischen Illusion einer falschen Vorstellung denkt ein Mensch, dass er friert, wenn ihm warm ist,

Schlaf eine Illusion

is swimming when he is on dry land. Needle-thrusts will not hurt him. A delicious perfume will seem intolerable. Animal magnetism thus uncovers material sense, and shows it to be a belief without actual foundation or validity. Change the belief, and the sensation changes. Destroy the belief, and the sensation disappears.

Material man is made up of involuntary and voluntary error, of a negative right and a positive wrong, the latter calling itself right. Man's spiritual individuality is never wrong. It is the likeness of man's Maker. Matter cannot connect mortals with the true origin and facts of being, in which all must end. It is only by acknowledging the supremacy of Spirit, which annuls the claims of matter, that mortals can lay off mortality and find the indissoluble spiritual link which establishes man forever in the divine likeness, inseparable from his creator. *Man linked with Spirit*

The belief that matter and mind are one, — that matter is awake at one time and asleep at another, sometimes presenting no appearance of mind, — this belief culminates in another belief, that man dies. Science reveals material man as never the real being. The dream or belief goes on, whether our eyes are closed or open. In sleep, memory and consciousness are lost from the body, and they wander whither they will apparently with their own separate embodiment. Personality is not the individuality of man. A wicked man may have an attractive personality. *Material man as a dream*

When we are awake, we dream of the pains and pleasures of matter. Who will say, even though he does not understand Christian Science, that this dream — rather than the dreamer — may not be mortal man? Who can rationally say otherwise, *Spiritual existence the one fact*

und dass er schwimmt, wenn er sich auf dem Trockenen befindet. Nadelstiche verletzen ihn nicht. Ein köstlicher Duft erscheint ihm unerträglich. So deckt der tierische Magnetismus den materiellen Sinn auf und zeigt, dass er eine Annahme ohne tatsächliche Grundlage oder Gültigkeit ist. Ändere diese Annahme und die Empfindung ändert sich. Zerstöre die Annahme und die Empfindung verschwindet.

Der materielle Mensch besteht aus unabsichtlichem und absichtlichem Irrtum, aus negativem Recht und positivem Unrecht, und Letzteres nennt sich selbst Recht. Die geistige Individualität des Menschen ist niemals unrecht. Sie ist das Gleichnis des Schöpfers des Menschen. Materie kann die Sterblichen nicht mit dem wahren Ursprung und den wahren Tatsachen des Seins, in denen alles enden muss, in Verbindung bringen. Nur durch die Anerkennung der Überlegenheit des GEISTES, die die Ansprüche der Materie aufhebt, können die Sterblichen die Sterblichkeit ablegen und die unauflösliche geistige Verbindung finden, die den Menschen, der untrennbar von seinem Schöpfer ist, für immer als das göttliche Gleichnis begründet.

Der Mensch mit GEIST *verbunden*

Der Glaube, dass Materie und Gemüt eins seien — dass die Materie zu einer Zeit wach sei und zu einer anderen schlafe, manchmal keinerlei Anzeichen von Gemüt zeige —, dieser Glaube gipfelt in einem anderen Glauben, dass der Mensch sterbe. Die Wissenschaft offenbart, dass der materielle Mensch niemals das wirkliche Sein ist. Der Traum oder die Vorstellung dauert an, ob unsere Augen geschlossen oder offen sind. Im Schlaf gehen dem Körper Erinnerung und Bewusstsein verloren und sie wandern anscheinend mit ihrer eigenen losgelösten Verkörperung, wohin sie wollen. Die Persönlichkeit ist nicht die Individualität des Menschen. Ein schlechter Mensch kann eine attraktive Persönlichkeit haben.

Materieller Mensch als ein Traum

Wenn wir wach sind, träumen wir von den Schmerzen und Freuden der Materie. Wer will behaupten, selbst wenn er die Christliche Wissenschaft nicht versteht, dass dieser Traum — vielmehr als der Träumer — nicht der sterbliche Mensch ist? Wer kann vernünftigerweise etwas anderes

Geistiges Dasein die eine Tatsache

when the dream leaves mortal man intact in body and thought, although the so-called dreamer is unconscious? For right reasoning there should be but one fact before the thought, namely, spiritual existence. In reality there is no other existence, since Life cannot be united to its unlikeness, mortality.

Being is holiness, harmony, immortality. It is already proved that a knowledge of this, even in small degree, will uplift the physical and moral standard of mortals, will increase longevity, will purify and elevate character. Thus progress will finally destroy all error, and bring immortality to light. We know that a statement proved to be good must be correct. New thoughts are constantly obtaining the floor. These two contradictory theories — that matter is something, or that all is Mind — will dispute the ground, until one is acknowledged to be the victor. Discussing his campaign, General Grant said: "I propose to fight it out on this line, if it takes all summer." Science says: All is Mind and Mind's idea. You must fight it out on this line. Matter can afford you no aid. *Mind one and all*

The notion that mind and matter commingle in the human illusion as to sin, sickness, and death must eventually submit to the Science of Mind, which denies this notion. *God is Mind, and God is infinite; hence all is Mind.* On this statement rests the Science of being, and the Principle of this Science is divine, demonstrating harmony and immortality. *Scientific ultimatum*

The conservative theory, long believed, is that there are two factors, matter and mind, uniting on some impossible basis. This theory would keep truth and error always at war. Victory would perch on neither banner.

behaupten, wenn der Traum den Körper und das Denken des sterblichen Menschen intakt lässt, obwohl der sogenannte Träumer ohne Bewusstsein ist? Für richtiges Folgern sollte im Denken nur *eine* Tatsache festgehalten werden, nämlich das geistige Dasein. In Wirklichkeit gibt es kein anderes Dasein, weil LEBEN nicht mit seinem Ungleichnis, der Sterblichkeit, vereint werden kann.

Das Sein ist Heiligkeit, Harmonie, Unsterblichkeit. Es ist bereits bewiesen, dass eine Kenntnis davon, selbst in geringem Maße, den physischen und moralischen Standard der Sterblichen hebt, die Langlebigkeit steigert und den Charakter läutert und veredelt. So wird der Fortschritt schließlich allen Irrtum zerstören und die Unsterblichkeit ans Licht bringen. Wir wissen, dass eine Aussage, die sich als gut erwiesen hat, korrekt sein muss. Ständig melden sich neue Gedanken zu Wort. Die beiden folgenden, sich widersprechenden Theorien — dass Materie etwas ist oder dass alles GEMÜT ist — werden sich das Feld streitig machen, bis eine von beiden als Siegerin anerkannt ist. Als General Grant seinen Feldzug besprach, sagte er: „Ich beabsichtige, ihn nach diesem Grundsatz auszufechten, selbst wenn es den ganzen Sommer dauern sollte." Die Wissenschaft sagt: Alles ist GEMÜT und die Idee des GEMÜTS. Nach diesem Grundsatz musst du es ausfechten. Materie kann dir nicht helfen.

<small>GEMÜT ist *eins* und alles</small>

Die Vorstellung, dass sich Gemüt und Materie in der menschlichen Illusion von Sünde, Krankheit und Tod vermischen, muss schließlich der Wissenschaft des GEMÜTS weichen, die diese Vorstellung verneint. *GOTT ist GEMÜT und GOTT ist unendlich; daher ist alles GEMÜT.* Auf dieser Aussage beruht die Wissenschaft des Seins, und das PRINZIP dieser Wissenschaft ist göttlich, es demonstriert Harmonie und Unsterblichkeit.

<small>Wissenschaftliches Ultimatum</small>

Die konservative, lange geglaubte Theorie besagt, dass es zwei Faktoren gibt, Materie und Gemüt, die sich auf irgendeiner unmöglichen Grundlage vereinen. Nach dieser Theorie sind Wahrheit und Irrtum ständig miteinander im Krieg. Keine der beiden Seiten könnte

On the other hand, Christian Science speedily shows Truth to be triumphant. To corporeal sense, the sun appears to rise and set, and the earth to stand still; but astronomical science contradicts this, and explains the solar system as working on a different plan. All the evidence of physical sense and all the knowledge obtained from physical sense must yield to Science, to the immortal truth of all things.

Victory for Truth

Question. — Will you explain sickness and show how it is to be healed?

Answer. — The method of Christian Science Mind-healing is touched upon in a previous chapter entitled Christian Science Practice. A full answer to the above question involves teaching, which enables the healer to demonstrate and prove for himself the Principle and rule of Christian Science or metaphysical healing.

Mental preparation

Mind must be found superior to all the beliefs of the five corporeal senses, and able to destroy all ills. Sickness is a belief, which must be annihilated by the divine Mind. Disease is an experience of so-called mortal mind. It is fear made manifest on the body. Christian Science takes away this physical sense of discord, just as it removes any other sense of moral or mental inharmony. That man is material, and that matter suffers, — these propositions can only seem real and natural in illusion. Any sense of soul in matter is not the reality of being.

Mind destroys all ills

If Jesus awakened Lazarus from the dream, illusion, of death, this proved that the Christ could improve on a false sense. Who dares to doubt this consummate test of the power and willingness of divine Mind to hold man forever

je die Siegesfahne hissen. Andererseits zeigt die Christliche Wissenschaft schnell, dass WAHRHEIT triumphiert. Für den körperlichen Sinn scheint die Sonne auf- und unterzugehen und die Erde stillzustehen; aber die astronomische Wissenschaft widerspricht dem und erklärt, dass das Sonnensystem nach einem anderen Plan funktioniert. Der gesamte Augenschein der physischen Sinne und alles Wissen, das durch die physischen Sinne erlangt wird, muss der Wissenschaft weichen, der unsterblichen Wahrheit aller Dinge.

Sieg für WAHRHEIT

Frage. — Würden Sie bitte Krankheit erklären und zeigen, wie sie geheilt werden kann?

Antwort. — Die Methode des christlich-wissenschaftlichen Heilens durch GEMÜT ist in einem vorhergehenden Kapitel unter der Überschrift „Die Praxis der Christlichen Wissenschaft" kurz erwähnt worden. Eine vollständige Antwort auf obige Frage bezieht Unterricht mit ein, der den Heiler befähigt, das PRINZIP und die Regel der Christlichen Wissenschaft oder des metaphysischen Heilens zu demonstrieren und selbst zu beweisen.

Mentale Vorbereitung

Man muss erkennen, dass GEMÜT allen Annahmen der fünf körperlichen Sinne überlegen ist und fähig ist, alle Übel zu zerstören. Krankheit ist eine Überzeugung, die durch das göttliche GEMÜT zunichte gemacht werden muss. Krankheit ist eine Erfahrung des sogenannten sterblichen Gemüts. Sie ist am Körper kundgewordene Furcht. Die Christliche Wissenschaft nimmt diese physische Auffassung von Disharmonie hinweg, ebenso wie sie jede andere Auffassung von moralischer oder mentaler Disharmonie entfernt. Dass der Mensch materiell ist und dass Materie leidet — diese Behauptungen können nur in der Illusion wirklich und natürlich scheinen. Jede Auffassung von Seele in der Materie ist nicht die Wirklichkeit des Seins.

GEMÜT zerstört alle Übel

Wenn Jesus Lazarus aus dem Traum, der Illusion, des Todes erweckt hat, so bewies das, dass der Christus eine falsche Auffassung verbessern konnte. Wer wagt es, diese vollendete Probe der

intact in his perfect state, and to govern man's entire action? Jesus said: "Destroy this temple [body], and in three days I [Mind] will raise it up;" and he did this for tired humanity's reassurance.

Is it not a species of infidelity to believe that so great a work as the Messiah's was done for himself or for God, who needed no help from Jesus' example to preserve the eternal harmony? But mortals did need this help, and Jesus pointed the way for them. Divine Love always has met and always will meet every human need. It is not well to imagine that Jesus demonstrated the divine power to heal only for a select number or for a limited period of time, since to all mankind and in every hour, divine Love supplies all good.

Inexhaustible divine Love

The miracle of grace is no miracle to Love. Jesus demonstrated the inability of corporeality, as well as the infinite ability of Spirit, thus helping erring human sense to flee from its own convictions and seek safety in divine Science. Reason, rightly directed, serves to correct the errors of corporeal sense; but sin, sickness, and death will seem real (even as the experiences of the sleeping dream seem real) until the Science of man's eternal harmony breaks their illusion with the unbroken reality of scientific being.

Reason and Science

Which of these two theories concerning man are you ready to accept? One is the mortal testimony, changing, dying, unreal. The other is the eternal and real evidence, bearing Truth's signet, its lap piled high with immortal fruits.

Our Master cast out devils (evils) and healed the sick. It should be said of his followers also, that they cast fear and all evil out of themselves and others and heal the sick.

Macht und Willigkeit des göttlichen Gemüts anzuzweifeln, den Menschen für immer in seinem vollkommenen Zustand intakt zu erhalten und die gesamte Tätigkeit des Menschen zu regieren? Jesus sagte: „Brecht diesen Tempel [Körper] ab, und in drei Tagen werde ich [Gemüt] ihn wieder aufbauen"; und das tat er, um die müde Menschheit zu beruhigen.

Ist es nicht eine Art Ungläubigkeit zu glauben, dass ein so großes Werk wie das des Messias für ihn selbst oder für Gott getan wurde, der keine Hilfe durch Jesu Beispiel brauchte, um die ewige Harmonie zu bewahren? Aber die Sterblichen brauchten diese Hilfe, und Jesus zeigte ihnen den Weg. Die göttliche Liebe hat immer jeden menschlichen Bedarf gestillt und wird ihn immer stillen. Man sollte nicht denken, dass Jesus die göttliche Macht zu heilen nur für eine ausgewählte Anzahl von Menschen oder eine begrenzte Zeitspanne demonstrierte, denn die göttliche Liebe versorgt die ganze Menschheit und zu jeder Stunde mit allem Guten.

Unerschöpfliche göttliche Liebe

Das Wunder der Gnade ist kein Wunder für die Liebe. Jesus demonstrierte die Unfähigkeit der Körperlichkeit wie auch die unendliche Fähigkeit des Geistes und half dadurch dem irrenden menschlichen Sinn, seinen eigenen Überzeugungen zu entrinnen und in der göttlichen Wissenschaft Sicherheit zu suchen. Die Vernunft, richtig geleitet, dient dazu, die Irrtümer des körperlichen Sinnes zu korrigieren; aber Sünde, Krankheit und Tod werden wirklich scheinen (ebenso wie die Erlebnisse im Traum des Schlafs wirklich scheinen), bis die Wissenschaft von der ewigen Harmonie des Menschen deren Illusion mit der unverletzten Wirklichkeit des wissenschaftlichen Seins zerstört.

Vernunft und Wissenschaft

Welche dieser beiden Theorien über den Menschen bist du bereit zu akzeptieren? Die eine ist das sterbliche Zeugnis, veränderlich, sterbend, unwirklich. Die andere ist der ewige und wirkliche Beweis, der das Siegel der Wahrheit trägt und auf dessen Schoß sich unsterbliche Früchte häufen.

Unser Meister trieb die Teufel (die Übel) aus und heilte die Kranken. Auch von seinen Nachfolgern sollte gesagt werden können, dass sie Furcht und alle Übel aus sich und anderen

God will heal the sick through man, whenever man is governed by God. Truth casts out error now as surely as it did nineteen centuries ago. All of Truth is not understood; hence its healing power is not fully demonstrated.

Followers of Jesus

If sickness is true or the idea of Truth, you cannot destroy sickness, and it would be absurd to try. Then classify sickness and error as our Master did, when he spoke of the sick, "whom Satan hath bound," and find a sovereign antidote for error in the life-giving power of Truth acting on human belief, a power which opens the prison doors to such as are bound, and sets the captive free physically and morally.

Destruction of all evil

When the illusion of sickness or sin tempts you, cling steadfastly to God and His idea. Allow nothing but His likeness to abide in your thought. Let neither fear nor doubt overshadow your clear sense and calm trust, that the recognition of life harmonious — as Life eternally is — can destroy any painful sense of, or belief in, that which Life is not. Let Christian Science, instead of corporeal sense, support your understanding of being, and this understanding will supplant error with Truth, replace mortality with immortality, and silence discord with harmony.

Steadfast and calm trust

Question. — How can I progress most rapidly in the understanding of Christian Science?

Answer. — Study thoroughly the letter and imbibe the spirit. Adhere to the divine Principle of Christian Science and follow the behests of God, abiding steadfastly in wisdom, Truth, and Love. In the Science of Mind, you will soon ascertain

Rudiments and growth

austreiben und die Kranken heilen. Gott heilt die Kranken durch den Menschen, wann immer der Mensch von Gott regiert wird. Wahrheit treibt Irrtum jetzt ebenso sicher aus wie vor neunzehn Jahrhunderten. Die ganze Wahrheit wird noch nicht verstanden; daher wird ihre heilende Macht nicht vollständig demonstriert.

Jesu Nachfolger

Wenn Krankheit wahr oder die Idee der Wahrheit ist, kannst du Krankheit nicht zerstören, und es wäre absurd, es zu versuchen. Klassifiziere Krankheit und Irrtum daher, wie unser Meister es tat, als er von der Kranken sprach, „die Satan ... gebunden hat", und finde ein äußerst wirksames Gegenmittel gegen den Irrtum in der Leben spendenden Kraft der Wahrheit, die auf die menschliche Auffassung wirkt, eine Kraft, die den Gebundenen die Kerkertüren öffnet und die Gefangenen physisch und moralisch befreit.

Zerstörung alles Bösen

Wenn die Illusion von Krankheit oder Sünde dich in Versuchung führt, dann halte dich unerschütterlich an Gott und Seine Idee. Lass nichts als Sein Gleichnis in deinem Denken weilen. Lass weder Furcht noch Zweifel deinen klaren Sinn und dein ruhiges Vertrauen trüben, dass die Erkenntnis des harmonischen Lebens — wie Leben ewiglich ist — jede schmerzvolle Empfindung von dem oder jeden Glauben an das, was Leben nicht ist, zerstören kann. Lass die Christliche Wissenschaft statt des körperlichen Sinnes dein Verständnis vom Sein tragen, und dieses Verständnis wird Irrtum durch Wahrheit und Sterblichkeit durch Unsterblichkeit ersetzen sowie Disharmonie durch Harmonie zum Schweigen bringen.

Unerschütterliches und ruhiges Vertrauen

Frage. — Wie kann ich am schnellsten im Verständnis der Christlichen Wissenschaft vorankommen?

Antwort. — Studiere den Buchstaben gründlich und nimm den Geist in dich auf. Halte dich an das göttliche Prinzip der Christlichen Wissenschaft und folge den Forderungen Gottes, indem du unerschütterlich in der Weisheit, Wahrheit und Liebe bleibst. In der Wissenschaft des Gemüts

Grundlagen und Wachstum

that error cannot destroy error. You will also learn that in Science there is no transfer of evil suggestions from one mortal to another, for there is but one Mind, and this ever-present omnipotent Mind is reflected by man and governs the entire universe. You will learn that in Christian Science the first duty is to obey God, to have one Mind, and to love another as yourself.

We all must learn that Life is God. Ask yourself: Am I living the life that approaches the supreme good? Am I demonstrating the healing power of Truth and Love? If so, then the way will grow brighter "unto the perfect day." Your fruits will prove what the understanding of God brings to man. Hold perpetually this thought, — that it is the spiritual idea, the Holy Ghost and Christ, which enables you to demonstrate, with scientific certainty, the rule of healing, based upon its divine Principle, Love, underlying, overlying, and encompassing all true being.

Condition of progress

"The sting of death is sin; and the strength of sin is the law," — the law of mortal belief, at war with the facts of immortal Life, even with the spiritual law which says to the grave, "Where is thy victory?" But "when this corruptible shall have put on incorruption, and this mortal shall have put on immortality, then shall be brought to pass the saying that is written, Death is swallowed up in victory."

Triumph over death

Question. — Have Christian Scientists any religious creed?

Answer. — They have not, if by that term is meant doctrinal beliefs. The following is a brief exposition of

wirst du bald feststellen, dass Irrtum den Irrtum nicht zerstören kann. Du wirst auch erkennen, dass es in der Wissenschaft keine Übertragung böser Suggestionen von einem Sterblichen auf den anderen gibt, denn es gibt nur *ein* GEMÜT und dieses immergegenwärtige allmächtige GEMÜT wird vom Menschen widergespiegelt und regiert das gesamte Universum. Du wirst erkennen, dass es in der Christlichen Wissenschaft die erste Pflicht ist GOTT zu gehorchen, nur *ein* GEMÜT zu haben und den Nächsten zu lieben wie dich selbst.

Wir alle müssen lernen, dass LEBEN GOTT ist. Frage dich: Lebe ich das Leben, das dem höchsten Guten nahekommt? Demonstriere ich die heilende Kraft der WAHRHEIT und LIEBE? Wenn ja, dann wird der Weg immer heller werden, „bis es völlig Tag ist". Deine Früchte werden beweisen, was das Verständnis von GOTT dem Menschen bringt. Halte beständig folgenden Gedanken fest: Es ist die geistige Idee, der Heilige Geist und Christus, die dich befähigt, mit wissenschaftlicher Gewissheit die Regel des Heilens zu demonstrieren, die sich auf ihr göttliches PRINZIP, LIEBE, gründet, das allem wahren Sein zugrunde liegt, über ihm steht und es umschließt. *Bedingung für Fortschritt*

„Der Stachel des Todes aber ist die Sünde; die Kraft der Sünde aber ist das Gesetz" — das Gesetz des sterblichen Glaubens, das gegen die Tatsachen des unsterblichen LEBENS kämpft, ja, gegen das geistige Gesetz, das zum Grab spricht: „Wo ist dein Sieg?" „Wenn aber das Verwesliche die Unverweslichkeit anziehen wird und das Sterbliche die Unsterblichkeit anziehen wird, dann wird das Wort erfüllt werden, das geschrieben steht: Der Tod ist verschlungen in den Sieg." *Triumph über den Tod*

Frage. — Haben Christliche Wissenschaftler ein religiöses Glaubensbekenntnis?

Antwort. — Nein, wenn mit diesem Ausdruck doktrinäre Glaubenslehren gemeint sind. Das Folgende ist eine kurze

the important points, or religious tenets, of Christian Science: —

1. As adherents of Truth, we take the inspired Word of the Bible as our sufficient guide to eternal Life.

2. We acknowledge and adore one supreme and infinite God. We acknowledge His Son, one Christ; the Holy Ghost or divine Comforter; and man in God's image and likeness.

3. We acknowledge God's forgiveness of sin in the destruction of sin and the spiritual understanding that casts out evil as unreal. But the belief in sin is punished so long as the belief lasts.

4. We acknowledge Jesus' atonement as the evidence of divine, efficacious Love, unfolding man's unity with God through Christ Jesus the Way-shower; and we acknowledge that man is saved through Christ, through Truth, Life, and Love as demonstrated by the Galilean Prophet in healing the sick and overcoming sin and death.

5. We acknowledge that the crucifixion of Jesus and his resurrection served to uplift faith to understand eternal Life, even the allness of Soul, Spirit, and the nothingness of matter.

6. And we solemnly promise to watch, and pray for that Mind to be in us which was also in Christ Jesus; to do unto others as we would have them do unto us; and to be merciful, just, and pure.

Darlegung der wichtigen Punkte oder der religiösen Glaubenssätze der Christlichen Wissenschaft:

1. Als Anhänger der WAHRHEIT nehmen wir das inspirierte Wort der Bibel als unseren geeigneten Führer zum ewigen LEBEN.

2. Wir bekennen und verehren *einen* allerhabenen und unendlichen GOTT. Wir bekennen Seinen Sohn, *einen* Christus; den Heiligen Geist oder göttlichen Tröster; und den Menschen als GOTTES Bild und Gleichnis.

3. Wir bekennen, dass GOTTES Vergebung der Sünde in der Zerstörung der Sünde besteht und in dem geistigen Verständnis, das das Böse als unwirklich austreibt. Doch der Glaube an Sünde wird so lange bestraft, wie dieser Glaube besteht.

4. Wir bekennen Jesu Versöhnung als Beweis der göttlichen, wirksamen LIEBE, die die Einheit des Menschen mit GOTT durch Christus Jesus, den Wegweiser, entfaltet; und wir bekennen, dass der Mensch durch Christus, durch WAHRHEIT, LEBEN und LIEBE, erlöst wird, wie es der galiläische Prophet im Heilen der Kranken und im Überwinden von Sünde und Tod demonstrierte.

5. Wir bekennen, dass die Kreuzigung Jesu und seine Auferstehung dazu dienten, den Glauben zum Verständnis des ewigen LEBENS zu erheben, ja, der Allheit der SEELE, des GEISTES, und zum Verständnis des Nichtseins der Materie.

6. Und wir geloben feierlich zu wachen, und zu beten, dass das GEMÜT in uns sei, das auch in Christus Jesus war; anderen zu tun, wie wir wollen, dass sie uns tun sollen; und barmherzig, gerecht und rein zu sein.

Key to the Scriptures

These things saith He that is holy,
He that is true,
He that hath the key of David,
He that openeth, and no man shutteth;
and shutteth, and no man openeth;
I know thy works:
behold, I have set before thee an open door,
and no man can shut it. — REVELATION.

Schlüssel zur Heiligen Schrift

*So sagt der Heilige, der Wahrhaftige,
der den Schlüssel Davids hat,
der aufschließt, und niemand schließt zu,
der zuschließt, und niemand schließt auf:
Ich kenne deine Werke.
Sieh, ich habe vor dir eine offene Tür gegeben,
und niemand kann sie zuschließen.* —Offenbarung.

Chapter 15

Genesis

*And I appeared unto Abraham, unto Isaac, and unto Jacob
by the name of God Almighty;
but by My name Jehovah was I not known to them.* — Exodus.

*All things were made by Him;
and without Him was not anything made that was made.
In Him was life; and the life was the light of men.* — John.

Scientific interpretation of the Scriptures properly starts with the beginning of the Old Testament, chiefly because the spiritual import of the Word, in its earliest articulations, often seems so smothered by the immediate context as to require explication; whereas the New Testament narratives are clearer and come nearer the heart. Jesus illumines them, showing the poverty of mortal existence, but richly recompensing human want and woe with spiritual gain. The incarnation of Truth, that amplification of wonder and glory which angels could only whisper and which God illustrated by light and harmony, is consonant with ever-present Love. So-called mystery and miracle, which subserve the end of natural good, are explained by that Love for whose rest the weary ones sigh when needing something more native to their immortal cravings than the history of perpetual evil.

Spiritual interpretation

Kapitel 15

Genesis

*Und [Ich] bin Abraham, Isaak und Jakob
als der allmächtige Gott erschienen; aber mit Meinem Namen Herr
habe Ich mich ihnen nicht offenbart.* — 2. Mose.

Alle Dinge sind durch [Ihn] gemacht,
und ohne [Ihn]* ist nichts gemacht, was gemacht ist.
In Ihm war das Leben, und das Leben
war das Licht der Menschen.* — Johannes.

Die wissenschaftliche Auslegung der Heiligen Schrift beginnt geeigneterweise mit dem Anfang des Alten Testaments, vor allem deshalb, weil die geistige Bedeutung von Gottes Wort in seinen allerersten Formulierungen durch den unmittelbaren Kontext oft so verschüttet erscheint, dass eine Erläuterung erforderlich ist; dagegen sind die Schilderungen des Neuen Testaments klarer und kommen dem Herzen näher. Jesus erleuchtet sie, indem er die Dürftigkeit der sterblichen Existenz zeigt, jedoch menschliche Not und menschliches Elend reichlich mit geistigem Gewinn aufwiegt. Die Inkarnation der Wahrheit, jene Fülle an Wunder und Herrlichkeit, von der Engel nur zu flüstern vermochten und die Gott durch Licht und Harmonie veranschaulichte, stimmt mit der immer-gegenwärtigen Liebe überein. Das sogenannte Mysterium und das Wunder, die dem Ziel des natürlich Guten dienen, werden durch jene Liebe erklärt, nach deren Ruhe die Müden seufzen, wenn sie etwas brauchen, das ihrem unsterblichen Sehnen verwandter ist als die Geschichte unaufhörlichen Übels.

Geistige Auslegung

* Nach der King-James-Bibel

A second necessity for beginning with Genesis is that the living and real prelude of the older Scriptures is so brief that it would almost seem, from the preponderance of unreality in the entire narrative, as if reality did not predominate over unreality, the light over the dark, the straight line of Spirit over the mortal deviations and inverted images of the creator and His creation.

Spiritual overture

Spiritually followed, the book of Genesis is the history of the untrue image of God, named a sinful mortal. This deflection of being, rightly viewed, serves to suggest the proper reflection of God and the spiritual actuality of man, as given in the first chapter of Genesis. Even thus the crude forms of human thought take on higher symbols and significations, when scientifically Christian views of the universe appear, illuminating time with the glory of eternity.

Deflection of being

In the following exegesis, each text is followed by its spiritual interpretation according to the teachings of Christian Science.

EXEGESIS

Genesis i. 1. In the beginning God created the heaven and the earth.

The infinite has no beginning. This word *beginning* is employed to signify *the only*, — that is, the eternal verity and unity of God and man, including the universe. The creative Principle — Life, Truth, and Love — is God. The universe reflects God. There is but one creator and one creation. This crea-

Ideas and identities

Ein zweiter Grund, der es erforderlich macht, mit der Genesis zu beginnen, ist, dass die lebendige und wahre Einleitung der älteren Teile der Heiligen Schrift so kurz ist, dass es durch das Übergewicht der Unwirklichkeit in dem ganzen Bericht fast so scheinen möchte, als ob die Wirklichkeit nicht die Vorherrschaft über die Unwirklichkeit hätte, das Licht nicht über das Dunkel, die gerade Linie des GEISTES nicht über die sterblichen Abweichungen und umgekehrten Bilder vom Schöpfer und Seiner Schöpfung.

<small>Geistige Einleitung</small>

Geistig betrachtet ist das Buch der Genesis die Geschichte des unwahren Bildes GOTTES, das man einen sündigen Sterblichen nennt. Richtig betrachtet, dient dieses abweichende Bild vom Sein dazu, auf die wahre Widerspiegelung GOTTES und die geistige Wirklichkeit des Menschen hinzuweisen, wie sie im ersten Kapitel der Genesis dargestellt werden. So nämlich nehmen auch die groben Formen des menschlichen Gedankens höhere Symbole und Bedeutungen an, wenn die wissenschaftlich christlichen Anschauungen über das Universum erscheinen und die Zeit mit der Herrlichkeit der Ewigkeit erleuchten.

<small>Abweichendes Bild vom Sein</small>

In der folgenden Exegese folgt nach jedem Bibeltext die geistige Auslegung entsprechend den Lehren der Christlichen Wissenschaft.

EXEGESE

1. Mose 1:1. Am Anfang schuf Gott die Himmel und die Erde.

Das Unendliche hat keinen Anfang. Das Wort *Anfang* wird gebraucht, um *das Einzige* zu bezeichnen — das heißt, die ewige Wahrheit und Einheit von GOTT und Mensch, einschließlich des Universums. Das schöpferische PRINZIP — LEBEN, WAHRHEIT und LIEBE — ist GOTT. Das Universum spiegelt GOTT wider. Es gibt nur *einen* Schöpfer und nur *eine* Schöpfung. Diese

<small>Ideen und Identitäten</small>

tion consists of the unfolding of spiritual ideas and their identities, which are embraced in the infinite Mind and forever reflected. These ideas range from the infinitesimal to infinity, and the highest ideas are the sons and daughters of God.

> *Genesis* i. 2. And the earth was without form, and void; and darkness was upon the face of the deep. And the spirit of God moved upon the face of the waters.

The divine Principle and idea constitute spiritual harmony, — heaven and eternity. In the universe of Truth, matter is unknown. No supposition of error enters there. Divine Science, the Word of God, saith to the darkness upon the face of error, "God is All-in-all," and the light of ever-present Love illumines the universe. Hence the eternal wonder, — that infinite space is peopled with God's ideas, reflecting Him in countless spiritual forms.

Spiritual harmony

> *Genesis* i. 3. And God said, Let there be light: and there was light.

Immortal and divine Mind presents the idea of God: *first,* in light; *second,* in reflection; *third,* in spiritual and immortal forms of beauty and goodness. But this Mind creates no element nor symbol of discord and decay. God creates neither erring thought, mortal life, mutable truth, nor variable love.

Mind's idea faultless

> *Genesis* i. 4. And God saw the light, that it was good: and God divided the light from the darkness.

God, Spirit, dwelling in infinite light and harmony

Schöpfung besteht in der Entfaltung geistiger Ideen und deren Identitäten, die vom unendlichen GEMÜT umfasst und für immer widergespiegelt werden. Diese Ideen reichen vom unendlich Kleinen bis zur Unendlichkeit, und die höchsten Ideen sind die Söhne und Töchter GOTTES.

1. Mose 1:2. Und die Erde war wüst und leer, und es war finster über der Tiefe; und der Geist Gottes schwebte über den Wassern.

Das göttliche PRINZIP und die göttliche Idee bilden geistige Harmonie — den Himmel und die Ewigkeit. Im Universum der WAHRHEIT ist Materie unbekannt. Keine Voraussetzung für Irrtum dringt dort ein. Die göttliche Wissenschaft, das Wort GOTTES, sagt zur Finsternis „über der Tiefe" des Irrtums: „GOTT ist Alles-in-allem", und das Licht der immergegenwärtigen LIEBE erleuchtet das Universum. Daher das ewige Wunder, dass der unendliche Raum mit GOTTES Ideen bevölkert ist, die Ihn in zahllosen geistigen Formen widerspiegeln.

<small>Geistige Harmonie</small>

1. Mose 1:3. Und Gott sagte: „Es werde Licht!" Und es wurde Licht.

Das unsterbliche und göttliche GEMÜT stellt die Idee GOTTES dar: *erstens* in Licht; *zweitens* in der Widerspiegelung; *drittens* in geistigen und unsterblichen Formen von Schönheit und Güte. Aber dieses GEMÜT erschafft weder ein Element noch ein Symbol der Disharmonie und des Verfalls. GOTT erschafft weder irrendes Denken, sterbliches Leben, wandelbare Wahrheit noch veränderliche Liebe.

<small>Idee des GEMÜTS makellos</small>

1. Mose 1:4. Und Gott sah, dass das Licht gut war. Da trennte Gott das Licht von der Finsternis.

GOTT, GEIST, der in unendlichem Licht und unendlicher

from which emanates the true idea, is never reflected by aught but the good.

Genesis i. 5. *And God called the light Day, and the darkness He called Night. And the evening and the morning were the first day.*

All questions as to the divine creation being both spiritual and material are answered in this passage, for though solar beams are not yet included in the record of creation, still there is light. This light is not from the sun nor from volcanic flames, but it is the revelation of Truth and of spiritual ideas. This also shows that there is no place where God's light is not seen, since Truth, Life, and Love fill immensity and are ever-present. Was not this a revelation instead of a creation? *Light preceding the sun*

The successive appearing of God's ideas is represented as taking place on so many *evenings* and *mornings*, — words which indicate, in the absence of solar time, spiritually clearer views of Him, views which are not implied by material darkness and dawn. Here we have the explanation of another passage of Scripture, that "one day is with the Lord as a thousand years." The rays of infinite Truth, when gathered into the focus of ideas, bring light instantaneously, whereas a thousand years of human doctrines, hypotheses, and vague conjectures emit no such effulgence. *Evenings and mornings*

Did infinite Mind create matter, and call it *light*? Spirit is light, and the contradiction of Spirit is matter, darkness, and darkness obscures light. Material sense is nothing but a supposition of the absence of Spirit. No solar rays nor planetary revolutions *Spirit versus darkness*

Harmonie wohnt und von dem die wahre Idee ausgeht, wird niemals von etwas anderem als vom Guten widergespiegelt.

1. Mose 1:5. Und Gott nannte das Licht Tag, und die Finsternis nannte Er Nacht. Da wurde aus Abend und Morgen der erste Tag.

Alle Fragen, ob die göttliche Schöpfung beides ist, geistig und materiell, werden in dieser Bibelstelle beantwortet, denn obwohl noch keine Sonnenstrahlen in dem Schöpfungsbericht erwähnt werden, gibt es doch Licht. Dieses Licht stammt weder von der Sonne noch von vulkanischen Flammen, sondern es ist die Offenbarung der WAHRHEIT und geistiger Ideen. Das zeigt auch, dass es keine Stelle gibt, wo GOTTES Licht nicht gesehen wird, denn WAHRHEIT, LEBEN und LIEBE füllen die Unermesslichkeit und sind immer-gegenwärtig. War das nicht eine Offenbarung statt einer Schöpfung?

<small>Licht, das der Sonne vorausgeht</small>

Das aufeinanderfolgende Erscheinen der Ideen GOTTES wird so dargestellt, als fände es an soundso vielen *Abenden* und *Morgen* statt — das sind Wörter, die, da es keine Sonnenzeit gab, auf geistig immer klarere Anschauungen von Ihm hinweisen, auf Anschauungen, die keine materielle Finsternis und Dämmerung einbeziehen. Hier finden wir die Erklärung einer anderen Bibelstelle, dass „ein Tag vor dem Herrn ... wie tausend Jahre" ist. Wenn sich die Strahlen der unendlichen WAHRHEIT im Brennpunkt der Ideen sammeln, dann bringen sie augenblicklich Licht, wohingegen tausend Jahre menschlicher Lehren, Hypothesen und vager Vermutungen keinen solchen Glanz ausstrahlen.

<small>Abende und Morgen</small>

Erschuf das unendliche GEMÜT Materie und nannte sie *Licht*? GEIST ist Licht und das Gegenteil von GEIST ist Materie, Finsternis, und die Finsternis verbirgt das Licht. Der materielle Sinn ist nichts als eine Mutmaßung über die Abwesenheit des GEISTES. Weder Sonnenstrahlen noch

<small>GEIST im Gegensatz zu Finsternis</small>

form the day of Spirit. Immortal Mind makes its own record, but mortal mind, sleep, dreams, sin, disease, and death have no record in the first chapter of Genesis.

> *Genesis* i. 6. And God said, Let there be a firmament in the midst of the waters, and let it divide the waters from the waters.

Spiritual understanding, by which human conception, material sense, is separated from Truth, is the firmament. The divine Mind, not matter, creates all identities, and they are forms of Mind, the ideas of Spirit apparent only as Mind, never as mindless matter nor the so-called material senses. <small>Spiritual firmament</small>

> *Genesis* i. 7. And God made the firmament, and divided the waters which were under the firmament from the waters which were above the firmament: and it was so.

Spirit imparts the understanding which uplifts consciousness and leads into all truth. The Psalmist saith: "The Lord on high is mightier than the noise of many waters, yea, than the mighty waves of the sea." Spiritual sense is the discernment of spiritual good. Understanding is the line of demarcation between the real and unreal. Spiritual understanding unfolds Mind, — Life, Truth, and Love, — and demonstrates the divine sense, giving the spiritual proof of the universe in Christian Science. <small>Understanding imparted</small>

This understanding is not intellectual, is not the result of scholarly attainments; it is the reality of all things brought to light. God's ideas reflect the immortal, unerring, and infinite. The mortal, erring, and finite are human beliefs, which apportion to <small>Original reflected</small>

Umdrehungen der Planeten bilden den Tag des GEISTES. Das unsterbliche GEMÜT verfasst seinen eigenen Bericht, aber vom sterblichen Gemüt, von Schlaf, Träumen, Sünde, Krankheit und Tod wird im ersten Kapitel der Genesis nicht berichtet.

> *1. Mose* 1:6. Und Gott sagte: „Es werde ein Firmament zwischen den Wassern, und es trenne zwischen den Wassern."

Das geistige Verständnis, durch das die menschliche Vorstellung, der materielle Sinn, von WAHRHEIT getrennt wird, ist das Firmament. Das göttliche GEMÜT, nicht die Materie, erschafft alle Identitäten, und sie sind Formen des GEMÜTS, die Ideen des GEISTES, die nur als GEMÜT erscheinen, niemals als gemütlose Materie noch als die sogenannten materiellen Sinne.

Das geistige Firmament

> *1. Mose* 1:7. Da machte Gott das Firmament und trennte das Wasser unter dem Firmament von dem Wasser über dem Firmament. Und es geschah so.

GEIST teilt das Verständnis mit, das das Bewusstsein erhebt und in alle Wahrheit führt. Der Psalmist sagt: „Mächtiger als brausende Wogen im Meer, als tosende Brandungswellen ist der Herr in der Höhe." Geistiger Sinn ist das Erkennen des geistigen Guten. Verständnis ist die Scheidelinie zwischen dem Wirklichen und dem Unwirklichen. Geistiges Verständnis entfaltet GEMÜT — LEBEN, WAHRHEIT und LIEBE — und demonstriert den göttlichen Sinn, wodurch es den geistigen Beweis des Universums in der Christlichen Wissenschaft liefert.

Verständnis wird mitgeteilt

Dieses Verständnis ist nicht intellektuell, es ist nicht das Ergebnis gelehrter Errungenschaften; es ist die ans Licht gebrachte Wirklichkeit aller Dinge. GOTTES Ideen spiegeln das Unsterbliche, Unfehlbare und Unendliche wider. Das Sterbliche, Irrende und Endliche sind menschliche Auffassungen, die sich selbst eine Aufgabe zuteilen, die sie unmöglich bewältigen

Original widergespiegelt

themselves a task impossible for them, that of distinguishing between the false and the true. Objects utterly unlike the original do not reflect that original. Therefore matter, not being the reflection of Spirit, has no real entity. Understanding is a quality of God, a quality which separates Christian Science from supposition and makes Truth final.

> Genesis i. 8. And God called the firmament Heaven. And the evening and the morning were the second day.

Through divine Science, Spirit, God, unites understanding to eternal harmony. The calm and exalted thought or spiritual apprehension is at peace. *Exalted thought* Thus the dawn of ideas goes on, forming each successive stage of progress.

> Genesis i. 9. And God said, Let the waters under the heaven be gathered together unto one place, and let the dry land appear: and it was so.

Spirit, God, gathers unformed thoughts into their proper channels, and unfolds these thoughts, *Unfolding of thoughts* even as He opens the petals of a holy purpose in order that the purpose may appear.

> Genesis i. 10. And God called the dry land Earth; and the gathering together of the waters called He Seas: and God saw that it was good.

Here the human concept and divine idea seem confused by the translator, but they are not so in the scientifically Christian meaning of the text. Upon *Spirit names and blesses* Adam devolved the pleasurable task of finding names for all material things, but Adam has not yet

können, nämlich zwischen dem Falschen und dem Wahren zu unterscheiden. Dinge, die dem Original gänzlich unähnlich sind, spiegeln dieses Original nicht wider. Daher hat die Materie, weil sie nicht die Widerspiegelung des GEISTES ist, keine wirkliche Existenz. Verständnis ist eine Eigenschaft GOTTES, eine Eigenschaft, die die Christliche Wissenschaft von Mutmaßung trennt und WAHRHEIT endgültig macht.

> 1. Mose 1:8. Und Gott nannte das Firmament Himmel. Da wurde aus Abend und Morgen der zweite Tag.

Durch die göttliche Wissenschaft vereint GEIST, GOTT, das Verständnis mit ewiger Harmonie. Das ruhige und erhobene Denken oder das geistige Erfassen hat Frieden. So setzt sich das Aufdämmern der Ideen fort und bildet jede nachfolgende Stufe des Fortschritts.

Erhobenes Denken

> 1. Mose 1:9. Und Gott sagte: „Es sammle sich das Wasser unter den Himmeln an einen Ort, dass man das Trockene sieht." Und es geschah so.

GEIST, GOTT, sammelt ungeformte Gedanken in ihre geeigneten Kanäle und entfaltet diese Gedanken, so wie Er die Blütenblätter eines heiligen Vorhabens entfaltet, damit das Vorhaben erscheine.

Entfalten der Gedanken

> 1. Mose 1:10. Und Gott nannte das Trockene Erde, und die Sammlung der Wasser nannte Er Meere. Und Gott sah, dass es gut war.

Hier scheinen von dem Übersetzer der menschliche Begriff und die göttliche Idee durcheinandergebracht worden zu sein, aber in der wissenschaftlich christlichen Bedeutung des Textes sind sie es nicht. Adam fiel die angenehme Aufgabe zu, für alle materiellen Dinge Namen zu finden, aber Adam

GEIST benennt und segnet

appeared in the narrative. In metaphor, the *dry land* illustrates the absolute formations instituted by Mind, while *water* symbolizes the elements of Mind. Spirit duly feeds and clothes every object, as it appears in the line of spiritual creation, thus tenderly expressing the fatherhood and motherhood of God. Spirit names and blesses all. Without natures particularly defined, objects and subjects would be obscure, and creation would be full of nameless offspring, — wanderers from the parent Mind, strangers in a tangled wilderness.

> *Genesis* i. 11. And God said, Let the earth bring forth grass, the herb yielding seed, and the fruit tree yielding fruit after his kind, whose seed is in itself, upon the earth: and it was so.

Divine propagation

The universe of Spirit reflects the creative power of the divine Principle, or Life, which reproduces the multitudinous forms of Mind and governs the multiplication of the compound idea man. The tree and herb do not yield fruit because of any propagating power of their own, but because they reflect the Mind which includes all. A material world implies a mortal mind and man a creator. The scientific divine creation declares immortal Mind and the universe created by God.

Ever-appearing creation

Infinite Mind creates and governs all, from the mental molecule to infinity. This divine Principle of all expresses Science and art throughout His creation, and the immortality of man and the universe. Creation is ever appearing, and must ever continue to appear from the nature of its inexhaustible source. Mortal sense inverts this appearing and calls ideas material. Thus misinterpreted, the divine idea seems to fall

ist in dem Bericht noch nicht aufgetreten. Das *Trockene* veranschaulicht bildlich die vom GEMÜT eingesetzten absoluten Formationen, während *Wasser* die Elemente des GEMÜTS symbolisiert. GEIST nährt und kleidet jedes Ding, wie es in der Ordnung der geistigen Schöpfung erscheint, auf rechte Weise, und bringt so die Vaterschaft und Mutterschaft GOTTES zärtlich zum Ausdruck. GEIST benennt und segnet alles. Ohne die besondere Definition der Naturen wären die Dinge und Wesenheiten undeutlich und die Schöpfung wäre voller namenloser Nachkommen — Wanderer, die vom elterlichen GEMÜT abirrten, Fremde in einer verworrenen Wildnis.

> *1. Mose* 1:11. Und Gott sagte: „Die Erde lasse Gras und Kraut aufgehen, das Samen trägt, und fruchtbare Bäume auf Erden, die Früchte tragen, in denen ihr Same ist, jeder nach seiner Art." Und es geschah so.

Das Universum des GEISTES spiegelt die schöpferische Kraft des göttlichen PRINZIPS oder LEBENS wider, das die vielfältigen Formen des GEMÜTS hervorbringt und die Vermehrung der zusammengesetzten Idee Mensch regiert. Baum und Kraut tragen nicht Früchte aus einer eigenen Fortpflanzungskraft, sondern weil sie das GEMÜT widerspiegeln, das alles in sich schließt. Eine materielle Welt setzt ein sterbliches Gemüt und den Menschen als Schöpfer voraus. Die wissenschaftlich göttliche Schöpfung verkündet das unsterbliche GEMÜT und das von GOTT erschaffene Universum.

Göttliche Fortpflanzung

Das unendliche GEMÜT erschafft und regiert alles, vom mentalen Molekül bis zur Unendlichkeit. Dieses göttliche PRINZIP von allem bringt durch Seine ganze Schöpfung hindurch Wissenschaft und Kunst sowie die Unsterblichkeit des Menschen und des Universums zum Ausdruck. Die Schöpfung erscheint immer, und aufgrund der Natur ihrer unerschöpflichen Quelle muss sie immer weiter erscheinen. Der sterbliche Sinn kehrt dieses Erscheinen um und nennt Ideen materiell. Durch solche Missdeutung scheint die göttliche Idee auf das Niveau einer

Immererscheinende Schöpfung

to the level of a human or material belief, called mortal man. But the seed is in itself, only as the divine Mind is All and reproduces all — as Mind is the multiplier, and Mind's infinite idea, man and the universe, is the product. The only intelligence or substance of a thought, a seed, or a flower is God, the creator of it. Mind is the Soul of all. Mind is Life, Truth, and Love which governs all.

Genesis i. 12. And the earth brought forth grass, and herb yielding seed after his kind, and the tree yielding fruit, whose seed was in itself, after his kind: and God saw that it was good.

God determines the gender of His own ideas. Gender is mental, not material. The seed within itself is the pure thought emanating from divine Mind. The feminine gender is not yet expressed in the text. *Gender* means simply *kind* or *sort*, and does not necessarily refer either to masculinity or femininity. The word is not confined to sexuality, and grammars always recognize a neuter gender, neither male nor female. The Mind or intelligence of production names the female gender last in the ascending order of creation. The intelligent individual idea, be it male or female, rising from the lesser to the greater, unfolds the infinitude of Love.

Mind's pure thought

Genesis i. 13. And the evening and the morning were the third day.

The third stage in the order of Christian Science is an important one to the human thought, letting in the light

menschlichen oder materiellen Vorstellung zurückzufallen, die sterblicher Mensch genannt wird. Aber der Same ist nur in sich selbst, weil das göttliche GEMÜT Alles ist und alles reproduziert — weil GEMÜT der Vermehrer ist und die unendliche Idee des GEMÜTS, der Mensch und das Universum, das Produkt ist. Die einzige Intelligenz oder Substanz eines Gedankens, eines Samens oder einer Blume ist GOTT, deren Schöpfer. GEMÜT ist die SEELE von allem. GEMÜT ist LEBEN, WAHRHEIT und LIEBE, die alles regiert.

1. Mose 1:12. Und die Erde ließ Gras und Kraut aufgehen, das Samen trägt, jedes nach seiner Art, und Bäume, die Früchte tragen, in denen ihr Same ist, jeder nach seiner Art. Und Gott sah, dass es gut war.

GOTT bestimmt das Geschlecht Seiner eigenen Ideen. Das Geschlecht ist mental, nicht materiell. Der Same in sich selbst ist der reine Gedanke, der vom göttlichen GEMÜT ausgeht. Das weibliche Geschlecht kommt im Text noch nicht vor. *Geschlecht* bedeutet einfach *Beschaffenheit* oder *Art* und bezieht sich nicht notwendigerweise auf Männlichkeit oder Weiblichkeit. Das Wort ist nicht auf die Geschlechtlichkeit beschränkt und die Grammatikbücher erkennen immer ein sächliches Geschlecht an, das weder männlich noch weiblich ist. Das GEMÜT oder die Intelligenz der Erzeugung nennt das weibliche Geschlecht in der aufsteigenden Ordnung der Schöpfung zuletzt. Die intelligente individuelle Idee, die sich vom Geringeren zum Größeren erhebt, sei sie männlich oder weiblich, entfaltet die Unendlichkeit der LIEBE.

<small>Der reine Gedanke des GEMÜTS</small>

1. Mose 1:13. Da wurde aus Abend und Morgen der dritte Tag.

Die dritte Stufe in der Ordnung der Christlichen Wissenschaft ist für das menschliche Denken wichtig, sie lässt das Licht des

of spiritual understanding. This period corresponds to the resurrection, when Spirit is discerned to be the Life of all, and the deathless Life, or Mind, dependent upon no material organization. Our Master reappeared to his students, — to their apprehension he rose from the grave, — on the third day of his ascending thought, and so presented to them the certain sense of eternal Life.

<small>Rising to the light</small>

> *Genesis* i. 14. And God said, Let there be lights in the firmament of the heaven, to divide the day from the night; and let them be for signs, and for seasons, and for days, and years.

Spirit creates no other than heavenly or celestial bodies, but the stellar universe is no more celestial than our earth. This text gives the idea of the rarefaction of thought as it ascends higher. God forms and peoples the universe. The light of spiritual understanding gives gleams of the infinite only, even as nebulæ indicate the immensity of space.

<small>Rarefaction of thought</small>

So-called mineral, vegetable, and animal substances are no more contingent now on time or material structure than they were when "the morning stars sang together." Mind made the "plant of the field before it was in the earth." The periods of spiritual ascension are the days and seasons of Mind's creation, in which beauty, sublimity, purity, and holiness — yea, the divine nature — appear in man and the universe never to disappear.

<small>Divine nature appearing</small>

Knowing the Science of creation, in which all is Mind and its ideas, Jesus rebuked the material thought of his fellow-countrymen: "Ye can discern the face of the

geistigen Verständnisses ein. Diese Periode entspricht der Auferstehung, in der GEIST als das LEBEN von allem und als unvergängliches LEBEN oder GEMÜT erkannt wird, das von keinem materiellen Organismus abhängig ist. Unser Meister erschien seinen Schülern am dritten Tag seines aufsteigenden Denkens von Neuem — für ihre Wahrnehmung erhob er sich aus dem Grab — und stellte ihnen dadurch die Gewissheit des ewigen LEBENS dar.

Ins Licht erheben

1. Mose 1:14. Und Gott sagte: „Es werden Lichter an dem Firmament des Himmels, die Tag und Nacht trennen und zu Zeichen für Jahreszeiten, Tage und Jahre werden ..."

GEIST erschafft keine anderen als himmlische oder Himmelskörper, aber die Sternenwelt ist nicht himmlischer als unsere Erde. Dieser Bibelvers vermittelt die Idee der Veredlung des Gedankens, wenn er höher steigt. GOTT bildet und bevölkert das Universum. Das Licht geistigen Verständnisses bietet nur einen Schimmer des Unendlichen, so wie Nebelschwaden auf die Unermesslichkeit des Weltraums hinweisen.

Veredlung des Gedankens

Sogenannte mineralische, pflanzliche und tierische Substanzen sind heute ebenso wenig abhängig von Zeit oder materieller Struktur wie damals, als „die Morgensterne miteinander lobten". GEMÜT schuf „jede Pflanze auf dem Feld, ehe sie in der Erde war"*. Die Perioden geistigen Emporsteigens sind die Tage und Jahreszeiten der Schöpfung des GEMÜTS, in denen Schönheit, Erhabenheit, Reinheit und Heiligkeit — ja, die göttliche Natur — im Menschen und im Universum erscheinen, um niemals wieder zu verschwinden.

Die göttliche Natur erscheint

Weil Jesus die Wissenschaft der Schöpfung verstand, in der alles GEMÜT und dessen Ideen ist, tadelte er das materielle Denken seiner Landsleute und sagte: „Das Aussehen des Himmels könnt ihr

* Nach der King-James-Bibel

sky; but can ye not discern the signs of the times?" How much more should we seek to apprehend the spiritual ideas of God, than to dwell on the objects of sense! To discern the rhythm of Spirit and to be holy, thought must be purely spiritual.

Spiritual ideas apprehended

Genesis i. 15. And let them be for lights in the firmament of the heaven, to give light upon the earth: and it was so.

Truth and Love enlighten the understanding, in whose "light shall we see light;" and this illumination is reflected spiritually by all who walk in the light and turn away from a false material sense.

Genesis i. 16. And God made two great lights; the greater light to rule the day, and the lesser light to rule the night: He made the stars also.

The sun is a metaphorical representation of Soul outside the body, giving existence and intelligence to the universe. Love alone can impart the limitless idea of infinite Mind. Geology has never explained the earth's formations; it cannot explain them. There is no Scriptural allusion to solar light until time has been already divided into evening and morning; and the allusion to fluids (Genesis i. 2) indicates a supposed formation of matter by the resolving of fluids into solids, analogous to the suppositional resolving of thoughts into material things.

Geology a failure

Light is a symbol of Mind, of Life, Truth, and Love, and not a vitalizing property of matter. Science reveals only one Mind, and this one shining by its own light and governing the universe, including

Spiritual subdivision

beurteilen; aber die Zeichen der Zeit könnt ihr nicht beurteilen?" Wie viel mehr sollten wir danach streben, die geistigen Ideen GOTTES zu erfassen, anstatt bei den Dingen der Sinne zu verweilen! Um den Rhythmus des GEISTES zu erkennen und heilig zu sein, muss das Denken rein geistig sein.

Geistige Ideen erfasst

1. Mose 1:15. [Und Gott sagte: „Es werden Lichter an dem Firmament des Himmels ...], um die Erde zu beleuchten." Und es geschah so.

WAHRHEIT und LIEBE erleuchten das Verständnis, und in deren „Licht sehen wir das Licht"; und diese Erleuchtung wird von allen denen geistig widergespiegelt, die im Licht wandeln und sich von einer falschen materiellen Auffassung abwenden.

1. Mose 1:16. Und Gott machte zwei große Lichter: ein großes Licht, das den Tag regiert, und ein kleines Licht, das die Nacht regiert, dazu auch die Sterne.

Die Sonne ist eine bildliche Darstellung der SEELE, außerhalb des Körpers, die dem Universum Dasein und Intelligenz verleiht. LIEBE allein kann die unbegrenzte Idee vom unendlichen GEMÜT mitteilen. Die Geologie hat die Formationen der Erde niemals erklärt; sie kann sie nicht erklären. Bis zur Einteilung der Zeit in Abend und Morgen gibt es in der Bibel keinen Hinweis auf Sonnenlicht; und die Erwähnung flüssiger Substanzen (1. Mose 1:2) deutet darauf hin, dass die Materie sich angeblich durch die Umwandlung von flüssigen Substanzen in feste Körper gebildet hat, ähnlich wie bei der mutmaßlichen Umwandlung von Gedanken in materielle Dinge.

Geologie ein Fehlschlag

Licht ist ein Symbol für GEMÜT, LEBEN, WAHRHEIT und LIEBE und nicht eine belebende Eigenschaft der Materie. Die Wissenschaft offenbart nur *ein* GEMÜT, und dieses *eine* leuchtet durch sein eigenes Licht und regiert das Universum,

Geistige Unterteilung

man, in perfect harmony. This Mind forms ideas, its own images, subdivides and radiates their borrowed light, intelligence, and so explains the Scripture phrase, "whose seed is in itself." Thus God's ideas "multiply and replenish the earth." The divine Mind supports the sublimity, magnitude, and infinitude of spiritual creation.

> *Genesis* i. 17, 18. And God set them in the firmament of the heaven, to give light upon the earth, and to rule over the day and over the night, and to divide the light from the darkness: and God saw that it was good.

In divine Science, which is the seal of Deity and has the impress of heaven, God is revealed as infinite light. In the eternal Mind, no night is there. *Darkness scattered*

> *Genesis* i. 19. And the evening and the morning were the fourth day.

The changing glow and full effulgence of God's infinite ideas, images, mark the periods of progress.

> *Genesis* i. 20. And God said, Let the waters bring forth abundantly the moving creature that hath life, and fowl that may fly above the earth in the open firmament of heaven.

To mortal mind, the universe is liquid, solid, and aëriform. Spiritually interpreted, rocks and mountains stand for solid and grand ideas. Animals and mortals metaphorically present the gradation of mortal thought, rising in the scale of intelligence, taking form in masculine, feminine, or neuter gender. The fowls, which fly above the earth in the open firmament *Soaring aspirations*

einschließlich des Menschen, in vollkommener Harmonie. Dieses GEMÜT formt Ideen, seine eigenen Bilder, unterteilt sie und strahlt deren geborgtes Licht, deren Intelligenz, aus und erklärt so die Bibelstelle: „deren Same in sich selbst ist"*. Auf diese Weise „vermehren" sich GOTTES Ideen und „füllen die Erde". Das göttliche GEMÜT erhält die Erhabenheit, Größe und Unendlichkeit der geistigen Schöpfung aufrecht.

>   1. Mose 1:17, 18. Und Gott setzte sie an das Firmament des Himmels, um die Erde zu beleuchten, den Tag und die Nacht zu regieren und zwischen Licht und Finsternis zu trennen. Und Gott sah, dass es gut war.

In der göttlichen Wissenschaft, die das Siegel der Gottheit ist und die Prägung des Himmels trägt, offenbart sich GOTT als unendliches Licht. In dem ewigen GEMÜT gibt es keine Nacht. <small>Finsternis vertrieben</small>

>   1. Mose 1:19. Da wurde aus Abend und Morgen der vierte Tag.

Das wechselnde Glühen und der volle Glanz von GOTTES unendlichen Ideen, Bildern, kennzeichnen die Perioden des Fortschritts.

>   1. Mose 1:20. Und Gott sagte: „Es wimmle das Wasser vom Gewimmel lebendiger Tiere, und Vögel sollen auf Erden unter dem Firmament des Himmels fliegen."

Für das sterbliche Gemüt ist das Universum flüssig, fest und gasförmig. Geistig ausgelegt bedeuten Felsen und Berge feste und erhabene Ideen. Tiere und Sterbliche stellen die Abstufungen des sterblichen Denkens bildlich dar, auf der Stufenleiter der Intelligenz ansteigend und in männlichem, weiblichem oder sächlichem Geschlecht Gestalt annehmend. Die Vögel, die auf Erden unter dem Firmament des Himmels fliegen, <small>Aufsteigendes Streben</small>

* Nach der King-James-Bibel

of heaven, correspond to aspirations soaring beyond and above corporeality to the understanding of the incorporeal and divine Principle, Love.

> *Genesis* i. 21. And God created great whales, and every living creature that moveth, which the waters brought forth abundantly, after their kind, and every winged fowl after his kind: and God saw that it was good.

Spirit is symbolized by strength, presence, and power, and also by holy thoughts, winged with Love. These angels of His presence, which have the holiest charge, abound in the spiritual atmosphere of Mind, and consequently reproduce their own characteristics. Their individual forms we know not, but we do know that their natures are allied to God's nature; and spiritual blessings, thus typified, are the externalized, yet subjective, states of faith and spiritual understanding.

Seraphic symbols

> *Genesis* i. 22. And God blessed them, saying, Be fruitful, and multiply, and fill the waters in the seas; and let fowl multiply in the earth.

Spirit blesses the multiplication of its own pure and perfect ideas. From the infinite elements of the one Mind emanate all form, color, quality, and quantity, and these are mental, both primarily and secondarily. Their spiritual nature is discerned only through the spiritual senses. Mortal mind inverts the true likeness, and confers animal names and natures upon its own misconceptions. Ignorant of the origin and operations of mortal mind, — that is, ignorant of itself, — this so-called mind puts forth its own qualities, and claims God as their author; albeit God is ignorant of the ex-

Multiplication of pure ideas

entsprechen dem Streben, das jenseits der Körperlichkeit und über sie hinaus zu dem Verständnis vom unkörperlichen und göttlichen Prinzip, Liebe, aufsteigt.

> *1. Mose* 1:21. Und Gott schuf die großen Meerestiere und alle Lebewesen, die sich regen, wovon das Wasser wimmelt, jedes nach seiner Art, und alle gefiederten Vögel, jeden nach seiner Art. Und Gott sah, dass es gut war.

Geist wird durch Stärke, Gegenwart und Macht symbolisiert und auch durch heilige Gedanken, die von Liebe beschwingt sind. Diese Engel Seiner Gegenwart, die die heiligste Aufgabe haben, sind in der geistigen Atmosphäre des Gemüts in Überfülle vorhanden und bringen folglich ihre eigenen Merkmale erneut hervor. Ihre individuellen Formen kennen wir nicht, aber wir wissen, dass ihre Naturen der Natur Gottes verwandt sind; und geistige Segnungen, die auf diese Weise symbolisiert werden, sind die verkörperten, jedoch subjektiven Zustände von Glauben und geistigem Verständnis.

<small>Seraphische Symbole</small>

> *1. Mose* 1:22. Und Gott segnete sie und sagte: „Seid fruchtbar, vermehrt euch und erfüllt das Wasser in den Meeren; und die Vögel sollen sich auf Erden vermehren."

Geist segnet die Vermehrung seiner eigenen reinen und vollkommenen Ideen. Aus den unendlichen Elementen des *einen* Gemüts geht alle Form, Farbe, Qualität und Quantität hervor, und diese sind mental — sowohl primär wie sekundär. Ihre geistige Natur wird nur durch die geistigen Sinne wahrgenommen. Das sterbliche Gemüt kehrt das wahre Gleichnis um und überträgt tierische Namen und Merkmale auf seine eigenen falschen Begriffe. Unwissend über den Ursprung und die Wirkungsweise des sterblichen Gemüts — das heißt unwissend über sich selbst — stellt dieses sogenannte Gemüt seine eigenen Eigenschaften dar und behauptet, dass Gott deren Urheber sei; obwohl Gott

<small>Vermehrung reiner Ideen</small>

istence of both this mortal mentality, so-called, and its claim, for the claim usurps the deific prerogatives and is an attempted infringement on infinity.

> *Genesis* i. 23. And the evening and the morning were the fifth day.

Advancing spiritual steps in the teeming universe of Mind lead on to spiritual spheres and exalted beings. To material sense, this divine universe is dim and distant, gray in the sombre hues of twilight; but anon the veil is lifted, and the scene shifts into light. In the record, time is not yet measured by solar revolutions, and the motions and reflections of deific power cannot be apprehended until divine Science becomes the interpreter. *Spiritual spheres*

> *Genesis* i. 24. And God said, Let the earth bring forth the living creature after his kind, cattle, and creeping thing, and beast of the earth after his kind: and it was so.

Spirit diversifies, classifies, and individualizes all thoughts, which are as eternal as the Mind conceiving them; but the intelligence, existence, and continuity of all individuality remain in God, who is the divinely creative Principle thereof. *Continuity of thoughts*

> *Genesis* i. 25. And God made the beast of the earth after his kind, and cattle after their kind, and everything that creepeth upon the earth after his kind: and God saw that it was good.

God creates all forms of reality. His thoughts are spiritual realities. So-called mortal mind — being nonexistent and consequently not within the range of im-

weder von der Existenz dieser sogenannten sterblichen Mentalität noch von ihrem Anspruch weiß, denn der Anspruch maßt sich die Vorrechte der Gottheit an und ist ein versuchter Eingriff in die Unendlichkeit.

1. Mose 1:23. Da wurde aus Abend und Morgen der fünfte Tag.

In dem von Leben überfließenden Universum des GEMÜTS führen die Stufen geistigen Fortschritts zu geistigen Sphären und erhobenen Wesen. Für den materiellen Sinn ist dieses göttliche Universum undeutlich und weit entfernt, grau liegt es in den trüben Farbtönen des Zwielichts; doch bald hebt sich der Vorhang und die Szene rückt ins Licht. In dem Bericht wird die Zeit noch nicht nach den Umläufen im Sonnensystem gemessen, und die Bewegungen und Widerspiegelungen der göttlichen Kraft können erst verstanden werden, wenn die göttliche Wissenschaft sie erklärt.

Geistige Sphären

1. Mose 1:24. Und Gott sagte: „Die Erde bringe lebendige Wesen hervor, jedes nach seiner Art: Vieh, Kriechtiere und Wildtiere der Erde, jedes nach seiner Art." Und es geschah so.

GEIST variiert, klassifiziert und individualisiert alle Gedanken, die so ewig sind wie das GEMÜT, das sie hervorbringt; aber die Intelligenz, das Dasein und die Fortdauer aller Individualität bleiben in GOTT, der ihr göttlich schöpferisches PRINZIP ist.

Fortdauer der Gedanken

1. Mose 1:25. Und Gott machte die Tiere der Erde, jedes nach seiner Art, das Vieh nach seiner Art und alle kriechenden Tiere auf dem Erdboden nach ihrer Art. Und Gott sah, dass es gut war.

GOTT erschafft alle Formen der Wirklichkeit. Seine Gedanken sind geistige Wirklichkeiten. Das sogenannte sterbliche Gemüt — da es nicht existiert und sich folglich nicht im Bereich des unsterblichen

mortal existence — could not by simulating deific power invert the divine creation, and afterwards recreate persons or things upon its own plane, since nothing exists beyond the range of all-inclusive infinity, in which and of which God is the sole creator. Mind, joyous in strength, dwells in the realm of Mind. Mind's infinite ideas run and disport themselves. In humility they climb the heights of holiness.

God's thoughts are spiritual realities

Moral courage is "the lion of the tribe of Juda," the king of the mental realm. Free and fearless it roams in the forest. Undisturbed it lies in the open field, or rests in "green pastures, ... beside the still waters." In the figurative transmission from the divine thought to the human, diligence, promptness, and perseverance are likened to "the cattle upon a thousand hills." They carry the baggage of stern resolve, and keep pace with highest purpose. Tenderness accompanies all the might imparted by Spirit. The individuality created by God is not carnivorous, as witness the millennial estate pictured by Isaiah: —

Qualities of thought

> The wolf also shall dwell with the lamb,
> And the leopard shall lie down with the kid;
> And the calf and the young lion, and the fatling together;
> And a little child shall lead them.

Understanding the control which Love held over all, Daniel felt safe in the lions' den, and Paul proved the viper to be harmless. All of God's creatures, moving in the harmony of Science, are harmless, useful, indestructible. A realization of this grand verity was a source of strength to the ancient worthies.

Creatures of God useful

Daseins befindet — könnte die göttliche Schöpfung nicht durch Nachahmung der göttlichen Schöpferkraft umkehren und danach Personen und Dinge auf seiner eigenen Ebene neu erschaffen, denn nichts existiert außerhalb des Bereichs der allumfassenden Unendlichkeit, in der und von der GOTT der einzige Schöpfer ist. GEMÜT, freudig in Stärke, wohnt im Reich des GEMÜTS. Die unendlichen Ideen des GEMÜTS bewegen sich beschwingt und fröhlich. In Demut ersteigen sie die Höhen der Heiligkeit.

GOTTES Gedanken sind geistige Wirklichkeiten

Moralischer Mut ist „der Löwe ... aus dem Stamm Juda", der König des mentalen Reichs. Frei und furchtlos durchstreift er den Wald. Ungestört liegt er auf freiem Feld oder ruht „auf einer grünen Aue" am „frischen Wasser". In der bildlichen Übertragung vom göttlichen Gedanken auf den menschlichen werden Fleiß, Schnelligkeit und Beharrlichkeit mit dem „Vieh auf den Bergen zu Tausenden" verglichen. Sie tragen die Last fester Entschlossenheit und halten mit der höchsten Absicht Schritt. Zartheit begleitet alle Macht, die GEIST verleiht. Die von GOTT erschaffene Individualität ist nicht raubtierartig, wie Jesajas Beschreibung des Milleniums bezeugt:

Eigenschaften des Gedankens

> Die Wölfe werden beim Lamm wohnen
> und die Leoparden bei den Böcken liegen.
> Ein kleiner Junge wird Kälber, junge Löwen
> und Mastvieh miteinander treiben.

Durch das Verstehen der Herrschaft, die LIEBE über alles hat, fühlte sich Daniel in der Löwengrube sicher und bewies Paulus, dass die Schlange unschädlich war. Alle Geschöpfe GOTTES, die sich in der Harmonie der Wissenschaft bewegen, sind unschädlich, nützlich, unzerstörbar. Das Erkennen dieser erhabenen Wahrheit war für die Propheten

GOTTES Geschöpfe nützlich

It supports Christian healing, and enables its possessor to emulate the example of Jesus. "And God saw that it was good."

Patience is symbolized by the tireless worm, creeping over lofty summits, persevering in its intent. The serpent of God's creating is neither subtle nor poisonous, but is a wise idea, charming in its adroitness, for Love's ideas are subject to the Mind which forms them, — the power which changeth the serpent into a staff.

The serpent harmless

Genesis i. 26. *And God said, Let us make man in our image, after our likeness; and let them have dominion over the fish of the sea, and over the fowl of the air, and over the cattle, and over all the earth, and over every creeping thing that creepeth upon the earth.*

The eternal Elohim includes the forever universe. The name Elohim is in the plural, but this plurality of Spirit does not imply more than one God, nor does it imply three persons in one. It relates to the oneness, the tri-unity of Life, Truth, and Love. "Let *them* have dominion." Man is the family name for all ideas, — the sons and daughters of God. All that God imparts moves in accord with Him, reflecting goodness and power.

Elohistic plurality

Your mirrored reflection is your own image or likeness. If you lift a weight, your reflection does this also. If you speak, the lips of this likeness move in accord with yours. Now compare man before the mirror to his divine Principle, God. Call the mirror divine Science, and call man the reflection. Then note

Reflected likeness

aus alter Zeit eine Kraftquelle. Es fördert das christliche Heilen und befähigt den, der es hat, dem Beispiel Jesu nachzustreben.

„Und Gott sah, dass es gut war."

Geduld wird durch den unermüdlichen Wurm symbolisiert, der, beharrlich in seiner Absicht, über beachtliche Hügel kriecht. Die Schlange in GOTTES Schöpfung ist weder heimtückisch noch giftig, sondern eine weise Idee, die bezaubernd ist in ihrer Gewandtheit, denn die Ideen der LIEBE unterstehen dem GEMÜT, das sie formt — der Macht, die die Schlange in einen Stab verwandelt.

<small>Die unschädliche Schlange</small>

1. Mose 1:26. Und Gott sagte: „Lasst uns Menschen machen nach unserem Bild, uns ähnlich; sie sollen herrschen über die Fische im Meer, über die Vögel unter den Himmeln, über das Vieh, über die ganze Erde und über alle Kriechtiere, die auf Erden kriechen."

Der ewige Elohim schließt das ewige Universum in sich. Der Name Elohim steht im Plural, aber diese Pluralität des GEISTES bedeutet weder, dass es mehr als *einen* GOTT gibt, noch dass drei Personen in einer sind. Der Name bezieht sich auf die Einheit, die Dreieinigkeit von LEBEN, WAHRHEIT und LIEBE. „*Sie* sollen herrschen." Mensch ist der Familienname für alle Ideen — die Söhne und Töchter GOTTES. Alles, was von GOTT ausgeht, bewegt sich in Übereinstimmung mit Ihm und spiegelt Güte und Macht wider.

<small>Elohistische Pluralität</small>

Deine Widerspiegelung im Spiegel ist dein eigenes Bild oder Gleichnis. Wenn du ein Gewicht hebst, tut deine Widerspiegelung es ebenfalls. Wenn du sprichst, bewegen sich die Lippen dieses Gleichnisses in Übereinstimmung mit deinen Lippen. Nun vergleiche den Menschen vor dem Spiegel mit seinem göttlichen PRINZIP, GOTT. Nenne den Spiegel göttliche Wissenschaft und den Menschen die Widerspiegelung. Dann beachte, wie genau, der Christlichen Wissenschaft zufolge, die

<small>Widergespiegeltes Gleichnis</small>

how true, according to Christian Science, is the reflection to its original. As the reflection of yourself appears in the mirror, so you, being spiritual, are the reflection of God. The substance, Life, intelligence, Truth, and Love, which constitute Deity, are reflected by His creation; and when we subordinate the false testimony of the corporeal senses to the facts of Science, we shall see this true likeness and reflection everywhere.

God fashions all things, after His own likeness. Life is reflected in existence, Truth in truthfulness, God in goodness, which impart their own peace and permanence. Love, redolent with unselfishness, bathes all in beauty and light. *Love imparts beauty* The grass beneath our feet silently exclaims, "The meek shall inherit the earth." The modest arbutus sends her sweet breath to heaven. The great rock gives shadow and shelter. The sunlight glints from the church-dome, glances into the prison-cell, glides into the sick-chamber, brightens the flower, beautifies the landscape, blesses the earth. Man, made in His likeness, possesses and reflects God's dominion over all the earth. Man and woman as coexistent and eternal with God forever reflect, in glorified quality, the infinite Father-Mother God.

Genesis i. 27. So God created man in His own image, in the image of God created He him; male and female created He them.

To emphasize this momentous thought, it is repeated that God made man in His own image, to reflect the divine Spirit. It follows that *man* is a generic term. Masculine, feminine, and neuter genders are human concepts. In one of the ancient lan- *Ideal man and woman*

Widerspiegelung ihrem Original gleicht. So wie dein Spiegelbild im Spiegel erscheint, so bist du, da du geistig bist, die Widerspiegelung GOTTES. Die Substanz, das LEBEN, die Intelligenz, WAHRHEIT und LIEBE, die die Gottheit bilden, werden von Seiner Schöpfung widergespiegelt; und wenn wir das falsche Zeugnis der körperlichen Sinne den Tatsachen der Wissenschaft unterordnen, werden wir dieses wahre Gleichnis und diese wahre Widerspiegelung überall erblicken.

GOTT gestaltet alle Dinge nach Seinem eigenen Gleichnis. LEBEN spiegelt sich in Dasein wider, WAHRHEIT in Wahrhaftigkeit, GOTT in Güte, die ihren innewohnenden Frieden und ihre innewohnende Beständigkeit mitteilen. LIEBE, die von Selbstlosigkeit erstrahlt, taucht alles in Schönheit und Licht. *Das Gras unter unseren Füßen verkündet schweigend: „Die Sanftmütigen werden das Land erben."* Der anspruchslose Erdbeerbaum sendet seinen süßen Duft zum Himmel. Der große Felsen bietet Schatten und Schutz. Das Sonnenlicht schimmert von der Kuppel des Domes, scheint in die Gefängniszelle, gleitet in das Krankenzimmer, lässt die Blume erstrahlen, verschönt die Landschaft, segnet die Erde. Der Mensch, der zu GOTTES Gleichnis erschaffen ist, besitzt GOTTES Herrschaft über die ganze Erde und spiegelt sie wider. Mann und Frau, die zugleich mit GOTT bestehen und mit Ihm ewig sind, spiegeln für immer in verherrlichter Qualität den unendlichen Vater-Mutter-GOTT wider.

> *LIEBE verleiht Schönheit*

1. Mose 1:27. Und Gott schuf den Menschen nach Seinem Bild, nach dem Bild Gottes schuf Er ihn; und schuf sie als Mann und Frau.

Um diesen bedeutenden Gedanken zu betonen, wird wiederholt, dass GOTT den Menschen nach Seinem Bild schuf, um den göttlichen GEIST widerzuspiegeln. Daraus folgt, dass *Mensch* ein Gattungsname ist. Männliche, weibliche und sächliche Geschlechter sind menschliche Begriffe. In einer

> *Idealer Mann und ideale Frau*

guages the word for *man* is used also as the synonym of *mind*. This definition has been weakened by anthropomorphism, or a humanization of Deity. The word *anthropomorphic*, in such a phrase as "an anthropomorphic God," is derived from two Greek words, signifying *man* and *form*, and may be defined as a mortally mental attempt to reduce Deity to corporeality. The life-giving quality of Mind is Spirit, not matter. The ideal man corresponds to creation, to intelligence, and to Truth. The ideal woman corresponds to Life and to Love. In divine Science, we have not as much authority for considering God masculine, as we have for considering Him feminine, for Love imparts the clearest idea of Deity.

Divine personality

The world believes in many persons; but if God is personal, there is but one person, because there is but one God. His personality can only be reflected, not transmitted. God has countless ideas, and they all have one Principle and parentage. The only proper symbol of God as person is Mind's infinite ideal. What is this ideal? Who shall behold it? This ideal is God's own image, spiritual and infinite. Even eternity can never reveal the whole of God, since there is no limit to infinitude or to its reflections.

Genesis i. 28. And God blessed them, and God said unto them, Be fruitful, and multiply, and replenish the earth, and subdue it; and have dominion over the fish of the sea, and over the fowl of the air, and over every living thing that moveth upon the earth.

Divine Love blesses its own ideas, and causes them to multiply, — to manifest His power. Man is not made

der alten Sprachen wird das Wort *Mensch* auch als das Synonym für *Gemüt* verwendet. Diese Definition ist durch den Anthropomorphismus oder die Vermenschlichung der Gottheit abgeschwächt worden. Das Wort *anthropomorph*, wie in dem Ausdruck „anthropomorpher Gott", ist von zwei griechischen Wörtern abgeleitet, die *Mensch* und *Form* bedeuten, und es kann als ein sterblich mentaler Versuch bezeichnet werden, die Gottheit auf Körperlichkeit zu reduzieren. Die Leben spendende Eigenschaft des GEMÜTS ist GEIST, nicht Materie. Der ideale Mann entspricht der Schöpfung, der Intelligenz und der WAHRHEIT. Die ideale Frau entspricht dem LEBEN und der LIEBE. In der göttlichen Wissenschaft haben wir nicht so viel Recht, GOTT als männlich zu betrachten wie als weiblich, denn LIEBE vermittelt die klarste Vorstellung von der Gottheit.

Die Welt glaubt, dass es viele Personen gibt; aber wenn GOTT persönlich ist, gibt es nur *eine* Person, weil es nur *einen* GOTT gibt. Seine Persönlichkeit kann nur widergespiegelt, aber nicht übertragen werden. GOTT hat zahllose Ideen, und sie alle haben *ein* PRINZIP und *eine* Elternschaft. Das einzige angemessene Symbol für GOTT als Person ist das unendliche Ideal des GEMÜTS. Was ist dieses Ideal? Wer wird es erblicken? Dieses Ideal ist GOTTES eigenes Bild, geistig und unendlich. Selbst die Ewigkeit kann GOTT niemals völlig offenbaren, denn es gibt keine Grenze für die Unendlichkeit oder deren Widerspiegelungen.

<small>Göttliche Persönlichkeit</small>

1. Mose 1:28. Und Gott segnete sie und sagte zu ihnen: „Seid fruchtbar und vermehrt euch, füllt die Erde, macht sie euch untertan und herrscht über die Fische im Meer, über die Vögel unter den Himmeln und über alle Kriechtiere auf dem Erdboden."

Die göttliche LIEBE segnet ihre eigenen Ideen und lässt sie sich vermehren — Seine Schöpferkraft offenbaren. Der Mensch ist nicht

to till the soil. His birthright is dominion, not subjection. He is lord of the belief in earth
and heaven, — himself subordinate alone to
his Maker. This is the Science of being.

Birthright of man

Genesis i. 29, 30. *And God said, Behold, I have given
you every herb bearing seed, which is upon the face of all
the earth, and every tree, in the which is the fruit of a tree
yielding seed; to you it shall be for meat. And to every
beast of the earth, and to every fowl of the air, and to
everything that creepeth upon the earth, wherein there is
life, I have given every green herb for meat: and it
was so.*

God gives the lesser idea of Himself for a link to the
greater, and in return, the higher always protects the
lower. The rich in spirit help the poor in
one grand brotherhood, all having the same
Principle, or Father; and blessed is that man who seeth
his brother's need and supplieth it, seeking his own in
another's good. Love giveth to the least spiritual idea
might, immortality, and goodness, which shine through
all as the blossom shines through the bud. All the varied
expressions of God reflect health, holiness, immortality —
infinite Life, Truth, and Love.

Assistance in brotherhood

Genesis i. 31. *And God saw everything that He had
made, and, behold, it was very good. And the evening and
the morning were the sixth day.*

The divine Principle, or Spirit, comprehends and expresses all, and all must therefore be as perfect as the
divine Principle is perfect. Nothing is new to Spirit.

dazu erschaffen, den Boden zu beackern. Sein Geburtsrecht ist
Herrschaft, nicht Unterwerfung. Er ist Herr über den
Glauben an Erde und Himmel — nur seinem Schöpfer
untergeordnet. Das ist die Wissenschaft des Seins.

<small>Geburtsrecht des Menschen</small>

1. Mose 1:29, 30. Und Gott sagte: „Seht, Ich habe euch alles Kraut, das Samen trägt, auf der ganzen Erde, und alle Bäume mit Früchten, die Samen tragen, zu eurer Speise gegeben. Und allen Tieren auf Erden, allen Vögeln unter den Himmeln und allen Kriechtieren, die auf Erden leben, habe Ich alles grüne Kraut zur Speise gegeben." Und es geschah so.

GOTT gibt die geringere Idee Seiner selbst als Bindeglied zu der größeren und dafür beschützt die höhere immer die niedere. Die geistig Reichen helfen den Armen in *einer* großen Bruderschaft, in der alle dasselbe PRINZIP oder denselben Vater haben; und gesegnet ist der Mensch, der seines Bruders Not sieht und ihr abhilft, indem er das eigene Gute in dem des anderen sucht. LIEBE gibt der geringsten geistigen Idee Macht, Unsterblichkeit und Güte, die durch alles hindurchscheinen, wie die Blüte durch die Knospe hindurchscheint. All die vielfältigen Ausdrucksformen GOTTES spiegeln Gesundheit, Heiligkeit, Unsterblichkeit wider — unendliches LEBEN, unendliche WAHRHEIT und LIEBE.

<small>Beistand in der Bruderschaft</small>

1. Mose 1:31. Und Gott sah alles an, was Er gemacht hatte, und sieh, es war sehr gut. Da wurde aus Abend und Morgen der sechste Tag.

Das göttliche PRINZIP oder GEIST umfasst alles und bringt alles zum Ausdruck, und alles muss daher so vollkommen sein, wie das göttliche PRINZIP vollkommen ist. Nichts ist neu für GEIST.

Nothing can be novel to eternal Mind, the author of all things, who from all eternity knoweth His own ideas. Deity was satisfied with His work. How could He be otherwise, since the spiritual creation was the outgrowth, the emanation, of His infinite self-containment and immortal wisdom?

Perfection of creation

> *Genesis* ii. 1. Thus the heavens and the earth were finished, and all the host of them.

Thus the ideas of God in universal being are complete and forever expressed, for Science reveals infinity and the fatherhood and motherhood of Love. Human capacity is slow to discern and to grasp God's creation and the divine power and presence which go with it, demonstrating its spiritual origin. Mortals can never know the infinite, until they throw off the old man and reach the spiritual image and likeness. What can fathom infinity! How shall we declare Him, till, in the language of the apostle, "we all come in the unity of the faith, and of the knowledge of the Son of God, unto a perfect man, unto the measure of the stature of the fulness of Christ"?

Infinity measureless

> *Genesis* ii. 2. And on the seventh day God ended His work which He had made; and He rested on the seventh day from all His work which He had made.

God rests in action. Imparting has not impoverished, can never impoverish, the divine Mind. No exhaustion follows the action of this Mind, according to the apprehension of divine Science. The

Resting in holy work

Nichts kann neu sein für das ewige GEMÜT, den Urheber aller Dinge, der Seine eigenen Ideen von aller Ewigkeit her kennt. Die Gottheit war zufrieden mit Ihrem Werk. Wie konnte Sie anders als zufrieden sein, da die geistige Schöpfung das Ergebnis, die Äußerung Ihres unendlichen Selbstgenüges und Ihrer unsterblichen Weisheit war?

Vollkommenheit der Schöpfung

> *1. Mose* 2:1. So wurden die Himmel und die Erde mit ihrem ganzen Heer vollendet.

So sind die Ideen GOTTES im universalen Sein vollständig und für immer ausgedrückt, denn die Wissenschaft offenbart Unendlichkeit und die Vaterschaft und Mutterschaft der LIEBE. Das menschliche Auffassungsvermögen erkennt und begreift nur langsam GOTTES Schöpfung und die göttliche Kraft und Gegenwart, die sie begleiten und ihren geistigen Ursprung demonstrieren. Die Sterblichen können das Unendliche niemals erfassen, bis sie den alten Menschen ausziehen und das geistige Bild und Gleichnis erreichen. Wer könnte die Unendlichkeit ergründen! Wie sollen wir Ihn erklären, bis wir, wie es der Apostel ausdrückt, „alle zur Einheit des Glaubens und der Erkenntnis des Sohnes Gottes hingelangen, zum vollkommenen Mann, zum Maß des Alters der Fülle Christi"?

Unendlichkeit unermesslich

> *1. Mose* 2:2. So vollendete Gott am siebten Tag Seine Werke, die Er machte, und ruhte am siebten Tag von allen Seinen Werken, die Er gemacht hatte.

GOTT ruht im Wirken. Geben hat das göttliche GEMÜT nicht arm gemacht und kann es niemals arm machen. Der Auffassung der göttlichen Wissenschaft entsprechend folgt dem Wirken dieses GEMÜTS keine Erschöpfung. Sogar von

Ruhen in heiliger Arbeit

highest and sweetest rest, even from a human standpoint, is in holy work.

Unfathomable Mind is expressed. The depth, breadth, height, might, majesty, and glory of infinite Love fill all space. That is enough! Human language can repeat only an infinitesimal part of what exists. The absolute ideal, man, is no more seen nor comprehended by mortals, than is his infinite Principle, Love. Principle and its idea, man, are coexistent and eternal. The numerals of infinity, called *seven days,* can never be reckoned according to the calendar of time. These days will appear as mortality disappears, and they will reveal eternity, newness of Life, in which all sense of error forever disappears and thought accepts the divine infinite calculus.

Love and man coexistent

Genesis ii. 4, 5. These are the generations of the heavens and of the earth when they were created, in the day that the Lord God [Jehovah] made the earth and the heavens, and every plant of the field before it was in the earth, and every herb of the field before it grew: for the Lord God [Jehovah] had not caused it to rain upon the earth, and there was not a man to till the ground.

Here is the emphatic declaration that God creates all through Mind, not through matter, — that the plant grows, not because of seed or soil, but because growth is the eternal mandate of Mind. Mortal thought drops into the ground, but the immortal creating thought is from above, not from beneath. Because Mind makes all, there is nothing left to be made by a lower power. Spirit acts through the Science of Mind, never causing man to till the ground, but making him

Growth is from Mind

einem menschlichen Standpunkt aus liegt die höchste und lieblichste Ruhe in heiliger Arbeit.

Das unergründliche GEMÜT ist zum Ausdruck gekommen. Die Tiefe, Breite, Höhe, Macht, Majestät und Herrlichkeit der unendlichen LIEBE füllen allen Raum. Das genügt! Die menschliche Sprache kann nur einen winzigen Teil dessen wiedergeben, was existiert. Das absolute Ideal, der Mensch, wird von den Sterblichen ebenso wenig gesehen oder begriffen wie sein unendliches PRINZIP, LIEBE. PRINZIP und seine Idee, der Mensch, bestehen zugleich und sind ewig. Die Zahlen der Unendlichkeit, *sieben Tage* genannt, können niemals nach dem Kalender berechnet werden. Diese Tage werden erscheinen, wenn die Sterblichkeit verschwindet, und sie werden die Ewigkeit, die Neuheit des LEBENS, offenbaren, in der jede Auffassung von Irrtum endgültig verschwindet und das Denken die göttliche unendliche Berechnung akzeptiert.

<small>LIEBE und Mensch zugleichbestehend</small>

1. Mose 2:4, 5. So entstanden die Himmel und die Erde, als sie geschaffen wurden, zu der Zeit, als Gott der Herr [Jahwe] Erde und Himmel machte. Noch waren keine Feldsträucher auf der Erde, und all das Kraut auf dem Feld war noch nicht gewachsen, und keine Pflanze hatte gekeimt; denn Gott der Herr [Jahwe] hatte es noch nicht regnen lassen auf Erden, und kein Mensch war da, der das Land bebaute.

Hier haben wir die nachdrückliche Erklärung, dass GOTT alles durch GEMÜT erschafft, nicht durch Materie — dass die Pflanze nicht aufgrund des Samens oder Bodens wächst, sondern weil Wachstum der ewige Auftrag des GEMÜTS ist. Der sterbliche Gedanke fällt in den Boden, aber der unsterbliche, schöpferische Gedanke kommt von oben, nicht von unten. Weil GEMÜT alles erschafft, bleibt nichts übrig, was von einer niederen Macht erschaffen werden könnte. GEIST wirkt durch die Wissenschaft des GEMÜTS und lässt den Menschen niemals das

<small>Wachstum stammt von GEMÜT</small>

superior to the soil. Knowledge of this lifts man above the sod, above earth and its environments, to conscious spiritual harmony and eternal being.

Here the inspired record closes its narrative of being that is without beginning or end. All that is made is the work of God, and all is good. We leave this brief, glorious history of spiritual creation (as stated in the first chapter of Genesis) in the hands of God, not of man, in the keeping of Spirit, not matter, — joyfully acknowledging now and forever God's supremacy, omnipotence, and omnipresence. *Spiritual narrative*

The harmony and immortality of man are intact. We should look away from the opposite supposition that man is created materially, and turn our gaze to the spiritual record of creation, to that which should be engraved on the understanding and heart "with the point of a diamond" and the pen of an angel.

The reader will naturally ask if there is nothing more about creation in the book of Genesis. Indeed there is, but the continued account is mortal and material.

Genesis ii. 6. But there went up a mist from the earth, and watered the whole face of the ground.

The Science and truth of the divine creation have been presented in the verses already considered, and now the opposite error, a material view of creation, is to be set forth. The second chapter of Genesis contains a statement of this material view of God and the universe, a statement which is the exact opposite of scientific truth as before recorded. The history of error or matter, if veritable, would set aside the omnipotence *The story of error*

Feld bestellen, sondern macht ihn dem Boden überlegen. Die Kenntnis hiervon erhebt den Menschen über den Acker, über die Erde und ihre Lebensbedingungen, zur bewussten geistigen Harmonie und zum ewigen Sein.

Hier schließt der inspirierte Bericht seine Erzählung von dem Sein, das ohne Anfang oder Ende ist. Alles, was gemacht ist, ist das Werk GOTTES, und alles ist gut. Wir lassen diese kurze, glorreiche Geschichte der geistigen Schöpfung (wie sie im ersten Kapitel der Genesis dargelegt ist) in der Hand GOTTES, nicht in der des Menschen, in der Obhut des GEISTES, nicht in der der Materie — und jetzt und für immer erkennen wir die Allerhabenheit, Allmacht und Allgegenwart GOTTES freudig an.

Geistige Darstellung

Die Harmonie und Unsterblichkeit des Menschen sind intakt. Wir sollten uns von der entgegengesetzten Voraussetzung, dass der Mensch materiell erschaffen ist, abwenden und unseren Blick auf den geistigen Schöpfungsbericht lenken, auf das, was mit „Diamantspitze" und mit der Feder eines Engels in das Verständnis und das Herz eingraviert sein sollte.

Der Leser wird natürlich fragen, ob in der Genesis nichts weiter über die Schöpfung berichtet wird. Es ist tatsächlich noch mehr darin enthalten, aber der weitere Bericht ist sterblich und materiell.

1. Mose 2:6. Aber ein Nebel stieg von der Erde auf und befeuchtete den gesamten Erdboden.

Die Wissenschaft und die Wahrheit der göttlichen Schöpfung sind in den schon betrachteten Versen beschrieben worden und nun soll der gegenteilige Irrtum, eine materielle Sichtweise von der Schöpfung, dargelegt werden. Das zweite Kapitel der Genesis enthält eine Darstellung dieser materiellen Anschauung von GOTT und dem Universum, eine Darstellung, die das genaue Gegenteil der wissenschaftlichen Wahrheit ist, von der zuvor schon berichtet wurde. Die Geschichte des Irrtums oder der Materie würde, wenn sie wahr wäre, die Allmacht des GEISTES

Die Geschichte des Irrtums

of Spirit; but it is the false history in contradistinction to the true.

The Science of the first record proves the falsity of the second. If one is true, the other is false, for they are antagonistic. The first record assigns all might and government to God, and endows man out of God's perfection and power. The second record chronicles man as mutable and mortal, — as having broken away from Deity and as revolving in an orbit of his own. Existence, separate from divinity, Science explains as impossible. *The two records*

This second record unmistakably gives the history of error in its externalized forms, called life and intelligence in matter. It records pantheism, opposed to the supremacy of divine Spirit; but this state of things is declared to be temporary and this man to be mortal, — dust returning to dust.

In this erroneous theory, matter takes the place of Spirit. Matter is represented as the life-giving principle of the earth. Spirit is represented as entering matter in order to create man. God's glowing denunciations of man when not found in His image, the likeness of Spirit, convince reason and coincide with revelation in declaring this material creation false. *Erroneous representation*

This latter part of the second chapter of Genesis, which portrays Spirit as supposedly cooperating with matter in constructing the universe, is based on some hypothesis of error, for the Scripture just preceding declares God's work to be finished. Does Life, Truth, and Love produce death, error, and hatred? Does the creator condemn His own creation? Does the unerring Principle of divine law change or repent? It can- *Hypothetical reversal*

außer Betracht lassen; aber sie ist die falsche Geschichte im Gegensatz zu der wahren.

Die Wissenschaft des ersten Berichts beweist, dass der zweite falsch ist. Wenn der eine wahr ist, dann ist der andere falsch, denn sie widerstreiten einander. Der erste Bericht schreibt alle Macht und Herrschaft GOTT zu und stattet den Menschen aus GOTTES Vollkommenheit und Macht aus. Der zweite Bericht schildert den Menschen als veränderlich und sterblich — als sei er von der Gottheit abgefallen und bewege sich auf einer eigenen Bahn. Die Wissenschaft erklärt, dass ein von der Göttlichkeit getrenntes Dasein unmöglich ist.

<small>Die zwei Berichte</small>

Dieser zweite Bericht gibt unmissverständlich die Geschichte des Irrtums in seinen verkörperten Formen wieder, die Leben und Intelligenz in der Materie genannt werden. Er stellt den Pantheismus dar, der der Allerhabenheit des göttlichen GEISTES entgegengesetzt ist; aber dieser Stand der Dinge wird für zeitlich und dieser Mensch für sterblich erklärt — für Erde, die wieder zu Erde wird.

In dieser irrigen Theorie nimmt Materie die Stelle des GEISTES ein. Materie wird als das Leben spendende Prinzip der Erde dargestellt. GEIST wird so dargestellt, als ginge er in die Materie ein, um den Menschen zu erschaffen. GOTTES glühende Verurteilungen des Menschen, als dieser nicht in Seinem Bilde, im Gleichnis des GEISTES, erkannt wird, überzeugen die Vernunft und stimmen mit der Offenbarung überein, indem sie diese materielle Schöpfung für falsch erklären.

<small>Irrige Darstellung</small>

Dieser letztere Teil des zweiten Kapitels der Genesis, der GEIST so darstellt, als würde er beim Aufbau des Universums mit Materie zusammenarbeiten, gründet sich auf eine Hypothese des Irrtums, denn die vorhergehende Bibelstelle erklärt GOTTES Werk für vollendet. Bewirkt LEBEN, WAHRHEIT und LIEBE Tod, Irrtum und Hass? Verdammt der Schöpfer Seine eigene Schöpfung? Verändert sich das unfehlbare PRINZIP des göttlichen Gesetzes oder bereut es? Das kann nicht sein.

<small>Hypothetische Umkehrung</small>

not be so. Yet one might so judge from an unintelligent perusal of the Scriptural account now under comment.

Because of its false basis, the mist of obscurity evolved by error deepens the false claim, and finally declares that God knows error and that error can improve His creation. Although presenting the exact opposite of Truth, the lie claims to be truth. The creations of matter arise from a mist or false claim, or from mystification, and not from the firmament, or understanding, which God erects between the true and false. In error everything comes from beneath, not from above. All is material myth, instead of the reflection of Spirit. *Mist, or false claim*

It may be worth while here to remark that, according to the best scholars, there are clear evidences of two distinct documents in the early part of the book of Genesis. One is called the Elohistic, because the Supreme Being is therein called Elohim. The other document is called the Jehovistic, because Deity therein is always called Jehovah, — or Lord God, as our common version translates it. *Distinct documents*

Throughout the first chapter of Genesis and in three verses of the second, — in what we understand to be the spiritually scientific account of creation, — it is Elohim (God) who creates. From the fourth verse of chapter two to chapter five, the creator is called Jehovah, or the Lord. The different accounts become more and more closely intertwined to the end of chapter twelve, after which the distinction is not definitely traceable. In the historic parts of the Old Testament, it is usually Jehovah, peculiarly the divine sovereign of the Hebrew people, who is referred to. *Jehovah or Elohim*

So könnte man jedoch urteilen, wenn man den hier besprochenen Bibeltext durchliest, ohne ihn zu verstehen.

Weil der Nebel der Unklarheit, der sich durch den Irrtum gebildet hat, eine falsche Grundlage hat, vertieft er den falschen Anspruch und erklärt schließlich, dass GOTT Irrtum kenne und dass Irrtum GOTTES Schöpfung verbessern könne. Obwohl uns die Lüge das genaue Gegenteil der WAHRHEIT präsentiert, behauptet sie Wahrheit zu sein. Die Schöpfungen der Materie entstehen aus einem Nebel oder einem falschen Anspruch, oder einer Mystifizierung, und nicht aus dem Firmament oder Verständnis, das GOTT zwischen dem Wahren und dem Falschen aufrichtet. Im Irrtum kommt alles von unten, nicht von oben. Alles ist materielle Mythe statt der Widerspiegelung des GEISTES.

Nebel oder falscher Anspruch

Es lohnt sich vielleicht hier anzumerken, dass es den besten Gelehrten zufolge im ersten Teil der Genesis klare Beweise für zwei unterschiedliche Urkunden gibt. Die eine wird die elohistische genannt, weil in ihr das Höchste Wesen Elohim genannt wird. Die andere Urkunde wird die jahwistische genannt, weil in ihr die Gottheit immer Jahwe heißt — oder GOTT der Herr, wie es in unserer gängigen Bibelübersetzung wiedergegeben ist.

Unterschiedliche Urkunden

Im gesamten ersten Kapitel der Genesis und in drei Versen des zweiten Kapitels — in dem Teil, den wir als den geistig wissenschaftlichen Schöpfungsbericht verstehen — ist Elohim (GOTT) der Schöpfer. Vom vierten Vers des zweiten Kapitels bis zum fünften Kapitel wird der Schöpfer Jahwe oder der Herr genannt. Bis zum Ende des zwölften Kapitels werden die verschiedenen Berichte immer enger miteinander verflochten und danach lässt sich der Unterschied nicht mehr eindeutig verfolgen. In den historischen Teilen des Alten Testaments ist es gewöhnlich Jahwe, insbesondere der göttliche Herrscher des hebräischen Volks, auf den hingewiesen wird.

Jahwe oder Elohim

The idolatry which followed this material mythology is seen in the Phœnician worship of Baal, in the Moabitish god Chemosh, in the Moloch of the Amorites, in the Hindoo Vishnu, in the Greek Aphrodite, and in a thousand other so-called deities.

Gods of the heathen

It was also found among the Israelites, who constantly went after "strange gods." They called the Supreme Being by the national name of Jehovah. In that name of Jehovah, the true idea of God seems almost lost. God becomes "a man of war," a tribal god to be worshipped, rather than Love, the divine Principle to be lived and loved.

Jehovah a tribal deity

Genesis ii. 7. And the Lord God [Jehovah] formed man of the dust of the ground, and breathed into his nostrils the breath of life; and man became a living soul.

Did the divine and infinite Principle become a finite deity, that He should now be called Jehovah? With a single command, Mind had made man, both male and female. How then could a material organization become the basis of man? How could the non-intelligent become the medium of Mind, and error be the enunciator of Truth? Matter is not the reflection of Spirit, yet God is reflected in all His creation. Is this addition to His creation real or unreal? Is it the truth, or is it a lie concerning man and God?

Creation reversed

It must be a lie, for God presently curses the ground. Could Spirit evolve its opposite, matter, and give matter ability to sin and suffer? Is Spirit, God, injected into dust, and eventually ejected at the demand of matter? Does Spirit enter dust, and lose therein the divine nature

Die Abgötterei, die dieser materiellen Mythologie folgte, zeigt sich in der Baalsanbetung der Phönizier, im moabitischen Gott Kemosch, im Moloch der Amoriter, im Vischnu der Hindus, in der griechischen Aphrodite und in tausend anderen sogenannten Gottheiten. *Götter der Heiden*

Abgötterei gab es auch unter den Israeliten, die ständig „fremden Göttern" folgten. Sie gaben dem Höchsten Wesen den Nationalnamen Jahwe. In diesem Namen Jahwe scheint der wahre Begriff von GOTT nahezu verloren gegangen zu sein. GOTT wird ein „Kriegsmann", eher ein anzubetender Stammesgott als die LIEBE, das göttliche PRINZIP, das gelebt und geliebt werden muss. *Jahwe eine Stammesgottheit*

> *1. Mose* 2:7. Und Gott der Herr [Jahwe] machte den Menschen aus Staub vom Erdboden, und Er blies den Atem des Lebens in seine Nase. So wurde der Mensch eine lebendige Seele.

Wurde das göttliche und unendliche PRINZIP zu einer endlichen Gottheit, dass Er jetzt Jahwe genannt werden sollte? Durch einen einzigen Befehl hatte GEMÜT den Menschen geschaffen, sowohl männlich als auch weiblich. Wie konnte dann ein materieller Organismus die Grundlage des Menschen werden? Wie konnte das Nicht-Intelligente zum Mittel von GEMÜT und Irrtum zum Verkünder von WAHRHEIT werden? Materie ist nicht die Widerspiegelung des GEISTES, aber GOTT spiegelt sich in Seiner ganzen Schöpfung wider. Ist dieser Zusatz zu Seiner Schöpfung wirklich oder unwirklich? Ist sie die Wahrheit oder ist sie eine Lüge über den Menschen und über GOTT? *Schöpfung umgekehrt*

Sie muss eine Lüge sein, denn GOTT verflucht bald darauf den Erdboden. Konnte GEIST sein Gegenteil, Materie, hervorbringen und der Materie die Fähigkeit geben zu sündigen und zu leiden? Wird GEIST, GOTT, dem Staub eingehaucht und schließlich auf Befehl der Materie hin wieder ausgehaucht? Geht GEIST in den

and omnipotence? Does Mind, God, enter matter to become there a mortal sinner, animated by the breath of God? In this narrative, the validity of matter is opposed, not the validity of Spirit or Spirit's creations. Man reflects God; *mankind* represents the Adamic race, and is a human, not a divine, creation.

The following are some of the equivalents of the term *man* in different languages. In the Saxon, *mankind, a woman, any one*; in the Welsh, *that which rises up*, — the primary sense being *image, form*; in the Hebrew, *image, similitude*; in the Icelandic, *mind*. The following translation is from the Icelandic: —

Definitions of man

> And God said, Let us make man after our mind and our likeness; and God shaped man after His mind; after God's mind shaped He him; and He shaped them male and female.

In the Gospel of John, it is declared that all things were made through the Word of God, "and without Him [the *logos*, or *word*] was not anything made that was made." Everything good or worthy, God made. Whatever is valueless or baneful, He did not make, — hence its unreality. In the Science of Genesis we read that He saw everything which He had made, "and, behold, it was very good." The corporeal senses declare otherwise; and if we give the same heed to the history of error as to the records of truth, the Scriptural record of sin and death favors the false conclusion of the material senses. Sin, sickness, and death must be deemed as devoid of reality as they are of good, God.

No baneful creation

Genesis ii. 9. *And out of the ground made the Lord God [Jehovah] to grow every tree that is pleasant to the sight,*

Staub ein und verliert darin die göttliche Natur und Allmacht? Geht Gemüt, Gott, in die Materie ein, um darin ein sterblicher Sünder zu werden, der durch den Atem Gottes belebt wird? In diesem Bericht wird die Gültigkeit der Materie bestritten, nicht die Gültigkeit des Geistes oder der Schöpfungen des Geistes.

Der Mensch spiegelt Gott wider; *die Menschheit* stellt das Adamsgeschlecht dar und ist eine menschliche, nicht eine göttliche Schöpfung.

Hier folgen einige der Äquivalente für den Ausdruck *Mensch* in verschiedenen Sprachen. Im Angelsächsischen: *Menschheit, eine Frau, jeder;* im Walisischen: *das, was sich erhebt* — die ursprüngliche Bedeutung ist *Bild, Form;* im Hebräischen: *Bild, Gleichnis;* im Isländischen: *Gemüt.* Die folgende Übersetzung stammt aus dem Isländischen:

<small>Definitionen des Menschen</small>

Und Gott sagte: Lasst uns den Menschen nach unserem Gemüt und unserem Gleichnis machen; und Gott gestaltete den Menschen nach Seinem Gemüt; nach Gottes Gemüt gestaltete Er ihn; und Er gestaltete sie männlich und weiblich.

Im Johannesevangelium wird verkündet, dass alle Dinge durch das Wort Gottes gemacht sind „und ohne Es [den *Logos* oder das *Wort*] ist nichts gemacht, was gemacht ist". Alles Gute oder Wertvolle hat Gott geschaffen. Alles, was wertlos oder schädlich ist, hat Er nicht geschaffen — daher dessen Unwirklichkeit. In der Wissenschaft der Genesis lesen wir, dass Er alles ansah, was Er gemacht hatte, „und sieh, es war sehr gut". Die körperlichen Sinne sagen etwas anderes; und wenn wir der Geschichte des Irrtums die gleiche Beachtung schenken wie den Berichten der Wahrheit, dann bestätigt der biblische Bericht über Sünde und Tod die falschen Schlussfolgerungen der materiellen Sinne. Man muss sehen, dass Sünde, Krankheit und Tod ohne Wirklichkeit sind, so wie sie ohne das Gute, ohne Gott, sind.

<small>Keine schadenbringende Schöpfung</small>

1. Mose 2:9. Und Gott der Herr [Jahwe] ließ allerlei Bäume aus der Erde sprießen, schön anzusehen und gut zur Nahrung; und in

and good for food; the tree of life also, in the midst of the garden, and the tree of knowledge of good and evil.

The previous and more scientific record of creation declares that God made "every plant of the field before it was in the earth." This opposite declaration, this statement that life issues from matter, contradicts the teaching of the first chapter, — namely, that all Life is God. Belief is less than understanding. Belief involves theories of material hearing, sight, touch, taste, and smell, termed the five senses. The appetites and passions, sin, sickness, and death, follow in the train of this error of a belief in intelligent matter.

Contradicting first creation

The first mention of evil is in the legendary Scriptural text in the second chapter of Genesis. God pronounced good all that He created, and the Scriptures declare that He created all. The "tree of life" stands for the idea of Truth, and the sword which guards it is the type of divine Science. The "tree of knowledge" stands for the erroneous doctrine that the knowledge of evil is as real, hence as God-bestowed, as the knowledge of good. Was evil instituted through God, Love? Did He create this fruit-bearer of sin in contradiction of the first creation? This second biblical account is a picture of error throughout.

Record of error

Genesis ii. 15. And the Lord God [Jehovah] took the man, and put him into the garden of Eden, to dress it and to keep it.

The name Eden, according to Cruden, means *pleasure, delight*. In this text Eden stands for the mortal, mate-

der Mitte des Gartens wuchsen der Baum des Lebens und der Baum der Erkenntnis des Guten und Bösen.

Der vorhergehende und wissenschaftlichere Schöpfungsbericht erklärt, dass Gott „jede Pflanze auf dem Feld [schuf], ehe sie in der Erde war"*. Diese entgegengesetzte Erklärung, diese Aussage, dass Leben aus Materie hervorgeht, widerspricht der Lehre des ersten Kapitels — nämlich, dass alles Leben Gott ist. Glaube ist weniger als Verständnis. Falscher Glaube schließt Theorien des materiellen Hörens, Sehens, Fühlens, Schmeckens und Riechens ein, welche als die fünf Sinne bezeichnet werden. Begierden und Leidenschaften sowie Sünde, Krankheit und Tod befinden sich im Gefolge dieses Irrtums eines Glaubens an intelligente Materie.

<small>Widerspruch zur ersten Schöpfung</small>

Das Böse wird zuerst in der legendären Bibelstelle im zweiten Kapitel des ersten Buches Mose erwähnt. Gott erklärte, dass alles, was Er schuf, gut ist, und die Heilige Schrift erklärt, dass Er alles schuf. Der „Baum des Lebens" steht für die Idee der Wahrheit, und das Schwert, das ihn bewacht, symbolisiert die göttliche Wissenschaft. Der „Baum der Erkenntnis" steht für die irrige Lehre, dass die Kenntnis des Bösen ebenso wirklich und daher ebenso von Gott verliehen sei wie die Kenntnis des Guten. Wurde das Böse durch Gott, Liebe, eingesetzt? Schuf Er diesen Baum mit den Früchten der Sünde im Widerspruch zur ersten Schöpfung? Dieser zweite biblische Bericht ist ausnahmslos ein Bild des Irrtums.

<small>Bericht des Irrtums</small>

1. Mose 2:15. Und Gott der Herr [Jahwe] nahm den Menschen und setzte ihn in den Garten Eden, um ihn zu bebauen und zu bewahren.

Der Name Eden bedeutet nach Cruden *Lust, Wonne*. In dieser Bibelstelle steht Eden für den sterblichen, materiellen

---
* Nach der King-James-Bibel

rial body. God could not put Mind into matter nor infinite Spirit into finite form to dress it and keep it, — to make it beautiful or to cause it to live and grow. Man is God's reflection, needing no cultivation, but ever beautiful and complete.

Garden of Eden

Genesis ii. 16, 17. And the Lord God [Jehovah] commanded the man, saying, Of every tree of the garden thou mayest freely eat: but of the tree of the knowledge of good and evil, thou shalt not eat of it: for in the day that thou eatest thereof thou shalt surely die.

Here the metaphor represents God, Love, as tempting man, but the Apostle James says: "God cannot be tempted with evil, neither tempteth He any man." It is true that a knowledge of evil would make man mortal. It is plain also that material perception, gathered from the corporeal senses, constitutes evil and mortal knowledge. But is it true that God, good, made "the tree of life" to be the tree of death to His own creation? Has evil the reality of good? Evil is unreal because it is a lie, — false in every statement.

No temptation from God

Genesis ii. 19. And out of the ground the Lord God [Jehovah] formed every beast of the field, and every fowl of the air; and brought them unto Adam to see what he would call them: and whatsoever Adam called every living creature, that was the name thereof.

Here the lie represents God as repeating creation, but doing so materially, not spiritually, and asking a prospective sinner to help Him. Is the Supreme Being retrograding, and is man giving up his dignity? Was it requisite for the formation of man

Creation's counterfeit

Körper. GOTT konnte GEMÜT nicht in Materie hineintun noch unendlichen GEIST in eine endliche Form bringen, um sie zu bebauen und zu bewahren — um sie schön zu gestalten oder sie leben und wachsen zu lassen. Der Mensch ist GOTTES Widerspiegelung und bedarf keiner Veredlung, da er immer schön und vollständig ist.

Der Garten Eden

> *1. Mose* 2:16, 17. Und Gott der Herr [Jahwe] gebot dem Menschen und sagte: „Von jedem Baum im Garten darfst du jederzeit essen, aber von dem Baum der Erkenntnis des Guten und Bösen sollst du nicht essen; denn an dem Tag, an dem du davon isst, wirst du gewiss sterben."

Hier stellt die bildliche Erzählung GOTT, LIEBE, so dar, als ob Er den Menschen versuche, aber der Apostel Jakobus sagt: „Gott kann nicht versucht werden zum Bösen, und Er selbst versucht niemanden." Es ist wahr, dass eine Kenntnis des Bösen den Menschen sterblich machen würde. Ferner ist es klar, dass die durch die körperlichen Sinne gewonnene materielle Wahrnehmung das Böse und das sterbliche Wissen bildet. Aber ist es wahr, dass GOTT, das Gute, den „Baum des Lebens" zum Baum des Todes für Seine eigene Schöpfung machte? Hat das Böse die Wirklichkeit des Guten? Das Böse ist unwirklich, weil es eine Lüge ist — falsch in jeder Behauptung.

Keine Versuchung von GOTT

> *1. Mose* 2:19. Und Gott der Herr [Jahwe] machte aus Erde alle Tiere auf dem Feld und alle Vögel unter den Himmeln und brachte sie zu dem Menschen, um zu sehen, wie er sie benennen würde; denn wie der Mensch die Lebewesen nennen würde, so sollte ihr Name sein.

Hier stellt die Lüge GOTT so dar, als ob Er die Schöpfung wiederhole, aber auf materielle, nicht auf geistige Weise, und einen angehenden Sünder bitte, Ihm zu helfen. Entwickelt sich das Höchste Wesen zurück, und gibt der Mensch seine Würde auf? War es für die Gestaltung des Menschen erforderlich,

Fälschung der Schöpfung

that dust should become sentient, when all being is the reflection of the eternal Mind, and the record declares that God has already created man, both male and female? That Adam gave the name and nature of animals, is solely mythological and material. It cannot be true that man was ordered to create man anew in partnership with God; this supposition was a dream, a myth.

Genesis ii. 21, 22. *And the Lord God [Jehovah, Yawah] caused a deep sleep to fall upon Adam, and he slept: and He took one of his ribs, and closed up the flesh instead thereof; and the rib, which the Lord God [Jehovah] had taken from man, made He a woman, and brought her unto the man.*

Here falsity, error, credits Truth, God, with inducing a sleep or hypnotic state in Adam in order to perform a surgical operation on him and thereby create woman. This is the first record of magnet- *Hypnotic surgery* ism. Beginning creation with darkness instead of light, — materially rather than spiritually, — error now simulates the work of Truth, mocking Love and declaring what great things error has done. Beholding the creations of his own dream and calling them real and God-given, Adam — *alias* error — gives them names. Afterwards he is supposed to become the basis of the creation of woman and of his own kind, calling them *mankind*, — that is, a kind of man.

But according to this narrative, surgery was first performed mentally and without instruments; and this may be a useful hint to the medical *Mental midwifery* faculty. Later in human history, when the forbidden

dass Erde empfindungsfähig werden sollte, wenn doch alles Sein die Widerspiegelung des ewigen GEMÜTS ist und wenn der Bericht erklärt, dass GOTT den Menschen bereits erschaffen hat, beide, Mann und Frau? Dass Adam die Namen und die Natur der Tiere festgelegt haben soll, ist einzig und allein mythologisch und materiell. Es kann nicht wahr sein, dass der Mensch beauftragt wurde, in Zusammenarbeit mit GOTT den Menschen von Neuem zu erschaffen; diese Voraussetzung war ein Traum, ein Mythos.

1. Mose 2:21, 22. Da ließ Gott der Herr [Jahwe, Jawah] einen tiefen Schlaf auf den Menschen fallen, und er schlief ein. Und Er nahm eine seiner Rippen und verschloss die Stelle mit Fleisch. Und Gott der Herr [Jahwe] formte eine Frau aus der Rippe, die Er von dem Menschen nahm, und brachte sie zu ihm.

Unwahrheit, Irrtum, schreibt hier der WAHRHEIT, GOTT, zu, Adam in einen Schlaf oder hypnotischen Zustand versetzt zu haben, um eine chirurgische Operation an ihm auszuführen und dadurch die Frau zu erschaffen. Das ist der erste Bericht über Magnetismus. Der Irrtum, der die Schöpfung mit Finsternis statt mit Licht beginnt — eher materiell als geistig —, simuliert jetzt das Werk der WAHRHEIT, verhöhnt die LIEBE und verkündet, welch große Dinge der Irrtum getan habe. Adam alias Irrtum, der die Schöpfungen seines eigenen Traumes erblickt und sie wirklich und von GOTT gegeben nennt, gibt ihnen Namen. Später soll er zur Grundlage werden für die Erschaffung der Frau und für seine eigene Art, die er *Menschheit* nennt — das heißt, eine Art Mensch.

<small>Hypnotische Chirurgie</small>

Aber dieser Beschreibung zufolge wurde der chirurgische Eingriff erst mental und ohne Instrumente ausgeführt; und das mag vielleicht ein nützlicher Hinweis für die Ärzteschaft sein. Im weiteren Verlauf der Menschheitsgeschichte, als die verbotene Frucht nach ihrer Art Frucht trug, kündigte sich

<small>Mentale Geburtshilfe</small>

fruit was bringing forth fruit of its own kind, there came a suggestion of change in the *modus operandi,* — that man should be born of woman, not woman again taken from man. It came about, also, that instruments were needed to assist the birth of mortals. The first system of suggestive obstetrics has changed. Another change will come as to the nature and origin of man, and this revelation will destroy the *dream* of existence, reinstate reality, usher in Science and the glorious fact of creation, that both man and woman proceed from God and are His eternal children, belonging to no lesser parent.

> *Genesis* iii. 1–3. Now the serpent was more subtle than any beast of the field which the Lord God [Jehovah] had made. And he said unto the woman, Yea, hath God said, Ye shall not eat of every tree of the garden? And the woman said unto the serpent, We may eat of the fruit of the trees of the garden: but of the fruit of the tree which is in the midst of the garden, God hath said, Ye shall not eat of it, neither shall ye touch it, lest ye die.

Whence comes a talking, lying serpent to tempt the children of divine Love? The serpent enters into the metaphor only as evil. We have nothing in the animal kingdom which represents the species described, — a talking serpent, — and should rejoice that evil, by whatever figure presented, contradicts itself and has neither origin nor support in Truth and good. Seeing this, we should have faith to fight all claims of evil, because we know that they are worthless and unreal.

<small>Mythical serpent</small>

Adam, the synonym for error, stands for a belief of material mind. He begins his reign over man some-

eine Veränderung des Modus Operandi an — dass der Mensch von der Frau geboren, nicht die Frau wieder vom Mann genommen werden sollte. Es ergab sich auch, dass Instrumente nötig wurden, um bei der Geburt der Sterblichen zu helfen. Das erste System einer mit Hypnotismus durchgeführten Geburtshilfe hat sich verändert. Eine weitere Veränderung im Hinblick auf die Natur und den Ursprung des Menschen wird kommen, und diese Offenbarung wird den *Traum* der Existenz zerstören, die Wirklichkeit wieder einsetzen, die Wissenschaft und die herrliche Tatsache der Schöpfung einführen, dass beide, Mann und Frau, aus GOTT hervorgehen und Seine ewigen Kinder sind, die keinen geringeren Eltern angehören.

1. Mose 3:1–3. Aber die Schlange war listiger als alle Tiere auf dem Feld, die Gott der Herr [Jahwe] gemacht hatte, und sagte zu der Frau: „Hat Gott wirklich gesagt, dass ihr von allen Bäumen im Garten nicht essen sollt?" Da sagte die Frau zu der Schlange: „Wir dürfen von den Früchten der Bäume im Garten essen; aber von den Früchten des Baumes mitten im Garten hat Gott gesagt: ‚Esst nicht davon, rührt sie auch nicht an, damit ihr nicht sterbt!'"

Woher kommt eine sprechende, lügende Schlange, um die Kinder der göttlichen LIEBE in Versuchung zu führen? Die Schlange tritt in dieser bildlichen Erzählung nur als das Böse auf. Im Tierreich gibt es nichts, was der beschriebenen Tierart entspricht — eine sprechende Schlange —, und wir sollten uns freuen, dass das Böse, durch welche Gestalt es auch dargestellt wird, sich selbst widerspricht und weder Ursprung noch Rückhalt in der WAHRHEIT und im Guten hat. Wenn wir das einsehen, dann sollten wir Glauben haben, um alle Behauptungen des Bösen zu bekämpfen, weil wir wissen, dass sie wertlos und unwirklich sind.

Mythische Schlange

Adam, das Synonym für Irrtum, steht für die Vorstellung von einem materiellen Gemüt. Er beginnt seine Herrschaft über den Menschen relativ gemäßigt, aber seine Falschheit steigert sich und er

what mildly, but he increases in falsehood and his days become shorter. In this development, the im- mortal, spiritual law of Truth is made manifest as forever opposed to mortal, material sense.

Error or Adam

In divine Science, man is sustained by God, the divine Principle of being. The earth, at God's command, brings forth food for man's use. Knowing this, Jesus once said, "Take no thought for your life, what ye shall eat, or what ye shall drink," — presuming not on the prerogative of his creator, but recognizing God, the Father and Mother of all, as able to feed and clothe man as He doth the lilies.

Divine providence

> *Genesis* iii. 4, 5. And the serpent said unto the woman, Ye shall not surely die: for God doth know that in the day ye eat thereof, then your eyes shall be opened; and ye shall be as gods, knowing good and evil.

This myth represents error as always asserting its superiority over truth, giving the lie to divine Science and saying, through the material senses: "I can open your eyes. I can do what God has not done for you. Bow down to me and have another god. Only admit that I am real, that sin and sense are more pleasant to the eyes than spiritual Life, more to be desired than Truth, and I shall know you, and you will be mine." Thus Spirit and flesh war.

Error's assumption

The history of error is a dream-narrative. The dream has no reality, no intelligence, no mind; therefore the dreamer and dream are one, for neither is true nor real. *First,* this narrative supposes that something springs from nothing, that matter precedes mind. *Second,* it supposes that mind enters matter,

Scriptural allegory

naht sich dem Ende seiner Tage. In dieser Entwicklung manifestiert sich das unsterbliche, geistige Gesetz der WAHRHEIT als das, was dem sterblichen, materiellen Sinn für immer entgegensteht.

Irrtum oder Adam

In der göttlichen Wissenschaft wird der Mensch von GOTT, dem göttlichen PRINZIP des Seins, erhalten. Die Erde bringt auf GOTTES Befehl Nahrung für den Menschen hervor. Jesus, der das wusste, sagte einmal: „Sorgt euch nicht um euer Leben, was ihr essen und trinken werdet" — nicht, weil er sich das Vorrecht seines Schöpfers anmaßte, sondern weil er erkannte, dass GOTT, der Vater und die Mutter von allem, fähig ist, den Menschen zu nähren und zu kleiden, so wie Er die Lilien nährt und kleidet.

Göttliche Vorsorge

1. Mose 3:4, 5. Da sagte die Schlange zur Frau: „Ihr werdet ganz sicher nicht sterben, sondern Gott weiß, dass an dem Tag, an dem ihr davon esst, eure Augen geöffnet werden, und ihr werdet sein wie Gott und wissen, was gut und böse ist."

Dieser Mythos schildert den Irrtum als etwas, das immer behauptet, der Wahrheit überlegen zu sein, und das der göttlichen Wissenschaft die Lüge zuschiebt und durch die materiellen Sinne sagt: „Ich kann dir die Augen öffnen. Ich kann tun, was GOTT nicht für dich getan hat. Beuge dich vor mir und habe einen anderen Gott. Gib nur zu, dass ich wirklich bin, dass Sünde und Sinnlichkeit für die Augen angenehmer sind als geistiges LEBEN, begehrenswerter als WAHRHEIT, und ich werde dich kennen und du wirst mein sein." So kämpfen GEIST und Fleisch gegeneinander.

Anmaßung des Irrtums

Die Geschichte des Irrtums ist eine Traumerzählung. Der Traum hat keine Wirklichkeit, keine Intelligenz, kein Gemüt; darum sind Träumer und Traum eins, denn keiner von beiden ist wahr oder wirklich. *Erstens* nimmt diese Erzählung an, dass etwas aus nichts hervorgehe, dass Materie dem Gemüt vorausgehe. *Zweitens* nimmt sie an, dass Gemüt in Materie eingehe

Biblische Allegorie

and matter becomes living, substantial, and intelligent. The order of this allegory — the belief that everything springs from dust instead of from Deity — has been maintained in all the subsequent forms of belief. This is the error, — that mortal man starts materially, that non-intelligence becomes intelligence, that mind and soul are both right and wrong.

It is well that the upper portions of the brain represent the higher moral sentiments, as if hope were ever prophesying thus: The human mind will sometime rise above all material and physical sense, exchanging it for spiritual perception, and exchanging human concepts for the divine consciousness. Then man will recognize his God-given dominion and being. *Higher hope*

If, in the beginning, man's body originated in non-intelligent dust, and mind was afterwards put into body by the creator, why is not this divine order still maintained by God in perpetuating the species? Who will say that minerals, vegetables, and animals have a propagating property of their own? Who dares to say either that God is in matter or that matter exists without God? Has man sought out other creative inventions, and so changed the method of his Maker? *Biological inventions*

Which institutes Life, — matter or Mind? Does Life begin with Mind or with matter? Is Life sustained by matter or by Spirit? Certainly not by both, since flesh wars against Spirit and the corporeal senses can take no cognizance of Spirit. The mythologic theory of material life at no point resembles the scientifically Christian record of man as created by Mind in the image and likeness of God and having dominion over all the earth. Did

und Materie lebendig, substanziell und intelligent werde. Die Ordnung dieser Allegorie — die Annahme, dass alles aus Erde hervorgeht statt aus der Gottheit — ist in allen nachfolgenden Formen der Annahme erhalten geblieben. Dies ist der Irrtum: dass der sterbliche Mensch materiell beginnt, dass Nicht-Intelligenz zu Intelligenz wird, dass Gemüt und Seele sowohl recht als auch unrecht sind.

Es ist gut, dass die oberen Teile des Gehirns die höheren moralischen Empfindungen repräsentieren, als würde die Hoffnung immer Folgendes prophezeien: Das menschliche Gemüt wird sich irgendwann über jeden materiellen und physischen Sinn erheben, wird ihn durch geistige Wahrnehmung ersetzen und die menschlichen Begriffe gegen das göttliche Bewusstsein eintauschen. Dann wird der Mensch seine von GOTT gegebene Herrschaft und sein von GOTT gegebenes Sein erkennen. <small>Höhere Hoffnung</small>

Wenn der Körper des Menschen zuerst aus nicht-intelligenter Erde hervorging und Gemüt später durch den Schöpfer dem Körper eingehaucht wurde, warum wird diese göttliche Ordnung bei der Erhaltung der Arten dann nicht von GOTT beibehalten? Wer will behaupten, dass Mineralien, Pflanzen und Tiere aus sich selbst heraus die Fähigkeit zur Fortpflanzung besitzen? Wer wagt es zu behaupten, dass entweder GOTT in der Materie sei oder die Materie ohne GOTT existiere? Hat der Mensch andere schöpferische Erfindungen erdacht und so die Methode seines Schöpfers verändert? <small>Biologische Erfindungen</small>

Was setzt LEBEN in Gang — Materie oder GEMÜT? Beginnt LEBEN mit GEMÜT oder mit Materie? Wird LEBEN durch Materie oder durch GEIST erhalten? Gewiss nicht durch beide, denn das Fleisch kämpft gegen den GEIST, und die körperlichen Sinne können keine Kenntnis von GEIST nehmen. Die mythologische Theorie vom materiellen Leben gleicht in keinem Punkt dem wissenschaftlich christlichen Bericht vom Menschen, der vom GEMÜT zum Bild und Gleichnis GOTTES erschaffen ist und Herrschaft über die ganze Erde hat. Erschuf GOTT erst ohne fremde Hilfe einen Menschen —

God at first create one man unaided, — that is, Adam, — but afterwards require the union of the two sexes in order to create the rest of the human family? No! God makes and governs all.

All human knowledge and material sense must be gained from the five corporeal senses. Is this knowledge safe, when eating its first fruits brought death? "In the day that thou eatest thereof thou shalt surely die," was the prediction in the story under consideration. Adam and his progeny were cursed, not blessed; and this indicates that the divine Spirit, or Father, condemns material man and remands him to dust.

Progeny cursed

> *Genesis* iii. 9, 10. And the Lord God [Jehovah] called unto Adam, and said unto him, Where art thou? And he said, I heard Thy voice in the garden, and I was afraid, because I was naked; and I hid myself.

Knowledge and pleasure, evolved through material sense, produced the immediate fruits of fear and shame. Ashamed before Truth, error shrank abashed from the divine voice calling out to the corporeal senses. Its summons may be thus paraphrased: "Where art thou, man? Is Mind in matter? Is Mind capable of error as well as of truth, of evil as well as of good, when God is All and He is Mind and there is but one God, hence one Mind?"

Shame the effect of sin

Fear was the first manifestation of the error of material sense. Thus error began and will end the dream of matter. In the allegory the body had been naked, and Adam knew it not; but now error demands that *mind* shall see and feel through matter, the five senses. The first impression material man had of

Fear comes of error

das heißt Adam —, brauchte später aber die Vereinigung beider Geschlechter, um den restlichen Teil der menschlichen Familie zu erschaffen? Nein! GOTT erschafft und regiert alles.

Alles menschliche Wissen und die ganze materielle Auffassung muss durch die fünf körperlichen Sinne kommen. Ist dieses Wissen zuverlässig, wenn der Genuss seiner ersten Früchte den Tod brachte? „An dem Tag, an dem du davon isst, wirst du gewiss sterben", lautete die Vorhersage in der hier betrachteten Geschichte. Adam und seine Nachkommen wurden verflucht, nicht gesegnet, und das zeigt, dass der göttliche GEIST oder Vater den materiellen Menschen verdammt und ihn wieder zu Erde werden lässt. Nachkommen verflucht

1. Mose 3:9, 10. Und Gott der Herr [Jahwe] rief Adam und sagte zu ihm: „Wo bist du?" Und er sagte: „Ich hörte Deine Stimme im Garten und fürchtete mich, denn ich bin nackt; darum versteckte ich mich."

Erkenntnis und Lust, die sich durch den materiellen Sinn entwickelten, erzeugten die unmittelbaren Früchte von Furcht und Scham. Durch WAHRHEIT beschämt, schreckte der Irrtum vor der göttlichen Stimme zurück, die sich an die körperlichen Sinne wandte. Ihren mahnenden Ruf könnte man so umschreiben: „Wo bist du, Mensch? Ist GEMÜT in der Materie? Ist GEMÜT sowohl zum Irrtum als auch zur Wahrheit fähig, zum Bösen als auch zum Guten, wenn GOTT Alles ist und wenn Er GEMÜT ist und wenn es nur *einen* GOTT und daher nur *ein* GEMÜT gibt?" Scham die Wirkung der Sünde

Furcht war die erste Erscheinungsform des irrigen materiellen Sinnes. So hat Irrtum den Traum der Materie begonnen und so wird er ihn beenden. In der Allegorie war der Körper nackt gewesen und Adam wusste es nicht; aber jetzt fordert Irrtum, dass *Gemüt* durch Materie, durch die fünf Sinne, sehen und fühlen soll. Der erste Eindruck, den der materielle Furcht kommt vom Irrtum

himself was one of nakedness and shame. Had he lost man's rich inheritance and God's behest, dominion over all the earth? No! This had never been bestowed on Adam.

> *Genesis* iii. 11, 12. *And He said, Who told thee that thou wast naked? Hast thou eaten of the tree, whereof I commanded thee that thou shouldst not eat? And the man said, The woman whom Thou gavest to be with me, she gave me of the tree, and I did eat.*

Here there is an attempt to trace all human errors directly or indirectly to God, or good, as if He were the creator of evil. The allegory shows that the snake-talker utters the first voluble lie, which beguiles the woman and demoralizes the man. Adam, *alias mortal error,* charges God and woman with his own dereliction, saying, "The woman, whom Thou gavest me, is responsible." According to this belief, the rib taken from Adam's side has grown into an evil mind, named *woman,* who aids man to make sinners more rapidly than he can alone. Is this an help meet for man? *The beguiling first lie*

Materiality, so obnoxious to God, is already found in the rapid deterioration of the bone and flesh which came from Adam to form Eve. The belief in material life and intelligence is growing worse at every step, but error has its suppositional day and multiplies until the end thereof.

Truth, cross-questioning man as to his knowledge of error, finds woman the first to confess her fault. She says, "The serpent beguiled me, and I did eat;" as much as to say in meek penitence, "Neither man nor God shall father my fault." She has already learned that corporeal sense is the serpent. Hence *False womanhood*

Mensch von sich hatte, war das Gefühl von Nacktheit und Scham. Hatte er des Menschen reiches Erbe und seine von GOTT angeordnete Herrschaft über die ganze Erde verloren? Nein, das war Adam niemals übertragen worden.

> *1. Mose* 3:11, 12. Und Er sagte: „Wer hat dir gesagt, dass du nackt bist? Hast du etwa von dem Baum gegessen, von dem Ich dir gebot, du solltest nicht davon essen?" Da sagte Adam: „Die Frau, die Du mir gegeben hast, sie gab mir von dem Baum, und ich aß."

Hier wird versucht, alle menschlichen Irrtümer direkt oder indirekt auf GOTT oder das Gute zurückzuführen, als ob Er der Schöpfer des Bösen wäre. Die Allegorie zeigt, dass die sprechende Schlange die erste glattzüngige Lüge äußert, die die Frau verführt und den Mann demoralisiert. Adam alias *sterblicher Irrtum* beschuldigt GOTT und die Frau seines eigenen Versagens und sagt: „Die Frau, die Du mir gegeben hast, ist verantwortlich." Diesem Glauben zufolge ist die aus Adams Seite entnommene Rippe zu einem bösen Gemüt geworden, die *Frau* genannt wird und dem Mann hilft, Sünder schneller hervorzubringen, als er es allein könnte. Ist das eine geeignete Gehilfin für den Mann?

<small>Die betrügende erste Lüge</small>

Die Materialität — so verwerflich aus GOTTES Sicht — zeigt sich bereits im schnellen Zerfall von Fleisch und Knochen, die Adam entnommen wurden, um Eva zu formen. Der Glaube an materielles Leben und materielle Intelligenz wird mit jedem Schritt schlimmer, aber Irrtum hat seine mutmaßliche Zeit und nimmt bis zu seinem Ende zu.

WAHRHEIT, die den Menschen wegen seiner Kenntnis des Irrtums ins Kreuzverhör nimmt, sieht die Frau als Erste ihren Fehler eingestehen. Sie sagt: „Die Schlange betrog mich, und ich aß"; als wolle sie in demütiger Reue sagen: „Weder Mensch noch GOTT soll Schuld an meinem Fehler haben." Sie hat bereits gelernt, dass der körperliche Sinn die Schlange ist. Daher

<small>Falsche Weiblichkeit</small>

she is first to abandon the belief in the material origin of man and to discern spiritual creation. This hereafter enabled woman to be the mother of Jesus and to behold at the sepulchre the risen Saviour, who was soon to manifest the deathless man of God's creating. This enabled woman to be first to interpret the Scriptures in their true sense, which reveals the spiritual origin of man.

> *Genesis* iii. 14, 15. And the Lord God [Jehovah] said unto the serpent, ... I will put enmity between thee and the woman, and between thy seed and her seed; it shall bruise thy head, and thou shalt bruise his heel.

This prophecy has been fulfilled. The Son of the Virgin-mother unfolded the remedy for Adam, or error; and the Apostle Paul explains this warfare between the idea of divine power, which Jesus presented, and mythological material intelligence called *energy* and opposed to Spirit. *Spirit and flesh*

Paul says in his epistle to the Romans: "The carnal mind is enmity against God; for it is not subject to the law of God, neither indeed can be. So then they that are in the flesh cannot please God. But ye are not in the flesh, but in the Spirit, if so be that the spirit of God dwell in you."

There will be greater mental opposition to the spiritual, scientific meaning of the Scriptures than there has ever been since the Christian era began. The serpent, material sense, will bite the heel of the woman, — will struggle to destroy the spiritual idea of Love; and the woman, this idea, will bruise the head of lust. The spiritual idea has given the understanding *Bruising sin's head*

ist sie die Erste, die den Glauben an einen materiellen Ursprung des Menschen aufgibt und die geistige Schöpfung anerkennt. Das befähigte die Frau später, die Mutter Jesu zu werden und am Grab den auferstandenen Erlöser zu erblicken, der bald darauf den unvergänglichen Menschen der Schöpfung GOTTES offenbaren sollte. Das befähigte die Frau, als Erste die Heilige Schrift in ihrer wahren Bedeutung auszulegen, die den geistigen Ursprung des Menschen offenbart.

1. Mose 3:14, 15. Da sagte Gott der Herr [Jahwe] zu der Schlange: „... Ich will Feindschaft setzen zwischen dir und der Frau und zwischen deinem Samen und ihrem Samen. Er wird dir den Kopf zertreten, und du wirst ihn in die Ferse stechen."

Diese Prophezeiung hat sich erfüllt. Der Sohn der Jungfrau-Mutter offenbarte das Heilmittel gegen Adam oder Irrtum; und der Apostel Paulus erklärt diesen Kampf zwischen der Idee der göttlichen Macht, die Jesus darstellte, und der mythologischen, materiellen Intelligenz, die *Energie* genannt wird und GEIST entgegengesetzt ist. GEIST und Fleisch

Paulus sagt in seinem Brief an die Römer: „Die Gesinnung des Fleisches ist Feindschaft gegen Gott, weil sie dem Gesetz Gottes nicht untertan ist; denn sie kann es auch nicht. Denn die ihrer menschlichen Natur entsprechend leben, können Gott nicht gefallen. Ihr aber lebt nicht gemäß eurer menschlichen Natur, sondern im GEIST, wenn Gottes Geist wirklich in euch wohnt."

Es wird einen größeren mentalen Widerstand gegen die geistige, wissenschaftliche Bedeutung der Heiligen Schrift geben, als es ihn seit Anbeginn der christlichen Zeitrechnung jemals gegeben hat. Die Schlange, der materielle Sinn, wird der Frau in die Ferse stechen — wird darum kämpfen, die geistige Idee der LIEBE zu zerstören; und die Frau, diese Idee, wird der Lust den Kopf zertreten. Die geistige Idee hat dem Verständnis einen Kopf der Sünde zertreten

a foothold in Christian Science. The seed of Truth and the seed of error, of belief and of understanding, — yea, the seed of Spirit and the seed of matter, — are the wheat and tares which time will separate, the one to be burned, the other to be garnered into heavenly places.

Genesis iii. 16. Unto the woman He said, I will greatly multiply thy sorrow and thy conception: in sorrow thou shalt bring forth children; and thy desire shall be to thy husband, and he shall rule over thee.

Divine Science deals its chief blow at the supposed material foundations of life and intelligence. It dooms idolatry. A belief in other gods, other creators, and other creations must go down before Christian Science. It unveils the results of sin as shown in sickness and death. When will man pass through the open gate of Christian Science into the heaven of Soul, into the heritage of the first born among men? Truth is indeed "the way." Judgment on error

Genesis iii. 17–19. And unto Adam He said, Because thou hast hearkened unto the voice of thy wife, and hast eaten of the tree of which I commanded thee, saying, Thou shalt not eat of it: cursed is the ground for thy sake; in sorrow shalt thou eat of it all the days of thy life: thorns also and thistles shall it bring forth to thee; and thou shalt eat the herb of the field: in the sweat of thy face shalt thou eat bread, till thou return unto the ground; for out of it wast thou taken: for dust thou art, and unto dust shalt thou return.

In the first chapter of Genesis we read: "And God called the dry land Earth; and the gathering together

Halt in der Christlichen Wissenschaft gegeben. Der Same der WAHRHEIT und der Same des Irrtums, der Annahme und des Verständnisses — ja, der Same des GEISTES und der Same der Materie — sind der Weizen und das Unkraut, die die Zeit voneinander trennen wird, damit das eine verbrannt und das andere in himmlische Scheunen gesammelt werde.

> 1. Mose 3:16. Und zu der Frau sagte Er: „Ich will dir viel Mühsal schaffen, wenn du schwanger wirst; du sollst mit Schmerzen Kinder gebären. Und dein Verlangen soll nach deinem Mann sein, aber er wird über dich herrschen."

Die göttliche Wissenschaft führt ihren Hauptschlag gegen die vermeintlichen materiellen Grundlagen des Lebens und der Intelligenz. Sie verurteilt Abgötterei. Ein Glaube an andere Götter, andere Schöpfer und andere Schöpfungen muss vor der Christlichen Wissenschaft fallen. Sie deckt die Folgen von Sünde auf, die sich in Krankheit und Tod zeigen. Wann wird der Mensch durch das offene Tor der Christlichen Wissenschaft in den Himmel der SEELE eingehen, in das Erbe des Erstgeborenen unter den Menschen? WAHRHEIT ist in der Tat „der Weg". *Verurteilung des Irrtums*

> 1. Mose 3:17–19. Und zu Adam sagte Er: „Weil du der Stimme deiner Frau gehorcht und von dem Baum gegessen hast, von dem Ich dir gebot und sagte: ‚Du sollst nicht davon essen!', sei der Erdboden um deinetwillen verflucht! Dein Leben lang sollst du dich mit Mühsal von ihm nähren. Dornen und Disteln soll er dir tragen, und du sollst das Kraut auf dem Feld essen. Im Schweiß deines Angesichts sollst du dein Brot essen, bis du wieder zu Erde wirst, von der du genommen bist. Denn du bist Staub und sollst wieder zu Staub werden."

Im ersten Kapitel der Genesis lesen wir: „Und Gott nannte das Trockene Erde und die Sammlung der Wasser nannte Er

of the waters called He Seas." In the Apocalypse it is written: "And I saw a new heaven and a new earth: for the first heaven and the first earth were passed away; and there was no more sea." In St. John's vision, heaven and earth stand for spiritual ideas, and the sea, as a symbol of tempest-tossed human concepts advancing and receding, is represented as having passed away. The divine understanding reigns, is *all*, and there is no other consciousness.

New earth and no more sea

The way of error is awful to contemplate. The illusion of sin is without hope or God. If man's spiritual gravitation and attraction to one Father, in whom we "live, and move, and have our being," should be lost, and if man should be governed by corporeality instead of divine Principle, by body instead of by Soul, man would be annihilated. Created by flesh instead of by Spirit, starting from matter instead of from God, mortal man would be governed by himself. The blind leading the blind, both would fall.

The fall of error

Passions and appetites must end in pain. They are "of few days, and full of trouble." Their supposed joys are cheats. Their narrow limits belittle their gratifications, and hedge about their achievements with thorns.

Mortal mind accepts the erroneous, material conception of life and joy, but the true idea is gained from the immortal side. Through toil, struggle, and sorrow, what do mortals attain? They give up their belief in perishable life and happiness; the mortal and material return to dust, and the immortal is reached.

True attainment

Genesis iii. 22–24. And the Lord God [Jehovah] said, Behold, the man is become as one of us, to know good

Meere." In der Apokalypse steht geschrieben: „Und ich sah einen neuen Himmel und eine neue Erde; denn der erste Himmel und die erste Erde sind vergangen, und das Meer ist nicht mehr." In der Vision des Johannes stehen Himmel und Erde für geistige Ideen, und das Meer, als Symbol für die sturmbewegten menschlichen Begriffe, die kommen und gehen, wird als vergangen dargestellt. Das göttliche Verständnis regiert, ist *alles*, und es gibt kein anderes Bewusstsein.

<small>Die neue Erde, das Meer ist nicht mehr</small>

Über den Weg des Irrtums nachzusinnen, ist entsetzlich. Die Illusion der Sünde ist ohne Hoffnung oder GOTT. Wenn des Menschen geistige Gravitation und Anziehung zu dem *einen* Vater, in dem wir „leben, weben und sind", verloren gehen und der Mensch von Körperlichkeit anstatt vom göttlichen PRINZIP regiert werden sollte, vom Körper anstatt von SEELE, dann würde der Mensch ausgelöscht werden. Wenn der sterbliche Mensch vom Fleisch statt von GEIST erschaffen würde und von Materie statt von GOTT ausginge, würde er sich selbst regieren. Wenn der Blinde den Blinden führt, fallen sie beide.

<small>Der Fall des Irrtums</small>

Leidenschaften und Begierden müssen in Schmerz enden. Sie leben „kurze Zeit" und sind „voll Unruhe". Ihre vermeintlichen Freuden sind betrügerisch. Ihre engen Grenzen schmälern ihren Genuss und umranken ihre Errungenschaften mit Dornen.

Das sterbliche Gemüt akzeptiert die irrige, materielle Vorstellung von Leben und Freude, aber die wahre Idee wird von der unsterblichen Seite aus gewonnen. Was erreichen die Sterblichen durch Mühe, Kampf und Kummer? Sie geben ihren Glauben an vergängliches Leben und Glück auf; das Sterbliche und Materielle wird wieder zu Erde, und das Unsterbliche wird erlangt.

<small>Wahre Errungenschaft</small>

1. Mose 3:22–24. Und Gott der Herr [Jahwe] sagte: „Sieh, der Mensch ist geworden wie unsereiner und weiß, was gut

and evil: and now, lest he put forth his hand, and take also of the tree of life, and eat, and live forever; therefore the Lord God [Jehovah] sent him forth from the garden of Eden, to till the ground from whence he was taken. So He drove out the man: and He placed at the east of the garden of Eden Cherubims, and a flaming sword which turned every way, to keep the way of the tree of life.

A knowledge of evil was never the essence of divinity or manhood. In the first chapter of Genesis, evil has no local habitation nor name. Creation is there represented as spiritual, entire, and good. "Whatsoever a man soweth, that shall he also reap." Error excludes itself from harmony. Sin is its own punishment. Truth guards the gateway to harmony. Error tills its own barren soil and buries itself in the ground, since ground and dust stand for nothingness.

Justice and recompense

No one can reasonably doubt that the purpose of this allegory — this second account in Genesis — is to depict the falsity of error and the effects of error. Subsequent Bible revelation is coordinate with the Science of creation recorded in the first chapter of Genesis. Inspired writers interpret the Word spiritually, while the ordinary historian interprets it literally. Literally taken, the text is made to appear contradictory in some places, and divine Love, which blessed the earth and gave it to man for a possession, is represented as changeable. The literal meaning would imply that God withheld from man the opportunity to reform, lest man should improve it and become better; but this is not the nature of God, who is Love always, —

Inspired interpretation

und böse ist. Nun aber, damit er nur nicht seine Hand ausstrecke und auch von dem Baum des Lebens nehme und esse und ewig lebe —", wies ihn Gott der Herr [Jahwe] aus dem Garten Eden, dass er den Erdboden bebaute, von dem er genommen war. Und Er trieb den Menschen hinaus und ließ die Cherubim mit dem flammenden, kreisenden Schwert östlich vom Garten Eden lagern, um den Weg zu dem Baum des Lebens zu bewachen.

Eine Kenntnis des Bösen war niemals der Kern des Göttlichen oder des Menschseins. Im ersten Kapitel der Genesis hat das Böse weder einen Wohnsitz noch einen Namen. Gerechtigkeit und Lohn Darin wird eine geistige, vollständige und gute Schöpfung beschrieben. „Was der Mensch sät, das wird er auch ernten." Irrtum schließt sich selbst von der Harmonie aus. Sünde ist ihre eigene Strafe. WAHRHEIT bewacht den Zugang zur Harmonie. Irrtum bebaut seine eigene karge Erde und begräbt sich selbst im Boden, denn der Boden und die Erde bedeuten Nichts.

Niemand kann ernstlich bezweifeln, dass der Zweck dieser Allegorie — dieses zweiten Berichts der Genesis — darin besteht, die Unwahrheit des Irrtums und die Wirkungen des Irrtums zu beschreiben. Inspirierte Interpretation Die weitere biblische Offenbarung entspricht der Wissenschaft der Schöpfung, die im ersten Kapitel der Genesis aufgezeichnet ist. Inspirierte Schreiber erklären das Wort GOTTES geistig, während der gewöhnliche Historiker es wörtlich auslegt. Wörtlich genommen erscheint der Text an einigen Stellen widersprüchlich, und die göttliche LIEBE, die die Erde segnete und sie dem Menschen zum Besitz gab, wird als wandelbar beschrieben. Die wörtliche Bedeutung wäre, dass GOTT dem Menschen die Möglichkeit sich zu bessern vorenthielte, damit er sie nicht nutze und besser werde; aber das ist nicht die Natur GOTTES, der immer LIEBE ist —

Love infinitely wise and altogether lovely, who "seeketh not her own."

Truth should, and does, drive error out of all selfhood. Truth is a two-edged sword, guarding and guiding. Truth places the cherub wisdom at the gate of understanding to note the proper guests. Radiant with mercy and justice, the sword of Truth gleams afar and indicates the infinite distance between Truth and error, between the material and spiritual, — the unreal and the real.

Spiritual gateway

The sun, giving light and heat to the earth, is a figure of divine Life and Love, enlightening and sustaining the universe. The "tree of life" is significant of eternal reality or being. The "tree of knowledge" typifies unreality. The testimony of the serpent is significant of the illusion of error, of the false claims that misrepresent God, good. Sin, sickness, and death have no record in the Elohistic introduction of Genesis, in which God creates the heavens, earth, and man. Until that which contradicts the truth of being enters into the arena, evil has no history, and evil is brought into view only as the unreal in contradistinction to the real and eternal.

Contrasted testimony

Genesis iv. 1. And Adam knew Eve his wife; and she conceived, and bare Cain, and said, I have gotten a man from the Lord [Jehovah].

This account is given, not of immortal man, but of mortal man, and of sin which is temporal. As both mortal man and sin have a beginning, they must consequently have an end, while the sinless, real man is eternal. Eve's declaration, "I have gotten a man from the Lord," supposes God to be the author

Erroneous conception

LIEBE, die unendlich weise und ganz und gar liebenswert ist, die „nicht das Ihre" sucht.

WAHRHEIT sollte Irrtum aus aller Selbstheit austreiben, und sie tut es auch. WAHRHEIT ist ein zweischneidiges Schwert, das bewacht und führt. WAHRHEIT stellt den Cherub Weisheit vor das Tor des Verständnisses, damit er auf die richtigen Gäste achte. Strahlend vor Barmherzigkeit und Gerechtigkeit leuchtet das Schwert der WAHRHEIT weithin und deutet die unendliche Entfernung zwischen WAHRHEIT und Irrtum an, zwischen dem Materiellen und dem Geistigen, dem Unwirklichen und dem Wirklichen.

<small>Geistiger Zugang</small>

Die Sonne, die der Erde Licht und Wärme spendet, ist ein Symbol des göttlichen LEBENS und der göttlichen LIEBE, die das Universum erleuchten und erhalten. Der „Baum des Lebens" versinnbildlicht die ewige Wirklichkeit oder das ewige Sein. Der „Baum der Erkenntnis" symbolisiert die Unwirklichkeit. Das Zeugnis der Schlange bedeutet die Illusion des Irrtums, der falschen Ansprüche, die GOTT, das Gute, falsch darstellen. Sünde, Krankheit und Tod sind in der elohistischen Einführung der Genesis, in der GOTT die Himmel, die Erde und den Menschen erschafft, nicht erwähnt. Bevor das, was der Wahrheit des Seins widerspricht, auf dem Schauplatz erscheint, hat das Böse keine Geschichte, und das Böse wird nur als das Unwirkliche im Gegensatz zum Wirklichen und Ewigen aufgezeigt.

<small>Gegensätzliches Zeugnis</small>

1. Mose 4:1. Und Adam erkannte seine Frau Eva, und sie wurde schwanger und gebar den Kain und sagte: „Ich habe mit der Hilfe des Herrn [Jahwe] einen Mann hervorgebracht."

Dieser Bericht befasst sich nicht mit dem unsterblichen Menschen, sondern mit dem sterblichen Menschen und mit der Sünde, die zeitlich ist. Weil beide, der sterbliche Mensch und die Sünde, einen Anfang haben, müssen sie folglich auch ein Ende haben, während der sündlose, wirkliche Mensch ewig ist. Evas Erklärung „Ich habe mit der Hilfe des Herrn einen Mann hervorgebracht" setzt voraus, dass GOTT der Urheber

<small>Irrige Empfängnis</small>

of sin and sin's progeny. This false sense of existence is fratricidal. In the words of Jesus, it (evil, devil) is "a murderer from the beginning." Error begins by reckoning life as separate from Spirit, thus sapping the foundations of immortality, as if life and immortality were something which matter can both give and take away.

What can be the standard of good, of Spirit, of Life, or of Truth, if they produce their opposites, such as evil, matter, error, and death? God could never impart an element of evil, and man possesses nothing which he has not derived from God. How then has man a basis for wrong-doing? Whence does he obtain the propensity or power to do evil? Has Spirit resigned to matter the government of the universe?

Only one standard

The Scriptures declare that God condemned this lie as to man's origin and character by condemning its symbol, the serpent, to grovel beneath all the beasts of the field. It is false to say that Truth and error commingle in creation. In parable and argument, this falsity is exposed by our Master as self-evidently wrong. Disputing these points with the Pharisees and arguing for the Science of creation, Jesus said: "Do men gather grapes of thorns?" Paul asked: "What communion hath light with darkness? And what concord hath Christ with Belial?"

A type of falsehood

The divine origin of Jesus gave him more than human power to expound the facts of creation, and demonstrate the one Mind which makes and governs man and the universe. The Science of creation, so conspicuous in the birth of Jesus, inspired his wisest and least-understood sayings, and was the basis of his

Scientific offspring

der Sünde und der Nachkommen der Sünde ist. Dieser falsche Daseinsbegriff begeht Brudermord. Mit Jesu Worten ist er (das Böse, der Teufel) „ein Mörder von Anfang an". Irrtum beginnt, wenn du das Leben als etwas vom GEIST Getrenntes betrachtest und so die Grundlagen der Unsterblichkeit untergräbst, als wären Leben und Unsterblichkeit etwas, das die Materie sowohl geben als auch nehmen kann.

Was kann der Standard des Guten, der Standard von GEIST, LEBEN oder WAHRHEIT sein, wenn diese ihr Gegenteil, wie Böses, Materie, Irrtum und Tod, erzeugen? GOTT könnte niemals ein Element des Bösen übermitteln, und der Mensch besitzt nichts, was nicht von GOTT herstammt. Wie kommt der Mensch dann zu einer Grundlage für unrechtes Handeln? Woher bekommt er den Antrieb oder die Macht Böses zu tun? Hat GEIST die Regierung des Universums an die Materie abgetreten?

Nur ein Standard

Die Heilige Schrift erklärt, dass GOTT diese Lüge über den Ursprung und Charakter des Menschen verurteilte, indem Er ihr Symbol, die Schlange, dazu verdammte, unter allen anderen Tieren des Feldes auf dem Boden zu kriechen. Es ist falsch zu behaupten, dass WAHRHEIT und Irrtum sich in der Schöpfung vermischen. Durch Gleichnisse und Argumente deckte unser Meister auf, dass diese Lüge offensichtlich unwahr ist. Als Jesus mit den Pharisäern über diese Punkte diskutierte und für die Wissenschaft der Schöpfung eintrat, sagte er: „Kann man auch Trauben lesen von den Dornen?" Paulus fragte: „Welche Gemeinschaft hat das Licht mit der Finsternis? Und wie stimmt Christus mit Beliar überein?"

Ein Symbol der Unwahrheit

Jesu göttlicher Ursprung gab ihm mehr als menschliche Macht, die Tatsachen der Schöpfung darzulegen und das *eine* GEMÜT zu demonstrieren, das den Menschen und das Universum erschafft und regiert. Die Wissenschaft der Schöpfung, die in der Geburt Jesu so klar zutage trat, inspirierte seine weisesten und am wenigsten verstandenen Aussprüche, und

Wissenschaftliche Abstammung

marvellous demonstrations. Christ is the offspring of Spirit, and spiritual existence shows that Spirit creates neither a wicked nor a mortal man, lapsing into sin, sickness, and death.

In Isaiah we read: "I make peace, and create evil. I the Lord do all these things;" but the prophet referred to divine law as stirring up the belief in evil to its utmost, when bringing it to the surface and reducing it to its common denominator, nothingness. The muddy river-bed must be stirred in order to purify the stream. In moral chemicalization, when the symptoms of evil, illusion, are aggravated, we may think in our ignorance that the Lord hath wrought an evil; but we ought to know that God's law uncovers so-called sin and its effects, only that Truth may annihilate all sense of evil and all power to sin. *Cleansing upheaval*

Science renders "unto Cæsar the things which are Cæsar's; and unto God the things that are God's." It saith to the human sense of sin, sickness, and death, "God never made you, and you are a false sense which hath no knowledge of God." The purpose of the Hebrew allegory, representing error as assuming a divine character, is to teach mortals never to believe a lie. *Allegiance to Spirit*

Genesis iv. 3, 4. Cain brought of the fruit of the ground an offering unto the Lord [Jehovah]. And Abel, he also brought of the firstlings of his flock, and of the fat thereof.

Cain is the type of mortal and material man, conceived in sin and "shapen in iniquity;" he is not the type of Truth and Love. Material in origin and sense, he brings a material offering to God. Abel *Spiritual and material*

sie war die Grundlage seiner wunderbaren Demonstrationen. Christus stammt von Geist ab, und das geistige Dasein zeigt, dass Geist weder einen gottlosen noch einen sterblichen Menschen erschafft, der der Sünde, der Krankheit und dem Tod verfällt.

Im Buch Jesaja lesen wir: „Ich [gebe] Frieden und [schaffe] das Übel. Ich bin der Herr, der das alles tut"; aber der Prophet bezog sich auf das göttliche Gesetz, das den Glauben an das Böse bis zum Äußersten aufwühlt, wenn es ihn an die Oberfläche bringt und auf seinen gemeinsamen Nenner, das Nichts, reduziert. Das schlammige Flussbett muss aufgewühlt werden, um den Strom zu reinigen. Wenn sich bei der moralischen Chemikalisation die Symptome des Bösen, der Illusion, verschlimmern, mögen wir in unserer Unwissenheit denken, der Herr habe Böses gewirkt; aber wir sollten wissen, dass Gottes Gesetz die sogenannte Sünde und ihre Folgen nur aufdeckt, damit Wahrheit jede Auffassung vom Bösen und jede Fähigkeit zu sündigen zerstören kann.

Reinigender Aufruhr

Die Wissenschaft gibt „dem Kaiser, was dem Kaiser gehört, und Gott, was Gott gehört". Sie sagt zur menschlichen Auffassung von Sünde, Krankheit und Tod: „Gott hat dich nie geschaffen, und du bist eine falsche Auffassung, die nichts von Gott weiß." Die hebräische Allegorie, die Irrtum so darstellt, als nehme er einen göttlichen Charakter an, hat die Aufgabe die Sterblichen zu lehren, niemals eine Lüge zu glauben.

Treue gegenüber Geist

1. Mose 4:3, 4. Es geschah aber ... , dass Kain von den Früchten des Ackers dem Herrn [Jahwe] Opfer brachte; und Abel brachte von den Erstlingen seiner Herde und von ihrem Fett.

Kain ist das Symbol des sterblichen und materiellen Menschen, der in Sünde empfangen und „in Sünde geboren" ist; er ist nicht das Symbol für Wahrheit und Liebe. Materiell in Ursprung und Sinn, bringt er Gott ein materielles Opfer. Abel

Geistig und materiell

takes his offering from the firstlings of the flock. A lamb is a more animate form of existence, and more nearly resembles a mind-offering than does Cain's fruit. Jealous of his brother's gift, Cain seeks Abel's life, instead of making his own gift a higher tribute to the Most High.

> *Genesis* iv. 4, 5. And the Lord [Jehovah] had respect unto Abel, and to his offering: but unto Cain, and to his offering, He had not respect.

Had God more respect for the homage bestowed through a gentle animal than for the worship expressed by Cain's fruit? No; but the lamb was a more spiritual type of even the human concept of Love than the herbs of the ground could be.

> *Genesis* iv. 8. Cain rose up against Abel his brother, and slew him.

The erroneous belief that life, substance, and intelligence can be material ruptures the life and brotherhood of man at the very outset.

> *Genesis* iv. 9. And the Lord [Jehovah] said unto Cain, Where is Abel thy brother? And he said, I know not: Am I my brother's keeper?

Here the serpentine lie invents new forms. At first it usurps divine power. It is supposed to say in the first instance, "Ye shall be as gods." Now it repudiates even the human duty of man towards his brother.

Brotherhood repudiated

> *Genesis* iv. 10, 11. And He [Jehovah] said, … The voice of thy brother's blood crieth unto Me from the ground. And now art thou cursed from the earth.

nimmt sein Opfer von den Erstlingen der Herde. Ein Lamm ist eine lebendigere Daseinsform und kommt einem Opfer des Gemüts näher als die Früchte Kains. Kain, der neidisch auf die Gabe seines Bruders ist, trachtet Abel nach dem Leben, statt seine eigene Gabe zu einem höheren Tribut an den Allerhöchsten zu machen.

1. Mose 4:4, 5. Und der Herr [Jahwe] sah Abel und sein Opfer gnädig an; aber Kain und sein Opfer sah Er nicht gnädig an.

Sah GOTT die Verehrung durch die Gabe eines sanften Tieres gnädiger an als die Anbetung, die durch Kains Früchte zum Ausdruck kam? Nein, aber das Lamm war sogar für den menschlichen Begriff von LIEBE ein geistigeres Symbol, als die Kräuter der Erde es sein konnten.

1. Mose 4:8. Da ... erhob sich Kain gegen seinen Bruder Abel und erschlug ihn.

Der irrige Glaube, dass Leben, Substanz und Intelligenz materiell sein können, zerreißt das Leben und die Bruderschaft der Menschen gleich von Anfang an.

1. Mose 4:9. Da sagte der Herr [Jahwe] zu Kain: „Wo ist dein Bruder Abel?" Er sagte: „Ich weiß nicht; soll ich meines Bruders Hüter sein?"

Hier erfindet die schlangenhafte Lüge neue Formen. Zuerst maßt sie sich göttliche Macht an. Angeblich sagt sie zu Beginn: „Ihr werdet sein wie Gott." Dann weist sie sogar die menschliche Verpflichtung zurück, die der Mensch seinem Bruder gegenüber hat.

<small>Brüderlichkeit zurückgewiesen</small>

1. Mose 4:10, 11. Er [Jahwe] aber sagte: „.... Die Stimme des Blutes deines Bruders schreit zu Mir von der Erde. Nun sollst du verflucht sein auf der Erde."

The belief of life in matter sins at every step. It incurs divine displeasure, and it would kill Jesus that it might be rid of troublesome Truth. Material beliefs would slay the spiritual idea whenever and wherever it appears. Though error hides behind a lie and excuses guilt, error cannot forever be concealed. Truth, through her eternal laws, unveils error. Truth causes sin to betray itself, and sets upon error the mark of the beast. Even the disposition to excuse guilt or to conceal it is punished. The avoidance of justice and the denial of truth tend to perpetuate sin, invoke crime, jeopardize self-control, and mock divine mercy.

Murder brings its curse

Genesis iv. 15. *And the Lord [Jehovah] said unto him, Therefore whosoever slayeth Cain, vengeance shall be taken on him sevenfold. And the Lord [Jehovah] set a mark upon Cain, lest any finding him should kill him.*

"They that take the sword shall perish with the sword." Let Truth uncover and destroy error in God's own way, and let human justice pattern the divine. Sin will receive its full penalty, both for what it is and for what it does. Justice marks the sinner, and teaches mortals not to remove the waymarks of God. To envy's own hell, justice consigns the lie which, to advance itself, breaks God's commandments.

Retribution and remorse

Genesis iv. 16. *And Cain went out from the presence of the Lord [Jehovah], and dwelt in the land of Nod.*

The sinful misconception of Life as something less

Die Vorstellung von Leben in der Materie sündigt auf Schritt und Tritt. Sie ruft göttliches Missfallen hervor und versucht Jesus zu töten, um die lästige WAHRHEIT loszuwerden. Materielle Anschauungen versuchen die geistige Idee umzubringen, wann und wo immer sie erscheint. Obwohl Irrtum sich hinter einer Lüge verbirgt und Schuld entschuldigt, kann Irrtum doch nicht für immer verborgen bleiben. WAHRHEIT deckt Irrtum durch ihre ewigen Gesetze auf. WAHRHEIT veranlasst Sünde sich selbst zu verraten und drückt dem Irrtum das Malzeichen des Tieres auf. Sogar die Neigung, Schuld zu entschuldigen oder zu verheimlichen, wird bestraft. Der Gerechtigkeit auszuweichen und die Wahrheit zu leugnen führt dazu, Sünde fortzusetzen, Verbrechen heraufzubeschwören, die Selbstbeherrschung zu gefährden und die göttliche Barmherzigkeit zu verspotten.

Mord bringt seinen Fluch

1. Mose 4:15. Aber der Herr [Jahwe] sagte zu ihm: „Wer Kain totschlägt, der soll siebenfach gerächt werden." Und der Herr [Jahwe] machte ein Zeichen an Kain, damit ihn niemand erschlüge, der ihn fände.

„Wer das Schwert nimmt, der soll durchs Schwert umkommen." Lass WAHRHEIT den Irrtum auf GOTTES eigene Weise aufdecken und zerstören und lass die menschliche Gerechtigkeit sich die göttliche zum Vorbild nehmen. Die Sünde wird ihre volle Strafe erhalten, sowohl für das, was sie ist, wie für das, was sie tut. Die Gerechtigkeit kennzeichnet den Sünder und lehrt die Sterblichen, die Wegzeichen GOTTES nicht zu entfernen. Die Gerechtigkeit übergibt die Lüge, die GOTTES Gebote bricht, um selbst voranzukommen, der Hölle des Neides.

Vergeltung und Gewissensbisse

1. Mose 4:16. So ging Kain von dem Angesicht des Herrn [Jahwe] hinweg und wohnte im Lande Nod.

Die sündige falsche Vorstellung von LEBEN als etwas, das geringer

than God, having no truth to support it, falls back upon itself. This error, after reaching the climax of suffering, yields to Truth and returns to dust; but it is only mortal man and not the real man, who dies. The image of Spirit cannot be effaced, since it is the idea of Truth and changes not, but becomes more beautifully apparent at error's demise.

Climax of suffering

In divine Science, the material man is shut out from the presence of God. The five corporeal senses cannot take cognizance of Spirit. They cannot come into His presence, and must dwell in dreamland, until mortals arrive at the understanding that material life, with all its sin, sickness, and death, is an illusion, against which divine Science is engaged in a warfare of extermination. The great verities of existence are never excluded by falsity.

Dwelling in dreamland

All error proceeds from the evidence before the material senses. If man is material and originates in an egg, who shall say that he is not primarily dust? May not Darwin be right in thinking that apehood preceded mortal manhood? Minerals and vegetables are found, according to divine Science, to be the creations of erroneous thought, not of matter. Did man, whom God created with a word, originate in an egg? When Spirit made all, did it leave aught for matter to create? Ideas of Truth alone are reflected in the myriad manifestations of Life, and thus it is seen that man springs solely from Mind. The belief that matter supports life would make Life, or God, mortal.

Man springs from Mind

The text, "In the day that the Lord God [Jehovah God] made the earth and the heavens," introduces the

ist als Gott, fällt auf sich selbst zurück, da sie keine Wahrheit enthält, die sie stützt. Nachdem dieser Irrtum den Höhepunkt des Leidens erreicht hat, ergibt er sich der Wahrheit und wird wieder zu Erde; aber es stirbt nur der sterbliche und nicht der wirkliche Mensch. Das Bild des Geistes kann nicht ausgelöscht werden, denn es ist die Idee der Wahrheit und verändert sich nicht, sondern tritt beim Tod des Irrtums immer schöner in Erscheinung.

Höhepunkt des Leidens

In der göttlichen Wissenschaft ist der materielle Mensch von der Gegenwart Gottes ausgeschlossen. Die fünf körperlichen Sinne können von Geist keine Kenntnis nehmen. Sie können nicht in Seine Gegenwart kommen und müssen im Land des Traumes verweilen, bis die Sterblichen das Verständnis erlangen, dass das materielle Leben mit all seiner Sünde, mit Krankheit und Tod, eine Illusion ist, gegen die die göttliche Wissenschaft einen Vernichtungskampf führt. Die großen Wahrheiten des Daseins werden durch Unwahrheit niemals ausgeschlossen.

Verweilen im Land des Traums

Jeder Irrtum geht aus dem Augenschein vor den materiellen Sinnen hervor. Wenn der Mensch materiell ist und aus einem Ei hervorgeht, wer wird dann behaupten, dass er nicht im Grunde aus Erde besteht? Könnte Darwin mit seiner Meinung nicht Recht haben, wenn er glaubt, dass der Affe die Vorstufe für den sterblichen Menschen sei? Mineralien und Pflanzen erweisen sich der göttlichen Wissenschaft zufolge als Schöpfungen des irrigen Denkens, nicht der Materie. Ging der Mensch, den Gott durch ein Wort erschuf, aus einem Ei hervor? Als Geist alles machte, ließ er dann der Materie etwas zu erschaffen übrig? Die Ideen der Wahrheit allein spiegeln sich in den zahllosen Kundwerdungen des Lebens wider, und daran erkennen wir, dass der Mensch einzig und allein aus Gemüt hervorgeht. Der Glaube, dass Materie das Leben erhält, würde Leben oder Gott sterblich machen.

Mensch entstammt dem Gemüt

Die Bibelstelle „Zu der Zeit, als Gott der Herr [Jahwe, Gott] Erde und Himmel machte" leitet den Bericht der materiellen

record of a material creation which followed the spiritual, — a creation so wholly apart from God's, that Spirit had no participation in it. In God's creation ideas became productive, obedient to Mind. There was no rain and "not a man to till the ground." Mind, instead of matter, being the producer, Life was self-sustained. Birth, decay, and death arise from the material sense of things, not from the spiritual, for in the latter Life consisteth not of the things which a man eateth. Matter cannot change the eternal fact that man exists because God exists. Nothing is new to the infinite Mind.

Material inception

In Science, Mind neither produces matter nor does matter produce mind. No mortal mind has the might or right or wisdom to create or to destroy. All is under the control of the one Mind, even God. The first statement about evil, — the first suggestion of more than the one Mind, — is in the fable of the serpent. The facts of creation, as previously recorded, include nothing of the kind.

First evil suggestion

The serpent is supposed to say, "Ye shall be as gods," but these gods must be evolved from materiality and be the very antipodes of immortal and spiritual being. Man is the likeness of Spirit, but a material personality is not this likeness. Therefore man, in this allegory, is neither a lesser god nor the image and likeness of the one God.

Material personality

Material, erroneous belief reverses understanding and truth. It declares mind to be in and of matter, so-called mortal life to be Life, infinity to enter man's nostrils so that matter becomes spiritual. Error begins with corporeality as the producer instead of divine Prin-

Schöpfung ein, die auf die geistige folgte — eine Schöpfung, so völlig getrennt von der Schöpfung GOTTES, dass GEIST keinen Teil an ihr hatte. In GOTTES Schöpfung wurden Ideen fruchtbar, gehorsam gegen das GEMÜT. Es gab keinen Regen und „kein Mensch war da, der das Land bebaute". Weil GEMÜT anstelle der Materie der Erzeuger ist, war LEBEN selbsterhaltend. Geburt, Verfall und Tod entstehen aus der materiellen Auffassung der Dinge, nicht aus der geistigen, denn in letzterer besteht LEBEN nicht aus den Dingen, die ein Mensch isst. Materie kann die ewige Tatsache nicht ändern, dass der Mensch existiert, weil GOTT existiert. Nichts ist neu für das unendliche GEMÜT.

Materieller Anfang

In der Wissenschaft erzeugt weder GEMÜT Materie noch erzeugt Materie Gemüt. Kein sterbliches Gemüt besitzt die Macht oder das Recht oder die Weisheit, zu erschaffen oder zu zerstören. Alles steht unter der Herrschaft des *einen* GEMÜTS, unter der Herrschaft GOTTES. Die erste Aussage über das Böse — die erste Suggestion von mehr als dem *einen* GEMÜT — ist in der Fabel von der Schlange zu finden. Die Tatsachen der Schöpfung, wie sie davor aufgezeichnet wurden, enthalten nichts Derartiges.

Erste böse Suggestion

Die Schlange sagt angeblich: „Ihr werdet wie Götter sein"*, aber diese Götter müssten aus Materialität hervorgehen und wären das genaue Gegenteil des unsterblichen und geistigen Seins. Der Mensch ist das Gleichnis des GEISTES, aber eine materielle Persönlichkeit ist nicht dieses Gleichnis. Daher ist der Mensch in dieser Allegorie weder ein geringerer Gott noch das Bild und Gleichnis des *einen* GOTTES.

Materielle Persönlichkeit

Der materielle, irrige Glaube kehrt das Verständnis und die Wahrheit um. Er behauptet, Gemüt sei in und von Materie, das sogenannte sterbliche Leben sei LEBEN und die Unendlichkeit ginge in die Nase des Menschen ein, sodass Materie geistig wird. Irrtum beginnt mit Körperlichkeit als dem Erzeuger anstelle des göttlichen

* Nach der King-James-Bibel

ciple, and explains Deity through mortal and finite conceptions.

"Behold, the man is become as one of us." This could not be the utterance of Truth or Science, for according to the record, material man was fast degenerating and never had been divinely conceived.

The condemnation of mortals to till the ground means this, — that mortals should so improve material belief by thought tending spiritually upward as to destroy materiality. Man, created by God, was given dominion over the whole earth. The notion of a material universe is utterly opposed to the theory of man as evolved from Mind. Such fundamental errors send falsity into all human doctrines and conclusions, and do not accord infinity to Deity. Error tills the whole ground in this material theory, which is entirely a false view, destructive to existence and happiness. Outside of Christian Science all is vague and hypothetical, the opposite of Truth; yet this opposite, in its false view of God and man, impudently demands a blessing.

Mental tillage

The translators of this record of scientific creation entertained a false sense of being. They believed in the existence of matter, its propagation and power. From that standpoint of error, they could not apprehend the nature and operation of Spirit. Hence the seeming contradiction in that Scripture, which is so glorious in its spiritual signification. Truth has but one reply to all error, — to sin, sickness, and death: "Dust [nothingness] thou art, and unto dust [nothingness] shalt thou return."

Erroneous standpoint

"As in Adam [error] all die, even so in Christ [Truth] shall all be made alive." The mortality of man is a

PRINZIPS und erklärt die Gottheit durch sterbliche und endliche Begriffe.

„Sieh, der Mensch ist geworden wie unsereiner." Das konnte nicht die Äußerung von WAHRHEIT oder Wissenschaft sein, denn dem Bericht der Bibel zufolge degenerierte der materielle Mensch schnell und war niemals göttlich empfangen worden.

Dass die Sterblichen dazu verurteilt wurden den Acker zu bebauen bedeutet, dass die Sterblichen den materiellen Glauben durch geistig aufwärts gerichtetes Denken so verbessern sollten, dass die Materialität zerstört wird. Dem von GOTT erschaffenen Menschen wurde Herrschaft über die ganze Erde gegeben. Die Vorstellung von einem materiellen Universum ist der Theorie, nach der der Mensch sich aus GEMÜT entwickelt hat, völlig entgegengesetzt. Solche grundlegenden Irrtümer bringen Unwahrheiten in alle menschlichen Lehren und Schlussfolgerungen hinein und gestehen der Gottheit die Unendlichkeit nicht zu. Irrtum bebaut das ganze Land in dieser materiellen Theorie, die eine völlig falsche Anschauung ist — zerstörerisch für Dasein und Glück. Außerhalb der Christlichen Wissenschaft ist alles vage und hypothetisch, das Gegenteil der WAHRHEIT; doch dieses Gegenteil, in seinen falschen Anschauungen von GOTT und dem Menschen, fordert dreist einen Segen.

<small>Mentaler Ackerbau</small>

Die Übersetzer dieses Berichts über die wissenschaftliche Schöpfung hatten eine falsche Auffassung vom Sein. Sie glaubten an die Existenz der Materie, an deren Fortpflanzung und Macht. Von diesem Standpunkt des Irrtums aus konnten sie die Natur und das Wirken des GEISTES nicht erfassen. Daher der scheinbare Widerspruch in diesem biblischen Bericht, der in seiner geistigen Bedeutung so wunderbar ist. WAHRHEIT hat nur *eine* Antwort auf allen Irrtum — auf Sünde, Krankheit und Tod: „Du bist Staub [Nichts] und sollst wieder zu Staub [Nichts] werden."

<small>Irriger Standpunkt</small>

„Denn genauso wie in Adam [Irrtum] alle sterben, so werden in Christus [WAHRHEIT] alle lebendig gemacht werden." Die

myth, for man is immortal. The false belief that spirit is now submerged in matter, at some future time to be emancipated from it, — this belief alone is mortal. Spirit, God, never germinates, but is "the same yesterday, and to-day, and forever." If Mind, God, creates error, that error must exist in the divine Mind, and this assumption of error would dethrone the perfection of Deity.

Mortality mythical

Is Christian Science contradictory? Is the divine Principle of creation misstated? Has God no Science to declare Mind, while matter is governed by unerring intelligence? "There went up a mist from the earth." This represents error as starting from an idea of good on a material basis. It supposes God and man to be manifested only through the corporeal senses, although the material senses can take no cognizance of Spirit or the spiritual idea.

No truth from a material basis

Genesis and the Apocalypse seem more obscure than other portions of the Scripture, because they cannot possibly be interpreted from a material standpoint. To the author, they are transparent, for they contain the deep divinity of the Bible.

Christian Science is dawning upon a material age. The great spiritual facts of being, like rays of light, shine in the darkness, though the darkness, comprehending them not, may deny their reality. The proof that the system stated in this book is Christianly scientific resides in the good this system accomplishes, for it cures on a divine demonstrable Principle which all may understand.

Dawning of spiritual facts

If mathematics should present a thousand different examples of one rule, the proving of one example would

Sterblichkeit des Menschen ist ein Mythos, denn der Mensch ist unsterblich. Der falsche Glaube, dass Geist jetzt in Materie versunken sei, damit er zu irgendeiner künftigen Zeit aus ihr befreit werde — dieser Glaube allein ist sterblich. GEIST, GOTT, entwickelt sich niemals, sondern ist derselbe „gestern und heute und auch in Ewigkeit". Wenn GEMÜT, GOTT, Irrtum erschafft, dann muss dieser Irrtum im göttlichen GEMÜT existieren, und diese Vermutung über den Irrtum würde die Vollkommenheit der Gottheit entthronen.

<small>Sterblichkeit mythisch</small>

Ist die Christliche Wissenschaft widersprüchlich? Wird das göttliche PRINZIP der Schöpfung falsch dargestellt? Besitzt GOTT keine Wissenschaft, um GEMÜT zu erklären, während die Materie durch unfehlbare Intelligenz regiert wird? „Ein Nebel stieg von der Erde auf." Dieses Schriftwort stellt den Irrtum so dar, als ginge er von einer Idee des Guten auf materieller Basis aus. Es setzt voraus, dass GOTT und Mensch nur durch die körperlichen Sinne zum Ausdruck kommen, obwohl die materiellen Sinne von GEIST oder der geistigen Idee keine Kenntnis nehmen können.

<small>Keine Wahrheit von einer materiellen Grundlage aus</small>

Die Genesis und die Apokalypse erscheinen unverständlicher als andere Teile der Heiligen Schrift, weil sie unmöglich von einem materiellen Standpunkt aus interpretiert werden können. Für die Autorin sind sie verständlich, denn sie enthalten die tiefe Göttlichkeit der Bibel.

Die Christliche Wissenschaft dämmert über einem materiellen Zeitalter auf. Die großen geistigen Tatsachen des Seins scheinen wie Lichtstrahlen in der Finsternis, obwohl die Finsternis, die sie nicht begreift, ihre Wirklichkeit leugnen mag. Der Beweis dafür, dass das in diesem Buch dargelegte System christlich-wissenschaftlich ist, liegt in dem Guten, das dieses System vollbringt, denn es heilt auf der Grundlage eines göttlichen demonstrierbaren PRINZIPS, das alle verstehen können.

<small>Aufdämmern geistiger Tatsachen</small>

Wenn die Mathematik tausend verschiedene Beispiele für *eine* Regel gäbe, würde der Beweis eines einzigen Beispiels alle anderen

authenticate all the others. A simple statement of Christian Science, if demonstrated by healing, contains the proof of all here said of Christian Science. If one of the statements in this book is true, every one must be true, for not one departs from the stated system and rule. You can prove for yourself, dear reader, the Science of healing, and so ascertain if the author has given you the correct interpretation of Scripture.

Proof given in healing

The late Louis Agassiz, by his microscopic examination of a vulture's ovum, strengthens the thinker's conclusions as to the scientific theory of creation. Agassiz was able to see in the egg the earth's atmosphere, the gathering clouds, the moon and stars, while the germinating speck of so-called embryonic life seemed a small sun. In its history of mortality, Darwin's theory of evolution from a material basis is more consistent than most theories. Briefly, this is Darwin's theory, — that Mind produces its opposite, matter, and endues matter with power to recreate the universe, including man. Material evolution implies that the great First Cause must become material, and afterwards must either return to Mind or go down into dust and nothingness.

Embryonic evolution

The Scriptures are very sacred. Our aim must be to have them understood spiritually, for only by this understanding can truth be gained. The true theory of the universe, including man, is not in material history but in spiritual development. Inspired thought relinquishes a material, sensual, and mortal theory of the universe, and adopts the spiritual and immortal.

True theory of the universe

It is this spiritual perception of Scripture, which lifts humanity out of disease and death and inspires faith.

bestätigen. Eine einfache Aussage der Christlichen Wissenschaft enthält, wenn sie durch Heilen demonstriert wird, den Beweis für alles, was hier über die Christliche Wissenschaft gesagt wird. Wenn *eine* der Aussagen in diesem Buch wahr ist, dann muss jede wahr sein, denn nicht *eine* weicht von dem aufgestellten System und der aufgestellten Regel ab. Liebe Leserin, lieber Leser, du kannst dir die Wissenschaft des Heilens selbst beweisen und so feststellen, ob die Autorin dir die richtige Interpretation der Heiligen Schrift gegeben hat.

<small>Beweis durch Heilen gegeben</small>

Der verstorbene Louis Agassiz bekräftigt durch seine mikroskopischen Untersuchungen am Ei eines Geiers die Schlussfolgerungen des Denkers über die wissenschaftliche Theorie der Schöpfung. Agassiz konnte in dem Ei die Erdatmosphäre sehen, die heraufziehenden Wolken, den Mond und die Sterne, wobei der Keimfleck des sogenannten embryonischen Lebens eine kleine Sonne zu sein schien. Darwins Evolutionstheorie, die von einer materiellen Grundlage ausgeht, ist in ihrer Geschichte der Sterblichkeit folgerichtiger als die meisten Theorien. Kurz gefasst besagt Darwins Theorie, dass GEMÜT sein Gegenteil, Materie, erzeugt und Materie mit der Kraft versieht, das Universum, einschließlich des Menschen, neu zu erschaffen. Die materielle Evolution bedeutet, dass die große Erste Ursache materiell werden muss und dass sie danach entweder zum GEMÜT zurückkehren oder in Erde und Nichts untergehen muss.

<small>Embryonische Evolution</small>

Die Bibel ist sehr heilig. Es muss unser Ziel sein sie geistig zu verstehen, denn nur durch dieses Verständnis kann die Wahrheit erlangt werden. Die wahre Theorie vom Universum, einschließlich des Menschen, liegt nicht in materieller Geschichte, sondern in geistiger Entwicklung. Das inspirierte Denken gibt eine materielle, sinnliche und sterbliche Theorie vom Universum auf und nimmt die geistige und unsterbliche an.

<small>Wahre Theorie vom Universum</small>

Es ist dieses geistige Erfassen der Heiligen Schrift, das die Menschheit aus Krankheit und Tod heraushebt und den Glauben inspiriert.

"The Spirit and the bride say, Come! … and whosoever will, let him take the water of life freely." Christian Science separates error from truth, and breathes through the sacred pages the spiritual sense of life, substance, and intelligence. In this Science, we discover man in the image and likeness of God. We see that man has never lost his spiritual estate and his eternal harmony.

Scriptural perception

How little light or heat reach our earth when clouds cover the sun's face! So Christian Science can be seen only as the clouds of corporeal sense roll away. Earth has little light or joy for mortals before Life is spiritually learned. Every agony of mortal error helps error to destroy error, and so aids the apprehension of immortal Truth. This is the new birth going on hourly, by which men may entertain angels, the true ideas of God, the spiritual sense of being.

The clouds dissolving

Speaking of the origin of mortals, a famous naturalist says: "It is very possible that many general statements now current, about birth and generation, will be changed with the progress of information." Had the naturalist, through his tireless researches, gained the diviner side in Christian Science, — so far apart from his material sense of animal growth and organization, — he would have blessed the human race more abundantly.

Prediction of a naturalist

Natural history is richly endowed by the labors and genius of great men. Modern discoveries have brought to light important facts in regard to so-called embryonic life. Agassiz declares ("Methods of Study in Natural History," page 275): "Certain animals, besides the ordinary process of generation, also increase their numbers naturally and constantly by self-

Methods of reproduction

"Der GEIST und die Braut sagen: ‚Komm!'... und wer da will, der nehme das Wasser des Lebens geschenkt." Die Christliche Wissenschaft trennt Irrtum von Wahrheit und atmet durch die heiligen Seiten der Bibel die geistige Auffassung von Leben, Substanz und Intelligenz. In dieser Wissenschaft entdecken wir den Menschen als Bild und Gleichnis GOTTES. Wir erkennen, dass der Mensch seinen geistigen Stand und seine ewige Harmonie niemals verloren hat. *Erfassen der Bibel*

Wie wenig Licht oder Wärme erreicht unsere Erde, wenn die Wolken das Angesicht der Sonne verdecken! Ebenso kann die Christliche Wissenschaft nur erkannt werden, wenn sich die Wolken des körperlichen Sinnes verziehen. Bis LEBEN geistig erkannt wird, hat die Erde wenig Licht oder Freude für die Sterblichen. Jede Qual des sterblichen Irrtums hilft dem Irrtum, den Irrtum zu zerstören, und fördert damit das Erfassen der unsterblichen WAHRHEIT. Das ist die neue Geburt, die stündlich vor sich geht, durch die die Menschen Engel beherbergen können, die wahren Ideen GOTTES, den geistigen Sinn des Seins. *Die Wolken lösen sich auf*

Ein berühmter Naturwissenschaftler sagte, als er vom Ursprung der Sterblichen sprach: „Es ist sehr wohl möglich, dass sich viele allgemeine Behauptungen über Geburt und Zeugung, die jetzt aktuell sind, mit dem Fortschritt des Wissens verändern werden." Hätte der Naturwissenschaftler durch seine unermüdlichen Forschungen die göttlichere Auffassung der Christlichen Wissenschaft erreicht — die seiner materiellen Auffassung von tierischem Wachstum und Organismus so fern liegt —, dann hätte er die Menschheit weit mehr gesegnet. *Vorhersage eines Naturwissenschaftlers*

Die Naturgeschichte ist durch die Arbeit und das Genie großartiger Menschen bereichert worden. Moderne Entdeckungen haben wichtige Tatsachen über das sogenannte embryonische Leben ans Licht gebracht. Agassiz erklärt (*Methodisches Studium der Naturgeschichte,* Seite 275): „Bestimmte Tiere vermehren sich, außer durch den normalen Zeugungsvorgang, auch noch *Fortpflanzungsmethoden*

division." This discovery is corroborative of the Science of Mind, for this discovery shows that the multiplication of certain animals takes place apart from sexual conditions. The supposition that life germinates in eggs and must decay after it has grown to maturity, if not before, is shown by divine metaphysics to be a mistake, — a blunder which will finally give place to higher theories and demonstrations.

Creatures of lower forms of organism are supposed to have, as classes, three different methods of reproduction and to multiply their species sometimes through eggs, sometimes through buds, and sometimes through self-division. According to recent lore, successive generations do not begin with the *birth* of new individuals, or personalities, but with the formation of the nucleus, or egg, from which one or more individualities subsequently emerge; and we must therefore look upon the simple ovum as the germ, the starting-point, of the most complicated corporeal structures, including those which we call human. Here these material researches culminate in such vague hypotheses as must necessarily attend false systems, which rely upon physics and are devoid of metaphysics.

The three processes

In one instance a celebrated naturalist, Agassiz, discovers the pathway leading to divine Science, and beards the lion of materialism in its den. At that point, however, even this great observer mistakes nature, forsakes Spirit as the divine origin of creative Truth, and allows matter and material law to usurp the prerogatives of omnipotence. He absolutely drops from his summit, coming down to a belief in the material origin of man, for he virtually affirms that

Deference to material law

natürlich und beständig durch Selbstteilung." Diese Entdeckung bestätigt die Wissenschaft des Gemüts, denn diese Entdeckung zeigt, dass die Vermehrung bestimmter Tiere unabhängig von geschlechtlichen Bedingungen stattfindet. Die Vermutung, dass Leben in Eiern keimt und verfallen muss, nachdem es zur Reife herangewachsen ist, wenn nicht sogar schon vorher, wird von der göttlichen Metaphysik als Fehler aufgedeckt — als ein Fehlschluss, der schließlich höheren Theorien und Demonstrationen Raum geben wird.

Die zu den niederen Organismen gehörenden Lebewesen sollen, entsprechend ihrer Gruppe, drei unterschiedliche Fortpflanzungsmethoden haben und ihre Arten manchmal durch Eier, manchmal durch Keime und manchmal durch Selbstteilung vermehren. <small>Die drei Verfahren</small> Nach neuestem Wissen beginnen die aufeinanderfolgenden Generationen nicht mit der *Geburt* neuer Individuen oder Persönlichkeiten, sondern mit der Bildung des Nukleus oder des Eies, woraus in der Folge ein Individuum oder mehrere hervorgehen; und deshalb müssen wir das einfache Ei als den Keim, den Ausgangspunkt, für die kompliziertesten körperlichen Strukturen betrachten, einschließlich derer, die wir menschlich nennen. Hier gipfeln diese materiellen Forschungen in solch vagen Hypothesen, wie sie unvermeidlich mit falschen Systemen einhergehen, die sich auf die Physik stützen und denen die Metaphysik fehlt.

In einem Fall entdeckt der berühmte Naturwissenschaftler Agassiz den Pfad, der zur göttlichen Wissenschaft führt, und wagt sich in die Höhle des Löwen des Materialismus. Hier allerdings deutet selbst dieser große Beobachter die Natur falsch; er gibt Geist als göttlichen Ursprung der schöpferischen Wahrheit auf und gestattet der Materie und dem materiellen Gesetz, sich die Vorrechte der Allmacht anzumaßen. <small>Unterwerfung unter das materielle Gesetz</small> Er stürzt vollständig von seiner Höhe und sinkt herab zum Glauben an den materiellen Ursprung des Menschen, denn er bestätigt faktisch,

the germ of humanity is in a circumscribed and non-intelligent egg.

If this be so, whence cometh Life, or Mind, to the human race? Matter surely does not possess Mind. God is the Life, or intelligence, which forms and preserves the individuality and identity of animals as well as of men. God cannot become finite, and be limited within material bounds. Spirit cannot become matter, nor can Spirit be developed through its opposite. Of what avail is it to investigate what is miscalled material life, which ends, even as it begins, in nameless nothingness? The true sense of being and its eternal perfection should appear now, even as it will hereafter.

Deep-reaching interrogations

Error of thought is reflected in error of action. The continual contemplation of existence as material and corporeal — as beginning and ending, and with birth, decay, and dissolution as its component stages — hides the true and spiritual Life, and causes our standard to trail in the dust. If Life has any starting-point whatsoever, then the great I AM is a myth. If Life is God, as the Scriptures imply, then Life is not embryonic, it is infinite. An egg is an impossible enclosure for Deity.

Stages of existence

Embryology supplies no instance of one species producing its opposite. A serpent never begets a bird, nor does a lion bring forth a lamb. Amalgamation is deemed monstrous and is seldom fruitful, but it is not so hideous and absurd as the supposition that Spirit — the pure and holy, the immutable and immortal — can originate the impure and mortal and dwell in it. As Christian Science repudiates self-evident impossibilities, the material senses

dass der Keim der Menschheit in einem begrenzten und nicht-intelligenten Ei liege.

Wenn das so wäre, woher kommt dann LEBEN oder GEMÜT zum Menschengeschlecht? Materie ist gewiss nicht im Besitz von GEMÜT. GOTT ist das LEBEN oder die Intelligenz, die die Individualität und Identität sowohl der Tiere als auch der Menschen bildet und erhält. GOTT kann nicht endlich werden und auf materielle Grenzen beschränkt sein. GEIST kann nicht Materie werden noch kann GEIST durch sein Gegenteil entwickelt werden. Was nützt es, das fälschlicherweise so bezeichnete materielle Leben zu untersuchen, das so endet, wie es anfängt, im namenlosen Nichts? Die wahre Auffassung vom Sein und von seiner ewigen Vollkommenheit sollte jetzt erscheinen, so wie sie hiernach erscheinen wird.

Tief gehende Fragen

Irrtum des Denkens spiegelt sich im Irrtum der Tätigkeit wider. Das Dasein ständig als etwas Materielles und Körperliches zu betrachten — als etwas, das Anfang und Ende hat und sich aus den Stadien von Geburt, Verfall und Auflösung zusammensetzt —, verbirgt das wahre und geistige LEBEN und lässt unser Banner im Staub dahinschleifen. Wenn LEBEN überhaupt einen Ausgangspunkt hat, dann ist der große *Ich bin* ein Mythos. Wenn LEBEN GOTT ist, wie es aus der Heiligen Schrift hervorgeht, dann ist LEBEN nicht embryonisch, es ist unendlich. Ein Ei kann unmöglich ein Gehäuse für die Gottheit sein.

Stadien des Daseins

Die Embryologie liefert kein Beispiel dafür, dass eine Art ihr Gegenteil erzeugt. Eine Schlange erzeugt niemals einen Vogel noch bringt ein Löwe ein Lamm zur Welt. Die Kreuzung verschiedener Arten gilt als widernatürlich und ist selten erfolgreich, aber sie ist nicht so abstoßend und absurd wie die Voraussetzung, dass GEIST — das Reine und Heilige, das Unveränderliche und Unsterbliche — das Unreine und Sterbliche hervorbringen und sich darin aufhalten könne. Weil die Christliche Wissenschaft offensichtliche Unmöglichkeiten verwirft, müssen die materiellen Sinne die Urheber dieser

must father these absurdities, for both the material senses and their reports are unnatural, impossible, and unreal.

Either Mind produces, or it is produced. If Mind is first, it cannot produce its opposite in quality and quantity, called matter. If matter is first, it cannot produce Mind. Like produces like. In natural history, the bird is not the product of a beast. In spiritual history, matter is not the progenitor of Mind.

The real producer

One distinguished naturalist argues that mortals spring from eggs and in races. Mr. Darwin admits this, but he adds that mankind has ascended through all the lower grades of existence. Evolution describes the gradations of human belief, but it does not acknowledge the method of divine Mind, nor see that material methods are impossible in divine Science and that all Science is of God, not of man.

The ascent of species

Naturalists ask: "What can there be, of a material nature, transmitted through these bodies called eggs, — themselves composed of the simplest material elements, — by which all peculiarities of ancestry, belonging to either sex, are brought down from generation to generation?" The question of the naturalist amounts to this: How can matter originate or transmit mind? We answer that it cannot. Darkness and doubt encompass thought, so long as it bases creation on materiality. From a material standpoint, "Canst thou by searching find out God?" All must be Mind, or else all must be matter. Neither can produce the other. Mind is immortal; but error declares that the material seed must decay in order to propagate its species, and the resulting germ is doomed to the same routine.

Transmitted peculiarities

The ancient and hypothetical question, Which is first,

Absurditäten sein, denn sowohl die materiellen Sinne als auch ihre Berichte sind unnatürlich, unmöglich und unwirklich.

Entweder Gemüt erzeugt oder es wird erzeugt. Wenn Gemüt zuerst da ist, kann es nicht das erzeugen, was nach Qualität und Quantität sein Gegenteil ist und Materie genannt wird. Wenn Materie zuerst da ist, kann sie nicht Gemüt erzeugen. Gleiches erzeugt Gleiches. In der Naturgeschichte ist der Vogel nicht das Erzeugnis des Säugetiers. In der geistigen Geschichte ist Materie nicht der Vorfahr des Gemüts.

<small>Der wirkliche Erzeuger</small>

Ein angesehener Naturwissenschaftler behauptet, dass die Sterblichen aus Eiern und in Rassen entstünden. Darwin stimmt dem zu, aber er ergänzt, dass die Menschheit durch alle niederen Daseinsformen aufgestiegen sei. Die Evolutionslehre beschreibt die Abstufungen der menschlichen Vorstellung, aber sie erkennt das Verfahren des göttlichen Gemüts nicht an, noch sieht sie, dass materielle Methoden in der göttlichen Wissenschaft unmöglich sind und dass alle Wissenschaft von Gott kommt, nicht vom Menschen.

<small>Der Aufstieg der Arten</small>

Naturwissenschaftler fragen: „Was kann an materiellen Eigenschaften durch diese Körper, Eier genannt, übermittelt werden — die selbst aus den einfachsten materiellen Elementen zusammengesetzt sind —, durch die alle Besonderheiten der Vorfahren beiderlei Geschlechts von Generation zu Generation weitergegeben werden?" Die Frage des Naturwissenschaftlers gipfelt in Folgendem: Wie kann Materie Gemüt hervorbringen oder vererben? Wir antworten: Sie kann es nicht. Dunkelheit und Zweifel halten das Denken gefangen, solange es die Schöpfung auf Materialität gründet. Kannst du von einem materiellen Standpunkt aus „die Tiefen Gottes ... ergründen"? Entweder muss alles Gemüt sein oder aber alles muss Materie sein. Keines kann das andere erzeugen. Gemüt ist unsterblich; aber Irrtum verkündet, dass der materielle Same vergehen muss, um seine Art fortzupflanzen, und dass der daraus entstehende Keim zur gleichen Prozedur verurteilt ist.

<small>Vererbte Besonderheiten</small>

Die uralte und hypothetische Frage: Was war zuerst, die Henne

the egg or the bird? is answered, if the egg produces the parent. But we cannot stop here. Another question follows: Who or what produces the parent of the egg? That the earth was hatched from the "egg of night" was once an accepted theory. Heathen philosophy, modern geology, and all other material hypotheses deal with causation as contingent on matter and as necessarily apparent to the corporeal senses, even where the proof requisite to sustain this assumption is undiscovered. Mortal theories make friends of sin, sickness, and death; whereas the spiritual scientific facts of existence include no member of this dolorous and fatal triad.

Causation not in matter

Human experience in mortal life, which starts from an egg, corresponds with that of Job, when he says, "Man that is born of a woman is of few days, and full of trouble." Mortals must emerge from this notion of material life as all-in-all. They must peck open their shells with Christian Science, and look outward and upward. But thought, loosened from a material basis but not yet instructed by Science, may become wild with freedom and so be self-contradictory.

Emergence of mortals

From a material source flows no remedy for sorrow, sin, and death, for the redeeming power, from the ills they occasion, is not in egg nor in dust. The blending tints of leaf and flower show the order of matter to be the order of mortal mind. The intermixture of different species, urged to its utmost limits, results in a return to the original species. Thus it is learned that matter is a manifestation of mortal mind, and that matter always surrenders its claims when the perfect and eternal Mind is understood.

Persistence of species

Naturalists describe the origin of mortal and material

oder das Ei? ist beantwortet, wenn das Ei die Eltern erzeugt. Doch dabei können wir nicht stehen bleiben. Eine weitere Frage folgt: Wer oder was erzeugt die Eltern des Eies? Dass die Erde aus dem „Ei der Nacht" geschlüpft sei, war einst eine anerkannte Theorie. Heidnische Philosophie, moderne Geologie und alle anderen materiellen Hypothesen befassen sich mit der Ursächlichkeit, als hinge sie von der Materie ab und müsse für die körperlichen Sinne unbedingt erkennbar sein, selbst wenn der erforderliche Beweis für diese Vermutung unentdeckt bleibt. Sterbliche Theorien stellen Sünde, Krankheit und Tod als Freunde dar, wohingegen die geistigen wissenschaftlichen Tatsachen des Daseins kein Teil dieser qualvollen und vernichtenden Dreiheit in sich schließen. *Ursächlichkeit nicht in Materie*

Die menschliche Erfahrung im sterblichen Leben, das mit dem Ei beginnt, entspricht der Hiobs, wenn er sagt: „Der Mensch, geboren von der Frau, lebt kurze Zeit, und voll Unruhe ist sein Leben." Die Sterblichen müssen sich aus der Vorstellung erheben, dass das materielle Leben alles-in-allem ist. Sie müssen ihre Eierschalen mit der Christlichen Wissenschaft aufpicken und umher- und aufwärtsschauen. Aber das Denken, das sich von einer materiellen Basis gelöst hat, jedoch noch nicht durch die Wissenschaft unterrichtet worden ist, kann durch die Freiheit zügellos und somit in sich widersprüchlich werden. *Das Zutagetreten der Sterblichen*

Aus einer materiellen Quelle fließt kein Heilmittel gegen Kummer, Sünde und Tod, denn die erlösende Macht für die von ihnen verursachten Übel liegt weder im Ei noch in der Erde. Die ineinander verschmelzenden Färbungen von Blatt und Blume zeigen, dass die Ordnung der Materie die Ordnung des sterblichen Gemüts ist. Die Kreuzung von verschiedenen Arten führt, wenn sie bis an ihre äußersten Grenzen betrieben wird, zur ursprünglichen Art zurück. So lernt man, dass Materie eine Erscheinungsform des sterblichen Gemüts ist und dass Materie immer ihre Ansprüche aufgibt, wenn das vollkommene und ewige GEMÜT verstanden wird. *Fortbestand der Arten*

Die Naturwissenschaftler beschreiben den Ursprung der

existence in the various forms of embryology, and accompany their descriptions with important observations, which should awaken thought to a higher and purer contemplation of man's origin. This clearer consciousness must precede an understanding of the harmony of being. Mortal thought must obtain a better basis, get nearer the truth of being, or health will never be universal, and harmony will never become the standard of man.

Better basis than embryology

One of our ablest naturalists has said: "We have no right to assume that individuals have grown or been formed under circumstances which made material conditions essential to their maintenance and reproduction, or important to their origin and first introduction." Why, then, is the naturalist's basis so materialistic, and why are his deductions generally material?

Adam was created before Eve. In this instance, it is seen that the maternal egg never brought forth Adam. Eve was formed from Adam's rib, not from a fœtal ovum. Whatever theory may be adopted by general mortal thought to account for human origin, that theory is sure to become the signal for the appearance of its method in finite forms and operations. If consentaneous human belief agrees upon an ovum as the point of emergence for the human race, this potent belief will immediately supersede the more ancient superstition about the creation from dust or from the rib of our primeval father.

All nativity in thought

You may say that mortals are formed before they think or know aught of their origin, and you may also ask how belief can affect a result which precedes the development of that belief. It can

Being is immortal

sterblichen und materiellen Existenz in den verschiedenen Formen der Embryologie und fügen ihren Beschreibungen wichtige Beobachtungen hinzu, die das Denken zu höheren und reineren Betrachtungen über den Ursprung des Menschen erwecken sollten. Dieses klarere Bewusstsein muss dem Verständnis der Harmonie des Seins vorausgehen. Das sterbliche Denken muss eine bessere Grundlage erlangen, der Wahrheit des Seins näherkommen, sonst wird Gesundheit niemals universal und Harmonie niemals der Standard des Menschen werden.

Bessere Grundlage als Embryologie

Einer unserer fähigsten Naturwissenschaftler hat gesagt: „Wir haben nicht das Recht anzunehmen, dass Menschen unter Umständen aufgewachsen sind oder geformt wurden, die materielle Bedingungen zu ihrer Erhaltung und Fortpflanzung unentbehrlich gemacht hätten oder die wichtig für ihren Ursprung oder ihr erstes Auftauchen waren." Warum ist dann die Grundlage dieses Naturwissenschaftlers so materialistisch, und warum sind seine Schlussfolgerungen für gewöhnlich materiell?

Adam wurde vor Eva erschaffen. An diesem Beispiel sieht man, dass das mütterliche Ei Adam niemals hervorgebracht hat. Eva wurde aus einer Rippe Adams geformt, nicht aus einem fötalen Ei. Ganz gleich, welche Theorie vom allgemeinen sterblichen Denken zur Erklärung des menschlichen Ursprungs herangezogen wird, diese Theorie wird gewiss das Signal für das Auftreten ihrer Methode in endlichen Formen und Wirkungsweisen werden. Wenn die übereinstimmende menschliche Auffassung sich darauf festlegt, dass ein Ei der Ausgangspunkt für das Menschengeschlecht ist, dann wird diese mächtige Auffassung den älteren Aberglauben über die Erschaffung aus Erde oder aus der Rippe unseres Urvaters augenblicklich aufheben.

Alle Abstammung im Denken

Du magst einwenden, dass die Sterblichen erschaffen werden, bevor sie denken oder etwas über ihren Ursprung wissen, und du magst auch fragen, wie Glaube ein Ergebnis beeinflussen kann, das der Entwicklung jenes Glaubens vorangeht. Darauf kann man nur erwidern, dass die Christliche Wissenschaft

Sein ist unsterblich

only be replied, that Christian Science reveals what "eye hath not seen," — even the cause of all that exists, — for the universe, inclusive of man, is as eternal as God, who is its divine immortal Principle. There is no such thing as mortality, nor are there properly any mortal beings, because being is immortal, like Deity, — or, rather, being and Deity are inseparable.

Our conscious development

Error is always error. It is *no thing*. Any statement of life, following from a misconception of life, is erroneous, because it is destitute of any knowledge of the so-called selfhood of life, destitute of any knowledge of its origin or existence. The mortal is unconscious of his fœtal and infantile existence; but as he grows up into another false claim, that of self-conscious matter, he learns to say, "I am somebody; but who made me?" Error replies, "God made you." The first effort of error has been and is to impute to God the creation of whatever is sinful and mortal; but infinite Mind sets at naught such a mistaken belief.

Mendacity of error

Jesus defined this opposite of God and His creation better than we can, when he said, "He is a liar, and the father of it." Jesus also said, "Have not I chosen you twelve, and one of you is a devil?" This he said of Judas, one of Adam's race. Jesus never intimated that God made a devil, but he did say, "Ye are of your father, the devil." All these sayings were to show that mind in matter is the author of itself, and is simply a falsity and illusion.

Ailments of animals

It is the general belief that the lower animals are less sickly than those possessing higher organizations, especially those of the human form. This would indicate that there is less disease in propor-

offenbart, „was kein Auge gesehen" hat — ja, die Ursache alles dessen, was existiert —, denn das Universum, einschließlich des Menschen, ist so ewig wie GOTT, der sein göttliches unsterbliches PRINZIP ist. So etwas wie Sterblichkeit gibt es nicht, genau genommen auch keinerlei sterbliche Wesen, denn das Sein ist unsterblich, wie die Gottheit — oder besser gesagt: Das Sein und die Gottheit sind untrennbar.

Irrtum ist immer Irrtum. Er ist *kein Ding.* Jede Aussage über das Leben, die aus einer falschen Vorstellung vom Leben folgt, ist irrig, weil sie weder etwas vom sogenannten Eigendasein des Lebens noch über seinen Ursprung oder seine Existenz weiß. Der Sterbliche ist sich seiner fötalen und infantilen Existenz nicht bewusst; aber wenn er in einen anderen falschen Anspruch hineinwächst, in den der selbstbewussten Materie, lernt er zu sagen: „Ich bin jemand; aber wer hat mich geschaffen?" Irrtum antwortet: „GOTT hat dich geschaffen." Als Erstes bemühte sich der Irrtum — und er bemüht sich noch immer —, GOTT die Erschaffung alles dessen anzulasten, was sündig und sterblich ist; aber das unendliche GEMÜT macht solch einen irrtümlichen Glauben zunichte.

Unsere bewusste Entwicklung

Jesus definierte dieses Gegenteil GOTTES und Seiner Schöpfung besser, als wir es können, indem er sagte: „Er ist ein Lügner und der Vater derselben." Jesus sagte auch: „Habe ich nicht euch, die Zwölf, erwählt? Aber einer von euch ist ein Teufel!" Das sagte er von Judas, einem aus Adams Geschlecht. Jesus deutete niemals an, dass GOTT einen Teufel gemacht habe, aber er sagte: „Ihr seid von dem Vater, dem Teufel." Alle diese Aussprüche sollten zeigen, dass Gemüt in der Materie sein eigener Urheber und einfach eine Unwahrheit und Illusion ist.

Verlogenheit des Irrtums

Es wird allgemein angenommen, dass die niederen Lebewesen weniger kränklich sind als jene, die höher entwickelt sind, besonders die mit menschlicher Gestalt. Das würde darauf hinweisen, dass es in dem Verhältnis weniger Krankheit

Leiden der Tiere

tion as the force of mortal mind is less pungent or sensitive, and that health attends the absence of mortal mind. A fair conclusion from this might be, that it is the human belief, and not the divine arbitrament, which brings the physical organism under the yoke of disease.

An inquirer once said to the discoverer of Christian Science: "I like your explanations of truth, but I do not comprehend what you say about error." This is the nature of error. The mark of ignorance is on its forehead, for it neither understands nor can be understood. Error would have itself received as mind, as if it were as real and God-created as truth; but Christian Science attributes to error neither entity nor power, because error is neither mind nor the outcome of Mind.

Ignorance the sign of error

Searching for the origin of man, who is the reflection of God, is like inquiring into the origin of God, the self-existent and eternal. Only impotent error would seek to unite Spirit with matter, good with evil, immortality with mortality, and call this sham unity *man,* as if man were the offspring of both Mind and matter, of both Deity and humanity. Creation rests on a spiritual basis. We lose our standard of perfection and set aside the proper conception of Deity, when we admit that the perfect is the author of aught that can become imperfect, that God bestows the power to sin, or that Truth confers the ability to err. Our great example, Jesus, could restore the individualized manifestation of existence, which seemed to vanish in death. Knowing that God was the Life of man, Jesus was able to present himself unchanged after the crucifixion. Truth fosters the idea of Truth, and not the be-

The origin of divinity

gibt, wie die Kraft des sterblichen Gemüts weniger verletzend oder empfindlich ist, und dass mit der Abwesenheit des sterblichen Gemüts Gesundheit einhergeht. Eine angemessene Schlussfolgerung daraus könnte sein, dass nicht die göttliche Willkür, sondern der menschliche Glaube den physischen Organismus unter das Joch von Krankheit bringt.

Einmal sagte jemand zu der Entdeckerin der Christlichen Wissenschaft: „Ihre Erklärungen der Wahrheit gefallen mir, aber ich begreife nicht, was Sie über Irrtum sagen." Das ist die Natur des Irrtums. Das Malzeichen der Unwissenheit steht ihm auf der Stirn, denn weder versteht er noch kann er verstanden werden. Irrtum möchte als Gemüt aufgenommen werden, als ob er so wirklich und von GOTT geschaffen wäre wie die Wahrheit; aber die Christliche Wissenschaft ordnet dem Irrtum weder eine eigene Wesenheit noch Macht zu, weil Irrtum weder ein Gemüt noch das Ergebnis des GEMÜTS ist.

Unwissenheit das Zeichen des Irrtums

Das Suchen nach dem Ursprung des Menschen, der die Widerspiegelung GOTTES ist, ist wie das Forschen nach dem Ursprung GOTTES, des durch sich selbst Bestehenden und Ewigen. Nur der unfähige Irrtum würde versuchen GEIST mit Materie, Gutes mit Bösem, Unsterblichkeit mit Sterblichkeit zu vereinen und diese vorgetäuschte Einheit *Mensch* nennen, als stammte der Mensch von beidem ab, von GEMÜT und Materie, sowohl von der Gottheit als auch von der Menschheit. Die Schöpfung ruht auf einer geistigen Grundlage. Wir verlieren unseren Standard der Vollkommenheit und setzen den richtigen Begriff von der Gottheit außer Kraft, wenn wir zugeben, dass das Vollkommene der Urheber von irgendetwas ist, was unvollkommen werden kann, dass GOTT die Fähigkeit verleiht zu sündigen oder dass WAHRHEIT die Fähigkeit gibt zu irren. Jesus, unser großes Vorbild, konnte die individualisierte Manifestation des Daseins wiederherstellen, die im Tod zu vergehen schien. Da Jesus wusste, dass GOTT das LEBEN des Menschen ist, konnte er sich nach der Kreuzigung unverändert zeigen. WAHRHEIT fördert die Idee der

Der Ursprung der Göttlichkeit

lief in illusion or error. That which is real, is sustained by Spirit.

Genera classified

Vertebrata, articulata, mollusca, and radiata are mortal and material concepts classified, and are supposed to possess life and mind. These false beliefs will disappear, when the radiation of Spirit destroys forever all belief in intelligent matter. Then will the new heaven and new earth appear, for the former things will have passed away.

The Christian's privilege

Mortal belief infolds the conditions of sin. Mortal belief dies to live again in renewed forms, only to go out at last forever; for life everlasting is not to be gained by dying. Christian Science may absorb the attention of sage and philosopher, but the Christian alone can fathom it. It is made known most fully to him who understands best the divine Life. Did the origin and the enlightenment of the race come from the deep sleep which fell upon Adam? Sleep is darkness, but God's creative mandate was, "Let there be light." In sleep, cause and effect are mere illusions. They seem to be something, but are not. Oblivion and dreams, not realities, come with sleep. Even so goes on the Adam-belief, of which mortal and material life is the dream.

Ontology versus physiology

Ontology receives less attention than physiology. Why? Because mortal mind must waken to spiritual life before it cares to solve the problem of being, hence the author's experience; but when that awakening comes, existence will be on a new standpoint.

It is related that a father plunged his infant babe, only a few hours old, into the water for several minutes, and

WAHRHEIT und nicht den Glauben an Illusion oder an Irrtum. Was wirklich ist, wird von GEIST erhalten.

Wirbeltiere, Gliedertiere, Weichtiere und Hohltiere sind klassifizierte sterbliche und materielle Begriffe und sollen angeblich Leben und Gemüt besitzen. Diese falschen Vorstellungen werden verschwinden, wenn das Strahlen des GEISTES allen Glauben an intelligente Materie für immer zerstört. Dann werden der neue Himmel und die neue Erde erscheinen, denn das Alte ist vergangen.

Gattungen klassifiziert

Der sterbliche Glaube umfasst die Bedingungen der Sünde. Der sterbliche Glaube stirbt, um in erneuerten Formen wieder aufzuleben, nur um schließlich für immer zu verlöschen; denn das ewige Leben wird nicht durch Sterben gewonnen. Die Christliche Wissenschaft mag die Aufmerksamkeit der Weisen und Philosophen erregen, doch allein der Christ kann sie ergründen. Derjenige versteht sie am umfassendsten, der das göttliche LEBEN am besten versteht. Kamen der Ursprung und die Erleuchtung des Menschengeschlechts aus dem tiefen Schlaf, der auf Adam fiel? Schlaf ist Dunkelheit, aber GOTTES schöpferischer Befehl war: „Es werde Licht!" Im Schlaf sind Ursache und Wirkung bloße Illusionen. Sie scheinen etwas zu sein, sind es aber nicht. Vergessenheit und Träume, nicht Wirklichkeiten, stellen sich mit dem Schlaf ein. Genauso besteht die Adams-Vorstellung fort, deren Traum das sterbliche und materielle Leben ist.

Das Vorrecht des Christen

Die Ontologie erfährt weniger Beachtung als die Physiologie. Warum? Weil das sterbliche Gemüt erst zum geistigen Leben erwachen muss, bevor ihm daran gelegen ist, die Aufgabe des Seins zu lösen, daher die Erfahrung der Autorin; aber wenn dieses Erwachen eintritt, wird das Dasein auf einem neuen Standpunkt stehen.

Ontologie im Gegensatz zu Physiologie

Es wird berichtet, dass ein Vater sein neugeborenes Baby für mehrere Minuten unter Wasser tauchte und diesen Vorgang täglich

repeated this operation daily, until the child could remain under water twenty minutes, moving and playing without harm, like a fish. Parents should remember this, and learn how to develop their children properly on dry land.

Mind controls the birth-throes in the lower realms of nature, where parturition is without suffering. Vegetables, minerals, and many animals suffer no pain in multiplying; but human propagation has its suffering because it is a false belief. Christian Science reveals harmony as proportionately increasing as the line of creation rises towards spiritual man, — towards enlarged understanding and intelligence; but in the line of the corporeal senses, the less a mortal knows of sin, disease, and mortality, the better for him, — the less pain and sorrow are his. When the mist of mortal mind evaporates, the curse will be removed which says to woman, "In sorrow thou shalt bring forth children." Divine Science rolls back the clouds of error with the light of Truth, and lifts the curtain on man as never born and as never dying, but as coexistent with his creator.

The curse removed

Popular theology takes up the history of man as if he began materially right, but immediately fell into mental sin; whereas revealed religion proclaims the Science of Mind and its formations as being in accordance with the first chapter of the Old Testament, when God, Mind, spake and it was done.

wiederholte, bis das Kind zwanzig Minuten lang unter Wasser bleiben konnte, wo es sich wie ein Fisch unbeschadet bewegte und spielte.

Eltern sollten daran denken und lernen, wie sie ihre Kinder auf dem trockenen Land am besten fördern.

GEMÜT regiert die Geburtswehen in den niederen Bereichen der Natur, wo das Gebären ohne Schmerzen vor sich geht. Pflanzen, Mineralien und viele Tiere erleiden bei der Vermehrung keinen Schmerz; aber die menschliche Fortpflanzung hat ihre Leiden, weil sie eine falsche Auffassung ist. Die Christliche Wissenschaft offenbart, dass die Harmonie in dem Verhältnis zunimmt, wie die Kette der Schöpfung zum geistigen Menschen emporsteigt — zum erweiterten Verständnis und zur erweiterten Intelligenz; aber hinsichtlich der körperlichen Sinne gilt: Je weniger ein Sterblicher von Sünde, Krankheit und Sterblichkeit weiß, desto besser für ihn —, umso weniger Schmerz und Kummer wird er haben. Wenn sich der Nebel des sterblichen Gemüts auflöst, wird der Fluch aufgehoben, der zur Frau sagt: „Du sollst mit Schmerzen Kinder gebären." Die göttliche Wissenschaft vertreibt die Wolken des Irrtums mit dem Licht der WAHRHEIT und hebt den Vorhang über dem Menschen, der nie geboren ist und niemals stirbt, sondern mit seinem Schöpfer zugleich besteht.

Der Fluch aufgehoben

Die allgemeine Theologie behandelt die Geschichte des Menschen so, als ob er materiell richtig begonnen habe, aber augenblicklich in mentale Sünde verfallen sei; wohingegen die offenbarte Religion verkündet, dass die Wissenschaft des GEMÜTS und seiner Formationen mit dem ersten Kapitel des Alten Testaments in Übereinstimmung steht, wo GOTT, GEMÜT, sprach und es geschah.

Chapter 16

The Apocalypse

Blessed is he that readeth,
and they that hear the words of this prophecy,
and keep those things which are written therein:
for the time is at hand. — REVELATION.

Great is the Lord,
and greatly to be praised in the city of our God,
in the mountain of His holiness. — PSALMS.

St. John writes, in the tenth chapter of his book of Revelation: —

And I saw another mighty angel come down from heaven, clothed with a cloud: and a rainbow was upon his head, and his face was as it were the sun, and his feet as pillars of fire: and he had in his hand a little book open: and he set his right foot upon the sea, and his left foot on the earth.

This angel or message which comes from God, clothed with a cloud, prefigures divine Science. To mortal sense Science seems at first obscure, abstract, and dark; but a bright promise crowns its brow. When understood, it is Truth's prism and praise. When you look it fairly in the face, you can heal by its means, and it has for you a light above the sun, for God "is the light thereof." Its feet are pillars of fire, foundations of Truth and Love. It brings the baptism of the Holy Ghost, whose flames of Truth were prophetically described by John the Baptist as consuming error.

The new Evangel

Kapitel 16

Apokalypse

*Glückselig, der es liest
und die die Worte der Weissagung hören
und bewahren, was darin geschrieben steht;
denn die Zeit ist nahe.* — OFFENBARUNG.

*Groß ist der Herr
und hochgerühmt in der Stadt unseres Gottes,
auf Seinem heiligen Berg.* — AUS DEN PSALMEN.

1   Johannes schreibt im zehnten Kapitel seines Buches der Offenbarung:

3   Und ich sah einen anderen starken Engel vom Himmel herabkommen, mit einer Wolke bekleidet; ein Regenbogen war über seinem Kopf, und sein Gesicht war wie die Sonne und seine Füße wie Feuersäulen; er hatte ein geöffnetes Büchlein in seiner Hand. Er setzte seinen rechten Fuß auf das Meer und den linken auf die Erde.

9   Dieser Engel oder diese Botschaft, die von GOTT kommt, mit einer Wolke bekleidet, deutet auf die göttliche Wissenschaft hin. Dem sterblichen Sinn erscheint die Wissenschaft zunächst undeutlich, abstrakt und dunkel; aber eine leuchtende Verheißung krönt ihre Stirn. Wenn sie verstanden wird, ist sie der WAHRHEIT Prisma und Lobpreis. Wenn du ihr offen ins Antlitz schaust, kannst du mit ihrer Hilfe heilen, und sie hat ein Licht für dich, das heller ist als die Sonne, denn GOTT ist „ihre Leuchte". Ihre Füße sind wie Feuersäulen, die Grundlagen von WAHRHEIT und LIEBE. Sie bringt die Taufe des Heiligen Geistes, dessen Flammen der WAHRHEIT, der prophetischen Aussage Johannes des Täufers gemäß, den Irrtum verzehren.

Das neue Evangelium

This angel had in his hand "a little book," open for all to read and understand. Did this same book contain the revelation of divine Science, the "right foot" or dominant power of which was upon the sea, — upon elementary, latent error, the source of all error's visible forms? The angel's left foot was upon the earth; that is, a secondary power was exercised upon visible error and audible sin. The "still, small voice" of scientific thought reaches over continent and ocean to the globe's remotest bound. The inaudible voice of Truth is, to the human mind, "as when a lion roareth." It is heard in the desert and in dark places of fear. It arouses the "seven thunders" of evil, and stirs their latent forces to utter the full diapason of secret tones. Then is the power of Truth demonstrated, — made manifest in the destruction of error. Then will a voice from harmony cry: "Go and take the little book.... Take it, and eat it up; and it shall make thy belly bitter, but it shall be in thy mouth sweet as honey." Mortals, obey the heavenly evangel. Take divine Science. Read this book from beginning to end. Study it, ponder it. It will be indeed sweet at its first taste, when it heals you; but murmur not over Truth, if you find its digestion bitter. When you approach nearer and nearer to this divine Principle, when you eat the divine body of this Principle, — thus partaking of the nature, or primal elements, of Truth and Love, — do not be surprised nor discontented because you must share the hemlock cup and eat the bitter herbs; for the Israelites of old at the Paschal meal thus prefigured this perilous passage out of bondage into the El Dorado of faith and hope.

Truth's volume

The twelfth chapter of the Apocalypse, or Revela-

Dieser Engel hatte „ein Büchlein" in seiner Hand, geöffnet für
alle zum Lesen und Verstehen. Enthielt ebendieses Buch die Offen‑
barung der göttlichen Wissenschaft, deren „rechter   Das Buch
Fuß" oder herrschende Macht auf dem Meer stand —   der WAHRHEIT
auf dem elementaren, latenten Irrtum, der Quelle aller sichtbaren
Formen des Irrtums? Der linke Fuß des Engels stand auf der Erde;
das heißt, eine sekundäre Macht wurde über den sichtbaren Irrtum
und die hörbare Sünde ausgeübt. Die „stille, sanfte Stimme"* des
wissenschaftlichen Gedankens reicht über Land und Meer bis in
die entferntesten Winkel der Erde. Die unhörbare Stimme der
WAHRHEIT ist für das menschliche Gemüt, als ob „ein Löwe brüllt".
Sie wird in der Wüste und an dunklen Orten der Furcht gehört. Sie
weckt die „sieben Donner" des Bösen und rührt deren latente Kräfte
auf, damit sie ihre geheimen Töne in vollem Umfang hören lassen.
Dann ist die Macht der WAHRHEIT demonstriert — durch die Zer‑
störung des Irrtums manifestiert. Dann wird aus der Harmonie
eine Stimme rufen: „Geh hin, nimm das geöffnete Büchlein ... Nimm
es und verschling es! Und es wird deinen Bauch bitter machen,
aber in deinem Mund wird es süß wie Honig sein." Ihr Sterblichen,
gehorcht dem himmlischen Evangelium. Nehmt die göttliche
Wissenschaft. Lest dieses Buch von Anfang bis Ende. Studiert es,
sinnt darüber nach. Es wird am Anfang tatsächlich süß schmecken,
wenn es euch heilt; aber murrt nicht über die WAHRHEIT, wenn
euch deren Verdauung bitter erscheint. Wenn ihr diesem göttlichen
PRINZIP näher und näher kommt, wenn ihr den göttlichen Leib die‑
ses PRINZIPS esst — und so an der Natur oder den ursprünglichen
Elementen der WAHRHEIT und LIEBE teilhabt —, dann seid nicht
überrascht oder unzufrieden, weil ihr von dem Schierlingsbecher
trinken und die bitteren Kräuter essen müsst; denn so kündigte sich
damals den Israeliten beim Passahmahl jener gefahrvolle Auszug aus
der Gefangenschaft in das Eldorado von Glauben und Hoffnung an.
    Das zwölfte Kapitel der Apokalypse oder der Offenbarung

* Nach der King-James-Bibel

tion of St. John, has a special suggestiveness in connection with the nineteenth century. In the opening of the sixth seal, typical of six thousand years since Adam, the distinctive feature has reference to the present age.

<small>To-day's lesson</small>

Revelation xii. 1. And there appeared a great wonder in heaven; a woman clothed with the sun, and the moon under her feet, and upon her head a crown of twelve stars.

Heaven represents harmony, and divine Science interprets the Principle of heavenly harmony. The great miracle, to human sense, is divine Love, and the grand necessity of existence is to gain the true idea of what constitutes the kingdom of heaven in man. This goal is never reached while we hate our neighbor or entertain a false estimate of anyone whom God has appointed to voice His Word. Again, without a correct sense of its highest visible idea, we can never understand the divine Principle. The botanist must know the genus and species of a plant in order to classify it correctly. As it is with things, so is it with persons.

<small>True estimate of God's messenger</small>

Abuse of the motives and religion of St. Paul hid from view the apostle's character, which made him equal to his great mission. Persecution of all who have spoken something new and better of God has not only obscured the light of the ages, but has been fatal to the persecutors. Why? Because it has hid from them the true idea which has been presented. To misunderstand Paul, was to be ignorant of the divine idea he taught. Ignorance of the divine idea betrays at once a greater ignorance of the divine Principle of the idea — igno-

<small>Persecution harmful</small>

des Johannes hat eine besondere Bedeutung im Zusammenhang mit dem neunzehnten Jahrhundert. Das charakteristische Merkmal beim Öffnen des sechsten Siegels, das die sechstausend Jahre seit Adam symbolisiert, hat einen Bezug zum gegenwärtigen Zeitalter.

Lektion für die heutige Zeit

Offenbarung 12:1. Dann erschien ein großes Zeichen im Himmel: eine Frau, mit der Sonne bekleidet, und der Mond unter ihren Füßen und auf ihrem Kopf eine Krone von zwölf Sternen.

Der Himmel steht für Harmonie, und die göttliche Wissenschaft erklärt das PRINZIP der himmlischen Harmonie. Das große Wunder, für den menschlichen Sinn, ist die göttliche LIEBE, und die überragende Notwendigkeit des Daseins ist es, die wahre Idee von dem zu gewinnen, was das Himmelreich im Menschen ausmacht. Dieses Ziel wird niemals erreicht, solange wir unseren Nächsten hassen oder jemanden falsch einschätzen, den GOTT dazu berufen hat, Sein Wort zu verkünden. Nochmals: Ohne eine korrekte Auffassung von seiner höchsten sichtbaren Idee können wir das göttliche PRINZIP niemals verstehen. Der Botaniker muss die Gattung und Art einer Pflanze kennen, um sie richtig zu klassifizieren. Was für Dinge gilt, das gilt auch für Personen.

Wahre Einschätzung des Boten GOTTES

Die Schmähung der Motive und der Religion des Paulus verbarg den Charakter des Apostels, durch den er seiner großen Aufgabe gewachsen war. Die Verfolgung all derer, die etwas Neues und Besseres über GOTT gesagt haben, hat nicht nur das Licht der Jahrhunderte verdunkelt, sondern war auch für die Verfolger verhängnisvoll. Warum? Weil ihnen dadurch die wahre Idee, die dargelegt worden war, verborgen blieb. Paulus falsch zu verstehen hieß, die göttliche Idee, die er lehrte, nicht zu kennen. Unwissenheit über die göttliche Idee verrät zugleich eine noch größere Unwissenheit über das göttliche PRINZIP der Idee —

Verfolgung schädlich

rance of Truth and Love. The understanding of Truth and Love, the Principle which works out the ends of eternal good and destroys both faith in evil and the practice of evil, leads to the discernment of the divine idea.

Agassiz, through his microscope, saw the sun in an egg at a point of so-called embryonic life. Because of his more spiritual vision, St. John saw an "angel standing in the sun." The Revelator beheld the spiritual idea from the mount of vision. Purity was the symbol of Life and Love. The Revelator saw also the spiritual ideal as a woman clothed in light, a bride coming down from heaven, wedded to the Lamb of Love. To John, "the bride" and "the Lamb" represented the correlation of divine Principle and spiritual idea, God and His Christ, bringing harmony to earth. *Espousals supernal*

John saw the human and divine coincidence, shown in the man Jesus, as divinity embracing humanity in Life and its demonstration, — reducing to human perception and understanding the Life which is God. In divine revelation, material and corporeal selfhood disappear, and the spiritual idea is understood. *Divinity and humanity*

The woman in the Apocalypse symbolizes generic man, the spiritual idea of God; she illustrates the coincidence of God and man as the divine Principle and divine idea. The Revelator symbolizes Spirit by the sun. The spiritual idea is clad with the radiance of spiritual Truth, and matter is put under her feet. The light portrayed is really neither solar nor lunar, but spiritual Life, which is "the light of men." In the first chapter of the Fourth Gospel it is written, "There was a man sent from God ... to bear witness of that Light." *Spiritual sunlight*

John the Baptist prophesied the coming of the im-

eine Unwissenheit über WAHRHEIT und LIEBE. Das Verständnis von WAHRHEIT und LIEBE, dem PRINZIP, das die Zwecke des ewigen Guten verwirklicht und sowohl den Glauben an das Böse als auch die Praxis des Bösen zerstört, führt zum Erkennen der göttlichen Idee.

Agassiz sah durch sein Mikroskop die Sonne in einem Ei, das sich im Zustand des sogenannten embryonischen Lebens befand. Durch seine geistigere Vision sah Johannes „einen Engel in der Sonne stehen". Der Offenbarer erblickte die geistige Idee vom Berg der Vision aus. Reinheit war das Symbol für LEBEN und LIEBE. Der Offenbarer sah auch das geistige Ideal als eine in Licht gekleidete Frau, eine Braut, die vom Himmel herabkommt und mit dem Lamm der LIEBE vermählt ist. Für Johannes bedeuteten „die Braut" und „das Lamm" die wechselseitige Beziehung zwischen dem göttlichen PRINZIP und der geistigen Idee, zwischen GOTT und Seinem Christus, die der Erde Harmonie bringt.

Überirdische Vermählung

Johannes sah die Koinzidenz des Menschlichen und des Göttlichen, wie sie sich im Menschen Jesus zeigte, als die Göttlichkeit, die die Menschlichkeit im LEBEN und in dessen Demonstration umfasst — die dem menschlichen Wahrnehmungsvermögen und Verständnis das LEBEN erschließt, das GOTT ist. In der göttlichen Offenbarung verschwindet das materielle und körperliche Selbst, und die geistige Idee wird verstanden.

Göttlichkeit und Menschlichkeit

Die Frau in der Apokalypse symbolisiert die Gattung Mensch, die geistige Idee GOTTES; sie veranschaulicht die Koinzidenz von GOTT und Mensch als göttliches PRINZIP und göttliche Idee. Der Offenbarer symbolisiert GEIST durch die Sonne. Die geistige Idee ist mit dem Strahlenglanz der geistigen WAHRHEIT bekleidet und die Materie ist unter ihre Füße getan. Das beschriebene Licht ist in Wirklichkeit weder Sonnen- noch Mondlicht, sondern geistiges LEBEN, das „das Licht der Menschen" ist. Im ersten Kapitel des vierten Evangeliums heißt es: „Es war ein Mensch, von Gott gesandt, ... er sollte Zeugnis geben vom Licht."

Geistiges Sonnenlicht

Johannes der Täufer prophezeite das Kommen des makellosen

maculate Jesus, and John saw in those days the spiritual idea as the Messiah, who would baptize with the Holy Ghost, — divine Science. As Elias presented the idea of the fatherhood of God, which Jesus afterwards manifested, so the Revelator completed this figure with woman, typifying the spiritual idea of God's motherhood. The moon is under her feet. This idea reveals the universe as secondary and tributary to Spirit, from which the universe borrows its reflected light, substance, life, and intelligence.

Spiritual idea revealed

The spiritual idea is crowned with twelve stars. The twelve tribes of Israel with all mortals, — separated by belief from man's divine origin and the true idea, — will through much tribulation yield to the activities of the divine Principle of man in the harmony of Science. These are the stars in the crown of rejoicing. They are the lamps in the spiritual heavens of the age, which show the workings of the spiritual idea by healing the sick and the sinning, and by manifesting the light which shines "unto the perfect day" as the night of materialism wanes.

Spiritual idea crowned

Revelation xii. 2. And she being with child cried, travailing in birth, and pained to be delivered.

Also the spiritual idea is typified by a woman in travail, waiting to be delivered of her sweet promise, but remembering no more her sorrow for joy that the birth goes on; for great is the idea, and the travail portentous.

Travail and joy

Revelation xii. 3. And there appeared another wonder in heaven; and behold a great red dragon, having seven heads and ten horns, and seven crowns upon his heads.

Jesus, und Johannes sah in jenen Tagen die geistige Idee als den Messias, der mit dem Heiligen Geist — der göttlichen Wissenschaft — taufen würde. Wie Elia die Idee der Vaterschaft GOTTES präsentierte, die Jesus später verkörperte, so vervollständigte der Offenbarer dieses Bild durch die Frau, die die geistige Idee der Mutterschaft GOTTES symbolisiert. Der Mond ist unter ihren Füßen. Diese Idee offenbart, dass das Universum dem GEIST untergeordnet und tributpflichtig ist, dem das Universum sein widergespiegeltes Licht, seine Substanz, sein Leben und seine Intelligenz entlehnt.

Geistige Idee offenbart

Die geistige Idee ist mit zwölf Sternen gekrönt. Die zwölf Stämme Israels mit allen Sterblichen — die der Annahme nach vom göttlichen Ursprung des Menschen und der wahren Idee getrennt sind — werden sich durch viel Trübsal dem Wirken des göttlichen PRINZIPS des Menschen in der Harmonie der Wissenschaft ergeben. Diese sind die Sterne in der Krone der Freude. Sie sind die Lichter an den geistigen Himmeln dieser Zeit, die das Wirken der geistigen Idee durch das Heilen der Kranken und Sündigen und durch die Verkörperung des Lichts zeigen, das scheint, „bis es völlig Tag ist", während die Nacht des Materialismus zu Ende geht.

Geistige Idee gekrönt

Offenbarung 12:2. Und sie war schwanger und schrie in Wehen und litt große Qual bei der Geburt.

Die geistige Idee wird auch durch eine Frau in Geburtswehen symbolisiert, die darauf wartet, von ihrer kostbaren Verheißung entbunden zu werden, doch über der Freude, dass die Geburt vorangeht, nicht mehr an ihre Schmerzen denkt; denn großartig ist die Idee und bedeutungsvoll sind die Wehen.

Wehen und Freude

Offenbarung 12:3. Und es erschien ein anderes Zeichen im Himmel, und sieh, ein großer, feuerroter Drache, der hatte sieben Köpfe und zehn Hörner und auf seinen Köpfen sieben Diademe.

Human sense may well marvel at discord, while, to a diviner sense, harmony is the real and discord the unreal. We may well be astonished at sin, sickness, and death. We may well be perplexed at human fear; and still more astounded at hatred, which lifts its hydra head, showing its horns in the many inventions of evil. But why should we stand aghast at nothingness? The great red dragon symbolizes a lie, — the belief that substance, life, and intelligence can be material. This dragon stands for the sum total of human error. The ten horns of the dragon typify the belief that matter has power of its own, and that by means of an evil mind in matter the Ten Commandments can be broken.

The dragon as a type

The Revelator lifts the veil from this embodiment of all evil, and beholds its awful character; but he also sees the nothingness of evil and the allness of God. The Revelator sees that old serpent, whose name is devil or evil, holding untiring watch, that he may bite the heel of truth and seemingly impede the offspring of the spiritual idea, which is prolific in health, holiness, and immortality.

The sting of the serpent

Revelation xii. 4. And his tail drew the third part of the stars of heaven, and did cast them to the earth: and the dragon stood before the woman which was ready to be delivered, for to devour her child as soon as it was born.

The serpentine form stands for subtlety, winding its way amidst all evil, but doing this in the name of good. Its sting is spoken of by Paul, when he refers to "spiritual wickedness in high places." It is the animal instinct in mortals, which would impel

Animal tendency

Die menschliche Auffassung mag sich wohl über Disharmonie wundern, während für die göttlichere Auffassung Harmonie das Wirkliche und Disharmonie das Unwirkliche ist. Wir mögen wohl über Sünde, Krankheit und Tod erstaunt sein. Wir mögen wohl über menschliche Furcht verblüfft sein; und noch mehr mögen wir über Hass bestürzt sein, der sein Hydrahaupt hebt und seine Hörner in den vielen Erfindungen des Bösen zeigt. Aber warum sollten wir über das Nichts entsetzt sein? Der große, rote Drache symbolisiert eine Lüge — den Glauben, dass Substanz, Leben und Intelligenz materiell sein könnten. Dieser Drache steht für die Gesamtsumme allen menschlichen Irrtums. Die zehn Hörner des Drachen symbolisieren den Glauben, dass die Materie aus sich selbst Macht habe und dass durch ein böses Gemüt in der Materie die Zehn Gebote übertreten werden könnten.

Der Drache als Symbol

Der Offenbarer hebt den Schleier von dieser Verkörperung alles Bösen und erblickt dessen schrecklichen Charakter; aber er erkennt auch das Nichts des Bösen und die Allheit GOTTES. Der Offenbarer erkennt diese alte Schlange, deren Name Teufel oder das Böse ist, die unermüdlich darauf lauert, die Wahrheit in die Ferse zu stechen und das Kind der geistigen Idee, das überaus reich an Gesundheit, Heiligkeit und Unsterblichkeit ist, scheinbar zu behindern.

Der Giftzahn der Schlange

Offenbarung 12:4. Und sein Schwanz zog ein Drittel der Sterne des Himmels hinweg und warf sie auf die Erde. Und der Drache trat vor die Frau, die gebären sollte, um, wenn sie geboren hätte, ihr Kind zu verschlingen.

Die schlangenhafte Gestalt bedeutet Hinterlist, ihr Weg windet sich durch alles Böse, aber sie tut dies im Namen des Guten. Ihr Giftzahn wird von Paulus erwähnt, wenn er von „bösen Geistern unter dem Himmel"* spricht. Sie ist der tierische Instinkt in den Sterblichen, der sie dazu treiben möchte,

Tierische Tendenz

* Luther-Bibel 1984

them to devour each other and cast out devils through Beelzebub.

As of old, evil still charges the spiritual idea with error's own nature and methods. This malicious animal instinct, of which the dragon is the type, incites mortals to kill morally and physically even their fellow-mortals, and worse still, to charge the innocent with the crime. This last infirmity of sin will sink its perpetrator into a night without a star.

The author is convinced that the accusations against Jesus of Nazareth and even his crucifixion were instigated by the criminal instinct here described. The Revelator speaks of Jesus as the Lamb of God and of the dragon as warring against innocence. Since Jesus must have been tempted in all points, he, the immaculate, met and conquered sin in every form. The brutal barbarity of his foes could emanate from no source except the highest degree of human depravity. Jesus *"opened not his mouth."* Until the majesty of Truth should be demonstrated in divine Science, the spiritual idea was arraigned before the tribunal of so-called mortal mind, which was unloosed in order that the false claim of mind in matter might uncover its own crime of defying immortal Mind.

Malicious barbarity

From Genesis to the Apocalypse, sin, sickness, and death, envy, hatred, and revenge, — all evil, — are typified by a serpent, or animal subtlety. Jesus said, quoting a line from the Psalms, "They hated me without a cause." The serpent is perpetually close upon the heel of harmony. From the beginning to the end, the serpent pursues with hatred the spiritual idea. In Genesis, this allegorical, talking serpent typifies mortal mind, "more subtle than any beast of the

Doom of the dragon

einander zu verschlingen und die Teufel durch Beelzebub auszutreiben.

Wie einst beschuldigt das Böse die geistige Idee noch immer der Natur und der Methoden des Irrtums. Dieser bösartige tierische Instinkt, der durch den Drachen symbolisiert wird, stachelt die Sterblichen dazu an, sogar ihre sterblichen Mitmenschen moralisch und physisch zu töten und, was noch schlimmer ist, den Unschuldigen das Verbrechen anzulasten. Diese letzte Schwäche der Sünde wird den Täter in eine sternenlose Nacht versenken.

Die Autorin ist davon überzeugt, dass die Anklagen gegen Jesus von Nazareth und sogar seine Kreuzigung durch den verbrecherischen Instinkt angestiftet wurden, der hier beschrieben ist. Der Offenbarer spricht von Jesus als dem Lamm GOTTES und vom Drachen als von dem, der gegen die Unschuld kämpft. Da Jesus in jeder Hinsicht versucht worden sein muss, trat er, der Makellose, der Sünde in jeder Form entgegen und besiegte sie. Die brutale Grausamkeit seiner Feinde konnte von keiner anderen Ursache ausgehen als vom höchsten Grad menschlicher Verworfenheit. Jesus *„tat ... seinen Mund nicht auf"*. Bis die Majestät der WAHRHEIT in der göttlichen Wissenschaft demonstriert werden sollte, wurde die geistige Idee vor das Tribunal des sogenannten sterblichen Gemüts gestellt, das losgelassen wurde, damit die falsche Behauptung, es gebe Gemüt in der Materie, ihr eigenes Verbrechen, sich dem unsterblichen GEMÜT zu widersetzen, aufdecke.

Boshafte Grausamkeit

Von der Genesis bis zur Apokalypse des Johannes werden Sünde, Krankheit und Tod, Neid, Hass und Rache — alles Böse — durch eine Schlange oder tierische Hinterlist symbolisiert. Jesus sagte mit einem Zitat aus den Psalmen: „Sie hassen mich ohne Ursache." Die Schlange ist der Harmonie ständig dicht auf den Fersen. Von Anfang bis Ende verfolgt die Schlange die geistige Idee mit Hass. Im ersten Buch Mose symbolisiert diese allegorische, sprechende Schlange das sterbliche Gemüt, das „listiger

Untergang des Drachen

field." In the Apocalypse, when nearing its doom, this evil increases and becomes the great red dragon, swollen with sin, inflamed with war against spirituality, and ripe for destruction. It is full of lust and hate, loathing the brightness of divine glory.

Revelation xii. 5. And she brought forth a man child, who was to rule all nations with a rod of iron: and her child was caught up unto God, and to His throne.

Led on by the grossest element of mortal mind, Herod decreed the death of every male child in order that the man Jesus, the masculine representative of the spiritual idea, might never hold sway and deprive Herod of his crown. *The conflict with purity* The impersonation of the spiritual idea had a brief history in the earthly life of our Master; but "of his kingdom there shall be no end," for Christ, God's idea, will eventually rule all nations and peoples — imperatively, absolutely, finally — with divine Science. This immaculate idea, represented first by man and, according to the Revelator, last by woman, will baptize with fire; and the fiery baptism will burn up the chaff of error with the fervent heat of Truth and Love, melting and purifying even the gold of human character. After the stars sang together and all was primeval harmony, the material lie made war upon the spiritual idea; but this only impelled the idea to rise to the zenith of demonstration, destroying sin, sickness, and death, and to be caught up unto God, — to be found in its divine Principle.

Revelation xii. 6. And the woman fled into the wilderness, where she hath a place prepared of God.

als alle Tiere auf dem Feld" ist. In der Apokalypse nimmt dieses Böse zu, während es sich seinem Untergang nähert, und wird zum großen, roten Drachen, der, von Sünde angeschwollen, im Kampf gegen die Geistigkeit entflammt und reif für die Zerstörung ist. Er ist voller Begierde und Hass und verabscheut die Klarheit der göttlichen Herrlichkeit.

Offenbarung 12:5. Und sie gebar einen Sohn, einen Knaben, der alle Völker weiden sollte mit eisernem Stab. Und ihr Kind wurde entrückt zu Gott und Seinem Thron.

Unter dem Einfluss des schlimmsten Elements des sterblichen Gemüts ordnete Herodes den Tod jedes männlichen Kindes an, damit der Mensch Jesus, der männliche Vertreter der geistigen Idee, niemals herrsche und Herodes seine Krone raube. Die Verkörperung der geistigen Idee im Erdendasein unseres Meisters währte nur kurze Zeit; aber „sein Königreich wird kein Ende haben", denn Christus, die Idee GOTTES, wird schließlich alle Nationen und Völker durch die göttliche Wissenschaft regieren — gebieterisch, absolut, endgültig. Diese makellose Idee, die zuerst durch den Mann und dem Offenbarer zufolge zuletzt durch die Frau dargestellt ist, wird mit Feuer taufen; und diese Feuertaufe wird die Spreu des Irrtums mit der verzehrenden Glut von WAHRHEIT und LIEBE verbrennen und sogar das Gold des menschlichen Charakters schmelzen und läutern. Seit der Zeit, als die Sterne miteinander lobten und alles uranfängliche Harmonie war, führte die materielle Lüge Krieg gegen die geistige Idee; doch das trieb die Idee nur dazu, sich in den Zenit der Demonstration zu erheben, Sünde, Krankheit und Tod zu zerstören und zu GOTT entrückt zu werden — in ihrem göttlichen PRINZIP erkannt zu werden.

<small>Der Konflikt mit der Reinheit</small>

Offenbarung 12:6. Und die Frau floh in die Wüste, wo sie einen Ort hat, bereitet von Gott.

As the children of Israel were guided triumphantly through the Red Sea, the dark ebbing and flowing tides of human fear, — as they were led through the wilderness, walking wearily through the great desert of human hopes, and anticipating the promised joy, — so shall the spiritual idea guide all right desires in their passage from sense to Soul, from a material sense of existence to the spiritual, up to the glory prepared for them who love God. Stately Science pauses not, but moves before them, a pillar of cloud by day and of fire by night, leading to divine heights.

Spiritual guidance

If we remember the beautiful description which Sir Walter Scott puts into the mouth of Rebecca the Jewess in the story of Ivanhoe, —

> When Israel, of the Lord beloved,
>   Out of the land of bondage came,
>   Her fathers' God before her moved,
>   An awful guide, in smoke and flame, —

we may also offer the prayer which concludes the same hymn, —

> And oh, when stoops on Judah's path
>   In shade and storm the frequent night,
>   Be Thou, longsuffering, slow to wrath,
>   A burning and a shining light!

Revelation xii. 7, 8. And there was war in heaven: Michael and his angels fought against the dragon; and the dragon fought, and his angels, and prevailed not; neither was their place found any more in heaven.

The Old Testament assigns to the angels, God's divine messages, different offices. Michael's characteristic is spiritual strength. He leads the hosts of heaven against the power of sin, Satan, and

Angelic offices

Wie die Kinder Israel triumphierend durch das Rote Meer, durch die dunkle Ebbe und Flut menschlicher Furcht geführt wurden — wie sie durch die Wüste geleitet wurden, müde durch die große Einöde menschlicher Hoffnungen wanderten in Erwartung der verheißenen Freude —, so wird die geistige Idee jedes rechte Verlangen auf seinem Weg vom Sinn zur SEELE führen, von einer materiellen Auffassung des Daseins zur geistigen, hinauf zu der Herrlichkeit, die denen bereitet ist, die GOTT lieben. Die erhabene Wissenschaft bleibt nicht stehen, sondern wandelt vor ihnen her, als Wolkensäule am Tag und als Feuersäule bei Nacht, und sie führt zu göttlichen Höhen.

Geistige Führung

Wenn wir an die schöne Beschreibung denken, die Sir Walter Scott in seiner Erzählung *Ivanhoe* der Jüdin Rebekka in den Mund legt:

> Als Israel, vom Herrn geliebt,
>   auszog aus der Ägypter Land,
> zog vor ihm her der Väter Gott,
>   gehüllt in Rauch und Feuerbrand —

dann wollen wir auch das Gebet darbieten, mit dem dieses Lied schließt:

> Und senkt sich Nacht auf Judas Pfad
>   mit Sturmeswind und Schatten dicht,
> sei Du, Langmüt'ger, dann auch uns
>   ein leuchtend und ein leitend Licht!

Offenbarung 12:7, 8. Und es erhob sich ein Kampf im Himmel: Michael und seine Engel kämpften gegen den Drachen; und der Drache kämpfte und seine Engel, aber sie siegten nicht, und es gab keinen Platz mehr für sie im Himmel.

Das Alte Testament überträgt den Engeln, den göttlichen Botschaften GOTTES, unterschiedliche Ämter. Das Kennzeichen Michaels ist geistige Stärke. Er führt das himmlische Heer gegen die Macht der Sünde, den Satan, und

Ämter der Engel

fights the holy wars. Gabriel has the more quiet task of imparting a sense of the ever-presence of ministering Love. These angels deliver us from the depths. Truth and Love come nearer in the hour of woe, when strong faith or spiritual strength wrestles and prevails through the understanding of God. The Gabriel of His presence has no contests. To infinite, ever-present Love, all is Love, and there is no error, no sin, sickness, nor death. Against Love, the dragon warreth not long, for he is killed by the divine Principle. Truth and Love prevail against the dragon because the dragon cannot war with them. Thus endeth the conflict between the flesh and Spirit.

> *Revelation* xii. 9. And the great dragon was cast out, that old serpent, called the devil, and Satan, which deceiveth the whole world: he was cast out into the earth, and his angels were cast out with him.

That false claim — that ancient belief, that old serpent whose name is devil (evil), claiming that there is intelligence in matter either to benefit or to injure men — is pure delusion, the red dragon; and it is cast out by Christ, Truth, the spiritual idea, and so proved to be powerless. The words "cast unto the earth" show the dragon to be nothingness, dust to dust; and therefore, in his pretence of being a talker, he must be a lie from the beginning. His angels, or messages, are cast out with their author. The beast and the false prophets are lust and hypocrisy. These wolves in sheep's clothing are detected and killed by innocence, the Lamb of Love.

Dragon cast down to earth

Divine Science shows how the Lamb slays the wolf.

kämpft die heiligen Kriege. Gabriel hat die friedlichere Aufgabe, ein Gefühl von der immerwährenden Gegenwart der fürsorglichen LIEBE zu vermitteln. Diese Engel erlösen uns aus den Tiefen. In der Stunde der Trübsal kommen uns WAHRHEIT und LIEBE näher, wenn starker Glaube oder geistige Stärke durch das Verständnis von GOTT ringt und siegt. Der Gabriel Seiner Gegenwart kennt keinen Streit. Für die unendliche, immer-gegenwärtige LIEBE ist alles LIEBE, und es gibt keinen Irrtum, keine Sünde, keine Krankheit und keinen Tod. Gegen LIEBE kämpft der Drache nicht lange, denn er wird vom göttlichen PRINZIP getötet. WAHRHEIT und LIEBE setzen sich gegen den Drachen durch, weil der Drache nicht gegen sie ankämpfen kann. So endet der Konflikt zwischen Fleisch und GEIST.

Offenbarung 12:9. Der große Drache wurde hinausgeworfen, die alte Schlange, die Teufel und Satan heißt, der die ganze Welt verführt; er wurde auf die Erde geworfen, und seine Engel wurden mit ihm dorthin geworfen.

Jener falsche Anspruch — jener uralte Glaube, jene alte Schlange, deren Name Teufel (das Böse) ist, die behauptet, es gebe Intelligenz in der Materie, um den Menschen entweder zu nützen oder zu schaden — ist bloße Täuschung, der rote Drache; und er wird durch Christus, WAHRHEIT, die geistige Idee, ausgetrieben und so als machtlos bewiesen. Die Worte „auf die Erde geworfen" zeigen, dass der Drache ein Nichts ist, Staub, der zu Staub wird; daher muss er, weil er vorgibt ein Sprecher zu sein, von Anfang an eine Lüge sein. Seine Engel oder Botschaften werden zusammen mit ihrem Urheber hinausgeworfen. Das Tier und die falschen Propheten sind Begierde und Heuchelei. Diese Wölfe in Schafskleidern werden durch Unschuld, das Lamm der LIEBE, aufgespürt und getötet.

Der Drache auf die Erde geworfen

Die göttliche Wissenschaft zeigt, wie das Lamm den Wolf tötet.

Innocence and Truth overcome guilt and error. Ever since the foundation of the world, ever since error would establish material belief, evil has tried to slay the Lamb; but Science is able to destroy this lie, called evil. The twelfth chapter of the Apocalypse typifies the divine method of warfare in Science, and the glorious results of this warfare. The following chapters depict the fatal effects of trying to meet error with error. The narrative follows the order used in Genesis. In Genesis, first the true method of creation is set forth and then the false. Here, also, the Revelator first exhibits the true warfare and then the false.

Warfare with error

> *Revelation* xii. 10–12. And I heard a loud voice saying in heaven, Now is come salvation, and strength, and the kingdom of our God, and the power of His Christ: for the accuser of our brethren is cast down, which accused them before our God day and night. And they overcame him by the blood of the Lamb, and by the word of their testimony; and they loved not their lives unto the death. Therefore rejoice, ye heavens, and ye that dwell in them. Woe to the inhabiters of the earth and of the sea! for the devil is come down unto you, having great wrath, because he knoweth that he hath but a short time.

For victory over a single sin, we give thanks and magnify the Lord of Hosts. What shall we say of the mighty conquest over all sin? A louder song, sweeter than has ever before reached high heaven, now rises clearer and nearer to the great heart of Christ; for the accuser is not there, and Love sends forth her primal and everlasting strain. Self-abnegation, by which we lay down all for Truth, or Christ, in our warfare against error, is a rule in Christian Science. This rule clearly

Pæan of jubilee

Unschuld und WAHRHEIT überwinden Schuld und Irrtum. Seit Anbeginn der Welt, seit der Irrtum eine materielle Anschauung einführen wollte, hat das Böse immer versucht das Lamm zu töten; aber die Wissenschaft ist in der Lage, diese Lüge, das Böse genannt, zu zerstören. Das zwölfte Kapitel der Apokalypse symbolisiert die göttliche Methode der Kriegführung in der Wissenschaft und die herrlichen Ergebnisse dieser Kriegführung. Die darauffolgenden Kapitel schildern die verhängnisvollen Wirkungen des Versuchs, dem Irrtum mit Irrtum entgegenzutreten. Die Darstellung folgt der in der Genesis verwendeten Reihenfolge. In der Genesis wird zuerst die wahre Methode der Schöpfung dargelegt und dann die falsche. Hier zeigt der Offenbarer ebenfalls zuerst die wahre Kriegführung und dann die falsche.

Kriegführung mit dem Irrtum

Offenbarung 12:10–12. Und ich hörte eine laute Stimme, die sagte im Himmel: „Nun sind das Heil und die Kraft und das Reich unseres Gottes gekommen und die Macht Seines Christus, weil der Verkläger unserer Brüder hinabgeworfen ist, der sie Tag und Nacht vor unserem Gott verklagte. Und sie haben ihn überwunden durch das Blut des Lammes und durch das Wort ihres Zeugnisses und haben ihr Leben nicht geliebt bis zum Tod. Darum freut euch, ihr Himmel und die ihr darin wohnt! Weh denen, die auf der Erde wohnen und auf dem Meer! Denn der Teufel ist zu euch hinabgekommen und hat einen großen Zorn und weiß, dass er wenig Zeit hat."

Für den Sieg über eine einzige Sünde sagen wir Dank und preisen den Herrn der Heerscharen. Was werden wir über den gewaltigen Sieg über alle Sünde sagen? Ein Gesang, der lauter und lieblicher ist, als er je zuvor zum hohen Himmel emporgestiegen ist, erhebt sich jetzt klarer und kommt dem großen Herzen Christi näher; denn der Verkläger ist nicht da, und LIEBE lässt ihre ursprüngliche und immerwährende Weise erklingen. Selbstverleugnung, durch die wir in unserem Kampf gegen Irrtum alles für WAHRHEIT oder Christus ablegen, ist eine Regel in der Christlichen Wissenschaft. Diese Regel erklärt

Der Lobgesang des Freudenfestes

interprets God as divine Principle, — as Life, represented by the Father; as Truth, represented by the Son; as Love, represented by the Mother. Every mortal at some period, here or hereafter, must grapple with and overcome the mortal belief in a power opposed to God.

The Scripture, "Thou hast been faithful over a few things, I will make thee ruler over many," is literally fulfilled, when we are conscious of the supremacy of Truth, by which the nothingness of error is seen; and we know that the nothingness of error is in proportion to its wickedness. He that touches the hem of Christ's robe and masters his mortal beliefs, animality, and hate, rejoices in the proof of healing, — in a sweet and certain sense that God is Love. Alas for those who break faith with divine Science and fail to strangle the serpent of sin as well as of sickness! They are dwellers still in the deep darkness of belief. They are in the surging sea of error, not struggling to lift their heads above the drowning wave. *The robe of Science*

What must the end be? They must eventually expiate their sin through suffering. The sin, which one has made his bosom companion, comes back to him at last with accelerated force, for the devil knoweth his time is short. Here the Scriptures declare that evil is temporal, not eternal. The dragon is at last stung to death by his own malice; but how many periods of torture it may take to remove all sin, must depend upon sin's obduracy. *Expiation by suffering*

Revelation xii. 13. And when the dragon saw that he was cast unto the earth, he persecuted the woman which brought forth the man child.

GOTT klar als göttliches PRINZIP — als LEBEN, dargestellt durch den Vater; als WAHRHEIT, dargestellt durch den Sohn; als LIEBE, dargestellt durch die Mutter. Irgendwann einmal, hier oder hiernach, muss sich jeder Sterbliche mit dem sterblichen Glauben an eine GOTT entgegengesetzte Macht auseinandersetzen und ihn überwinden.

Die Bibelstelle „Du bist über wenigem treu gewesen, ich will dich über viel setzen" ist buchstäblich erfüllt, wenn wir uns der Souveränität der WAHRHEIT bewusst sind, durch die das Nichts des Irrtums erkannt wird; und wir wissen, dass dieses Nichts des Irrtums im Verhältnis zu seiner Bosheit steht. Wer den Saum des Gewandes Christi berührt und seine sterblichen Auffassungen, seine tierische Natur und den Hass besiegt, der erfreut sich am Beweis des Heilens — an einem lieblichen und sicheren Empfinden, dass GOTT LIEBE ist. Wie bedauernswert sind doch jene, die der göttlichen Wissenschaft die Treue brechen und es versäumen, die Schlange der Sünde wie auch der Krankheit zu erwürgen! Sie verharren noch immer im tiefen Dunkel der Vorstellung. Sie befinden sich im brandenden Meer des Irrtums und machen keine Anstrengungen, ihre Köpfe über die Welle zu erheben, die sie überflutet.

Das Gewand der Wissenschaft

Wohin führt das? Sie müssen ihre Sünde schließlich durch Leiden büßen. Die Sünde, die man sich zum Busenfreund gemacht hat, kommt am Ende mit verstärkter Kraft zu einem selbst zurück, denn der Teufel weiß, dass er wenig Zeit hat. Hier erklärt die Heilige Schrift, dass das Böse zeitlich ist, nicht ewig. Durch seine eigene Bosheit wird der Drache schließlich tödlich getroffen; aber wie viele Phasen der Qual nötig sein werden, um alle Sünde zu beseitigen, wird von der Verhärtung der Sünde abhängen.

Büßen durch Leiden

Offenbarung 12:13. Und als der Drache sah, dass er auf die Erde geworfen war, verfolgte er die Frau, die den Jungen geboren hatte.

The march of mind and of honest investigation will bring the hour when the people will chain, with fetters of some sort, the growing occultism of this period. **Apathy to occultism** The present apathy as to the tendency of certain active yet unseen mental agencies will finally be shocked into another extreme mortal mood, — into human indignation; for one extreme follows another.

Revelation xii. 15, 16. *And the serpent cast out of his mouth water as a flood, after the woman, that he might cause her to be carried away of the flood. And the earth helped the woman, and the earth opened her mouth, and swallowed up the flood which the dragon cast out of his mouth.*

Millions of unprejudiced minds — simple seekers for Truth, weary wanderers, athirst in the desert — are waiting and watching for rest and drink. Give them a cup of cold water in Christ's name, **Receptive hearts** and never fear the consequences. What if the old dragon should send forth a new flood to drown the Christ-idea? He can neither drown your voice with its roar, nor again sink the world into the deep waters of chaos and old night. In this age the earth will help the woman; the spiritual idea will be understood. Those ready for the blessing you impart will give thanks. The waters will be pacified, and Christ will command the wave.

When God heals the sick or the sinning, they should know the great benefit which Mind has wrought. They should also know the great delusion of mortal mind, when it makes them sick or sinful. **Hidden ways of iniquity** Many are willing to open the eyes of the people to the power of good resident in divine Mind, but they are

Der Fortschritt des Denkens und der ehrlichen Forschung wird die Stunde herbeiführen, in der die Menschen den wachsenden Okkultismus unserer Zeit in Ketten irgendwelcher Art legen werden. Die gegenwärtige Apathie gegenüber der Tendenz gewisser tätiger, aber unsichtbarer mentaler Kräfte wird schließlich aufgeschreckt und in ein anderes Extrem sterblicher seelischer Verfassung hineingetrieben werden — in menschliche Empörung, denn ein Extrem folgt dem anderen.

<small>Apathie gegenüber Okkultismus</small>

Offenbarung 12:15, 16. Und die Schlange schoss der Frau aus ihrem Maul Wasser nach wie einen Strom, um sie zu ersäufen. Aber die Erde half der Frau, und die Erde tat ihren Mund auf und verschlang den Strom, den der Drache aus seinem Maul schoss.

Millionen vorurteilsfreier Gemüter — schlichte Sucher nach WAHRHEIT, müde Wanderer, durstend in der Wüste — warten und halten Ausschau nach Ruhe und Erquickung. Gib ihnen einen Becher mit kaltem Wasser in Christi Namen und fürchte niemals die Folgen. Und was ist, wenn der alte Drache eine neue Flut ausstoßen sollte, um die Christus-Idee zu ertränken? Er kann weder deine Stimme mit seinem Brüllen übertönen noch die Welt wieder in den tiefen Wassern des Chaos und der alten Nacht versenken. Heute wird die Erde der Frau helfen; die geistige Idee wird verstanden werden. Diejenigen, die bereit sind für den Segen, den du mitteilst, werden Dank sagen. Die Wasser werden sich legen, und Christus wird den Wogen gebieten.

<small>Empfängliche Herzen</small>

Wenn GOTT die Kranken oder die Sündigen heilt, sollten sie den großen Segen erkennen, den GEMÜT bewirkt hat. Sie sollten auch die große Täuschung des sterblichen Gemüts erkennen, wenn es sie krank oder sündig macht. Viele sind willig, den Menschen die Augen zu öffnen für die Macht des Guten, das dem göttlichen GEMÜT innewohnt, aber sie sind

<small>Schleichwege der Schlechtigkeit</small>

not so willing to point out the evil in human thought, and expose evil's hidden mental ways of accomplishing iniquity.

Why this backwardness, since exposure is necessary to ensure the avoidance of the evil? Because people like you better when you tell them their virtues than when you tell them their vices. It requires the spirit of our blessed Master to tell a man his faults, and so risk human displeasure for the sake of doing right and benefiting our race. Who is telling mankind of the foe in ambush? Is the informer one who sees the foe? If so, listen and be wise. Escape from evil, and designate those as unfaithful stewards who have seen the danger and yet have given no warning.

Christly warning

At all times and under all circumstances, overcome evil with good. Know thyself, and God will supply the wisdom and the occasion for a victory over evil. Clad in the panoply of Love, human hatred cannot reach you. The cement of a higher humanity will unite all interests in the one divinity.

The armor of divinity

Through trope and metaphor, the Revelator, immortal scribe of Spirit and of a true idealism, furnishes the mirror in which mortals may see their own image. In significant figures he depicts the thoughts which he beholds in mortal mind. Thus he rebukes the conceit of sin, and foreshadows its doom. With his spiritual strength, he has opened wide the gates of glory, and illumined the night of paganism with the sublime grandeur of divine Science, outshining sin, sorcery, lust, and hypocrisy. He takes away mitre and sceptre. He enthrones pure and undefiled religion, and lifts on

Pure religion enthroned

nicht so willig, auf das Böse im menschlichen Denken hinzuweisen und die mentalen Schleichwege des Bösen aufzudecken, auf denen es Schlechtigkeiten begeht.

Warum dieses Widerstreben, wenn es doch notwendig ist das Böse bloßzustellen, um sicherzugehen, dass es vermieden wird? Weil du bei den Leuten beliebter bist, wenn du ihre Tugenden aufzählst, als wenn du sie auf ihre Laster aufmerksam machst. Es erfordert den Geist unseres gesegneten Meisters, um einen Menschen auf seine Fehler aufmerksam zu machen und sich so dem menschlichen Missfallen auszusetzen, weil man recht handeln und der Menschheit nützen will. Wer berichtet der Menschheit von dem Feind im Hinterhalt? Sieht derjenige, der davon berichtet, den Feind? Wenn ja, dann höre und sei weise. Entfliehe dem Bösen und bezeichne diejenigen als ungetreue Haushalter, die die Gefahr gesehen und doch nicht vor ihr gewarnt haben.

Christliche Warnung

Zu allen Zeiten und unter allen Umständen überwinde Böses mit Gutem. Erkenne dich selbst, und GOTT wird dir die Weisheit und die Gelegenheit zu einem Sieg über das Böse geben. Bist du mit der Rüstung der LIEBE angetan, kann menschlicher Hass dich nicht erreichen. Der Zement einer höheren Menschlichkeit wird alle Interessen in der *einen* Göttlichkeit vereinen.

Die Rüstung der Göttlichkeit

Durch Bilder und Gleichnisse versieht der Offenbarer, der unsterbliche Schreiber des GEISTES und eines wahren Idealismus, die Sterblichen mit dem Spiegel, in dem sie ihr eigenes Bild sehen können. In bedeutsamen Bildern schildert er die Gedanken, die er im sterblichen Gemüt erblickt. So weist er die Selbstgefälligkeit der Sünde zurecht und sagt ihren Untergang voraus. Mit seiner geistigen Stärke hat er die Tore der Herrlichkeit weit geöffnet und die Nacht des Heidentums mit der erhabenen Größe der göttlichen Wissenschaft erleuchtet, die Sünde, Zauberei, Begierde und Heuchelei überstrahlt. Er nimmt Mitra und Zepter hinweg. Er hebt die reine und unbefleckte Religion

Reine Religion auf den Thron erhoben

high only those who have washed their robes white in obedience and suffering.

Thus we see, in both the first and last books of the Bible, — in Genesis and in the Apocalypse, — that sin is to be Christianly and scientifically reduced to its native nothingness. "Love one another" (I John, iii. 23), is the most simple and profound counsel of the inspired writer. In Science we are children of God; but whatever is of material sense, or mortal, belongs not to His children, for materiality is the inverted image of spirituality.

Native nothingness of sin

Love fulfils the law of Christian Science, and nothing short of this divine Principle, understood and demonstrated, can ever furnish the vision of the Apocalypse, open the seven seals of error with Truth, or uncover the myriad illusions of sin, sickness, and death. Under the supremacy of Spirit, it will be seen and acknowledged that matter must disappear.

Fulfilment of the Law

In Revelation xxi. 1 we read: —

And I saw a new heaven and a new earth: for the first heaven and the first earth were passed away; and there was no more sea.

The Revelator had not yet passed the transitional stage in human experience called death, but he already saw a new heaven and a new earth. Through what sense came this vision to St. John? Not through the material visual organs for seeing, for optics are inadequate to take in so wonderful a scene. Were this new heaven and new earth terrestrial or celestial, mate-

Man's present possibilities

auf den Thron und erhöht nur diejenigen, die in Gehorsam und
Leiden ihre Kleider weiß gewaschen haben.

So sehen wir sowohl im ersten als auch im letzten Buch der
Bibel — in der Genesis und in der Apokalypse —, dass die Sünde
christlich und wissenschaftlich auf ihr natürliches
Nichts zurückgeführt werden muss. Der ganz einfache und grundlegende Rat des inspirierten Schreibers lautet, dass wir „einander lieben" (1. Johannes 3:23). In der Wissenschaft sind wir die Kinder GOTTES; aber was immer vom materiellen Sinn stammt oder sterblich ist, gehört nicht zu Seinen Kindern, denn die Materialität ist das umgekehrte Bild der Geistigkeit.

Natürliches Nichts der Sünde

LIEBE erfüllt das Gesetz der Christlichen Wissenschaft, und nichts Geringeres als dieses göttliche PRINZIP kann, wenn es verstanden und demonstriert wird, jemals die Vision der Apokalypse vermitteln, die sieben Siegel des Irrtums mit WAHRHEIT öffnen oder die unzählbaren Illusionen von Sünde, Krankheit und Tod aufdecken. Unter der Oberherrschaft des GEISTES wird man erkennen und bestätigen, dass die Materie verschwinden muss.

Erfüllung des Gesetzes

In der Offenbarung (21:1) lesen wir:

Und ich sah einen neuen Himmel und eine neue Erde; denn der erste Himmel und die erste Erde sind vergangen, und das Meer ist nicht mehr.

Der Offenbarer hatte die Übergangsstufe der menschlichen Erfahrung, die Tod genannt wird, noch nicht überschritten, aber er sah schon einen neuen Himmel und eine neue Erde. Durch welchen Sinn empfing Johannes diese Vision? Nicht durch die materiellen Sehorgane, denn Augen reichen nicht aus, um eine so wundervolle Szene aufzunehmen. Waren dieser neue Himmel und diese neue Erde irdisch oder

Gegenwärtige Möglichkeiten des Menschen

rial or spiritual? They could not be the former, for the human sense of space is unable to grasp such a view.

The Revelator was on our plane of existence, while yet beholding what the eye cannot see, — that which is invisible to the uninspired thought. This testimony of Holy Writ sustains the fact in Science, that the heavens and earth to one human consciousness, that consciousness which God bestows, are spiritual, while to another, the unillumined human mind, the vision is material. This shows unmistakably that what the human mind terms matter and spirit indicates states and stages of consciousness.

Accompanying this scientific consciousness was another revelation, even the declaration from heaven, supreme harmony, that God, the divine Principle of harmony, is ever with men, and they are His people. Thus man was no longer regarded as a miserable sinner, but as the blessed child of God. Why? Because St. John's corporeal sense of the heavens and earth had vanished, and in place of this false sense was the spiritual sense, the subjective state by which he could see the new heaven and new earth, which involve the spiritual idea and consciousness of reality. This is Scriptural authority for concluding that such a recognition of being is, and has been, possible to men in this present state of existence, — that we can become conscious, here and now, of a cessation of death, sorrow, and pain. This is indeed a foretaste of absolute Christian Science. Take heart, dear sufferer, for this reality of being will surely appear sometime and in some way. There will be no more pain, and all tears will be wiped away. When you read this, remember Jesus' words, "The kingdom of

Nearness of Deity

himmlisch, materiell oder geistig? Ersteres konnten sie nicht sein, denn die menschliche Vorstellung von Raum kann einen solchen Anblick nicht erfassen. Der Offenbarer befand sich auf unserer Daseinsebene, während er doch schon erblickte, was das Auge nicht sehen kann — was für das uninspirierte Denken unsichtbar ist. Dieses Zeugnis der Heiligen Schrift stützt die Tatsache in der Wissenschaft, dass Himmel und Erde für das eine menschliche Bewusstsein, für das Bewusstsein, das GOTT verleiht, geistig sind, während für ein anderes, das unerleuchtete menschliche Gemüt, die Vision materiell ist. Das zeigt unmissverständlich, dass das, was das menschliche Gemüt Materie und Geist nennt, Zustände und Stufen des Bewusstseins anzeigt.

Dieses wissenschaftliche Bewusstsein ging mit einer anderen Offenbarung einher, nämlich der Verkündigung vom Himmel, der über allem erhabenen Harmonie, dass GOTT, das gött- *Nähe der* liche PRINZIP der Harmonie, immer bei den Menschen *Gottheit* ist und dass sie Sein Volk sind. Dadurch wurde der Mensch nicht länger als elender Sünder angesehen, sondern als das gesegnete Kind GOTTES. Warum? Weil Johannes' körperlicher Begriff von Himmel und Erde vergangen und an die Stelle dieses falschen Begriffs der geistige Begriff getreten war, der subjektive Zustand, durch den er den neuen Himmel und die neue Erde sehen konnte, die die geistige Idee und das Bewusstsein der Wirklichkeit einschließen. Das ist die biblische Vollmacht für die Schlussfolgerung, dass für die Menschen eine solche Erkenntnis des Seins in diesem gegenwärtigen Daseinszustand möglich ist und war — dass wir uns hier und jetzt dessen bewusst werden können, dass Tod, Leid und Schmerz aufhören. Das ist tatsächlich ein Vorgeschmack auf die absolute Christliche Wissenschaft. Fasst Mut, liebe Leidenden, denn diese Wirklichkeit des Seins wird mit Sicherheit irgendwann und auf irgendeine Weise erscheinen. Es wird keinen Schmerz mehr geben und alle Tränen werden abgewischt. Wenn ihr das lest, denkt an Jesu Worte: „Das

God is within you." This spiritual consciousness is therefore a present possibility.

The Revelator also takes in another view, adapted to console the weary pilgrim, journeying "uphill all the way."

He writes, in Revelation xxi. 9: —

And there came unto me one of the seven angels which had the seven vials full of the seven last plagues, and talked with me, saying, Come hither, I will show thee the bride, the Lamb's wife.

This ministry of Truth, this message from divine Love, carried John away in spirit. It exalted him till he became conscious of the spiritual facts of being and the "New Jerusalem, coming down from God, out of heaven," — the spiritual outpouring of bliss and glory, which he describes as the city which "lieth foursquare." The beauty of this text is, that the sum total of human misery, represented by the seven angelic vials full of seven plagues, has full compensation in the law of Love. Note this, — that the very message, or swift-winged thought, which poured forth hatred and torment, brought also the experience which at last lifted the seer to behold the great city, the four equal sides of which were heaven-bestowed and heaven-bestowing.

Vials of wrath and consolation

Think of this, dear reader, for it will lift the sackcloth from your eyes, and you will behold the soft-winged dove descending upon you. The very circumstance, which your suffering sense deems wrathful and afflictive, Love can make an angel entertained unawares. Then thought gently whispers:

Spiritual wedlock

Reich Gottes ist inwendig in euch." Dieses geistige Bewusstsein ist deshalb eine gegenwärtige Möglichkeit.

Der Offenbarer nimmt noch einen anderen Anblick in sich auf, der geeignet ist, den müden Pilger zu trösten, dessen „ganzer Weg bergauf führt".

In der Offenbarung 21:9 schreibt er:

> Und es kam einer von den sieben Engeln zu mir, die die sieben Schalen voll der letzten sieben Plagen hatten, und redete mit mir: „Komm, ich will dir die Braut zeigen, die Frau des Lammes."

Dieses Wirken der WAHRHEIT, diese Botschaft von der göttlichen LIEBE, entrückte Johannes im Geist. Sie erhob ihn, bis ihm die geistigen Tatsachen des Seins und „das neue Jerusalem" bewusst wurden, das „von Gott aus dem Himmel [herabkommt]" — das geistige Ausströmen von Glückseligkeit und Herrlichkeit, das er als die Stadt beschreibt, die „viereckig angelegt" ist. Die Schönheit dieses Textes liegt darin, dass die Gesamtsumme allen menschlichen Elends, die durch die sieben Schalen der Engel, voll der sieben Plagen, dargestellt ist, durch das Gesetz der LIEBE voll aufgewogen wird. Beachte, dass gerade diese Botschaft oder dieser beschwingte Gedanke, der Hass und Qual ausgoss, auch die Erfahrung mit sich brachte, die den Seher schließlich so erhob, dass er die große Stadt erblickte, deren vier gleiche Seiten vom Himmel geschenkt waren und den Himmel schenken.

Schalen des Zorns und des Trostes

Denke daran, liebe Leserin, lieber Leser, denn es wird dir den Schleier des Kummers von den Augen nehmen, und du wirst die sanftbeschwingte Taube erblicken, die auf dich herabschwebt. Gerade den Umstand, den dein leidender Sinn für bedrohlich und schmerzlich hält, kann LIEBE in einen Engel verwandeln, den du ohne dein Wissen beherbergst. Dann flüstert

Geistige Vermählung

"Come hither! Arise from your false consciousness into the true sense of Love, and behold the Lamb's wife, — Love wedded to its own spiritual idea." Then cometh the marriage feast, for this revelation will destroy forever the physical plagues imposed by material sense.

This sacred city, described in the Apocalypse (xxi. 16) as one that "lieth foursquare" and cometh "down from God, out of heaven," represents the light and glory of divine Science. The builder and maker of this New Jerusalem is God, as we read in the book of Hebrews; and it is "a city which hath foundations." The description is metaphoric. Spiritual teaching must always be by symbols. Did not Jesus illustrate the truths he taught by the mustard-seed and the prodigal? Taken in its allegorical sense, the description of the city as foursquare has a profound meaning. The four sides of our city are the Word, Christ, Christianity, and divine Science; "and the gates of it shall not be shut at all by day: for there shall be no night there." This city is wholly spiritual, as its four sides indicate.

The city foursquare

As the Psalmist saith, "Beautiful for situation, the joy of the whole earth, is mount Zion, on the sides of the north, the city of the great King." It is indeed a city of the Spirit, fair, royal, and square. Northward, its gates open to the North Star, the Word, the polar magnet of Revelation; eastward, to the star seen by the Wisemen of the Orient, who followed it to the manger of Jesus; southward, to the genial tropics, with the Southern Cross in the skies, — the Cross of Calvary, which binds human society into solemn union; westward, to the grand realization

The royally divine gates

der Gedanke sanft: „Komm! Erhebe dich aus deinem falschen Bewusstsein zu dem wahren Begriff von LIEBE und sieh die Frau des Lammes — LIEBE, die mit ihrer eigenen geistigen Idee vermählt ist." Dann kommt das Hochzeitsfest, denn diese Offenbarung wird die physischen Plagen, die der materielle Sinn auferlegt, für immer zerstören.

Diese heilige Stadt, die in der Apokalypse (21:16) beschrieben wird als eine, die „viereckig angelegt" ist und „von Gott aus dem Himmel [herabkommt]", stellt das Licht und die Herrlichkeit der göttlichen Wissenschaft dar. Der Baumeister und Schöpfer dieses neuen Jerusalems ist GOTT, wie wir im Hebräerbrief lesen; und es ist „die Stadt, die einen festen Grund hat". Die Beschreibung ist bildlich. Geistiges Lehren muss immer durch Symbole geschehen. Hat Jesus nicht die Wahrheiten, die er lehrte, durch das Senfkorn und den verlorenen Sohn veranschaulicht? In ihrem allegorischen Sinn hat die Beschreibung der Stadt als viereckig eine tiefe Bedeutung. Die vier Seiten unserer Stadt sind das Wort GOTTES, der Christus, das Christentum und die göttliche Wissenschaft; und „ihre Tore werden nicht verschlossen bei Tag; denn Nacht wird es dort nicht geben". Diese Stadt ist völlig geistig, wie es ihre vier Seiten zeigen.

<small>Die Stadt mit vier Seiten</small>

Der Psalmist sagt: „Schön ragt der Berg Zion — die ganze Welt freut sich — im äußersten Norden empor, die Stadt des großen Königs." Sie ist in der Tat eine Stadt des GEISTES, lieblich, königlich und geradlinig. Gegen Norden öffnen sich ihre Tore dem Polarstern, dem Wort, dem polaren Magneten der Offenbarung; gegen Osten dem Stern, den die Weisen aus dem Morgenland sahen und dem sie bis zur Krippe Jesu folgten; gegen Süden den warmen Tropen mit dem Kreuz des Südens am Himmel — dem Kreuz von Golgatha, das die menschliche Gesellschaft zu einer feierlichen Einheit verbindet;

<small>Die königlich göttlichen Tore</small>

of the Golden Shore of Love and the Peaceful Sea of Harmony.

This heavenly city, lighted by the Sun of Righteousness, — this New Jerusalem, this infinite All, which to us seems hidden in the mist of remoteness, — reached St. John's vision while yet he tabernacled with mortals.

Revelation's pure zenith

In Revelation xxi. 22, further describing this holy city, the beloved Disciple writes: —

> And I saw no temple therein: for the Lord God Almighty and the Lamb are the temple of it.

There was no temple, — that is, no material structure in which to worship God, for He must be worshipped in spirit and in love. The word *temple* also means *body*. The Revelator was familiar with Jesus' use of this word, as when Jesus spoke of his material body as the temple to be temporarily rebuilt (John ii. 21). What further indication need we of the real man's incorporeality than this, that John saw heaven and earth with "no temple [body] therein"? This kingdom of God "is within you," — is within reach of man's consciousness here, and the spiritual idea reveals it. In divine Science, man possesses this recognition of harmony consciously in proportion to his understanding of God.

The shrine celestial

The term Lord, as used in our version of the Old Testament, is often synonymous with Jehovah, and expresses the Jewish concept, not yet elevated to deific apprehension through spiritual transfiguration. Yet the word gradually approaches a higher meaning. This human sense of Deity yields to the divine

Divine sense of Deity

gegen Westen der großartigen Vergegenwärtigung des Goldenen Gestades der LIEBE und dem Friedevollen Meer der Harmonie.

Diese himmlische Stadt, die von der Sonne der Gerechtigkeit erleuchtet wird — dieses neue Jerusalem, dieses unendliche All, das uns verborgen vorkommt im Nebel der Ferne —, erreichte die Vision des Johannes, während er noch bei den Sterblichen wohnte.

Der reine Zenit der Offenbarung

In der Offenbarung 21:22 beschreibt der geliebte Jünger diese heilige Stadt weiter:

> Ich sah keinen Tempel darin, denn der Herr, der allmächtige Gott, ist ihr Tempel, und das Lamm.

Es war kein Tempel da — das heißt, kein materieller Bau zur Anbetung GOTTES, denn Er muss im Geist und in der Liebe angebetet werden. Das Wort *Tempel* bedeutet auch *Körper*. Der Offenbarer war mit Jesu Verwendung dieses Wortes vertraut, als dieser von seinem materiellen Körper als dem Tempel sprach, der zeitweilig wieder aufgebaut werden würde (Johannes 2:21). Welchen weiteren Hinweis auf die Unkörperlichkeit des wirklichen Menschen brauchen wir als diesen, dass Johannes den Himmel und die Erde sah und „keinen Tempel [Körper] darin"? Dieses Reich GOTTES ist „inwendig in euch" — es ist hier in Reichweite für das Bewusstsein des Menschen, und die geistige Idee offenbart es. In der göttlichen Wissenschaft besitzt der Mensch bewusst diese Erkenntnis der Harmonie im Verhältnis zu seinem Verständnis von GOTT.

Der himmlische Schrein

Der Ausdruck „Herr", wie er in unserer Übersetzung des Alten Testaments erscheint, ist oft gleichbedeutend mit Jahwe und bringt den jüdischen Begriff zum Ausdruck, der noch nicht durch Umwandlung ins Geistige zum Erfassen des Göttlichen aufgestiegen ist. Doch allmählich gewinnt das Wort eine höhere Bedeutung. Diese menschliche Auffassung von der Gottheit weicht der göttlichen Auffassung, so wie der

Göttliche Auffassung von der Gottheit

sense, even as the material sense of personality yields to the incorporeal sense of God and man as the infinite Principle and infinite idea, — as one Father with His universal family, held in the gospel of Love. The Lamb's wife presents the unity of male and female as no longer two wedded individuals, but as two individual natures in one; and this compounded spiritual individuality reflects God as Father-Mother, not as a corporeal being. In this divinely united spiritual consciousness, there is no impediment to eternal bliss, — to the perfectibility of God's creation.

The city of our God

This spiritual, holy habitation has no boundary nor limit, but its four cardinal points are: first, the Word of Life, Truth, and Love; second, the Christ, the spiritual idea of God; third, Christianity, which is the outcome of the divine Principle of the Christ-idea in Christian history; fourth, Christian Science, which to-day and forever interprets this great example and the great Exemplar. This city of our God has no need of sun or satellite, for Love is the light of it, and divine Mind is its own interpreter. All who are saved must walk in this light. Mighty potentates and dynasties will lay down their honors within the heavenly city. Its gates open towards light and glory both within and without, for all is good, and nothing can enter that city, which "defileth, ... or maketh a lie."

The writer's present feeble sense of Christian Science closes with St. John's Revelation as recorded by the great apostle, for his vision is the acme of this Science as the Bible reveals it.

In the following Psalm one word shows, though faintly,

materielle Persönlichkeitsbegriff der unkörperlichen Auffassung von GOTT und Mensch als dem unendlichen PRINZIP und der unendlichen Idee weicht — als dem *einen* Vater mit Seiner universalen Familie, im Evangelium der LIEBE geborgen. Die Frau des Lammes stellt die Einheit des Männlichen und Weiblichen dar, nicht mehr als zwei vermählte Individuen, sondern als zwei individuelle Naturen in einer; und diese zusammengesetzte geistige Individualität spiegelt GOTT als Vater-Mutter wider, nicht als körperliches Wesen. In diesem göttlich vereinten geistigen Bewusstsein gibt es keine Einschränkung für die ewige Glückseligkeit — für die Vervollkommnungsfähigkeit der Schöpfung GOTTES.

Diese geistige, heilige Wohnung hat weder Grenze noch Begrenzung, aber ihre vier Kardinalpunkte sind: erstens, das Wort des LEBENS, der WAHRHEIT und der LIEBE; zweitens, der Christus, die geistige Idee GOTTES; drittens, das Christentum, das aus dem göttlichen PRINZIP der Christus-Idee in der christlichen Geschichte hervorgeht; viertens, die Christliche Wissenschaft, die heute und für immer dieses große Beispiel und den großen Beispielgeber erklärt. Diese Stadt unseres GOTTES braucht weder Sonne noch Mond, denn LIEBE ist ihr Licht und das göttliche GEMÜT interpretiert sich selbst. Alle, die erlöst sind, müssen in diesem Licht wandeln. Mächtige Herrscher und Dynastien werden ihre Ehren in der himmlischen Stadt niederlegen. Ihre Tore öffnen sich dem Licht und der Herrlichkeit von innen und von außen, denn alles ist gut, und nichts „Unreines oder wer ... Lüge ausübt" kann in diese Stadt hineinkommen.

Die Stadt unseres GOTTES

Das gegenwärtige geringe Verständnis der Autorin von der Christlichen Wissenschaft schließt mit der Offenbarung des Johannes, so wie sie der große Apostel aufgezeichnet hat, denn seine Vision ist der Gipfel dieser Wissenschaft, wie die Bibel sie offenbart.

In dem folgenden Psalm zeigt *ein* Wort, wenn auch nur schwach,

the light which Christian Science throws on the Scriptures by substituting for the corporeal sense, the incorporeal or spiritual sense of Deity: —

Psalm XXIII

[DIVINE LOVE] is my shepherd; I shall not want.
[LOVE] maketh me to lie down in green pastures: [LOVE] leadeth me beside the still waters.
[LOVE] restoreth my soul [spiritual sense]: [LOVE] leadeth me in the paths of righteousness for His name's sake.

Yea, though I walk through the valley of the shadow of death, I will fear no evil: for [LOVE] is with me; [LOVE'S] rod and [LOVE'S] staff they comfort me.

[LOVE] prepareth a table before me in the presence of mine enemies: [LOVE] anointeth my head with oil; my cup runneth over.

Surely goodness and mercy shall follow me all the days of my life; and I will dwell in the house [the consciousness] of [LOVE] for ever.

das Licht, das die Christliche Wissenschaft auf die Heilige Schrift wirft, indem sie für die körperliche Auffassung die unkörperliche oder geistige Auffassung von der Gottheit einsetzt:

Psalm 23

[Die göttliche Liebe] ist mein Hirte; mir wird nichts mangeln.

[Liebe] weidet mich auf einer grünen Aue und [Liebe] führt mich zum frischen Wasser.

[Liebe] erquickt meine Seele [meinen geistigen Sinn]; [Liebe] führt mich auf rechter Straße wegen Seines Namens.

Und wenn ich auch im finsteren Tal wandere, fürchte ich kein Unglück; denn [Liebe] ist bei mir, [der Liebe] Stecken und [der Liebe] Stab trösten mich.

[Liebe] bereitet vor mir einen Tisch im Angesicht meiner Feinde. [Liebe] salbt mein Haupt mit Öl und schenkt mir übervoll ein.

Gutes und Barmherzigkeit werden mir mein Leben lang folgen, und ich werde immerdar im Haus des Herrn [dem Bewusstsein der Liebe] bleiben.

Chapter 17

Glossary

*These things saith He that is holy,
He that is true,
He that hath the key of David,
He that openeth, and no man shutteth;
and shutteth, and no man openeth;
I know thy works:
behold, I have set before thee an open door,
and no man can shut it.* — REVELATION.

In Christian Science we learn that the substitution of the spiritual for the material definition of a Scriptural word often elucidates the meaning of the inspired writer. On this account this chapter is added. It contains the metaphysical interpretation of Bible terms, giving their spiritual sense, which is also their original meaning.

ABEL. Watchfulness; self-offering; surrendering to the creator the early fruits of experience.

ABRAHAM. Fidelity; faith in the divine Life and in the eternal Principle of being.

This patriarch illustrated the purpose of Love to create trust in good, and showed the life-preserving power of spiritual understanding.

ADAM. Error; a falsity; the belief in "original sin," sickness, and death; evil; the opposite of good, — of God and His creation; a curse; a belief in intelligent matter,

Kapitel 17

Glossar*

> *So sagt der Heilige, der Wahrhaftige,*
> *der den Schlüssel Davids hat,*
> *der aufschließt, und niemand schließt zu,*
> *der zuschließt, und niemand schließt auf:*
> *Ich kenne deine Werke.*
> *Sieh, ich habe vor dir eine offene Tür gegeben,*
> *und niemand kann sie zuschließen.* — OFFENBARUNG.

In der Christlichen Wissenschaft erfahren wir, dass die Absicht eines inspirierten Schreibers oft klar wird, wenn die materielle Definition eines Bibelwortes durch die geistige ersetzt wird. Deshalb ist dieses Kapitel angefügt. Es enthält die metaphysische Interpretation biblischer Ausdrücke und gibt so deren geistigen Sinn wieder, der auch ihre ursprüngliche Bedeutung ist.

ABEL. Wachsamkeit; Selbst-Opfer; dem Schöpfer die ersten Früchte der Erfahrung darbringen.

ABRAHAM. Treue; Glaube an das göttliche LEBEN und an das ewige PRINZIP des Seins.

Dieser Patriarch veranschaulichte die Absicht der LIEBE, Vertrauen auf das Gute zu schaffen, und zeigte die lebenserhaltende Macht geistigen Verständnisses.

ADAM. Irrtum; eine Unwahrheit; der Glaube an „Erbsünde", Krankheit und Tod; das Böse; das Gegenteil vom Guten — von GOTT und Seiner Schöpfung; ein Fluch; ein Glaube an intelligente

---

* Ein alphabetisches Verzeichnis der deutschen Ausdrücke im Glossar finden Sie auf Seite 697.

finiteness, and mortality; "dust to dust;" red sandstone; nothingness; the first god of mythology; not God's man, who represents the one God and is His own image and likeness; the opposite of Spirit and His creations; that which is not the image and likeness of good, but a material belief, opposed to the one Mind, or Spirit; a so-called finite mind, producing other minds, thus making "gods many and lords many" (I Corinthians viii. 5); a product of nothing as the mimicry of something; an unreality as opposed to the great reality of spiritual existence and creation; a so-called man, whose origin, substance, and mind are found to be the antipode of God, or Spirit; an inverted image of Spirit; the image and likeness of what God has not created, namely, matter, sin, sickness, and death; the opposer of Truth, termed error; Life's counterfeit, which ultimates in death; the opposite of Love, called hate; the usurper of Spirit's creation, called self-creative matter; immortality's opposite, mortality; that of which wisdom saith, "Thou shalt surely die."

The name Adam represents the false supposition that Life is not eternal, but has beginning and end; that the infinite enters the finite, that intelligence passes into nonintelligence, and that Soul dwells in material sense; that immortal Mind results in matter, and matter in mortal mind; that the one God and creator entered what He created, and then disappeared in the atheism of matter.

ADVERSARY. An adversary is one who opposes, denies, disputes, not one who constructs and sustains reality and Truth. Jesus said of the devil, "He was a murderer from the beginning, ... he is a liar and the father of it."

Materie, Endlichkeit und Sterblichkeit; „Staub zu Staub"; roter Sandstein; Nichts; der erste Gott der Mythologie; nicht der Mensch GOTTES, der den *einen* GOTT darstellt und Sein eigenes Bild und Gleichnis ist; das Gegenteil von GEIST und Seinen Schöpfungen; das, was nicht das Bild und Gleichnis des Guten ist, sondern ein materieller Glaube, der dem *einen* GEMÜT oder GEIST entgegengesetzt ist; ein sogenanntes endliches Gemüt, das andere Gemüter hervorbringt und so „viele Götter und viele Herren" schafft (1. Korinther 8:5); ein Produkt des Nichts als Nachahmung von Etwas; eine Unwirklichkeit im Gegensatz zur großen Wirklichkeit der geistigen Existenz und Schöpfung; ein sogenannter Mensch, dessen Ursprung, Substanz und Gemüt sich als das Gegenteil von GOTT oder GEIST herausstellen; ein umgekehrtes Bild des GEISTES; das Bild und Gleichnis dessen, was GOTT nicht erschaffen hat, nämlich von Materie, Sünde, Krankheit und Tod; der Gegner der WAHRHEIT, Irrtum genannt; die Fälschung des LEBENS, die im Tod endet; das Gegenteil der LIEBE, Hass genannt; der Usurpator der Schöpfung des GEISTES, selbstschöpferische Materie genannt; das Gegenteil der Unsterblichkeit, die Sterblichkeit; das, von dem die Weisheit sagt: „[Du] wirst ... gewiss sterben."

Der Name Adam stellt die falsche Voraussetzung dar, dass LEBEN nicht ewig ist, sondern Anfang und Ende hat; dass das Unendliche in das Endliche eingeht, dass Intelligenz in Nicht-Intelligenz übergeht und dass SEELE im materiellen Sinn wohnt; dass unsterbliches GEMÜT Materie und Materie sterbliches Gemüt zur Folge hat; dass der *eine* GOTT und Schöpfer in das einging, was Er schuf, und dann im Atheismus der Materie verschwand.

WIDERSACHER. Ein Widersacher ist jemand, der sich widersetzt, der leugnet und bestreitet, nicht jemand, der die Wirklichkeit und WAHRHEIT errichtet und aufrechterhält. Jesus sagte vom Teufel: „Der ist ein Mörder von Anfang an ... ; denn er ist ein Lügner und

This view of Satan is confirmed by the name often conferred upon him in Scripture, the "adversary."

ALMIGHTY. All-power; infinity; omnipotence.

ANGELS. God's thoughts passing to man; spiritual intuitions, pure and perfect; the inspiration of goodness, purity, and immortality, counteracting all evil, sensuality, and mortality.

ARK. Safety; the idea, or reflection, of Truth, proved to be as immortal as its Principle; the understanding of Spirit, destroying belief in matter.

God and man coexistent and eternal; Science showing that the spiritual realities of all things are created by Him and exist forever. The ark indicates temptation overcome and followed by exaltation.

ASHER (Jacob's son). Hope and faith; spiritual compensation; the ills of the flesh rebuked.

BABEL. Self-destroying error; a kingdom divided against itself, which cannot stand; material knowledge.

The higher false knowledge builds on the basis of evidence obtained from the five corporeal senses, the more confusion ensues, and the more certain is the downfall of its structure.

BAPTISM. Purification by Spirit; submergence in Spirit.

We are "willing rather to be absent from the body, and to be present with the Lord." (II Corinthians v. 8.)

der Vater derselben." Diese Anschauung über den Satan wird durch den Namen bestätigt, der ihm oft in der Heiligen Schrift gegeben wird: der „Widersacher".

Der Allmächtige. Alle Kraft; Unendlichkeit; Allmacht.

Engel. Gottes Gedanken, die zum Menschen kommen; geistige Intuitionen, rein und vollkommen; die Inspiration der Güte, Reinheit und Unsterblichkeit, die allem Bösen, aller Sinnlichkeit und aller Sterblichkeit entgegenwirkt.

Arche*. Geborgenheit; die Idee oder Widerspiegelung der Wahrheit, die sich als ebenso unsterblich erwiesen hat wie ihr Prinzip; das Verständnis des Geistes, das den Glauben an Materie zerstört.

Gott und Mensch zugleichbestehend und ewig; die Wissenschaft, die zeigt, dass die geistigen Wirklichkeiten aller Dinge von Ihm erschaffen sind und für immer existieren. Die Arche deutet auf überwundene Versuchung hin, auf die Erhebung folgt.

Asser (Jakobs Sohn). Hoffnung und Glaube; geistiger Ausgleich; die Übel des Fleisches zurechtgewiesen.

Babel. Sich selbst zerstörender Irrtum; ein Reich, das mit sich selbst uneins ist, das nicht bestehen kann; materielles Wissen.

Je höher das falsche Wissen auf der Grundlage des Augenscheins baut, den es von den fünf körperlichen Sinnen erlangt hat, desto mehr Verwirrung folgt daraus und desto gewisser ist der Einsturz seines Baus.

Taufe. Reinigung durch Geist; Untertauchen im Geist.

Wir „haben umso mehr Lust, aus dem Leib auszuziehen und daheim zu sein beim Herrn". (2. Korinther 5:8.)

---

* Das englische Wort *ark* (Arche) wird auch benutzt, um die „Lade des Bundes des Herrn" zu bezeichnen.

BELIEVING. Firmness and constancy; not a faltering nor a blind faith, but the perception of spiritual Truth. Mortal thoughts, illusion.

BENJAMIN (Jacob's son). A physical belief as to life, substance, and mind; human knowledge, or so-called mortal mind, devoted to matter; pride; envy; fame; illusion; a false belief; error masquerading as the possessor of life, strength, animation, and power to act.

    Renewal of affections; self-offering; an improved state of mortal mind; the introduction of a more spiritual origin; a gleam of the infinite idea of the infinite Principle; a spiritual type; that which comforts, consoles, and supports.

BRIDE. Purity and innocence, conceiving man in the idea of God; a sense of Soul, which has spiritual bliss and enjoys but cannot suffer.

BRIDEGROOM. Spiritual understanding; the pure consciousness that God, the divine Principle, creates man as His own spiritual idea, and that God is the only creative power.

BURIAL. Corporeality and physical sense put out of sight and hearing; annihilation. Submergence in Spirit; immortality brought to light.

CANAAN (the son of Ham). A sensuous belief; the testimony of what is termed material sense; the error which would make man mortal and would make mortal mind a slave to the body.

CHILDREN. The spiritual thoughts and representatives of Life, Truth, and Love.

GLAUBEN. Festigkeit und Beständigkeit; weder ein schwankender noch ein blinder Glaube, sondern die Wahrnehmung geistiger WAHRHEIT. Sterbliche Gedanken, Illusion.

BENJAMIN (Jakobs Sohn). Eine physische Auffassung von Leben, Substanz und Gemüt; menschliches Wissen oder sogenanntes sterbliches Gemüt, das der Materie ergeben ist; Stolz; Neid; Ruhm; Illusion; ein falscher Glaube; Irrtum, der vorgibt, er besäße Leben, Stärke, Vitalität und Handlungskraft.

 Erneuerung der Herzensneigungen; Opfer des Selbst; ein verbesserter Zustand des sterblichen Gemüts; die Einführung eines geistigeren Ursprungs; ein Schimmer von der unendlichen Idee des unendlichen PRINZIPS; ein geistiger Typus; das, was ermutigt, tröstet und unterstützt.

BRAUT. Reinheit und Unschuld, die den Menschen als die Idee GOTTES empfängt; ein Sinn der SEELE, der geistige Seligkeit empfindet und sich freut, aber nicht leiden kann.

BRÄUTIGAM. Geistiges Verständnis; das reine Bewusstsein, dass GOTT, das göttliche PRINZIP, den Menschen als Seine eigene geistige Idee erschafft und dass GOTT die einzige schöpferische Kraft ist.

BEGRÄBNIS. Körperlichkeit und physischer Sinn, die dem Auge und Ohr entschwunden sind; Vernichtung. Untertauchen im GEIST; Unsterblichkeit ans Licht gebracht.

KANAAN (der Sohn Hams). Ein sinnengebundener Glaube; das Zeugnis dessen, was materieller Sinn genannt wird; Irrtum, der den Menschen sterblich und das sterbliche Gemüt zum Sklaven des Körpers machen möchte.

KINDER. Die geistigen Gedanken und Repräsentanten von LEBEN, WAHRHEIT und LIEBE.

Sensual and mortal beliefs; counterfeits of creation, whose better originals are God's thoughts, not in embryo, but in maturity; material suppositions of life, substance, and intelligence, opposed to the Science of being.

CHILDREN OF ISRAEL. The representatives of Soul, not corporeal sense; the offspring of Spirit, who, having wrestled with error, sin, and sense, are governed by divine Science; some of the ideas of God beheld as men, casting out error and healing the sick; Christ's offspring.

CHRIST. The divine manifestation of God, which comes to the flesh to destroy incarnate error.

CHURCH. The structure of Truth and Love; whatever rests upon and proceeds from divine Principle.

The Church is that institution, which affords proof of its utility and is found elevating the race, rousing the dormant understanding from material beliefs to the apprehension of spiritual ideas and the demonstration of divine Science, thereby casting out devils, or error, and healing the sick.

CREATOR. Spirit; Mind; intelligence; the animating divine Principle of all that is real and good; self-existent Life, Truth, and Love; that which is perfect and eternal; the opposite of matter and evil, which have no Principle; God, who made all that was made and could not create an atom or an element the opposite of Himself.

DAN (Jacob's son). Animal magnetism; so-called mortal mind controlling mortal mind; error, working out the designs of error; one belief preying upon another.

Sinnliche und sterbliche Vorstellungen; Fälschungen der Schöpfung, deren bessere Originale GOTTES Gedanken sind, nicht im Embryo, sondern in der Reife; materielle Voraussetzungen von Leben, Substanz und Intelligenz, die der Wissenschaft des Seins entgegengesetzt sind.

KINDER ISRAEL. Die Repräsentanten der SEELE, nicht des körperlichen Sinnes; die Kinder des GEISTES, die, nachdem sie mit Irrtum, Sünde und den Sinnen gerungen haben, von der göttlichen Wissenschaft regiert werden; einige der Ideen GOTTES, die als Menschen erkannt werden, die Irrtum austreiben und Kranke heilen; Christi Nachkommen.

CHRISTUS. Die göttliche Offenbarwerdung GOTTES, die zum Fleisch kommt, um den fleischgewordenen Irrtum zu zerstören.

KIRCHE*. Die Struktur der WAHRHEIT und der LIEBE; alles, was auf dem göttlichen PRINZIP beruht und von ihm ausgeht.
Die Kirche ist diejenige Institution, die den Beweis ihrer Nützlichkeit erbringt und die die Menschheit erhebt, das schlafende Verständnis aus materiellen Annahmen zum Erfassen geistiger Ideen und zur Demonstration der göttlichen Wissenschaft erweckt und dadurch Teufel oder Irrtum austreibt und die Kranken heilt.

SCHÖPFER. GEIST; GEMÜT; Intelligenz; das belebende göttliche PRINZIP alles dessen, was wirklich und gut ist; LEBEN, WAHRHEIT und LIEBE, durch sich selbst bestehend; das, was vollkommen und ewig ist; das Gegenteil von Materie und vom Bösen, die kein PRINZIP haben; GOTT, der alles gemacht hat, was gemacht ist, und nicht ein Atom oder ein Element erschaffen konnte, das das Gegenteil von Ihm ist.

DAN (Jakobs Sohn). Tierischer Magnetismus; sogenanntes sterbliches Gemüt, das sterbliches Gemüt beherrscht; Irrtum, der die Pläne des Irrtums ausführt; eine Meinung, die über eine andere herfällt.

* Die deutsche Bibel übersetzt mit „Gemeinde", wo die King-James-Bibel mit *church* (Kirche) übersetzt.

Day. The irradiance of Life; light, the spiritual idea of Truth and Love.

"And the evening and the morning were the first day." (Genesis i. 5.) The objects of time and sense disappear in the illumination of spiritual understanding, and Mind measures time according to the good that is unfolded. This unfolding is God's day, and "there shall be no night there."

Death. An illusion, the lie of life in matter; the unreal and untrue; the opposite of Life.

Matter has no life, hence it has no real existence. Mind is immortal. The flesh, warring against Spirit; that which frets itself free from one belief only to be fettered by another, until every belief of life where Life is not yields to eternal Life. Any material evidence of death is false, for it contradicts the spiritual facts of being.

Devil. Evil; a lie; error; neither corporeality nor mind; the opposite of Truth; a belief in sin, sickness, and death; animal magnetism or hypnotism; the lust of the flesh, which saith: "I am life and intelligence in matter. There is more than one mind, for I am mind, — a wicked mind, self-made or created by a tribal god and put into the opposite of mind, termed matter, thence to reproduce a mortal universe, including man, not after the image and likeness of Spirit, but after its own image."

Dove. A symbol of divine Science; purity and peace; hope and faith.

Dust. Nothingness; the absence of substance, life, or intelligence.

TAG. Der Strahlenglanz des LEBENS; Licht, die geistige Idee der WAHRHEIT und LIEBE.

„Da wurde aus Abend und Morgen der erste Tag." (1. Mose 1:5.) Die Dinge von Zeit und Sinn verschwinden in der Erleuchtung des geistigen Verständnisses, und GEMÜT misst die Zeit nach dem Guten, das sich entfaltet. Dieses Entfalten ist GOTTES Tag, und „es wird keine Nacht geben".

TOD. Eine Illusion, die Lüge vom Leben in Materie; das Unwirkliche und Unwahre; das Gegenteil von LEBEN.

Materie hat kein Leben, daher hat sie keine wirkliche Existenz. GEMÜT ist unsterblich. Das Fleisch, das gegen den GEIST streitet; das, was sich von einer Auffassung losreißt, nur um durch eine andere gefesselt zu werden, bis jede Auffassung von Leben, wo LEBEN nicht ist, dem ewigen LEBEN weicht. Jeder materielle Augenschein von Tod ist falsch, denn er widerspricht den geistigen Tatsachen des Seins.

TEUFEL. Das Böse; eine Lüge; Irrtum; weder Körperlichkeit noch Gemüt; das Gegenteil der WAHRHEIT; ein Glaube an Sünde, Krankheit und Tod; tierischer Magnetismus oder Hypnotismus; des Fleisches Lust, die sagt: „Ich bin Leben und Intelligenz in der Materie. Es gibt mehr als *ein* Gemüt, denn ich bin Gemüt — ein boshaftes Gemüt, selbst gemacht oder durch einen Stammesgott erschaffen und in das Gegenteil von Gemüt, Materie genannt, hineingetan, um dann ein sterbliches Universum, einschließlich des Menschen, nachzubilden, nicht nach dem Bild und Gleichnis des GEISTES, sondern nach seinem eigenen Bild."

TAUBE. Ein Symbol der göttlichen Wissenschaft; Reinheit und Friede; Hoffnung und Glaube.

STAUB. Nichts; die Abwesenheit von Substanz, Leben oder Intelligenz.

EARS. Not organs of the so-called corporeal senses, but spiritual understanding.

Jesus said, referring to spiritual perception, "Having ears, hear ye not?" (Mark viii. 18.)

EARTH. A sphere; a type of eternity and immortality, which are likewise without beginning or end.

To material sense, earth is matter; to spiritual sense, it is a compound idea.

ELIAS. Prophecy; spiritual evidence opposed to material sense; Christian Science, with which can be discerned the spiritual fact of whatever the material senses behold; the basis of immortality.

"Elias truly shall first come and restore all things." (Matthew xvii. 11.)

ERROR. See chapter on Recapitulation, page 472.

EUPHRATES (river). Divine Science encompassing the universe and man; the true idea of God; a type of the glory which is to come; metaphysics taking the place of physics; the reign of righteousness. The atmosphere of human belief before it accepts sin, sickness, or death; a state of mortal thought, the only error of which is limitation; finity; the opposite of infinity.

EVE. A beginning; mortality; that which does not last forever; a finite belief concerning life, substance, and intelligence in matter; error; the belief that the human race originated materially instead of spiritually, — that man started first from dust, second from a rib, and third from an egg.

OHREN. Nicht Organe der sogenannten körperlichen Sinne, sondern geistiges Verständnis.

Jesus bezog sich auf die geistige Wahrnehmung, als er sagte: „Ihr habt Ohren und hört nicht?" (Markus 8:18.)

ERDE. Eine Kugel; ein Symbol für Ewigkeit und Unsterblichkeit, die ebenfalls ohne Anfang oder Ende sind.

Für den materiellen Sinn ist die Erde Materie; für den geistigen Sinn ist sie eine zusammengesetzte Idee.

ELIA. Prophezeiung; geistiger Beweis, der dem materiellen Sinn entgegensteht; die Christliche Wissenschaft, durch die die geistige Tatsache von allem, was die materiellen Sinne sehen, erkannt werden kann; die Grundlage der Unsterblichkeit.

„Elia muss ja vorher kommen und alles wiederherstellen." (Matthäus 17:11.)

IRRTUM. Siehe Kapitel Zusammenfassung, S. 472.

EUPHRAT (Fluss). Die göttliche Wissenschaft, die das Universum und den Menschen umfasst; die wahre Idee GOTTES; ein Symbol für die Herrlichkeit, die kommen soll; die Metaphysik, die den Platz der Naturwissenschaft einnimmt; die Herrschaft der Gerechtigkeit. Die Atmosphäre des menschlichen Glaubens, bevor er Sünde, Krankheit oder Tod akzeptiert; ein Zustand des sterblichen Denkens, dessen einziger Irrtum Begrenzung ist; Endlichkeit; das Gegenteil von Unendlichkeit.

EVA. Ein Anfang; Sterblichkeit; das, was nicht ewig währt; ein endlicher Glaube, der sich auf Leben, Substanz und Intelligenz in der Materie bezieht; Irrtum; der Glaube, dass das Menschengeschlecht einen materiellen statt eines geistigen Ursprungs habe — dass der Mensch erstens aus Staub, zweitens aus einer Rippe und drittens aus einem Ei hervorgegangen sei.

EVENING. Mistiness of mortal thought; weariness of mortal mind; obscured views; peace and rest.

EYES. Spiritual discernment, — not material but mental.

Jesus said, thinking of the outward vision, "Having eyes, see ye not?" (Mark viii. 18.)

FAN. Separator of fable from fact; that which gives action to thought.

FATHER. Eternal Life; the one Mind; the divine Principle, commonly called God.

FEAR. Heat; inflammation; anxiety; ignorance; error; desire; caution.

FIRE. Fear; remorse; lust; hatred; destruction; affliction purifying and elevating man.

FIRMAMENT. Spiritual understanding; the scientific line of demarcation between Truth and error, between Spirit and so-called matter.

FLESH. An error of physical belief; a supposition that life, substance, and intelligence are in matter; an illusion; a belief that matter has sensation.

GAD (Jacob's son). Science; spiritual being understood; haste towards harmony.

GETHSEMANE. Patient woe; the human yielding to the divine; love meeting no response, but still remaining love.

ABEND. Verschwommenheit des sterblichen Denkens; Müdigkeit des sterblichen Gemüts; getrübte Ausblicke; Frieden und Ruhe.

AUGEN. Geistiges Erkennen — nicht materiell, sondern mental. Jesus sagte im Hinblick auf das äußere Sehen: „Ihr habt Augen und seht nicht?" (Markus 8:18.)

WORFSCHAUFEL. Das, was Erdichtetes von Tatsache trennt; das, was den Gedanken zur Tat werden lässt.

VATER. Ewiges LEBEN; das *eine* GEMÜT; das göttliche PRINZIP, allgemein GOTT genannt.

FURCHT. Hitze; Entzündung; Angst; Unwissenheit; Irrtum; Verlangen; Vorsicht.

FEUER. Furcht; Gewissensbisse; Begierde; Hass; Zerstörung; Leiden, das den Menschen reinigt und erhebt.

FIRMAMENT. Geistiges Verständnis; die wissenschaftliche Scheidelinie zwischen WAHRHEIT und Irrtum, zwischen GEIST und sogenannter Materie.

FLEISCH. Ein Irrtum der physischen Auffassung; die Annahme, dass Leben, Substanz und Intelligenz in der Materie seien; eine Illusion; ein Glaube, dass Materie Empfindung habe.

GAD (Jakobs Sohn). Wissenschaft; das geistige Sein verstanden; das Eilen zur Harmonie hin.

GETHSEMANE. Geduldiges Leiden; das Menschliche, das dem Göttlichen weicht; Liebe, die keine Erwiderung findet, aber doch Liebe bleibt.

GHOST. An illusion; a belief that mind is outlined and limited; a supposition that spirit is finite.

GIHON (river). The rights of woman acknowledged morally, civilly, and socially.

GOD. The great I AM; the all-knowing, all-seeing, all-acting, all-wise, all-loving, and eternal; Principle; Mind; Soul; Spirit; Life; Truth; Love; all substance; intelligence.

GODS. Mythology; a belief that life, substance, and intelligence are both mental and material; a supposition of sentient physicality; the belief that infinite Mind is in finite forms; the various theories that hold mind to be a material sense, existing in brain, nerve, matter; supposititious minds, or souls, going in and out of matter, erring and mortal; the serpents of error, which say, "Ye shall be as gods."

God is one God, infinite and perfect, and cannot become finite and imperfect.

GOOD. God; Spirit; omnipotence; omniscience; omnipresence; omni-action.

HAM (Noah's son). Corporeal belief; sensuality; slavery; tyranny.

HEART. Mortal feelings, motives, affections, joys, and sorrows.

HEAVEN. Harmony; the reign of Spirit; government by divine Principle; spirituality; bliss; the atmosphere of Soul.

GESPENST. Eine Illusion; ein Glaube, dass Gemüt umgrenzt und begrenzt sei; die Annahme, dass Geist endlich sei.

GIHON (Fluss). Die Rechte der Frau moralisch, bürgerlich und sozial anerkannt.

GOTT. Der große *Ich bin;* der All-Wissende, All-Sehende, All-Wirkende, All-Weise, All-Liebende und Ewige; PRINZIP; GEMÜT; SEELE; GEIST; LEBEN; WAHRHEIT; LIEBE; alle Substanz; Intelligenz.

GÖTTER. Mythologie; die Annahme, dass Leben, Substanz und Intelligenz sowohl mental wie materiell sind; die Annahme, dass es empfindende Körperlichkeit gibt; die Annahme, dass sich das unendliche GEMÜT in endlichen Formen befindet; die vielfältigen Theorien, die behaupten, dass Gemüt ein materieller Sinn ist, der in Gehirn, Nerven, Materie existiert; vermeintliche Gemüter oder Seelen, die in der Materie ein- und ausgehen, die irren und sterblich sind; die Schlangen des Irrtums, die sagen: „Ihr werdet sein wie Götter*."

GOTT ist *ein* GOTT, unendlich und vollkommen, und Er kann nicht endlich und unvollkommen werden.

DAS GUTE. GOTT; GEIST; Allmacht; Allwissenheit; Allgegenwart; alles Wirken.

HAM (Noahs Sohn). Körperliche Auffassung; Sinnlichkeit; Sklaverei; Tyrannei.

HERZ. Sterbliche Gefühle, Motive, Neigungen, Freuden und Leiden.

HIMMEL. Harmonie; die Herrschaft des GEISTES; Regierung durch das göttliche PRINZIP; Geistigkeit; Glückseligkeit; die Atmosphäre der SEELE.

* Nach der King-James-Bibel

HELL. Mortal belief; error; lust; remorse; hatred; revenge; sin; sickness; death; suffering and self-destruction; self-imposed agony; effects of sin; that which "worketh abomination or maketh a lie."

HIDDEKEL (river). Divine Science understood and acknowledged.

HOLY GHOST. Divine Science; the development of eternal Life, Truth, and Love.

I, or **EGO.** Divine Principle; Spirit; Soul; incorporeal, unerring, immortal, and eternal Mind.
   There is but one I, or Us, but one divine Principle, or Mind, governing all existence; man and woman unchanged forever in their individual characters, even as numbers which never blend with each other, though they are governed by one Principle. All the objects of God's creation reflect one Mind, and whatever reflects not this one Mind, is false and erroneous, even the belief that life, substance, and intelligence are both mental and material.

I AM. God; incorporeal and eternal Mind; divine Principle; the only Ego.

IN. A term obsolete in Science if used with reference to Spirit, or Deity.

INTELLIGENCE. Substance; self-existent and eternal Mind; that which is never unconscious nor limited.
   See chapter on Recapitulation, page 469.

HÖLLE. Sterbliche Vorstellung; Irrtum; Begierde; Gewissensbisse; Hass; Rache; Sünde; Krankheit; Tod; Leiden und Selbstzerstörung; selbst auferlegte Qual; die Wirkungen der Sünde; das, was „Gräuel und Lüge ausübt".

HIDDEKEL (Fluss). Die göttliche Wissenschaft verstanden und anerkannt.

HEILIGER GEIST. Göttliche Wissenschaft; die Entfaltung von ewigem LEBEN, ewiger WAHRHEIT und LIEBE.

ICH oder EGO. Göttliches PRINZIP; GEIST; SEELE; unkörperliches, unfehlbares, unsterbliches und ewiges GEMÜT.

Es gibt nur *ein* Ich oder Uns, nur *ein* göttliches PRINZIP oder GEMÜT, das alles Dasein regiert; Mann und Frau, die in ihren individuellen Charakteren immer unverändert bleiben, ebenso wie Zahlen, die sich niemals miteinander vermischen, obwohl sie von *einem* PRINZIP regiert werden. Alle Dinge in GOTTES Schöpfung spiegeln *ein* GEMÜT wider und alles, was dieses *eine* GEMÜT nicht widerspiegelt, ist falsch und irrig, nämlich der Glaube, dass Leben, Substanz und Intelligenz sowohl mental wie materiell seien.

ICH BIN. GOTT; unkörperliches und ewiges GEMÜT; göttliches PRINZIP; das einzige Ego.

IN. Ein Ausdruck, der in der Wissenschaft überholt ist, wenn er sich auf GEIST oder die Gottheit bezieht.

INTELLIGENZ. Substanz; durch sich selbst bestehendes und ewiges GEMÜT; das, was niemals unbewusst oder begrenzt ist.
Siehe Kapitel Zusammenfassung, S. 469.

ISSACHAR (Jacob's son). A corporeal belief; the offspring of error; envy; hatred; selfishness; self-will; lust.

JACOB. A corporeal mortal embracing duplicity, repentance, sensualism. Inspiration; the revelation of Science, in which the so-called material senses yield to the spiritual sense of Life and Love.

JAPHET (Noah's son). A type of spiritual peace, flowing from the understanding that God is the divine Principle of all existence, and that man is His idea, the child of His care.

JERUSALEM. Mortal belief and knowledge obtained from the five corporeal senses; the pride of power and the power of pride; sensuality; envy; oppression; tyranny. Home, heaven.

JESUS. The highest human corporeal concept of the divine idea, rebuking and destroying error and bringing to light man's immortality.

JOSEPH. A corporeal mortal; a higher sense of Truth rebuking mortal belief, or error, and showing the immortality and supremacy of Truth; pure affection blessing its enemies.

JUDAH. A corporeal material belief progressing and disappearing; the spiritual understanding of God and man appearing.

ISSASCHAR (Jakobs Sohn). Eine körperliche Auffassung; der Nachkomme des Irrtums; Neid; Hass; Selbstsucht; Eigenwille; Begierde.

JAKOB. Ein körperlicher Sterblicher, der Doppelzüngigkeit, Reue, Sinnlichkeit einschließt. Inspiration; die Offenbarung der Wissenschaft, in der die sogenannten materiellen Sinne der geistigen Auffassung von LEBEN und LIEBE weichen.

JAFET (Noahs Sohn). Ein Symbol des geistigen Friedens, der aus dem Verständnis strömt, dass GOTT das göttliche PRINZIP allen Daseins ist und dass der Mensch Seine Idee ist, das Kind Seiner Fürsorge.

JERUSALEM. Sterblicher Glaube und von den fünf körperlichen Sinnen erlangtes sterbliches Wissen; der Stolz der Macht und die Macht des Stolzes; Sinnlichkeit; Neid; Unterdrückung; Tyrannei. Heim, Himmel.

JESUS. Der höchste menschliche, körperliche Begriff von der göttlichen Idee, die Irrtum zurechtweist und zerstört und die Unsterblichkeit des Menschen ans Licht bringt.

JOSEF. Ein körperlicher Sterblicher; eine höhere Auffassung von WAHRHEIT, die die sterbliche Vorstellung, oder Irrtum, zurechtweist und die Unsterblichkeit und Überlegenheit der WAHRHEIT zeigt; reine Liebe, die ihre Feinde segnet.

JUDA. Eine körperliche, materielle Auffassung, die ihren Fortgang nimmt und dann verschwindet; das Erscheinen des geistigen Verständnisses von GOTT und Mensch.

KINGDOM OF HEAVEN. The reign of harmony in divine Science; the realm of unerring, eternal, and omnipotent Mind; the atmosphere of Spirit, where Soul is supreme.

KNOWLEDGE. Evidence obtained from the five corporeal senses; mortality; beliefs and opinions; human theories, doctrines, hypotheses; that which is not divine and is the origin of sin, sickness, and death; the opposite of spiritual Truth and understanding.

LAMB OF GOD. The spiritual idea of Love; self-immolation; innocence and purity; sacrifice.

LEVI (Jacob's son). A corporeal and sensual belief; mortal man; denial of the fulness of God's creation; ecclesiastical despotism.

LIFE. See chapter on Recapitulation, page 468.

LORD. In the Hebrew, this term is sometimes employed as a title, which has the inferior sense of master, or ruler. In the Greek, the word *kurios* almost always has this lower sense, unless specially coupled with the name God. Its higher signification is Supreme Ruler.

LORD GOD. Jehovah.

This double term is not used in the first chapter of Genesis, the record of spiritual creation. It is introduced in the second and following chapters, when the spiritual sense of God and of infinity is disappearing from the recorder's thought, — when the true scientific statements of the Scriptures become clouded through a

HIMMELREICH. Die Herrschaft der Harmonie in der göttlichen Wissenschaft; das Reich des unfehlbaren, ewigen und allmächtigen GEMÜTS; die Atmosphäre des GEISTES, in der SEELE allerhaben ist.

WISSEN. Der von den fünf körperlichen Sinnen erlangte Augenschein; Sterblichkeit; Auffassungen und Meinungen; menschliche Theorien, Lehren, Hypothesen; das, was nicht göttlich, sondern der Ursprung von Sünde, Krankheit und Tod ist; das Gegenteil von geistiger WAHRHEIT und geistigem Verständnis.

LAMM GOTTES. Die geistige Idee der LIEBE; Selbstaufopferung; Unschuld und Reinheit; Opfer.

LEVI (Jakobs Sohn). Eine körperliche und sinnliche Auffassung; sterblicher Mensch; Leugnung der Fülle von GOTTES Schöpfung; kirchliche Gewaltherrschaft.

LEBEN. Siehe Kapitel Zusammenfassung, S. 468.

HERR. Dieser Ausdruck wird im Hebräischen manchmal als Titel verwendet, der den untergeordneten Sinn von Meister oder Herrscher hat. Im Griechischen hat das Wort *kyrios* fast immer diesen niederen Sinn, wenn es nicht im Besonderen mit dem Namen GOTTES verbunden ist. Seine höhere Bedeutung ist Höchster Herrscher.

GOTT DER HERR. Jahwe.
Diese doppelte Bezeichnung wird im ersten Kapitel der Genesis, in dem Bericht über die geistige Schöpfung, nicht benutzt. Sie wird im zweiten und in den folgenden Kapiteln eingeführt, wo die geistige Auffassung von GOTT und von der Unendlichkeit aus dem Denken des Schreibers verschwindet — wo die wahren wissenschaftlichen Aussagen der Heiligen Schrift durch eine physische

physical sense of God as finite and corporeal. From this follow idolatry and mythology, — belief in many gods, or material intelligences, as the opposite of the one Spirit, or intelligence, named Elohim, or God.

MAN. The compound idea of infinite Spirit; the spiritual image and likeness of God; the full representation of Mind.

MATTER. Mythology; mortality; another name for mortal mind; illusion; intelligence, substance, and life in non-intelligence and mortality; life resulting in death, and death in life; sensation in the sensationless; mind originating in matter; the opposite of Truth; the opposite of Spirit; the opposite of God; that of which immortal Mind takes no cognizance; that which mortal mind sees, feels, hears, tastes, and smells only in belief.

MIND. The only I, or Us; the only Spirit, Soul, divine Principle, substance, Life, Truth, Love; the one God; not that which is *in* man, but the divine Principle, or God, of whom man is the full and perfect expression; Deity, which outlines but is not outlined.

MIRACLE. That which is divinely natural, but must be learned humanly; a phenomenon of Science.

MORNING. Light; symbol of Truth; revelation and progress.

MORTAL MIND. Nothing claiming to be something, for Mind is immortal; mythology; error creating other errors; a suppositional material sense, *alias* the belief

Auffassung von GOTT als endlich und körperlich verdunkelt werden. Daraus folgen Abgötterei und Mythologie — der Glaube an viele Götter, oder materielle Intelligenzen, als Gegenteil des *einen* GEISTES oder der *einen* Intelligenz, die Elohim oder GOTT genannt wird.

MENSCH. Die zusammengesetzte Idee des unendlichen GEISTES; das geistige Bild und Gleichnis GOTTES; die vollständige Darstellung des GEMÜTS.

MATERIE. Mythologie; Sterblichkeit; ein anderer Name für sterbliches Gemüt; Illusion; Intelligenz, Substanz und Leben in Nicht-Intelligenz und Sterblichkeit; Leben, das zum Tod führt, und Tod, der zum Leben führt; Empfindung im Empfindungslosen; Gemüt, das seinen Ursprung in Materie hat; das Gegenteil von WAHRHEIT; das Gegenteil von GEIST; das Gegenteil von GOTT; das, wovon das unsterbliche GEMÜT keine Kenntnis nimmt; das, was das sterbliche Gemüt nur der Annahme nach sieht, fühlt, hört, schmeckt und riecht.

GEMÜT*. Das einzige Ich oder Uns; der einzige GEIST, die einzige SEELE, göttliches PRINZIP, Substanz, LEBEN, WAHRHEIT, LIEBE; der *eine* GOTT; nicht das, was *im* Menschen ist, sondern das göttliche PRINZIP oder GOTT, dessen vollständiger und vollkommener Ausdruck der Mensch ist; die Gottheit, die umgrenzt, aber nicht umgrenzt ist.

WUNDER. Das, was göttlich natürlich ist, aber menschlich verstanden werden muss; ein Phänomen der Wissenschaft.

MORGEN. Licht; Symbol für WAHRHEIT; Offenbarung und Fortschritt.

STERBLICHES GEMÜT. Nichts, das behauptet, etwas zu sein, denn GEMÜT ist unsterblich; Mythologie; Irrtum, der andere Irrtümer schafft; ein mutmaßlicher materieller Sinn, anders gesagt, der Glaube,

* Die NeueLuther Bibel übersetzt mit „Gesinnung", wo die King-James-Bibel mit *mind* (Gemüt) übersetzt.

that sensation is in matter, which is sensationless; a belief that life, substance, and intelligence are in and of matter; the opposite of Spirit, and therefore the opposite of God, or good; the belief that life has a beginning and therefore an end; the belief that man is the offspring of mortals; the belief that there can be more than one creator; idolatry; the subjective states of error; material senses; that which neither exists in Science nor can be recognized by the spiritual sense; sin; sickness; death.

Moses. A corporeal mortal; moral courage; a type of moral law and the demonstration thereof; the proof that, without the gospel, — the union of justice and affection, — there is something spiritually lacking, since justice demands penalties under the law.

Mother. God; divine and eternal Principle; Life, Truth, and Love.

New Jerusalem. Divine Science; the spiritual facts and harmony of the universe; the kingdom of heaven, or reign of harmony.

Night. Darkness; doubt; fear.

Noah. A corporeal mortal; knowledge of the nothingness of material things and of the immortality of all that is spiritual.

Oil. Consecration; charity; gentleness; prayer; heavenly inspiration.

Pharisee. Corporeal and sensuous belief; self-righteousness; vanity; hypocrisy.

dass empfindungslose Materie Empfindung habe; ein Glaube, dass Leben, Substanz und Intelligenz in und von Materie seien; das Gegenteil von GEIST und deshalb das Gegenteil von GOTT oder dem Guten; der Glaube, dass das Leben einen Anfang und deshalb ein Ende habe; der Glaube, dass der Mensch der Nachkomme der Sterblichen sei; der Glaube, dass es mehr als *einen* Schöpfer geben könne; Abgötterei; die subjektiven Zustände des Irrtums; die materiellen Sinne; das, was in der Wissenschaft weder existiert noch vom geistigen Sinn erkannt werden kann; Sünde; Krankheit; Tod.

MOSE. Ein körperlicher Sterblicher; moralischer Mut; ein Vertreter des moralischen Gesetzes und dessen Demonstration; der Beweis, dass ohne das Evangelium — die Vereinigung von Gerechtigkeit und Liebe — geistig etwas fehlt, weil die Gerechtigkeit nach dem Gesetz Strafe fordert.

MUTTER. GOTT; göttliches und ewiges PRINZIP; LEBEN, WAHRHEIT und LIEBE.

DAS NEUE JERUSALEM. Göttliche Wissenschaft; die geistigen Tatsachen und die Harmonie des Universums; das Himmelreich oder die Herrschaft der Harmonie.

NACHT. Finsternis; Zweifel; Furcht.

NOAH. Ein körperlicher Sterblicher; das Wissen um die Nichtigkeit der materiellen Dinge und um die Unsterblichkeit alles Geistigen.

ÖL. Hingabe; Nächstenliebe; Sanftmut; Gebet; himmlische Inspiration.

PHARISÄER. Körperliche und sinnengebundene Auffassung; Selbstgerechtigkeit; Eitelkeit; Heuchelei.

PISON (river). The love of the good and beautiful, and their immortality.

PRINCIPLE. See chapter on Recapitulation, page 465.

PROPHET. A spiritual seer; disappearance of material sense before the conscious facts of spiritual Truth.

PURSE. Laying up treasures in matter; error.

RED DRAGON. Error; fear; inflammation; sensuality; subtlety; animal magnetism; envy; revenge.

RESURRECTION. Spiritualization of thought; a new and higher idea of immortality, or spiritual existence; material belief yielding to spiritual understanding.

REUBEN (Jacob's son). Corporeality; sensuality; delusion; mortality; error.

RIVER. Channel of thought.
  When smooth and unobstructed, it typifies the course of Truth; but muddy, foaming, and dashing, it is a type of error.

ROCK. Spiritual foundation; Truth. Coldness and stubbornness.

SALVATION. Life, Truth, and Love understood and demonstrated as supreme over all; sin, sickness, and death destroyed.

SEAL. The signet of error revealed by Truth.

PISCHON (Fluss). Die Liebe zum Guten und Schönen und zu deren Unsterblichkeit.

PRINZIP. Siehe Kapitel Zusammenfassung, S. 465.

PROPHET. Ein geistiger Seher; das Verschwinden des materiellen Sinnes vor den bewussten Tatsachen der geistigen WAHRHEIT.

BEUTEL. Das Sammeln von Schätzen in der Materie; Irrtum.

ROTER DRACHE. Irrtum; Furcht; Entzündung; Sinnlichkeit; Hinterlist; tierischer Magnetismus; Neid; Rache.

AUFERSTEHUNG. Vergeistigung des Denkens; eine neue und höhere Idee von Unsterblichkeit oder geistigem Dasein; der Vorgang, bei dem materieller Glaube dem geistigen Verständnis weicht.

RUBEN (Jakobs Sohn). Körperlichkeit; Sinnlichkeit; Täuschung; Sterblichkeit; Irrtum.

FLUSS. Gedankenkanal.
Ist er ruhig und unbehindert, dann symbolisiert er den Lauf der WAHRHEIT; ist er aber schlammig, schäumend und reißend, dann ist er ein Symbol für Irrtum.

FELSEN. Geistiges Fundament; WAHRHEIT. Kälte und Halsstarrigkeit.

ERLÖSUNG*. LEBEN, WAHRHEIT und LIEBE als über allem stehend verstanden und demonstriert; Sünde, Krankheit und Tod zerstört.

SIEGEL. Das Siegel des Irrtums, durch WAHRHEIT enthüllt.

* Die NeueLuther Bibel verwendet auch das Wort „Heil".

SERPENT (*ophis*, in Greek; *nacash,* in Hebrew). Subtlety; a lie; the opposite of Truth, named error; the first statement of mythology and idolatry; the belief in more than one God; animal magnetism; the first lie of limitation; finity; the first claim that there is an opposite of Spirit, or good, termed matter, or evil; the first delusion that error exists as fact; the first claim that sin, sickness, and death are the realities of life. The first audible claim that God was not omnipotent and that there was another power, named *evil,* which was as real and eternal as God, good.

SHEEP. Innocence; inoffensiveness; those who follow their leader.

SHEM (Noah's son). A corporeal mortal; kindly affection; love rebuking error; reproof of sensualism.

SON. The Son of God, the Messiah or Christ. The son of man, the offspring of the flesh. "Son of a year."

SOULS. See chapter on Recapitulation, page 466.

SPIRIT. Divine substance; Mind; divine Principle; all that is good; God; that only which is perfect, everlasting, omnipresent, omnipotent, infinite.

SPIRITS. Mortal beliefs; corporeality; evil minds; supposed intelligences, or gods; the opposites of God; errors; hallucinations. (See page 466.)

SUBSTANCE. See chapter on Recapitulation, page 468.

SCHLANGE (im Griechischen *ophis*; im Hebräischen *nacash*). Hinterlist; eine Lüge; das Gegenteil von **WAHRHEIT**, Irrtum genannt; die erste Äußerung der Mythologie und Abgötterei; der Glaube an mehr als *einen* **GOTT**; tierischer Magnetismus; die erste Lüge von Begrenzung; Endlichkeit; der erste Anspruch, dass es ein Gegenteil von **GEIST** oder vom Guten gebe, das Materie oder Böses genannt wird; die erste Täuschung, dass Irrtum als Tatsache bestehe; der erste Anspruch, dass Sünde, Krankheit und Tod die Wirklichkeiten des Lebens seien. Der erste hörbare Anspruch, dass **GOTT** nicht allmächtig sei und dass es eine andere Macht gebe, das *Böse* genannt, die ebenso wirklich und ewig sei wie **GOTT**, das Gute.

SCHAFE. Unschuld; Arglosigkeit; diejenigen, die ihrem Hirten folgen.

SEM (Noahs Sohn). Ein körperlicher Sterblicher; freundliche Zuneigung; Liebe, die Irrtum rügt; Zurechtweisung der Sinnlichkeit.

SOHN. Der Sohn **GOTTES**, der Messias oder Christus. Der Menschensohn, aus dem Fleisch geboren. Der „Sohn eines Jahres".

SEELEN. Siehe Kapitel Zusammenfassung, S. 466.

GEIST. Göttliche Substanz; **GEMÜT**; göttliches **PRINZIP**; alles, was gut ist; **GOTT**; nur das, was vollkommen, immerwährend, allgegenwärtig, allmächtig, unendlich ist.

GEISTER. Sterbliche Vorstellungen; Körperlichkeit; böse Gemüter; vermeintliche Intelligenzen oder Götter; die Gegensätze zu **GOTT**; Irrtümer; Halluzinationen. (Siehe S. 466.)

SUBSTANZ*. Siehe Kapitel Zusammenfassung, S. 468.

---

* Die NeueLuther Bibel übersetzt mit „Wirklichkeit", wo die King-James-Bibel mit *substance* (Substanz) übersetzt.

Sun. The symbol of Soul governing man, — of Truth, Life, and Love.

Sword. The idea of Truth; justice. Revenge; anger.

Tares. Mortality; error; sin; sickness; disease; death.

Temple. Body; the idea of Life, substance, and intelligence; the superstructure of Truth; the shrine of Love; a material superstructure, where mortals congregate for worship.

Thummim. Perfection; the eternal demand of divine Science.

The Urim and Thummim, which were to be on Aaron's breast when he went before Jehovah, were holiness and purification of thought and deed, which alone can fit us for the office of spiritual teaching.

Time. Mortal measurements; limits, in which are summed up all human acts, thoughts, beliefs, opinions, knowledge; matter; error; that which begins before, and continues after, what is termed death, until the mortal disappears and spiritual perfection appears.

Tithe. Contribution; tenth part; homage; gratitude. A sacrifice to the gods.

Uncleanliness. Impure thoughts; error; sin; dirt.

Ungodliness. Opposition to the divine Principle and its spiritual idea.

Sonne. Das Symbol für Seele, die den Menschen regiert — das Symbol für Wahrheit, Leben und Liebe.

Schwert. Die Idee der Wahrheit; Gerechtigkeit. Rache; Zorn.

Unkraut. Sterblichkeit; Irrtum; Sünde; Krankheit; Leiden; Tod.

Tempel. Körper; die Idee des Lebens, der Substanz und der Intelligenz; die Struktur der Wahrheit; der Schrein der Liebe; eine materielle Struktur, in der sich die Sterblichen zum Gottesdienst versammeln.

Tummim. Vollkommenheit; die ewige Forderung der göttlichen Wissenschaft.

Urim und Tummim, die Aaron auf der Brust tragen sollte, wenn er vor Jahwe trat, waren Heiligkeit und Läuterung des Gedankens und der Tat, die allein uns für das Amt des geistigen Lehrens ausrüsten können.

Zeit. Sterbliche Abmessungen; Begrenzungen, in denen alle menschlichen Handlungen, Gedanken, Vorstellungen, Meinungen, alles menschliche Wissen zusammengefasst werden; Materie; Irrtum; das, was vor dem beginnt, was man Tod nennt, und danach fortdauert, bis das Sterbliche verschwindet und die geistige Vollkommenheit erscheint.

Der Zehnte. Beitrag; der zehnte Teil; Huldigung; Dankbarkeit. Ein Opfer an die Götter.

Unreinheit. Unreine Gedanken; Irrtum; Sünde; Schmutz.

Gottlosigkeit. Widerstand gegen das göttliche Prinzip und seine geistige Idee.

UNKNOWN. That which spiritual sense alone comprehends, and which is unknown to the material senses.

Paganism and agnosticism may define Deity as "the great unknowable;" but Christian Science brings God much nearer to man, and makes Him better known as the All-in-all, forever near.

Paul saw in Athens an altar dedicated "to the unknown God." Referring to it, he said to the Athenians: "Whom therefore ye ignorantly worship, Him declare I unto you." (Acts xvii. 23.)

URIM. Light.

The rabbins believed that the stones in the breastplate of the high-priest had supernatural illumination, but Christian Science reveals Spirit, not matter, as the illuminator of all. The illuminations of Science give us a sense of the nothingness of error, and they show the spiritual inspiration of Love and Truth to be the only fit preparation for admission to the presence and power of the Most High.

VALLEY. Depression; meekness; darkness.

"Though I walk through the valley of the shadow of death, I will fear no evil." (Psalm xxiii. 4.)

Though the way is dark in mortal sense, divine Life and Love illumine it, destroy the unrest of mortal thought, the fear of death, and the supposed reality of error. Christian Science, contradicting sense, maketh the valley to bud and blossom as the rose.

VEIL. A cover; concealment; hiding; hypocrisy.

The Jewish women wore veils over their faces in token

DAS UNBEKANNTE. Das, was allein der geistige Sinn begreift und was den materiellen Sinnen unbekannt ist.

Heidentum und Agnostizismus mögen die Gottheit als „das große Unkennbare" definieren; doch die Christliche Wissenschaft bringt GOTT dem Menschen viel näher und macht Ihn besser bekannt als den Alles-in-allem, der immer nahe ist.

Paulus sah in Athen einen Altar, der „dem unbekannten Gott" geweiht war. Darauf bezog er sich, als er zu den Athenern sagte: „Den ihr nun, ohne Ihn zu kennen, verehrt, den verkünde ich euch." (Apostelgeschichte 17:23.)

URIM. Licht.

Die Rabbiner glaubten, dass die Steine im Brustschild des Hohenpriesters übernatürliche Erleuchtung in sich trügen, doch die Christliche Wissenschaft offenbart, dass GEIST, nicht Materie, alles erleuchtet. Die Erhellungen der Wissenschaft geben uns eine Vorstellung von dem Nichts des Irrtums und sie zeigen, dass die geistige Inspiration der LIEBE und WAHRHEIT die einzig geeignete Vorbereitung ist, um zur Gegenwart und Macht des Allerhöchsten zugelassen zu werden.

TAL. Depression; Sanftmut; Finsternis.

„Und wenn ich auch im finsteren Tal wandere, fürchte ich kein Unglück." (Psalm 23:4.)

Obwohl der Weg im sterblichen Sinn dunkel ist, erleuchten ihn doch göttliches LEBEN und göttliche LIEBE; sie zerstören die Unrast des sterblichen Denkens, die Furcht vor dem Tod und die vermeintliche Wirklichkeit des Irrtums. Die Christliche Wissenschaft, die den Sinnen widerspricht, lässt das Tal grünen und blühen wie die Rose.

SCHLEIER, VORHANG. Eine Hülle; Tarnung; Verstecken; Heuchelei.

Die jüdischen Frauen trugen Schleier vor dem Gesicht als

of reverence and submission and in accordance with
Pharisaical notions.

The Judaic religion consisted mostly of rites and ceremonies. The motives and affections of a man were of little value, if only he appeared unto men to fast. The great Nazarene, as meek as he was mighty, rebuked the hypocrisy, which offered long petitions for blessings upon material methods, but cloaked the crime, latent in thought, which was ready to spring into action and crucify God's anointed. The martyrdom of Jesus was the culminating sin of Pharisaism. It rent the veil of the temple. It revealed the false foundations and superstructures of superficial religion, tore from bigotry and superstition their coverings, and opened the sepulchre with divine Science, — immortality and Love.

WILDERNESS. Loneliness; doubt; darkness. Spontaneity of thought and idea; the vestibule in which a material sense of things disappears, and spiritual sense unfolds the great facts of existence.

WILL. The motive-power of error; mortal belief; animal power. The might and wisdom of God.

"For this is the will of God." (I Thessalonians iv. 3.)

Will, as a quality of so-called mortal mind, is a wrongdoer; hence it should not be confounded with the term as applied to Mind or to one of God's qualities.

WIND. That which indicates the might of omnipotence and the movements of God's spiritual government, encompassing all things. Destruction; anger; mortal passions.

Zeichen der Ehrerbietung und Unterwürfigkeit und in Übereinstimmung mit den Vorstellungen der Pharisäer.

Die jüdische Religion bestand hauptsächlich aus Riten und Zeremonien. Die Motive und Gefühle eines Menschen hatten wenig Wert, wichtig war nur, dass es den anderen so erschien, als ob er fastete. Der große Nazarener, der so sanftmütig wie mächtig war, wies die Heuchelei zurecht, die lange Bittgebete um Segnungen für materielle Methoden darbrachte, aber das im Denken latente Verbrechen verdeckte, das jederzeit bereit war, zur Tat zu schreiten und GOTTES Gesalbten zu kreuzigen. Das Martyrium Jesu war der Gipfel der Sünde des Pharisäertums. Es zerriss den Vorhang des Tempels. Es enthüllte die falschen Grundlagen und Strukturen einer oberflächlichen Religion, es riss der Bigotterie und dem Aberglauben die Verkleidung herunter und öffnete das Grab mit der göttlichen Wissenschaft — der Unsterblichkeit und LIEBE.

WÜSTE. Einsamkeit; Zweifel; Finsternis. Spontaneität des Denkens und der Idee; der Vorhof, in dem eine materielle Auffassung der Dinge verschwindet und der geistige Sinn die bedeutenden Tatsachen des Daseins entfaltet.

WILLE. Die Triebkraft des Irrtums; sterbliche Auffassung; tierische Kraft. Die Macht und Weisheit GOTTES.
„Denn das ist der Wille Gottes." (1. Thessalonicher 4:3.)
Der Wille als eine Eigenschaft des sogenannten sterblichen Gemüts ist ein Übeltäter; daher sollte er auch nicht mit dem Ausdruck verwechselt werden, der für GEMÜT oder für eine der Eigenschaften GOTTES verwendet wird.

WIND. Das, was auf die Macht der Allmacht und auf die Bewegungen der geistigen Regierung GOTTES hinweist, die alle Dinge umfasst. Zerstörung; Zorn; sterbliche Leidenschaften.

The Greek word for *wind* (*pneuma*) is used also for *spirit,* as in the passage in John's Gospel, the third chapter, where we read: "The wind [*pneuma*] bloweth where it listeth.... So is every one that is born of the Spirit [*pneuma*]." Here the original word is the same in both cases, yet it has received different translations, as in other passages in this same chapter and elsewhere in the New Testament. This shows how our Master had constantly to employ words of material significance in order to unfold spiritual thoughts. In the record of Jesus' supposed death, we read: "He bowed his head, and gave up the ghost;" but this word *ghost* is *pneuma.* It might be translated *wind* or *air,* and the phrase is equivalent to our common statement, "He breathed his last." What Jesus gave up was indeed air, an etherealized form of matter, for never did he give up Spirit, or Soul.

WINE. Inspiration; understanding. Error; fornication; temptation; passion.

YEAR. A solar measurement of time; mortality; space for repentance.

"One day is with the Lord as a thousand years." (II Peter iii. 8.)

One moment of divine consciousness, or the spiritual understanding of Life and Love, is a foretaste of eternity. This exalted view, obtained and retained when the Science of being is understood, would bridge over with life discerned spiritually the interval of death, and man would be in the full consciousness of his immortality and eternal harmony, where sin, sickness, and death are unknown. Time is a mortal thought, the divisor of which

Das griechische Wort für *Wind (pneuma)* wird auch für *Geist* gebraucht, wie im dritten Kapitel des Johannesevangeliums, wo wir lesen: „Der Wind *[pneuma]* weht, wo er will ... So ist jeder, der aus dem GEIST *[pneuma]* geboren ist." In diesen beiden Fällen ist das ursprüngliche Wort dasselbe, doch es wurde unterschiedlich übersetzt, wie auch in anderen Abschnitten desselben Kapitels und an anderen Stellen im Neuen Testament. Das zeigt, wie unser Meister ständig Wörter mit materiellen Bedeutungen verwenden musste, um geistige Gedanken zu entfalten. Im Bericht über Jesu vermeintlichen Tod lesen wir: „[Er] neigte den Kopf und übergab den Geist"; aber dieses Wort *Geist* ist *pneuma*. Es könnte mit *Wind* oder *Hauch* übersetzt werden, und diese Formulierung entspricht unserer gebräuchlichen Redewendung: „Er hat seinen letzten Atemzug getan." Was Jesus aufgab, war tatsächlich Luft, eine ätherische Form von Materie, denn niemals gab er GEIST oder SEELE auf.

WEIN. Inspiration; Verständnis. Irrtum; Unzucht; Versuchung; Leidenschaft.

JAHR. Ein Sonnenmaß der Zeit; Sterblichkeit; Zeitraum für Buße.

„Ein Tag vor dem Herrn ist wie tausend Jahre." (2. Petrus 3:8.)
Ein Augenblick göttlichen Bewusstseins, oder das geistige Verständnis von LEBEN und LIEBE, ist ein Vorgeschmack der Ewigkeit. Dieser erhabene Ausblick, der erlangt und bewahrt wird, wenn die Wissenschaft des Seins verstanden ist, würde das Intervall des Todes mit geistig erkanntem Leben überbrücken und der Mensch wäre im vollen Bewusstsein seiner Unsterblichkeit und seiner ewigen Harmonie, wo Sünde, Krankheit und Tod unbekannt sind. Zeit ist ein sterblicher Gedanke,

is the solar year. Eternity is God's measurement of Soul-filled years.

You. As applied to corporeality, a mortal; finity.

Zeal. The reflected animation of Life, Truth, and Love. Blind enthusiasm; mortal will.

Zion. Spiritual foundation and superstructure; inspiration; spiritual strength. Emptiness; unfaithfulness; desolation.

1 dessen Teiler das Sonnenjahr ist. Ewigkeit ist Gottes Maß für von Seele erfüllte Jahre.

3 Du. Auf Körperlichkeit angewandt, ein Sterblicher; Endlichkeit.

Eifer. Die widergespiegelte Dynamik von Leben, Wahrheit und Liebe. Blinder Enthusiasmus; sterblicher Wille.

6 Zion. Geistiges Fundament und geistige Struktur; Inspiration; geistige Stärke. Leere; Untreue; Verwüstung.

Kapitel 18

Früchte

So werdet ihr sie an ihren Früchten erkennen. — Jesus.

Damit ihr des Herrn würdig lebt, ihm in jeder Hinsicht gefallt und Frucht bringt in jedem guten Werk und zunehmt in der Erkenntnis Gottes. — Paulus.

Lass uns ... uns früh aufmachen zu den Weinbergen, um zu sehen, ob der Weinstock sprosst und seine Blüten aufgehen, ob die Granatbäume blühen. — Das Hohelied Salomos.

Tausende von Briefen könnten vorgelegt werden, die Zeugnis geben von der heilenden Wirksamkeit der Christlichen Wissenschaft und besonders auch von der großen Anzahl Menschen, die durch das bloße Durchlesen oder das Studium dieses Buches umgewandelt und geheilt worden sind.

Um das Vertrauen des Lesers zu stärken und ihn zu ermutigen, werden hier einige von diesen Briefen aus dem *Christian Science Journal* und dem *Christian Science Sentinel* nochmals veröffentlicht. Die Originale befinden sich im Besitz des Herausgebers, der die folgenden Zeugnisse urkundlich belegen kann.

Rheumatismus geheilt

Ich litt sehr an schweren rheumatischen Beschwerden; meine Hände waren davon derart angegriffen, dass es mir sogar unmöglich war, mich ohne fremde Hilfe anzuziehen. Die Beschwerden erstreckten sich schließlich auch auf die Knie, sodass ich sehr unbeweglich wurde und beim Zubettgehen und Aufstehen Hilfe brauchte. Ich besuchte verschiedene Kurorte, weil ich hoffte,

dass mir die ärztlich verordneten Bäder und Thermalquellen nützen würden, fand aber keine dauerhafte Erleichterung. Ich wurde einer Röntgen-Untersuchung unterzogen und man sagte mir, dass die Gelenke sich versteiften. Dann konsultierte ich einen berühmten Spezialisten, der nach einer gründlichen Untersuchung sagte, mein Zustand werde sich weiter verschlimmern, bis ich völlig hilflos sei.

Zu der Zeit wurde mir das Buch *Wissenschaft und Gesundheit mit Schlüssel zur Heiligen Schrift* von Mrs. Eddy geliehen. Ich las es mehr aus Neugier als mit dem Gedanken an irgendwelche körperliche Erleichterung. Als sich mir die Wahrheit entfaltete, erkannte ich, dass es der mentale Zustand war, der korrigiert werden musste, und dass der GEIST der Wahrheit, der dieses Buch inspiriert hat, mein Arzt war. Meine Heilung ist vollständig, und die Befreiung im Denken zeigt sich in einem Leben voll nützlicher Betätigung anstelle der Knechtschaft einer hilflosen Kranken und Leidenden. Ich schulde unserer geliebten Führerin Mrs. Eddy Dank, der nicht durch Worte zum Ausdruck gebracht werden kann. Ihre Offenbarung der praktischen anstatt der nur theoretischen Anwendung der Worte Jesu: „Ihr ... werdet die Wahrheit erkennen, und die Wahrheit wird euch frei machen" erwies sich als mein Erlöser. Ich brauchte mich nicht einmal an einen Praktiker zu wenden, bin aber äußerst dankbar für die hilfreichen Worte liebevoller Freunde. — E. B. B., Pasadena, Kalifornien, USA.

ASTIGMATISMUS UND BRUCH GEHEILT

Vor fast fünf Jahren kaufte ich mein erstes Exemplar von *Wissenschaft und Gesundheit,* durch dessen Lektüre ich in weniger als vier Monaten von chronischer Verstopfung, nervösen Kopfschmerzen, Astigmatismus und einem Leistenbruch geheilt wurde.

Wo wäre ich jetzt, wenn mir die Segen spendende Wahrheit nicht mit großer Überzeugung von einem sehr lieben Freund gebracht

worden wäre? Ich wäre sicherlich tief im Sumpf der Verzweiflung, wenn nicht im Grab. Bin ich wirklich dankbar für all das Gute, das mir und den Meinen zuteil geworden ist? Ich versuche dies durch meine Taten zu bezeugen; denjenigen aber, denen ich nicht persönlich begegne, kann ich hier wahrhaftig sagen: Ja; ich bin in der Tat dankbarer für die herrliche Heilung, die ich in körperlicher, mentaler und moralischer Hinsicht erlebt habe, als Worte ausdrücken können, und mein Danklied geht aus zu der geliebten Führerin, deren Treue zur WAHRHEIT es mir ermöglicht hat, wenigstens den Saum des Christus-Gewandes zu berühren. — B. S. J., Sioux City, Iowa, USA.

LUNGENSUBSTANZ WIEDERHERGESTELLT

Vor etwa fünfzehn Jahren hörte ich zum ersten Mal von der Christlichen Wissenschaft. Damals war ich schon seit sehr vielen Jahren ständig krank. Ich hatte ein akutes Darmleiden, Bronchitis und verschiedene andere Beschwerden. Ein Arzt hatte mir gesagt, dass meine Lungen wie nasses Papier seien und jederzeit leicht reißen könnten, und ich war in großer Furcht, da meine Mutter, zwei Brüder und eine Schwester Opfer von Tuberkulose geworden waren. Ich suchte viele Ärzte auf und versuchte jedes materielle Mittel, das Hilfe versprach, aber nichts half, bis ich ein Exemplar von Mrs. Eddys Buch *Wissenschaft und Gesundheit* fand. Das Buch wurde mir von jemandem gegeben, der es damals nicht zu schätzen wusste, und man sagte mir, dass es für mich schwer zu verstehen sein würde. Mit diesem Gedanken begann ich zu lesen, aber ich gewann herrliche Lichtblicke der WAHRHEIT, die mir die Furcht nahmen und mich von all den Krankheiten heilten, und sie sind nie wieder aufgetreten.

Ich möchte auch noch berichten, wie ich von einem verstauchten Fuß geheilt wurde. Der Unfall ereignete sich am Morgen, und den ganzen Tag über und während der Nacht gab ich mir selbst christlich-wissenschaftliche Behandlung, so gut ich es verstand.

Am nächsten Morgen schien es nicht besser zu sein; der Knöchel schmerzte sehr, war stark geschwollen und sehr verfärbt. Ich fühlte, dass ich alles getan hatte, was ich konnte, und beschloss nicht weiter daran zu denken. Ich nahm mein Buch *Wissenschaft und Gesundheit* und begann zu lesen. Bald war ich so vertieft in das Buch, dass ich meinen Knöchel völlig vergaß; er verschwand vollständig aus meinem Denken, denn ich bekam einen Schimmer davon, dass GOTTES ganze Schöpfung geistig ist, und eine Zeit lang verlor ich mein materielles Selbst aus dem Bewusstsein. Nach zwei Stunden legte ich mein Buch hin und ging in ein anderes Zimmer. Als ich dann wieder an meinen Fuß dachte, merkte ich, dass er nicht mehr schmerzte. Die Schwellung war zurückgegangen, die schwarzen und blauen Flecken waren fast verschwunden, und er war vollkommen in Ordnung. Ich wurde geheilt, während ich „aus dem Leib ausgezogen" und „daheim beim Herrn" war. Diese Erfahrung war von großem Wert für mich, denn sie zeigte mir, wie sich die Heilung vollzieht. — C. H., Portland, Oregon, USA.

FIBRÖSER TUMOR IN WENIGEN TAGEN GEHEILT

Meine Dankbarkeit für die Christliche Wissenschaft ist grenzenlos. Ich litt an einem fibrösen Tumor in den Gewebezellen, der mindestens fünfundvierzig Pfund wog und elf Jahre von ständigen Blutungen begleitet war. Ich hatte ihn achtzehn Jahre lang gehabt.

Ich wohnte in Fort Worth, Texas, und hatte noch nie von der Christlichen Wissenschaft gehört, bis wir im Jahre 1887 von dort nach Chicago übersiedelten. Ich hatte mich immer bemüht, GOTT nahe zu sein, und bin sicher, dass Er alle meine Schritte zu dieser heilenden und erlösenden Wahrheit geleitet hat. Als ich einige Wochen dort war, schrieb mir eine Dame aus Texas, die selbst geheilt worden war und mich dringend bat, es mit der Christlichen Wissenschaft zu versuchen.

Als ich meine Pension wechselte, traf ich eine Dame, die ein Exemplar von *Wissenschaft und Gesundheit* besaß, und als ich

erwähnte, dass ich dieses Buch gesehen hätte, sagte sie mir, sie selbst besitze es, und sie holte es und sagte, dass ich es lesen könne. Die Offenbarung war wunderbar und bewirkte ein großes geistiges Erwachen. Dieser erwachte Sinn verließ mich nie mehr, und als ich eines Tages allein spazieren ging, kam mir ganz plötzlich die Gewissheit, dass ich geheilt war, und ich ging immer schneller und erklärte bei jedem Schritt, dass ich geheilt sei. In meiner Pension angelangt, traf ich die Wirtin und sagte ihr, dass ich geheilt sei. Sie war starr vor Staunen. Der Tumor begann sofort zu verschwinden, die Blutungen hörten auf, und ich erlangte meine volle Kraft zurück.

Niemand hätte glücklicher sein können als ich über diese Heilung durch Christus, denn ich war so mühselig und beladen gewesen. Ich dachte wenig an Schlafen und Essen, und mein Herz war von Dankbarkeit erfüllt, da ich wusste, dass ich den Saum seines Gewandes berührt hatte.

Ich muss hinzufügen, dass allein das bloße Lesen von *Wissenschaft und Gesundheit* mich geheilt hat, und es war das zweite Exemplar, das ich je gesehen hatte. — S. L., Fort Worth, Texas, USA.

Rückgratbeschwerden und Verdauungsstörungen geheilt

Seit vielen Jahren verlasse ich mich wegen Heilung nur auf die Christliche Wissenschaft; und mit Freude erkenne ich die geistige Hilfe und die vielen anderen Segnungen an, die ich durch das Befolgen ihrer Lehren erlangt habe. Ich habe viel Grund zur Dankbarkeit gegen GOTT und unsere verehrte Führerin Mrs. Eddy für diese Segnungen, die durch ihre Entdeckung und ihre Liebe zur Menschheit möglich gemacht wurden. Ich hatte erst einige Seiten in unserem Lehrbuch *Wissenschaft und Gesundheit mit Schlüssel zur Heiligen Schrift* gelesen, als ich erkannte, dass es die Wahrheit war und dass es etwas enthielt, wovon ich gedacht hatte, dass es in diesem Dasein niemals gefunden werden könne. Sofort kamen Heilungsbeweise, und ich war in der Lage, viel nützliche Arbeit zu leisten, ohne Belastung oder Ermüdung zu empfinden.

Im Laufe der Zeit erkannte ich die Nichtigkeit von Entmutigung und verstand in gewissem Grade, dass GOTT mein LEBEN ist und dass alle Tätigkeit im göttlichen GEMÜT besteht. Ich wurde von Rückgratbeschwerden geheilt; Nervosität und Schwäche verschwanden und wurden durch Gesundheit und Stärke ersetzt. Ein erweiterter Begriff von Freude und Dankbarkeit trug viel zur Überwindung von Verdauungsstörungen bei, die mir einige Jahre lang Leiden verursacht hatten. Ein verstauchtes Fußgelenk wurde in wenigen Stunden geheilt durch die Anwendung dessen, was ich von der Christlichen Wissenschaft verstand, und dadurch, dass ich standhaft an der Erklärung unserer Führerin auf Seite 384 von *Wissenschaft und Gesundheit* festhielt: „GOTT straft den Menschen niemals für Rechttun, für ehrliche Arbeit oder für Taten der Freundlichkeit." Am Tage darauf ging ich mehr als drei Kilometer zu Fuß ohne ein Gefühl des Unbehagens. Der Glaube an Vererbung und Mangel ist überwunden worden und Eigenwille, Eigenliebe und Stolz treten immer weniger in Erscheinung. — Miss G. W., Brookline, Massachusetts, USA.

EIN FALL VON MENTALER CHIRURGIE

Seit einiger Zeit habe ich das Gefühl, dass ich meine Erfahrung mit mentaler Chirurgie weitergeben sollte. Im Mai 1902 fuhr ich auf einem Fahrrad zum Mittagessen nach Hause, und als ich einen Hügel in schneller Fahrt hinuntersauste, wurde ich vom Rad geworfen und fiel auf meine linke Seite, mit dem Arm unter dem Kopf; der Knochen brach in der Mitte zwischen Schulter und Ellenbogen. Während der Schmerz heftig war, lag ich bewegungslos auf der Erde, erklärte die Wahrheit und verneinte, dass es im Reich der göttlichen LIEBE einen Bruch oder Unfall geben könne, bis ein Herr kam, um mir zu helfen. Er sagte, er habe gedacht, ich sei bewusstlos. Ich war nur zweieinhalb Häuserblocks von zu Hause entfernt; so stieg ich wieder auf mein Rad und schaffte es, nach Hause zu gelangen. Als ich ankam, legte ich mich hin und bat

meinen kleinen Sohn, mir unser Lehrbuch zu bringen. Er brachte sofort *Wissenschaft und Gesundheit*; als ich ungefähr zehn Minuten darin gelesen hatte, hörte aller Schmerz auf.

Ich sagte meiner Familie nichts von dem Unfall, sondern erledigte einige Pflichten und kehrte nur ungefähr eine halbe Stunde verspätet ins Büro zurück. Dies war die einzige Fehlzeit an meinem Arbeitsplatz. Meine Freunde behaupteten später, dass der Arm nicht gebrochen gewesen sein könne, denn sonst wäre es mir nicht möglich gewesen, meine Arbeit fortzusetzen, ohne den Arm einrichten zu lassen und in einer Schlinge zu tragen, bis der Knochen wieder zusammengewachsen wäre. Ihr beharrliches Reden überzeugte mich beinahe, dass ich mich geirrt haben könnte, bis einer meiner Freunde mir vorschlug, eine Arztpraxis aufzusuchen, in der mit einem Röntgengerät experimentiert wurde. Der Arzt wurde gebeten, meinen linken Arm zu untersuchen, um zu sehen, ob er von einem normalen abweiche. Als er ihn untersuchte, sagte er: „Ja, er war gebrochen, aber wer ihn eingerichtet hat, der hat ein Kunstwerk vollbracht, und Sie werden nie irgendwelche weiteren Beschwerden wegen des Bruchs haben." Dann bat mein Freund den Arzt ihm zu zeigen, woran er sehen könne, wo der Bruch gewesen sei. Der Arzt deutete auf dem Röntgenbild auf die Stelle, die etwas dicker war, so als wären zwei Stücke Stahl zusammengeschweißt worden. Dies war der erste von mehreren Fällen mentaler Chirurgie, die mir bekannt geworden sind, und ich war tief beeindruckt.

Zum Nutzen anderer, die vielleicht etwas Ähnlichem entgegentreten müssen, möchte ich sagen, dass ich nahezu ständige Anfälle von heftigen Kopfschmerzen, die sich bis in meine frühesten Erinnerungen zurückerstrecken, völlig überwunden habe.
—L. C. S., Salt Lake City, Utah, USA.

Grauer Star schnell geheilt

Ich möchte dem Zeugnis anderer mein eigenes hinzufügen und hoffe, dass es dazu beitragen möge, einigen armen Leidenden zu helfen, zu Gesundheit, Glück und zu GOTT zu gelangen. Ich wurde einfach durch das Lesen des wundervollen Buches *Wissenschaft und Gesundheit* geheilt. Viele Jahre lang wurde ich regelmäßig von entzündeten Augen geplagt und war bei vielen Ärzten, die die Krankheit als Regenbogenhautentzündung und grauen Star bezeichneten. Sie sagten mir, dass meine Augen mir immer Beschwerden machen würden und dass ich schließlich das Augenlicht verlieren würde, falls ich im Beruf bliebe, und sie empfahlen mir, mich einer Operation zu unterziehen. Später musste ich bei meiner Arbeit eine Brille tragen und auch im Freien, da ich den Wind nicht vertragen konnte, und meine Augen wurden allmählich immer schlimmer. Ich konnte nicht länger als einige Minuten hintereinander lesen, sonst schmerzten sie heftig. Abends musste ich meine Augen ausruhen, um sie am nächsten Tag gebrauchen zu können. Gaslicht wurde mir wegen der Schmerzen tatsächlich unerträglich, und ich machte meiner Familie das Leben nicht leicht. Ein lieber Bruder sprach mit mir über die Christliche Wissenschaft und sagte mir, es könne mir helfen, wenn ich *Wissenschaft und Gesundheit* lesen würde. Er besorgte mir ein Leihexamplar. Am ersten Abend, an dem ich es las, interessierte es mich so sehr, dass ich meine Augen völlig vergaß, bis meine Frau sagte, dass es bereits 23 Uhr sei. Es stellte sich heraus, dass ich ungefähr vier Stunden in dem Buch gelesen hatte, und ich äußerte gleich danach: „Ich glaube, meine Augen sind geheilt", was auch wirklich der Fall war. Als meine Frau am nächsten Tag meine Augen betrachtete, stellte sie fest, dass der graue Star verschwunden war. Ich legte meine Straßenbrille ab und habe sie seitdem nicht mehr gebraucht. Durch das Verständnis, das ich durch das Studium der Christlichen Wissenschaft erlangte, konnte ich auch meine Arbeitsbrille ablegen, und die Schmerzen in meinen Augen sind seitdem nicht wieder aufgetreten. Das liegt jetzt anderthalb Jahre zurück. — G. F. S., Liverpool, England.

Herzklappenfehler geheilt

Es ist vierzehn Jahre her, dass in meinem Herzen gleichzeitig die Dankbarkeit gegen GOTT und gegen unsere liebe Führerin erwachte. Trotz geduldiger und ausdauernder Bemühungen, mir ein Exemplar von *Wissenschaft und Gesundheit* zu verschaffen, hatte ich nach Ablauf von drei Monaten noch keines gefunden. Während dieser Zeit war ich in jeder Buchhandlung und in vielen antiquarischen Geschäften der Stadt St. Paul gewesen. Schließlich erinnerte ich mich daran, dass der Fremde, der mir sagte, ich könne geheilt werden, einen Namen und McVickers Theatergebäude in Chicago erwähnt hatte, so als stehe das Werk in irgendeiner Weise damit in Verbindung. Ich erkundigte mich dort schriftlich nach einem Buch mit dem Titel „Gesundheit und Wissenschaft", und postwendend wurde mir das Buch *Wissenschaft und Gesundheit* zugesandt. Ich fand darin gleich die sichere Verheißung der Befreiung von einem Herzklappenfehler mit allen Begleiterscheinungen, wie äußerste Nervosität, Schwäche, Verdauungsstörung und Schlaflosigkeit. Ich hatte mein ganzes Leben lang daran gelitten und auch durch materielle Mittel keine dauerhafte Erleichterung gefunden, und nun hatte ich keine Hoffnung mehr, jemals geheilt zu werden. Nur diejenigen, die aus gleicher Knechtschaft und auf die gleiche Weise befreit worden sind, können verstehen, mit welch freudigem Eifer ich zum ersten Mal jenes wunderbare Buch durchlas.

Nachdem ich einen halben Tag lang gelesen hatte, war ich überzeugt, dass ich den Weg zur Heiligkeit und Gesundheit gefunden hatte. Ich las weiter und dachte immer nur an die geistige Erleuchtung, bereit zu warten, bis ich zu irgendjemandem geführt würde, der mich heilen könnte; aber das Alte war vergangen und alles war neu geworden. Ich war vollständig geheilt, bevor ich einen Christlichen Wissenschaftler traf oder jemanden, der etwas über die Christliche Wissenschaft wusste, und bevor ich auch nur eine Zeile anderer christlich-wissenschaftlicher Literatur gelesen hatte, mit Ausnahme *einer* Seite einer kurzen Abhandlung. Es ist demnach absolut sicher, dass die Heilung völlig unpersönlich war, ebenso

wie das Lehren, das mich befähigte, sofort zu beginnen, die Macht der WAHRHEIT bei der Zerstörung aller Formen des Irrtums zu beweisen. — E. J. W., North Yakima, Washington, USA.

DEN WAHREN ARZT GEFUNDEN

Mit tiefer Dankbarkeit teile ich die Einzelheiten meiner Heilung durch die Christliche Wissenschaft mit. Vor ungefähr drei Jahren, anlässlich eines Besuchs bei Freunden im südwestlichen Teil von Ontario, wurde ich auf die Christliche Wissenschaft aufmerksam gemacht und auf die wunderbaren Heilungen, die sie vollbringt. Ich hatte fünfundzwanzig Jahre in New York gelebt, hatte aber, soweit ich mich erinnern kann, nie etwas von der Christlichen Wissenschaft gehört.

Bis zu jener Zeit hatte ich siebzehn Jahre an Verdauungsstörung und Magenentzündung in schlimmster Form gelitten und wurde öfter von einem scheinbaren Druck gegen das Herz befallen. Vier Jahre lang hatte ich Asthma; auch hatte ich vier Jahre lang eine Brille getragen. Es schien mir, als hätte ich jedes bekannte Medikament zur Erleichterung meiner Verdauungsstörungen geschluckt, aber das brachte mir nur zeitweise Linderung. Ich kaufte ein Exemplar von *Wissenschaft und Gesundheit* und wurde einfach durch das Lesen dieses einzigartigen Buches innerhalb von zwei Wochen vollständig von allen meinen körperlichen Leiden geheilt. Von dem Tag an bis heute habe ich keine Medizin eingenommen, und durch GOTTES Hilfe und das wundervolle Licht, das mir durch das Lesen von Mrs. Eddys Buch offenbart wurde, werde ich gewiss auch niemals mehr welche brauchen. Ich rauchte täglich acht bis zehn Zigarren und trank gelegentlich alkoholische Getränke, aber das Verlangen danach ist vergangen — ich glaube, für immer. Durch meinen Beruf muss ich viel reisen und ich werde ständig aufgefordert, mit anderen zu trinken, aber es kostet mich keine Überwindung abzulehnen, und in vielen Fällen stelle ich fest, dass meine Ablehnung anderen hilft.

Obgleich ich die Befreiung von meinen körperlichen Beschwerden auch vollauf wertschätze, so verblasst sie doch zur Geringfügigkeit im Vergleich zu der geistigen Erhebung, die die Christliche Wissenschaft mir gebracht hat. Ich hatte seit mehr als zehn Jahren keine Kirche mehr betreten, um normalen Gottesdiensten beizuwohnen, bis ich eine christlich-wissenschaftliche Kirche besuchte. Was ich dort sah und erlebte, war so echt, dass ich die Christliche Wissenschaft von Anfang an liebte. Ich habe nie eine Behandlung bekommen — alles auf meinem Weg wurde durch das Studium und die praktische Demonstration erlangt und ich weiß, dass alle dasselbe tun können, wenn sie es nur versuchen.

Seit ich in der Wissenschaft bin, habe ich einen Fall von Zahngeschwür in *einer* Nacht durch das Lesen von *Wissenschaft und Gesundheit* überwunden; ebenso einen heftigen Anfall von Grippe innerhalb von sechsunddreißig Stunden, indem ich dem Wort der Heiligen Schrift gehorchte: „Arzt, hilf dir selber!" — B. H. N., New York, New York, USA.

Krebs und Tuberkulose geheilt

Viele Jahre litt ich an innerem Krebs und Tuberkulose. Ich wurde von den besten Ärzten in New York, Minneapolis und Duluth behandelt, die mich schließlich als unheilbar aufgaben. Da hörte ich von der Christlichen Wissenschaft. Ein Nachbar, der von Tuberkulose geheilt worden war, lieh mir freundlicherweise Mrs. Eddys Buch *Wissenschaft und Gesundheit,* das ich las und das mich interessierte. Innerhalb von drei Monaten war ich geheilt. Die Wahrheit, die mir durch das Buch vermittelt wurde, war der Heiler, und zwar wurde ich nicht nur von diesen Krankheiten, sondern auch mental geheilt. Seitdem — das liegt elf Jahre zurück — habe ich nicht *einen* Tag das Bett hüten müssen. Während dieser Zeit hatte ich viele gute Demonstrationen, ich bin durch manche „Feuerprobe" gegangen, aber diese segnende Wahrheit ließ mich standhaft bleiben, wenn ich auch zeitweise allein zu sein schien: GOTT war mit mir.

Ich möchte noch die Demonstration der schmerzlosen Geburt eines Kindes erwähnen, die ich nach meiner Ankunft in Idaho erlebte. Vielleicht hilft es einer Schwester, die im *Journal* nach einer solchen Demonstration sucht, wie ich es tat, bevor mein Kind kam. Da es hier schwierig ist, gute Haushaltshilfen zu finden, verrichtete ich meine Hausarbeit bis zu der Zeit meiner Entbindung selbst und war vollkommen gesund. Eines Morgens weckte ich meinen Mann um fünf Uhr, und um halb sechs war das Kind geboren. Außer meinem Mann und mir war niemand weiter anwesend. Für die anderen Familienmitglieder war es eine große Überraschung, mich mit einem neugeborenen Kind auf dem Schoß beim Feuer sitzen zu sehen. Mein Sohn bereitete mir das Frühstück, das ich mir gut schmecken ließ. Mittags gesellte ich mich zur Familie im Esszimmer. Am zweiten Tag war ich auf der Veranda, am dritten Tag ging ich im Garten umher und bin seitdem — das liegt drei Jahre zurück — immer vollkommen gesund gewesen. Für eine, die zuvor trotz ärztlicher Hilfe unerträgliche Qualen durchgemacht hatte, schien dies wunderbar. Ich hoffe, das wird für diejenigen, die nach der Wahrheit suchen, von Interesse sein, und ich möchte meine aufrichtige Liebe zu unserer Führerin zum Ausdruck bringen, die uns den „Schlüssel zur Heiligen Schrift" gegeben hat. — E. C. C., Lewiston, Idaho, USA.

Ein bemerkenswerter Fall

Vor neun Jahren schwebte mein einziges Kind zwischen Leben und Tod. Einige der besten Ärzte in Boston hatten den Fall für unheilbar erklärt und gesagt, wenn der Junge am Leben bliebe, würde er immer krank und behindert sein. Unter anderem hatte er Magenkatarrh. Er durfte nur sehr wenige Speisen essen und selbst bei der größten Vorsicht litt er so sehr, dass er den halben Tag in Krämpfen lag. Er hatte auch Rachitis; die Ärzte sagten, in seinem Körper sei kein einziger normaler Knochen.

Als er scheinbar von den größten Schmerzen gequält wurde und ich in tiefster Verzweiflung war, hörte ich zum ersten Mal von der

Christlichen Wissenschaft. Die Überbringerin der frohen Botschaft konnte mir nur sagen, ich solle kommen und die wundervollen Dinge hören, die die Christliche Wissenschaft bewirke. Ich nahm die Einladung an, denn ich war bereit alles zu versuchen, um mein Kind zu retten, und am darauffolgenden Freitagabend besuchte ich zum ersten Mal eine Versammlung, die in der Mutterkirche Christi, Wissenschaftler (The Mother Church of Christ, Scientist), abgehalten wurde. Lange bevor der Gottesdienst begann, war jeder Platz besetzt, worüber ich mich sehr wunderte, war es doch eine regelmäßige wöchentliche Versammlung. An diesem Abend wurde mir aus den Zeugnissen, die gegeben wurden, klar, dass die Christliche Wissenschaft die Religion war, die ich seit Jahren gesucht hatte. Am nächsten Tag versuchte ich einen Praktiker zu finden, konnte aber den, der mir empfohlen worden war, nicht bekommen, weil er zu sehr in Anspruch genommen war. Auf dem Rückweg dachte ich über einige Zeugnisse nach, die ich am Abend vorher gehört hatte — dass Leute einfach durch das Lesen von *Wissenschaft und Gesundheit* geheilt worden waren. Ich entschloss mich sofort ein Exemplar auszuleihen und ahnte nicht, was für ein Opfer ich von meiner Freundin verlangte, als ich hinging und sie bat, mir das Buch *Wissenschaft und Gesundheit* zu leihen. Ich habe niemals jemanden gesehen, der sich so ungern von einem Buch trennte wie meine Freundin, als sie mir ihr Lehrbuch gab.

Ich las es zu Hause leise und laut, Tag und Nacht, und obwohl ich es scheinbar noch nicht verstehen konnte, begann sich die Heilung doch sofort zu zeigen. Der kleine Mund, der durch die Krämpfe ganz verzogen war, wurde wieder normal und das Kind konnte bald aufstehen und spielen und im Hause herumspringen wie jedes andere Kind. Um diese Zeit entschlossen wir uns an die Westküste umzuziehen.

Ich war damals erst kurze Zeit in der Wissenschaft und mein Mann hatte große Furcht, die Reise werde einen Rückfall bei dem Kind verursachen, aber stattdessen ging es ihm weiterhin immer

besser. In den zwei Reisewochen las ich beständig in der Bibel, in *Wissenschaft und Gesundheit* und *Vermischte Schriften,* und wir waren die Einzigen in unserem Waggon, die während der gesamten Reise nicht reisekrank wurden. Die Gliedmaßen des Kindes wurden vollkommen gerade, er aß alles, was er mochte, und ist nun seit Jahren in jeder Weise ein natürliches, gesundes Kind. Er hat die schlimmsten Arten von Ansteckung unberührt und unbeschadet überstanden.

Ich hatte *Wissenschaft und Gesundheit* schon seit mehreren Monaten gelesen, bevor ich an mich selbst und meine eigenen zahlreichen Beschwerden dachte. Ich war niemals sehr kräftig gewesen und einige meiner Leiden wurden für erblich und chronisch gehalten. So hatte ich mich denn viele mühselige Jahre dahingeschleppt, und der Glaube an die Gesetze der Medizin und der Vererbung hatten schwer auf mir gelastet. Gerade bevor ich mit dem Lesen von *Wissenschaft und Gesundheit* begann, hatte ich einen halben Tag damit verbracht, meine Augen von einem der führenden Augenärzte in Boston untersuchen zu lassen. Sein Urteil war, dass meine Augen in einem schrecklichen Zustand seien und dass ich immer eine Brille tragen müsse. In der Zwischenzeit begann ich *Wissenschaft und Gesundheit* zu lesen und als ich wieder an meine Augen dachte, brauchte ich keine Brille mehr. In den letzten Jahren, seit ich in der Wissenschaft bin, habe ich meine Augen sowohl am Abend wie am Tage bei allerlei anstrengender Arbeit unaufhörlich und ohne Hilfe einer Brille gebraucht. Während ich die Wahrheit für mein Kind suchte, wurde ich selbst von allen Beschwerden geheilt; viele davon sind nie wiedergekehrt. Und diejenigen, die auftraten, kamen nur an die Oberfläche, um zerstört zu werden. Zähne wurden wiederhergestellt und Schönheitsfehler im Gesicht verschwanden unbemerkt, einfach durch das Lesen von *Wissenschaft und Gesundheit.* Dies alles ist jedoch nichts im Vergleich zu der geistigen Erhebung, die ich empfangen habe, und ich habe allen Grund dankbar zu sein. — M. T. W., Los Angeles, Kalifornien, USA.

Schweres Leiden überwunden

Ungefähr fünf Jahre lang wurde ich von Ischias geplagt, und zwar in einer so schweren Form, dass mein Körper entstellt war. Wenn ich aufstehen konnte, benutzte ich einen Stock zum Laufen. Die Anfälle stellten sich regelmäßig nach einigen Monaten immer wieder ein. Jedes Mal, wenn ich dem Regen oder der Feuchtigkeit ausgesetzt war, erlitt ich einen Anfall. Einmal war ich elf Wochen lang ans Bett gefesselt und litt die ganze Zeit sehr; nur subkutane Injektionen brachten mir Erleichterung. Wenn ich diese Anfälle hatte, nahm ich immer die Hilfe meines Hausarztes in Anspruch. Meine Tochter fragte einen anderen Arzt um Rat, der sagte, es müsse eine Operation vorgenommen werden, die darin bestehe, den Ischiasnerv freizulegen und ihn zu behandeln. Noch ein anderer Arzt wurde befragt, der den Fall kannte und mein Herz untersuchte; er behauptete, dass es schwach sei und ich möglicherweise durch mein Herzleiden jederzeit sterben könne.

Nach drei Jahren des Leidens hörte ich von der Christlichen Wissenschaft, aber ich machte zwei Jahre lang keinen Gebrauch davon. Dann entschloss ich mich, alle anderen Mittel aufzugeben und mich völlig auf die Christliche Wissenschaft zu verlassen. Es war nicht möglich einen Praktiker zu rufen, so nahm ich *Wissenschaft und Gesundheit* und wandte die Lehren an, so gut ich konnte. Nach drei Tagen waren die Beschwerden vollständig behoben und sie sind niemals auch nur im Geringsten zurückgekehrt. Seitdem bin ich immer wohlauf und ich erfreue mich jetzt vollkommener körperlicher Gesundheit. Ich bin in jeder Weise, körperlich, seelisch und geistig, durch die Christliche Wissenschaft gesegnet worden und möchte um keinen Preis mehr ohne mein Verständnis von ihr sein. — Mrs. E. A. K., Billings, Montana, USA.

Von Rheumatismus und Nierenentzündung geheilt

Ich bin Gott sehr dankbar für das, was Er für mich getan hat. Ich stand plötzlich ganz allein da, mit vielen Beschwerden und Prüfungen, und nahm das Studium der Bibel auf. Ich bemühte mich sie zu verstehen, bevor ich einer Kirche beitreten würde, weil ich dachte, dass dies von mir erwartet werde. Von meiner Kindheit an hatte ich allerlei Kirchen besucht, konnte aber nie eine finden, die meine Bedürfnisse stillte. Mit der Zeit wurde mein Zustand sehr beunruhigend. Ein Ischiasleiden, das mich schon seit einigen Jahren geplagt hatte, wurde so ernst, dass ich kaum etwas tun konnte. Dann stellten sich auch noch Komplikationen ein, die so quälend wurden, dass ich unfähig war, weit zu gehen, und mich unterwegs immer wieder hinsetzen musste. Ich glaubte Bright'sche Nierenentzündung zu haben — mein Leiden war unaussprechlich qualvoll. Bei all dem, was auf mir lastete, schien mir der Tod sehr nahe zu sein. Ich war nie einer Kirche beigetreten und dachte, jetzt sei es zu spät dazu, da ich eine Probezeit von sechs Monaten abzuwarten hätte und bis dahin schon tot sein würde.

Um diese Zeit stellte ich meiner Schwester einige Fragen über die Christliche Wissenschaft, da sie sich diesem Glauben schon zugewandt hatte, und stellte bald fest, dass diese genau das war, wonach ich gesucht hatte. Ich erkannte sofort, dass die Christliche Wissenschaft die Wahrheit und nichts als die Wahrheit verkündete. Ich begann *Wissenschaft und Gesundheit* zu lesen und las auch das Neue Testament. Ich wollte herausfinden, was Jesus gesagt hatte, denn damals erwartete ich nicht, noch lange zu leben. Ich ging zu den Versammlungen und las *Wissenschaft und Gesundheit*, aber nicht, um geheilt zu werden — daran dachte ich nicht —, sondern nur, um danach vor einer immerwährenden Hölle bewahrt zu werden. Meine Schwester bat mich dringend einen Praktiker hinzuzuziehen; aber ich las weiter und betete in der Stille zu Gott. Und was geschah? Wo waren die Leiden geblieben? Ich fuhr beharrlich fort mit dem Lesen von *Wissenschaft und Gesundheit*

in Zusammenhang mit der Bibel, in der Erkenntnis, dass GOTT, wie Er durch Christus Jesus offenbart wurde, alles tun kann, dass Er alles gemacht hat, was gemacht ist, und dass Er die Leidenden heilen kann und sie auch heilt. Er hat mich geheilt; Dank sei Seinem heiligsten Namen. — G. J. H., Charleston, Illinois, USA.

DANKBAR FÜR VIELE SEGNUNGEN

Im Jahre 1901 fand mich die Christliche Wissenschaft als einen hoffnungslos Leidenden. Vorher hatte ich als Folge einer Operation sieben Jahre lang an heftigen Rückenschmerzen gelitten. Ich konnte nachts weder Ruhe noch Schlaf finden, da ich nicht liegen konnte, sondern in einem Lehnstuhl sitzen musste, rund herum von Kissen gestützt. Nur diejenigen, die so gelitten haben wie ich, können sich das ganze Elend vorstellen. Ich hatte die materiellen Mittel ausgeschöpft und keine Hoffnung, jemals wieder gesund zu werden. Eines Tages bei einem Spaziergang hatte ich das Glück, in das Haus eines Christlichen Wissenschaftlers zu kommen, und dort wurde mir die Lehre erklärt. Ich befolgte den Rat, mir ein Exemplar von *Wissenschaft und Gesundheit* zu kaufen, und das Studium dieses Buches hat meinen Rücken vollständig geheilt. Außerdem hat die Christliche Wissenschaft mich von einem langwierigen Halskatarrh geheilt und von Nervenschmerzen, die mich seit meiner Kindheit geplagt hatten. Bevor ich zur Wissenschaft kam, hatten mich drei der besten Ärzte in Seattle behandelt, aber keiner konnte mir Erleichterung verschaffen.

Ich bin kein Leidender mehr, sondern bin in großer Freude über die Christliche Wissenschaft. GOTTES Verheißung ist an mir erfüllt worden: „Euch aber, die ihr meinen Namen fürchtet, soll die Sonne der Gerechtigkeit aufgehen mit Heilung unter ihren Flügeln." — E. O., Georgetown, Washington, USA.

Von Neurasthenie und anderen Beschwerden befreit

Die Christliche Wissenschaft fand mich als Sohn eines Geistlichen, der aus dem beständigen Lehren in dem alten Denken keinen Nutzen ziehen konnte. Vor einigen Jahren wurde ich von einem Professor der Pharmakologie, dessen Werke allgemein anerkannt sind, für einen Neurastheniker erklärt. In diesem Zustand war ich seit etwa acht Jahren, als ich vor zwei Jahren von einem gütigen Freund zum ersten Mal auf die Christliche Wissenschaft aufmerksam gemacht wurde. (Dem allmächtigen GOTT sei Dank dafür!) Damals nahm ich fast ständig Medizin ein und hatte insgesamt elf Ärzte, die zweifellos ihr Bestes taten, doch ohne Erfolg, obwohl fast alle bekannten Medikamente verschrieben wurden und ich außerdem sehr viele patentierte Mittel versucht hatte. Auch wurde ich verschiedenen Behandlungen zur Gesundheitspflege und anderem, das Linderung versprach, unterzogen. Zu der Zeit, als ich zur Wissenschaft kam, nahm ich täglich 2,5 g Lebertran und 200 mg Kreosot und auch drei Tropfen Fowlers Arseniklösung ein, und in dem vorangegangenen Monat hatte ich für achtzehn Dollar patentierte Medikamente gekauft. Ich war auf strengste Diät gesetzt — Eintöpfe, Gebratenes, Süßigkeiten, Beeren und Tomaten hatte ich zwei Jahre lang nicht angerührt.

Ich begann *Wissenschaft und Gesundheit* zu lesen und bevor ich das Buch zum ersten Mal zur Hälfte durchgelesen hatte, aß ich bereits alles wie jeder andere. Ich las das Buch elf Mal ganz durch und viele Male in Abschnitten. Das Buch hat das Werk vollbracht, und ich bin ein gesunder Mensch. — C. E. M., Philadelphia, Pennsylvania, USA.

Viele Krankheiten überwunden

Durch die Christliche Wissenschaft habe ich geistig und körperlich viel Hilfe empfangen. Nach Aussage der Ärzte hatte ich Muskelrheumatismus, Wassersucht und Verstopfung, an der

ich schon dreißig Jahre gelitten hatte. Eine liebe Freundin, die ich als Kranke gekannt hatte, war durch die Christliche Wissenschaft geheilt worden und gab mir den Rat, *Wissenschaft und Gesundheit* zu lesen. Dies tat ich, da ich den Wunsch hatte die Wahrheit zu erkennen. Eine meiner Beschwerden war Schlaflosigkeit. Ich begann die Bibel und das Lehrbuch der Christlichen Wissenschaft zu lesen und Beschwerden jeder Art verschwanden, noch bevor ich *Wissenschaft und Gesundheit* ganz durchgelesen hatte. Mir kam der Gedanke: Was ist mit den alten Heilmitteln? Aber die Wahrheit siegte: Ich nahm alle meine materiellen Medikamente und warf sie weg. Das war vor sieben Jahren, und seitdem habe ich keinerlei Heilmittel mehr nötig gehabt. Mein Mann wurde durch das bloße Lesen von *Wissenschaft und Gesundheit* von dem Verlangen nach Tabak, das schon fünfzig Jahre lang währte, und von Nierenbeschwerden geheilt. Ich finde keine Worte, um die Dankbarkeit auszudrücken, die ich heute für die vielen Segnungen empfinde, die unserer Familie widerfahren sind. — Mrs. M. K. O., Seattle, Washington, USA.

Eine hilfreiche Heilung

Vor etwa elf Jahren begann ich mich für die Christliche Wissenschaft zu interessieren; ich wurde von nervösen Magenbeschwerden geheilt, an denen ich von Kindheit an gelitten hatte. Mit zunehmendem Alter wurden die Anfälle häufiger und heftiger; die einzige Erleichterung, die die Ärzte mir verschaffen konnten, waren Morphiumspritzen. Als Nachwirkung des Morphiums war ich schließlich nach jedem Anfall ein bis zwei Tage völlig entkräftet. Durch das Studium von *Wissenschaft und Gesundheit* wurde ich von diesem Leiden vollständig geheilt. Ich hatte wohl niemals gewusst, was Furcht bedeutet, bis ich anfing, mein Verständnis von der Christlichen Wissenschaft für meine Kinder praktisch anzuwenden. Ich habe jedoch oft bewiesen, dass in unserer Demonstration der Wahrheit Furcht weder helfen noch hindern kann. Das Überwinden eines ernsten Falls von Pseudokrupp bei meinem

kleinen Jungen brachte mir dies zum ersten Mal zu Bewusstsein. Eines Nachts wurde ich von Geräuschen geweckt, die jedes Mutterherz in Schrecken versetzen würden, und fand den Kleinen aufrecht im Bett sitzen und nach Luft schnappen. Ich stand auf, nahm ihn in die Arme und ging mit ihm ins Nebenzimmer. Mein erster Gedanke war: „Ach, wenn doch wenigstens noch ein anderer Christlicher Wissenschaftler in der Stadt wäre!" Das war jedoch nicht der Fall und die Arbeit musste getan werden, und zwar sofort. Ich versuchte ihn zu behandeln, aber ich war so voller Furcht, dass ich nicht denken konnte. So griff ich nach *Wissenschaft und Gesundheit*, das auf dem Tisch neben mir lag, und begann laut zu lesen. Kaum hatte ich einige Zeilen gelesen, als folgende Worte wie von einer Stimme gesprochen zu mir kamen: „Das Wort Gottes ist lebendig und kräftig und schärfer als jedes zweischneidige Schwert." Fast unmittelbar danach sagte der Kleine: „Mama, sing ‚Hirte'" — das Lied unserer Führerin, das von den großen und kleinen Kindern so geliebt wird. Ich fing an zu singen und als ich mit der zweiten Zeile begann, setzte das kleine Stimmchen mit ein. Ich werde niemals das Gefühl der Freude und des Friedens vergessen, das über mich kam, als mir klar wurde, wie schnell das Wort GOTTES das heilende Werk durch *Wissenschaft und Gesundheit* und durch das wundervolle Lied vollbracht hatte. Dies ist nur eins von den vielen Beispielen, bei denen die heilende Macht von GOTTES Wort in unserem Haus demonstriert worden ist. — A. J. G., Riverside, Kalifornien, USA.

Befreiung von vielen Krankheiten

Paulus sagte: „Verändert euch durch die Erneuerung eurer Gesinnung." In meinem eigenen Fall ist Taubheit durch ein erweitertes Verständnis von GOTTES Wort, so wie es durch Mrs. Eddy in *Wissenschaft und Gesundheit* erklärt wird, überwunden worden. Oft konnte ich mich an GOTT wenden in dem Bewusstsein, dass es Sein Wille ist, uns in der Not zu helfen, und ich erlangte Hilfe. Katarrh ist verschwunden; Mandelentzündung, die mich immer

wieder von meinen Pflichten in der Schule und zu Hause fernhielt, tritt nicht mehr in Erscheinung. Wenn eine Versuchung kommt (denn die Christliche Wissenschaft ist sowohl vorbeugend als auch heilend), wende ich mich an das wundervolle Buch *Wissenschaft und Gesundheit* und meine kostbare Bibel, die mir wertvoller geworden ist, seitdem ich sie in dem neuen Licht geistigen Verständnisses lese, bis ich weiß, dass mein Denken erneuert ist, weil sich die Körpertätigkeit verändert hat und die Entzündung abgeklungen ist.

So habe ich in meiner Erfahrung in der Christlichen Wissenschaft den Anfang der Umwandlung erlebt, und WAHRHEIT ist in der Lage, das zu vollenden, was in so herrlicher Weise in mir seinen Anfang genommen hat. — Mrs. C. A. McL., Brooklyn, Neuschottland, Kanada.

GESUNDHEIT UND FRIEDEN ERLANGT

Fünfzehn Jahre lang habe ich körperlich und seelisch schwer gelitten. Hervorragende Ärzte behandelten mich gegen erbliche Tuberkulose, eine träge Leber und viele andere Krankheiten. Ich suchte Linderung an berühmten Heilquellen, im sauerstoffreichen Florida und in der reinen Luft Colorados, aber vergebens. Mein Leben war eine unaufhörliche Qual.

Während all dieser Zeit war ich jedoch ein ernster Sucher nach WAHRHEIT. Ich prüfte jede religiöse Lehre mit ruhiger und vorurteilsfreier Aufmerksamkeit. Aus einem orthodoxen Protestanten wurde ich ein Skeptiker und Anhänger von Voltaire, Tom Paine und Ingersoll. Doch die ganze Zeit über bewahrte ich den Glauben an ein allerhabenes intelligentes Wesen, das alles erschaffen hat. Krank, müde, zweifelnd und verzweifelt kam ich an einem Mittwochabend in New York City zufällig in eine christlich-wissenschaftliche Kirche, ohne zu wissen, was für ein Ort es war. Als ich die große Menschenmenge hineingehen sah, folgte ich ihr in der Annahme, dass sich die Menge wegen einer Hochzeitsfeier versammelt habe. Ich erfuhr dann, dass hier ein regelmäßiger

Mittwochabend-Gottesdienst abgehalten wurde, und fragte, um welche Religionsgemeinschaft es sich handelte. Ich schloss daraus, dass es sich hier wieder um noch eine neue Modetorheit handelte, aber nach weiteren Erkundigungen verschaffte ich mir ein Exemplar von *Wissenschaft und Gesundheit* und nahm mir ernstlich vor, es sorgfältig zu lesen. Ich begann am Dienstag das Buch zu lesen und war am Freitag derselben Woche damit fertig. Ich tappte noch im Dunkeln. Ich legte das Buch hin, schloss unwillkürlich die Augen und betete still zu GOTT.

In dieser Haltung verharrte ich einige Augenblicke; es war mir zumute wie einem Seemann, der tagelang auf stürmischer See umhergeworfen worden war, bei tief hängenden Wolken und hoch gehenden Wogen, die ganze Natur in Dunkelheit gehüllt; in seiner Verzweiflung kniet er nieder und befiehlt GOTT seine Seele, als er plötzlich den Polarstern erblickt, der durch die Wolken bricht und es ihm ermöglicht, sein Schiff an das sichere Ufer zu bringen. Viele Dinge wurden mir klar. Ich erkannte, dass es nur *eine* Vaterschaft GOTTES gibt und nur *eine* Brüderschaft der Menschen; dass „ich einst blind war und jetzt sehen kann"; dass da kein Leid, kein Schmerz, keine Furcht und keine Verdauungsstörung mehr war. In jener Nacht schlief ich wie ein kleines Kind und wachte am nächsten Morgen erfrischt auf. Es gibt keinerlei Spuren mehr von meinem früheren Leiden und ich fühle mich wie neugeboren. — L. P., New York, New York, USA.

Gesundheit und Frieden gewonnen

Zur Christlichen Wissenschaft wurde ich vor etwa neun Jahren durch einen Verwandten geführt, dessen zahlreiche Leiden Gesundheit und Harmonie gewichen waren und dessen liebevolle Dankbarkeit sich in jedem Wort und jeder Handlung widerspiegelte. Mir kam der Gedanke, dass GOTT in der Tat alle unsere Gebrechen heilt.

Mein erstes Lesen von *Wissenschaft und Gesundheit* geschah ohne Verständnis. Ich war noch voller Finsternis und Trübsinn, und das Buch wurde für einige Zeit beiseite gelegt. Der gute Same war jedoch gesät worden; bald nahm ich die Lektüre mit solchem Interesse wieder auf, dass meine Schwierigkeiten verschwanden „wie Nebel vor der Morgensonne". Asthma (das als vererbt betrachtet worden war) und Neuralgie in schlimmer Form verschwanden, und außerdem verließ mich die seit vielen Jahren bestehende Gewohnheit zu rauchen und zu trinken. Dem Herrn sei gedankt! „Er sandte sein Wort" und machte mich gesund, denn das Lesen von *Wissenschaft und Gesundheit* brachte meinem Bewusstsein die Wahrheit, die frei macht. — S., Shellman, Georgia, USA.

TUBERKULOSE SCHNELL GEHEILT

Vor nahezu fünf Jahren erwachte mein Interesse für die Christliche Wissenschaft durch die Heilung meiner Frau von dem, was die Ärzte Tuberkulose in den letzten Stadien nannten. Ich hatte alles versucht, was auf dem Wege der Medizin getan werden konnte, und jeder Arzt erzählte mir ungefähr dieselbe Geschichte über den Fall. Schließlich empfahlen sie nur noch höheres, trockeneres Klima für meine Frau, und wenn es sehr schlimm mit ihr würde, sollte man ihr etwas zur Beruhigung geben.

Ich versuchte verschiedene Klimata, aber es ging ihr nicht besser, sondern sogar schlechter. Schließlich kämpfte sie weiter bis zum 1. März 1899. Sie musste wieder das Bett hüten. Zwei Tage und Nächte hindurch litt sie sehr und ich ließ einen Arzt kommen. Er kam, untersuchte den Fall und sagte, er könne nichts weiter für sie tun, als ihr einige Tabletten Morphium zu geben, damit sie schlafen konnte. Auf die Anordnung hin gab ich ihr zwei davon und gerade, als ich ihr die dritte geben wollte, rief sie mich zu sich ans Bett und sagte: „Gib mir bitte nichts mehr von diesem Zeug, es schadet mir mehr, als es nützt." Daraufhin wandte ich mich um und warf die Tabletten ins Feuer, obgleich ich damals noch nichts von der Christlichen Wissenschaft wusste. Wir hatten wohl davon

gehört, aber das war auch alles. An jenem Abend um acht Uhr hatte ich ihr die letzte Tablette gegeben und am nächsten Tag um neun Uhr kam eine Dame zu Besuch, die durch die Christliche Wissenschaft geheilt worden war, und führte sie in diese großartige Wahrheit ein. Meine Frau nahm sie an und meinte, sie wolle es damit versuchen. Die Dame lieh ihr *Wissenschaft und Gesundheit*. Meine Frau erhielt das Buch an jenem Tag gegen zehn Uhr und las darin bis zum Mittagessen. Dann nahm sie eine kräftige Mahlzeit zu sich, die erste seit drei Tagen, und am selben Abend kleidete sie sich selbst an, ging ins Esszimmer und aß mit Genuss ein gutes Abendessen. In dieser Nacht schlief sie gut. Eine Woche lang borgte sich meine Frau von der Dame jeden Tag für zwei Stunden das Buch *Wissenschaft und Gesundheit*, und dann war sie geheilt. Am ersten Tag, an dem sie *Wissenschaft und Gesundheit* las, wog sie ungefähr dreiundvierzig Kilo. Drei Monate später betrug ihr Gewicht einundsechzig Kilo. — A. J. D., Houston, Texas, USA.

Ein nützliches Studium

Es mag anderen helfen zu erfahren, dass jemand durch die Christliche Wissenschaft tatsächlich von schwerer Krankheit geheilt wurde. Vor mehr als neun Jahren begannen wir uns für die Wissenschaft zu interessieren, und es wäre schwer, einen gesünderen Menschen zu finden, als ich es jetzt bin. Ich kann den ganzen Tag von morgens bis abends tätig sein, getragen von dem Gedanken: „Die auf den Herrn harren, kriegen neue Kraft." Ich kann aufrichtig sagen, dass ich kaum noch weiß, was körperliche Müdigkeit überhaupt ist. Bevor ich zur Wissenschaft kam, sagten die Ärzte, dass die eine Lunge zerstört und die andere von Tuberkulose angegriffen sei; demnach blieb, von ihrem Standpunkt aus, wenig Hoffnung für mich. Wir hatten jedes Heilmittel versucht, das sie uns vorgeschlagen hatten. Ich war in die Berge gegangen, konnte aber wegen der Höhe nicht dort bleiben, und als die Ärzte nicht mehr wussten, was sie sonst noch tun könnten, sagten sie, es sei besser für uns nach England zu gehen; die Seeluft würde wohltuend wirken. So

verbrachten wir drei Monate auf den Britischen Inseln und als ich zurückkam, schien es mir viel besser zu gehen, aber das war nur von kurzer Dauer. Nach etwas mehr als einem Monat ging es mir schlechter als je zuvor, und man sagte meiner Mutter, dass ich nur noch wenige Wochen oder höchstens einige Monate zu leben hätte.

Zu der Zeit machte eine Dame, die wir nicht kannten, uns den Vorschlag, es doch mit der Christlichen Wissenschaft zu versuchen. Wir hatten keine Vorurteile, da wir überhaupt nicht wussten, was die Christliche Wissenschaft war. In der Stadt im Westen, wo wir lebten, wussten wir von keinen Christlichen Wissenschaftlern, und als man uns sagte, dass wir nach Kansas City schreiben und um Fernbehandlung bitten könnten, hielten wir das für absurd. Dann wurde uns gesagt, dass viele Leute durch das Lesen des Lehrbuchs der Christlichen Wissenschaft, *Wissenschaft und Gesundheit*, geheilt worden seien. Dies schien uns noch schlimmer als Fernbehandlung, aber da wir bis zu diesem Zeitpunkt alles versucht hatten, was uns zu Ohren gekommen war, bestellte meine Mutter das Buch.

Es kam Mitte Oktober an und wir begannen es zusammen zu lesen. Von Anfang an schien es mir, als ob es etwas sei, was ich schon immer geglaubt hatte, aber nicht ausdrücken konnte — es schien so natürlich zu sein. Die Heilung ging sehr langsam vor sich, aber ich fühlte, dass ich mich erholte. Nach den Weihnachtsferien ging ich zur Schule und hielt, ohne einen Tag zu versäumen, das ganze Schuljahr durch, was mir früher unmöglich gewesen war. Ich beendete meine Schulzeit, ohne einen Tag zu fehlen — tatsächlich habe ich seit der Zeit keinen Tag im Bett zugebracht. Ich bin mir ganz sicher, dass ich jetzt zwei heile, gesunde Lungenflügel habe. Die eingefallenen Stellen in meiner Brust haben sich aufgefüllt und ich atme frei auf beiden Seiten; selten habe ich mit Erkältung zu tun und ich habe keine Anzeichen von Husten.

Die Leute sagen manchmal: „Nun ja, es kann ja sein, dass Sie überhaupt keine Tuberkulose hatten." Ich hatte jedoch sämtliche Symptome, und jedes einzelne ist durch das Lesen von *Wissenschaft und Gesundheit* verschwunden. — E. L. B., Chicago, Illinois, USA.

Von Unglauben und vielen körperlichen Leiden geheilt

Es treibt mich, mein Zeugnis niederzuschreiben in der Hoffnung, dass ich als weiterer Zeuge für die WAHRHEIT angenommen werde, die in *Wissenschaft und Gesundheit mit Schlüssel zur Heiligen Schrift* enthalten ist.

Im Jahre 1883 hörte ich zum ersten Mal von der Christlichen Wissenschaft. Ich saß in einer Schankwirtschaft in Leadville, Colorado, und las die Lokalzeitung. Mein Blick fiel auf einen Artikel, worin von sonderbaren Leuten in Boston die Rede war, die behaupteten, entdeckt zu haben, wie man so heilen kann, wie Jesus heilte. Ich habe sonst nicht viel von dem Artikel behalten, aber jene Worte blieben mir im Gedächtnis.

Von meiner Heimatstadt New York, wo ich bei vielen führenden Ärzten in Behandlung gewesen war, hatte es mich hinaus nach Colorado getrieben. Der letzte Arzt war zu ehrlich, um Geld von mir zu nehmen, weil er wusste, dass er mich nicht heilen konnte. Er gab mir den Rat, mich von den Ärzten fernzuhalten und keine Medikamente mehr zu nehmen, da nur der Tod mich heilen könnte. Meine Beschwerden wurden von einigen als Bright'sche Nierenkrankheit bezeichnet, von anderen als Harngrieß mit sehr akuter Entzündung von Blase und Prostata.

Im Frühjahr des Jahres 1888 verbrachten meine Frau und ich einen Abend bei einem Herrn, dessen Frau im Osten der Vereinigten Staaten durch die Christliche Wissenschaft geheilt worden war. Der Herr nahm ein Buch aus seinem Bücherschrank und sagte: „Hier ist ein Buch über die Christliche Wissenschaft." Es war *Wissenschaft und Gesundheit*. Sobald ich das Titelblatt gelesen hatte, wusste ich, dass es genau das Buch war, das wir brauchten. Wir bestellten das Buch sofort, und als es ankam, gehorchten wir der Stimme des Engels und labten uns daran. Gegen die Bibel war ich sehr voreingenommen, und mein erster Beweis von Selbstüberwindung bestand darin, dass ich einwilligte, die vier Evangelien zu lesen. Meine Frau kaufte mir ein Neues Testament und ich begann

zu lesen. Was für ein Wandel ging in mir vor! All mein Vorurteil war augenblicklich verschwunden! Als ich die Worte des Meisters las, verstand ich, was er meinte und welche Lehre er zu vermitteln versuchte. Es war für mich nicht schwer, die ganze Bibel anzuerkennen, denn ich konnte nicht anders, ich war ganz gefesselt. Die Krankheit, an der ich seit Jahren gelitten hatte, quälte mich sechs Monate lang schlimmer denn je, als sollte ich dadurch abgeschreckt werden, aber ich verlor jegliche Furcht vor ihr.

Ich blieb bei meinem Studium von *Wissenschaft und Gesundheit,* und die Krankheit verschwand. Ich kann ehrlich sagen, dass *Wissenschaft und Gesundheit* mein einziger Heiler und auch mein einziger Lehrer gewesen ist. — R. A. C., Los Angeles, Kalifornien, USA.

Kranke Augen geheilt

Die Christliche Wissenschaft kam zu mir, als ich ein Wrack war und mein Körper ganz mit Wunden bedeckt war. Meine Augen waren sehr krank, sodass ich wochenlang in einem verdunkelten Raum und die meiste Zeit unter dem Einfluss von Betäubungsmitteln im Bett zubrachte. Der Hausarzt und ein Spezialist sagten, sie könnten mir vorübergehend Linderung verschaffen, aber die Augenkrankheit könne nicht geheilt werden. Ich war operiert worden, und der Arzt erklärte mir, im Fall einer Erkältung würde ich völlig erblinden. Meine Qual war unaussprechlich. Fast jeden Tag hatte ich Besuch von einem Geistlichen, der an meinem Bett saß und weinte, und auch mein gütiger, freundlicher Arzt vergoss oft Tränen. Nach einem Jahr dieses fürchterlichen Leidens wurde ich schließlich nach Indiana gesandt zu einer Schwester, die durch die Christliche Wissenschaft von einem Lungenleiden geheilt worden war. Am ersten Tag meines Besuchs dort las sie mir aus der Bibel und aus *Wissenschaft und Gesundheit mit Schlüssel zur Heiligen Schrift* von Mrs. Eddy vor, und ich wurde geheilt. Ich wusste, dass GOTT die Person nicht ansieht, und als ich sah, was

GOTT für meine Schwester getan hatte, die nur noch ein Schatten gewesen und nun eine starke, robuste, gesunde Frau geworden war, mit rosigen Wangen, deren Husten vollständig verschwunden war, da sagte ich mir: „GOTT hält für mich ebenso viel bereit, ich muss es nur annehmen." Ich wurde augenblicklich durch die Christliche Wissenschaft geheilt und ich bin GOTT dankbar, dass er uns durch Mrs. Eddy, unsere geliebte Führerin, dieses Verständnis gegeben hat. Ich erfreue mich nun vollkommener Gesundheit. — Mrs. F. S., Laurel, Mississippi, USA.

DAS LEHRBUCH HAT MICH GEHEILT

Bis zum Herbst des Jahres 1897 war ich zwölf Jahre hindurch die meiste Zeit in Behandlung von Ärzten gewesen. Über die Natur des Leidens hatten die Ärzte verschiedene Meinungen geäußert; einige erklärten es für ein abnormes Gewächs usw. Durch das Lesen von *Wissenschaft und Gesundheit mit Schlüssel zur Heiligen Schrift* von Mrs. Eddy wurde ich geheilt. Es war ein klarer Fall von Umwandlung des Körpers durch die Erneuerung des Gemüts. Jetzt bin ich vollkommen gesund. — J. M. H., Omaha, Nebraska, USA.

HARTNÄCKIGE MAGENBESCHWERDEN GEHEILT

Es besteht wohl kein Zweifel darüber, dass die bei weitem größere Anzahl derer, die sich der Christlichen Wissenschaft zuwenden, der körperlichen Heilung wegen kommen, aber es gibt auch jene, auf die das nicht unbedingt zutrifft. In der Hoffnung, dass es für einige von ihnen von Nutzen sein kann, und aus Dankbarkeit für die empfangene Hilfe möchte ich hier meine eigene Erfahrung vorlegen. Vor drei Jahren wusste ich noch nichts von der Christlichen Wissenschaft, abgesehen von dem, was ich in Tageszeitungen und in der aktuellen Literatur darüber gelesen hatte. Wenn ich überhaupt über dieses Thema nachdachte, dann zählte ich die Christliche Wissenschaft unter die verschiedenen menschlichen

Theorien, mit denen ich nicht übereinstimmen konnte, weil sie sich auf beides zu stützen schienen, das Gute und das Böse. Ich hatte nie von einer Heilung erfahren, niemals das Lehrbuch gelesen oder vom *Journal* oder *Sentinel* gehört, aber ich sah öfter Leute in die christlich-wissenschaftliche Kirche gehen. Ich war es überdrüssig zu versuchen, etwas Befriedigendes in der Religion zu finden, denn es schien mir, als ob GOTT die schrecklichen Zustände in der menschlichen Gesellschaft entweder nicht harmonisch gestalten konnte oder wollte. Ich hatte jede Form des Betens außer dem „Gebet des Herrn" aufgegeben und selbst dabei ließ ich die Worte „Führe uns nicht in Versuchung" aus. Groß war mein Verlangen, wenigstens etwas von dem „Warum?" und „Wozu?" all dieser Dinge zu erkennen.

In diesem Zustand fand mich die Christliche Wissenschaft. Ich war mit einer lieben Freundin wieder in Kontakt gekommen, die ich seit einem Jahr oder länger nur sehr selten gesehen hatte — eine sehr gebildete Frau und Denkerin. Sie erzählte mir, sie habe wegen eines körperlichen Leidens einige Behandlungen in der Christlichen Wissenschaft bekommen und großes Interesse am Studium von *Wissenschaft und Gesundheit mit Schlüssel zur Heiligen Schrift* von Mrs. Eddy gewonnen. Sie fragte mich, ob ich einen Blick in das Buch werfen wolle, und ich sagte ihr, dass ich das gern tun würde. Das erste Kapitel „Gebet" gefiel mir von Anfang an, und als ich zu Mrs. Eddys geistiger Auslegung vom „Gebet des Herrn" kam (*Wissenschaft und Gesundheit,* S. 17), da war mein Interesse gänzlich entfacht. Ich wusste, dass ich — auf noch undeutlichem Wege — verstehen lernte, was es bedeutet zu „beten ohne Unterlass". Schon sehr bald darauf kaufte ich mir selbst das Buch, und mithilfe unserer Bibellektionen, wie sie im *Vierteljahresheft der Christlichen Wissenschaft* enthalten sind, begann ich ernsthaft das Studium von *Wissenschaft und Gesundheit* in Verbindung mit der Bibel.

Zu dieser Zeit hatte ich ganz besonders eine körperliche Heilung nötig, denn ich litt seit mehreren Jahren an hartnäckigen Magenbeschwerden. So weit ich mich entsinne, verwandte ich keinen Gedanken auf den Nutzen für den Körper, der sich aus dem

Studium ergeben könnte, sondern glaubte, dass diese Wissenschaft die Wahrheit der Dinge enthielt, und ich war so damit beschäftigt, ein Verständnis des PRINZIPS zu gewinnen, dass ich sehr wenig an mich selbst dachte. Nach etwa drei oder vier Monaten des Studiums stellte ich fest, dass die Magenbeschwerden verschwunden waren, und zugleich verließen mich andere körperliche Beschwerden, die nie mehr aufgetreten sind. Diese Heilung kam durch das ernste, gewissenhafte Suchen nach der Wahrheit zustande, wie sie in der Bibel enthalten ist und von unserer Führerin in unserem Lehrbuch *Wissenschaft und Gesundheit* erklärt wird. Seitdem habe ich mehr von der Wissenschaft des Heilens gelernt und bin in gewissem Maße in der Lage gewesen, anderen in Not zu helfen. Außerdem habe ich gelernt, dass Heilung durch Leben und Lieben erlebt wird, und in der Widerspiegelung der göttlichen LIEBE finde ich die „mitfolgenden Zeichen".

Wenn wir an das reine, liebevolle, selbstlose Leben denken, das Mrs. Eddy geführt haben muss, um sich dieser Wahrheit bewusst zu werden und sie uns zu übermitteln, dann sind Worte ein armseliges Mittel die Dankbarkeit auszudrücken, die ihre Nachfolger für sie empfinden. Diese Dankbarkeit kommt am besten zum Ausdruck, wenn wir Mrs. Eddy gehorsam nachfolgen, so wie sie Christus nachfolgt. — H. T., Omaha, Nebraska, USA.

VERDAUUNGSSTÖRUNG SCHNELL GEHEILT

Es ist mir bewusst geworden, dass ich reichlich Zeit gehabt habe, über die vielen Segnungen nachzudenken, die ich durch die Christliche Wissenschaft empfangen habe, da es schon mehr als sechs Jahre her ist, seit ich durch das Lesen von *Wissenschaft und Gesundheit* von Verdauungsstörung sowie von Verstopfung schlimmster Art vollständig geheilt wurde. Mein Zustand war damals so schlimm, dass ich drei Jahre oder sogar noch länger nicht imstande war, ein Glas kaltes Wasser zu trinken. Alles, was ich

trank, musste heiß sein und mein einziges Mittel zur Linderung der Darmbeschwerden bestand mehr als drei Jahre lang in Spritzen mit heißem Wasser.

Ich kann wahrhaftig sagen, dass ich auf Dauer — und ich möchte betonen, augenblicklich — von diesen beiden Leiden geheilt wurde, und zwar, wie ich schon vorher gesagt habe, durch das Lesen von *Wissenschaft und Gesundheit,* und tatsächlich hatte ich wohl nicht mehr als dreißig Seiten des Buches gelesen, als ich die außerordentlich strenge Diät aufgab. Von dem Tag an bis heute habe ich ohne eine einzige schädliche Wirkung alles gegessen und getrunken, was ich mochte, und seit mehr als sechs Jahren ist bei unserer fünfköpfigen Familie kein Tropfen Medizin ins Haus gekommen.

Ich habe auch die Macht der WAHRHEIT in unserer Familie bewiesen gesehen, als unser jüngstes Kind von den qualvollsten Schmerzen befreit und sofort wieder in eine äußerst fröhliche Stimmung versetzt wurde, nachdem wir uns mit einem der treuen Praktiker in unserer Stadt in Verbindung gesetzt hatten. Für alles das versuche ich dankbar zu sein gegen GOTT und unsere treue Führerin Mrs. Eddy, deren reines und makelloses Leben ihr ermöglicht hat, diese kostbare Wahrheit zum Segen der ganzen Menschheit zu entdecken. — M. C. McK., Denver, Colorado, USA.

GEHEILT NACH ZWANZIGJÄHRIGEM LEIDEN

Von meiner frühesten Mädchenzeit an wurde ich als kränklich angesehen, nachdem ich beim Spielen durch einen schweren Sturz verletzt worden war. Der Schmerz war zuerst sehr schlimm und ich konnte mehrere Stunden weder gehen noch allein stehen. Später beunruhigte eine zunehmende Rückenschwäche, verbunden mit starken Schmerzen, meine Eltern so sehr, dass sie einen Arzt riefen, der ein Wirbelsäulenleiden feststellte. Dann folgten beinahe zwanzig Jahre, in denen das Leiden stetig zunahm; zeitweise war es sehr ernst. Als ich im Verlauf der Jahre Ehefrau und Mutter wurde, steigerte sich mein Leiden noch. Alles, was die Kunst der Ärzte zu

tun vermochte, wurde getan, da ich aber trotz alledem keine dauerhafte Erleichterung fand, verlor ich jede Hoffnung auf Genesung.

 Als die Christliche Wissenschaft mich fand, hatte der Arzt gerade das Urteil gesprochen, dass ich, wenn ich die Woche noch überleben würde, gänzlich hilflos und unfähig sein würde, Hand oder Fuß zu bewegen. Mein Mann war Geschäftsreisender; und als er eiligst nach Hause gerufen wurde, traf er im Zug einen alten Freund, der ihn fragte, warum wir nicht die Christliche Wissenschaft versuchten. Auf die Antwort „Wir kennen sie nicht" folgte eine kurze Erklärung über ihre heilende Macht und die Segnungen, die seine Familie empfangen hatte. Das flößte meinem Mann neue Hoffnung ein, und als er zu Hause angekommen war, machte er einen Besuch bei einem Praktiker, der uns empfahl, das Buch *Wissenschaft und Gesundheit* zu besorgen, was wir auch taten. Aber Unwissenheit und das Vorurteil alter Erziehung verursachten solche Furcht, dass ich das Buch unter der Bettdecke versteckte, wenn die Kinder ins Zimmer kamen, in dem Gedanken, es könnte vielleicht nicht von GOTT sein und ihnen schaden. GOTTES treue Liebe war jedoch mächtiger als diese törichten Befürchtungen, und am ersten Tag schon, an dem ich in den heiligen Seiten las, war ich überzeugt, dass sie dieselbe Wahrheit enthielten, die Jesus Christus vor Jahrhunderten gelehrt hatte. Als ich einige Seiten gelesen hatte, nahm ich die Medizin und warf sie zum Fenster hinaus, das sich am Kopfende meines Bettes befand. Dann wandte ich mich wieder dem Buch zu und begann wieder zu lesen und siehe da, die Christus-Idee dämmerte mir auf und ich wurde augenblicklich geheilt.

 Als Erstes bemerkte ich, dass sich die Stelle im Rücken abkühlte, und bald stand ich auf. Ich las eifrig weiter; mir war, als ob ich die heilende Wahrheit verschlingen müsste, und ich sog sie auf wie eine durstige Pflanze den milden Regen. Als das Essen fertig war, verließ ich das Zimmer und aß — zum Erstaunen aller — mit der Familie ein kräftiges Mahl. Wir werden niemals vergessen, was für ein freudiges Mahl dies war. Wie haben wir GOTT gedankt für die Christliche Wissenschaft!

Jahr um Jahr ist verstrichen, es sind nun zwanzig Jahre vergangen und die Heilung ist vollkommen geblieben; ich fühle immer tiefere Dankbarkeit gegen GOTT dafür, dass eine tapfere Frau für rein genug befunden wurde, dieses Christus-Heilen wieder ans Licht zu bringen, damit es für immer unter den Menschen bleibe und die leidende Menschheit von aller Krankheit und Sünde erlöse. — Mrs. P. L. H., Fairmont, Minnesota, USA.

Von Verzweiflung zu Hoffnung und Freude

Ich habe schon oft den Wunsch gehabt öffentlich mitzuteilen, was die Christliche Wissenschaft für mich getan hat, aber ich könnte niemals über alle meine Segnungen sprechen, weil es so viele sind. Von Kindheit an war ich immer krank, kannte nie eine Stunde der Ruhe und war die meiste Zeit in ärztlicher Behandlung. Ich lebte damals im Osten der Vereinigten Staaten, und man riet mir zu einem Klimawechsel. Daraufhin zog ich im Frühjahr des Jahres mit meiner Familie in den Westen. Aber anstatt dass es besser mit mir wurde, ging es mir immer schlechter, bis ich schließlich gezwungen war, fast drei Jahre lang das Bett zu hüten — als eine schwer Leidende. Ich schien an allem zu leiden, was unseres Fleisches Erbteil ist, und wurde von den Ärzten für unheilbar erklärt. Ich litt nämlich an Bright'scher Nierenkrankheit und vielen anderen Leiden in den letzten Stadien. Bei den Ärzten, unter denen sich viele hervorragende Spezialisten befanden, war mein Fall als außergewöhnlich bekannt. Viele, die mich sahen, schüttelten bedenklich den Kopf und sagten: „Was hält sie wohl noch am Leben?" Meine Ärzte, die außerordentlich freundlich zu mir waren und alles taten, was in ihrer Macht stand, gaben mich auf und das Todesurteil über mich wurde von allen gesprochen, in deren Pflege ich war.

Dann erlebte ich: „Wenn die Not am größten, ist Gottes Hilf' am nächsten." In dieser Stunde großer Not gab man mir das „Büchlein" in die Hand. Ich las es ohne den Gedanken, dass es mich

heilen könnte; doch wie eine Ertrinkende griff ich danach. Ich las es, las es wieder und fand bald, dass ich kräftiger wurde. Dann fuhr ich fort mit dem Lesen und wurde vollkommen geheilt von all den Krankheiten, die für unheilbar gehalten worden waren.
— L. B., Austin, Minnesota, USA.

Die Wahrheit macht frei

Als Sohn eines Arztes, als studierter Pharmazeut und ehemaliger Apotheker hatte ich eine ausgesprochene Verachtung für das, was ich für die Christliche Wissenschaft hielt. Vor sechseinhalb Jahren jedoch, als ich alle mir zur Verfügung stehenden materiellen Mittel — Medizin, Elektrizität, Gymnastik, Radfahren u. a. m. — ausgeschöpft hatte und in einem hoffnungslosen Zustand war, nahm ich das Studium der Christlichen Wissenschaft auf. Ich hatte seit über dreißig Jahren an Katarrh und Halsentzündung gelitten, und in den letzten fünf Jahren war noch mancherlei anderes hinzugekommen, darunter Verdauungsstörung, Bronchitis und ein Gewichtsverlust von siebenundzwanzig Kilogramm. Durch das geistige Verständnis der Christlichen Wissenschaft, das Ergebnis eines Studiums von etwa sechs Wochen, wurde ich vollständig geheilt, erlangte Gesundheit, Kraft und ein gutes Gewicht wieder. Diese gute und vollkommene Gabe kam zu mir durch das sorgfältige und gebetvolle Studium der Christlichen Wissenschaft, so wie sie der heutigen Zeit durch *Wissenschaft und Gesundheit* offenbart worden ist. Die Verheißung Christi Jesu „Die Wahrheit wird euch frei machen" wurde erfüllt, und in den vergangenen sechs Jahren voller Gesundheit und Harmonie habe ich mich bemüht, „das Gute zu behalten".

Wenn ich auch für die körperliche Heilung äußerst dankbar bin, so übersteigt doch meine Dankbarkeit für die mentale und geistige Wiedergeburt alle Dankesworte. Als ich erkannte, dass die Mission Jesu, Krankheit und Sünde zu heilen, mit seiner kurzen Erdenlaufbahn nicht beendet war, sondern für alle Zeiten anwendbar

bleibt, kannte meine Freude keine Grenzen. Da ich auf die frühere Art Tausende von Dollar ausgegeben hatte, schien es mir wundervoll, durch so geringe Kosten wie den Preis des „Büchleins" und das Studium weniger Wochen geheilt zu werden. Jeder Gedanke des Vorurteils verschwand augenblicklich vor den Beweisen, dass die Christliche Wissenschaft tatsächlich die Erleuchtung und die praktische Anwendung der Lehren Jesu ist, die die beweisbare Wahrheit sind, „gestern und heute und auch in Ewigkeit".
— C. N. C., Memphis, Tennessee, USA.

Taube Ohren geöffnet

Als Familienmutter gedenke ich in herzlicher Liebe jener guten Frau, die wir unsere Führerin nennen dürfen, und ich bin ihr dankbar für alles, was sie durch ihr Buch für mich und die Meinen getan hat.

Vor zehn Jahren wurde ich von erblicher Taubheit und Kopfgrippe einfach durch das Lesen des Buches *Wissenschaft und Gesundheit* geheilt. Vorher hatte ich mich jahrelang von einigen der besten Hals- und Ohrenspezialisten in England und Amerika beraten und behandeln lassen, aber es ging mir immer schlechter. Eine Dame, die durch die Christliche Wissenschaft geheilt worden war, riet mir nun dringend, jenes Buch zu kaufen und es zu studieren. Ich tat es sehr widerstrebend, aber ich hatte noch keine fünfzig Seiten gelesen, als ich fühlte, dass ich tatsächlich die Wahrheit gefunden hatte, die frei macht, und ich kann aufrichtig sagen, dass das Leiden seitdem niemals wieder aufgetreten ist.

Besonders dankbar bin ich jedoch für die tägliche Hilfe, die das Buch mir in meinem Haushalt mit kleinen Kindern leistet. Ich bin sicher, wenn Mütter nur wüssten, was die Christliche Wissenschaft wirklich bedeutet, würden sie alles daransetzen, um sie kennenzulernen. Wir haben erlebt, wie Pseudokrupp, Masern, Fieber und verschiedene andere sogenannte Kinderkrankheiten durch die Anwendung der Christlichen Wissenschaft wie Tau vor der

Morgensonne verschwanden — durch das Verständnis, dass Gott immer-gegenwärtig und allmächtig ist. Mir ist zweifellos bewiesen worden, dass Gott eine immer gegenwärtige Hilfe in der Not ist, was für eine segensreiche Hilfe diese wunderbare Wahrheit bei der Erziehung unserer Kinder ist und wie schnell ein Kind sie erfasst.

    Mein dreijähriges Töchterchen renkte sich vor einiger Zeit die Schulter aus. Ich war zu der Zeit allein mit ihr im Haus. Der Schmerz war so heftig, dass sie ohnmächtig wurde. Ich behandelte sie, so gut ich es verstand, hatte aber immer den Gedanken Hilfe zu holen, sobald jemand käme. Es schien schlimmer mit ihr zu werden und sie weinte sehr. Ich zog sie aus und versuchte den Arm wieder einzurenken, doch das verursachte ihr solche Schmerzen, dass ich es mit der Angst bekam. Dann kam wie ein Blitz der Gedanke: Was würdest du tun, wenn du keinen Praktiker erreichen könntest? Jetzt ist für dich der Augenblick gekommen, Gottes Macht und Gegenwart zu beweisen. Mit diesen Gedanken kam eine solche Ruhe und Zuversicht über mich, dass ich alle Furcht verlor. Ich fragte die Kleine, ob ich ihr etwas vorlesen solle; sie sagte: „Ja, Mama, lies das Wahrheitsbuch." Ich las ihr nun aus *Wissenschaft und Gesundheit* vor. Nach etwa einer halben Stunde bemerkte ich, wie sie versuchte den Arm zu heben, jedoch aufschrie und ganz blass wurde. Ich fuhr mit dem Vorlesen fort und bemerkte wieder, wie sie sich bemühte, ein Bonbon in den Mund zu stecken. Diesmal stellte ich mit Freuden fest, dass sie den Mund fast erreichte, bevor sie den Schmerz fühlte. Ich las ihr immer weiter vor, bis meine Schwester mit meinen zwei Söhnen hereinkam. Die Kleine sprang von ihrem Bett herunter und war so froh, ihre Brüder zu sehen, dass sie ihren Arm vergaß. Dann fing sie an ihrer Tante zu erzählen, dass ihr Arm gebrochen gewesen sei und dass Mama ihn mit dem Wahrheitsbuch behandelt habe. Als sich dies ereignete, war es ungefähr halb elf vormittags und um drei Uhr nachmittags war die Kleine draußen beim Spielen, als wenn überhaupt nichts geschehen wäre. — Mrs. M. G., Winnipeg, Manitoba, Kanada.

Von Geisteskrankheit und Selbstmordgedanken erlöst

Vor einigen Jahren, als ich mich in einem Zustand von Finsternis und Verzweiflung befand, verursacht durch schlechte Gesundheit und unglückliche Familienverhältnisse, wurde mir *Wissenschaft und Gesundheit* geliehen mit der Bitte, es zu lesen.

Zu der Zeit war meine Tochter wegen schleichender Tuberkulose, die als ererbt betrachtet wurde, von den Medizinern aufgegeben worden. Mein eigener Zustand schien sogar noch beunruhigender, da Symptome von Geisteskrankheit auftraten. Doch statt in eine Nervenklinik zu gehen, hielt ich es für die einzige Lösung Selbstmord zu begehen. Herzbeschwerden, ein Nierenleiden und beständige, durch Frauenleiden verursachte Kopfschmerzen waren einige von den vielen Leiden, die mir zu schaffen machten. Mein Arzt versuchte mich zu einer Operation zu überreden, damit ich Erleichterung finden könne. Aber ich hatte mich schon zehn Jahre zuvor einer schweren Operation unterzogen und als Ergebnis nur vermehrte Leiden davongetragen, weshalb ich nicht einwilligen wollte.

Als ich mit *Wissenschaft und Gesundheit* begann, las ich als Erstes das Kapitel über „Gebet". Zu der Zeit hielt ich es für unmöglich, auch nur irgendetwas von dem zu behalten, was ich las. Und doch empfand ich ein seliges Gefühl von GOTTES Schutz und Macht und eine Hoffnung, dass ich Ihn endlich als das finden würde, was ich so nötig hatte — eine gegenwärtige Hilfe in den großen Nöten. Bevor ich das Kapitel über „Gebet" beendet hatte, ging meine Tochter jeden Tag zu drei Mahlzeiten die Treppe hinunter und wurde täglich kräftiger. Bevor ich das Lehrbuch zu Ende gelesen hatte, war sie gesund. Doch da ich niemals gehört hatte, dass das Lesen von *Wissenschaft und Gesundheit* jemanden geheilt hätte, vergingen Monate, bevor ich GOTT die Ehre gab.

Nach und nach verließen mich die vielen Leiden, nur die Kopfschmerzen nicht; sie traten jedoch nicht mehr so häufig auf, bis nach drei Jahren die Furcht vor ihnen völlig verschwunden war.

Weder ich noch meine Tochter haben jemals eine Behandlung bekommen, doch das Studium von Bibel und *Wissenschaft und Gesundheit*, dem Lehrbuch der Christlichen Wissenschaft von Mrs. Eddy, hat uns geheilt und erhält uns gesund.

Als die Christliche Wissenschaft für mich noch ganz neu war, besuchte ich eine Zeugnisversammlung in Erster Kirche Christi, Wissenschaftler, Chicago. Ein Herr erzählte dort von einer unglücklichen Frau, die sich von ihrem Mann trennen wollte. Dieser Herr hatte sie gefragt, ob sie ihren Mann nicht liebe. Sie antwortete: „Nein; als ich ihn heiratete wohl, aber jetzt nicht mehr." Er sagte ihr, dass GOTT den Menschen zu Seinem Bild und Gleichnis geschaffen hat und dass Er vollkommen ist. Er sagte zu ihr: „Gehen Sie nach Hause und sehen Sie nur GOTTES vollkommenen Menschen in ihm. Sie müssen nicht einen sündigen Sterblichen lieben, wie Sie ihn bisher gesehen haben." Als er ihr sagte, dass es im göttlichen GEMÜT keine Trennung gebe, befolgte die Dame seinen Rat. In kurzer Zeit zogen Frieden und Harmonie in ihr Heim ein, und beide Eheleute wurden Mitglieder einer christlich-wissenschaftlichen Kirche.

Dieses Zeugnis war für mich wie eine Botschaft vom Himmel. Ich hatte so viele Segnungen durch das Studium von *Wissenschaft und Gesundheit* empfangen, und doch war mir bis dahin in meinem verfinsterten Bewusstsein noch nie aufgedämmert, wie wunderbar unser GOTT ist. Ich wusste, dass das, was in jenem Hause stattgefunden hatte, sich auch in unserem unglücklichen Heim vollziehen könnte, wo weder Ruhe noch Frieden herrschte.

Voller Hoffnung nahm ich mein Kreuz auf mich, und mit jedem Schritt wurde meine Last leichter, während ich vorwärts ging und mir der Gegenwart des Christus, der WAHRHEIT, bewusst war, die in der Tat frei macht. Eine äußerliche Veränderung wurde nicht sofort sichtbar, aber nach drei Jahren war Friede und alle Familienmitglieder besuchten gemeinsam die Kirche und wurden sich bewusst, dass es nur *ein* GEMÜT gibt. — E. J. B., Superior, Wisconsin, USA.

Magenbeschwerden geheilt

Durch das Lesen von *Wissenschaft und Gesundheit* wurde ich von jahrelangen Magenbeschwerden geheilt. Mein Zustand war so schlimm geworden, dass ich regelmäßig Anfälle hatte, die immer häufiger wurden. Ich war Geschäftsreisender, und es war für mich nichts Ungewöhnliches, einen Arzt ins Hotel rufen zu müssen, um mir beim akuten Auftreten der Krankheit Morphium geben zu lassen. Das wurde an bestimmten Orten zur Regel, und wenn die Anfälle vorüber waren, fühlte ich mich schlechter als zuvor. Als Ergebnis des letzten Anfalls verlor ich stark an Gewicht. Während dieser Jahre des Leidens hatte ich viele Ärzte befragt und die meisten gebräuchlichen Heilmittel versucht, ohne jeden Erfolg. Als letzte Zuflucht entschloss ich mich endlich, die Christliche Wissenschaft zu versuchen, und durch das Lesen von *Wissenschaft und Gesundheit mit Schlüssel zur Heiligen Schrift* von Mrs. Eddy wurde ich geheilt.

Das ist sechs Jahre her, und seit der Heilung ist meine Gesundheit besser denn je. In unserer Familie haben wir uns für Heilung gänzlich auf die Christliche Wissenschaft verlassen, und sie hat sich immer als wirksam herausgestellt. Wir betrachten jedoch die körperliche Heilung nur als eine Begleiterscheinung des Verständnisses von GOTT und Seiner Güte. Dies, in Zusammenhang mit unserer gewachsenen Liebe zur Bibel, erweist sich uns als äußerst wertvoll. Wir bemühen uns demütig, ein Leben zu führen, das unsere Dankbarkeit gegen GOTT und unsere geliebte Führerin, Mrs. Eddy, beweist. — Charles E. Peck, St. Johnsbury, Vermont, USA.

Befreit von jahrelangem Leiden

Im Frühjahr des Jahres 1880 hatte ich einen schweren Anfall von Magenbeschwerden, war drei Monate lang ans Bett gefesselt und konnte fast sechs Monate lang das Haus nicht verlassen. Während

dieser Zeit wurde ich von drei guten Ärzten behandelt. Ich wurde zwar ein wenig kräftiger, fand aber sehr wenig Linderung der Magenbeschwerden. Man empfahl mir Heilquellen zu versuchen; ich tat dies auch, erlebte aber dieselbe Enttäuschung. Ich ging in ein Sanatorium, doch die Magenbeschwerden blieben bestehen. Einige Freunde rieten mir zu patentierten Medikamenten, aber eine Heilung stellte sich nicht ein.

Auf diese Weise quälte ich mich mehrere Jahre lang. Schließlich studierte ich bei einem guten, mir befreundeten Arzt zwei Jahre lang medizinische Fachbücher, hauptsächlich, um mir selbst dadurch zu helfen, und während dieser Zeit hatte ich einen schweren Anfall von einem Blasenleiden. Fünfzehn Jahre lang litt ich zeitweise so heftig, dass das Leben mir nicht mehr lebenswert erschien. Außerdem erkrankte ich jeden Winter an Rheumatismus und Grippe. Auch entwickelte sich auf beiden Augen grauer Star, wodurch meine Augen fast ständig entzündet waren. Dies nahm solche Ausmaße an, dass ich beim Lesen nur schwach sehen konnte. Auch konnte ich meine Hühneraugen nicht vergessen, weil ich sehr oft an sie erinnert wurde. Für alle diese Beschwerden hatte ich sämtliche, auch von Spezialisten verschriebene Mittel versucht, doch ohne Erfolg.

Einem Freund sei gedankt, der mich in diesem hoffnungs- und mutlosen Zustand fand und mich zu dem Licht führte, das keine Finsternis kennt. Ich besorgte mir das Buch *Wissenschaft und Gesundheit* von Mrs. Eddy und wurde in kurzer Zeit durch das Lesen dieses Buches geheilt. — D. W. L., Anderson, Indiana, USA.

Erleichterung von heftigem Leiden

Im Jahre 1901 gewann ich Interesse an der Christlichen Wissenschaft. Vier oder fünf Jahre hatte ich an schweren Anfällen gelitten, die scheinbar nur durch ein Betäubungsmittel gelindert werden konnten. Nach einem der schlimmsten Anfälle, die ich jemals

gehabt hatte, beriet ich mich mit unserem Hausarzt. Er diagnostizierte meinen Fall als eine gefährliche Nierenkrankheit und sagte, dass mir keine Medizin helfen könne, sondern dass ich mich einer Operation unterziehen müsse. Mein Zustand wurde immer schlimmer, sodass ich den Arzt noch einmal aufsuchte. Er schlug mir vor, einen Arzt zu konsultieren, der mit dem städtischen Krankenhaus in Augusta in Verbindung stand. Die von diesem Arzt vorgenommene Untersuchung ergab eine andere, aber ebenso ernste Diagnose. Inzwischen bot eine Freundin mir ein Exemplar von *Wissenschaft und Gesundheit* an. Ich sagte ihr, dass mir nichts daran liege das Buch zu lesen. Aber sie drängte so sehr darauf, dass ich schließlich versprach es zu tun. Am Samstag bekam ich das Buch und am Sonntagmorgen setzte ich mich zum Lesen hin. Als ich an die Stelle kam, wo Mrs. Eddy sagt, dass sie diese Wahrheit in der Bibel gefunden habe, begann ich die beiden Bücher zu vergleichen. Ich las Stellen, die mir sehr einleuchteten, und sagte mir: Dies kommt der Wahrheit näher als irgendetwas, was ich je gesehen habe. Den ganzen Tag las ich weiter und machte nur eine Pause, die eben genügte, um zu Mittag zu essen. Als ich weiterlas, wurde mir alles noch klarer und ich fühlte, dass ich geheilt war. Im Laufe des Abends kam eine Nachbarin zu mir und ich sagte: „Ich bin geheilt und dieses Buch hat mich geheilt." Ich las weiter und war wirklich geheilt. Acht Tage später konnte ich selbst meine Wäsche waschen. Das ereignete sich im Februar 1901. Etwa sechs Wochen später wurde ich zur Pflege meiner Mutter gerufen, die in Behandlung meines früheren Arztes war. Auf seinen Wunsch hin ließ ich meine Seite von ihm untersuchen, denn er wollte gern prüfen, ob das Leiden noch da sei. Er sagte: „Es ist tatsächlich verschwunden." Und ich sagte zu ihm: „Doktor, Sie sagten zu mir, ich würde niemals eine gesunde Frau werden, wenn ich mich nicht operieren ließe; was hat mich geheilt?" Er antwortete: „Gott hat Sie geheilt." — S. H. L., North Pittston, Maine, USA.

Dankbar für viele Segnungen

Mit aufrichtiger Dankbarkeit für die vielen Segnungen, die ich durch die Christliche Wissenschaft empfangen habe, lege ich hiermit dieses Zeugnis ab. Vor etwa fünfzehn Jahren hörte ich das erste Mal von der Christlichen Wissenschaft. Eine meiner Freundinnen bekam eine Behandlung wegen körperlicher Beschwerden und las das Lehrbuch der Christlichen Wissenschaft, *Wissenschaft und Gesundheit mit Schlüssel zur Heiligen Schrift*. Der Titel des Buches machte einen tiefen Eindruck auf mich. Ich sagte zu meiner Freundin: „Wenn das ein Schlüssel zur Heiligen Schrift ist, dann muss ich das Buch haben."

Ich hatte lange die Bibelklasse einer orthodoxen Sonntagsschule besucht, aber was ich da gelehrt wurde, hatte mich niemals zufriedengestellt. Etwas fehlte, aber ich verstand damals nicht, was es war. Ich kaufte mir das Buch *Wissenschaft und Gesundheit* und begann es zu studieren. Ich wünschte, ich könnte in Worten zum Ausdruck bringen, was dieses Buch mir gegeben hat. Es erleuchtete mir die Bibel mit einem herrlichen Licht und ich begann einige der Aussprüche des Meisters zu verstehen und versuchte sie anzuwenden.

Seit vielen Jahren hatte ich schon das Verlangen gehabt, ein besseres christliches Leben zu führen, und ich fragte mich oft, warum mir das Verständnis der Bibel so gänzlich versagt blieb. Jetzt wusste ich es; es war der Mangel an geistiger Erkenntnis.

Anfangs wusste ich nicht, dass Leute einzig durch das Lesen von *Wissenschaft und Gesundheit* von Krankheit und Sünde geheilt wurden, aber nach kurzer Zeit fand ich heraus, dass dies wirklich der Fall war. Zu der Zeit hatte ich viele körperliche Beschwerden, die einfach eine nach der anderen verschwanden, und ich stellte fest, dass ich keinerlei Krankheiten mehr hatte — ich war vollkommen frei. Auch die geistige Erhebung war herrlich, und je mehr ich in dem Studium dieser gesegneten Wissenschaft fortschreite, umso mehr fühle ich, dass ich ein sicheres Verständnis gewinne, das

mir hilft, sowohl Sünde als auch Krankheit bei mir selbst und bei anderen zu überwinden. Mein Glaube an das Gute hat zugenommen, und ich weiß, dass ich meinen Glauben verliere, dass das Böse dem Guten an Macht gleichkommt. Der Weg ist nicht mühsam, denn jeder Sieg über das Selbst bewirkt stärkeren Glauben und ein ernsteres Verlangen Fortschritte zu machen. — E. J. R., Toledo, Ohio, USA.

Dankbar für moralisches und geistiges Erwachen

Nachdem ich verschiedene Mittel und Wege versucht hatte, um von körperlichem Leiden befreit zu werden, machte mich vor etwa vier Jahren ein treuer Freund auf die Lehre der Christlichen Wissenschaft aufmerksam. Nach einigem Widerstand entschloss ich mich, die Christliche Wissenschaft zu erforschen, in dem Gedanken, dass diese Lehre, wenn sie hilfreich wäre, ebenso für mich gedacht war wie für andere. Sollte sie aber keine Hilfe gewähren, dann könnte ich sie wieder beiseite legen. Doch das wollte ich herausfinden und mich selbst davon überzeugen.

Nachdem ich Mrs. Eddys Werk *Wissenschaft und Gesundheit* einige Tage gelesen hatte, stellte ich fest, dass meine Leiden verschwunden waren, und eine Ruhe war über mich gekommen, wie ich sie früher niemals gekannt hatte. Ich hatte fast ununterbrochen geraucht. Obwohl ich oft entschlossen war, alle meine Willenskraft aufzubieten und nie mehr zu rauchen, war ich immer erfolglos geblieben. Dieses Verlangen wie auch das Verlangen nach alkoholischen Getränken verschwanden einfach und ich möchte hier sagen, dass ich alle diese Segnungen empfing, bevor ich viel verstand von dem, was ich las. Wie ein Gefangener, der jahrelang in Ketten gelegen hatte, war ich plötzlich in Freiheit. Damals wusste ich nicht, wie die Fesseln entfernt worden waren, aber ich musste doch anerkennen, dass es durch das Lesen dieses Buches geschehen war. Daraufhin fühlte ich ein inniges Verlangen, mehr zu lesen und zu erfahren, was für eine Macht das war, die mich in wenigen Tagen von dem befreite, was ich jahrelang vergebens loszuwerden versucht

hatte. Nun wurde mir klar, dass dies die Wahrheit war, die Jesus Christus vor fast zweitausend Jahren gelehrt und gepredigt hatte, um die Menschheit zu befreien. Es kam mir jedoch nicht der Gedanke, diese Wahrheit in meinen Geschäftsangelegenheiten anzuwenden. Im Gegenteil, ich dachte, ich müsste mich vom Geschäft zurückziehen, wenn ich mein Studium weiter fortsetzen wollte.

Dies geschah jedoch nicht, denn ich entdeckte allmählich, dass das geringe Verständnis dieser wunderbaren Lehre, das ich erworben hatte, mir in meinem Geschäft eine große Hilfe wurde. Ich wurde freundlicher, ehrlicher, liebevoller zu meinen Mitmenschen. Ich erwarb auch ein besseres Urteilsvermögen und war in der Lage, das Richtige zur rechten Zeit zu tun. Als natürliches Ergebnis verbesserte sich mein Geschäft. Bevor ich etwas über die Christliche Wissenschaft erfuhr, war mir das Geschäft oft eine Last gewesen; Furcht und Sorgen raubten mir den Schlaf. Wie anders ist es jetzt! Durch das Studium der Bibel, die für mich jetzt unermessliche Schätze birgt, unseres Lehrbuchs *Wissenschaft und Gesundheit* und der anderen Werke unserer Führerin erlange ich Frieden und Vertrauen zu GOTT und jenen Einblick in den Charakter der Menschen, der für die korrekte Führung eines jeden Geschäfts notwendig ist. — W. H. H., Bloomfield, Nebraska, USA.

ERBLICHE LUNGENKRANKHEIT GEHEILT

Seit langer Zeit schon drängt es mich, ein Zeugnis von der heilenden Macht der WAHRHEIT beizutragen. So, wie ich Zeugnisse von anderen lese und mich darüber freue, so mag sich jemand auch über mein Zeugnis freuen. Ich wurde durch das Lesen von *Wissenschaft und Gesundheit* geheilt. Durch die Anwendung des Gelesenen fand ich, dass dieses Buch die Wahrheit enthält, die Jesus lehrte — die Wahrheit, die frei macht.

Von Kindheit an kannte ich keinen Tag, an dem ich wohlauf gewesen wäre. Ich wurde von einem langjährigen Lungenleiden geheilt. In unserer Familie war Tuberkulose erblich; meine Mutter und drei Brüder waren daran gestorben. Dem Gesetz der

materiellen Medizin zufolge hätte ich ihnen in kurzer Zeit folgen sollen. Ich hatte auch ernste Magenbeschwerden, woran ich schon über acht Jahre litt. Während dieser Zeit ging ich immer ohne Abendbrot zu Bett, denn die Furcht vor den Schmerzen durch die Nahrung war so groß, dass ich die Nahrung ablehnte, selbst wenn ich hungrig war. Mehr als zwanzig Jahre lang hatte ich Eierstockbeschwerden, die zeitweise fast unerträglich waren. Sie stammten von der Geburt meines ersten Kindes her; einmal wurde eine Operation nötig. Ich litt beinahe an allen Leiden, die unseres Fleisches Erbteil sind. Schon als Kind hatte ich Schwierigkeiten mit den Augen, trug vierzehn Jahre lang eine Brille. Verschiedene Augenärzte sagten, ich würde erblinden, einer erklärte sogar, ich würde vor Ablauf eines Jahres blind sein, falls ich mich nicht einer Operation unterzöge, was ich jedoch ablehnte.

GOTT sei gedankt, dessen WAHRHEIT mich durch das Studium unseres Lehrbuchs erreichte. Worte sind unzureichend, um das auszusprechen, was die Christliche Wissenschaft in verschiedener Weise für mich, meine Kinder, mein Heim, mein ganzes Dasein getan hat. Die körperliche Heilung ist nur ein kleiner Teil davon. Die geistige Entfaltung und Erhebung ist die „kostbare Perle", der Teil, der unaussprechlich bleibt. — Mrs. J. P. M., Kansas City, Missouri, USA.

DAS LEHRBUCH GEWÜRDIGT

Ich habe das Privileg gehabt, mit Vertretern von mehr als sechzig Prozent aller Nationen dieser Erde unter ihrem eigenen Weinstock und Feigenbaum Gespräche zu führen. Ich hatte niemals von einem so verständlich dargelegten Prinzip gehört, das die Menschheit befähigt, dem apostolischen Gebot „prüft [beweist] alles" zu gehorchen, bis *Wissenschaft und Gesundheit mit Schlüssel zur Heiligen Schrift* in meine Hände gelangte. Ich glaube, dass ein ehrliches Studium dieses Buches in Verbindung mit der Bibel uns befähigen wird, „alles zu prüfen [zu beweisen]".

Ich mache diese uneingeschränkte Behauptung aufgrund dessen, was ich mit eigenen Augen gesehen und mit eigenen Ohren von Mitmenschen zweifelsfreier Integrität gehört habe, und infolge der positiven Beweise, die ich durch das Studium dieser Bücher erlangt habe. Viele vermeintliche materielle Gesetze, die von Jugend an in meinem Denken Wurzeln geschlagen hatten, sind überwunden worden. Es erforderte einige Zeit, bis ich zu dem Verständnis der Worte unserer Führerin in ihrem Werk *Vermischte Schriften*, Seite 206, erwachte: „Die höher führenden Stufen der Christlichen Wissenschaft werden durch Wachstum erklommen, nicht durch Zuwachs." Ich erlebte mancherlei Enttäuschungen und manches Versagen, bevor ich bereit war, die erforderliche wissenschaftliche Arbeit zu tun, um diese Behauptung zu beweisen; doch ungeachtet dessen, welchen Aufwand es von uns fordert, bin ich überzeugt, dass wir der Sache, die wir zu lieben beteuern, nicht viel Ehre machen, bis wir uns durch wissenschaftliche Arbeit in die Lage versetzen, GOTT in dem, was Er für uns individuell bedeutet, und unsere Beziehung zu Ihm zu beweisen.

Ich möchte unserer Führerin für die neue Ausgabe von *Wissenschaft und Gesundheit* meine tiefe Dankbarkeit ausdrücken. Beim Studium dieser neuen Ausgabe kann man nicht umhin, die Weisheit und Liebe sowie die Sorgfalt und Hingabe zu erkennen, die in der neuen Überarbeitung zum Ausdruck kommen. Die Änderung eines einzigen Wortes in einem Satz macht oft den wissenschaftlichen Gedanken klarer, nicht nur für den, der mit dem Buch vertraut ist, sondern auch für diejenigen, die eben erst in dieses segensreiche Licht gekommen sind. Alle Hochachtung vor der gottergebenen, gottesfürchtigen Frau, Mary Baker G. Eddy, deren Arbeit einzig in dem Liebeswerk besteht, die Menschheit zu befähigen sich selbst zu helfen. Sie hat in verständlicher Weise ihren Mitmenschen vor Augen geführt, worin die göttlichen Rechte des Menschen bestehen und was GOTT in Wirklichkeit ist. — H. W. B., Hartford, Connecticut, USA.

Leistenbruch und andere ernste Krankheiten geheilt

Als ich vor ungefähr drei Jahren das Studium der Christlichen Wissenschaft aufnahm, litt ich schon seit zweiunddreißig Jahren an einem sehr schlimmen Leistenbruch. Manchmal war der Schmerz so groß, dass ich nicht glaubte, ihn ertragen zu können. Diese Anfälle dauerten gewöhnlich vier oder fünf Stunden, und wenn auch alles für mich getan wurde, was getan werden konnte, so erfolgte doch keine dauerhafte Erleichterung, bis ich *Wissenschaft und Gesundheit mit Schlüssel zur Heiligen Schrift* zu lesen begann. Nachdem ich einmal hineingeschaut hatte, wollte ich immer weiterlesen. Ich war so vertieft in das Studium des „Büchleins", dass ich kaum bemerkte, wann sich die Heilung vollzog; aber ich war geheilt, nicht nur von dem Leistenbruch, sondern auch von anderen Leiden — von Gelenkrheumatismus, Katarrh, Hühneraugen und entzündeten Fußballen.

Ich würde mich niemals von dem Buch trennen, wenn ich nicht ein neues bekommen könnte. Ich bin siebenundsiebzig Jahre alt und erfreue mich sehr guter Gesundheit. — Mrs. M. E. P., St. Johnsbury, Vermont, USA.

Mutter und Tochter geheilt

Als die Christliche Wissenschaft zu mir kam, hatte ich schon seit zwanzig Jahren wegen Verstopfung jeden Tag Medizin eingenommen. Ich war von Ärzten und Spezialisten behandelt worden, hatte magnetische Verfahren und Knochenbehandlungen sowie Luftveränderung versucht und mich in einem Krankenhaus operieren lassen, doch als ich entlassen wurde, ging es mir schlechter als zuvor. Nachdem ich alle Mittel probiert hatte, die mir zu Ohren gekommen waren, und es nicht besser, sondern nur schlimmer wurde und ich so entmutigt war, dass ich glaubte, alle Bemühungen um Genesung aufgeben zu müssen, schlug eine Freundin vor, es mit der Christlichen Wissenschaft zu versuchen. Ich hatte gehört, dass die Christlichen Wissenschaftler durch Gebet heilen, und ich

dachte, dies müsste die Art sein, wie Jesus geheilt hatte. Ich fühlte, dass dies das Einzige war, was mir noch zu versuchen übrig blieb. Ich bestellte das Buch *Wissenschaft und Gesundheit* und begann es mehr aus Neugier zu lesen, ohne auch nur eine Ahnung davon, dass ich durch das Lesen geheilt werden könnte, sondern ich dachte, ich müsste weiter Arzneien nehmen und außerdem Behandlungen von einem Christlichen Wissenschaftler bekommen. Ich setzte jedoch meine Medikamente ab und las drei Tage lang, dann begann ein Licht in der Finsternis zu scheinen. Ich wurde von dem Leiden geheilt und musste von da an keine Arznei mehr einnehmen. Seitdem habe ich *Wissenschaft und Gesundheit* getreulich studiert und andere Leiden sind verschwunden. Meine kleine Tochter ist auch geheilt worden und hat gelernt, die Kenntnis der Christlichen Wissenschaft bei ihren Arbeiten in der Schule anzuwenden. — Mrs. O. R., Leadville, Colorado, USA.

Leberleiden geheilt

Wenn ich an die Zeit zurückdenke, als ich glaubte, mein Leben hätte keinen Sinn, und jedes Erwachen am Morgen mir nur ein Gefühl der Enttäuschung brachte, dass ich noch unter den Lebenden war (denn jeden Abend, wenn ich die Augen vor dem Einschlafen schloss, hoffte ich, dass dies das letzte Mal sein würde), dann fließt mein Herz über von Liebe und Dankbarkeit gegen GOTT für unsere geliebte Führerin, die diese Segen spendende Wahrheit entdeckte, und gegen die lieben Menschen, die mir so liebevoll und geduldig auf manchem rauen Weg geholfen haben.

Vor zwölf Jahren konsultierte ich einen Arzt, weil ich an einem Arm sonderbar aussehende Flecken bemerkte. Er sagte, es seien Leberflecken, es sei aber nicht der Mühe wert, für diese wenigen etwas zu verschreiben, ich solle damit warten, bis mein Körper davon bedeckt sei. Drei Monate später war ich mit Ausnahme des Gesichts und der Hände mit Flecken bedeckt. Das beunruhigte mich und ich ging zu einem anderen Arzt, der mir etwas verschrieb,

aber schließlich sagte er, er könne nichts mehr für mich tun. Andere Ärzte wurden ebenfalls ohne Erfolg zu Rate gezogen. Vor sechs Jahren rieten mir Freunde, mich an ihren Hausarzt zu wenden, und als ich diesen befragte, sagte er mir, er sei sicher, dass er mich heilen könne, und so bat ich ihn mir etwas zu verschreiben. Nach zwei Jahren, in denen er ständig Arzneimittel verschrieben hatte, sagte er mir, ich sei so mit Medizin angefüllt, dass er sich fürchte mir noch mehr davon zu geben, und er riet mir zu einer Pause. Nachdem ich ein kleines Vermögen ausgegeben hatte, ging es mir nicht besser und ich war ganz mutlos.

Vor zwei Jahren, als ich Misserfolg im Geschäft hatte, bat ich eine meiner Kundinnen um ein möbliertes Zimmer, wo ich die wenigen anderen Kundinnen, die mir geblieben waren, empfangen könnte. Diese Dame, die eine Christliche Wissenschaftlerin ist, lieh mir *Wissenschaft und Gesundheit* und weil sie mich so oft fragte, wie ich mit dem Buch vorankäme, begann ich zu lesen. Ich besuchte auch die Mittwochabend-Versammlungen, die ich sehr interessant fand. Nachdem ich die Zeugnisse in den Versammlungen gehört hatte, entschloss ich mich, mit einem Praktiker über diese Flecken zu sprechen, aber nicht, bevor ich nicht wenigstens hundert Dollar zur Verfügung hätte, denn ich dachte, ich würde diese Summe für Behandlungen benötigen, da ich an hohe Preise gewöhnt war. Ich hatte nicht nach Preisen gefragt und sprach auch mit niemandem über meine Absichten, weil ich in diesem Punkt empfindlich war. Als ich *Wissenschaft und Gesundheit* etwa zur Hälfte durchgelesen hatte, bemerkte ich, dass die Flecken verschwunden waren, und als ich danach suchte, konnte ich keine Spur mehr von ihnen finden. Sie waren ohne Behandlung gänzlich verschwunden. In wenigen Wochen hatte das Lesen des Buches das vollbracht, was die materielle Medizin in zehn Jahren nicht vollbracht hatte. Es ist unmöglich, das Gefühl der Befreiung und Glückseligkeit wiederzugeben, das über mich kam. — C. K., Astoria, New York, USA.

Eine überzeugende Forschung

Nachdem ich in meiner Umgebung und an vielen Orten Zeugnis von meiner Heilung durch die Christliche Wissenschaft abgelegt habe, fühle ich, dass es jetzt höchste Zeit ist, das Licht auf den Leuchter zu stellen, wo alle, die da wollen, es sehen können. Meine früheste Erinnerung war ein Tag des Leidens — ein körperliches Erbe meiner Mutter, das eine Zeit lang wenig Zinsen trug, dem aber, als ich älter wurde, Zinseszinsen zugeschlagen wurden. Mein Vater war Arzt, und für meine Mutter waren materielle Heilmittel ohne Erfolg angewandt worden, daher war sein Vertrauen, dass sie mir helfen könnten, erschüttert — tatsächlich sagte er oft zu mir, es sei besser ohne Medizin zu leiden, als eine chronische Medizinschluckerin ohne Schmerzen zu werden.

In frühem Alter schon fing ich an zu unterrichten und blieb über zwanzig Jahre dabei, und während dieser Zeit verging kein Tag ohne Schmerzen oder Furcht vor Schmerzen. Und wenn ich nicht eine angeborene Liebe zum Leben gehabt hätte, wäre es mir zu einer unerträglichen Last geworden. Fünf Jahre lang bestand meine Hauptnahrung aus Haferschleim, den ich schließlich beinahe so gern aß wie Kaspar Hauser seine Brotkruste. Man hatte mich früh gelehrt auf GOTT zu vertrauen, und häufig verschwanden die Schmerzen, doch nur um hinterher in verschlimmerter Form wieder aufzutreten.

Schließlich schrie mein Herz nach dem lebendigen GOTT und die Antwort kam durch einen Seiner Boten, der mir von der Christlichen Wissenschaft erzählte. Ich erwiderte, ich glaubte, dass GOTT heilen könne, aber ich hätte keinen Glauben an das Heilen durch die Christliche Wissenschaft, würde jedoch gern deren Theologie erforschen, weil es mir helfen könnte, einigen Aufschluss über den Sinn des Lebens zu bekommen. Drei Jahre lang hatte ich in den Werken äußerst wissenschaftlicher Autoren gesucht, um den Ursprung des Lebens zu finden; oft schien es mir, als sei ich bis zum Uranfang durchgedrungen, aber das Erfasste entglitt mir immer

wieder. Eines Tages, als ich mit meiner Freundin sprach, sagte sie mir, dass sie mir gern das Lehrbuch *Wissenschaft und Gesundheit* leihen würde, was ich bereitwilligst annahm. Bald darauf erlebte ich einen heftigen Anfall meines Leidens. Zum ersten Mal öffnete ich das Buch und fand ungefähr in der Mitte eine Stelle, die meine Aufmerksamkeit fesselte. Wohl zwei Stunden lang las ich denselben Abschnitt wieder und wieder durch. Als zum Essen geklingelt wurde, klappte ich das Buch zu, und ich werde niemals meine Wahrnehmung von dem neuen Himmel und der neuen Erde vergessen — alles in der Natur, was ich sah, kam mir vor, als ob es gewaschen und gereinigt worden sei. Die Blumen, die ich immer so liebte und die mir von meiner Kindheit an so viele schöne Geschichten erzählt hatten, sprachen jetzt zu mir von dem Alles-in-allem, die Herzen meiner Freunde schienen gütiger — ich hatte den Saum des Gewandes des Heilens berührt.

An dem Abend aß ich mein Abendbrot und vergaß die Vorbereitungen, die ich für das Leiden getroffen hatte, und am nächsten Tag bemühte ich mich eifriger als je zuvor, Gutes zu tun. Seitdem ich *Wissenschaft und Gesundheit* nach meinem erstmaligen Lesen beiseite legte, habe ich die Stelle, die ich damals so oft las, nie wiederfinden können; die Worte schienen mir entglitten zu sein, aber meine Freude kannte keine Grenzen, denn ich hatte die kostbare Perle gefunden. Durch das fortgesetzte Lesen des Buches wurde ich vollständig geheilt, und seit vierzehn Jahren habe ich keinen Tag körperlichen Leidens mehr erlebt. — Miss L. M., Rome, New York, USA.

Taubheit und Wassersucht geheilt

Ich war von Kindheit an taub. Wenn ich etwas gegessen hatte, bekam ich heftige Schmerzen; auch Wassersucht gehörte zu meinen Leiden. Dies, verbunden mit Tuberkulose, veranlasste einen Arzt zu sagen: „Solch ein Fall wie der Ihrige ist mir noch nie vorgekommen und ist mir ein Rätsel."

Ich traf eine Bekannte, die durch die Christliche Wissenschaft geheilt worden war, und sie sagte zu mir: „Versuchen Sie es doch mit der Christlichen Wissenschaft." Ich besorgte mir das Buch *Wissenschaft und Gesundheit* und innerhalb von drei Wochen war ich vollständig geheilt. Ich fühlte mich erhoben. Es war, als ob mich GOTTES Arme völlig umgaben. Ich fühlte mich, als wäre der Himmel für mich zur Erde herabgekommen. Ist es ein Wunder, dass ich nach fünf Jahren des Leidens für diese Heilung unaussprechlich dankbar bin? — A. B., Pittsburgh, Pennsylvania, USA.

DANKBAR FÜR VIELE SEGNUNGEN

Im Jahre 1894 begann ich mit dem Studium der Christlichen Wissenschaft. Zu jener Zeit hatte ich ihre heilende Wahrheit äußerst nötig. Jahrelang war ich kränklich gewesen, ohne Hoffnung, jemals wieder gesund und kräftig zu werden. Mehrere Jahre zuvor hatte ich mich einer Operation unterzogen, die mit Bauchfellentzündung endete. Vor Beginn meines Studiums von *Wissenschaft und Gesundheit* von Mrs. Eddy war ich drei Jahre lang kaum jemals frei von Kopfschmerzen, die durch den geschwächten und krankhaften Zustand der inneren Organe verursacht wurden. Als ich mit dem Studium der Christlichen Wissenschaft begann, nahm ich fünf verschiedene Medikamente ein.

Ich begann *Wissenschaft und Gesundheit* zu lesen und ließ mir keine Behandlung geben in dem Gedanken: „Wenn dies die Wahrheit ist, dann werde ich geheilt; ist es das nicht, so werde ich das feststellen können und dann will ich nichts damit zu tun haben." Ich studierte mit Hingabe und meine körperlichen Leiden verschwanden allmählich — ich wurde ganz gesund. Seit der Zeit, und das ist beinahe zehn Jahre her, haben weder meine beiden Kinder noch ich selbst irgendwelche Medikamente eingenommen und unser Verständnis von der Wahrheit konnte jeder Suggestion von Krankheit entgegentreten und sie überwinden.

Ich war ein treues Mitglied einer orthodoxen Kirche; aber als ich älter wurde, begann ich das, woran ich geglaubt hatte, infrage zu stellen, und konnte keine befriedigende Antwort finden. Ich wurde unzufrieden und blieb schließlich der Kirche fern. Ich konnte die Auffassung von GOTT, die dort gelehrt wurde, nicht annehmen, und schließlich sahen meine Freunde in mir mit Bedauern eine Atheistin. So stand es mit mir, als ich GOTT kennenlernte, wie Er in *Wissenschaft und Gesundheit* offenbart wird, und dann wurden mir alle Fragen beantwortet. In meiner Mädchenzeit hatte ich immer zu dem GOTT gebetet, den ich mir vorstellte, und als sich die Schatten von Krankheit, Schmerzen und Tod in meiner Familie zeigten, da betete ich, wie nur diejenigen beten können, die wissen, dass, wenn Er nicht hilft, es keine Hilfe mehr gibt; aber meine Gebete blieben ohne Antwort. Da klappte ich die Bibel zu und sagte: „Irgendwo muss ein Fehler sein; vielleicht werde ich es eines Tages wissen."

Nur diejenigen, die die Gemütsverfassung kennen, in der ich mich befand, können die Freude ermessen, die ich fühlte, als ich GOTT und meine Beziehung zu Ihm durch die Christliche Wissenschaft erkennen lernte.

Viele Beweise von der heilenden Macht der WAHRHEIT und von GOTTES beschützender Fürsorge erfüllen mein Bewusstsein. Vor sieben Jahren, als wir uns in einem weit entfernten Land befanden, wo damals die Christliche Wissenschaft noch unbekannt war, kam meine kleine Tochter eines Morgens aus der Schule nach Hause und sagte zu mir: „Mutter, ich habe die Masern; zwanzig von den Mädchen liegen krank im Bett und ich fürchte, dass man mich auch ins Bett schicken wird." Gesicht, Hände und Brust waren mit dunkelrotem Hautausschlag bedeckt, Hals und Augen waren entzündet. Wir begannen sofort mit unserer Arbeit in der Wissenschaft, und als ich mich abends an der Internatstür von ihr verabschiedete, war ihr Gesicht rein, ihre Augen klar und alle Furcht zerstört. Das war das Ende der Krankheit. — F. M. P., Boston, Massachusetts, USA.

Eine freudige Erfahrung

In Liebe und Dankbarkeit gegen GOTT und Mrs. Eddy, die die schönen Lehren Jesu ausgelegt hat, möchte ich von einigen Segnungen berichten, die ich durch die Christliche Wissenschaft empfangen habe. Es ist etwas über ein Jahr her, dass mich die Wissenschaft in einem beklagenswerten Zustand vorfand, sowohl körperlich als auch mental. Ich hatte Leiden, die mich seit Jahren quälten — chronische Magenbeschwerden, ein ernstes Augenleiden, das unerträglich wurde, weil ich beständig fürchtete, das Augenlicht zu verlieren (ein Schicksal, das meine Mutter getroffen hatte), außerdem seit fünfundzwanzig Jahren einen schmerzhaften Leistenbruch. Diese Leiden, verbunden mit unglücklichen Zuständen in meinem Heim, machten mich ganz verzagt. Meinen Glauben an einen all-barmherzigen GOTT hatte ich gänzlich verloren, und ich wusste nicht, wohin ich mich um Hilfe wenden sollte. Zu dieser Zeit wurde ich auf die Christliche Wissenschaft aufmerksam gemacht, und ich werde niemals den erhabenen Augenblick vergessen, als ich erkannte, dass ein all-liebender Vater immer bei mir ist. Vergessen waren alle Schmerzen und Sorgen, und nachdem ich vier Wochen lang in *Wissenschaft und Gesundheit* gelesen hatte, waren alle meine Leiden verschwunden. Heute bin ich eine gesunde, zufriedene Frau.

All dies ereignete sich in der kurzen Spanne *eines* Jahres, und ich habe den ernsten Wunsch, immer würdiger zu werden, ein Kind GOTTES genannt zu werden. Ich schreibe dieses Zeugnis in tiefer Dankbarkeit für das Verständnis dieser herrlichen Wahrheit.
— Mrs. R. J., Chicago, Illinois, USA.

Eine immer-gegenwärtige Hilfe

Vor einem Jahr habe ich *Wissenschaft und Gesundheit* zu lesen begonnen, und ich will jetzt versuchen aufzuzeichnen, was die Kenntnis der darin enthaltenen Lehren für mich getan hat.

Mein Zustand war damals sehr bedenklich; meine Augen, die

mir seit meiner Kindheit viele Beschwerden verursacht hatten, schmerzten sehr. In meinem Heimatland war ich der Augen wegen in Behandlung der besten Spezialisten gewesen. Und nachdem ich in die Vereinigten Staaten gekommen war, hatte ich viel mit Ärzten zu tun und trug vier Jahre lang eine Brille. Außerdem hatte ich Katarrh, gegen den ich viele Medikamente nahm, ohne davon frei zu werden. Dazu kam noch, dass ich ein starker Raucher war, der fast ständig Tabak in irgendwelcher Form brauchte. Ich hatte mir ein Raucherherz zugezogen und trank alkoholische Getränke im Übermaß.

Derjenige, der mir das brachte, was ich jetzt so hoch schätze, war ein Buchhändler. Ich sagte ihm, dass ich wegen meiner Augen gezwungen sein würde mein Geschäft aufzugeben. Daraufhin erzählte er mir, er sei durch christlich-wissenschaftliche Behandlung von Krebs geheilt worden. Er zeigte mir ein Exemplar von *Wissenschaft und Gesundheit*, dem man ansah, dass es viel benutzt wurde, und nachdem mir versichert worden war, dass auch ich von allen meinen Leiden geheilt werden könnte, falls ich das Meinige dazu täte, bestellte ich mir ein Exemplar des Buches.

Meine Genesung ging sehr schnell vor sich; denn nachdem ich nur drei Wochen in dem Buch gelesen hatte, war ich vollständig von der Gewohnheit des Rauchens geheilt. Über diese Heilung muss ich sagen, dass sie nicht einmal einen Entschluss meinerseits erforderte. Als ich während des Lesens von *Wissenschaft und Gesundheit* eine Zigarre rauchte, verließ mich plötzlich jeder Wunsch weiterzurauchen, und seitdem habe ich kein Verlangen mehr gehabt, Tabak in irgendeiner Form zu genießen. Meine Augen waren das Nächste, was den Einfluss des neugewonnenen Wissens offenbarte, und sie waren bald so weit wiederhergestellt, dass ich mit Leichtigkeit wieder an meine Arbeit gehen konnte und keine Brille mehr zu tragen brauchte. Mein Herz ist heute wieder in normalem Zustand, der Katarrh ist vollständig verschwunden, und ich bin nicht mehr vom Alkohol abhängig.

Die Christliche Wissenschaft hat sich als eine immer-gegenwärtige Hilfe erwiesen, nicht nur beim Überwinden körperlicher Leiden, sondern auch in Geschäftsangelegenheiten und im täglichen Leben. Sie hat auch große Furchtsamkeit bei mir behoben. Die Bibel, die ich früher mit Argwohn betrachtete, ist mir ein Führer und das Christentum eine gesegnete Wirklichkeit geworden, denn das Lehrbuch der Christlichen Wissenschaft ist in der Tat ein „Schlüssel zur Heiligen Schrift" und atmet durch die Seiten des Evangeliums eine liebliche Auffassung von Harmonie.
— A. F., Sioux City, Iowa, USA.

Ernstes Augenleiden überwunden

Nachdem ich von der Kanzel einer christlichen Kirche spöttisch über die Christliche Wissenschaft hatte sprechen hören, beschloss ich einen ihrer Gottesdienste zu besuchen, um selbst urteilen zu können. Von Kindheit an war ich meiner Kirche sehr ergeben gewesen, und sobald ich alt genug wurde, war ich immer in ihrem Dienst tätig. Da ich es für meine Pflicht hielt, jedem in meiner Kirche abgehaltenen Gottesdienst beizuwohnen, machte ich mir die Mittwochabend-Versammlung zunutze. Mit Dankbarkeit kann ich sagen, dass mein erster Besuch nicht der letzte war, denn ich sah sofort, dass diese Leute das Christentum nicht nur predigten, sondern es auch betätigten und lebten. Damals hatte ich schon sechzehn Jahre lang eine Brille getragen. Zeitweilig hatte ich äußerst heftige Schmerzen; für diese Art des Leidens war ein Spezialist nach dem anderen konsultiert worden. Alle gaben mir mehr oder weniger denselben Rat; jeder empfahl mir dringend äußerste Vorsicht und gab mir eine Brille, die mir für einige Zeit Erleichterung zu bringen schien. Keiner von ihnen machte mir Hoffnung, dass mein Augenlicht je wiederhergestellt würde; sie sagten, der Fehler habe schon seit meiner Kindheit bestanden, und ich würde mit der Zeit erblinden.

Der Gedanke an Blindheit beunruhigte mich sehr, aber ich versuchte das Leiden mit christlicher Ergebung zu tragen, weil ich dachte, dass GOTT es für richtig befunden habe mich zu peinigen. Aber seit ich gelernt habe, dass Er ein liebevoller Vater ist, der nur Gutes sendet, tut es mir jetzt leid, Ihm je mein Elend zur Last gelegt zu haben. Ich erhielt keine Behandlung, sondern las *Wissenschaft und Gesundheit,* meine Augen wurden geheilt und die Brille wurde beiseite gelegt. Mir fehlen die Worte, um meinen Dank gegen unsere geliebte Führerin zum Ausdruck zu bringen, durch deren Lehren ich meine Sehkraft wiedergewonnen habe. Ich kann aufrichtig sagen, „dass ich blind war und jetzt sehen kann" — durch ein Verständnis der WAHRHEIT habe ich mein vollkommenes Sehvermögen gefunden, so wie GOTT es mir gegeben hat.
— Miss B. S., Wilmington, North Carolina, USA.

Ein Zeugnis aus Irland

Es ist mit einem Herzen voller Liebe und Dankbarkeit gegen GOTT und unsere geliebte Führerin, dass ich dem Feld dieses Zeugnis sende. Ich war nie ein kräftiges Mädchen gewesen, war immer erkältet und litt mein Leben lang an einem empfindlichen Hals. Vor sieben Jahren hatte ich einen sehr heftigen Anfall von Gelenkrheumatismus und hinterher zwei weniger heftige Anfälle. Diese hinterließen allerlei Übel — Schwäche, chronische Verstopfung und mehrere andere Beschwerden, sodass mir das Leben infolge dieser Leiden oft zur Last wurde und ich dachte, dass ich niemals Erleichterung oder Gesundheit erlangen würde. Auch hatte ich alle Liebe zu GOTT und den Glauben an Ihn verloren. Ich konnte keinen GOTT akzeptieren, der, wie ich damals dachte, Seinen Kindern Krankheit und Kummer schickt als Mittel, sie zu sich zu ziehen. In diesem Gemütszustand und dieser körperlichen Verfassung war ich, als die Christliche Wissenschaft mich fand. Eine liebe Freundin, die mich leiden sah, brachte mir die Wahrheit, und obwohl ich erst nicht glaubte, dass es für mich noch Heilung

geben könne, so schien mir doch der GOTT der Christlichen Wissenschaftler jener zu sein, nach dem ich mein ganzes Leben lang gesucht hatte. Ich begann *Wissenschaft und Gesundheit* zu lesen und werde niemals meine Freude vergessen, als ich erkannte, dass ich GOTT lieben und Ihm vertrauen konnte. Ich nahm das Studium der Bibel auf und las ein Jahr lang nichts als *Wissenschaft und Gesundheit* und andere christlich-wissenschaftliche Literatur. Nachdem ich das „Büchlein" ungefähr sechs Wochen gelesen hatte, kam mir eines Tages zu Bewusstsein, dass ich eine gesunde Frau war, dass ich seit drei Wochen keine Medizin eingenommen hatte und dass mein Körper vollkommen harmonisch war. Das Lesen von *Wissenschaft und Gesundheit* hatte mich geheilt. Da erlebte ich eine wunderbare Freude und geistige Erhebung, etwas, was ich mit Worten nicht beschreiben kann. Ich hatte auch an Astigmatismus gelitten und musste seit mehreren Jahren beim Lesen und Arbeiten eine besondere Brille benutzen, konnte die Augen aber nicht länger als eine halbe Stunde gebrauchen; doch seit dem ersten Lesen von *Wissenschaft und Gesundheit* bemerkte ich, dass ich ohne das geringste Unbehagen bei jedem Licht beliebig lange lesen konnte. Ich bin nicht nur dankbar für die körperliche Heilung, sondern auch für die geistige Umwandlung. Ich bin froh, dass ich nun imstande bin anderen Kranken und Bekümmerten zu helfen.
— E. E. L., Curragh Camp, County Kildare, Irland.

DAS LEHRBUCH MACHT OPERATION ÜBERFLÜSSIG

Kurz nach Beginn des Jahres 1895 sagte mein Arzt zu mir, ich müsse mich einer Operation unterziehen, wenn ich je wieder gesund werden wolle. Während ich mit der Furcht kämpfte, da ich mich vor der Operation scheute, besuchte mich eine freundliche Nachbarin, und nachdem sie mit mir über die Christliche Wissenschaft gesprochen hatte, gab sie mir ein Exemplar von *Wissenschaft und Gesundheit*. Sie sagte mir, ich müsse alle Medizin beiseite lassen, und sie wisse, dass ich durch treues Lesen geheilt

werden könne. Das Buch wurde mein beständiger Begleiter und in kurzer Zeit war ich geheilt. Ich wurde nicht nur vor einer Operation bewahrt, sondern auch von heftigen Kopfschmerzen und Magenbeschwerden vollständig geheilt. Die Ärzte konnten mir für keines dieser Leiden Hilfe bringen. Seit zehn Jahren nehme ich keinerlei Medizin ein, und ich habe während dieser Zeit keinen Gottesdienst der Christlichen Wissenschaft wegen Krankheit versäumt. Ich bin vollkommen gesund. Wenn ich sage, dass ich GOTT für dies alles dankbar bin, so bringt das mein Empfinden nicht angemessen zum Ausdruck. Die körperliche Heilung war wunderbar, aber das Verständnis von GOTT, das mir zuteil wurde, und die Fähigkeit, anderen zu helfen, überwiegt alles andere. Ich liebe auch unsere verehrte Führerin. — Mrs. V. I. B., Concord, New Hampshire, USA.

NIERENKRANKHEIT UND AUGENLEIDEN GEHEILT

Zu Beginn des Jahres 1904 unterrichtete ich an einem privaten Internat. Ich war eine sehr unglückliche, unzufriedene Frau; ich hatte ein Nierenleiden, außerdem entzündete Augen und meine Gesundheit war insgesamt sehr schlecht. Der Arzt sagte, dass das Klima für mich ungesund sei und dass ich unbedingt eine Luftveränderung haben müsse. Das Beste sei, meinte er, nach Frankreich (mein Heimatland) zurückzugehen; aber da ich die Schule nicht gerne verlassen wollte, quälte ich mich bis Juli hin; dann gingen wir für einen Monat auf Reisen, aber ich kam in einer schlechteren Verfassung denn je zurück. Ich hatte viele Sorgen, eine Enttäuschung nach der anderen, und oft hielt ich das Leben für nicht lebenswert. Im September 1904 hörten wir zum ersten Mal von der Christlichen Wissenschaft, und zwar durch ein Mädchen, das unser Internat besuchte und durch christlich-wissenschaftliche Behandlung geheilt worden war. Wir kauften das Lehrbuch *Wissenschaft und Gesundheit mit Schlüssel zur Heiligen Schrift* von Mrs. Eddy; was für eine Offenbarung war und ist dieses Buch

für uns; es ist tatsächlich die Quelle der WAHRHEIT. Ich hatte *Wissenschaft und Gesundheit* erst seit kurzer Zeit gelesen, als ich meine Brille ablegte, anfing gut zu schlafen und mich bald an Gemüt und Körper gesund fühlte. Außerdem hat das Buch Harmonie in unsere Schule gebracht, wo Unstimmigkeit herrschte, und alles hat sich zum Guten gewendet. Ich kann das Glück nicht beschreiben, das durch die Christliche Wissenschaft zu mir gekommen ist; ich kann nur mit dem Psalmisten ausrufen: „Lobe den Herrn, meine Seele!" — und möge GOTT Mrs. Eddy segnen.

Mein einziges Bestreben besteht darin, die Christliche Wissenschaft zu leben, nicht nur in Worten, sondern in Taten, GOTT mehr und meinen Nächsten wie mich selbst zu lieben und alle Lehren unserer Führerin demütig und gehorsam zu befolgen. Worte können meine Dankbarkeit gegen Mrs. Eddy für die Christliche Wissenschaft nicht ausdrücken. — S. A. K., Vancouver, Britisch-Kolumbien, Kanada.

DARMLEIDEN GEHEILT

Als ich zum ersten Mal von der Christlichen Wissenschaft hörte, hatte ich neun Jahre lang an einer sehr schmerzhaften Darmkrankheit gelitten, die vier Ärzte noch nicht einmal diagnostizieren konnten, jeder gab unterschiedliche Gründe für die schrecklichen Leiden an, die ich durchmachte. Der letzte Arzt empfahl mir, bei diesen Anfällen keine Medizin mehr zu nehmen, da Arzneimittel die Ursache nicht beeinflussen und keine Besserung bewirken könnten. Zu dieser Zeit hörte ich von der Christlichen Wissenschaft und hatte Gelegenheit, *Wissenschaft und Gesundheit mit Schlüssel zur Heiligen Schrift* von Mrs. Eddy zu lesen, etwa eine Woche lang jeden Tag einige Minuten, und ich wurde dadurch geheilt. In der Rückschau konnte ich feststellen, dass ich von der Zeit an, als ich dieses Buch zu lesen begann, nicht im Geringsten mehr gelitten hatte. Fast siebzehn Jahre sind seit dieser wunderbaren Heilung vergangen und kein Rückfall ist eingetreten. Meine Dankbarkeit ist grenzenlos und kann am besten dadurch zum Ausdruck gebracht

werden, dass ich sehr danach strebe den Weg zu gehen, den unsere Führerin uns in *Wissenschaft und Gesundheit* so liebevoll gezeigt hat. — Mrs. J. W. C., Scranton, Pennsylvania, USA.

Geheilt durch das Lesen des Lehrbuchs

Nachdem ich ein Jahr lang Arzneien genommen hatte, musste ich die Schule aufgeben und war dann zwei Jahre lang in ärztlicher Behandlung. Es wurde jedoch nicht besser, sondern schlimmer mit mir. Dann wurde ich zu Spezialisten gebracht, die meinen Fall für unheilbar erklärten; sie sagten, ich litte an Nierenkrankheit im letzten Stadium und könne nur noch kurze Zeit leben. Kurz darauf gab mein Onkel mir ein Exemplar von *Wissenschaft und Gesundheit mit Schlüssel zur Heiligen Schrift* und bat mich, es zu studieren. Nach kurzer Zeit des Studiums war ich in der Lage, eine Entfernung von einigen Kilometern zu gehen, wozu ich drei Jahre lang nicht fähig gewesen war. Ich legte auch die Brille ab, die ich sieben Jahre lang getragen hatte, weil man mir gesagt hatte, dass ich erblinden würde, falls meine Augen nicht entsprechend behandelt würden. Es ist nun über ein Jahr her, dass ich GOTTES Segen empfangen habe, und ich erfreue mich jetzt vollkommener Gesundheit und bin glücklich. Seit ich *Wissenschaft und Gesundheit* zu lesen begonnen habe, habe ich meine Brille nicht mehr getragen und keinerlei Medikamente eingenommen. — L. R., Spring Valley, Minnesota, USA.

Ein Zeugnis aus Schottland

Ich kam zur Christlichen Wissenschaft nur, um körperlich geheilt zu werden. Ich war sehr krank und unglücklich, sehr zynisch und ungläubig dem gegenüber, was ich über GOTT und über Religion gehört hatte. Ich versuchte, auf meine eigene Art zu leben, und schob die Religion beiseite. Ich glaubte sehr an Schicksal und an Willenskraft und setzte sie an GOTTES Stelle, mit dem Ergebnis, dass ich viele unbesonnene und törichte Dinge tat. Ich

bin jetzt dankbar sagen zu können, dass sich mein Ausblick auf das Leben vollständig geändert hat. Ich hatte so oft Beweise von GOTTES Weisheit und Güte, dass ich bereit und tief dankbar bin zu wissen, dass meine Zukunft in Seinen Händen liegt und alle Dinge sich zum Besten auswirken werden. Ich habe einen GOTT gefunden, den ich von ganzem Herzen lieben und anbeten kann, und ich lese jetzt meine Bibel mit Interesse und Verständnis.

Ich wurde von schwerem Rheumatismus einfach durch das Lesen von *Wissenschaft und Gesundheit* geheilt. Ich hatte viele Medikamente ausprobiert, auch Massagen, aber ohne Erfolg, und die Ärzte sagten mir, dass ich immer an dieser Krankheit leiden würde, weil sie ererbt sei, und auch, weil ich als Kind Gelenkrheumatismus gehabt hatte. Ich litt Tag und Nacht, nichts konnte mir Erleichterung verschaffen, bis die Wissenschaft mir die Irrigkeit dieser Auffassung bewies, indem sie sie beseitigte. Ich gab alle Medikamente auf und habe keine mehr angerührt, und seitdem sind mehr als zwei Jahre vergangen. Vorher hatte ich oft versucht ohne eine Medizin auszukommen, die ich zehn Jahre lang jeden Tag genommen hatte, aber ich war immer krank und musste darauf zurückgreifen, bis ich erkannte, dass das *eine* GEMÜT die einzige Medizin ist, und dann wurde ich von dem Leiden befreit.

Ich hatte auch ständig an Gallenfieberanfällen und Erkältungen gelitten und hatte eine schwache Brust und war davor gewarnt worden, bei nassem Wetter nach draußen zu gehen usw. Aber jetzt bin ich froh sagen zu können, dass ich von all diesen materiellen Gesetzen ganz frei bin und bei jedem Wetter rausgehe. — R. D. F., Edinburgh, Schottland.

HEILEN BESSER ALS ERTRAGEN

Acht Jahre lang litt ich an einer schwachen Lunge und nachdem ich von zehn verschiedenen Ärzten in den Bundesstaaten Illinois, Missouri und Colorado behandelt worden war, sagte man mir, dass es für mich keine Hoffnung auf Genesung gebe von dem, was

sie als Tuberkulose diagnostizierten, die erblich sei und an der schon mein Vater gelitten hatte. Ich war ausgemergelt und kaum in der Lage das Bett zu verlassen. Mein allgemeiner Zustand wurde durch Darmlähmung, wie die Ärzte es nannten, noch verschlimmert. Drei Ärzte stellten dies zu unterschiedlichen Zeiten fest und versicherten meinem Mann, dass ich niemals mehr als nur vorübergehende Linderung erlangen könne. Sogar diese war, trotz meiner verzweifelten Bemühungen, schwer zu erreichen. Zeitweise war ich beinahe wahnsinnig vor Schmerzen und nach acht Jahren ärztlicher Behandlung stellte ich fest, dass es beständig schlimmer wurde. Vier Jahre lang hatte ich keine normale Darmtätigkeit, und es war nur durch äußerste Anstrengungen und Zuflucht zu starken Medikamenten oder mechanischen Mitteln — mit den sich daraus ergebenden Qualen — möglich, überhaupt eine Tätigkeit zu bewirken.

Ich hatte nichts von der heilenden Macht der Christlichen Wissenschaft gehört, und nur, um einer Freundin einen Gefallen zu tun, ging ich vor etwa drei Jahren eines Abends mit zu einer Mittwoch-Zeugnisversammlung in Boulder, Colorado. Alles, was ich dort hörte, machte großen Eindruck auf mich, und ich entschloss mich sofort, diese fremde Religion zu erforschen in der Hoffnung, dass sie mir etwas Gutes bringen würde. Ich kaufte das Lehrbuch *Wissenschaft und Gesundheit,* und von Anfang an stellte ich fest, dass ich kräftiger und gesünder wurde, sowohl körperlich als auch mental, als ich ein besseres Verständnis erlangte und mich bemühte, das, was ich lernte, in die Praxis umzusetzen. Innerhalb *einer* Woche ging es mir ohne Medikamente besser als früher jahrelang mit deren Hilfe, und bevor drei Monate vergangen waren, fühlte ich mich wohler als je zuvor in meinem ganzen Leben, denn ich hatte mehr oder weniger immer an Darmbeschwerden gelitten. Seit der Zeit habe ich keinerlei Medizin mehr genommen und verlasse mich gänzlich auf die Christliche Wissenschaft. Meine Lungen sind jetzt gesund, meine Darmtätigkeit ist normal, mein allgemeines Befinden ausgezeichnet, und ich bin imstande ohne

Ermüdung Dinge zu tun, die mich früher zugrunde gerichtet hätten. Das Studium unseres Lehrbuchs war das einzige Mittel zu meiner Heilung. — L. M. St. C., Matachin, Kanalzone, Panama.

Schweres Ekzem überwunden

Es ist erst zwei Jahre her, seit ich aus der Finsternis in das Licht der Christlichen Wissenschaft kam. Die geistige Erhebung war für mich wundervoll, von der körperlichen Heilung gar nicht zu reden. Worte können meine Dankbarkeit für die seit dieser Zeit empfangenen Segnungen nicht angemessen zum Ausdruck bringen. Fünf Jahre lang litt ich an dieser gefürchteten Krankheit, einem Ekzem, das sich über den ganzen Körper ausgebreitet hatte. Fünf Ärzte sagten, dass es keine Hilfe für mich gebe. Das Leiden schien mir so schrecklich wie das Höllenfeuer, an das zu glauben ich gelehrt worden war. Als vor zwei Jahren die Christliche Wissenschaft durch eine liebe Freundin zu mir kam, gab diese mir ein Exemplar von *Wissenschaft und Gesundheit* und bat mich es zu lesen. Ich sagte ihr, dass ich es tun würde, denn ich war wie eine Ertrinkende, die nach einem Strohhalm greift. Ich hatte die Bibel achtundzwanzig Jahre lang studiert, aber als ich begann *Wissenschaft und Gesundheit* in Verbindung mit der Bibel zu lesen, war ich in weniger als einer Woche geheilt. Ich habe niemals eine Behandlung erhalten. Auch ein Fall von Masern wurde innerhalb von vierundzwanzig Stunden überwunden, nachdem er aufgetreten war. — Mrs. M. B. G., Vermilion, Ohio, USA.

Wissenschaft und Gesundheit eine unschätzbare Gabe

Ich bin ein bereitwilliger Zeuge für die heilende Macht der Christlichen Wissenschaft, nachdem ich einen lebenslangen Kampf mit Krankheit und medizinischen Experimenten ausgefochten hatte. Verschiedene Ärzte gaben schließlich zu, dass ihre Möglichkeiten ausgeschöpft seien und sie nur noch Linderungsmittel

anzubieten hätten, weil eine Heilung, wie sie sagten, unmöglich sei. Ich litt an Darmlähmung, hatte oft starke Kopfschmerzen mit unaussprechlichen Qualen, und meine sterbliche Laufbahn näherte sich durch eine bösartige Form von Gelbfieber fast dem Ende. Zahlreich waren die üblen Nebenerscheinungen dieser körperlichen Disharmonie, doch GOTT macht die Weisheit der Menschen zunichte, denn während ich vor zwei Jahren *Wissenschaft und Gesundheit* studierte, wurde der Schleier der Unwissenheit gehoben, und es wurde mir bewiesen, dass vollkommene Gesundheit mein wahrer Zustand ist und es für diesen keinen Rückfall gibt. Der beständige Gebrauch einer Brille, die ich seit Jahren als Notwendigkeit erachtet hatte, erwies sich als unnötig, und sie wurde beiseite gelegt. Mrs. Eddy hat das Lesen der Heiligen Schrift zu einer nie versagenden Quelle des Trostes für mich gemacht. Ihre Erklärungen haben mir und den Meinen „den Weg des Herrn" geebnet. Sie helfen uns täglich, die Gewaltherrschaft des Fleisches und seinen Widerstand gegen die segensreiche Führung durch Christus, WAHRHEIT, zu überwinden. Das tägliche Studium der Bibel und unseres Lehrbuchs erfüllt unser Bewusstsein mehr und mehr mit der Macht GOTTES, die zur Erlösung führt. — J. C., Manatee, Florida, USA.

EIN KRITIKER ÜBERZEUGT

Mit Dankbarkeit gegen GOTT erkenne ich meine lebenslange Verpflichtung der Christlichen Wissenschaft gegenüber an. Im Jahre 1895 besuchte ich zum ersten Mal eine christlich-wissenschaftliche Versammlung, und die Ernsthaftigkeit der Leute und die Liebe, die sie widerspiegelten, beeindruckten mich tief. Was aber das geistige Heilen des physischen Körpers anbetrifft, so glaubte ich nicht, dass so etwas möglich sei. Ich kaufte *Wissenschaft und Gesundheit* und studierte das Buch, um mit den vermeintlich irregeleiteten Anhängern der Christlichen Wissenschaft in intelligenter Weise disputieren zu können. Ich ging dem Studium sorgfältig und gründlich nach und habe seitdem reichlich Grund gehabt froh zu sein,

dass ich es tat, denn durch dieses Studium und das dadurch erlangte Verständnis meiner Beziehung zu GOTT wurde ich von einer Krankheit geheilt, die mich von Kindheit an geplagt hatte und für die kein Heilmittel bekannt war. Sicherlich ist meine Erfahrung teilweise die Erfüllung der Bibelstelle gewesen: „Er sandte sein Wort und machte sie gesund und errettete sie, sodass sie nicht starben." Ich glaube, dass *Wissenschaft und Gesundheit* das Wort offenbart, auf das David sich bezieht. — C. A. B. B., Kansas City, Missouri, USA.

WIEDERGEBOREN

Es war im April 1904, als ich zum ersten Mal die „stille, sanfte Stimme"* des Christus vernahm und Heilung durch die Christliche Wissenschaft erlangte. Ich habe seitdem so viele Segnungen erfahren, dass es zu viel Raum einnehmen würde, sie alle aufzuzählen. Ich wuchs in einer intellektuellen Atmosphäre auf; mein Großvater väterlicherseits war vierzig Jahre lang orthodoxer Geistlicher der alten Schule. Mein Vater widmete sich tief gehenden Studien und suchte ständig nach der Wahrheit aller Dinge. So begann ich früh nachzudenken und den Sinn des Lebens zu erforschen und kam — noch bevor ich zwanzig Jahre alt war — zu dem Schluss, dass, wenn GOTT auch wahrscheinlich an irgendeinem entlegenen Ort existierte, es doch unmöglich sei, Ihn mit meinem gegenwärtigen Dasein in Verbindung zu bringen. Dementsprechend war mein höchstes Glaubensbekenntnis: „Tue recht, weil es richtig *ist,* und handle nicht aus Furcht bestraft zu werden." Dann fing mein Leiden an. In schneller Folge kam ein Kummer nach dem anderen. Zehn lange Jahre gab es keine Ruhe; der Weg war in der Tat lang und schwer, endlos, bis schließlich das eine, das durch alle Prüfungen standgehalten hatte, nämlich meine Gesundheit, mich verließ und ich dadurch meine letzte Hoffnung verlor. Aber die dunkelste Stunde der Nacht war gekommen, die Morgendämmerung war nahe. Eines Tages legte eine liebe Freundin *Wissenschaft und Gesundheit* auf mein Klavier und sagte

* Nach der King-James-Bibel

zu mir, dass ich durch das Lesen des Buches viel Gutes erleben würde.

Froh, von meinen eigenen armseligen Gedanken wegzukommen, schlug ich das „Büchlein" auf und begann zu lesen. Ich hatte erst eine kurze Zeit gelesen, als eine wunderbare Umwandlung stattfand! Ich war erneuert, wie neugeboren. Worte sind unzulänglich, um das Erlebnis der großen Erhebung zu schildern, die mich an die Pforten des Himmels trug. Als ich das Buch zu lesen begann, war mir das Leben eine Last gewesen, aber bevor ich das Buch zum ersten Mal beendet hatte, erledigte ich all meine Hausarbeit, und zwar mit Leichtigkeit. Und seit jenem herrlichen Tag bin ich eine gesunde Frau. Meine Gesundheit ist hervorragend, und ich bin bestrebt mein Licht so leuchten zu lassen, dass andere dadurch zur Wahrheit geführt werden mögen. Es hat noch mächtige Kämpfe mit dem Irrtum gegeben und ich habe gelernt, dass wir den Himmel nicht mit einem einzigen weiten Schritt erreichen noch mit Leichtigkeit durch die Pforte hineingleiten können, sondern dass das „Bitten" und das „Suchen" und das „Anklopfen" ernsthaft und beharrlich sein muss.

Eine lange Zeit schaute ich immer zurück, um zu sehen, ob der Irrtum verschwunden sei, bis mir eines Tages bewusst wurde, dass ich, um einen Schimmer von dem zu erfassen, was geistiger Sinn bedeutet, den körperlichen Sinn hinter mir lassen musste. Dann machte ich mich ernstlich an die Arbeit, um den wahren Weg zu finden. Ich öffnete *Wissenschaft und Gesundheit* und hatte folgende Worte vor mir: „Wenn man GOTT verstehen würde, statt nur an Ihn zu glauben, dann würde dieses Verständnis zu Gesundheit führen" (Seite 203). Ich sah ein, dass ich das richtige Verständnis von GOTT erlangen musste! Ich klappte das Buch zu, senkte den Kopf im Gebet und wartete mit sehnsüchtiger Spannung auf eine Antwort. Ich weiß nicht, wie lange ich wartete, aber plötzlich, wie ein wundervolles Einströmen des Sonnenlichts nach dem Sturm, kam mir klar folgender Gedanke: „Seid still und erkennt, dass ich Gott bin." Ich hielt den Atem an — in mein verlangendes Denken senkte sich

tief die unendliche Bedeutung von jenem „Ich". Aller Eigendünkel, alle Selbstherrlichkeit, alle Selbstsucht, alles, was das sterbliche „Ich" ausmacht, verschwand beschämt aus meinem Bewusstsein. Mir war, als ob ich auf heiligem Boden stünde. Worte reichen nicht aus, um jene geistige Erhebung in ihrer ganzen Größe wiederzugeben, aber andere, die ähnliche Erfahrungen gehabt haben, werden mich verstehen.

Von jener Stunde an hatte ich ein intelligentes Bewusstsein von der Immer-Gegenwart eines unendlichen GOTTES, der nur gut ist. — C. B. G., Hudson, Massachusetts, USA.

RUHELOSIGKEIT ÜBERWUNDEN

Durch das Lesen von *Wissenschaft und Gesundheit* und die daraus erwachsende Erleuchtung wurde ich von Magengeschwüren und ähnlichen Beschwerden geheilt, von Ruhelosigkeit, von Agnostizismus usw. Die Qual, die das Magenleiden mir verursachte, will ich gar nicht zu beschreiben versuchen. Der behandelnde Arzt erklärte, dass ich nur noch kurze Zeit leben könne, und ich fühlte, dass ich diese Qualen nur bis zu einer gewissen Grenze ertragen könnte. Doch durch die Christliche Wissenschaft, die mir den Frieden brachte, löste sich die Krankheit in ein Nichts auf.

Wie viele andere, hatte auch ich mich anscheinend ohne Kompass auf dem Meer des Irrtums verirrt, obwohl ich ernstlich und ehrlich einen Hafen suchte. Ich hatte die verschiedensten Religionen und Philosophien erforscht, von denen ich gehört hatte, nur nicht die Christliche Wissenschaft, die ich damals einer Prüfung noch nicht für wert gehalten hatte, und doch enthielt sie gerade die Wahrheit, nach der ich suchte — das Licht, das „in der Finsternis [scheint], und die Finsternis hat es nicht begriffen". Es folgten drei Jahre hartnäckigen Widerstands gegen die WAHRHEIT, mit zunehmendem Leiden — dann kam das Licht und mit ihm eine neue Erfahrung. Jetzt, nach neunjähriger Erfahrung mit der Christlichen

Wissenschaft, unter schweren Prüfungen, kann ich aufrichtig sagen, dass sie mich in keiner Stunde der Not im Stich gelassen hat.
— J. F. J., Cincinnati, Ohio, USA.

MORALISCH UND KÖRPERLICH GEHEILT

Ich nahm die Christliche Wissenschaft an, nicht etwa, weil ich selbst geheilt wurde, sondern weil ich erlebt hatte, wie meine Mutter, die durch Rheumatismus rasch immer hilfloser geworden war, durch wenige Behandlungen in der Christlichen Wissenschaft zu völliger Gesundheit wiederhergestellt wurde. Ich dachte, dass dies die Wahrheit sein musste, die Jesus gelehrt und praktiziert hatte, und wenn dem so war, dann war sie auch das, wonach ich mich so lange gesehnt hatte.

Dies war vor etwa zehn Jahren, und es war das erste Mal, dass ich jemals von der Christlichen Wissenschaft gehört hatte. Wir besorgten uns bald ein Exemplar von *Wissenschaft und Gesundheit*, und ich begann auf dem richtigen Wege mich zu überzeugen, ob die Christliche Wissenschaft die Wahrheit sei. Ich studierte die Christliche Wissenschaft nicht mit dem Gedanken an körperliche Heilung; ja, ich dachte nicht einmal, dass ich sie dafür nötig hätte, sondern mein Herz sehnte sich nach etwas, was ich noch nicht gefunden hatte. Dieses Buch erwies sich tatsächlich als ein Schlüssel zur Heiligen Schrift.

Ich hatte noch nicht lange gelesen, als ich bemerkte, dass meine Augen gut und kräftig waren. Ich konnte so viel lesen, wie ich wollte, und zu jeder Zeit, etwas, was ich früher nicht gekonnt hatte, da meine Augen immer schwach gewesen waren. Die Ärzte sagten, dass sie niemals kräftig werden würden, und wenn ich keine Brille trüge, könne ich meine Sehkraft sogar ganz verlieren. Ich gab jedoch nicht nach und trug keine Brille, und dank der Christlichen Wissenschaft brauche ich sie nicht; meine Arbeit als Eisenbahn-Postsekretär während der letzten zwei Jahre hat den Beweis dafür geliefert. Zur selben Zeit, als meine Augen geheilt

wurden, bemerkte ich auch, dass ich von einem anderen Leiden vollständig geheilt war, das mich mein ganzes Leben lang geplagt hatte und das als ererbt angesehen wurde. Seit der Zeit erschien mir mein Fortschritt langsam, aber wenn ich zurückblicke und bedenke, wie die Christliche Wissenschaft mich vorgefunden hat, und damit mein Leben vergleiche, wie es jetzt ist, dann kann ich nur die Augen schließen vor dem Bild und mich freuen, dass ich „von Neuem geboren" bin und dass ich täglich „den alten Menschen mit seinen Werken" ausziehe und „den neuen" anziehe.

Zu den vielen Dingen, die durch das Studium von *Wissenschaft und Gesundheit* und die Vergegenwärtigung und Betätigung der in dem Buch gelehrten Wahrheit überwunden worden sind, gehören das Fluchen, Tabakgenuss, eine Reizbarkeit, die mich selbst und meine Umgebung manchmal sehr unglücklich machte, und solche Gedanken wie Bosheit, Rachsucht usw. — O. L. R., Fort Worth, Texas, USA.

Gesundheit und Verständnis erlangt

Die meiste Zeit meiner Kindheit verbrachte ich in ärztlicher Behandlung. Von Geburt an wurde ich als ein schwächliches Kind angesehen. Aber meine Mutter war eine tapfere Frau; sie liebte mich sehr und tat alles, um mir nach bestem Wissen und Können meine Lage zu erleichtern. Krankheit und Medizin waren meine ständigen Begleiter, und als Jugendlicher glaubte ich für jede Krankheit ein materielles Mittel zu kennen. Ich lebte weiter in meinem Irrtum, denn man hatte mir niemals die wahre Ursache für meine Beschwerden mitgeteilt. Zwei Jahre lang befand ich mich unter der Aufsicht eines führenden Facharztes und war außerdem Tagespatient einer berühmten Klinik, wurde aber nicht geheilt. Es ist wundervoll, wie für die „Kleinen" angesichts der scheinbaren Schwierigkeiten gesorgt wird. Ich wandte immer die Gebete an, die man mich gelehrt hatte, und als ich älter wurde, betete ich um Weisheit. Nach und nach kam ein Verlangen nach Freiheit, und

schließlich führten mich meine Gebete zur Wahrheit. In der ersten
Woche, als ich von der Christlichen Wissenschaft hörte, besuchte
ich liebe christlich-wissenschaftliche Freunde zu Hause und war
sofort erfrischt durch die Reinheit ihres Denkens und ihr Beispiel.
Ich kaufte mir ein Exemplar von *Wissenschaft und Gesundheit,*
und nachdem ich es eine Weile zusammen mit der Bibel studiert
hatte, erkannte ich, dass, wenn die Bibel wahr ist, *Wissenschaft
und Gesundheit* auch wahr sein musste. Ich begann Herrschaft
über meinen körperlichen und mentalen Zustand zu beweisen,
und sobald Furcht und Schmerzen mich langsam verließen, fühlte
ich mich ermutigt weiterzustudieren. Ich wurde geheilt und hörte
auf zu klagen. Ich fuhr fort unser Lehrbuch zu studieren, und als
ich ein gewisses Verständnis von der Wissenschaft des GEMÜTS
gewann, war mein erster Gedanke anderen zu helfen. Ich wurde
dorthin geführt, wo ich in der Wissenschaft vorwärts kommen
konnte, und wurde nicht länger „von jedem Wind der Lehre" bewegt,
sondern hielt mich so fest wie möglich an das PRINZIP. Von der
Zeit an, wo die Heilung in mein Bewusstsein kam, verließ mich
das Verlangen nach materiellen Heilmitteln, weil die Christliche
Wissenschaft sofort den Weg zeigte, wie man Disharmonie und
Krankheit an der Wurzel packen kann. Das Einzige, was ich aufzugeben hatte, waren die falschen Auffassungen des sterblichen
Gemüts. Dann lehrte mich die Christliche Wissenschaft die Kirche
zu lieben und das anzuerkennen, was diese schon für die Menschheit getan hatte. Oft dachte ich an das alte Sprichwort: „Nächstenliebe beginnt zu Hause." Und nach einer Vorbereitung von drei
Jahren fühlte ich mich imstande, die Christliche Wissenschaft in
meine Familie zu bringen, wo sie zu gegebener Zeit gern aufgenommen wurde und willige Schüler fand. Darüber freute ich mich
mehr als über meine eigene Heilung. Je mehr Gutes erreicht wurde,
desto mehr wuchs meine Liebe zur Wahrheit. Die Christliche
Wissenschaft änderte von Anfang an meinen Lebensweg und
erfüllte mich mit edleren Zielen und einem höheren Sinn für mein
Leben. Ich wurde nicht mehr so leicht durch die Fehler anderer

Leute beeinflusst, als ich lernte, dass das Böse weder Person noch Ort ist. Ich war nicht mehr so schnell gekränkt, als ich den Weg gefunden hatte, wie man selbstlos für den Aufbau unserer Sache wirken kann. — A. E. J., Toledo, Ohio, USA.

Eine immer-gegenwärtige Hilfe gefunden

Am 23. März 1900 erhielt ich von einer meiner Töchter zu meinem einundsiebzigsten Geburtstag ein Exemplar von *Wissenschaft und Gesundheit*. Obwohl ich ständiger Leser von allen möglichen Zeitschriften und Büchern war, hatte ich noch nie von der Christlichen Wissenschaft gehört, mit Ausnahme einer kurzen Meldung, die in jenem Frühjahr in einer Tageszeitung in San Francisco stand, in der ein orthodoxer Geistlicher die Christlichen Wissenschaftler in einer nicht gerade schmeichelhaften Art erwähnte.

In Mrs. Eddys Buch fand ich mancherlei Gedanken, die ich beim ersten Lesen nicht gleich verstehen konnte, aber durch fortgesetztes, sorgfältiges Studium und mithilfe meiner Kenntnisse in Chemie und Naturphilosophie schüttelte ich bald den Glauben an Empfindung in der Materie — der sogenannten grundlegenden Substanz — ab. Eines Nachmittags setzte ich den Riemen meiner Kreissäge in Gang, um Feuerholz zu sägen und auch um ein kleines Stück Bauholz zu spalten. Dabei verklemmte sich das Holz an der Säge. Ich nahm einen kleinen hölzernen Keil und versuchte, ihn in den Holzspalt zu treiben, aber durch ein Stückchen Eis gelangte das Stück Holz an den Rücken der Säge, flog mir im selben Augenblick mit großer Wucht ins Gesicht, prallte von meiner linken Wange ab und fiel in etwa sechs Metern Entfernung in den Schnee. Das Blut spritzte auf den Schnee neben dem Sägetisch, und als ich mit der Hand fühlte, waren zwei Wunden da, eine auf dem Kinnbacken und die zweite vorn auf dem Wangenknochen, so groß wie eine große Münze. Ich dachte: „Da gibt's einen chirurgischen Fall für dich" und begann unverzüglich, den Fall nach bestem Verständnis zu behandeln, mit dem Erfolg, dass das Bluten und der pochende

Schmerz, der sich eingestellt hatte, nahezu augenblicklich aufhörten. Ich kümmerte mich nicht mehr um die Sache, beendete meine Arbeit und ging zum Abendessen. Als ich mein Gesicht wusch, fühlte ich eine große Beule auf dem Kieferknochen, wo mich das Stück Holz getroffen hatte, aber nach meinem üblichen abendlichen Lesen ging ich zu Bett und schlief fast bis zum Morgengrauen durch. Da wurde ich von einem Schmerz an der rechten Seite des Gesichts wach. Ich tastete die Stelle ab und fand auf der anderen Seite noch eine große Beule, aber ich gab mir eine Behandlung und schlief wieder ein. Nicht eine Stunde verlor ich durch die Verletzung, obwohl ich feststellte, dass der Kiefer gebrochen gewesen war. Keine Narbe ist mehr zu sehen, nur ein kleiner roter Fleck auf der Wange und die Schwellungen auf dem Knochen sind längst verschwunden.

Wenn ich die Segnungen zusammenfasse, die ich durch das Lesen von *Wissenschaft und Gesundheit* empfangen habe, kann ich nur auf einen Krankheitszustand verweisen, der auf den Krieg (1862) zurückgeht, als ein chronischer und bösartiger Durchfall meinem materiellen Dasein beinahe ein Ende machte. Auch hatte mein Gehör durch die Wirkung des Kanonenfeuers in Shiloh ernstlich gelitten, es ist aber wiederhergestellt worden. Und während ich früher nicht wagte, Apfelsinen oder Trauben zu essen, kann ich jetzt alles ohne üble Nachwirkung essen. Mein Seelenfrieden gibt mir eine Ruhe, wie ich sie nie zuvor in meinem Leben gekannt hatte. Ich habe aufgehört die göttliche Gegenwart, die immer nahe war — wenn ich es auch nicht wusste —, in der Ferne zu suchen.
— L. B., Baldy, New Mexico, USA.

Viele körperliche und mentale Beschwerden überwunden

Vor weniger als einem Jahr, als nichts als Kummer mich zu umgeben schien, wurde ich zur Christlichen Wissenschaft geführt. Das Buch meiner Mutter, *Wissenschaft und Gesundheit,* lag immer auf dem Tisch, aber ich las kaum jemals darin. Eines Tages jedoch

war der mentale Konflikt so groß, dass ich zu lesen anfing in der Hoffnung, Frieden zu erlangen. Seitdem sind die Bibel und *Wissenschaft und Gesundheit* meine täglichen Begleiter. Ich hatte damals schon seit zwei Jahren einen sehr bösen Hautausschlag im Gesicht. Wir hatten mehrere Ärzte konsultiert und jedes empfohlene Mittel angewandt, um die Krankheit zu bekämpfen, aber sie erwiesen sich als nutzlos. Ich hatte jede Hoffnung auf Heilung aufgegeben, nachdem der Arzt, den wir zuletzt zu Rate gezogen hatten, es für Hauttuberkulose und daher für unheilbar erklärt hatte. Einige Wochen nachdem ich zu lesen begonnen hatte, sah ich zu meinem Erstaunen, dass der Ausschlag abheilte, und heute ist meine Wange vollkommen glatt und die Narbe verschwindet immer mehr.

Im April wurde mein Kind geboren; nur die Praktikerin und eine Freundin waren anwesend. Ich spürte kaum Schmerzen und am dritten Tag ging ich die Treppe hinunter. Ich kann mein Kind selbst stillen — ein Vorrecht, das mir bei meinem ersten Kind versagt geblieben war. Es ist ein Bild der Gesundheit und seit seiner Geburt keinen Tag krank gewesen. — K. E. W. L., Mt. Dora, Florida, USA.

Ein neues Leben gewonnen

Als ich als junger Mann von zu Hause fortging, trug ich einen Schutz gegen die Versuchungen der Großstadt bei mir — die Gebete einer Mutter und eine kleine Bibel. Eine Zeit lang las ich die Bibel und betete, aber ohne Verständnis. Das genügte nicht und das Böse schien den Sieg zu erringen. Ich unterließ es bald meine Bibel zu lesen, vergaß, im Gebet GOTT um Führung und Hilfe zu bitten, und suchte in der Welt nach dem, was sie niemals hat und niemals geben kann — Gesundheit, Frieden und Freude.

Als nach Jahren die Christliche Wissenschaft in mein Haus kam, fand sie mich daher ohne Gebet, ohne Kirche, ohne GOTT; sie fand ein unharmonisches Heim, ohne einen Gedanken an geistige Dinge oder eine Kenntnis von ihnen. Bis zu dem Zeitpunkt

hatte meine Frau schon jahrelang bei den Ärzten Gesundheit gesucht, doch ohne Erfolg, und als letzte Zuflucht hatte man sie an die Christliche Wissenschaft verwiesen. Die empfangene Hilfe war so wunderbar, dass ich das Studium von *Wissenschaft und Gesundheit* aufnahm. Die erste Wirkung, die ich durch das Lesen unseres Lehrbuchs erlebte, war eine große Liebe zur Bibel und ein Verlangen, sie zu lesen, etwas, was ich seit Jahren nicht mehr getan hatte. Im stillen Gebet wandte ich mich an GOTT, dass ich das Licht und die Wahrheit erkennen möge, die es mir ermöglichen würden, ein besserer Mensch zu werden. „Ihr müsst von neuem geboren werden." So wurde ich wieder wie ein Kind „das Gebet des Gerechten" gelehrt, das viel vermag, „wenn es ernsthaft ist". In einigen Wochen des Studiums von *Wissenschaft und Gesundheit* zusammen mit der Bibel wurde ich ohne fremde Hilfe von dem Verlangen nach alkoholischen Getränken geheilt, das jahrelang bestanden hatte, und ich überwand die Gewohnheit zu rauchen. Zehn Jahre sind vergangen und das Verlangen ist niemals wiedergekehrt. Von jener Zeit an bis auf den heutigen Tag habe ich niemals wieder Alkohol oder Tabak in irgendeiner Form genossen. In unserem Heim hat sich wahrlich die Bibelstelle erfüllt: „Das Alte ist vergangen, siehe, es ist alles neu geworden!" Wie können wir den Wert eines Buches angemessen würdigen, dessen Studium solche Umwandlung und Erneuerung bewirkt? Nur wenn wir uns bemühen, das, was das Buch lehrt, zu leben und in die Tat umzusetzen, können wir beginnen, unsere Schuld gegen GOTT und gegen diejenige abzutragen, die Er gesandt hat, das Leben und die Lehren Christi Jesu dem menschlichen Verständnis klarzumachen.
— W. H. P., Boston, Massachusetts, USA.

EINE STIMME AUS ENGLAND

Jahrelang war ich eine erschöpfte Frau; es ging mir zwar gesundheitlich nicht schlecht genug, um als Kranke bezeichnet zu werden, aber ich litt unaussprechlich unter Müdigkeit und Schwäche. Weil

ich es für GOTTES Willen hielt, betete ich nicht, um geheilt zu werden, obwohl ich ständig in ärztlicher Behandlung war. Ich litt an Verdauungsstörung, an Leberschwellung und vielen anderen Dingen, auch an schwachem Sehvermögen. Trotz aller Medizin und verschiedener Erholungsreisen konnte ich meine Gesundheit nicht wiedererlangen und hielt dies auch nicht mehr für möglich. So betete ich denn um die Gnade, mein Kreuz um der anderen willen geduldig zu tragen. Eines Tages, als ich erschöpft auf meinem Sofa lag, was oft geschah, kamen die Worte zu mir: „Alles, was ihr bittet im Gebet, wenn ihr glaubt, werdet ihr es bekommen." Ich stand auf, kniete nieder und sagte: O GOTT, mach mich gesund. Dies erzählte ich einer Freundin, und sie war so lieb mir einen *Sentinel* zu geben. Stellen Sie sich meine Freude vor, als ich die Heilungszeugnisse sah! Ich schenkte ihnen Glauben und erinnerte mich an des Herrn Worte: „Glückselig sind, die nicht gesehen und doch geglaubt haben!" Ich besorgte mir ein Exemplar von *Wissenschaft und Gesundheit,* und noch bevor eine Woche verstrichen war, wurde mir klar, dass ich, wenn GOTT mein Alles war, keine Brille brauchte. Meine Augen waren in wenigen Tagen geheilt und danach habe ich nie mehr an eine Brille gedacht. Auch wurde ich von Verdauungsstörungen geheilt, und seitdem hat mir nichts mehr geschadet, was ich gegessen habe. Der Glaube an Gesundheitsgesetze war das Nächste, was zerstört wurde, und zwar durch die Erkenntnis, dass unser himmlischer Vater sie nicht gemacht hat — und dadurch konnte ich auch die Müdigkeit überwinden, was eine wunderbare Erfahrung war.

Für dies allein kann ich nicht dankbar genug sein. In der Tat sind die Worte wahr: Sie werden „laufen und nicht matt werden". Dies ist über ein Jahr her und ich kann sagen, dass ich kein einziges Mal das Verlangen hatte, tagsüber auf dem Sofa zu liegen; noch habe ich Kopfschmerzen gehabt, obgleich ich mehr Arbeit verrichte als je zuvor. Furcht ist ebenfalls viele Male überwunden worden.
— A. L., Chelmsford, England.

Verwerfliche Laster überwunden

Als die Christliche Wissenschaft zum ersten Mal zu mir kam, oder vielmehr, als ich zum ersten Mal zur Christlichen Wissenschaft kam, hatte ich keine so schlechte Meinung von mir selbst. Ich glaubte ein ganz guter Kerl zu sein. Ich hatte keine religiösen Anschauungen. Es schien mir, dass es mir ebenso gut, wenn nicht sogar besser ging als manchen anderen, die sich zum Christentum bekannten. So trieb ich dahin, bis ich dazu geführt wurde, die Christliche Wissenschaft zu erforschen.

In dem Maße, wie ich durch das Studium von *Wissenschaft und Gesundheit* zusammen mit der Bibel im Verständnis Fortschritte machte und anfing, mich selbst zu erkennen, stellte ich fest, dass eine große Veränderung in mir vorgegangen war. Fünfzehn Jahre lang hatte ich Tabak genossen, ihn sowohl gekaut als auch geraucht; zehn Jahre lang war ich es gewohnt gewesen, alkoholische Getränke zu trinken, oft sogar im Übermaß; auch hielt ich Fluchen für normal. Die Christliche Wissenschaft beseitigte diese Neigungen. Ein Magenleiden und andere kleinere Unstimmigkeiten wie Kopfschmerzen, schlechte Laune, übermäßige Liebe zum Geld u. a. m. verschwanden unter demselben wohltuenden Einfluss. Jene Dinge, die Vergnügen zu gewähren schienen, machen mir keine Freude mehr. Es waren keine wirklichen Freuden. Ich habe nichts verloren und nichts geopfert, sondern nur gewonnen, aber noch nicht alles, denn ich sehe, dass noch vieles getan werden muss.

Mein Gemütszustand vor dem Forschen und danach unterscheidet sich wie schwarz und weiß. Wie Mrs. Eddy sagt: „Nicht die Materie, sondern das Gemüt befriedigt." — G. B. P., Henry, South Dakota, USA.

Magenkatarrh geheilt

Ich möchte meinen Dank ausdrücken für die vielen Segnungen, die ich durch die Christliche Wissenschaft empfangen habe, und besonders meine große Freude über den Gedanken erwähnen, dass

der Mensch nicht das hilflose Opfer von Sünde, Krankheit und Tod ist. Durch diese Lehre war ich in der Lage viele Irrtümer zu überwinden.

Als die Christliche Wissenschaft mich fand — voriges Jahr im April in Chicago —, litt ich an einem sehr hartnäckigen Magenkatarrh, und ich war achtzehn Jahre lang Sklave des Zigarettenrauchens gewesen. Schmerzen und Schwäche hatten mich alles dessen beraubt, was einem lieb ist. Die ersten Anzeichen der Krankheit zeigten sich vor ungefähr fünf Jahren in Form von heftigen Magenkrämpfen, die sich schließlich zu anderen Symptomen jener schmerzhaften Krankheit entwickelten. Ich war ständig in ärztlicher Behandlung und meine Diät wurde immer strenger, bis nur noch drei Scheiben geröstetes Brot meine tägliche Nahrungsration waren.

In diesem Zustand kehrte ich aus dem Osten Amerikas in meine Heimat nach Chicago zurück, in der Hoffnung, dass eine Luftveränderung mir nützen könnte. Nachdem ich sechs Wochen dort verbracht hatte und keine Erleichterung fand, beschloss ich, wieder nach dem Osten zurückzukehren. Am Sonntagmorgen vor der Abreise nahm ich ein Sonntagsblatt in die Hand, und als ich die Kirchenmitteilungen überflog, fiel mein Blick auf eine Anzeige der christlich-wissenschaftlichen Gottesdienste. Aus Neugier besuchte ich einen Gottesdienst. Niemals werde ich jenen Morgen oder die Überraschung und Freude vergessen, diese schöne Kirche gefunden zu haben und zu erfahren, dass eine so große Anzahl von Menschen tatsächlich daran glaubte, dass GOTT die Kranken heute noch heilt. Dies brachte mir den ersten Hoffnungsstrahl. Zum Abendgottesdienst war ich wieder dort. Durch die Ankündigungen, die verlesen wurden, erfuhr ich von einem Leseraum, wo er sich befand und um welche Zeit er geöffnet war. Am Montagmorgen fand ich mich pünktlich dort ein, und das erste Buch, nach dem ich griff, war *Wissenschaft und Gesundheit*, das mir eine neue Welt erschloss.

Ich hatte so lange Diät gehalten und so viel gelitten, dass ich eine krankhafte Furcht vor Nahrung hatte. Als ich an die Stelle

kam, wo ich las (*Wissenschaft und Gesundheit*, S. 221), „dass ohne die Zustimmung des sterblichen Gemüts weder die Nahrung noch der Magen Leiden verursachen können", verließ ich den Leseraum, um etwas zu essen. Ich fand eine Bäckerei in der Nähe und kaufte mir eine Tüte voll Gebäck, das ich aß, und bald darauf nahm ich ohne die geringsten Magenbeschwerden ein herzhaftes Abendessen zu mir.

Von jener Zeit an bis heute habe ich alles gegessen, was ich wollte, und das heftige Verlangen nach Zigaretten, das ich jahrelang hatte, ist vollständig verschwunden. Das Verständnis der WAHRHEIT, das meinen kranken Magen vollständig befreite, heilte mich auch von dem krankhaften Verlangen zu rauchen. Als ich in den Osten zurückkam, kaufte ich mir ein Exemplar von *Wissenschaft und Gesundheit,* das ich seitdem täglich lese und das mir eine ständige Hilfe in allen Angelegenheiten des Lebens ist.

Ich finde, dass diese Wissenschaft bei mir zu Hause und bei der Arbeit ein Trost und ein Kraftquell ist. Ich bin auf dem Weg manchen Schwierigkeiten begegnet, aber die Wissenschaft hat mir aus allen herausgeholfen. — W. E. B., New Britain, Connecticut, USA.

RÜCKENMARKSLEIDEN GEHEILT

Als ich vor sieben Jahren das erste Mal von der Christlichen Wissenschaft hörte, nahm ich an, dass sie eine der alten Torheiten unter einem neuen Namen sei. In der kleinen Stadt in Texas, wo wir damals lebten, gab es zwei oder drei Christliche Wissenschaftler, die in der Wohnung des einen zusammenkamen, um die Lektionspredigten zu lesen. Als ich eines Tages der einen Dame begegnete, fragte ich, ob auch Ungläubige zu den Versammlungen kommen dürften. Sie sagte, sie könnten kommen, wenn sie wollen. Ich ging hin in der Erwartung, dass sie etwas tun würden, worüber ich mich lustig machen könnte, wenn ich mit meinen Freunden darüber spräche. Wie erstaunt war ich festzustellen, dass sie nichts anderes taten, als die Bibel und ein anderes Buch zu lesen, das sie

Wissenschaft und Gesundheit nannten. Ich hielt das Ganze immer noch für eine Torheit, aber ich nahm mir vor, ihre Versammlungen so lange zu besuchen, bis ich alles herausgefunden hätte, woran sie glaubten. Ich ging weiter hin, bis ich begann, ein wenig von dem zu verstehen, was sie wussten, nicht was sie glaubten. Und statt meine Zeit damit zu verbringen anderen zu erzählen, was für eine törichte Sache die Christliche Wissenschaft ist, suche ich jetzt nach Worten, um zu sagen, was für eine große und wundervolle Sache sie ist. Durch das Studium von Bibel und *Wissenschaft und Gesundheit* bin ich von einer sogenannten unheilbaren Rückenmarkskrankheit nach zehnjährigem Leiden geheilt worden. *Wissenschaft und Gesundheit* ist mein einziger Lehrer gewesen, und ich möchte unserer geliebten Führerin meinen Dank senden.

In der Gegend, wo wir jetzt wohnen, gibt es keine Wissenschaftler, aber ich habe das *Vierteljahresheft* und studiere die Lektionen allein für mich. Ich habe fünf kleine Kinder, und die Christliche Wissenschaft ist von unschätzbarem Wert bei der Erziehung und der Überwindung ihrer Schwierigkeiten im täglichen Leben. Sie helfen sich auch selbst und untereinander bei kleinen Verletzungen und Befürchtungen. — Mrs. M. H., Oleta, Oklahoma, USA.

VIELE BESCHWERDEN ÜBERWUNDEN

Im zweiten Kapitel des ersten Briefes des Petrus lese ich in Vers neun, dass die Tugenden dessen verkündet werden sollen, „der euch aus der Finsternis zu seinem wunderbaren Licht berufen hat". Die Zeitschriften, die so weise von unserer Führerin gegründet wurden, bieten uns eine Möglichkeit, das Lob der WAHRHEIT zu verkünden.

Aus der Finsternis körperlicher Schmerzen und Schwäche in das Licht der Gesundheit und Freude an der Arbeit und am Leben, aus der Finsternis eines getrübten Sehvermögens in das Licht klarerer Sicht, aus der Finsternis von Zweifel und Disharmonie in das wunderbare Licht der Wirklichkeit des Guten — das alles hat mir das Lesen des Lehrbuchs der Christlichen Wissenschaft gebracht.

Zu der Zeit, als mir das Buch geliehen wurde, unterrichtete ich an den öffentlichen Grundschulen in Chicago, und es kam häufig vor, dass ich krankheitshalber meiner Arbeit fernbleiben musste. Fünf Wochen war ich von einem Spezialisten wegen eines organischen Leidens behandelt worden, und er sagte mir, ich müsse ebenso viele Monate kommen, ehe eine Heilung bewirkt werden könne. Zu dieser Zeit wurde ich auf *Wissenschaft und Gesundheit* aufmerksam gemacht. Ich hätte es nie für möglich gehalten, dass man durch das Lesen des Buches geheilt werden könnte. Aber mein Denken wurde so umgewandelt, dass ich geheilt wurde, nicht nur von dem organischen Leiden, sondern auch von beeinträchtigtem Sehvermögen, von Müdigkeit und einer Reihe anderer unharmonischer Erscheinungen. Erst nach vier Monaten ging ich zu dem Arzt zurück, um meine Rechnung zu bezahlen (die übrigens mehr als das Fünffache des Preises für das Buch *Wissenschaft und Gesundheit* ausmachte). Seitdem ich begonnen hatte das Buch zu lesen, habe ich ständig unterrichtet, ohne meine Arbeit zu versäumen. Auch half es mir in manch anderer Hinsicht bei meiner Arbeit.

Durch das Lesen des Lehrbuchs lernte ich, dass GOTT uns Kraft gegeben hat, alles zu tun, was wir tun müssen, und dass das, dem wir uns nicht hingeben sollten (Neid, Streit, Eifersucht, eitle Ehre usw.) Müdigkeit und Missklang hinterlässt.

Dankbarkeit gegen unsere geliebte Führerin Mrs. Eddy und gegen ihre treuen Schüler, mit denen ich später zusammenkam, kann nur durch tägliches Bemühen zum Ausdruck gebracht werden, das in die Praxis umzusetzen, was gelehrt worden ist. — T. H. A., Madison, Wisconsin, USA.

VORURTEIL ÜBERWUNDEN

Vor ungefähr drei Jahren, als ich dringend Hilfe brauchte, fing ich an mich für die Christliche Wissenschaft zu interessieren. Ich war niemals kräftig gewesen; mit zunehmendem Alter wurde ich immer schwächer und schließlich so krank, dass mir das Leben

eine Last war. Da wurde mir *Wissenschaft und Gesundheit* von Mrs. Eddy gesandt, was ich als Gebetserhörung betrachtete. Ich fürchtete mich zwar etwas vor all den neuen Lehren, die ich für Modetorheiten hielt, aber ich hatte noch gar nicht viel gelesen, als ich fühlte, dass ich die Wahrheit gefunden hatte, die uns frei macht. Ich wurde von Magenbeschwerden, Schwäche der inneren Organe und Gallenkoliken geheilt.

Einer der Ärzte sagte mir, ich müsse mich wohl erst einer Operation unterziehen, bevor ich gesund werden könne. Aber dank dieser WAHRHEIT habe ich erkannt, dass die einzig notwendige Operation in der Umwandlung des sogenannten menschlichen Gemüts bestand, indem ich GOTT besser kennenlernte. In vielen Fällen konnte ich mir selbst und anderen helfen.

Worte sind unzulänglich, um meine Dankbarkeit gegen Mrs. Eddy zum Ausdruck zu bringen und gegen alle, die diese herrlichen Wahrheiten zum Segen der ganzen Welt verbreiten.
— E. E. M., Huntington, West Virginia, USA.

Ein überzeugendes Zeugnis

Vor etwa fünf Jahren erwachte mein Interesse an der Christlichen Wissenschaft, da die praktische Art der Erklärungen mich sehr ansprach. Ich muss gleich zu Anfang sagen, dass ich trotz meiner geringen Erfahrung mehr darin gefunden habe, als ich mir jemals hätte träumen lassen, in diesem Daseinszustand erkennen zu können. Ich bin überzeugt, dass ich die WAHRHEIT gefunden habe. GOTT ist mir in der Tat eine immer-gegenwärtige Hilfe.

Meine kleine, zehn Monate alte Tochter litt an Verstopfung. Es war so schlimm, dass ich mich fürchtete, mit ihr irgendwohin zu gehen, weil ich nie wusste, wann sie wieder von einem Krampf befallen werden würde. Ich hatte alle für solche Fälle gebräuchlichen Mittel versucht, aber das Übel schien immer hartnäckiger zu werden. Im selben Hause wie wir wohnte eine Christliche Wissenschaftlerin, die ihr Licht leuchten ließ, und obwohl sie wenig sprach,

fühlte ich die Widerspiegelung der Liebe. Ich kannte die Lehren der Christlichen Wissenschaft nicht, außer, dass Gott zu allen Zeiten der Arzt war. Auf meine Art glaubte ich daran, dass Er allmächtig ist, und ich sagte eines Tages zu meinem Mann: „Ich habe jetzt genug von Medizin für die Kleine. Ich werde nun das Kind ganz allein Gottes Fürsorge überlassen und abwarten, was Er tun wird. Ich habe alles getan, was ich konnte." Und das tat ich auch; ich legte meine Last Gott zu Füßen und nahm sie nicht wieder auf. Das Kind war in zwei Tagen vollkommen in Ordnung und ist seitdem von den Beschwerden frei geblieben. Es ist jetzt sechs Jahre alt. Einige Monate später kam eine zweite Prüfung. Die Kleine wachte abends um neun Uhr weinend auf und legte ihre Hand ans Ohr. Es sah wie eine Eiterung aus. Ich war allein, nahm *Wissenschaft und Gesundheit* sowie die Bibel zur Hand, aber je mehr ich arbeitete, desto lauter schrie die Kleine. Der Irrtum wies mich beständig auf materielle Mittel hin, aber ich blieb fest und sagte: „Nein, ich gehe nicht wieder zum Irrtum zurück, Gott wird mir helfen." Da kam mir meine eigene übertriebene Angst zum Bewusstsein und ich erinnerte mich an eine Unterredung mit der Christlichen Wissenschaftlerin, die zuerst mit mir über die Wahrheit gesprochen hatte. Sie sagte, sie hätte es immer hilfreich gefunden, vor der Behandlung eines Patienten sich selbst zu behandeln, um die eigene Furcht zu vertreiben. Ich legte das Kind hin, nahm *Wissenschaft und Gesundheit* wieder zur Hand und las folgende Worte:

„Jede Bewährung unseres Glaubens an Gott macht uns stärker. Je schwieriger der materielle Umstand zu sein scheint, der durch Geist überwunden werden muss, desto stärker sollte unser Glaube und desto reiner unsere Liebe sein. Der Apostel Johannes sagt: ‚Furcht ist nicht in der Liebe, sondern die vollendete Liebe treibt die Furcht aus'" (*Wissenschaft und Gesundheit*, Seite 410). Ich schaute auf, das Weinen hatte aufgehört; das Kind lächelte und nach einigen Minuten wollte es ins Bett gelegt werden. Weitere Beschwerden dieser Art sind nicht wieder aufgetreten.

Seitdem habe ich erlebt, wie die Macht der WAHRHEIT Irrtum mancherlei Art überwand, darunter Pseudokrupp, Keuchhusten, Mandelentzündung u. a. m. Für alle diese Beweise bin ich dankbar, aber noch größer ist meine Dankbarkeit für die geistige Lehre, zu lieben, zu vergeben, meine Zunge im Zaum zu halten und mit Kritisieren aufzuhören. — M. A. H., Brockton, Massachusetts, USA.

KÖRPERLICH UND GEISTIG GEHEILT

Viele Jahre lang hatte ich ständig Medikamente eingenommen. Schließlich wurde ich plötzlich krank und konnte ungefähr zwei Monate lang mein Zimmer nicht verlassen; dann verreiste ich für drei Monate in der Hoffnung, dass ich bei meiner Rückkehr meine Arbeit wieder aufnehmen könnte. Es ging mir viel besser, aber der Arzt, meine Familie und Freunde fürchteten, ich könnte galoppierende Schwindsucht haben, und warnten mich vor dem kommenden Winter. Nur allzu bald zeigte sich die Wirkung der Furcht. Ich hatte erst drei Wochen gearbeitet, als alle Leiden und Schmerzen wiederkehrten und ich zu Bett gehen musste, sobald ich nach Hause kam, sodass ich keine Freude am Leben hatte. Mein Arbeitgeber riet mir, meinen Arzt kommen zu lassen, und meinte, ich solle den Winter über vielleicht lieber nicht arbeiten. Da wandte ich mich an die Christliche Wissenschaft. Ich konnte es mir nicht leisten, meine Arbeit aufzugeben und an einem anderen Ort zu wohnen; auch wollte ich nicht noch länger von Ärzten und Medikamenten abhängig sein. Ich nahm das Buch und las es auf dem Weg zur Arbeit; um die Mittagszeit legte ich mich auf ein Sofa, anstatt zum Essen zu gehen, und schlief ein. Als ich erwachte, war ich ein anderer Mensch; alle Leiden und Schmerzen waren vorüber und ich war frei. Ich war so glücklich, dass ich kaum an mich halten konnte. Für den materiellen Sinn war es wie ein Wunder. Beim Gehen sagte ich immer wieder: „Wunderbar, wunderbar, wunderbar", und versuchte, „die wissenschaftliche Erklärung des Seins"

zu verstehen, indem ich einzelne Sätze daraus wiederholte und über sie nachdachte. Ich las das Buch viermal hintereinander und jedes Mal fand ich mehr darin, das mir zum Verständnis verhalf.

Diese Heilung ereignete sich im Oktober 1901 mit keiner anderen Hilfe als *Wissenschaft und Gesundheit*, und bald wurde ich auch von anderen chronischen Leiden befreit. Im Februar konnte ich meine Brille ablegen, die ich zehneinhalb Jahre wegen Astigmatismus getragen hatte. Die Augenärzte hatten mir gesagt, ich würde sie immer tragen müssen. Einen Monat später bat mich mein Vater um Hilfe, weil er sehr an Verstopfung, Verdauungsstörung und Neuralgie litt. Er hatte von Kleie gelebt, war fast am Verhungern und dadurch ganz elend geworden; seine Glieder schienen so kalt, dass sie ständig in Decken gehüllt waren. Auf seine Bitte ihm zu helfen, sagte ich ihm demütig, es wäre mir lieber, wenn ein Praktiker ihm helfen würde, da ich noch niemals jemandem eine Behandlung gegeben hatte; aber er wollte niemanden als mich haben und ich sagte ihm schließlich, dass ich es versuchen würde. Allerdings fügte ich hinzu, er dürfe nicht die Wissenschaft verantwortlich machen, wenn er keinen Nutzen davon haben sollte, denn dann hätte nicht die Wissenschaft versagt, sondern mein geringes Verständnis. Auf meine Bitte hin las er *Wissenschaft und Gesundheit*, aß alles, was er mochte, und nahm keinerlei Medikamente ein. Nach zwei Behandlungen gab er mir Nachricht, dass er von dieser Knechtschaft befreit sei, die ihn dreißig Jahre lang gefangen gehalten hatte. Im Hinblick auf alle diese Zeichen, die die Folge davon waren, dass ich die Christliche Wissenschaft angenommen hatte, wusste ich, dass diese wahr sein musste. — R. L. A., Chicago, Illinois, USA.

Eine Stimme aus dem Süden

Von Kindheit an war ich schwächlich und meine Eltern hielten es nicht für möglich, dass ich länger als ein paar Jahre leben würde. Ich lebte jedoch, obwohl nicht viel Besserung in meinem Befinden

zu verzeichnen war. Reisen und Klimawechsel brachten nur zeitweise Erleichterung und die Ärzte machten mir keine Hoffnung, jemals gesund zu werden.

Als letzte Zuflucht begann ich das Studium von *Wissenschaft und Gesundheit,* und bevor ich das Buch zu Ende gelesen hatte, erkannte ich, dass die Autorin von GOTT berufen war, einer wartenden Welt diese geistige Botschaft zu bringen. Durch dieses Lesen wurde meine Gesundheit wiederhergestellt, und ich wurde von einer Krankheit geheilt, die von allen Ärzten als unheilbar bezeichnet worden war.

Für diese Heilung bin ich sehr dankbar, besonders jedoch für den größeren und erhabeneren Segen, dass sich mir die geistige Tatsache des Seins entfaltet hat.

Wie soll man seine Dankbarkeit bezeugen für solche Segnungen, die durch das hingebungsvolle Leben unserer verehrten Führerin möglich gemacht wurden? Nur durch das Befolgen der Lehren unseres Lehrbuchs und ihrer gütigen und zeitgemäßen Ermahnungen können wir unsere Dankbarkeit wahrhaft beweisen.
— F. H. D., De Funiak Springs, Florida, USA.

Geheilt nach vielem Leiden

Ein Zeugnis, das im *Journal* erschien, führte mich dazu, die Christliche Wissenschaft zu erforschen, und ich hoffe, dass durch mich wiederum auch andere dazu geführt werden, die Schönheit dieser erlösenden Wahrheit zu erkennen und GOTT und die Beziehung des Menschen zu Ihm richtig verstehen zu lernen. Ich weiß aus Erfahrung, dass Viele nur durch Vorurteile und Missverständnisse über das, was die Christliche Wissenschaft ist, zurückgehalten werden, sich der Segnungen zu erfreuen, die sie spendet.

Ich hatte mehrere Jahre lang bekannte Präparate eingenommen und war in einem der besten Sanatorien dieses Landes gewesen, wurde aber nicht geheilt, obwohl es mir manchmal besser ging,

wofür ich immer dankbar sein werde, denn ich weiß, dass die Ärzte alles für mich taten, was sie konnten. Manchmal dachte ich, ich hätte alle Heilmittel ausgeschöpft; aber ich verzagte nicht, denn ich fühlte, dass es ein Heilmittel für mich geben müsste, wenn ich es nur finden könnte.

Als ich in diesem Gemütszustand war, lernte ich die Christliche Wissenschaft kennen, und nachdem ich mehrere Ausgaben des *Journals* gelesen hatte, kaufte ich das Buch *Wissenschaft und Gesundheit*. Ich las mehrere Tage gelegentlich darin. Es begann mir besser zu gehen, und innerhalb etwa einer Woche war ich von den meisten Krankheiten geheilt, darunter von Verdauungsstörungen und nervöser Schwäche.

Obwohl ich früher schon von der Christlichen Wissenschaft gehört hatte, so hatte ich doch nie gehört, dass durch das Lesen des Lehrbuchs der Christlichen Wissenschaft jemals irgendjemand geheilt worden war. Ich begann zu lesen, um herauszufinden, was die Christliche Wissenschaft ist, war dann aber sehr erstaunt, dass mein Zustand sich besserte. Ich war mir bald sicher, dass die Theologie von *Wissenschaft und Gesundheit* mich geheilt hatte, genauso wie die Theologie Jesu die Kranken geheilt hatte.

Mir wurde auch bewiesen, dass es keine christlich-wissenschaftliche Kirche geben kann, die nicht Kranke und Sünder heilt, denn Heilung folgt als ein natürliches Ergebnis der Lehre der Christlichen Wissenschaft. Die Bibel ist mir zu einer neuen Offenbarung geworden, und dank des Lichts, das ich durch das Lesen von *Wissenschaft und Gesundheit* empfangen habe, kann ich sie mit viel mehr Verständnis lesen. — A. F. M., Fairmont, Minnesota, USA.

Durch grosse Trübsal

Wenn ich versuche zu erklären, was die Christliche Wissenschaft für mich getan hat, so fehlen mir die Worte. Zwanzig Jahre lang habe ich ständig gelitten, da mein Rückgrat in meiner frühesten Kindheit verletzt worden war. Als kleines Kind litt ich so sehr,

dass ich zu den Sternen aufblickte und GOTT, von dem ich glaubte, dass Er irgendwo dort oben wäre, anflehte, Er möge mich doch von der Erde nehmen — ich war so müde. Wie eine dicke Wand schienen mich die Schmerzen von den Freuden zu trennen, die anderen zuteil wurden. Ich konnte nicht erklären, wie mir zumute war, weil keiner Verständnis dafür haben konnte. Jahre vergingen und ich sah mein irdisches Glück entschwinden; mein Herz war gebrochen und ich wusste keinen Ausweg. Tag für Tag, Nacht für Nacht betete ich um Hilfe, obwohl ich nicht sicher war, was GOTT war noch wo Er war. Ich wusste nur, dass ich litt und Hilfe brauchte und dass es keine irdische Hilfe für Geist oder Körper gab. Da ich Reinheit, Wahrheit und das Rechte immer liebte, kam mir das Böse wie eine äußerst schreckliche Wirklichkeit vor. Es war mir unmöglich, damit fertig zu werden, und ich war verzweifelt. In dieser Verfassung war ich, als ich *Wissenschaft und Gesundheit* zu lesen begann. Ich war bereit für seine Botschaft, und nach etwa zehn Tagen erlebte ich einen wunderbaren Einblick in die Wahrheit, die die Kranken heilt und die zerbrochenen Herzen verbindet. Alle Schmerzen hörten auf; ich hatte einen Schimmer von dem neuen Himmel und der neuen Erde erhascht und begann, mich von der göttlichen LIEBE versorgen zu lassen.

Jahrelang hatte ich an Schlaflosigkeit gelitten. In jener Nacht schlief ich wie ein Kind und erwachte am nächsten Morgen gesund und glücklich. Eine Flut von Licht erleuchtete täglich die Seiten des „Büchleins" und die Offenbarung, die es für alle enthält, wurde meinem sehnenden Herzen zuteil. „Der Friede Gottes, der höher ist als alle Vernunft", ruhte auf mir und meine Freude, die zu tief ist, um in Worte gefasst zu werden, wandelte mein Leben um. Meine Gebete waren erhört, denn in der Christlichen Wissenschaft hatte ich GOTT gefunden.

Die Bibel, von der ich sehr wenig wusste, wurde mein beständiges Studium, meine Freude und mein Führer. Das Exemplar, das ich zur Zeit meiner Heilung kaufte, ist von der Genesis bis zur Apokalypse mit Notizen versehen. Drei Jahre lang habe ich es

ständig benutzt, bis der Umschlag abgenutzt und die Blätter lose waren, weshalb es durch ein neues ersetzt wurde. Die zweite und dritte Morgenstunde fand mich oft bei eifrigem Studium über den Seiten, die mir von Tag zu Tag heiliger wurden. Die Hilfe, die ich daraus empfangen habe, war wunderbar und mir fehlen die Worte, um meiner Dankbarkeit Ausdruck zu verleihen.
— I. L., Los Angeles, Kalifornien, USA.

Ein hilfreiches Zeugnis

Worte können meine Dankbarkeit gegen GOTT für die Christliche Wissenschaft nicht zum Ausdruck bringen. Als ich zum ersten Mal *Wissenschaft und Gesundheit* las, hatte ich jedes Heilmittel versucht, von dem ich je gehört hatte. Ich fühlte keine bewusste Veränderung in Gemüt oder Körper, bis ich Seite 16 im Kapitel „Gebet" in *Wissenschaft und Gesundheit* las. Die ersten Worte der „geistigen Bedeutung des Gebets des Herrn", die von unserem Vater-Mutter-GOTT sprechen, vermittelten mir einen Schimmer himmlischen Lichts. Ich hielt inne und dachte nach und erinnerte mich an die Lehren Jesu. Die Wahrheit von dem geistigen Sein des Menschen dämmerte in meinem Bewusstsein auf. Mir wurde bewusst, dass ich nicht sterblichen Gesetzen unterworfen war, wie man mich mein Leben lang gelehrt hatte. Ich könnte nicht erklären, wie ich das erkannte, aber ich wusste es. Durch die Christliche Wissenschaft hatte Mrs. Eddy mir das gegeben, wonach ich mich mein Leben lang gesehnt hatte — eine Mutter, einen vollkommenen „Vater-Mutter-GOTT". Ich wusste, dass etwas Bedeutendes fehlte und glaube, dass die orthodoxe Welt zu jener Zeit nur die Hälfte der Wahrheit besaß, die aufzurichten Jesus gekommen war. Als ich las: „Unser tägliches Brot gib uns heute", und die geistige Auslegung dazu, begannen Tränen zu fließen; all die Jahre voll Bitterkeit, Hass und Furcht schwanden dahin. Da wurde mir klar, was ich jetzt weiß: dass nichts anderes zufriedenstellt als LIEBE. An dem Tag begann die äußere und

innere bewusste Heilung — mental und körperlich. Niemals kam ein Zweifel auf! Ich wusste ganz sicher, dass die Christliche Wissenschaft die Wahrheit war und ist. Geld, Freunde, Materialität sind nichts im Vergleich zu der bewussten Erkenntnis von GOTT, dem Menschen und dem Universum.

Ich brauchte keine Behandlung von irgendjemandem — *Wissenschaft und Gesundheit* war so klar und wunderschön. Früher konnte ich die Bibel nicht verstehen, aber nun fand ich sie schon durch mein so geringes Verständnis der Christlichen Wissenschaft erleuchtet. Seit zehn Jahren habe ich nicht einen Tag wegen irgendeiner Krankheit das Bett hüten müssen. Ich bin jetzt ein Bild vollkommener Gesundheit und bin es all die Jahre hindurch gewesen. Als ich *Wissenschaft und Gesundheit* das erste Mal las, wog ich etwa siebenundvierzig Kilo und jetzt wiege ich gut zweiundsiebzig Kilogramm. Diese körperliche Gesundheit ist jedoch gar nicht zu vergleichen mit der Freude, die ich empfinde — mit der Harmonie, die mir durch nichts genommen werden kann —, denn sie ist die Gabe GOTTES. Nichts hat mir die Verkehrtheit des menschlichen Gemüts besser gezeigt als dessen Schlussfolgerungen hinsichtlich meiner Heilung. Selbst als ich fühlte und wusste, dass ich geheilt war, sagten die Leute ständig zu mir, weil ich so schmal und zerbrechlich wirkte: „Sie sind nicht gesund, das wird jeder erkennen, der Sie sieht." Jetzt, wo ich wieder zugenommen habe, sagen sie: „Sie sehen nicht aus, als ob Sie jemals im Leben irgendwelche Schmerzen gehabt hätten. Sie können niemals Tuberkulose gehabt haben."

Wenn ich daran denke, wie mein Leben war, bevor ich die Christliche Wissenschaft hatte, und wenn ich mich an die sechs Jahre erinnere, in denen ich mit Erkältungen, Leiden und Husten zu tun hatte, ganz zu schweigen von meinem unglücklichen Gemütszustand, dann möchte ich „arbeiten, wachen und beten", um das GEMÜT Christi zu erlangen, um in rechter Weise in GOTTES Weinberg zu arbeiten und zu erkennen, dass das, was *einem* gehört, in Wirklichkeit allen gehört — dass *ein* GOTT, *ein* LEBEN, *eine* WAHRHEIT und LIEBE alles ist. — A. C. L., Kansas City, Kansas, USA.

Das Verlangen nach alkoholischen Getränken und Tabak verschwunden

Vor vier Jahren hörte ich zum ersten Mal von der Christlichen Wissenschaft. Zu der Zeit waren Trinken und Rauchen meine Tröster. Ich hatte keine anderen Freunde. Seit meiner Kindheit hatte ich fast immer in übler Umgebung gelebt. Obwohl ich weit davon entfernt war, mit meiner Lage zufrieden zu sein, wusste ich nicht, wie ich sie verbessern konnte, bis ich *Wissenschaft und Gesundheit* las. Gelegentlich hörte ich mir eine Predigt an, aber Predigten gaben mir nicht mehr Trost, als ich aus meiner Pfeife sog. Also folgerte ich, dass der Kirchgang mich nicht befriedigen konnte, und zog Trinken und Rauchen vor. Als ich *Wissenschaft und Gesundheit* zu lesen begann, erkannte ich, dass diese Wissenschaft etwas Substanzielles anbot. Nach einem Studium von wenigen Monaten war jedes Verlangen nach Trinken und Rauchen verschwunden. Es erforderte kein Aufgeben, es war für mich kein Opfer, ich hatte einfach etwas Besseres gefunden. Dabei möchte ich erwähnen, dass ich, solange ich denken kann, immer geraucht hatte. Schon Jahre bevor ich die Schule verließ, hatte ich geraucht, und wie die meisten Engländer liebte ich meine Pfeife, und ich hätte fast lieber eine Mahlzeit versäumt als auf das Rauchen verzichtet. Ich bildete mir ein, dass es mich tröstete.

Während der vier Jahre meines Studiums der Christlichen Wissenschaft habe ich nicht einen Cent an Ärzte gezahlt oder für Medizin ausgegeben, auch habe ich keinen Tag meine Arbeit wegen Krankheit versäumt, was in wunderbarem Gegensatz zu den vier vorhergehenden Jahren steht. Mit großem Interesse und großer Freude lese ich die Bibel und studiere die Lektionen im *Vierteljahresheft*. Die Bibel war für mich immer ein höchst geheimnisvolles Buch; aber *Wissenschaft und Gesundheit* macht sie mir zu einem äußerst wertvollen Buch, indem ihre Bedeutung klarer, verständlicher und einfacher wird.

Ich nutze diese Gelegenheit, Mrs. Eddy meinen Dank auszu-

sprechen und auch dem Freund zu danken, der mich vor Jahren einlud, einen Gottesdienst im Auditorium von Chicago zu besuchen. Auch möchte ich die Segnungen dankbar anerkennen, die ich durch das *Journal* und den *Sentinel* empfangen habe. Sie haben mir wunderbar geholfen. Wenn man den Wert von *Wissenschaft und Gesundheit* und diesen Veröffentlichungen einschätzen wollte, wie Geschäftsleute Dinge nach Erfolg und Nutzen bewerten, dann würden sie sich für mich als unbezahlbar erweisen. Es wäre unmöglich ihren Wert zu ermessen, denn durch *Wissenschaft und Gesundheit* habe ich etwas bekommen, was man mit allem Geld der Welt nicht kaufen könnte. — H. P. H., Chicago, Illinois, USA.

Ein Ausdruck liebevoller Dankbarkeit

Im Frühjahr des Jahres 1893, während meines Studiums für das geistliche Amt, wurde mir *Wissenschaft und Gesundheit* überreicht und die darin enthaltene Wahrheit wurde für mich sogleich die „kostbare Perle". Ich verschlang das Buch geradezu, indem ich etwa achtzehn Stunden am Tag darin las. Seine Ursprünglichkeit war ergreifend und stürzte meine vorgefassten Meinungen über GOTT, den Menschen und die Schöpfung völlig um. Zwei Sätze beeindruckten mich besonders: „Die Grundlage sterblicher Disharmonie ist eine falsche Auffassung vom Ursprung des Menschen" (Seite 262) und: „Für richtiges Folgern sollte im Denken nur *eine* Tatsache festgehalten werden, nämlich das geistige Dasein" (Seite 492). Ich hatte den Grundgedanken der Wissenschaft des Seins, wie sie in diesem außergewöhnlichen Buch gelehrt wird, gefunden und studierte beharrlich weiter, bis ich einen Schimmer von dem neuen Himmel und der neuen Erde bekam, während die alten vergingen. Mit dieser geistigen Erhebung kam auch die körperliche Gesundheit.

Ich war mein Leben lang kränklich gewesen und schien vom Schicksal zu einem Leben des Leidens bestimmt zu sein. Drei Wochen nachdem ich *Wissenschaft und Gesundheit* zu lesen begonnen hatte, fühlte ich mich zu meiner freudigen Überraschung

vollständig gesund — körperlich geheilt und geistig erhoben. Ich begann das Leben von einer neuen Grundlage aus zu leben; die alten Dinge des persönlichen Sinnes schwanden dahin und alles wurde neu. Ich lernte, dass das unendliche Gute der *eine* Freund ist, an den wir uns zu allen Zeiten wenden können, eine allmächtige, immer-gegenwärtige Hilfe zu jeder Zeit der Not; dass Seine Kinder wahrlich durch das geistige Gesetz in Frieden und Harmonie regiert werden und dass, wenn das richtige Verständnis davon erlangt wird, die anderen Dinge bald folgen und einen Frieden bringen, den die menschliche Vorstellung nie kennen kann.

In den letzten zwölf Jahren ist meine ganze Zeit der Praxis der Christlichen Wissenschaft gewidmet gewesen, und ich habe erlebt, dass beinahe jede sogenannte unheilbare Krankheit durch ihren wohltuenden Einfluss geheilt wurde. GOTT segne unsere liebe Führerin! Sie hat vor uns eine offene Tür gegeben, die niemand zuschließen kann, und es ist nur eine Frage der Zeit, bis die Welt sie besser kennen und mehr lieben wird. — E. E. N., Washington, District of Columbia, USA.

VON BRIGHT'SCHER NIERENKRANKHEIT GEHEILT

Seit dem 18. August des Jahres 1902 hatte mich eine Krankheit ans Bett gefesselt, die von drei Ärzten als Bright'sche Nierenkrankheit diagnostiziert wurde, und sie erklärten mir, dass ich kein Jahr mehr leben würde. Falls ich doch noch länger leben sollte, würde ich geistig gestört werden. Am 6. Dezember 1902 schenkte mir meine Frau zum Geburtstag *Wissenschaft und Gesundheit,* und es war tatsächlich das beste Geschenk, das ich je bekommen habe. Seitdem lese ich das Buch und besuche hier Zweite Kirche Christi, Wissenschaftler. Medizin habe ich seit der Zeit nicht mehr eingenommen und auch sonst niemand in unserer Familie. Ich bin bei bester Gesundheit und habe alle meine schlechten Angewohnheiten abgelegt. Uns allen hat diese Wahrheit eine große geistige Erhebung gebracht und Worte können meine Dankbarkeit gegen Mrs. Eddy

und alle, die mir zu dieser Erfahrung verholfen haben, nicht zum Ausdruck bringen. — T. V., Chicago, Illinois, USA.

Fibröser Tumor zerstört

Als ich noch ganz jung war, hatte ich den Eindruck, dass die Bibel durch die Prediger nicht richtig ausgelegt werde, denn ich konnte mir keinen GOTT des Zorns vorstellen, der so ungerecht war zuzulassen, dass Seine Kinder Schmerz, Elend und Tod erlitten. Ich hoffte jedoch, dass eines Tages einer erwachenden Welt die Wahrheit offenbart werden würde. Aber ich hätte mir nicht träumen lassen, dass es damals schon *eine* der edlen Frauen GOTTES gab, die genügend Reinheit und Heiligkeit widerspiegelte, dass sie den „Engel seiner Gegenwart" beherbergen und mit dem wahren GOTT Gemeinschaft haben konnte.

Man glaubte, dass ich zu Skrofeln neige, weshalb ich kein kräftiges oder attraktives Kind war, und in meiner Mädchenzeit und als Frau war ich kaum je frei von Furcht vor materiellen Gesetzen und vor Schwäche. Der Höhepunkt wurde erreicht, als mir ein Arzt nach wochenlanger Behandlung mitteilte, dass ich einen fibrösen Tumor hätte, der eine Operation notwendig machen würde. Die Umstände waren äußerst schwierig und ich war sehr niedergeschlagen und entmutigt, als ich im Januar 1893 durch den Brief einer lieben Schwester von der Christlichen Wissenschaft hörte, durch die sie viele Segnungen empfangen hatte. Ich entschloss mich, gleich zu einem Praktiker zu gehen, denn ich hielt die Christliche Wissenschaft für die lange verlorene Wahrheit, die mich frei machen würde. Für mich bedeutete es damals eine große Anstrengung und ein Opfer, nach Chicago zu gehen, aber die göttliche LIEBE öffnete mir die Wege und ich kam im März dort an. Ich war erst wenige Tage im Hause meiner Schwester und hatte fast ständig *Wissenschaft und Gesundheit* gelesen, als ich sie fragte, ob es nicht besser sei, wenn ich mich behandeln ließe wegen des Tumors, der mir immer so viele Beschwerden bereitet hatte. Sie sagte zu mir:

„Es geht dir gut, nicht wahr?" Ich versicherte ihr, ich hätte mich noch nie so wohl gefühlt wie seit meiner Ankunft dort. „Gut", sagte sie mit Entschiedenheit, „dein Tumor ist verschwunden, denn GOTT hat ihn nie gemacht", und ihre Behauptung war richtig, denn von jenem Tage an war er verschwunden. Seitdem bin ich von chronischer Halsentzündung, Heuschnupfen und von anderen Beschwerden geheilt worden und ich weiß, dass die Christliche Wissenschaft die Wahrheit ist. — B. W. S., Coldwater, Michigan, USA.

AUS DUNKELHEIT ZUM LICHT

Ich habe so viel Segen durch die Zeugnisse in *Sentinel* und *Journal* empfangen, dass ich meines einsende in der Hoffnung, dadurch manch ringendes Herz ermutigen zu können. Ich wurde von gütigen und liebevollen christlichen Eltern erzogen und war über zwanzig Jahre lang Mitglied einer orthodoxen Kirche, war aber niemals zufrieden. Ich war erfüllt von Furcht und niedergedrückt durch die falschen Götter dieser Welt — Sünde, Krankheit und Armut. Folglich erlebte ich bei jedem Weg, den ich einschlug, und in allem, was ich zu tun versuchte, nur Enttäuschung und Misserfolg. Aber GOTT führte mich zu einem anderen Leben. Vor etwa dreizehn Jahren wurde mein Interesse für die Christliche Wissenschaft das erste Mal geweckt, und ich bin seitdem immer eine willige Jüngerin gewesen. Durch das Lesen von *Wissenschaft und Gesundheit* wurde ich von chronischem Katarrh und chronischer Kehlkopfentzündung geheilt, und ich konnte außerdem meine Brille ablegen. Die Christliche Wissenschaft hat mir nicht nur mental, moralisch und körperlich geholfen, sondern die größte Segnung von allen ist die geistige Erhebung, die mich befähigt hat zu erkennen, dass GOTT nicht nur in der Lage, sondern auch willens ist, für Seine Kinder zu sorgen, wenn wir nur bereit sind, unseren Teil dazu zu tun und das Kreuz auf uns zu nehmen, was manchmal wohl schwer scheint, aber immer einen sicheren Lohn bringt. Die Christliche Wissenschaft hat nicht nur mir geholfen, sondern es mir auch ermöglicht anderen zu helfen.

Die Bibel ist ein neues Buch für mich. Jetzt verstehe ich, was Jesus meinte, als er sagte: „Kommt her zu mir alle, die ihr mühselig und beladen seid; ich will euch erquicken."

Mein Herz fließt über vor Dankbarkeit gegen Mrs. Eddy für das Werk, das sie für die Welt getan hat und weiterhin tut, und GOTT bin ich am dankbarsten dafür, dass Er mich zu der Wahrheit geführt hat, dass ich „das Leben und volle Genüge" haben soll. — Mrs. M. M., Chicago, Illinois, USA.

Ein Zeugnis aus Dankbarkeit

„Dein Wort ist eine Leuchte für meinen Fuß und ein Licht auf meinem Weg."

Dies ist mir in jeder Weise bewiesen worden. Als die Christliche Wissenschaft zu mir kam, war ich ein Wrack, körperlich, seelisch und finanziell. Aber seitdem ich *Wissenschaft und Gesundheit* lese, hat sich mein Denken dem Licht zugewandt. Ich habe entdeckt, dass ich mit allem Guten versorgt werde, wenn ich bereit bin, das Wort anzunehmen und danach zu leben. Ich bin besonders dankbar für die geistige Hilfe. Ich weiß, dass ich Dinge, die ich im vergangenen Jahr getan und gedacht habe, in diesem Jahr nicht mehr tun und denken würde, und ich bin glücklich darüber. Durch das sorgfältige und gebetvolle Studium von *Wissenschaft und Gesundheit* bin ich aus Krankheit zur Gesundheit erhoben worden, aus Leid zum Frieden, aus Mangel zur Fülle, und was das Schönste von allem ist, aus der Finsternis zum Licht. — Mrs. H. S. C., Seattle, Washington, USA.

Von Tuberkulose und Asthma geheilt

Es ist mir eine Freude, die großen Segnungen, die mir durch die Christliche Wissenschaft zuteil geworden sind, dankbar anzuerkennen. Es ist nahezu zehn Jahre her, seit ich das Studium mit einem geliehenen Exemplar von *Wissenschaft und Gesundheit* aufnahm. Ich litt hoffnungslos an Asthma. Die Krankheit war zeitweise

so schlimm, dass das Atemholen fast unmöglich wurde. Ich war auch ein Opfer jener schrecklichen Krankheit, der Tuberkulose. Sie war vererbt; fast alle meine Vorfahren beiderseits waren daran gestorben. Ich griff nach der Christlichen Wissenschaft wie ein Ertrinkender nach einem Strohhalm. Sobald ich begann sie zu verstehen, war ich sehr interessiert, und nachdem ich einige Wochen lang alle wachen Stunden in dem Buch gelesen hatte, ging es mir so viel besser und ich war so überzeugt von der darin enthaltenen Wahrheit, dass meine Frau und ich alle Medikamente, die im Haus waren, vernichteten. Seit der Zeit haben wir kein anderes Heilmittel mehr angewandt als die Christliche Wissenschaft. Ich fuhr mit dem Studium fort und versuchte, das Gelernte so gut ich konnte in die Praxis umzusetzen, und meine Gesundheit war in wenigen Monaten wiederhergestellt.

Bis zu meinen Erkundungen der Christlichen Wissenschaft war ich von Jugend an ein ausgesprochen ungläubiger Mensch gewesen. Derartige Literatur hatte ich zur Genüge gelesen und hatte kein Verlangen nach religiösen Büchern, da mich die orthodoxe Lehre niemals als eine vernunftgemäße Darstellung eines all-weisen GOTTES angesprochen hatte. Jetzt habe ich ebenso wenig Zweifel an der Wahrheit der Lehre des großen Wegweisers Jesus von Nazareth wie an der Richtigkeit der elementaren Gesetze der Mathematik oder der Musik. Ich habe nicht den geringsten Zweifel, dass die Christliche Wissenschaft mich vor dem Grab bewahrt und sich daher als eine äußerst praktische und wirksame Hilfe in Zeiten höchster Not erwiesen hat. So ernst auch mein körperliches Leiden gewesen ist, so kann ich mich nur freuen, dass gerade durch dieses Leiden die Tür meines Bewusstseins geöffnet wurde, um das Licht der WAHRHEIT einzulassen. Auf diese Weise bin ich ein wenig vorangekommen auf dem Weg zur Erkenntnis GOTTES, des Guten, wie Ihn die Christliche Wissenschaft offenbart. — C. B., Webb City, Missouri, USA.

Alphabetisches Verzeichnis der deutschen Übersetzung für die im Glossar aufgeführten Ausdrücke

Abel 579:7
Abend 586:1
Abraham 579:9
Adam 579:14
Allmächtige (der) 581:4
Arche 581:9
Asser 581:18
Auferstehung 593:9
Augen 586:4

Babel 581:20
Begräbnis 582:21
Benjamin 582:4
Beutel 593:6
Braut 582:14
Bräutigam 582:17

Christus 583:12

Dan 583:27
Du 599:3

Eifer 599:4
Elia 585:9
Engel 581:5
Erde 585:5
Erlösung 593:21
Euphrat 585:16
Eva 585:24

Felsen 593:19
Feuer 586:13
Firmament 586:15

Fleisch 586:18
Fluss 593:15
Furcht 586:11

Gad 586:21
Geist 594:20
Geister 594:23
Gemüt 591:16
Gespenst 587:1
Gethsemane 586:23
Gihon 587:3
Glauben 582:1
Gott 587:5
Gott der Herr 590:21
Gottlosigkeit 595:25
Götter 587:9
Gute (das) 587:20

Ham 587:22
Heiliger Geist 588:7
Herr 590:15
Herz 587:24
Hiddekel 588:5
Himmel 587:25
Himmelreich 590:1
Hölle 588:1

Ich bin 588:20
Ich oder Ego 588:9
In 588:22
Intelligenz 588:24
Irrtum 585:15
Issaschar 589:1

697

J afet 589:8
Jahr 598:19
Jakob 589:4
Jerusalem 589:12
Jesus 589:16
Josef 589:19
Juda 589:23

K anaan 582:24
Kinder 582:28
Kinder Israel 583:6
Kirche 583:14

L amm GOTTES 590:9
LEBEN 590:14
Levi 590:11

M aterie 591:8
Mensch 591:5
Morgen 591:24
Mose 592:11
Mutter 592:16

N acht 592:21
Neue Jerusalem (das) . . 592:18
Noah 592:22

O hren 585:1
Öl 592:25

P harisäer 592:27
Pischon 593:1
PRINZIP 593:3
Prophet 593:4

R oter Drache 593:7
Ruben 593:13

S chafe 594:12
Schlange 594:1
Schleier, Vorhang . . . 596:28

Schöpfer 583:21
Schwert 595:3
Seelen 594:19
Sem 594:14
Siegel 593:24
Sohn 594:17
Sonne 595:1
Staub 584:29
Sterbliches Gemüt 591:26
Substanz 594:26

T ag 584:1
Tal 596:20
Taube 584:27
Taufe 581:26
Tempel 595:6
Teufel 584:17
Tod 584:8
Tummim 595:10

U nbekannte (das) 596:1
Unkraut 595:5
Unreinheit 595:24
Urim 596:11

V ater 586:9

W ein 598:17
Widersacher 580:28
Wille 597:21
Wind 597:28
Wissen 590:4
Worfschaufel 586:7
Wunder 591:22
Wüste 597:17

Z ehnte (der) 595:22
Zeit 595:16
Zion 599:6

DP1308005B